Regreso
al
Edén

Regreso al Edén

*Guía práctica para obtener
beneficio y salud del poder restaurador de la
medicina herbaria, de los alimentos naturales
y los remedios caseros*

Por Jethro Kloss

BACK TO EDEN BOOKS®

LOTUS PRESS
P.O. Box 325
Twin Lakes, WI 53181 USA

Los pedidos de información acerca de esta obra deben dirigirse a:
                    Lotus Press
                    P.O. Box 325
                    Twin Lakes, WI 53181
                    Estados Unidos

Teléfono: (262) 889-8561 (oficina)
Fax: (262) 889-8591
Correo electrónico: backtoeden@lotuspress.com
Web: www.lotuspress.com

Edición en español: ISBN 0-940985-05-5
Número de tarjeta de la Biblioteca del Congreso
de los Estados Unidos: 99-96483

Impreso en USA

Contenido

Prefacio

Emprendo la tarea de escribir este libro con humildad y temor a Dios, porque no soy un escritor profesional. Publico este libro con el propósito de ayudar a la humanidad y animar a los que creen que su estado de salud deficiente no tiene remedio. Ruego a Dios que convierta esta obra de medicina natural en una bendición para muchos.

Deseo presentar la verdad sobre el cuidado de la salud de una manera práctica, para ayudar a la familia humana, para evitar que otros se conviertan en esclavos de ideas erróneas, y para que las madres y los padres puedan cuidar mejor de sus familias.

Este libro contiene remedios probados, seguros y baratos para prevenir la enfermedad; tratamientos que son el resultado de mi propia experiencia práctica de casi cuarenta años.

Muchas de las recetas culinarias que ofrecemos al lector no se encuentran en ninguna otra parte. Son económicas y pueden ser preparadas en el hogar. Contienen todos los elementos que el organismo requiere, y son agradables al gusto cuando son debidamente preparadas. Hay millones de personas que podrían beneficiarse si supieran cuáles son los alimentos más nutritivos para sustentar la vida. Además, he provisto mucha información sobre los usos de hierbas que no son tóxicas, en respuesta a la nececidad que el público tiene de este conocimiento práctico.

En este libro presentamos hechos reales acerca del verdadero arte de sanar, como los transmitieron los médicos desde Hipócrates, a quien se llamó "el padre de la literatura médica", hasta 1541, cuando Hohenheim comenzó la práctica de utilizar productos químicos, y albergó la idea de que el cuerpo humano podía ser purificado químicamente, lo mismo que los metales de las minas de Tirol (Austria), en donde él trabajó después de abandonar su profesión médica.

Deseo poner en conocimiento del público en general las incontables bendiciones que nuestro Padre Celestial ha provisto para todos. Realmente podemos invocar aquí este pasaje bíblico: "Mi pueblo fue destruido, porque le faltó conocimiento" (Oseas 4:6). La carencia de conocimiento basado en la verdad es responsable de muchos de los incontables sufrimientos y desgracias de la humanidad. Los consejos contenidos en este libro, si son puestos en práctica, ahorrarán dinero, sufrimiento y en muchos casos hasta podrán evitar una muerte prematura.

Basándome en mi experiencia práctica, explico cómo vivir con salud mental y física. No importa cuántos gérmenes entren en el cuerpo, si la sangre está limpia y las células que la componen están sanas, la persona no se enfermará. Todos, en un momento u otro, estamos en contacto con una multitud de gérmenes, pero estos organismos no nos dañarán ni causarán enfermedad y muerte, a menos que encuentren en nuestro cuerpo un medio adecuado para su proliferación.

Muchos de los que violan las leyes de salud y la vida (comer, beber, trabajar, descansar, etc.), ignoran la relación que éstas tienen con el funcionamiento de su organismo. Mientras no se enferman, no se percatan de que están transgrediendo las leyes que rigen la naturaleza y la salud. Si entonces recurrieran a medios sencillos y siguieran las simples leyes básicas de salud que han estado descuidando —los remedios naturales como las hierbas, etc.—, la naturaleza restauraría el cuerpo a su salud original. Si el cuerpo hubiera recibido constantemente los elementos nutritivos necesarios, se mantendría en buena condición. Cuando se aplican los principios que se sugieren en esta obra para mantener la salud y tratar a los enfermos, se obtienen resultados satisfactorios.

Existe una ciencia maravillosa en la naturaleza, en los árboles, las hierbas, las raíces y las flores, que se conoce sólo superficialmente. Toda la ciencia del antiguo Egipto cuando estaba en su gloria, y la ciencia de la Babilonia de antaño cuando se hallaba en su apogeo, la sabiduría de Salomón cuando vivió en obediencia a Dios, más la ciencia y el conocimiento de nuestra presente época iluminada, tal como se enseña en los colegios y universidades, no igualan la ciencia existente en la naturaleza; sin embargo, esa ciencia es poco entendida aun por las personas más inteligentes.

Dios ha provisto un remedio para toda enfermedad que pueda afectarnos. No existe una enfermedad para la cual Dios no haya provisto un remedio. Nuestro Creador previó la condición desdichada de la humanidad en estos días, e hizo provisión en la naturaleza para todos los males del hombre. Si nuestros científicos y nuestras facultades de medicina dedican el mismo esfuerzo a descubrir las virtudes de los "verdaderos remedios", tales como se encuentran en la naturaleza, para ser usados por la raza humana, entonces las drogas y productos químicos tóxicos serían eliminados y la enfermedad sería por cierto infrecuente. Si hicieran uso solamente de estos remedios que Dios ha dado para el "servicio del hombre", esto acarrearía una extraordinaria bendición al mundo.

En estos días de aflicción, el uso de un régimen alimentario sencillo y natural podría prevenir mucho sufrimiento y también ahorraría dinero. El tema más importante que la gente debe estudiar es: "¿Cómo podemos vivir el tiempo que se nos concede, sin sufrimiento?" Dios ciertamente ha hecho que esto sea posible. CAMBIE SU ACTUAL ESTILO DE VIDA, DE COMER Y BEBER, Y SERA MAS FELIZ Y MAS SANO.

El principio fundamental de verdadera sanidad consiste en un regreso a los hábitos de vida naturales.

Debemos volver al plan original de Dios para mantener la salud, restaurando al cuerpo enfermo, y redescubriendo las verdades milagrosas que fueron opacadas por los intereses comerciales, la ignorancia, o la negligencia. En la Biblia y en la naturaleza hay cosas milagrosas.

El Creador del universo formó al hombre del "polvo de la tierra". Las diferentes propiedades de la tierra se encuentran en el hombre, en las frutas, los granos, las nueces y los vegetales. Cuando son consumidos en su estado natural, sin ser despojados de sus propiedades vitales durante su preparación, la recompensa es salud, belleza y felicidad.

El pasaje bíblico que dice: "Mi pueblo fue destruido, porque le faltó conocimiento", ciertamente se está cumpliendo ante nuestros ojos. Pero nuestro amante Padre Celestial contempla los incontables sufrimientos y el abatimiento, y por eso ha hecho provisión para el uso de estas cosas que él ha preparado y que seguramente traerán alivio. Lean en este libro sobre las maravillosas propiedades existentes en los árboles, las hierbas, las flores y raíces, y las hojas de los árboles, que el Libro Santo dice que son para nuestra medicina. Ezequiel 47:12. Existen también magníficas propiedades vitales en las frutas, si se las consume y combina en forma debida. La combinación impropia de los alimentos produce fermentación y otras perturbaciones y destruye sus propiedades vitalizadoras.

Jethro Kloss

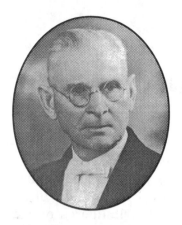

El Arte de Sanar

*¿Quién es éste que se muestra como alba, hermoso
como la luna, brillante como el sol y con una bandera
flameante? Es el verdadero arte de sanar.*

¿De dónde venís? — Vengo de la naturaleza.

*¿Qué sois? — Hierbas, agua, alimentos, aire puro,
luz del sol, ejercicio y descanso.*

*¿Adónde vais? — Sobre las alas de la
mañana, hasta los confines de la tierra.*

*¿Cuál es vuestro cometido? — Ir a todo médico
y a toda enfermera y a toda persona deseosa
de restaurar a muchas familias, prevenir
mucho sufrimiento y una muerte prematura, y enjugar
las lágrimas de muchos ojos.*

*Acelerad vuestro vuelo,
y vuestro mensaje de salud y de gozo.*

Jethro Kloss

Comunicación Importante para el Lector

Si los síntomas de cualquier enfermedad se hacen manifiestos, o si empeoran, o en caso de existir alguna razón para creer que los servicios de un médico son necesarios para el bienestar del paciente, debiera buscarse ayuda médica sin demora, como lo rcomienda el autor. El autor, los publicadores o los distribuidores de esta obra no asumen ninguna responsabilidad si usted decide usar la información provista en este libro para tratar sus propias enfermedades o las de otros.

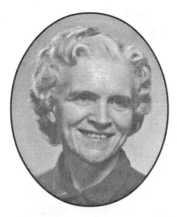

Recuerdos de su Hija

Por Promise Kloss Moffett

Mi padre nació en una granja enorme cerca de Manitowac, Wisconsin, E.U., el 27 de abril de 1863. Era el noveno de once hijos de padres pioneros. Vivió una vida sana y feliz en esa zona primitiva indígena. Las historias que nos relataba acerca de su niñez y su juventud en la granja nos entretuvieron y asombraron en muchas ocasiones. Allí fue donde se echaron los fundamentos de su conocimiento e interés en una vida natural.

Guiado por padres industriosos y previsores, Jethro Kloss aprendió por primera vez el valor de las hierbas silvestres y cultivadas, de los granos, las nueces, las frutas y las verduras. Cuando niño se le enseñó a recoger en el campo muchas clases de hojas, cortezas y bayas para sus padres, quienes las preparaban y usaban para ayudar a sus vecinos enfermos.

A la edad de veinte años viajó al Estado de Florida y trabajó en los naranjales. Cuando reunió dinero suficiente compró un gran naranjal en Deland. Más tarde estudió en un colegio de Nebraska y luego en Battle Creek, Michigan. Allí trabajó en el famoso Sanatorio de Battle Creek que empleaba conceptos médicos y métodos de curación revolucionarios. Observó claramente los resultados desastrosos del uso de medicamentos peligrosos que entonces se administraban comúnmente a los enfermos. Desarrolló más tarde su propia filosofía y comprensión de las leyes de la naturaleza, sin olvidar los principios tan profundamente implantados en su mente desde su niñez.

Se casó el 5 de marzo del 1900 con Carrie Stilson, quien se había graduado como instructora bíblica y maestra, Trabajó en Madison, Wisconsin, y enseñó en una escuela primaria. Por entonces él era un ministro licenciado en Wisconsin, y establecieron su hogar en Rose Lawn. De esta unión nacieron dos hijos: primero Promise Joy y luego mi hermano Paul, quien murió a causa de la tos ferina cuando tenía solamente cuatro semanas de nacido. Durante esos años, además de la obra ministerial, mis padres dirigieron una sucursal del Sanatorio de Battle Creek, y también distribuyeron los productos alimentarios sanos de dicho sanatorio. Mi madre falleció en julio del 1905.

En marzo de 1907, mi padre se casó con Amy Ponwith, viuda y madre de una niñita, Mabel. Mi padre y mi madrastra poseían y dirigían entonces un atractivo sanatorio en el ambiente agradable de St. Peter, Minnesota, el cual llamaron The Home Sanitarium (El Sanatorio del Hogar). Este incluía una sala de operaciones en la cual los cirujanos locales operaban mientras mi padre administraba el anestésico. El y su esposa dirigían salas para hombres y para mujeres, así también como salas privadas para el cuidado de los pacientes. Estaban bien equipados para administrar tratamientos eléctricos y de hidroterapia, y tuvieron un éxito extraordinario en el tratamiento de casos de crisis nerviosas. Su hija Lucile nació en St. Peter el año 1908, y su hijo Eden, en 1910.

Más tarde los esposos Kloss se interesaron en la obra de sostén propio que se realizaba en el sur del país, de modo que visitaron algunas de las escuelas de los Estados de Carolina de y Tennessee. Alrededor del 1911 vendieron el sanatorio en Minnesota y se trasladaron a Fountain Head, Tennessee, donde nació su hija menor, Naomi en 1913. Compraron una granja de 80 hectáreas, edificaron una casa amplia y un granero. Cultivaron diversas clases de frutas y hortalizas. También criaron ponies Shetland, unos caballitos de pelo largo, durante un tiempo.

El próximo paso dado en la promoción de la buena salud fue la creación y producción de productos alimentarios sanos en

Amqui, Tennessee, después que los dueños de una pequeña fábrica se la entregaron para que la explotara.

Mientras dirigía esta fábrica, él se levantaba a las dos, tres y cuatro de la madrugada; tan temprano como fuera necesario para encender los fuegos para la olla de vapor o el gran horno, y otras cosas necesarias a fin de tener todo dispuesto para que los obreros comenzaran el día procesando, envasando, u horneando. Cuando ese gran horno se calentaba, él a menudo horneaba algo especial para que la familia lo disfrutara; por ejemplo, una torta de café sabrosa y sana, o bollitos con pasas, que sólo él sabía preparar, ya que era un panadero excelente.

Antes de vender esta fábrica al Instituto Normal de Agricultura de Nashville, despachaba productos alimentarios a todas partes de los Estados Unidos y el Canadá. Fue también durante este tiempo y lugar que originó una nueva serie de recetas de alimentos sanos. Este establecimiento formó más tarde una parte de lo que desde entonces se conoce como el Madison College, cerca de Nashville, Tennessee.

Luego nos mudamos a Brooke, Virginia, donde mi padre estableció otra fábrica de productos alimentarios sanos y un despacho para los mismos. Cada uno de nosotros, sus hijos, participamos de una manera u otra, en esa empresa familiar. A veces ayudábamos en los experimentos con alimentos, o tal vez a copiar a máquina y reproducir el material que más tarde llegó a constituir el libro *Back to Eden,* el cual requirió muchos años de preparación. Eden, el hijo de Jethro Kloss, fue por muchos años su brazo derecho y su ayudante principal. Cualquier cosa que hacía mi padre para difundir el evangelio de la salud y de una vida sana, lo hacía con todo su entusiasmo y educaba a sus hijos en las mismas normas de vida.

Siempre se levantaba muy temprano. Si algún trabajo urgente no requería su presencia, él estudiaba o escribía mientras otros todavía dormían, y muchas veces pude escuchar sus fervientes plegarias que elevaba desde su oficina o cuando salía afuera.

Uno de mis recuerdos favoritos como familia era la hora diaria de culto, cuando mi padre reunía a su familia de seis a su alrededor y cantábamos himnos, leíamos versículos bíblicos y orábamos juntos. Era un dirigente familiar bondadoso, pero firme. Aunque éramos regidos por estrictamente, mi padre era muy afectuoso y humano, y muy dedicado a su familia. Cuando estaba lejos del hogar, invariablemente recibíamos una carta de papá diariamente. Sabíamos que nos amaba y que estaba pensando en nosotros. Cuando volvía al hogar, siempre traía consigo pequeños regalos, una hermosa pieza de tela para un vestido, frutas escogidas, o alguna otra cosa que él sabía que nos gustaba y de la cual disfrutaríamos.

A menudo le leíamos artículos de revistas o capítulos de libros nuevos en el campo de la salud; pues sus intereses se extendían más allá de sus propios y vastos experimentos y estudios. Le leíamos para ahorrarle el esfuerzo visual, siendo que sus ojos no estaban en la mejor condición, y así él podía cubrir más terreno. Mientras leíamos, de vez en cuando decía: "¡Subráyalo!" Y entonces una pequeña marca en el margen era la señal para un estudio más amplio en el que él comparaba un autor con otro o con su propia rica experiencia.

Con el tiempo esta fábrica de productos alimentarios establecida en Brooke, Virginia, pasó a manos de mi media hermana, Mabel, y su esposo.

Los Kloss se mudaron entonces a la ciudad de Washington, y papá continuó con su obra de tratar a los enfermos, dando conferencias sobre salud y realizando un estudio más intensivo de las hierbas y la preparación de su libro de salud. Aún tengo en mi poder un atractivo menú en cuya cubierta había una figura en colores del monumento a Washington y de los cerezos, para una cena demostrativa que sirvió el 27 de marzo de 1933, en el Hotel Dodge en Washington. El menú era completamente vegetariano e incluía "Panes Dulces a la Kloss". El pastel de calabazas y el helado de fresas fueron preparados con leche de soya.

Eran abundantes los pedidos por sus servicios como conferenciante, y tuvo que viajar extensamente por todo el país durante el tiempo en que estaba perfeccionando el manuscrito del libro *Back to Eden*, y continuaba tratando personalmente a los enfermos, a menudo aceptándolos en su propia casa en donde podían tener una dieta apropiada y las hierbas y los tratamientos necesarios.

El libro de mi padre fue finalmente publicado en 1939, como

la conclusión de un gran esfuerzo y mucho sacrificio hechos durante años por toda la familia Kloss.

Después de la muerte de su esposa, Amy Kloss, en 1944, en Fredericksburg, Virginia, me visitó en mi hogar en la Columbia Británica del Norte. Se deleitaba observando la cosecha de frutas y hortalizas gigantescas producidas por esa tierra de largas horas de sol veraniego. Recuerdo cómo disfrutaba con la tarea de recoger guisantes de las plantas altas, y cómo medía la longitud de las plantas de una especie de mora grande y oscura. ¡Cómo se regocijaba mi padre observando las frutas que Dios producía en la tierra feraz! ¡Y cómo se gozaba con el sabor de cada comida diferente! Amaba la vida, y a menudo hablaba de los gozos y bendiciones del cielo, adonde él se preparaba para ir.

En 1945 papá se relacionó con el señor Deloe Robert Hiatt y su esposa, en un viaje que realizó a Madison, Tennessee. Juntos encontraron una propiedad en Coalmont, Tennessee, donde la familia Hiatt se encargó de la promoción y la publicación del libro *Back to Eden*. Aquí mi padre continuó tratando a los enfermos y enseñando los principios de la salud como estaban explicados en su libro. Esperaba establecer un sanatorio y un centro de salud en esa zona tan preciosa. Pero había trabajado en forma tan intensa, sin misericordia, levantándose temprano, y acostándose tarde, que repentinamente descubrió que su salud estaba quebrantada.

Cuando por fin fui llamada a cruzar el país para ver a mi padre mientras sufría de su última enfermedad, cuando la vela de la vida que había estado consumiéndose por ambos extremos ya estaba gastada, recuerdo cómo su rostro se iluminaba y sus ojos brillaban cuando hablaba del sanatorio que iba a edificar, donde podría hacer una obra todavía mayor en favor de la "sufriente humanidad".

No sabía que su obra más grandiosa ya había sido realizada, ni podía saber cuántos millares de vidas se beneficiarían con su libro *Back to Eden*, y ahora con la traducción al español del mismo, con el título de *Regreso al Edén*.

Y así, en forma plácida y tranquila, pasó al descanso en junio de 1946, a los 84 años de edad, y hoy descansa en un pequeño cementerio en el Estado de Tennessee.

Pero la leyenda de Jethro Kloss, el propulsor de la salud y la sanidad natural, continúa creciendo. Y mientras que miles de personas siguen consultando su manual de la buena salud, su obra persiste en el presente, tal vez más que en los días en que él vivió.

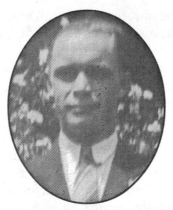

Recuerdos de un Hijo

Por Eden Pettis Kloss

Nací en la ciudad de St. Peter, Minnesota, el 10 de febrero de 1910, en el hogar de Jethro y Amy Kloss. Mis recuerdos de la ciudad y el sanatorio que atendían mis padres, son escasos, porque nos mudamos cuando yo era niño. Pero recuerdo que visité St. Peter más tarde con mi madre. En esa ocasión vi a los soldados que marchaban hacia el cuartel, listos para participar en la Primera Guerra Mundial. Se escuchaba la banda, flameaban las banderas y la gente los despedía.

Después que mis padres se mudaron a Tennessee, desarrollaron una fábrica para la manufactura de una línea de sustitutos vegetales de la carne, a la que se sumaban productos a base de cereales, galletas y otros artículos. Muchos de mis primeros recuerdos se centran en esa gran fábrica de dos pisos, donde la materia prima se transformaba en productos alimentarios deliciosos y saludables.

Subiendo por una larga calle desde la fábrica estaba nuestro hogar, que tenía de un lado un bosquecito de árboles de dióspiros y del otro la bien ordenada huerta de papá. Mi padre era un trabajador incansable. Solía levantarse horas antes que el resto de la familia, para encender los fuegos, comenzar la masa para las galletas y preparar todas las cosas de manera que el trabajo pudiera marchar a toda máquina cuando llegaban los obreros en la mañana.

Recuerdo la gran máquina amasadora (tan grande que varios hombres podían caber adentro), y las máquinas marcadoras y cortadoras de la masa para las galletas. También puedo ver aún con los ojos del recuerdo el impresionante horno con estantes movibles llenos de galletas y de pan para retostar. Este horno tenía una altura que iba desde el subsuelo hasta el segundo piso. El horno se calentaba con carbón coque. Las galletitas primeramente se colocaban en un estante, utilizando la puerta delantera del horno. Luego un sistema de poleas movía ese estante y traía en su lugar otro para ser cargado; luego otro, y así sucesivamente. Cuando cada estante llegaba de vuelta al punto de partida, las galletas estaban cocidas exactamente como debían estarlo y listas para ser transferidas a los bastidores de enfriamiento, empacadas y finalmente despachadas.

Papá solía retirar las galletitas de trigo integral, salvado, harina blanca y avena que se habían roto. Luego las molía y procesaba con miel de malta a fin de preparar un delicioso cereal para el desayuno, llamado Dixie Kernel. ¡Cuánto me gustaría tener ese producto ahora mismo!

Una de las formas en que Papá expresaba su tierno cuidado por su familia era incluir en la hornada del viernes un gran pan alemán de café para disfrutarlo el fin de semana. También, a menudo llevaba a casa de la fábrica una olla llena de arroz con pasas para nuestro desayuno.

El jarabe de malta o miel hecho en nuestra planta era uno de los más deliciosos productos que recuerdo, especialmente debido al largo proceso necesario para obtenerlo. El proceso comenzaba con un gran contenedor con almidón líquido parecido a la leche, que era el residuo del lavado de la harina con la que se preparaba el gluten. Este almidón líquido era tratado con malta de cebada y se lo dejaba en reposo durante la noche. Después el líquido claro se transvasaba a otro gran estanque provisto de tuberías de vapor en el fondo. Aquí, por un día entero y constante vigilancia, este líquido hervía hasta convertirse en jarabe; esta tarea normalmente era realizada por una de mis hermanas. Cuando el jarabe estaba finalmente listo, se lo vaciaba en una enorme olla de cobre con una llave en el fondo y se procedía a llenar las latas, a sellarlas, y a ponerles las etiquetas para el mercado.

Fue también en este lugar donde una vez, durante el día de envasar tomates, me caí parcialmente dentro de una tina de tomates calientes. Ese podría haber sido el último día de mi vida. Pero mi padre me agarró, me mantuvo bajo la llave del agua fría para combatir la quemadura, y luego me llevó rápidamente al sanatorio de Madison. A pesar del tratamiento cuidadoso, las quemaduras profundas que sufrí exigieron muchas semanas de recuperación y dejaron una cicatriz que todavía llevo.

Como muchacho me fascinaba toda esta actividad manufacturera. Papá quería que todos nosotros observáramos, pues él esperaba que aprendiéramos a asumir responsabilidades tan pronto como fuéramos capaces de ello. Una vez, cuando uno de los obreros tuvo que asistir a una reunión, me preguntó si podía hacerme cargo de una de las máquinas que lavaban harina para separar el gluten. Papá le aseguró que podía hacerlo. Y por supuesto, cuando terminó la reunión, yo tenía el gluten perfectamente lavado.

Pero la vida no era solamente trabajo. Había entusiasmo y alegría. Nunca olvidaré el día cuando reventó la gran chimenea del horno, un instante después que mi hermana Lucile y yo habíamos pasado junto a ella. Pasábamos un tiempo muy divertido con nuestros ponies, Fanny, Maud S. y Blackey. Sabíamos ensillarlos y montarlos. A veces atábamos uno a nuestro carrito o bien los dos a un carro más grande. Una vez Lucile, que siempre era la más audaz, entró con el carrito en el prado donde pastaba el potro; y cuando éste empezó a galopar en su dirección, el ponie viró en forma tan abrupta que el carrito se volcó encima de ella. Afortunadamente no resultó herida.

Grandes cantidades de carbón coque transportado por vagones de ferrocarril eran descargadas en el patio de la fábrica para mantener el horno encendido y la maquinaria en actividad. Por la misma vía llegaban cargamentos de envases vacíos, que luego se esterilizaban, llenaban, sellaban, empacaban en cajas y se cargaban de nuevo en los mismos vagones, junto con otros alimentos que debían ser despachados.

Cuando tenía nueve o diez años, la fábrica fue vendida a la

escuela privada de Madison y transferida a ese recinto, y nuestra familia viajó en camión desde Tennessee hasta Virginia. Aquí, en una ciudad llamada Brooke, encontramos una localidad ideal, un lote de tierra con un edificio en el cual podíamos fabricar y vender productos alimenticios y enseñar a la gente acerca de la vida sana.

A lo largo del terreno que estaba cerca de la casa corría un arroyito donde crecía berro en abundancia. En ese lugar nuestro padre hizo una hermosa huerta en la cual trabajábamos todos, ayudando a cultivar muchas variedades de verduras. También él preparó el terreno para cultivar fresas, tomates y otras plantas. Uno de mis trabajos cuando amenazaba helar era mantener el fuego encendido en una estufa situada en la huerta para calentar el aire.

Cierta vez ayudé a mi padre a retirar un viejo banco de aserrar del piso bajo de la casa y a echar cemento para hacer un piso que soportara el equipo destinado a la manufactura de los productos alimenticios. Estos alimentos eran procesados, enlatados, rotulados y cargados en un camión para ser llevados a la estación ferroviaria de Brooke, a fin de ser despachados con distintos destinos. También limpiamos el viejo pozo, lo cubrimos e instalamos cañerías y bombas a fin de proporcionar agua corriente a la casa y a la fábrica. A mí me parecía que mi padre era capaz de hacer cualquier cosa.

El equipo para mezclar, sellar y realizar las demás operaciones era accionado por un motor a gasolina. También teníamos una sierra circular que cortaba madera para el horno y la caldera. Papá transportaba durmientes de ferrocarril descartados que había cerca de nuestra casa, y mi hermana Naomi y yo los aserrábamos en trozos adecuados para el horno.

No lejos del viejo edificio donde vivíamos y teníamos nuestra fábrica, papá edificó un salón de conferencias, donde podíamos dar disertaciones y hacer demostraciones de alimentos. También teníamos un negocio donde vendíamos productos alimenticios y productos de la granja. Papá preparaba el pan para nuestra casa y para vender en el negocio. Sus rollos de pan integral con canela eran los favoritos de nuestra familia.

En una colina al otro lado de la carretera había una hermosa iglesia metodista cuyo pastor invitó a papá a enseñar en la escuela dominical. Mamá tocaba el órgano a menudo durante los servicios religiosos, y también lo hacía en otra iglesia no muy lejos.

Fue aquí en Brooke, Virginia, donde papá empezó a dedicar mucho tiempo a la preparación del manuscrito de su libro *Back to Eden*, publicado en castellano con el nombre de *Regreso al Edén*.

Después de muchos años, mi hermana mayor y su esposo se hicieron cargo de la fábrica de productos alimenticios, y mis padres se mudaron a Takoma Park, en las afueras de la ciudad de Washington. Allí papá pudo emplear más tiempo trabajando en su proyecto favorito, el libro *Back to Eden*, y dando conferencias de vez en cuando, y ayudando a la gente, en forma individual, a entender los importantes principios de la vida sana.

Los viajes de mi padre para dar conferencias y demostraciones de alimentos lo llevaron a lugares como Miami, en Florida, y Houston, en Texas. Mi hermana menor y yo íbamos con él y le ayudábamos. El llevaba consigo algunos de sus productos (jarabe para la tos y linimento), que yo vendía, y preparaciones a base de hierbas para combatir diversos males.

Mi padre era un buen cristiano. Y por supuesto, él quería que los miembros de su familia ejemplificaran ante los demás los beneficios de la vida sana. A semejanza de muchos padres, le gustaba traer a casa sorpresas para sus hijos. A veces se trataba de mascotas de diferentes clases, que él nos enseñaba a cuidar. Sabíamos que él amaba a su familia y quería que estuviéramos felices. Sabíamos también que era un hombre dedicado a su noble trabajo de ayudar a la gente a mantenerse sana, o a recuperar la salud por medio del uso inteligente de los medios naturales.

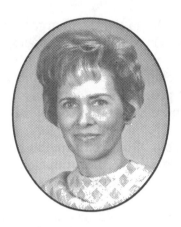

Mi Abuelo Extraordinario

Por Joyce Engelhard Gardiner

Mis primeros recuerdos de mi abuelo se relacionan con su sonrisa conquistadora, su temperamento alegre y su espíritu juguetón. Los sobrenombres que me ponía me deleitaban; uno de ellos era Pájaro Azul, indudablemente porque mi madre, solía vestirme con ropa azul, que era su color favorito. Y el otro sobrenombre era Rayito de Sol. No estoy segura de lo que significaba el segundo nombre. Por supuesto me gustaría creer que tenía que ver con mis cualidades personales, pero se me ocurre que tal vez él quería animarme a que acentuara lo positivo.

Una cosa que mi abuelo hacía fielmente era salir cada mañana, verano o invierno (si el tiempo lo permitía), para hacer una serie de ejercicios. Después de ellos iba a la cocina en busca de un vaso de jugo de naranja o de toronja, que bebía precisamente media hora antes del desayuno. Beber ese jugo era una actividad habitual en la familia Kloss, y es algo que yo misma practico hasta el día de hoy. Otra regla en la cual era especialmente firme consistía en que nunca, en ninguna circunstancia, comíamos entre comidas. Nunca vi al abuelo quebrantar esa norma.

Hoy en día, habiendo pasado tantos años desde la niñez, un

recuerdo que todavía me hace temblar, es la práctica, en la que mis abuelos insistían, de darnos una fricción con agua fría tan pronto como abandonábamos la cama por la mañana. Después, mi abuela me frotaba rápidamente con una toalla de algodón áspero. Este rito matutino nos garantizaba uno comienzo activo cada día.

Cada vez que mis abuelos se mudaban de casa, mi abuelo siempre cubría una de las paredes interiores con estantes, y en ellos arreglaba sus innumerables cajas y bolsas de hierbas, y los envases con fórmulas varias en una disposición bien prolija. Nunca olvidaré los aromas que distinguían la habitación de mi abuelo.

El tenía siempre a mano grandes trozos de corteza de olmo, de los cuales sacaba trocitos a fin de que mis primos y yo masticáramos. Eso era nuestra goma de mascar. El linimento vegetal de mi abuelo se usaba generosamente para cualquier herida o magulladura que tuviéramos. Y puesto que treparme a los árboles era una de mis actividades favoritas, habitualmente tenía abundancia de heridas en tratamiento. Una aplicación de su linimento parecía como fuego líquido, pero daba buen resultado. A mí me gustaba el jarabe para la tos que mi abuelo preparaba, ¡aunque, más de una vez, exageraba yo los accesos de tos para conseguir una cucharada extra de ese delicioso jarabe!

Una cosa que a mi abuelo le gustaba especialmente era que se le frotaran y masajearan los pies. Esto resultaba ser una tarea aburridora para un niñito cuya meta más importante en la vida era salir a jugar. El blanco que seguía en importancia era ganar dinero para comprar caramelos de a centavo, algo que no les gustaba a mis abuelos. Mi abuelo nos ganaba a los nietos apelando a nuestra debilidad mercenaria. Ofrecía pagarnos cinco centavos por cada diez minutos que le frotáramos los pies.

Yo era "hija única" de la hija menor de Jethro Kloss, Naomi. Pero debido a que la tía Mabel (la hermana mayor de mi madre) compensó esta condición teniendo nueve hijos, mi abuelo tenía abundantes masajistas de pies, que él mantuvo ocupados por una buena cantidad de años.

Recuerdo que mi abuelo me dio un dólar por memorizar los Diez Mandamientos, y además otras sumas por aprender de memoria el Salmo 23 y otros de sus textos bíblicos favoritos. Por cierto el dinero lo recibíamos solamente después que yo repetía esos pasajes en forma perfecta.

Cuando crecí y fui capaz de asumir responsabilidades, llené centenares (parecían miles) de cápsulas de gelatina con hierbas en polvo que mi abuelo preparaba para sus pacientes. Esto no era mi pasatiempo favorito. Tampoco me sentía feliz parada junto al fuego revolviendo interminablemente grandes ollas con leche de soya (para que la leche no se pegara ni se quemara), un proceso laborioso y lento. Pero la leche de soya que preparaba mi abuelo era deliciosa, y lo mismo lo eran los veinte y tantos otros productos que él extraía de la soya, incluyendo sustitutos de la carne y pan de harina de soya, mantequilla, queso y helados.

Mi abuelo usó durante toda su vida sus fuerzas, su mente y su ingenio en la experimentación a fin de desarrollar productos alimentarios sanos para compartir con otros lo que él leía y aprendía de primera mano o inventaba. Mi abuelo a menudo preparaba helado (nieve) de soya para servir al final de sus conferencias o en demostraciones culinarias. Uno de mis entretenimientos favoritos era lamer la paleta de la máquina de hacer helados antes de salir de casa para ir a alguna conferencia. Tal vez este privilegio era un incentivo para que me quedara quieta durante la conferencia.

Al abuelo le gustaba escuchar a la abuela tocar el piano. A menudo se ponía de pie detrás de ella cantando. "El me Guía", era uno de sus himnos favoritos. Todavía hoy puedo escucharlo en mi mente entonando ese himno.

A veces mi abuelo hacía sus oraciones en voz alta. Recuerdo su voz, orando por su familia, rogando por sus pacientes y agradeciendo a Dios por ayudarlo en la obra que él tanto amaba.

Un gran número de personas venía a casa de mi abuelo en busca de tratamiento, consejo y dirección. Muchos se quedaban por un tiempo para recibir tratamiento a base de una dieta nutritiva, hierbas, hidroterapia y masajes.

Al abuelo le gustaba viajar, y era afortunado, pues a menudo podía visitar a personas que estaban incapacitadas o demasiado enfermas para ir a consultarlo en su casa. Cuando volvía a casa, traía consigo regalos de alimentos, tal vez una bolsa de naranjas, aguacates o mangos.

Mis abuelos murieron cuando yo era una adolescente. El placer de estar en su compañía por mucho tiempo y a menudo, en visitas largas y cortas, me hacía sentir feliz y afortunada. El recuerdo de ellos como personas, y de la fortaleza de su carácter y la bondad de su corazón, ha sido un ancla para mi vida.

Me siento orgullosa de mi abuelo Kloss por la iniciativa y el ingenio con que usaba su tiempo para acumular una enorme cantidad de conocimientos de los numerosos recursos de la naturaleza, y para usarlos prácticamente en beneficio de sus semejantes, dondequiera que hubiera necesidad.

Sección I

Un Sanador Nato

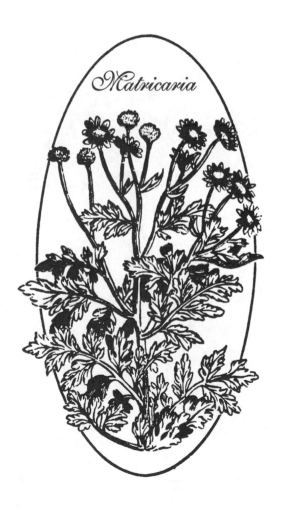

Matricaria

1

Experiencias Personales

*D*urante mis largos años de experiencia en los ramos médicos, he desarrollado métodos que son de valor para la familia humana. Existe gran necesidad de un libro de remedios a la antigua que las personas puedan usar por sí mismas. En numerosas ocasiones me han pedido que redacte mis experiencias para que mucha gente se beneficie con lo que yo he encontrado ser útil y provechoso.

Cuando he presentado en público los temas que constituyen este libro, muchas veces me han preguntado cuál era la razón de mi interés en estos asuntos y cuál era mi propósito al tratar de interesar a otros en esto mismo. Es sólo propio que ahora, al poner en forma impresa mi experiencia y conocimiento, conteste esas preguntas. Puedo hacerlo mejor con un breve bosquejo de mis experiencias personales durante mi juventud y la primera parte de mi edad adulta.

Nací y me crié en una granja-vivero en el norte de Wisconsin. Cultivábamos toda clase de verduras, y también semillas para grandes semillerías. Mi padre era un agricultor práctico y un experto en viveros. Cultivábamos casi todo lo que necesitábamos, por lo que teníamos muy pocas cosas que comprar. Producíamos nuestros propios jarabes y nuestro azúcar usando remolachas y zanahorias, y teníamos una abundancia de toda clase de frutas, tales como manzanas, cerezas, ciruelas, zarzamoras, frambuesas, fresas, uvas y grosellas. Vivíamos casi enteramente de los productos naturales de la tierra.

Después que salí de casa, viví en casas de pensión y en hoteles, comiendo poco, con excepción de alimentos desvitalizados, hasta que mi salud empezó a fallar. Esto continuó hasta que me sobrevino una depresión nerviosa. Mis nervios cedieron completamente, y llegué a estar tan débil que una vez tuve que permanecer en cama tres meses, sufriendo dolores indescriptibles. La muerte habría sido una bienvenida liberación.

Finalmente, cuando ya pude levantarme y caminar, fui a varios sanatorios, y consulté con médicos y especialistas.

A veces me parecía mejorar un poquito, pero luego empeoraba de nuevo. Aún cuando podía caminar un poco, si alguien me hablaba por tan sólo cinco minutos, así se tratara de la conversación más agradable, desfallecía. Algunos de los mejores médicos dijeron que no sabían cómo yo podía seguir viviendo, y que ciertamente no pensaban que viviría por mucho tiempo. Mis nervios se hallaban en tal condición que a veces, cuando tenía los ojos abiertos, me parecía ver relámpagos a la plena luz del día. Permanecí en esta condición durante varios años.

Había probado todos los remedios conocidos por la profesión médica, y ninguno de mis facultativos me dio ni la menor esperanza. Ni siquiera yo mismo pensaba que alguna vez volvería a estar sano. Había hecho mi testamento y ya no buscaba ayuda alguna de la profesión médica.

Mientras me encontraba en esta condición, conseguí algunos libros escritos por la Sra. Elena G de White, quien, aunque no era médico, era una gran misionera médica. En esos libros leí declaraciones como éstas: "Nueve de cada diez personas podrían mejorar si usaran los sencillos recursos dados por Dios". "No coman alimentos desprovistos de sus elementos vitalizadores". "No coman alimentos que los enfermen". Para mí ésta era una manera de pensar totalmente nueva. Hasta entonces nunca había oído acerca de tales cosas.

A. MI BUSQUEDA DE LOS REMEDIOS DIVINOS

Estas fueron las primeras cosas que comenzaron a abrirme los ojos, y me animaron en el sentido de que podría haber esperanza para mí. Esto me hizo recordar que en mi juventud, mientras vivía en casa, nunca necesitamos de un médico. Para alimentarnos dependíamos de las nueces del bosque, los frutos de la huerta y los granos del campo. Como medicinas utilizábamos las hierbas de los campos y los jardines, tisanas preparadas con la parte interna de la corteza de ciertos árboles y arbustos, y los jugos vitalizadores y refrescantes de frutas silvestres y cultivadas que crecían abundantemente alrededor de nosotros. Juntábamos nuestras hierbas y las secábamos en el verano, y las guardábamos para tenerlas a mano en caso de enfermedad, ya fuera para nosotros o para nuestros vecinos. Bien recuerdo cómo juntaba yo las hierbas, las cortezas y los brotes. Recuerdo que muchas veces, mientras mis padres eran llamados a la casa de algún vecino después que alguien había sido desahuciado, ellos, con sus hierbas, jugos de frutas y caldos vegetales, ayudaban a esos enfermos a recobrar la salud.

En una ocasión se declaró una epidemia de viruelas en una comunidad situada a poca distancia de nosotros. Nuestra familia entera se vió expuesta a ella antes que lo supiéramos; y aunque no teníamos médico, por medio de estas sencillas hierbas, agua y alimentos sencillos, nos recuperamos. Hubo también otras familias cercanas que usaron estos remedios caseros, y ningun de sus miembros murió.

En esos días pioneros, los médicos eran escasos en la zona norte. La gente dependía mayormente unos de otros y de los tratamientos sencillos, pues tenían un conocimiento práctico de su eficacia, obtenido por la experiencia. Recordé vívidamente estas cosas ahora que me encontraba en una condición física y mental desesperada.

Eso me indujo a indagar más en esos libros escritos por la Sra. E. G. de White y descubrí muchas cosas útiles. Antes de pasar mucho tiempo, mi salud comenzó a mejorar, y por el uso continuo de estos remedios sencillos provistos por Dios, fue mejorando hasta que llegué a ser un hombre sano.

La epidemia de fiebre tifoidea

Una vez hubo una epidemia de fiebre tifoidea en la localidad donde yo vivía. La mayoría de la gente le temía mortalmente, porque muchos habían fallecido. Alguien me habló de un hombre y su esposa afligidos por esta enfermedad que no tenían a nadie que los cuidara. Los vecinos venían y dejaban alimentos a la puerta de la casa, pero no entraban. Fui a ver a la familia. Al acercarme a la casa, me encontré con el médico que acababa de salir. Le pregunté si él tenía alguna objeción a que yo hiciera algo por esa gente. El dijo: "No, ninguna objeción", y entonces añadió que la mujer se recuperaría pero que el hombre moriría.

Encontré a este hombre en una condición muy crítica. Tenía hemorragia intestinal y úlceras desde la boca hasta el interior del tubo digestivo, con un dolor muy severo. Estaba en mala condición. A juzgar por las apariencias, no había esperanza para él. Conseguí una cama y la puse en su habitación para descansar en la noche, y empecé a tratar al hombre con los remedios sencillos que encontré en los libros de la Sra. E. G. de White. Detuve el uso drogas tóxicas, y le di abundancia de agua y jugos de frutas, y además otros medios sencillos, como fomentos calientes y fríos, que resultaron ser un excelente medio de aliviar sus dolores.

El hombre se levantó y pudo caminar al cabo de unas seis semanas. Cuando me preguntó cuánto me debía, le dije que no me debía nada, ya que yo mismo apenas había estado subsistiendo por años sin ninguna esperanza de mejorarme jamás, y que estaba contento y feliz de poder hacer algo por él. Pero el hombre dijo: "No, señor. No puedo permitir que haya hecho esto sin pago alguno", y me extendió un cheque por 75 dólares.

Este fue el comienzo de mi obra misionera médica, ya que nunca antes había hecho nada por los enfermos. Me hallaba tan contento y feliz de que había tenido éxito en hacer algo por alguien, que continué cuidando enfermos, con los mismos buenos resultados. Cuidé pacientes para varios médicos, que estaban sorprendidos de que alguien que no había tenido estudios médicos de ninguna clase pudiese lograr resultados tales. He tenido los mismos resultados muchas veces desde entonces. Los medios son tan sencillos que cualquiera puede usarlos en su hogar.

He estudiado cada caso que tuve, para ver qué más podía aprender sobre el tema de los métodos sencillos de tratar a los enfermos. Estaba en este tiempo tan entusiasmado, que comencé a buscar y a comprar libros sobre estos temas, y a suscribirme a revistas médicas. He continuado esta búsqueda por muchos años, y he escrito muchas cartas en procura de cosas que podrían ser una bendición para el hombre. Estudié la Biblia para ver lo que dice sobre cocinar y hornear, y aprendí también los remedios que se usaban en tiempos bíblicos. Hallé que el arte de curar que Dios le dio al hombre para mantener y restaurar la salud ha de ser practicado por los ministros y los obreros evangélicos. Y Dios nunca ha cambiado ese plan.

También he estudiado muchos boletines del gobierno en los cuales he encontrado valiosa información, análisis de diversos productos, etc. Leí numerosos ejemplares de la "Revista de la Asociación Médica Norteamericana" y muchos de los libros que publica esta Asociación Médica, de los cuales he aprendido mucho.

Los métodos del hombre para tratar la enfermedad son ciertamente complicados y desconcertantes, pero los métodos de Dios son tan sencillos, que cualquiera puede entenderlos sin necesidad de tener una educación médica. Esto me indujo a pensar en las sencillas hierbas, las frutas, jugos de frutas y las cortezas de los árboles que mis padres empleaban, y también en los medios que la Sra. White usaba, tan sencillos e inofensivos y al mismo tiempo tan baratos que todos podían usarlos para sus propios casos. Este es el plan de Dios. Sus remedios pueden ser empleados a un costo reducido.

Estos son los recursos sencillos usados por la Sra. White, con el auxilio de sus ayudantes: aire puro, luz del sol, alimentos debidamente preparados, hierbas no tóxicas, tratamientos con agua, agua pura para beber, abstinencia de lo que es perjudicial, alimentos que no han sido privados de sus propiedades vitalizadoras al manufacturarlos, y la higiene del cuerpo y de la casa. Cuando prestamos atención a estas cosas, Dios hará por nosotros lo que nosotros no podemos hacer por nosotros mismos. El hace que el sol brille sobre justos e injustos. Si cualquier hombre o mujer aplicara estos remedios sencillos dados por Dios, los resultados serían los mismos, tanto como para los santos así como para los pecadores. Cuando cualquier ser humano obedece las leyes físicas, sea éste bueno o malo, cosechará la recompensa que Dios ha prometido. Cuando un hombre, que no cree en Dios, ara debidamente el terreno y lo siembra y planta en forma adecuada, Dios le da la luz del sol y la lluvia lo mismo que hace con el hombre justo, porque Dios no hace acepción de personas.

He oído a muchos conferenciantes sobre asuntos de salud y he leído una gran cantidad de temas sobre la salud, pero fueron los libros de la Sra. White los que primero me abrieron los ojos. Se me dijo que ella empleaba como medicina los brotes del trébol rojo común. Ella los usó durante toda su vida como bebida y vivió hasta una edad muy avanzada.

Han pasado casi cuarenta años desde que mis médicos me desahuciaron, pues no creían que yo viviría durante mucho tiempo más. En ocasiones he hecho el trabajo de dos o tres personas, y muchas veces las circunstancias eran tales que no pude cuidarme en forma debida, ya que solía trabajar hasta más allá de mis fuerzas. Ahora estoy entrando en la edad provecta, y sin embargo tengo más fuerza y resistencia que muchos jóvenes. Siento agradecimiento hacia mi Padre celestial por todos estos remedios sencillos divinos. Fue la lectura de declaraciones tales como las que reproduzco a continuación, lo que me indujo a creer que debía haber un remedio para mí: "No coma alimentos que lo enferman". "Deben consumirse los alimentos hasta donde sea posible en su estado natural". "Los alimentos que necesitan cocinarse deben prepararse de una manera sencilla y apetitosa, sin el uso de especias". Dios tiene un remedio para cada enfermedad del hombre y ciertamente he encontrado esos remedios.

Poco tiempo después que empecé a ayudar a la gente con estos sencillos remedios, mientras conducía mi automóvil por la carretera, un hombre que había escuchado sobre mi labor me llamó y preguntó: "¿Podría usted hacer algo por mi muchacho?" Un joven alto y robusto estaba sentado en la casa y tenía una uña encarnada. El dedo del pie estaba tan dolorido e inflamado que no podía caminar. Le lavé el pie con agua y jabón, y corté la uña hasta la carne viva. Luego tomé peróxido y continué aplicándoselo hasta que el pus y la materia sucia desaparecieron. Al ver que tenía tejido levantado alrededor de la herida enconada, le apliqué polvo de alumbre quemado. Este tratamiento solucionó el problema. Le pedí que sumergiera el pie en agua tan caliente como pudiera aguantar, por varios minutos, y que a continuación lo metiera en agua fría, varias veces por día. Luego le recomendé que consiguiera un zapato viejo, y cortara el cuero en la parte del dedo gordo, de manera que no tocara su dedo enfermo. Puse algodón entre los dedos para que no se tocaran. Tres días más tarde pasé de vuelta por ese mismo camino y me detuve para ver al muchacho. Su padre me dijo que estaba trabajando en el campo.

En una granja situada en ese mismo camino, unos agricultores estaban trillando. El operario que alimentaba la máquina, se había cortado la palma de la mano con las cuchillas que cortaban las ataduras de las gavillas. Tenía un tajo profundo de más de dos centímetros de ancho. Puse desinfectante en agua caliente y un poco de astringente, y le sumergí la mano por más de una hora. Esto cerró la herida casi completamente. Agregaba agua hirviendo de vez en cuando para mantenerla bien caliente. Junté los bordes de la herida de manera que estuviera bien cerrada y los mantuve unidos con tiras delgadas de tela adhesiva. Finalmente le puse el brazo en un cabestrillo. En una semana su herida se había cerrado, y en menos de dos semanas el hombre comenzó a trabajar de nuevo.

Como desinfectante y astringente, usé una tisana hecha de corteza de roble blanco o corteza de arrayán. Se echa una cucharadita de corteza molida en una taza de agua hirviendo, y se deja remojar durante 30 minutos. Si desea hacerla un poco más fuerte, remójelo por más tiempo. La raíz de alumbre silvestre, el sello o botón de oro *(Hydrastis canadensis)* y la mirra son también excelentes para tales propósitos. Use una media cucharadita de cualquiera de estas tres sustancias para una taza de agua hirviendo.

También se obtiene un linimento muy eficaz para remediar torceduras y contusiones dejando macerar (remojar) en medio litro de alcohol, durante siete dias, una cucharadita rasa de mirra en polvo, una cucharadita rasa de sello dorado en polvo y media cucharadita de ají cayena rojo *(Capsicum annuum)* en polvo. Debe agitarse bien cada día. Es también un linimento eficaz para hinchazones, llagas, heridas y úlceras.

A continuación refiero varios casos que he curado con remedios que cualquiera puede usar en su propio hogar.

Un pie hinchado

En una ocasión llegué a un hogar donde había un joven con un pie hinchado. La parte gruesa de la planta de uno de sus pies, cerca de los dedos, estaba muy hinchada e inflamada, de manera que no podía caminar. Pedí que consiguieran un recipiente grande con agua caliente, y otro con agua fría. Primero le hice sumergir el pie en agua caliente hasta que se calentó bien, y luego hice que lo sumergiera en agua fría durante uno o dos segundos. Le hice repetir la misma secuencia durante una hora. Finalmente le hice introducir el pie caliente en un recipiente con kerosén frío. Repetimos este proceso varias veces durante esa misma tarde y en la mañana del día siguiente. Como resultado, el joven fue a trabajar ese mismo día. Le aconsejé que siguiera este tratamiento cada tarde por varios días, y esto lo curó enteramente de la inflamación del pie.

Dedo dolorido del pie tratado con agua oxigenada

Hace algunos años tuve ocasión de tratar a un joven que había estado usando un zapato demasiado ajustado, o que por lo menos no se ajustaba bien a su pie, lo que le causaba un intenso dolor. Tenía el dedo hinchado y le dolía tanto que no podía trabajar. Lo único que había a mano era agua oxigenada. Le lavé el pie en agua bastante caliente y luego le apliqué el peróxido cada dos o tres minutos, hasta que el dedo estuvo perfectamente limpio y el agua oxigenada ya no hacía burbujas. Este tratamiento bastó para curar la inflamación, de manera que el joven pudo continuar con su trabajo. Le dije que, por varios días, todas las tardes debía sumergir el pie primero en agua caliente y luego en agua fría, y después aplicar el agua oxigenada o kerosén hasta que el dolor haya desaparecido. El dedo sanó totalmente.

Casos de reumatismo

En cierta ocasión cuatro hombres vinieron a verme y me informaron acerca de una persona que estaba imposibilitada por el reumatismo. Insistieron en que fuera con ellos a verlo. Encontré a un hombre de unos 35 años de edad en cama, con las piernas tan rígidas que no podía moverlas. Tenía los brazos en la misma condición. Su esposa lo alimentaba con una cuchara, como uno alimentaría a un bebé.

Este hombre había estado tratándose durante años con especialistas, y había gastado cientos de dólares sin recibir ninguna ayuda. Lo que los médicos hacían con él era inyectarle estricnina y morfina. Sin esto el hombre gemía día y noche a causa del dolor.

Le apliqué fomentos con agua caliente para hacerle traspirar y más tarde lo bañé varias veces en la tina de lavar la ropa. Después lo cubrí con frazadas y le puse los pies en un recipiente con agua caliente, como quien da un baño de asiento. Finalmente lo froté con aceite. (Para saber qué hierbas usé, consulte la sección sobre Reumatismo.)

En cuanto a alimentos, le dí pan retostado, hojuelas de trigo integral (añadiendo una cucharada de agua de cal a cada taza de leche para alcalinizarla), abundancia de frutas y verduras frescas. Le hice beber, además, gran cantidad de agua pura. En una semana se produjo una notable mejoría, y en un tiempo comparativamente breve, mejoró a tal punto que pudo reiniciar su trabajo, con los brazos y las piernas perfectamente sanos.

En otra ocasión vino a verme un ministro de edad avanzada. Me dijo que le dolía todo el cuerpo, tenía el cuerpo tieso y se sentía enfermo. Me preguntó si podía hacer algo por él. Le puse una enema y le di una tisana de hierbas para efectuar una limpieza total de su organismo. Lo metí en una bañera de agua caliente, y lo dejé ahí por varias horas, y le dí masajes en el cuerpo mientras estaba en el agua. Por último, lo froté vigorosamente con sal para abrirle los poros y estimular la circulación, usando la mitad de sales de Epsom y la mitad de sal común. Le di varios vasos de agua para beber mientras estaba en la bañera. Luego le dí una tisana preparada con hierbas para aliviar su reumatismo. En unos pocos días se había recuperado a tal punto que ya podía trabajar.

Ulceras estomacales con espasmos

Este caso me fue traído por la misma persona que en la sección anterior me puso en contacto con el enfermo de reumatismo. Me pidió que hiciera algo por su tía, quien no había podido trabajar durante varios años. Tenía un estómago muy ulcerado y problemas intestinales. Cuando la visité, le pregunté acerca de su enfermedad. Me dijo que cada pocos días, además de los constantes dolores, tenía accesos de espasmos con dolores terribles. Le dije que si podía verla en uno de esos accesos podría decirle más acerca de su problema. Me dijo: "Si usted puede librarme de tener que soportar otro espasmo, por el amor a Dios hágalo; pues preferiría morir antes que tener que sufrir esa clase de dolor". Ordené un baño de asiento y un baño de sudor, seguidos por una fricción con sal y una enema en la parte superior del colon. También la puse en una dieta líquida, con hojuelas de trigo integral disueltas en agua hirviendo y un poco de crema. También debía comer pan retostado con leche caliente y añadir una cucharada de agua de cal a cada taza de leche. Le hicimos diariamente aplicaciones frías y calientes sobre el estómago, el hígado y la espina dorsal. Le dí tisanas de hierbas para sanar las úlceras del estómago y para limpiar el organismo. En tres semanas esta mujer mejoró tanto que pudo irse a casa y continuar su tratamiento.

Quince años más tarde, recibí una carta del Sr. Gilson, el sobrino de esta señora a quien había sanado de reumatismo, en la que me decía que deseaba recibir algunos tratamientos adicionales, pues sentía nuevamente un toque de reumatismo. Añadió en la misma carta: "Le agradará saber que mi tía ha estado bien desde entonces, y no ha sufrido otro ataque de espasmos; pero precisamente ahora ha vuelto a sentir algo de su viejo mal". Los había instruido cabalmente a ambos acerca de las cosas que habían causado la enfermedad originalmente, y les había dicho que el estilo de vida equivocado les volvería a causar los mismos problemas. Como no podía ir a verlos, los instruí por carta acerca de lo que debían hacer, y todo se solucionó.

Curado de turberculosis

En una ocasión, un hombre llamado Stevens, que vivía al norte del Estado de Wisconsin, me llamó muy urgentemente para que viera a su esposa. La encontré enferma en cama con tuberculosis. Era una mujer joven con un hijito de menos de un año de edad. Al interrogarla, supe que tres personas de la misma familia ya habían muerto de tuberculosis; su madre, un hermano y una hermana. Esta dama era la cuarta de su familia en ser afligida con la enfermedad. Los médicos habían abandonado su caso. Era una mujer frágil con un tórax de tamaño reducido y redondeado, y pulmones muy pequeños. Algunos de mis amigos me aconsejaron que no tratara de hacer nada por la mujer, pues pensaban que sería imposible curarla.

Expliqué, tanto a la mujer como a su esposo, lo que significaría emprender el tratamiento de este caso. Les advertí que si ellos no estaban dispuestos a hacer todo lo que les pediría hasta el último detalle, no me encargaría del caso, y que tan pronto como me enterara de que no cumplían con todo lo que les había pedido, abandonaría el caso en seguida.

Baste decir que no pasaron dos semanas antes que la mujer mejorara lo suficiente para poder caminar por la casa. Les pedí que le consiguieran zapatos abrigadores de felpa, medias de lana, y ropa interior de lana que se extendiera hasta más abajo de los tobillos. Le hice hacer ejercicios al aire libre todos los días. A medida que aumentaban sus fuerzas, también le aumentaba el ejercicio cada vez más. Cerca de su casa había una colina hacia la cual la hacía caminar todos los días, lloviera o hubiera sol, a menos que el tiempo estuviera muy tormentoso. El caminar colina arriba es sumamente benéfico porque lo obliga a uno a respirar profundamente.

La mujer mejoró completamente, y lo último que oí de ella es que ha criado una familia de varios hijos. No hay necesidad de ningún fracaso en tales casos, a menos que el paciente haya ido tan lejos que tenga órganos destruidos y que no tenga nada que construir. Podría citar muchos ejemplos más de esta clase, pero añadiré sólo unos pocos para mostrar los resultados del uso de los medios sencillos que pueden ser empleados en el propio hogar.

Una niña abandonada para morir

En cierta ocasión fui llamado a un hogar donde había una niñita de cuatro años. El médico había diagnosticado que tenía pulmonía. Su fiebre estaba por encima de los 40°C (104°F), y había estado inconsciente por algún tiempo. Esta niña estaba vestida con ropa interior de lana gruesa, y también usaba un saco hecho de tejido de punto para abrigarse los pulmones. La casa estaba llena de gente, esperaban que la niña muriera en cualquier momento. Les pedí que le quitaran la ropa. El abuelo, que estaba de pie a un lado de la cama, objetó seriamente, diciendo que esto causaría la muerte de la niña. Pero su padre le dijo que me dejara tranquilo. El médico había dicho que la niña moriría, y a menos que se produjera un cambio decisivo, ellos sabían que la niñita moriría.

Me preguntaron por la causa de la fiebre y les dije que no

conocía la causa, pero que sin importar cuál fuera, la fiebre debía reducirse. Pusimos a la niña, sin nada de ropa, entre frazadas de algodón, le dimos una enema, y luego le dimos un baño de esponja con agua tibia cada cinco minutos. Le levantaba la cabeza cada pocos minutos y le llenaba la boca con agua fría. Continuamos el tratamiento toda la noche. Cuando la enferma sentía frío, detenía el esponjamiento con agua y le aplicaba una botella de agua caliente al estómago y a los pies, y la mantenía bien abrigada. Tan pronto como volvía a calentarse, continuábamos el esponjamiento. A las tres de la mañana, cuando levanté su cabeza y de dí agua fría a beber, abrió los ojos por primera vez y dijo: "Gracias". Su padre, quien estaba de pie del otro lado de la cama, estalló en lágrimas y dijo: "Ahora sé que mi hijita va a mejorarse".

Para entonces la fiebre había disminuido más de dos grados. Continuamos el tratamiento hasta las tres de la tarde, es decir, un poco más de 24 horas desde el momento en que empezamos. Ahora la niña estaba completamente normal y comenzó a hablar. De pronto tuvo tos y ahogos.

Al interrogarla para comprender cuál había sido la causa de esta fiebre, descubrí que a la hora de la cena tres o cuatro días antes, la niña había comido mucho biftec. Poco después, se enfermó. Les dije que creía que la niña estaba llena de lombrices, que sus accesos de ahogamiento eran causados por las lombrices que le subían por la garganta. Les dije que llevaran a la niña al médico para que le recetara alguna medicina para los parásitos. Después de tres o cuatro días, la niña estaba perfectamente bien. La causa de esta fiebre era la carne que había comido. Como no podía digerirla, las lombrices se dieron un banquete con ella y de paso hicieron que una gran cantidad de tóxico se acumulara en su cuerpo. Tan pronto como el tóxico fue eliminado por la enema, los poros se abrieron y la piel se puso activa por el esponjamiento. Al darle abundante agua para beber, pudimos reducir la temperatura a su valor normal.

Hemorragia del útero

En cierta ocasión ayudé a salvar la vida de una persona que había sangrado por tanto tiempo que estaba próxima a la muerte. Uso la expresión "ayudé" porque al final sólo Dios salva vidas. La mujer apenas podía susurrar débilmente, y no se le podía oír si no se ponía el oído muy cerca de su boca. Elevé los pies de la cama, y le dí crema de nueces malteada caliente, diluida en jugo de uva, por mitades. Después de darle varias tazas, tuvo ella fuerza suficiente para hablar de modo que yo pudiera entenderle desde el pie de la cama. Continué el tratamiento para la hemorragia tal como se especifica en el capítulo sobre el uso de hierbas para enfermedades especiales.

Parálisis infantil (Poliomielitis)

Hace algunos años, una mujer trajo a un niño de tres años con parálisis infantil. Tenía la cabeza completamente inclinada sobre el hombro, el brazo flexionado sobre el pecho y el omóplato muy saliente. Se le había permitido comer todos los caramelos, helados, tortas y galletitas que quería, y casi todo el alimento que había comido estaba desprovisto de sus propiedades vitalizadoras. La madre dijo que habían consultado a varios médicos de la ciudad donde vivían, y lo habían llevado a otra ciudad para ver a los mejores especialistas que pudieran encontrar. Todos los médicos les dijeron que no había esperanza de recuperación, y que probablemente pasarían varios años antes que la situación se superara.

Les ordené que dieran al niño abundancia de frutas y verduras frescas, nada de caramelos, helados, tortas ni galletitas de ninguna especie, y nada de productos de harina blanca o a base de azúcar. Ordené que le dieran aplicaciones calientes y frías a la espina dorsal, estómago e hígado, y les enseñé a hacerle masajes en todo el cuerpo. También baños alternados calientes y fríos, terminando con un baño frío corto. Hice que el paciente efectuara mucho ejercicio al aire libre. Vimos que comenzaba a mejorar desde los primeros días. Este niño, al cabo de seis semanas ya podía lanzar una pelota con la mano que antes tenía inmovilizada sobre su pecho. La cabeza, antes caída sobre el hombro, ahora estaba perfectamente derecha, y el omóplato, casi totalmente normal. Todo lo que hicimos por este niño, cualquiera podría hacerlo en su hogar. Esto ocurrió hace años. El chico ha estado bien desde entonces, y es un alumno normal de la escuela secundaria. Lo que sigue es una carta de la madre del niño:

"Apreciado Sr. Kloss:

"Hace varios días recibí una carta de mi hermana, en la cual me contaba acerca de la carta que recibió de usted. Con mucho gusto le daré algunos datos acerca de la enfermedad de Harry.

"Harry Peyton Cobb, hijo, se enfermó de parálisis infantil a la edad de tres años. La enfermedad le paralizó el lado derecho, desde la cintura para arriba, y tenía los miembros inferiores muy débiles, pues sólo podía caminar una corta distancia sin desplomarse. No podía mantener la cabeza derecha y ésta se caía hacia adelante. Cuando se acostaba, no podía sentarse sin ayuda, ni podía ponerse de pie por sí mismo. Después de tres tratamientos dados por el Sr. Kloss, y una dieta apropiada, pudo sentarse y ponerse en pie sin ayuda. Después de seis semanas de tratamiento, pudo mantener la cabeza derecha, arrojar una pelota, montar en su triciclo y caminar sin caerse.

"Harry tiene ahora 17 años y goza de buena salud. Participa en todos los deportes de la escuela secundaria y nadie podría decir que tuvo parálisis infantil, a menos que se lo digamos. Ciertamente le debemos su buen estado físico al Sr. Kloss, y no puede decirse suficiente acerca del beneficio de sus tratamientos.

"Cuando veo a otros niños tan tullidos por la parálisis infantil, siento tanta gratitud por la ayuda del Sr. Kloss y por la ayuda de Dios que permitió que mi muchacho haya crecido para ser un joven sano y fuerte. Quisiera que ustedes lo pudieran ver.

"Todos envían sus saludos afectuosos para usted, para la señora Kloss y para Naomi y Eden.

Cordialmente,"
Sra. HARRY P. COBB

Otro caso de parálisis

"No hace mucho mi esposa me pidió que fuera a ver a una bebecita vecina que había sido afligida con parálisis infantil ese día. Al entrar en la casa, encontré que la madre tenía en sus brazos a una bebé gordita que no había cumplido todavía un año. La madre también era corpulenta. Esta niña era amamantada exclusivamente por su madre y nunca tuvo ningún otro alimento. Al inquirir acerca del régimen alimentario de la madre, encontré que ella vivía prácticamente a base de pan blanco, bizcochos de harina blanca hechos con soda, carne de cerdo, papas peladas y salsa hecha de harina blanca. Para el desayuno solía comer panqueques con jarabe. También usaba un poco de leche, pero muy pocas verduras. Todos estos alimentos tenían elevado valor calórico, pero tenían pocas propiedades vitalizadoras. Eso es lo que había producido la parálisis del bebé, porque la madre no comía alimentos que nutrieran adecuadamente sus nervios. Al instante le dimos a la mujer harina de avena y agua de salvado para beber, y frutas frescas. Mi esposa le cocinó una olla de sopa de vegetales, zanahorias, cebollas, papas y arroz integral. Le dimos a la niña agua de avena y jugo de tomate. Entonces le dimos algunos baños, tanto calientes como fríos, y la frotamos bien, repitiendo este tratamiento varias veces. Dentro de unos pocos días todos los síntomas de la parálisis habían desaparecido, y la niña había mejorado. Por cierto que instruimos cuidadosamente a la madre acerca de cómo comer para tener un bebé sano y evitar la enfermedad.

Parálisis total

Hace muchos años, un hombre me despertó alrededor de la una de la mañana y me dijo que su esposa estaba totalmente paralizada. Fui con él a su casa, y comencé con los tratamientos en seguida. Primeramente le dimos una enema, seguido por aplicaciones frías y calientes a la espina dorsal, estómago e hígado. Luego le dimos una fricción con una toalla caliente, tan caliente como ella podía soportar, seguida de una fricción con toalla fría y un masaje completo desde los pies hasta la cabeza. Continuamos con esto prácticamente todo el resto de la noche, alternando las aplicaciones calientes y frías a la espina dorsal. Después le hice masajes de percusión (golpes rápidos dados con el canto de la mano o con la palma), palmadas y otros. El pulso mejoró notablemente en la mañana, pero todavía no había señal de vida ni de que pudiera sentir estímulos exteriores. Después de un corto tiempo repetimos el tratamiento en todas sus fases.

El segundo día comenzamos a ver señales de vida cuando la pinchamos con una aguja. Continuamos con el tratamiento por horas cada día y parte de la noche. El cuarto día pudo mantenerse de pie sin ayuda, pero no podía caminar aún. Sin asistencia, pero aún no podía caminar. Seguimos con este tratamiento por algún tiempo más, pero en forma menos vigorosa y menos prolongada. En menos de dos semanas la señora se había recuperado tanto que podía realizar sus labores domésticas. Estuve en contacto con esta dama por años después de esto. Esto ocurrió hace casi treinta años, y lo último que escuché sobre ella es que estaba criando una familia.

He tenido muchas experiencias tratando meningitis espinal y parálisis. Mencionaré sólo un caso más, uno extremadamente severo.

Dos infartos que produjeron parálisis

Este es el caso de mi propia esposa. Habíamos estado casados sólo durante poco tiempo. Cuando me levanté una mañana, noté que mi esposa no actuaba como lo hacía habitualmente. Al examinarla encontré que estaba parcialmente paralizada desde la cabeza hasta los pies. Podía pincharla con una aguja en un lado de la cara, brazo, pierna o en el pie sin que hubiera señal de sensación. Sin perder tiempo llamamos al mejor médico que conocíamos, y en quien teníamos la mayor confianza. La examinó detenidamente y diagnosticó un infarto cardiaco, dijo que no se podía hacer nada fuera de cuidarla bien. Afirmó además que probablemente moriría en cualquier momento, porque este infarto sería seguido por otro que le causaría la muerte.

Empecé el mismo tratamiento que había usado en el caso de parálisis total de la esposa de mi vecino, y que acabo de relatar en "Parálisis total". Después de tres semanas de tratamiento, mi esposa andaba por la casa como de costumbre, y de nuevo pudimos escuchar las hermosas melodías que ella interpretaba al piano.

No mucho después de eso me levanté temprano, como era mi costumbre, y empecé con mi trabajo. Cuando llegué para el desayuno pregunté dónde estaba la Sra. Kloss, y la respuesta fue que no la habían visto aún esa mañana. Fui al dormitorio y la encontré en cama. Cuando le hablé, no contestó. Al tomarla en brazos, sentí como si hubiera levantado a un muerto, sólo que no estaba completamente fría. Traté de hacerle decir algo, sin conseguir respuesta. Con una aguja le pinché la cara y el cuello, pero no se movió ni parpadeó. Recorrí su cuerpo hasta los pies en ambos lados, pero no hubo ninguna respuesta. Le hablé al oído y pregunté si podía escucharme. Le toqué un ojo, pero ella no pestañeó. Su pulso estaba tan débil que no pude percibirlo en su muñeca. En el cuello lo sentí débilmente.

Después de comprobar la condición de mi esposa enferma, mandé llamar al mejor médico que conocía en esa sección del país. La examinó detenidamente, y dijo que era probable que dejara de existir en cualquier momento. Entonces comencé a trabajar con la misma línea de tratamientos ya mencionados. Después de un día de tratamientos, su pulso mejoró notablemente, y en cuatro semanas volvió a caminar. En cinco o seis semanas estaba tocando el piano otra vez y hacía sus labores como siempre. Desde entonces se ha conservado bien, durante estos últimos 26 años. Es activa, está sana y es alegre.

Sé que a muchos les gustaría saber cómo es que su salud se deterioró hasta ese punto. Antes que yo la conociera, ella solía dormir por una semana o dos y nadie podía despertarla. Eso se debía a que ella trabajó como tenedora de libros por doce años, y en lugar de trabajar seis u ocho horas diarias, solía hacerlo de 12 a 14 horas. A veces llevaba dos o tres juegos de libros de contabilidad. Y eso no era lo peor. A mediodía se servía apresuradamente un sándwich de pan blanco, y volvía a su trabajo. No obtenía la alimentación debida para nutrir su organismo. Además de llevar los libros y trabajar hasta tarde por la noche, no dormía suficiente, y tampoco hacía el debido ejercicio. Conservó este tren de vida hasta que llegó a un quebrantamiento completo. No había nadie que le aconsejara que hiciera lo correcto.

Gracias a Dios, existe un remedio para todos los males del hombre. Los ángeles del cielo lloran por los terribles sufrimientos que ocurren por ignorancia. Y yo he llorado hasta no tener más lágrimas al ver la cantidad indecible de sufrimiento que hay en el mundo y al saber que la mayor parte del mismo podría evitarse si la gente sólo supiera qué hacer para prevenirlo. La única cosa por la cual mi conciencia me recrimina es no haber hecho más para llevar al conocimiento del público, y para mostrar por la experiencia práctica, lo que realmente puede hacerse para mitigar el sufrimiento humano con remedios sencillos que pueden emplearse en cualquier casa, por humilde que sea. Podría escribir volúmenes enteros con mis experiencias personales, pero mencionaré solamente unas pocas más para que sirvan como lecciones prácticas.

Pulmonía

En otra ocasión fui llamado para atender a una joven que había sido abandonada por los médicos para morir con una reincidencia de pulmonía. Cuando llegué a su casa, la encontré en la cama con una temperatura muy elevada. Había estado enferma por algún tiempo, y se hallaba muy deprimida. La atendía una enfermera graduada, pero ella sabía poco acerca de tratamientos a base de agua. Los pulmones de la paciente se hallaban en muy mal estado. Apenas podía escuchar algún sonido de aire en alguna parte de sus pulmones cuando la auscultaba con el estetoscopio.

En seguida mandé llamar a una de mis mejores enfermeras graduadas, que sabía aplicar tratamientos de hidroterapia. Comenzamos dándole una enema. Luego la colocamos entre frazadas de algodón y le hicimos un esponjamiento con agua tibia, dándole con frecuencia sorbos de agua fría y aplicaciones cortas calientes y frías, tanto sobre el pecho como sobre la espalda. Dos horas después que iniciamos este tratamiento, sus pulmones comenzaron a abrirse, y podíamos escuchar el paso del aire con el estetoscopio. En cuatro horas con estos tratamientos, habíamos bajado la temperatura dos grados.

Persistimos con el tratamiento, esponjando su cuerpo con agua tibia, y dejando que el agua se evaporara. A veces mostraba señales de escalofrío, y entonces deteníamos el tratamiento y le poníamos una bolsa de agua caliente sobre el estómago y la cubríamos. Continuamos dándole sorbos de agua fría, y le envolvimos la cabeza y el cuello con una toalla fría, cambiándola frecuentemente. Nunca permita que un paño de agua fría sobre la cabeza o el cuello se ponga caliente. Tan pronto como se vuelve tibio, reemplácelo por uno frío. Le dimos una dieta líquida y jugo de fruta. En cuatro días su temperatura era normal. Esta mujer, que es sobrina de mi esposa, está viva hoy. Su enfermedad ocurrió hace unos 25 años.

Muchos casos de pulmonía mejorarían si fueran tratados a

tiempo, y con el tratamiento adecuado. Menciono estos casos para mostrar lo que puede hacerse en el hogar utilizando algunos tratamientos sencillos. Habrá ocasiones cuando no se podrá conseguir un médico o una enfermera, y resulta una verdadera bendición saber cómo aliviar el sufrimiento.

Pulmonía producida por hábitos de vida incorrectos

En una ocasión, hace años, me encontraba en el extremo norte de Wisconsin, en un club campestre. El gerente era un hombre bebedor, una persona de vida agitada. Tenía frecuentes accesos de pulmonía. La última vez que tuvo pulmonía, el médico le dijo que si él volvía a enfermarse no se recuperaría, porque ya no había ningún recurso médico para combatir su mal. Añadió que no se molestara en llamarlo, porque él no lo atendería.

Hubo, por lo tanto, mucho nerviosismo cuando el gerente volvió a enfermarse de pulmonía y le sobrevino una fiebre elevada. Vivía a 22 kilómetros del médico. Como tenía un par de caballos muy buenos, el enfermo ordenó que los uncieran al coche sin pérdida de tiempo para buscar ayuda. Aunque él no tenía conocimiento de mi experiencia médica, su esposa sí estaba enterada de los tratamientos que yo administraba. De modo que fue a buscarme para que atendiera a su esposo.

Cuando llegamos, el hombre enfermo estaba muy alterado y nervioso, y exigía que se apresuraran en llamar a un médico; pero su esposa le recordó lo que el facultativo había dicho. Le dijo que yo había obtenido excelentes resultados en el tratamiento de enfermos con pulmonía, y lo instó a que me diera la oportunidad de hacer una prueba. Cuando el hombre se calmó un poco, me permitió tratarlo.

Le quité toda la ropa, lo acosté entre frazadas de algodón, le dí una enema para limpiar el intestino, y empecé a hacerle esponjamientos con agua tibia por todo el cuerpo, dándole agua fría para beber. Mantuve la habitación a una temperatura de 24°C (75°F) y bien ventilada mientras le hacía los tratamientos. Continué haciéndole esponjamientos cada cinco minutos. A veces él sentía escalofríos, y entonces me detenía por un rato y lo cubría. Seguí dándole sorbos de agua fría y esponjamientos tibios. Los esponjamientos tibios le resultan muy agradables al paciente con fiebre alta.

Al día siguiente a las tres, precisamente 24 horas después de haber empezado la fiebre, ésta había desaparecido casi por completo. La temperatura estaba por debajo de 38°C (100°F), es decir, casi era normal. El hombre dijo que se sentía muy bien y quiso levantarse. Le aconsejé que no se levantara hasta uno o dos días después. Continué relacionándome con este hombre durante años, y no volvió a tener otro ataque de pulmonía.

En este caso, y podría decir que en todos los casos, explico a los pacientes lo que les causa su enfermedad y cómo pueden evitarla. Nunca olviden que el agua que apaga el fuego, es uno de los mejores remedios para curar la fiebre, usada tanto interna como externamente.

B. LAS AUTOPSIAS REVELAN SECRETOS

Me relacioné con un hospital de emergencias con el fin de profundizar mi experiencia médica. Eso fue de gran ayuda. Presencié un gran número de autopsias y pude observar directamente el estado de los órganos de personas cuyo estilo de vida y hábitos de alimentación y bebida yo conocía muy bien.

Abrimos el cadáver de un hombre de mediana edad, bastante gordo, que había muerto de paro cardíaco. Esta es su historia: Una noche, como a las seis, mientras se preparaba para tomar un baño, trató de alcanzar un vaso que había colocado sobre un estante que quedaba a la misma altura que su cabeza. Mientras tratabade alcanzarlo, se desplomó muerto. Este hombre había sido un gran consumidor de carne, pasteles elaborados, pastas, tortas, budines, pan blanco y papas peladas, etc. Encontramos que tenía el hígado como tres veces el tamaño de lo normal. Había tumores sobre todo el hígado, y algunos dentro de este órgano. Su tamaño variaba desde el de una bolita de cristal hasta el de una papa pequeña. El corazón también estaba muy agrandado, el doble de su tamaño normal, y las paredes del corazón eran muy delgadas y débiles y de un color oscuro, como si hubiera sido inyectado de sangre. El bazo y el páncreas estaban hipertrofiados y enfermos, y tenía piedras en la vesícula. También afectado el estómago.

Otro hombre, pasada la mediana edad, había muerto de cáncer. Siempre se había quejado de dolor alrededor del ombligo, pero no había ninguna señal externa de cáncer. La única indicación que se podía ver fuera de su cuerpo era una pequeña protuberancia debajo de la mandíbula.

Después que murió le hicimos una autopsia. Encontramos que sus intestinos estaban llenos de crecimientos cancerosos en el lugar donde le dolía. El cáncer había carcomido los intestinos y producido su muerte. Tenía tumores cancerosos desde la cabeza hasta los pies. No podía abrírselo en ninguna parte sin encontrar cáncer. Todos sus órganos estaban en mal estado.

Otro caso es el de una persona muy gorda que tenía capas de grasa de casi 7 centímetros de grueso. El colon, en algunas de sus secciones, tenía de tres a cuatro veces su tamaño normal. Pero en algunas partes se había estrechado hasta tener el diámetro de un dedo, y en otros lugares era tan delgado que resultaba casi imposible que algo pasara a través de él. El intestino delgado se habían estrechado hasta alcanzar el diámetro de un lápiz en algunos lugares, con un tumor muy duro en el exterior. Sólo una porción muy pequeña del intestino era de tamaño natural. El bazo estaba muy agrandado, y el estómago colgaba más abajo en el abdomen. Los riñones estaban muy agrandados y fláccidos; también los pulmones estaban hipertrofiados y casi negros, y también el hígado, que además estaba endurecido.

En otro caso, los pulmones y el hígado estaban muy agrandados y muy duros. El colon y el intestino delgado también estaban muy hipertrofiados, aunque en algunos lugares se habían estrechado de tal manera que casi nada podía pasar a través de ellos. El estómago estaba agrandado y fláccido y se había desplazado. Los riñones estaban muy esponjosos.

En otro caso, el hígado estaba muy hipertrofiado y tenía tumores de diversos tamaños. El corazón estaba muy agrandado, fláccido y recubierto de grasa. Tanto el colon como el intestino delgado estaban agrandados, con bolsas llenas de materia fecal.

Sin embargo, algunos pacientes cuyas radiografías mostraban que el colon estaba muy afectado y que el estómago estaba desplazado en el abdomen, están vivos y sanos después de haber sido tratados mediante hidroterapia, con una dieta racional y con hierbas medicinales.

Una de esas personas tenía un colon que estaba encogido en varios lugares; en otros sitios tenía grandes bolsas, y el recto estaba lleno de tumores duros. Por medio de una operación, los lugares estrechados fueron extirpados. El paciente se recuperó lo suficiente para levantarse y trabajar, y tener movimientos intestinales normales.

Estos casos, y otros que podría mencionar, son evidencia clara de lo que una dieta equivocada le hace al organismo. Todos los casos presentados son de personas que vivieron mayormente de alimentos que habían sido privados de sus propiedades vitales, y consumieron comidas que no contribuían a producir sangre de buena calidad, sino que causaban sufrimiento y enfermedad. Si todos siguieran los principios de salud bosquejados en este libro, podrían evitar una cantidad indecible de sufrimiento y muerte prematura.

Uno no encuentra tales anormalidades orgánicas en los cuerpos de los animales, porque consumen sus alimentos como Dios los ha preparado para ellos. El hombre ha dañado los alimentos al prepararlos mal y al privarlos de sus propiedades vitales. Si la gente consumiera los alimentos como Dios los ha hecho, es decir, en forma natural, viviría con cuerpos sanos y vigorosos.

"He aquí, solamente esto he hallado: que Dios hizo al hombre recto, pero ellos buscaron muchas perversiones" (Eclesiastés 7:29).

El hombre ha inventado muchas cosas buenas y útiles, pero también ha contribuido a la destrucción de la mente y el cuerpo.

Sección II

Hierbas para Vivir con Salud y Vigor

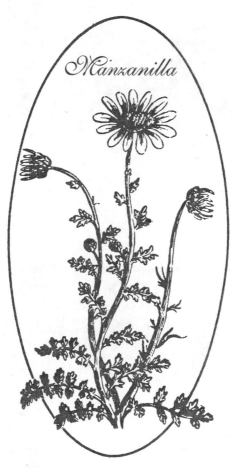

Manzanilla

1

Historia de la Medicina Herbaria

A. PRACTICANTES ANTIGUOS

ℋipócrates (460-377 a.C.), conocido como "el padre de la medicina moderna" fue, hasta donde se sabe, el primer hombre que practicó la medicina como un arte. Lo siguiente es una copia del juramento que Hipócrates tomó.

"Juro por Apolo el médico y por Esculapio, por la salud y la sanidad plena, y por todos los dioses y diosas, que, de acuerdo con mi capacidad y juicio, cumpliré este Juramento y esta estipulación: Considerar a aquel que me enseñó este arte, tan querido para mí como mis padres; compartir mis recursos con él y aliviar sus necesidades; si fuere necesario; cuidar de sus descendientes con el mismo interés como si fueran mis hermanos, y enseñarles este Arte, si ellos quieren aprenderlo, sin pago ni estipulación. Tanto por precepto como por la palabra, y por medio de cualquier otra forma de instrucción, impartiré el conocimiento del Arte a mis hijos, y a mis maestros y alumnos a quienes estoy obligado por una estipulación y juramento, de acuerdo con la ley de la medicina, y a nadie más. Seguiré el sistema de régimen que, de acuerdo con mi capacidad y juicio, considere para el beneficio de mis pacientes y me abstendré de cualquier cosa deletérea o perjudicial. No daré ninguna medicina mortal a nadie que me la pidiere ni sugeriré ningún consejo similar; tampoco daré a una mujer ningún pesario para producir aborto. Con pureza y santidad me conduciré en la vida y practicaré mi Arte. No cortaré a personas que laboran bajo la roca, sino que dejaré que esto lo hagan hombres que practican esta labor. A cualquier casa donde entre, iré para beneficio del enfermo y me abstendré de todo acto voluntario de engaño y corrupción; y además de la seducción de hombres o mujeres, libres o esclavos. Cualquier cosa que en relación con mi práctica profesional, o sin estar en relación con ella, vea u oiga en la vida de los hombres y que no deba divulgarse, no la divulgaré, pues reconozco que todo eso debe mantenerse en secreto. Mientras continúo cumpliendo el Juramento en forma inviolable, concédaseme gozar de la vida y de la práctica del Arte, y sea respetado por todo hombre, en todos los tiempos, pero si traspaso y violo este Juramento, que lo opuesto sea mi suerte".

Hipócrates

Hipócrates es conocido también como el "padre de la literatura médica". Sus tratados estaban llenos de conocimiento práctico de las dificultades de la humanidad, y este mismo conocimiento puede obtenerse del estudio de sus obras en el tiempo presente. Encontramos que él creía en la sanidad natural y le dejó muchas cosas al "esfuerzo de la naturaleza". En su juramento, juró que no daría medicina mortífera, lo que significa que a sabiendas no daría ninguna cosa de naturaleza dañina ni destructiva. El pertenecía a la "escuela regular", pero también era un practicante herbario. No usó minerales, a menos que la sal fuera considerada como un mineral por algunos médicos. Sus métodos de tratamiento se usaron hasta el año 1500 D.C. La historia parece indicar que durante este largo período no existía médico "regular" quien fuera lo suficientemente imprudente para intentar envenenar el cuerpo con productos químicos.

Hipócrates realmente fue el "padre de la ciencia médica". Antes a su tiempo, el tratamiento de la enfermedad estaba en las manos de los sacerdotes, pero Hipócrates demostró que la enfermedad sólo tenía causas naturales y retiró el tratamiento de las enfermedades de los sacerdotes del templo. Insistió en que sólo la naturaleza podía sanar el cuerpo, y en que el médico sólo era el asistente de la naturaleza. Usó esta regla en su práctica, tratando a sus pacientes con hierbas, una dieta apropiada, aire fresco, ejercicio apropiado y atención a la corrección de hábitos y condiciones de vivienda. En los escritos de Hipócrates se mencionan entre 300 y 400 plantas, y casi un tercio de estas plantas aún se usan en el presente. El juramento Hipo-crático aún es usado por la profesión médica, y provee un sentido de deber hacia la humanidad que no se ha perdido.

Se creía que el dios griego Apolo traía enfermedades y plagas al disparar cierto tipo de "flechas". Fue representado como "el dios con dos cuernos" en los himnos órficos. Pero originalmente hubo un solo dios con dos cuernos, llamado Nimrod, que fundó la monarquía caldea. Nimrod fue el Apolo original. Apolo fue el poderoso cazador que iba delante del Señor y era esposo de Semíramis. Esculapio, también llamado Asclepio, el legendario hijo de Apolo, eventualmente se convirtió en el dios de sanidad predominante de griegos y romanos. Se erigieron numerosos templos en su honor en Grecia y Roma. Estos templos fueron muy populares entre personas de todas las clases, y aunque Asclepio era el dios de la sanidad, los templos eran mayormente una mezcla de santuario religioso y balneario de salud. La gran mayoría de las enfermedades tratadas en estos templos eran mayormente sicológicas, y la parte más importante de la "cura" del templo era la fe.

Muchos miembros de la familia de Asclepio estaban también envueltos en diferentes aspectos de la salud y sanidad. Su esposa Epiona fue conocida como aliviadora del dolor. Una hija, Higea, se convirtió en símbolo de la vida sana y la prevención de la enfermedad, mientras que otra hija, Panacea, representaba el tratamiento de la enfermedad. Dos de sus hijos, Machao y Podalirios, se convirtieron en los dioses patronos de los cirujanos y médicos.

El nombre no está en el idioma griego, egipcio, asirio o hebreo, sino en el caldeo. Tres palabras constituyen la palabra Esculapio: ASHE, SCUL, APHE. La palabra *ashe* significa hombre, *scul* significa instruir y *aphe* significa serpiente. Esculapio quiere decir una serpiente que instruye al hombre. En la Biblia se nos dice que Satanás fue el único ser que tomó la forma de una serpiente que instruía, una amenaza para toda la humanidad.

Entre otros personajes destacados relacionados con la medicina antigua, prominente como el que más, se encuentra Scribonius Largus, un romano que vivió durante el reinado de Nerón. Escribió un libro en el cual había una fórmula constituida por 61 ingredientes. Esta preparación fue primero usada como un tratamiento para las mordeduras de serpiente. La carne de serpiente fue añadida a la fórmula en el primer siglo antes de Cristo por Andrómaco, el médico de Nerón. Por ese tiempo esta fórmula de múltiples ingredientes recibió el nombre de "teriacal", que viene de la palabra griega que significa "bestia salvaje". Con el tiempo, se le agregaron nuevos ingredientes, hasta que durante la Edad Media el número alcanzó a más de cien. El teriacal fue usado por todo tipo de personas, no sólo como un recurso para evitar enfermedades, sino también para tratar toda clase de plagas, infecciones, mordidas venenosas y pestilencias. El hecho de que contenía opio pudo haber sido la causa de su popularidad. El teriacal seguía usándose en diversas formas en algunos países europeos hasta en el siglo diecinueve.

Pero los médicos que siguieron a Hipócrates estaban convencidos de que no debían prescribir ninguna medicina mortífera. Esas medicinas tóxicas las procuraban personas ignorantes que creían que, si un remedio activaba los intestinos, era bueno y los mejoraba, como mucha gente piensa todavía hoy acerca de los purgantes. Al hacer esto desafiaban la fuerza de la vida del cuerpo.

Avicena (980-1037), el más influyente de los contribuyentes árabes a la medicina, fue conmemorado en una estampilla postal durante el Instituto de Salud Paquistano en 1966.

Por que éste creía que en alguna parte del mundo existía una planta específica que podía usarse para sanar cada enfermedad, Avicena viajó desde su tierra natal en Persia hasta los países lejanos, juntando cientos de hierbas, raíces, y semillas. En reconocimiento a esto, las palabras "salud de las hierbas" pueden verse escritas a través del fondo de la estampilla.

Mientras que éste escribió casi 100 libros durante su vida de 58 años, el mejor conocido es su *Canon de Medicina*, que contiene casi un millón de palabras. Esto fue mayormente una recopilación de las obras de Hipócrates y Galeno, pero fue usado como el texto normal para la educación médica a través de Asia y Europa hasta mediados del siglo diecisiete.

B. LA QUIMICA Y ALQUIMIA

Cerca del final del siglo quince hubo un médico y químico que vivía en Europa, llamado William Bombast von Hohen-hein. Le nació un hijo el cual llamó Theophrastus von Hohen-hein. Al hijo se le enseñó cuidadosamente en las mismas escuelas médicas en las que había estudiado su padre, pero llegó a estar insatisfecho con su padre y sus maestros. De modo que dejó la escuela para vagar por Europa, aprendiendo todo lo que pudo sobre alquimia, química, y metalurgia en relación con su aplicación a la medicina. Finalmente fue a trabajar a las minas del Tirol. Allí vio que los minerales eran purificados por la acción de otros minerales y concibió la idea de purificar los cuerpos humanos de la misma forma. Comenzó a probar minerales en los cuerpos de sus pacientes, pero no mantuvo registro de estos experimentos. Fue el primero en hacer notar la relación entre el bocio en el padre y la condición llamada cretinismo en el hijo. Escribió una excelente descripción de los casos de gangrena que ocurrían en el hospital, y se anticipó a Lister al declarar que "en las heridas, la naturaleza es la que en realidad sana. Todo lo que se necesita es evitar la infección y las enfermedades de las heridas". Se llamó a sí mismo Paracelso, y la razón de esto es desconocida, a menos que fuera para designar que estaba por encima de Celsus (53 a.C.-7 d.C.) quien, aunque no era un médico, era bien conocido como enciclopedista.

Como alquimista, sus ideas eran las de un químico con respecto al cuerpo humano. Salivaba a sus pacientes cuando movían los intestinos, y parecía saber qué hacer por ellos. Aunque creía que las estrellas y los planetas ejercían influencia sobre las enfermedades humanas, y que todas las enfermedades deberían ser tratadas con minerales, eventualmente llegó a ser conocido como el "padre de la farmacología".

Fue uno de los primeros en dar mercurio a sus pacientes (una sustancia tóxica), a pesar de que profesaba la medicina. Lo administró en dosis grandes y pequeñas. Sin embargo, por lo menos dos mil años antes de esto, la historia nos dice que los chinos usaban el mercurio para tratar las úlceras. Esta práctica de dar sustancias minerales se ha puesto tan en boga, que la mayoría de los médicos del mundo civilizado usan productos minerales para purificar el cuerpo.

A los herbalistas de Gran Bretaña se les llama médicos botánicos y son sucesores de los médicos griegos Galeno e Hipócrates;

pero los médicos convencionales de hoy son sucesores de Hohenheim del siglo quince.

Desde el año 460 a.C. hasta el año 1500 de nuestra era, durante 19 siglos, no tenemos registro de que nadie administrara sustancias minerales para la curación de las enfermedades, hasta que Hohenheim encaminó su mente en esa dirección y usó los productos químicos cuando estuvo en las minas de Tyrol. Durante esos 1900 años hubo poca desviación de las creencias y enseñanzas de Hipócrates, quien sostenía que en "la naturaleza hay fuerza" para curar la enfermedad.

Desde el 1526 al 1528, Hohenheim dió conferencias en la Universidad de Basilea, pero fue despedido por negar la aceptación de las tradiciones antiguamente honradas. Se dice que quemó públicamente los libros de Galeno y Hipócrates, y puso a un lado todas las ideas de estos médicos, y procedió con su doctrina de purificar químicamente el cuerpo con el uso de sustancias minerales. Adondequiera que iba, sin embargo, se encontraba con opositores de sus teorías.

Se cuentan varias historias acerca de su muerte ocurrida en Salzburgo, Austria, donde vivía en ese momento. Se cree que fue arrojado de una ventana por sus rivales en el año 1541, cuando tenía sólo 50 ó 51 años. (*World Book Encyclopedia*, vol. 13, p. 6090. 1959.)

Aunque no vivió mucho tiempo, transformó la práctica médica. Después de su muerte, centenares de personas siguieron su práctica de administrar sustancias minerales en lugar de hierbas, raíces y cortezas.

No parece haber duda que cuando Colón regresó al Viejo Mundo después de haber descubierto a América en el 1492, él o alguno de los hombres que le acompañaban, llevaron de vuelta gérmenes de sífilis. Hay, sin embargo, quienes dudan que esta enfermedad se originara en América. Los italianos la llamaron una enfermedad francesa, y los franceses dijeron que se había originado en España. La sífilis y la gonorrea se conocían desde hacía miles de años, y pueden haber existido cuando los faraones regían a Egipto. Se puede decir con seguridad que, ya sea que se originara en América, o se originara en alguna otra parte, se trataba sólo de un aumento periódico en la violencia de la enfermedad. Se la llamó "la enfermedad nueva" en la primera parte del siglo quince. Hohenheim probó sus compuestos mercuriales en sus pacientes, y en sus obras estableció que causaban la impresión de "extraer los humores". Se usaba el mercurio en dosis tan grandes, sin embargo, que los resultados fueron fatales. Así es como el mercurio se empezó a usar en forma general en el tratamiento de la sífilis.

Las reacciones químicas que ocurren en el cuerpo humano no están necesariamente sujetas a las mismas leyes químicas que los minerales, y por lo tanto el cuerpo no puede ser purificado tomando otro mineral. Esta práctica condujo al mundo al engaño de administrar al cuerpo dosis de un veneno para combatir otro veneno, porque en realidad este método sólo añadía otro veneno al que ya se encontraba en el cuerpo. El mercurio no sana absolutamente nada, sino que crea una condición mucho peor en el cuerpo que la que había antes.

En la primera parte del siglo dieciocho, un médico alemán llamado Hahneman lanzó la idea de que sería mejor dar dosis más pequeñas de medicina. Empezó dando medicamentos en polvo, en dosis tan pequeñas que tenían poco efecto. No descartó la vieja *materia médica*, sino que además de administrar mercurio, arsénico y otros minerales tóxicos, incluyó algunos de los sueros más sucios y preparaciones peligrosas para la salud, hechos de abejas, chinches, veneno de serpientes, etc. Cualquier persona que se tomara el tiempo en estudiar y aprender sobre la composición y funciones del cuerpo humano, se daría cuenta de que los minerales y tales medicinas insalubres no podían resultar la panacea para ninguna de las enfermedades del hombre que ellos creían que era. Hahneman estaba equivocado cuando ignoró el hecho de que es la fuerza de la naturaleza la que restaura el cuerpo.

C. LA MEDICINA HERBARIA

Las hierbas fueron usadas desde la antigüedad y fue la primera medicina usada por el hombre, mientras que la medicina alopática (que usa minerales para tratar las enfermedades) tiene tan sólo quinientos años de antigüedad.

El uso de hierbas en la historia escrita retrocede algunos miles de años. Los chinos, los sumerios, y los egipcios, todos usaban plantas con propósitos medicinales. Un libro chino sobre hierbas, con fecha de unos 2700 A.C., contiene una lista de más de 300 plantas con sus usos medicinales. En los tiempos del Antiguo Testamento, se mencionan varias hierbas, incluyendo al aloe.

En el año 1926 se encontró una gran tableta de piedra en la tumba de un oficial egipcio, localizada cerca de las grandes pirámides. Las figuras esculpidas en ella indican que el hombre enterrado ahí se llamaba Iry y era el Médico Principal de la Corte. También revela que el "doctor" Iry, y probablemente otros médicos durante este mismo período de historia egipcia, era un especialista. Entre otras cosas se le llamaba el Médico de los Ojos del Palacio, y el Médico del Abdomen. Herodoto, frecuentemente llamado "el padre de la historia", parece endosar este concepto de especialización entre los médicos egipcios. Escribió su primer informe sobre la medicina egipcia que tenemos disponible (c. 450 a.C.). En él dice que cada médico egipcio "trata a una sola enfermedad y no más".

La labor meticulosa de descifrar los papiros egipcios ha mostrado que probablemente un tercio de las plantas y hierbas medicinales listadas en una farmacopea moderna eran conocidas y usadas por los egipcios. Entre éstas se encuentran: ajo, linaza, hinojo, enebro, sicómoro, pino, sen, tomillo, celidonia, cincoenrama, eléboro negro, taray, apio, mandrágora, beleño, sauce, mora, mirra, azafrán, y cebolla, para nombrar sólo algunos.

En el primer siglo antes de Cristo, un médico griego de nombre Dioscórides compuso un tratado largo sobre las propiedades y usos de más de 500 plantas medicinales. Esta obra exhaustiva y autoritaria permaneció en uso hasta el siglo diecisiete. La preservación de la sabiduría de la medicina herbaria durante la Edad Media puede ser atribuida a los monjes, quienes no sólo copiaron los manuscritos antiguos, sino que también cultivaron sus propios jardínes herbarios en los monasterios y usaron las hierbas para el tratamiento de muchos desórdenes comunes.

En Inglaterra, durante la época elisabetiana, el herbalismo experimentó una era dorada, de la que se deriva gran parte del conocimiento de las hierbas. Después de la invención de la imprenta en el siglo quince, se imprimió un gran número de libros sobre las hierbas.

En el año 1551, William Turner publicó su *Newe Herball* con ilustraciones detalladas de una variedad de plantas, y esto inició un renacimiento del herbalismo.

Hasta ahora, el mejor conocido y amado de los herbarios ingleses, sin embargo, fue John Gerard, quien publicó su libro *The Herball or General Historie of Plantes* (Historia general o herbaria de las plantas), en 1597. Gerard fue un cirujano de Tudor, boticario del rey Jaime I y superintendente de los jardines de la corte de la Reina Elizabeth, en donde cultivó más de 1.000 hierbas. La lista herbaria de Gerard fue de 2.000 plantas. Los nombres comunes y científicos son dados en varios idiomas, con descripciones de cada planta y las virtudes de cada hierba, en un noble intento por separar la medicina popular eficaz de la ficción.

El próximo herbalista inglés digno de notarse era John Parkinson, director de Los Jardines Reales de Hampton Court, quien en el año 1640 escribió *Theatrum Botanicum* (Teatro botánico) obra enciclopédica que abarca más de 3.000 plantas y sus usos medicinales.

El *English Physician Enlarged* (Médico inglés ampliado) fue escrito en el año 1653 por Nicholas Culpepper, quien fue uno de los herbalistas ingleses más discutidos. Durante la Edad Oscura, se había notado que ciertas partes de una planta podían parecerse en forma o color a alguna parte del cuerpo humano, y se creía que las enfermedades que afectaban una parte u órgano particular en el cuerpo, podía curarse mediante la aplicación de la planta correspondiente. Por ejemplo, la apariencia rara bidentada de la raíz de la mandrágora se parecía a las dos piernas de un ser humano. De modo que las propiedades curativas de una planta eran indicadas por su "marca"; esto es, su forma, textura, o manera de crecer, y entonces sólo era necesario desarrollar la "intuición" o "sensitividad" para percibir la "marca" de la planta para poder descubrir su uso medicinal. La relación entre humanos y plantas fue percibida como vital, dinámica, y suponiendo la comunicación mutua al nivel de vibraciones. Según a Culpepper, "los escritores modernos se podrán reir de ello, pero en mi corazón me pregunto cómo habrían podido reconocerse las virtudes de las hierbas si no hubiera sido por sus marcas. Los modernos lo tienen de los escritos de los antiguos, pero los antiguos no tenían escritos para consultar". El libro sobre las hierbas de Culpepper incurrió en la ira del establecimiento médico del siglo diecisiete, porque incluyó una traducción autorizada de una porción de la farmacopea del Colegio Real de Médicos. También pensaba que la astrología ejercía una fuerte influencia sobre el poder curativo de las plantas y que las posiciones de las estrellas afectaban la salud y el comportamiento del ser humano. El establecimiento médico acusó a Culpepper de ser un borracho y un libidinoso (lo cual era, según otras fuentes). Culpepper denunció al Colegio Real de Médicos como "asnos orgullosos, insultantes y dominantes" (*Herbal Connection* [Conección herbaria], por Ethan Nebalcouf, mayo de 1981, pp. 21-22).

Dos libros grandes y hermosamente ilustrados sobre hierbas inglesas fueron publicados en el siglo dieciocho. El libro de William Salmon titulado *The English Herbal or History of Plants* (El herbario inglés o Historia de las plantas), publicado en Londres en 1710, y *An History of Plants and Trees, Natives of Britain, Cultivated for Use, or Raised for Beauty* (Una historia de plantas y árboles nativos de Gran Bretaña, cultivados por su uso, o producidos por su belleza), por John Hill, también fue publicado en Londres unos pocos años después, en el año 1756.

Samuel Thomson nació en 1769 en Alstead, Nueva Hampshire, Estados Unidos. Era uno de seis hijos de un agricultor pobre de Nueva Hampshire. Aprendió el uso de hierbas de practicantes locales de medicina popular. Fue llevado a menudo al campo para ayudar a un médico herbario y a una partera de nombre Benton, para que recogiera hierbas y plantas. Asistió a la escuela por un mes a la edad de 10 años y no tuvo más educación, con excepción del conocimiento de las hierbas y raíces y su efecto sobre los enfermos. Cuando Thomson era muy joven, experimentó con la lobelia. La masticaba y tragaba el jugo hasta que vomitaba, por lo que la denominó "hierba emética". Cuando tenía más o menos 19 años se hirió gravemente una pierna y tuvo que estar postrado en cama por algún tiempo. Pero, en vez de que se la cortaran, el mismo le aplicó cataplasmas de raíces de consuelda y así salvó su pierna. Cuando tenía 24 años, recordó el efecto de la lobelia y comenzó a usarla.

El dicho de que "la historia se repite" fue ciertamente veraz en la carrera de Samuel Thomson. Aunque era un agricultor sin educación ni preparación médica y no sabía nada acerca de la historia de Roma, perfeccionó el mismo tratamiento que solían practicar los romanos dos mil años antes. Hipócrates, el "padre de la medicina moderna", también vivió en la pobreza durante su juventud.

No hay duda de que Thomson demostró las cualidades eméticas de la lobelia y que sus ideas eran correctas respecto de la necesidad de eliminar los desechos del organismo para restaurarlo a la condición natural de salud. Thompson concibió la idea de limpiar el cuerpo con baños de vapor, lo que los rusos habían estado haciendo durante siglos. Complementaba la aplicación externa de vapor que calentaba el cuerpo, con la administración de tisanas de hierbas estimulantes que generaban calor interno.

La introducción de la naturopatía en los Estados Unidos puede atribuirse probablemente a Samuel Thomson. Junto con las hierbas, Thomson usó baños de vapor, dietas y masajes. Su divisa era: "Convertir a cada persona en su propio médico". Muchas personas siguieron las teorías de Thomson después de su muerte. Sus ideas acerca del valor terapéutico de la relajación, la estimulación y el uso de astringentes fueron puestas en práctica por muchos médicos, porque habían comprobado sus efectos benéficos en el tratamiento de los enfermos.

El Dr. Curtis, de Cincinnati, Ohio, trazó las normas para uno de los primeros colegios que difundieron las enseñanzas del Dr. Thomson, y W. H. Cook se hizo cargo de otro. Cuando el Dr. Curtis murió, la institución fue trasladada a Chicago donde funcionó bajo el nombre del Colegio de Medicina y Cirugía.

En lo que concierne a la medicina natural, Inglaterra y otros países están más adelantados que los Estados Unidos. Hace muchos años los médicos naturópatas ingleses recibieron permiso para ejercer la profesión en Inglaterra, y los médicos herbarios están aumentando en popularidad y en el favor del pueblo. Aún la realeza inglesa usa médicos que tratan con hierbas.

Los indios americanos y los nativos de otros países han usado durante siglos toda clase de hierbas, raíces y cortezas en el arte de curar, y todavía siguen usándolas en la actualidad.

Mientras más y más emigrantes llegaban al Nuevo Mundo desde Europa, sus conocimientos sobre el uso medicinal de las hierbas se iba combinando con el saber popular de los nativos americanos, y esta combinación produjo una medicina folklórica distintivamente americana. Pero durante este mismo tiempo, los establecimientos médicos ortodoxos en Europa y América se alejaban de los métodos naturales de sanar y dependían cada vez más de los productos químicos, las sanguijuelas y la sangría.

2

Las Hierbas Medicinales

*L*as magníficas propiedades medicinales de las hierbas y los jugos de frutas y verduras han sido reconocidas y apreciadas desde tiempos inmemoriales. Sólo desde que Theophrastus Von Hohenheim empezó a usar productos químicos durante el siglo dieciséis, la gente ha estado buscando medicinas preparadas y artificialmente a base de productos químicos. La gente ha sido desviada de los verdaderos remedios terapéuticos por la propaganda engañosa. Parecía que la falsa ciencia había tenido éxito. Los productos medicinales químicos, que son tóxicos, se conseguían con facilidad y actuaban con rapidez. La gente había sido engañada por algún tiempo, pero finalmente comenzó a comprobar los efectos secundarios perjudiciales de muchos medicamentos y a buscar productos más eficaces y menos dañinos para tratar sus dolencias.

Cuando los sajones invasores entraron en Gran Bretaña, llevaron con ellos mucho conocimiento relativo a las hierbas medicinales. Es bien conocido que ellos hacían uso frecuente del diente de león, la consuelda, la ortiga, la bardana, y otras hierbas comunes que crecen junto a los caminos, para tratar a los enfermos. Las niñas eran llevadas por sus padres a los campos y se les enseñaba el nombre de las plantas y sus virtudes curativas. Y así se trasmitía un conocimiento que fue creciendo, hasta el punto de que llegó a ser habitual tener un "jardín de hierbas" en Inglaterra. Qué bendición sería para los hogares de este país si a nuestros niños se les enseñara el valor de las hojas de frambuesa, el tomillo, la salvia, la menta, la milenrama, y docenas de otras hierbas comunes. Más de la mitad de las enfermedades y muertes que sobrevienen en la primera parte de la vida se desconocerían, y los enfermos crónicos serían una curiosidad. Sólo los que conocen el valor de las plantas medicinales pueden apreciar los maravillosos efectos de esas hierbas que pisamos todos los días con nuestros pies.

En todo nuestro jactancioso conocimiento, tenemos que admitir que los indios norteamericanos y los nativos de otros países, aunque analfabetos y sin ningún conocimiento de anatomía, fisiología o química, prevenían y curaban con hierbas sencillas enfermedades que hoy no responden a los mejores esfuerzos de las escuelas de medicina.

La curación herbaria fue el primer método de curación que el mundo conoció. Mis padres, originales de Alemania, trajeron consigo mucho conocimiento de estas hierbas sencillas, como se explicó en otra parte de este libro. Yo recogía muchas de ellas cuando era un niñito, y me enseñaron a emplearlas.

¿Por qué usar hierbas? Son los remedios de la naturaleza, y han sido puestos aquí por un Creador omnisapiente. Existe una hierba para cada aflicción del cuerpo humano. El uso de hierbas es la ciencia médica más antigua. Las hierbas se mencionan en la Biblia desde el comienzo de la creación. Mucho se ha escrito acerca de las hierbas a través de toda la historia, hasta el tiempo presente.

A. LA BIBLIA Y LAS HIERBAS

Cuando Dios creó a este mundo y plantó un hermoso jardín en Edén, colocó al árbol de la vida en el centro del jardín (Génesis 2:8-9). Este árbol corresponde al árbol de la vida, encontrado en el Paraíso de Dios, del cual los redimidos comerán libremente algún día. "Después me mostró un río limpio de agua de vida, resplandeciente como cristal, que salía del trono de Dios y del Cordero. En medio de la calle de la ciudad, y a uno y otro lado del río, estaba el árbol de la vida, que produce doce frutos, dando cada mes su fruto; y las hojas del árbol eran para la sanidad de las naciones" (Apocalipsis 22:1, 2).

En el tercer día de la creación Dios también creó toda clase de plantas para alimento. "Después dijo Dios: Produzca la tierra hierba verde, hierba que dé semilla; árbol de fruto que dé fruto según su género, que su semilla esté en él, sobre la tierra. Y fue así. Produjo, pues, la tierra hierba verde, hierba que da semilla según su naturaleza, y árbol que da fruto, cuya semilla está en él, según su género. Y vio Dios que era bueno" (Génesis

1:11-12). Después que creó a los seres humanos, Dios les dijo lo que había creado para que ellos comieran. "Y dijo Dios: He aquí os he dado toda planta que da semilla, que está sobre toda la tierra, y todo árbol en que hay fruto y que da semilla; os serán para comer" (Génesis 2:29).

Después que el hombre y la mujer fueron expulsados del Jardín del Edén y ya no tuvieron acceso al árbol de la vida, Dios añadió hierbas a su dieta. Debían comerlas para alimentarse y mantenerse sanos. "Espinos y cardos te producirá, y comerás las plantas del campo" (Génesis 3:18). Las hierbas son uno de los agentes curativos de Dios para las aflicciones de la humanidad. Su plan fue que todos cosecharan hierbas en sus jardines, y también que recogieran las que crecen en estado silvestre y que las usara cuando fuese necesario.

Esto es lo que mis padres y otros hicieron. Nunca estuvimos enfermos, y nunca tuvimos que llamar a un médico. Si sólo pudiéramos regresar al diseño original de Dios para la familia humana, la enfermedad sería cosa rara en vez de algo común.

Algunas de las primeras cosas que Moisés enseñó a los israelitas fue que debían mantener limpio el lugar donde vivían, lavar sus ropas y sus cuerpos y abandonar todos los artículos perjudiciales, incluyendo el régimen cárneo libidinoso con el cual se alimentaban cuando eran esclavos en Egipto. Les enseñó a vivir con alimentos sencillos y nutritivos, y el uso de hierbas como medicina. David, en los Salmos, escribió que el pasto (zacate) crecía para el ganado, y la hierba para el servicio del hombre, (Salmo 104:14).

El profeta Ezequiel dijo que el fruto de los árboles era para alimento del hombre, y las hojas de los árboles para medicina del ser humano, (Ezequiel 47:12).

El gran apóstol Pablo dijo, refiriéndose al cuerpo humano: "Si alguno destruyere el templo de Dios, Dios le destruirá a él" (1 Corintios 3:17). Sabido es que el "templo de Dios" es el cuerpo humano.

Después de haber sido capturado y llevado a Babilonia como joven, y al estudiar en la corte real del rey Nabucodonosor, Daniel decidió que no se contaminaría con la porción de la comida del rey ni con su vino. Después de comer sólo vegetales y beber agua por un período de tan sólo diez días, se encontró que era más saludable y fuerte que todos los jóvenes que habían estado comiendo la comida real. Puede leer esta interesante historia por usted mismo en la Biblia. Se encuentra en Daniel 1:1-16.

Salomón, el más sabio de los hombres que jamás haya vivido, dijo: "Mejor es la comida de legumbres donde hay amor, que de buey engordado donde hay odio" (Proverbios 15:17).

Cuando Samuel, uno de los más notables profetas de Dios, estaba educando a jóvenes para el ministerio o para el sacerdocio, les enseñaba a usar las hierbas.

Lo siguiente son otros pasajes bíblicos que se refieren al uso de hierbas:

"Y Acab [rey de Israel] habló a Nabot, diciendo: Dame tu viña para un huerto de legumbres, porque está cercana a mi casa" (1 Reyes 21:2).

"Sus moradores... vinieron a ser como la hierba del campo, y como hortaliza verde" (2 Reyes 19:26).

"La tierra a la cual entras para tomarla no es como la tierra de Egipto de donde habéis salido, donde sembrabas tu semilla, y regabas con tu pie, como huerto de hortaliza" (Deuteronomio 11:10).

Los sacerdotes en el tiempo de Cristo conocían muy bien las hierbas. Usaban hierbas para contrarrestar su vida de glotonería, y también como alimento. La ruda, que usaban liberalmente, tenía propiedades medicinales para calmar los nervios y aclarar la cabeza. "Diezmáis la menta, la ruda y toda hortaliza, y pasáis por alto la justicia y el amor de Dios" (Lucas 11:42).

"Y salió uno al campo a recoger hierbas, y halló una como parra montés, y de ella llenó su falda de calabazas silvestres; y volvió, y las cortó en la olla del potaje, pues no sabía lo que era. Después sirvió para que comieran los hombres; pero sucedió que comiendo ellos de aquel guisado, gritaron diciendo: ¡Varón de Dios, hay muerte en esa olla! Y no lo pudieron comer" (2 Reyes 4:39-40). Este pasaje bíblico enseña que todos los que usan hierbas deben aprender a conocer las que crecen alrededor de ellos, para que no recojan las hierbas venenosas en lugar de las hierbas buenas.

Citamos de la publicación *FDA Consumer* (Consumidor del FDA), octubre de 1983, como sigue: "Si recogen sus propias hierbas para preparar una tisana, *estén cien por ciento seguros* de que la hierba que recogen es la hierba que buscan.... Existe medio millón de especies de plantas conocidas. Menos de 1 porciento son venenosas. Pero sólo se necesita un error" para perjudicarse o perder la vida. Este es un buen consejo.

B. RECOLECCION Y PRESERVACION DE LAS HIERBAS

Se debe comprender que se requiere una experiencia amplia y un conocimiento adecuado de las hierbas para recogerlas y preservarlas con éxito. Es un estudio de toda una vida. La falta de conocimiento de la recolección y la preservación de las hierbas medicinales puede disminuir o anular su valor curativo. El conocimiento del suelo es también necesario. Las plantas sembradas en suelo virgen tendrán más valor medicinal que aquellas sembradas en suelo pobre y desprovisto de nutrición. Las mismas plantas que crecen en lugares diferentes mostrarán una gran diversidad en los poderes curativos que contienen. Existe una diferencia entre las plantas cultivadas y aquellas que crecen en su estado natural silvestre. Por ejemplo, el diente de león que crece silvestre tiene propiedades curativas raras que se pierden casi por entero cuando la planta es cultivada. Las hierbas silvestres son más eficaces para el uso medicinal que aquellas cultivadas en el jardín.

Recoja las hierbas sólo en tiempo seco, preferiblemente cuando la planta ha florecido o cuando las semillas están madurando.

Cortezas: Las cortezas deben obtenerse cuando la savia está subiendo en la primavera. Primero desprenda la corteza exterior del árbol y luego corte o raspe la corteza interior del tronco. Para secarla, colóquela al sol por un corto tiempo si lo desea, y después complete el secado en la sombra. Asegúrese de que los pedazos de corteza estén totalmente secos. Si existe alguna humedad en ellos al guardarse, se enmohecerán.

Raíces: Desentierre las raíces durante la primavera cuando la savia está subiendo, o bien tarde en el otoño, después que haya bajado la savia. Corte y seque las raíces en la sombra, amárrelas en manojos pequeños, y guárdelos en el desván o en algún lugar donde se mantengan bien secos.

Flores, semillas, y hojas: Las flores, semillas, y hojas deben recogerse cuando están en su mejor plenitud y sólo las que son perfectas. Estas también deberán secarse en la sombra.

Cuando estén totalmente secas, colóquelas en bolsas de papel grueso.

No preserve hierbas en cristal, porque el cristal a veces suda. Si alguna humedad hace contacto con las hierbas, éstas se enmohecerán.

Cuando las cortezas, raíces, u otras hierbas están totalmente secas y son mantenidas secas, conservarán su valor medicinal durante años.

Las cortezas, raíces, flores, semillas u hojas pueden secarse por un corto tiempo en el sol, pero siempre el secado debe completarse a la sombra. Demasiado tiempo al sol tiende a disminuir su valor medicinal. También pueden secarse totalmente en la sombra en un lugar aireado. Lo único que se gana al colocarlas al sol por un corto tiempo, es el acelerar el proceso de secado.

3

Instrucciones Generales Sobre la Preparación y el Uso de las Hierbas

*L*as preparaciones herbarias se deben efectuarse cada día; las únicas excepciones son las pomadas, linimentos y ungüentos, y también aquellas preparaciones que están hechas con alcohol, como las tinturas.

Alimentándose bien, con una dieta variada, descansando y haciendo ejercicio al aire libre y siguiendo las demás reglas para la buena salud que se presentan en este libro, reforzará el efecto de las hierbas para restaurar el equilibrio normal y saludable del organismo. No olvide que las hierbas normalmente no producen tan rápidos resultados como los medicamentos. *Por su acción más suave, las hierbas deben tomarse por un período de semanas o hasta meses, lo que depende de la afección que se desea tratar, para producir un efecto benéfico y duradero.* En general, mientras más tiempo la enfermedad ha estado presente en el cuerpo, tanto más tiempo se requerirá para notar que las hierbas están produciendo el efecto deseado.

También es importante recordar que cuando se usan las preparaciones herbarias para niños, personas débiles o debilitadas, o personas mayores, es necesario ajustar la dosis que se da en este libro a un tercio o dos tercios de la dosis habitual para los adultos.

Mientras que el uso apropiado de las hierbas puede ser de mucha importancia en el mantenimiento o la recuperación de la salud, el uso excesivo o uso descuidado de ciertas hierbas puede resultar en perjuicio de la salud. Suele decirse que si un poquito es bueno, más es aún mejor. Este dicho se debe interpretar con mucho cuidado cuando se lo aplica a los medicamentos, aun a los productos naturales como las hierbas. Otra manera más precisa de expresar este dicho podría ser: si tomar 3 cápsulas de cierta hierba le hace sentirse mejor, tomar 6 cápsulas no lo hará necesariamente sentise el doble de bien, ni tampoco se recuperará en la mitad del tiempo. De hecho, tomando más que la dosis recomendada puede afectar seriamente la salud, porque las plantas pueden contener principios químicos, así también como otras sustancias, que pueden ser tóxicos si no se reconocen y se tratan con el respeto apropiado.

A. TIPOS DE PREPARACIONES HERBARIAS

INFUSION: Una infusión normalmente se hace como un té o tisana. Se vierte agua hirviendo sobre cierta cantidad de hierba que se ha puesto en una taza, usualmente las hojas o flores. Luego se tapa con un platillo y se deja remojar, para dar tiempo a los ingredientes de la hierba para que pasen al agua. Los ingredientes aromáticos y volátiles, vitaminas y esencias son extraídos por el agua caliente. La cantidad habitual de hierba que se usa, es de 15 a 30 gramos (1/2 a 1 onza) en medio litro de agua, o una cucharadita en una taza de agua. Después que vierta el agua hervida sobre la hierba, deje tapada la taza con un platillo durante 10 a 20 minutos. Nunca deje hervir la infusión. Luego que el agua se ha enfriado lo suficiente, cuele una taza y bébala cuando esté tibia o fría. Puede agregar miel, para mejorar el sabor. Tome la infusión mientras esté todavía caliente en caso de resfrío, influenza, tos o para producir transpiración. La mayoría de las infusiones se toman en dosis pequeñas, durante el día, utilizando un total de 1 a 3 tazas, dependiendo de la afección y la hierba utilizada.

Cuando se utilizan las ramitas y el tallo, u otras partes grandes de la planta, deben cortarse en trocitos más pequeños y dejarse remojar por más tiempo.

Siempre use utensilios de vidrio, porcelana o cerámica.

DECOCCION: La decocción se obtiene haciendo hervir a fuego lento la hierba de 3 a 5 minutos o hasta 30 minutos, si el material es muy duro. Mantenga el recipiente cubierto. Use 1 cucharadita de hierba en polvo o 1 cucharada de hierba desmenuzada en una taza de agua. Si usted desea hervir la decocción por 30 minutos, empiece con 30 por ciento más de líquido para dejar lugar a la evaporación. Por ejemplo, si desea preparar una decocción con 30 gramos de hierba en medio litro de agua, empiece con 650 mililitros de agua, y a los 30 minutos tendrá medio litro. Cuele con cuidado antes de usar. Tome igual que las infusiones. Este método es utilizado para extraer los ingredientes activos de las partes más duras de la planta, como las raíces, la cáscara y las semillas. Las raíces se deben hervir a fuego lento por media hora o más para extraer su valor medicinal. Hierva lentamente, NO A FUEGO FUERTE.

Cuando junte las raíces y cáscaras, córtelas o tritúrelas finamente. Si cultiva sus propias hierbas, o si obtiene las hierbas y las cortezas en el campo, use buen juicio al preparar las tisanas; si las encuentra muy fuertes, añada más agua.

TINTURA: Una tintura es un extracto muy concentrado de una hierba en su forma líquida. Las tinturas son útiles cuando el sabor es desagradable o si se tiene que tomar por mucho tiempo. Las tinturas también se usan para aplicar en la piel como un linimento. Usualmente se preparan con hierbas potentes que no son comúnmente utilizadas como tisanas.

EXTRACTO: Un extracto es una forma líquida altamente concentrada de una hierba, 10 veces más potente que una tintura. Se hace por medios variados como a alta presión, evaporación mediante calor o filtración en frío. Cada hierba es tratada de la manera más apropiada para extraer las propiedades medicinales. Los extractos son una forma popular y conveniente de administrar y almacenar las hierbas y actúan más rápido que las tisanas, cápsulas o hierbas en polvo.

Los extractos herbarios se consiguen fácilmente en los negocios donde se venden hierbas. La dosis normal es de 6 a 8 gotas. Esta cantidad equivale más o menos a una cucharadita de la tintura.

TISANAS O TES: Existen algunas reglas generales que se deben de seguir al preparar tisanas de hierbas. La cantidad usual de la hierba que se utiliza es una cucharadita de la hierba seca ó 3 cucharaditas de la hierba fresca bien triturada en una taza de agua hirviendo. Vierta el agua hervida sobre la hierba y deje remojar de 5 a 10 minutos. Para hacer el té más fuerte, use más hierba; no la deje remojar por más tiempo o quedará amarga. Si agrega leche o crema a la tisana, disimulará el sabor natural de la hierba.

Durante la época cálida, el té se debe de preparar fresco diariamente para evitar que se ponga agrio. Se puede mantener más tiempo en la nevera, pero no más de una semana.

¿Cuánto se puede tomar? Se necesita usar buen juicio en la cantidad de tisana a tomar, usualmente cuatro tazas al día: una taza una hora antes de cada comida, y una taza al acostarse. Cada persona tiene una constitución diferente; por lo tanto, no se consiguen buenos resultados al seguir las instrucciones, aumente o disminuye la cantidad a tomar, como sea mejor. Por ejemplo, si las hierbas no son lo suficiente laxantes, aumente la dosis; si son demasiado laxantes, disminuya la dosis. Los intestinos se deben mover de una a dos veces al día si se come tres veces al día.

La mayoría de los tés de hierbas, en la actualidad ya vienen preparados en bolsitas; puede ser de una sola hierba o una combinación de varias. Algunas personas piensan que las bolsitas disminuyen el sabor delicado de la hierba. Usted quizá desee poner a prueba ambos métodos para ver cuál prefiere. Cuando use una bolsita de té de hierba, póngala en una taza y agregue agua hervida. Cúbrala y deje macerar (remojar de 3 a 5 minutos. Nunca use utensilios de aluminio.

Por ejemplo, el sello o botón dorado, en inglés "golden seal" y en latín *hydrastis canadensis*, una planta ranunculácea, puede tomarse de tres maneras, como sigue:

1. Disuelva de un cuarto a media cucharadita de sello dorado en polvo en un cuarto de vaso de agua. Después de beber la infusión, tome un vaso de agua. Tome de una a cuatro dosis por día. Una cápsula No.00 equivale de un cuarto a media cucharadita de polvo. Esto varía un poco de acuerdo al tamaño de los gránulos del polvo, los polvos más finos son menos potentes.

2. Deje en remojo una cucharadita de sello dorado en medio litro de agua hirviendo por unos 20 minutos. Revuelva bien, déjelo asentar, y vierta el líquido claro en un vaso. Tome ocho cucharadas diarias, a razón de dos cucharadas 15 minutos antes de cada comida y el resto a la hora de acostarse. Puede duplicar la cantidad anterior y recibir mayor beneficio. Para algunos, tomar esta cantidad de sello dorado una semana por medio, o cada dos semanas,

es más beneficioso que tomarlo continuamente.

3. Tome las cápsulas de gelatina, tras lo cual beberá un vaso de agua con las cápsulas. Las cápsulas de gelatina pueden comprarse en la mayoría de las farmacias o en los negocios que venden productos para la salud. Las más usadas son las No. 1, No. 0 y No. 00, pero existen tamaños aún más pequeños. Como regla, tome dos de las No. 00 como una dosis, más o menos de acuerdo con la necesidad.

Hierbas granuladas o finamente trituradas: Ponga a remojar una cucharadita llena de hierba en una taza de agua hirviendo por 20 minutos, cuélela y tome una taza una hora antes de cada comida y una taza antes de acostarse. Puede tomar más o menos, según el caso lo requiera. Si la tisana está demasiado cargada, use menos cantidad de hierba por taza.

Hierbas en polvo: Las hierbas en polvo pueden mezclarse con agua fría o caliente. Las hierbas producen su efecto más rápido si se toman con agua caliente. Use media cucharadita por un cuarto de vaso de agua. Después de beber la infusión, tome un vaso de agua, fría o caliente. Esto es casi como el tomarse una cápsula No.00.

Cápsulas: La mayoría de las hierbas pueden ser compradas en forma de polvo o cápsula. La dosis habitual son dos cápsulas dos o tres veces al día. Cualquier forma que escoja, cápsulas o polvo, siga las instrucciones como se recomienda en el envase. Una cápsula No.0 contiene aproximadamente 10 granos de la hierba, mientras que el No.00 contiene más o menos 15 granos. Fíjese que la cápsula No.00 no contiene el doble de material que la No.0, sino aproximadamente la mitad.

Hierbas para pacientes delicados y niños: Las personas que tienen un estómago muy delicado, ulcerado, etc., a veces pueden experimentar náuseas y sentirse mal después de hasta algunas de las mejores hierbas tradicionales. Si esto ocurre, no se alarme. No son las hierbas las responsables sino la condición delicada del estómago. En algunos casos en que el estómago es muy sensible, empiece tomando dosis pequeñas de tisana, de a una cucharadita por vez, cada quince minutos; aumente poco a poco la dosis hasta que pueda tomar la cantidad requerida.

Las hierbas en polvo pueden mezclarse con comidas como

papas majadas, o puré de cualquier clase de verduras, o con frutas dulces molidas, como higos o dátiles.

Al té de hierbas se le puede añadir un poco de miel o azúcar de malta, especialmente para los niños, para hacerlo más agradable al paladar. No use azúcar refinada o sustitutos del azúcar. NUNCA TOME MEDICAMENTOS CUANDO ESTE BEBIENDO HIERBAS NO TOXICAS. LAS DOS COSAS JUNTAS NO DAN BUEN RESULTADO.

NO PREPARE HIERBAS NI ALIMENTOS EN UTENSILIOS DE COCINAR DE ALUMINIO.

B. COMO PREPARAR JARABES

Un jarabe sencillo: Disuelva tres libras de azúcar morena en medio litro de agua hirviendo y hierva hasta que espese. A esto le puede añadir cualquier sustancia medicinal.

La miel de malta, la miel de abeja o el jarabe Karo puede usarse para preparar jarabe medicinal. Para hacer un jarabe de hierbas, sencillamente añada las hierbas trituradas (o si usa hierbas granuladas, cuélelas primero para que no tengan ningún sedimento o polvo). Hierva hasta que tenga una consistencia de almíbar y revuelva constantenente; luego cuélelo en un paño doble de estopilla de algodón y embotéllelo.

Jarabe de limón: Hierva medio litro de jugo de limón por diez minutos, cuele y añada 1 1/2 kilo (tres libras) de azúcar morena, y hierva por unos pocos minutos más.

Jarabe de cereza silvestre:
   60 gramos (2 onzas) de corteza de cereza silvestre
   60 gramos (2 onzas) de bayas de cubeba
   60 gramos (2 onzas) de gordolobo (verbasco)
   60 gramos (2 onzas) de hierba fétida
   60 gramos (2 onzas) de lobelia
   2 kilos (4 libras) de azúcar morena
   Jugo de 4 limones

Coloque los primeros cinco ingredientes en una olla. Añada cuatro litros de agua hirviendo, deje remojar por diez minutos y deje enfriar. Luego cuélelo con una tela doble de estopilla de algodón, o bien con un colador de trama fina. Póngalo en un recipiente de porcelana y añada 2 kilos azúcar morena. Hierva hasta que se haga un jarabe medianamente espeso, lo suficiente para que no quede ácido. Añada el jugo de cuatro limones y déjelo hervir por dos o tres minutos más. Cuele de nuevo. Una vez frío, está listo para usarse o embotellarse.

C. UNGÜENTOS HERBARIOS

Use hojas frescas, flores, raíces, cortezas o las hierbas granuladas o en polvo. Si recoge las hierbas usted mismo y las usa frescas, asegúrese de cortarlas finamente.

Utilice medio kilo de hierbas para una 750 gramos de mantequilla de cacao o cualquier clase de aceite vegetal puro y 120 gramos de cera de abejas. Es necesario usar un poco más de cera de abejas en los climas cálidos, pues este ingrediente es el que le da firmeza al ungüento.

Mezcle los ingredientes enumerados, cubra, y coloque al sol caliente o en un horno a temperatura mínima por tres o cuatro horas. Cuélelo con un paño fino. Cuando se enfríe, estará firme y listo para usarse. Puede emplearse, sin embargo, antes de enfriarse.

D. CATAPLASMAS

Las siguientes hierbas son especialmente útiles para hacer cataplasmas: bálsamo, linaza, goma arábiga, hisopo, malvavisco, mostaza, olmo resbaloso (*Ulmus rubra. Ulmus fulva*), clemátide, pirola, morgelina, carmín, ají de Cayena, harina de linaza, pimienta de agua y carbón, salvia roja, bardana, lobelia, y consuelda.

Para hacer cataplasmas de hierbas es mejor tener las hierbas en forma triturada o granulada. Cuando se usan las hierbas en forma de polvo, mézclalas con suficiente cantidad de agua para convertirlas en una pasta espesa. Cuando se usan trituradas, mezcle con agua, harina de maíz o harina de lino para hacer una pasta espesa. Aplique la pasta en una capa de poco más de medio centímetro de espesor sobre un pedazo de muselina o tela de lino lo suficientemente grande para cubrir por completo la parte afectada. Cubra con un trozo de plástico. Esto se puede encontrar fácilmente en la cocina, como en una bolsa plástica de basura. El plástico debe ser varios centímetros más grande que la cataplasma, y puede ser mantenido en su lugar con alfileres o con algún adhesivo. Déjelo en su lugar por una a ocho horas. Lave la piel totalmente después de removerlo. Si usa hojas verdes frescas, macháquelas, póngalas en remojo y aplíquelas a las partes afectadas. No caliente de nuevo una cataplasma después que se enfríe. No deje que las cataplasmas se enfríen. Tenga una segunda cataplasma lista para usar inmediatamente después de quitar la primera.

Las cataplasmas son excelentes para glándulas agrandadas de cualquier clase, tales como del cuello, el pecho, la ingle, la próstata, etc. También para erupciones, granos, furúnculos y abscesos. En raras ocasiones el uso de una cataplasma aumentará la cantidad de pus en una herida. Si acaso esto ocurre, deje de usar la cataplasma. Tenga cuidado al usar una cataplasma de mostaza porque puede causar erupciones de la piel. También son buenas para dar alivio al dolor y congestión, para reducir la inflamación e hinchazón, y relajar los músculos.

Algo muy acertado que puede hacerse antes de aplicar cataplasmas, es hacer un cuidadoso lavado de la parte afectada con té de artemisa. Si la tiene a mano, limpie la parte con agua oxigenada antes de aplicar la cataplasma. Debe recordar que muchas son las hierbas que se usan como cataplasmas, de manera que estúdielas y use las que mejor se adaptan o las que son recomendadas para el caso en particular.

Cataplasmas de olmo resbaloso: No existe nada que supere a esta corteza en materia de cataplasmas, ya sea usada sola, o en combinación con otras hierbas. Mezcle con agua la corteza molida o bien con cualquier té de hierbas cargado, hasta obtener una consistencia pastosa espesa. Es excelente para llagas inflamadas.

Cataplasma de lobelia y olmo resbaloso: Tome una tercera parte de lobelia, y dos terceras partes de olmo. Es excelente para envenenamiento de la sangre, furúnculos y abscesos. Usela también en caso de reumatismo.

Cataplasma de carbón y lúpulo: Esta cataplasma aliviará rápidamente el dolor producido por piedras vesiculares.

Cataplasma de carbón y pimienta de agua: *(Polygonum punctatum):* Es excelente para la inflamación de los intestinos o de otras partes del cuerpo. Al usarse para úlceras o llagas antiguas o inflamadas, agréguese equinácea en polvo, sello dorado (Hidrastis canadensis), mirra, o una pequeña cantidad de las tres. Son todas ellas muy poderosas para sanar y también son desinfectantes. Vea también en la Sección VIII "El Valor del Carbón".

Cataplasma de grana y harina de maíz: Es excelente para los pechos inflamados y con costra. También es buena para el envenenamiento de la sangre.

Cataplasma de hoja de bardana: La cataplasma de hoja de bardana es muy refrescante y secante. Es buena para usarse sobre úlceras y llagas viejas. Una cataplasma hecha de raíces, con una cucharadita de sal, alivia el dolor de una herida causada por una mordedura de perro.

Cataplasma de llantén: Excelente para mordedura de perro rabioso (primero lleve al médico a la víctima) y para prevenir el envenenamiento de la sangre.

Una cataplasma hecha con algunas de las siguientes hierbas es muy buena para disolver tumores: orégano, ortiga, pirola, fenogreco y verbasco.

La zanahoria cruda rallada y aplicada como cataplasma, limpia las úlceras y las llagas viejas. Hágase a continuación una aplicación de una loción sanadora, o con un lavado de una solución de sello dorado (Hydrastis canadensis) y mirra.

Para madurar rápidamente un furúnculo, aplíquense cataplasmas a una tempertura de 38°C (100°F) y repítalas tan a menudo como sea necesario para mantener la temperatura por encima del calor del cuerpo. Cuando se busca un efecto sedante, como en las heridas dolorosas o picaduras de abejas, apliquese la cataplasma agradablemente tibia, y renuévese a menudo para prevenir la irritación o la sequedad.

Al aplicar cataplasmas, el propósito es calentar y producir humedad reteniéndola tanto tiempo como sea posible.

Cataplasma de levadura: Para hacer una cataplasma de levadura, disuélvase levadura común en una cantidad suficiente de líquido para hacer una pasta firme. Puede diluirse en infusiones cargadas del té de la hierba deseada, y mezclarse con harina de maíz para hacer una pasta firme. Cuando las funciones están disminuidas, como en el caso de gangrena, úlceras viejas, etc., mézclese mirra, carbón, jenjibre o sello dorado (Hydrastis canadensis) con la pasta antes de aplicarla.

Para detener las descargas de las úlceras, añádase hamamelis de Virginia o té de corteza de cereza silvestre. Cuando hay mucha inflamación y tensión, espolvoree lobelia sobre la cataplasma, ya sea la hierba o semillas trituradas.

Cataplasma de papa: Ralle una papa cruda y aplique a cualquier parte que tenga fiebre, como un furúnculo o carbunco. Tiene un efecto muy suavizante y refrescante, y lo hace madurar rápidamente.

Cataplasma de mirto: Use en el tratamiento de úlceras sucias, llagas viejas y llagas cancerosas.

Cataplasma de ninfea: Esta cataplasma, usada sola o combinada con olmo resbaloso o linaza, es una de las mejores para llagas viejas, tumores inflamados, etc.

Cataplasma de salvia: Excelente para pechos doloridos o cualquier otra inflamación.

Cataplasma de carbón y olmo resbaloso: Se usan partes iguales para hacer la cataplasma, que se usa para llagas gangrenosas. La gangrena siempre debe ser tratada por el médico.

Olmo resbaloso y levadura: Haga una cataplasma común de olmo resbaloso. Para ello, mezcle la torta de levadura con agua tibia y añada olmo resbaloso. La levadura madura los furúnculos y abscesos e impide que se forme gangrena.

Cataplasma de hisopo: Un puñado pequeño de esta hierba (úsela fresca), hervida en agua por pocos minutos, quitándole luego el agua y aplicándola, quita la decoloración de las partes magulladas, o sea de las contusiones, y también la decoloración de un ojo morado. Si usa la hierba seca, déjela en remojo en agua hirviendo.

Cataplasma de consuelda, hierba de Santiago y escorodonia: Use partes iguales de estas tres hierbas; deje en remojo en agua hirviendo. Aplique la cataplasma a cánceres y tumores externos. Es muy benéfica y da excelentes resultados.

Cataplasma de pan y leche: La cataplasma de pan y leche, con un poco de lobelia, es muy suavizante y hace madurar rápidamente los furúnculos.

Cataplasma de salvado: Use suficiente agua caliente para hacer una pasta con el salvado de trigo; aplique tan caliente como se pueda aguantar. Usela para inflamaciones de toda clase, torceduras o contusiones. Cuando hay mucho dolor, use partes iguales de zueco y lobelia con afrecho. Cubra la cataplasma con varios dobleces de franela o seda aceitada para retener el calor. Esta es una cataplasma extraordinariamente eficaz.

Cataplasma de zanahoria: Hierva las zanahorias hasta que se pongan blandas, o bien úselas crudas; luego redúzcalas a una pulpa, añada un poco de aceite vegetal para que no se endurezca, extienda sobre un paño y aplique. Es excelente para llagas.

Cataplasma de cebolla: Prepárela de la misma manera que la cataplasma de zanahoria. Es muy estimulante para llagas indolentes y para furúnculos lentos en sanar.

Cataplasma de lobelia: 30 gramos de lobelia en polvo, 30 gramos de olmo resbaloso en polvo; excelente para heridas, fístulas, furúnculos, panadizos, erisipela y picaduras de insectos.

Cataplasma de saúco: Use las hojas de saúco machacadas o cocidas lo suficiente para que se marchiten; añada un poco de aceite de oliva. Hace una excelente cataplasma para inflamaciones, tales como hemorroides, almorranas, etc. Aplique tan caliente como se pueda soportar, por espacio de una hora o más para aliviar el dolor.

E. LINIMENTO DE HIERBAS

Bueno para todos los dolores, hinchazones dolorosas, contusiones, furúnculos, erupciones cutáneas de cualquier clase, y granos. Aplique el linimento cada pocos minutos durante una o dos horas. Si se usa en abundancia, puede detener la evolución de un orzuelo en poco tiempo. CUIDADO DE QUE NO CAIGA EN EL OJO.

Es también muy útil para el dolor de cabeza. Aplíquese en las sienes (partes laterales de la frente), en la nuca y en la frente. Es muy efectivo para el reumatismo. Para dolor de muelas aplique en la cavidad y en las encías circundantes, y fuera de la mandíbula si es necesario; quita la inflamación y el dolor. Es excelente para piorrea y dolores en la boca. Sature un trozo de algodón y lávese muy bien la boca, o tome un poco en la boca y enjuáguesela con él; pero después escupa el líquido. Este linimento es muy eficaz para dolores o calambres en cualquier parte del cuerpo. Es bueno para pie de atleta. Aplíquese con frecuencia, saturando las partes afectadas ampliamente.

Para hacer un linimento de hierbas, combine 60 gramos de mirra en polvo, 30 gramos de polvo de sello dorado (Hydrastis canadensis), 15 gramos de pimiento *(Capsicum annum)* y un litro de alcohol de 70º. Mezcle estos ingredientes y déjelos estar por siete días; agite bien cada día, decántelo y embotelle en botellas con tapa de corcho. Si no consigue el sello dorado, hágalo sin él.

F. LAXANTES DE HIERBA

Para preparar un laxante de hierbas, combine en partes iguales corteza de ladierno, raíz de ruibarbo, corteza de cáscara sagrada, raíz de cálamo y semillas de hinojo. Mézclelos completamente. Estas son hierbas no tóxicas, que suavizan el estómago y ayudan a prevenir gases y fermentación.

Dosis: Agregue un cuarto de cucharadita en un cuarto de vaso de agua. Beba a continuación un vaso de agua caliente. Tómelo después de cada comida si su digestión es lenta, o puede tomarlo al ir a acostarse, usando media cucharadita de té de la misma manera. Aumente o disminuya la cantidad tomada para que concuerde con su necesidad personal, pero tome lo suficiente como para tener dos o tres deposiciones por día. A los niños se les da proporcionalmente menor cantidad, de acuerdo con la edad.

Este laxante debe hacerse con hierbas en polvo. También puede usarse en cápsulas de gelatina. Dos cápsulas No. 00 son la dosis habitual para un adulto. Al hacer el té de hierbas trituradas, puede dejar en remojo una cucharadita en una taza de agua hirviendo durante treinta minutos, y luego bébalo.

Si no tiene a mano o no puede obtener todas las hierbas, cualquiera de las siguientes tres producirá buenos resultados, usándola sola en la misma dosis indicada: corteza de ladierno, raíz de ruibarbo o corteza de cáscara.

Otras hierbas que actúan como laxantes son: marrubio, hisopo, mandrágora, verbasco, hojas de melocotón, zaragatona, salvia, sen, evónimo, ácoro azul, agracejo de Oregón, fringe y sábila.

G. UN REMEDIO PARA LOS NERVIOS Y TONICO

Combine en partes iguales raíz de genciana, tercianaria, raíz de pimpinela, madera de betonia y hierbabuena.

Esto será una bendición para cualquiera que la tome. Es calmante y relajante, calma los nervios, tiene muchas cualidades buenas y es perfectamente inofensiva.

Dosis: Media cucharadita de las hierbas en polvo mezclada en medio vaso de agua fría, seguida por un vaso de agua caliente, una hora antes de cada comida y al acostarse. Esto puede colocarse en cápsulas de gelatina. Dos cápsulas No. 00 contienen la cantidad requerida para una dosis. Puede tomarse más cantidad con beneficio.

H. POLVO COMPUESTO

El polvo compuesto es un buen remedio para resfríos, gripe, ronquera, cólicos, calambres, mala circulación, y comienzo de fiebres. Debe tenerse a mano en todo hogar, y usarse cuando se necesite. Es seguro y eficaz.

En las fiebres y los resfríos, dése una taza de té compuesto cada hora hasta que el paciente traspire abundantemente. Esto librará el cuerpo de los resfríos y aliviará la fiebre.

Para hacer un té compuesto, combine las siguientes hierbas.

120 gramos (4 onzas) de mirto
60 gramos (2 onzas) de jenjibre
30 gramos (1 onza) de pino blanco
4 gramos (1 dracma) de clavo de especia
4 gramos (1 dracma) de pimentón o cayena *(Capsicum annum)*

Use todas las hierbas en polvo. Mézclelas y páselas dos veces por una zaranda fina. Remoje una cucharadita en una taza de agua hirviendo por quince minutos, y tape la taza. Beba el líquido claro después de retirar el sedimento.

I. TINTURA ANTIESPASMODICA

La tintura antiespasmódica puede usarse tanto interna como externamente. Tomada internamente, es muy eficaz para calambres intestinales. En caso de mordeduras de serpiente o de perro, o en cualquier enfermedad que produzca espasmos, tóme de ocho a quince gotas en medio vaso de agua caliente.

Aumente la dosis hasta una cucharadita cada dos o tres horas; los niños deben tomar menor cantidad, de acuerdo con su edad. Es un estimulante, sin ninguna reacción, pues no es tóxico. Es muy eficaz para combatir la piorrea y las llagas de la boca, y es un excelente remedio para la amigdalitis, la difteria o cualquier otro problema de la garganta. Use para hacer gárgaras, mezclando media cucharadita en un vaso de agua. Haga gárgaras con esta solución hasta que la garganta esté perfectamente limpia. Repítalo tan a menudo como sea necesario. Elimina toda la mucosidad, y mata los gérmenes. Es también un buen tónico para la voz.

Aplique externamente en caso de inflamación y calambre; es muy benéfico para reumatismo y lumbago. Es un excelente remedio para el tétanos. Póngalo en la boca, detrás de los dientes, para que llegue hasta la lengua. Invariablemente soltará la mandíbula en pocos minutos. A los niños pequeños, cuando no se pueda poner la tintura en la boca por tener las mandíbulas muy apretadas, mójeles la nuca y las mandíbulas frecuentemente con esta solución hasta que obtengan alivio.

Para preparar una tintura antiespasmódica, combine las siguientes hierbas.

> 30 gramos (1 onza) de semilla de lobelia granulada
> 30 gramos (1 onza) de tercianaria triturada
> 30 gramos (1 onza) de hierba fétida granulada
> 30 gramos (1 onza) de goma de mirra triturada
> 30 gramos (1 onza) de cimicífuga triturada
> 15 gramos (1\2 onza) de pimentón en polvo (cayena)
> 1 litro de agua hirviendo
> 1 litro de vinagre de cidra de manzana

Remoje las hierbas en el agua hirviendo por media hora, cuele, agregue vinagre de manzana y embotelle para su uso.

J. EMETICOS

Los eméticos (vomitivos) se han usado desde tiempos inmemoriales. Hipócrates los llama "las purgas ascendentes". Cuando Roma era la ciudad más importante del mundo, la gente rica tenía en sus palacios una habitación especial para tomar "purgas ascendentes".

Tales habitaciones eran llamadas "vomitorios." En esos vomitorios había una baranda de mármol en donde, después de haber comido en una fiesta, las personas se inclinaban sobre ella, tomaban agua tibia o una decocción de hierbas, luego un esclavo les hacía cosquillas en la garganta para que vomitaran. Después volvían a la fiesta para seguir comiendo.

Se da un emético o vomitivo cuando es necesario vaciar el estómago o limpiarlo. En caso de náuseas, cuando hay una cantidad de alimento sin digerir, el estómago debe ser limpiado. Cuando una persona ha sido mordida por un perro rabioso o una serpiente venenosa, o ha ingerido un veneno, el vomitivo constituye un recurso de emergencia adecuado. Las sustancias tóxicas que han llegado al estómago se eliminan mejor con los eméticos que por cualquier otro medio. Pero la persona débil o propensa a las hemorragias del estómago, no debe tomar vomitivos, sino que debe ser llevada de inmediato al médico o al hospital. Sin embargo, la persona que ingirió veneno o fue mordida por un animal, después de haber tomado un vomitivo debe ser llevada de inmediato al médico o al servicio de emergencia de un hospital.

Cómo tomar un vomitivo: Tome cinco o seis vasos de agua tibia. Si no se produce el vómito, hágansc toques en el fondo de la boca con un dedo o algún objeto blando y suave. Esto provocará el vómito. Este procedimiento debe repetirse hasta que el estómago quede enteramente limpio y el agua devuelta salga clara. Agregar una cucharadita de sal al agua tibia ayuda mucho.

Los vomitivos de hierbas son muy benéficos. Use un té de poleo o serpentaria. Otras hierbas buenas para su uso como eméticos y antieméticos son: corteza de mirto, trébol de agua, lobelia (dosis grande: las dosis pequeñas detendrán el vómito espasmódico), menta (antiemético), mostaza, mirto, hojas de melocotón (antiemético), menta piperita (antiemético), sello de Salomón gigante (antiemético), hierbabuena (antiemético), sauce blanco, colombo (antiemético), hierba de Santiago (emético).

Una taza de menta piperita, hierbabuena, o té de nébeda, tomada después del vomitivo, tiene un efecto suavizante sobre el estómago. El sello dorado *(Hydrastis canadensis)* tomado después del vómito, es muy sanador, y destruye la mucosidad y la fermentación en el estómago.

Después de tomar el vomitivo, seguido un té de hierbas para asentar y suavizar el estómago, tome un té tónico, por ejemplo, de corteza de cereza silvestre de Virginia, tercianaria, valeriana o raíz de cálamo. Prepare el té de acuerdo con las instrucciones dadas para el uso de las hierbas no venenosas. Tome media taza cada dos horas.

Algunas hierbas que actúan como estimulantes son: pimentón *(Capsicum annuum)*, saúco canadiense, menta piperita, jengibre, clavos de especia, salvia roja, frambuesa, ortiga, poleo, ruda, bolsa de pastor, valeriana.

Las siguientes hierbas pueden usarse en lugar de la quinina: sello dorado *(Hydrastis canadensis),* magnolia, corteza de álamo blanco, milenrama, sauce (excelente), quina, tercianaria, raíz genciana, brotes de cornejo, melocotón, salvia, verbena, evonimo, betónica, corteza de sauce, y pimienta roja (éstas actúan rápidamente; son tónicas y estimulantes sin causar reacción dañina), nabos (rallados, con piel y todo). Cualquiera de éstos puede darse por cucharadas cuando una dosis de quinina sea lo indicado. Use estos en vez de la quinina, pues son mejores.

4

Hierbas Tónicas

*U*n tónico es un agente que se usa para dar fuerza al organismo. Todos los remedios que se presentan en este libro obran para fortalecer el cuerpo y no son como algunos medicamentos que se prescriben como tónicos.

Una de las mejores cosas que uno puede hacer para fortalecer el cuerpo es acostumbrarlo a las lluvias de agua fría por la mañana, o a las fricciones con agua fría, las cuales son mejores cuando son seguidas por una vigorosa fricción con toalla seca. Es aconsejable, por un tiempo, una dieta de frutas, pues esto le hace más fácil al cuerpo deshacerse de los tóxicos desde el mismo comienzo.

Estos tónicos puede tomarlo con gran beneficio cualquiera que no tenga una salud o una vitalidad extraordinarias. Pero siempre conviene tomar un tónico de hierbas cuando se está convaleciendo de alguna enfermedad o trastorno físico. Si los millones de personas que trabajan en las oficinas y los que tienen que usar intensamente el cerebro supieran lo que estos procedimientos de salud harían por ellas, sin ningún efecto perjudicial posterior, el negocio de las hierbas se centuplicaría. Para las madres sobrecargadas y las enfermeras que tienen que trabajar en exceso, con demasiados deberes caseros y niños enfermos e irritables, ello resultaría una bendición tal que ninguna pluma podría describirla plenamente.

Estudie con atención la lista de hierbas que sigue. Los capítulos 6 y 7 contienen descripciones de hierbas y árboles medicinales. El lector se sorprenderá de encontrar las numerosas propiedades que poseen las hierbas.

Las siguientes son hierbas tónicas:

agrimonia	raíz de genciana	cuasia
angélica	jengibre	brotes de trébol

corteza de	ginseng	rojo
manzano	betónica	álamo blanco
balmonia	sello o botón dorado	hojas de frambuesa
mirto	hiedra terrestre	roja
milenrama	grana	salvia
retama	lúpulo	sanícula
retama de escobas	marrubio	sasafrás
manzanilla	hisopo	pimentón
lavanda	tercianaria	apio
magnolia	romaza	centaurea
mejorana	énula campana	colombo
cardo lechero	valeriana	consuelda
muérdago	verbena	culantro
artemisa	corteza de roble blanco	boldo
mirra	ninfea	diente de león
cedrón	sauce blanco	saúco
cereza		

Tónicos nervinos específicos: El sello o botón dorado *(Hydrastis canadensis)* es un tónico directo para el sistema nervioso y para las membranas mucosas. Actúa como poderoso limpiador de todas las membranas mucosas del cuerpo. A mi juicio, no hay otra hierba que pueda tomar su lugar.

El sauce blanco, llamado la aspirina de la naturaleza, es un tónico muy efectivo.

La tercianaria es uno de los mejores tónicos nervinos; usado solo produce resultados eficaces.

La valeriana, tomada fría, frecuentemente durante el día, actúa poderosamente sobre los nervios.

El muérdago es bueno para los nervios.

Partes iguales de betónica, agrimonia y sanícula constituyen un buen remedio para los temblores nerviosos.

Tónico para los pulmones: Una cucharadita de partes iguales de lo siguiente: consuelda, marrubio negro, hiedra terrestre, énula campana (helenio), raíz de jengibre, y media cucharadita de pimentón (ají cayena); tómelas como está indicado para el uso de estas hierbas en la Sección Instrucciones Generales para el Uso de las Hierbas.

Tónicos para la debilidad general y pérdida del apeti-to. La centaurana, diente de león, hiedra terrestre, betónica, brunela, agrimonia, pimiento o cayena (*capsicum annuum*), halmonia, corteza de álamo, marrubio negro, hiniesta, milenrama, y salvia.

5

Hierbas Utilizadas para Tratar las Enfermedades

Al leer la siguiente descripción de un gran número de hierbas medicinales, puede parecer que muchas de ellas tienen las mismas cualidades, lo cual es cierto. Presento estas descripciones, para que si no pueden conseguir una hierba determinada, puedan obtener alguna otra con las mismas cualidades. Por otra parte, existen diferentes clases de hierbas que crecen en distintas partes de la tierra. Conocer sus cualidades nos capacita para obtener la planta que tenga los elementos deseados. No importa en qué lugar vivamos, podemos encontrar un remedio local. Vea también la Sección III, Las Enfermedades y su Tratamiento con Hierbas; también, en el Apéndice, el Glosario de las Propiedades Medicinales de las Plantas. Para la definición de los términos usados en la línea descriptiva de las Propiedades Medicinales de cada planta, consulte el Glosario de Términos Médicos del Apéndice. En la línea de la descripción o **Parte Usada**, algunos de los términos son fácilmente comprendidos, tales como "hojas" y "raíces", pero unos pocos requieren explicación. **Hierba** significa la planta entera más arriba de la tierra, con excepción de los tallos y ramas grandes y toscos. **Planta** en sí se refiere a la planta entera, incluyendo las raíces. El **Rizoma** es la parte del tallo de la planta que crece horizontalmente, bajo la superficie de la tierra; y envía raíces hacia abajo y los tallos hacia arriba. Se mantiene vivo año tras año, produciendo brotes nuevos cada temporada.

Las siguientes hierbas no deberán usarse como alimentos, bebidas ni medicamentos, de acuerdo con una lista publicada por la Administración de Alimentos y Medicamentos de los Estados Unidos, en octubre del 1983: verdolaga de las Montañas

Rocosas, sanguinaria, cálamo, lirio del valle, lobelia, mandrágora, muérdago, hipérico, evónimo y ajenjo.

ACEDERA *(Rumex acetosa)*

Nombres Populares: Acedera común, agrilla, acedilla.
Nombre en Inglés: Sorrel.
Parte Usada: Hojas, raíz.
Propiedades Medicinales: Diurética, antiescorbútica, refrigerante, vermífuga.
Descripción y Usos: Las hojas se usan como verduras, como la espinaca, y son muy ricas en propiedades vitales.

Elimina la putrefacción en la sangre, expele las lombrices, y calienta el corazón. La raíz hervida también remedia la menstruación profusa o la hemorragia gástrica. También expele gravilla o renilla de los riñones, y combate la ictericia. Un té hecho de las flores es bueno para úlceras internas, escorbuto, escrófula, y toda enfermedad de la piel. Remoje 30 gramos (1 onza) de la hierba cortada en una taza de agua caliente. Una cataplasma de acedera es excelente para combatir el cáncer, los furúnculos y los tumores. Como una bebida fría, es buena para reducir las fiebres.

Las hojas que se comen en ensalada durante la primavera son excelentes para prevenir el escorbuto.

ACHICORIA AMARGA *(Cichorium intybus)*

Nombres Populares: Achicoria silvestre, lechuguilla.
Nombre en Inglés: Chicory.
Parte Usada: Raíz, hojas y flores.
Propiedades Medicinales: Tónica, depurativa, diurética y laxante.
Descripción y Uso: Aunque la achicoria es una planta muy bien conocida como sucedánea del café, sus virtudes curativas son poco conocidas.

Las hojas de achicoria son refrescantes y excelentes en los cólicos biliosos. Es eficaz en desórdenes de los riñones, el hígado, el tracto urinario, el estómago y el bazo. Es buena para combatir la ictericia. Y también lo es para asentar el estómago porque expulsa la materia morbosa y pone a tono todo el organismo.

El jugo de su raíz, exprimido y tomado en pequeña cantidad, digamos, de a media cucharada o un poco más, hasta completar unas 4 cucharadas en el día, es beneficioso para combatir las afecciones del hígado. Se puede obtener el mismo beneficio con una infusión de raíz. Las raíces se ponen a secar a la sombra; una vez secas se cortan en trocitos y se hace hervir tres cucharadas en un litro de agua, hasta que quede reducido a la mitad. Se toma una cucharada cada tres horas.

Las personas que padecen de digestión lenta pueden obtener beneficio con el siguiente preparado: hervir en un litro de agua 10 gramos de hojas secas de achicoria silvestre (20 gramos si son hojas frescas), durante 10 minutos. Tapar bien y dejar enfriar. Se toma una taza después de cada comida.

ACORO AZUL *(Iris versicolor)*

Nombre en Inglés: Blue flag.

Parte Usada: Rizoma.

Propiedades Medicinales: Colagogo, alterativo, resolvente, sialágogo, laxante, diurético, vermífugo, antiinflamataorio.

Descripción y Usos: Util en caso de cáncer, reumatismo, hidropesía, impureza de la sangre, estreñimiento, sífilis, enfermedades de la piel, problemas del hígado, y como laxante. Es muy sedante y estimulante.

Para preparar una decocción, se pone a hervir de 1/2 a 1 cucharadita de hierba en una taza de agua; una vez soltado el hervor, se deja hervir a fuego lento por 10 a 15 minutos. Se bebe 3 veces al día. Si puede conseguir tintura de acoro, tome 2 a 4 mililitros en un poco de agua 3 veces al día.

AGRACEJO *(Berberis vulgaris)*

Nombres Populares: Acetín, agracillo, agrito, agrazón, alarguiz, arlera, arlo, berberís, bérbero, vinagrera.

Nombre en Inglés: Barberry.

Parte Usada: Corteza de la raíz.

Propiedades Medicinales: Tónico, alterativo, antiemético, tónico amargo, laxante.

Descripción y Uso: Es útil para corregir las funciones del hígado y promover el flujo de bilis. Está especiamente indicado cuando hay inflamación de la vesícula biliar o cuando hay piedras en la vesícula. Es útil asimismo en caso de ictericia debida a congestión hepática. De le atribuye también la facultad de reducir el bazo hipertrofiado. También en afecciones de los riñones, reumatismo, leucorrea y enfermedades uterinas. Es un buen purificador de la sangre, y útil para la escrófula y enfermedades crónicas de la piel, como psoriasis y eczema.

PRECAUCION: *Las mujeres embarazadas no deben usar el agracejo.*

La infusión de agracejo se prepara poniendo 1 cucharadita de corteza de raíz de la planta en agua fría y haciéndola hervir por 10 a 15 minutos. Se toma 3 veces al día. Tintura: Tome 2 a 4 mililitros de tintura 3 veces al día.

AGRACEJO DE OREGON *(Berberis aquifolium)*

Nombre en Inglés: Wild Oregon berry.

Parte Usada: Raíz.

Propiedades Medicinales: Tónico, alterativo.

Descripción y Usos: Util para problemas del hígado y riñones, reumatismo, estreñimiento, leucorrea y enfermedades uterinas. Es un buen purificador de la sangre y útil para enfermedades escrofularias y crónicas de la piel, como psoriasis y eczema.

Los usos medicinales de esta planta son casi idénticos a los del agracejo *(Berberis vulgaris)*.

AGRIPALMA *(Leonurus cardiaca)*

Nombre en Inglés: Motherwort.

Parte Usada: Toda la planta.

Propiedades Medicinales: Sedante, antiespasmódica, nervina, emenagoga, laxante, hepática, tónico cardíaco.

Descripción y Usos: Muy bien conocida y usada con excelentes resultados en casos de menstruación suprimida y otros problemas femeninos. Tómese caliente. Muy útil en problemas nerviosos, desmayos, palpitaciones, calambres, convulsiones, histeria, delirium, insomnio y afecciones del hígado. Buena en caso de orina suprimida. Aumenta el flujo menstrual. Un fomento caliente empapado en un té cargado aliviará los calambres y el dolor en una menstruación dolorosa. Es un remedio para resfríos, particularmente resfrío de pecho. Mata las lombrices. Tiene un excelente efecto si se toma durante el embarazo. Indicada también para infecciones del hígado. Hierva una cucharita de hojas de agripalma en media taza de agua. Tome una taza al día, usando nada más que un trago a la vez. Cuando use la tintura, tome media cucharadita tres veces al día en un vaso de agua.

AJEDREA *(Satureja hortensis)*

Nombres Populares: Sadurija, saborija, tomillo salsero.
Nombre en Inglés: Summer savory.
Parte Usada: Toda la planta.
Propiedades Medicinales: Aromática, estimulante, carminativa, condimento, emenagoga, afrodisíaca.
Descripción y Usos: Es un remedio específico para los cólicos por gases. Tomado caliente es excelente para menstruación suprimida, es muy útil en los resfríos, usado en gárgaras contra el dolor de garganta. Ayuda en casos de diarrea. El aceite puesto en gotas en el molar afectado alivia el dolor de muela.

Se prepara haciendo hervir 10 gramos de ajedrea en 1/2 litro de agua, durante 5 minutos. Se deja enfriar y se toman 4 tacitas diarias.

Como hierba culinaria, las hojas se usan para dar sabor, generalmente combinadas con salvia.

AJENJO *(Artemisia absinthium)*

Nombres Populares: Absenta, alosna, encens, donzell.
Nombre en Inglés: Wormwood.
Parte Usada: Toda la planta.
Propiedades Medicinales: Aromático, estimulante, tónico, antiséptico, estomacal y febrífugo.
Descripción y Usos: Es un remedio antiguo y bueno para problemas biliosos y del hígado, ictericia y fiebres intermitentes. Es un excelente aperitivo. Expulsa las lombrices. Es bueno para combatir la diarrea y la leucorrea crónicas. Es benéfico para

una digestión pobre. El aceite de ajenjo es un ingrediente excelente para linimentos, que puede usarse en caso de torceduras, magulladuras, lumbago, etc.

Los fomentos empapados en té caliente de ajenjo son excelentes en caso de reumatismo, inflamación y torceduras.

Para tomarlo como tisana, ponga a remojar una cucharadita llena en una taza de agua hirviendo, por treinta minutos. Tome una o dos tazas por día, no la taza completa, sino algunos buenos sorbos cada vez. Para los niños, una cantidad menor de acuerdo con la edad.

Precaución: Siga las instrucciones con cuidado y no tome dosis más grandes, porque el ajenjo puede ser tóxico.

ALBAHACA *(Ocimum basilicum)*

Nombres Populares: Alábega.
Nombre en Inglés: Basil.
Parte Usada: Hojas.
Propiedades Medicinales: Estimulante, diurética, carminativa, aromática, condimento, remedio para los nervios. El té tomado caliente es bueno para suprimir la menstruación. Alivia el vómito excesivo. Es eficaz cuando se aplica a mordeduras de serpientes y a picaduras de insectos. La mordedura de serpiente siempre debe ser atendida por el médico.

Use dos cucharaditas remojadas en una taza de agua caliente. Tome dos tazas al día.

ALCARAVEA *(Carum carvi)*

Nombres Populares: Alcaravea, comino de prados.
Nombre en Inglés: Caraway.
Parte Usada: Semillas.
Propiedades Medicinales: Carminativa, estomacal, diurética, aromática y fragante.
Descripción y Usos: Tomada en agua caliente o leche caliente, es muy útil para cólicos en los infantes, y también, tomada caliente, lo es para resfríos y problemas femeninos. Es muy buena para prevenir la fermentación de estómago y para ayudar a la digestión. Fortalece y da tono al estómago; expulsa los gases de los intestinos. A menudo se usa para dar sabor a otras

hierbas. Se usa como cataplasma para magulladuras.

Prepare una infusión con 2 cucharadas de semilla de alcaravea en medio litro de agua hirviendo: caliéntela hasta que hierva, tápela y déjela enfriar. Se recomienda empezar tomando una taza cada 15 minutos y al cabo de 3 ó 4 días se disminuye la dosis a dos tazas diarias hasta que desaparezcan los trastornos intestinales.

ALHEÑA *(Lawsonia inermis)*

Nombres Populares: Hena, henna, henné.
Nombre en Inglés: Henna.
Parte Usada: Hojas, raíz.
Propiedades Medicinales: Astringente.
Descripción y Usos: Las hojas se pueden utilizar internamente y externamente para la ictericia, lepra y otros problemas de la piel. Ocasionalmente se usa para dolor de cabeza y un té hecho con las hojas es bueno para hacer gárgaras cuando hay dolor de garganta. La corteza se usa para teñir.

ALHOLVA *(Trigonella foenum-graecum)*

Nombres Populares: Fenugreco.
Nombre en Inglés: Fenugreek.
Parte Usada: Semillas.
Propiedades Medicinales: Mucilaginoso, emoliente, febrífugo, restaurativo, calmante.
Descripción y Usos: Una cataplasma de alholva es un remedio excelente para heridas e inflamaciones. Muela las semillas, convierta el polvo en una pasta espesa, y mézclela con carbón en polvo. El carbón hace que la cataplasma sea más eficaz. Al tratar las úlceras y las inflamaciones de esta manera, impedirá la intoxicación de la sangre. El cocimiento preparado con 30 gramos de alholva hervida por 10 minutos en 1/2 litro de agua, es un excelente líquido para gárgaras en caso de garganta hinchada. Cuando se mojan, las semillas se ponen como gelatina y tienen un efecto muy refrescante sobre los intestinos, pues los lubrica, y resulta un remedio muy sanador. El té es excelente tomado en caso de fiebre. La semilla hervida en leche de soya o de nueces es muy nutritiva.

ANGELICA *(Angelica atropurpurea)*

Nombre en Inglés: Angelica.

Parte Usada: Raíz, semilla, hierba.

Propiedades Medicinales: Estimulante, carminativa, emenagoga, tónica, aromática, diurética.

Descripción y Usos: La angélica es un buen tónico, y un remedio para problemas del estómago, acidez estomacal y gases; también para cólicos, gripe o influenza, resfríos y fiebre. El té hecho de esta hierba y puesto en gotas en los ojos ayuda cuando hay una visión turbia, y dentro de los oídos, ayuda en caso de sordera. Debe tomarse caliente para cortar rápidamente un resfrío. Como tónico general, pueden tomarse de una a tres tazas por día. La angélica es un remedio muy eficaz en epidemias y para fortalecer el corazón. Se han obtenido de esta planta tan maravillosos resultados, que ella ha recibido el nombre de "arcángel". Excelente para enfermedades de los pulmones y del pecho, calma el dolor en caso de cólico, retención de la orina y menstruación suprimida. También expele la placenta. Bueno en caso de que el hígado, y también el bazo, estén perezosos. Un té de angélica volcado sobre úlceras viejas las limpia y las sana. El polvo de la raíz puede usarse también con este propósito.

No tome la angélica si está embarazada o si tiene diabetes severa.

ANIS *(Pimpinella anisum)*

Nombres Populares: Anisete, comino dulce, anisum, semilla de anis.

Nombre en Inglés: Anise.

Parte Usada: Semillas, raíz.

Propiedades Medicinales: Aromático, diaforético, relajante, estimulante, tónico, carminativo, estomacal.

Descripción y Usos: El anís es una de las hierbas usadas desde antaño y tiene muchas propiedades valiosas. Impide fermentaciones y gases en el estómago y los intestinos, y calma los cólicos intestinales si se toma como té caliente. Es un remedio estomacal muy bueno para quitar las náuseas y los cólicos. Mezclado con otras hierbas, les da a ellas un sabor agradable.

APIO *(Apium graveolens)*

Nombre en Inglés: Celery.

Parte Usada: Raíz, semillas.

Propiedades Medicinales: Diurético, estimulante, aromático.

Descripción y Usos: Excelente para incontinencia de la orina, hidropesía y problemas del hígado. Produce traspiración, y es un tónico espléndido. Bueno para reumatismo y neuralgia, y también para nerviosidad. Es muy usado como artículo de consumo para mesa, y las semillas para dar gusto a las sopas.

ARTEMISA *(Artemisia vulgaris)*

Nombre en Inglés: Mugwort.

Parte Usada: Planta entera.

Propiedades Medicinales: Emenagogo, laxante, diaforético.

Descripción y Usos: Espléndida para problemas femeninos cuando se combina con flor de caléndula y algunas otras hierbas recomendadas en la Sección III bajo menstruación. Tómese una cucharadita llena por una taza de agua hirviendo. Déjese en remojo por veinte minutos, y tómese de una a tres tazas por día según se necesite. Las hojas y las flores están llenas de virtudes.

Es una medicina muy segura y excelente para problemas femeninos y menstruación suprimida. Déjese en remojo, por veinte minutos, una cucharada grande en una pinta o medio litro de agua, y tómense dos o tres tazas por día, unos pocos días antes de la época en que se espera la menstruación. La artemisa es muy útil para vencer las inflamaciones, los cálculos renales y las piedras en la vejiga, para aumentar el flujo de la orina, para fiebre y para gota. Después de usar una cataplasma de morgelina u olmo resbaloso, lave totalmente la parte afectada por algún tiempo con el té caliente, preparado con una cucharada de artemisa en una pinta o medio litro de agua hirviendo por veinte minutos. Si se persevera en este tratamiento, cederán las magulladuras, los abscesos, los forúnculos y a veces los tumores. Es bueno para el reumatismo y la gota. El dolor agudo en los intestinos y el estómago puede ser aliviado rápidamente tomando la infusión caliente y aplicando fomentos calientes empapados en la infusión hirviendo.

ASCLEPIA *(Asclepias tuberosa)*

Nombre en inglés: Pleurisy Root.

Parte Usada: Raíz.

Propiedades Medicinales: Expectorante, carminativa, tónica, diurética, diaforética, relajante, antiespasmódica.

Descripción y Usos: Bueno para la pleuresía. Alivia el dolor, el cual ayuda a la respiración. Es excelente para romper catarros, buena para el asma y todas las quejas pulmonales y bronquiales. Muy útil en la fiebre escarlatina, reumática, y biliosa, tifoidea, todas las fiebres quemantes, y sarampión. Buena para la menstruación suprimida y disentería aguda.

Para el tratamiento de la pleuresía: remoje una cucharadita de la asclepia en polvo en una taza de agua hirviendo por cuarenta y cinco minutos, cuele, y tome dos cucharadas cada dos horas —más si es necesario. Aplique una compresa caliente a la parte afectada, cubriéndola con tela de franela. Dé un enema alto con la asclepia. Usando una cucharada a un cuartillo de agua hirviendo, deje en remojo, y use a unos 44°C (112°F). También actúa como tónico para los riñones.

AZAFRAN *(Crocus sativus)*

Nombre en Inglés: Saffron.

Parte Usada: Flores, semillas.

Propiedades Medicinales: Laxante, emenagogo, condimento, carminativo, sudorífico, diurético, diaforético. La semilla: aromática, laxante, diurética.

Despcripción y Usos: El azafrán es uno de los remedios más antiguos. Es uno de los agentes más confiables en caso de sarampión y en todas las enfermedades de la piel, y también en la escarlatina. Produce abundante traspiración cuando se toma caliente; por eso es muy útil para resfríos y gripe, y también para regular y aumentar el flujo menstrual, especialmente cuando éste está detenido por un resfrío. Disponible como tintura, pero es muy cara.

Como hierba culinaria, se usa como colorante alimenticio.

AZOTALENGUAS (Galium aparine)

Nombres Populares: Buscamedias, cruzada, galio, lapa, presera.

Nombre en Inglés: Cleavers.

Parte Usada: Hierba entera.

Propiedades Medicinales: Diurética, refrigerante, aperitivos, alterativa, tónica.

Descripción y Usos: Uno de los mejores remedios para los riñones y vejiga, particularmente para ardor en el orín o orín suprimido, especialmente cuando se usa con hiniesta, gayuba, buchu, y malvavisco. Es un lavado excelente para la cara y para aclarar el cutis. Por sus propiedades refrigerantes es excelente para la fiebre, escarlatina, sarampión, y todas las enfermedades agudas. Muy buena para enfermedades de la piel, como el cáncer, escrófula, y casos severos de eczema. También buena para etapas inflamatorias de la gonorrea.

Excelente para cálculos de la vejiga, escorbuto, y hidropecía. Esta hierba se puede utilizar libremente. Se puede usar como espinacas. Es excelente para limpiar la sangre y darle fuerza al hígado cuando se utiliza de ésta manera. El azotalenguas es muy astringente a causa de su contenido alto de tanino. Se debe de tomar por nada más dos semanas a un tiempo, y luego saltar una o dos semanas. Ponga 30 gramos en medio litro de agua caliente y luego hierva a fuego lento por 20 minutos. Tome una cucharita tres veces al día .

BETONICA *(Betonica officinalis)*

Nombres Populares: Bretónica.

Nombre en Inglés: Wood betony.

Partes Usadas: Hojas

Propiedades Medicinales: Aperitivo, estomacal, nervino, tónico, aromático, antiescorbútico.

Descripción y Usos: Excelente para el estómago. Ligeramente estimulante al corazón. Para el dolor de cabeza no hay mejor remedio, neuralgia, dolores en la cabeza o cara, indigestión, acedía, calambres en el estómago, ictericia, parálisis, convulsiones, la gota, cólicos, dolores, problemas de nervios, trastornos biliares, hidropesia, resfrio, gripe, tuberculósis, lombrices, delirio, picadas de víbora o insectos venenosos. Obstrucciones abiertas del hígado y bazo. Más efectivo que la quinina. Hoy en día esta hierba no es comúnmente utilizada en la medicina.

Fórmula: para dos partes de la betónica, utilice una parte de tercianaria, y una parte de raíz de ácoro. Utilice como una infusión, de una a dos cucharaditas a una taza de agua. Tome de una a dos tazas al día.

BALMONIA (Chelone glabra)

Nombre en Inglés: Balmony.

Parte Usada: Hojas.

Propiedades Medicinales: Tónico, antibilioso, estimulante, detergente, antihelmíntico.

Descripción y Usos: Tónico específico para estómago debilitado y para indigestión, para debilidad general y biliosidad, ictericia, estreñimiento, dispepsia e hígado lento. Es un remedio casi seguro para lombrices. Aumenta las secreciones gástricas y salivales, y estimula el apetito. Bueno para úlceras y eczema. Esta hierba puede ser difícil de conseguir. Una infusión de 30 gramos (una onza) de la hierba en medio litro de agua puede ser usada liberalmente, del tamaño de una copa de vino a la vez.

BARBA DE MAIZ (Zea mays)

Nombres Populares: Borona, daza, maíz, maíz de Indias, mijo turqueso, panizo americano, panizo de Indias, trigo de India, trigo de Turquía.

Nombre en Inglés: Corn silk

Parte Usada: Pistilos de la flor frescos o secos.

Propiedades Medicinales: Anodina, diurética, demulcente, alterativa, litrortíptica.

Descripción y Usos: La peluza del maíz es uno de los mejores remedios para problemas de los riñones y la vejiga. Donde existe algún problema con la próstata que se manifiesta en dificultad para orinar es buena, y también para un orinar doloroso. Es útil para impedir la incontinencia de la orina. Haga una infusión de 60 gramos (dos onzas) de la hierba en medio litro de agua hirviendo y tome varias copas (del tamaño de una copa de vino) al día.

BARDANA *(Arctium lappa)*

Nombres Populares: Aguipegotes, amores, bardara, bardo, cachurrera, cardinches, dardana, hierba de los piojos, hierba de los tiñosos, lamparaza, lampazo, lampazo mayor, lapa, lapaiza, pegadillo, sanalotodo.

Nombre en Inglés: Burdock.

Parte Usada: Raíz, hojas, semillas.

Propiedades Medicinales: Raíz - diurética, depilatoria, alterativa. Hojas - madurativas. Semillas - alterativa, diurética, tónica.

Descripción y Usos: La raíz es uno de los mejores purificadores de la sangre, para la sífilis y otras enfermedades de la sangre. Limpia y elimina las impurezas de la sangre en forma muy rápida. El té de bardana, tomado en abundancia, aclara toda clase de enfermedades de la piel, granos y forúnculos, y aumenta el flujo de la orina. Es excelente, además, para gota, reumatismo, escrófula, llagas cancerosas, sífilis, ciática, gonorrea y lepra. Sumerja un fomento caliente en el té para inflamaciones. Es bueno para hacer ungüento o emplasto aplicado externamente a la piel para erupciones, quemaduras, heridas, inflamaciones y hemorroides. Excelente para reducir la carne.

La raíz de bardana puede ser obtenida como polvo o en cápsulas. Tome una cápsula dos veces al día; o para el polvo, use media cucharadita dos veces al día en un vaso de agua. Haga una decoción de las semillas o raíz, usando 30 gramos (una onza) de la hierba en 3\4 de litro de agua hirviendo. Tome una copa (del tamaño de una copa de vino) tres o cuatro veces al día.

BETH ROOT *(Trillium pendulum)*

Nombre en Inglés: Beth Root.

Parte Usada: Raíz.

Propiedades Medicinales: Astringente, tónico, antiséptico, hemenagogo, diaforético, alterativo, pectoral.

Descripción y Usos: Es útil en caso de tos, problemas bronquiales, tuberculósis pulmonar, hemorragia de los pulmones, excesiva menstruación, leucorrea, para una vagina perezosa y para un útero caído. Remedio para la diarrea y la disentería. Usada por los indios Americanos como ayuda en el parto. Está disponible como planta entera, picada, o en polvo. También puede ser obtenida como tintura y usada en una solución de una cuarta cucharadita diaria en una taza de agua.

BISTORTA *(Polygonum bistorta)*

Nombres Populares: Dragúnculo, escorzonera, serpentaria de Virginia.
Nombre en Inglés: Bistort Root.
Parte Usada: Raíz.
Propiedades Medicinales: Astringente, diurética, estíptico, alterativa.
Descripción y Usos: La bistorta, uno de los más poderosos astringentes entre las hierbas, es excelente para gárgaras y enemas. Se usa como astringente para el cólera, la diarrea, la disentería y la leucorrea. Excelente para hacer lavados en caso de dolores en la boca y en las encías y llagas que supuran. Combinada con partes iguales de frambuesa roja, limpia los cánceres internos. Es un buen remedio para lavar la nariz. Es útil para la viruela, el sarampión, granos, ictericia, rupturas de todas clases, picaduras de insectos, mordeduras de serpiente, y bueno para expeler los parásitos. Combinada con plátano es útil para la gonorrea. La bistorta en polvo detiene la hemorragia de un corte o herida cuando se aplica directamente sobre la herida. Se puede usar para un lavado vaginal a fin de disminuir o regular el flujo menstrual.

BITTERROOT *(Apocynum androsaemifolium)*

Nombre en Inglés: Bitterroot.
Parte Usada: Raíz.
Propiedades Medicinales: Emética, diurética, sudorífica, catártica, estimulante, expectorante.
Descripción y Usos: Es un excelente remedio para la fiebre intermitente, la fiebre tifoidea y otras fiebres. Tiene un excelente efecto sobre el hígado, los riñones y los intestinos. Aumenta la secreción de la bilis. Es muy buena para una digestión pobre. Ha sido conocido como un remedio para curar la hidropesía cuando todas las demás cosas han fallado. Expele las lombrices. Es muy útil en caso de sífilis, y para librar el

organismo de otras impurezas. Especialmente valiosa en caso de piedras en la vejiga. Buena para reumatismo, neuralgia, enfermedades de las articulaciones y membranas mucosas. Es maravillosa para la diabetes.

BLUE COHOSH *(Caulophyllum thalictroides)*

Nombre en Inglés: Blue cohosh.
Parte Usada: Raíz.
Propiedades Medicinales: Estimulante, sudorífico, parturiente, emenagogo.
Descripción y Usos: Se usa para regular el flujo menstrual y para una menstruación suprimida. Es el remedio más común entre los indios para facilitar el alumbramiento y para producir el parto cuando llega el debido tiempo. Bueno para problemas uterinos crónicos, leucorrea, reumatismo, neuralgia, vaginitis (inflamación de la vagina), hidropesía, calambres, cólicos, histerismo, palpitaciones del corazón, alta presión de la sangre y diabetes. Eficaz para el hipo, la tos ferina, espasmos y convulsiones epilépticas. El blue cohosh contiene los siguientes elementos minerales vitales: potasio, magnesio, calcio, hierro, sílice y fósforo. Estos minerales ayudan a alcalinizar la sangre y la orina. Esta hierba puede ser muy irritante a las superficies mucosas, así que debe ser usada con precaución.
No debe ser usado durante el embarazo y debe ser tomado sólo por una semana a la vez, una a tres cápsulas diariamente.

BOLSA DE PASTOR *(Capsella bursa-pastoris)*

Nombres Populares: Zurrón de pastor.
Nombre en Inglés: Sepherd's Purse.
Parte Usada: Planta entera.
Propiedades Medicinales: Astringente, detergente, vulneraria, diurética, estíptica.
Descripción y Usos: Es lo más excelente que conozcamos en casos de hemorragia después del parto, y para todas las otras hemorragias internas. Es exitoso en casos en que todos los demás remedios han fallado. Buena para hemorragia de los pulmones. Es uno de los mejores remedios para detener la menstruación profusa. Es excelente en la fiebre intermitente, hemo-

rroides que sangran, y otros tipos de hemorroides. Ponga una cucharadita llena por cada taza de agua hirviendo, deje durante treinta minutos, y tome dos o tres tazas de esto frío por día según se necesite, haciéndolo de a grandes sorbos. Es también un remedio excelente para la diarrea.

Casi cada sembrado de trigo está lleno de esta hierba. Crece a lo largo de todos los Estados Unidos. Cuando se mastica la hierba verde, tiene un sabor a menta muy agradable.

BORRAJA *(Borago officinales)*

Nombre en Inglés: Borage.

Parte Usada: Hojas, flores.

Propiedades Medicinales: Pectoral, cordial, febrífuga, demulcente y aperitiva.

Descripción y Usos: El té de borraja es excelente para lavado de ojos inflamados. Tomado internamente, el té limpia la sangre y es efectivo para fiebres e ictericia, y para expulsar venenos de todas clases debidos a mordeduras de serpientes, picaduras de insectos, etc.; fortalece el corazón, es bueno para la tos, para picazones, casos de culebrilla (sépigo o tiña), costras (escaras), llagas y úlceras. Use para gárgaras, para úlceras en la boca y en la garganta y para aflojar la flema.

Remoje tres cucharaditas de la hierba en una taza de agua caliente y tome tres cucharadas dos veces al día por una semana a la vez.

BRUNELA *(Prunella vulgaris)*

Nombre en Inglés: Self-Heal.

Parte Usada: Planta entera.

Propiedades Medicinales: Picante, tónica, antiespasmódica, vermífuga, diurética, astringente, estíptica, vulneraria.

Descripción y Usos: Excelente para la epilepsia, convulsiones, enfermedad de caídas, e hígado obstruído. Especialmente útil para heridas internas y externas.

Para heridas internas, tome el té. Use como cataplasma y como lavado en todas las heridas externas y llagas. Detendrá el desangre. También es muy limpiador. Lavará y sanará úlceras en la boca. Un proverbio antiguo italiano dice: "Aquel que tiene brunela y sanícula no necesita de ningún otro médico". Haga una infusión de 30 gramos (una onza) de la hierba en medio litro de agua hirviendo. Tome una copa llena varias veces al día.

BUCHU *(Barosma betulina)*

Nombre en Inglés: Buchu.

Parte Usada: Hojas (Use el buchú de hojas cortas).

Propiedades Medicinales: Diurético, tónico, estimulante, diaforético.

Descripción y Usos: Es uno de los mejores remedios para los órganos urinarios. Es muy calmante y excelente cuando hay dolor mientras se orina, catarro de la vejiga e hidropesía. Lo es también cuando no se puede orinar. Cuando se usa específicamente con este propósito, administre un té cargado, frío. NO HIERVA LAS HOJAS DE BUCHU. Cuando se da caliente, produce traspiración y alivia el agrandamiento o hipertrofia de la próstata, y la irritación de la membrana de la uretra. Es útil para la diabetes en las primeras etapas. Se usa para leucorrea. Cuando se combina con partes iguales de gayuba, es una ayuda maravillosa para los problemas urinarios. Tome una cápsula tres veces al día con un vaso de agua, Infusión: 30 gramos (una onza) de las hojas en medio litro de agua hirviendo. Tome un vaso (del tamaño de una copa de vino) tres o cuatro veces al día.

BUGLEWEED *(Lycopus virginicus)*

Nombre en Inglés: Bugleweed.

Parte Usada: Planta entera.

Propiedades Medicinales: Sedativo, astringente, narcótico ligero, tónico.

Descripción y Usos: La infusión de esta hierba es excelente para la tos. Para hacer una infusión, use 30 gramos (una onza) de la hierba, finamente cortada, en medio litro de agua hirviendo. Deje enfriar y tome varias tazas al día.

CALAMINTA *(Calaminta officinalis)*

Nombre en Inglés: Calamint.

Parte Usada: Hierba.

Propiedades Medicinales: Expectorante, diaforética.

Descripción y Usos: La calaminta es una hierba maravillosa en el uso de ataques de asma y bronquitis. También es buena cuando es aplicada a las coyunturas afectadas por artritis o reumatismo o a la piel para ayudar a sanar los moretones y heridas similares.

CALAMO AROMATICO *(Acorus calamus)*

Nombres Populares: Cálamo.
Nombre en Inglés: Calamus.
Parte Usada: Raíces.
Propiedades Medicinales: Carminativo, aromático, tónico, vulnerario (bueno para curar llagas y heridas).
Descripción y Uso: Excelente para uso de fiebres intermitentes y fiebres de regiones pantanosas. Es un valioso remedio para el estómago, y es bueno para mezclar con otras hierbas con ese propósito. Mejora los jugos gástricos, y es eficaz para dispepsia, cólicos, para prevenir la acidez, para gases y para fermentaciones del estómago. Mantiene el estómago fluido y no agrio, y aumenta el apetito. Destruye el gusto por el tabaco. El té es excelente aplicado externamente a llagas, quemaduras y úlceras. Es un tratamiento valioso para la escrófula.
Precaución: El cálamo puede tener algunos efectos tóxicos al tomarse internamente. Es bueno cuando se usa externamente.

CARDO SAGRADO *(Cnicus benedicta)*

Nombres Populares: Cardo bendito, cardo santo, centaurea bendita, centaura vellosa.
Nombre en Inglés: Holy Thistle.
Parte Usada: Hierba.
Propiedades Medicinales: Diaforético, emético, tónico, estimulante, febrífugo.
Descripción y Usos: Esta planta tiene un poder muy grande para la purificación y la circulación de la sangre. Es calmante para el cerebro, fortalece la memoria y depura el organismo de malos humores. Es eficaz para la locura.
Es un purificador de la sangre tan bueno, que el tomar una taza de este té dos veces por día cura los dolores de cabeza

crónicos. Algunos lo han llamado "el cardo santo" debido a sus excelentes cualidades. Alrededor de dos onzas (60 gramos) de la planta seca dejados en remojo en un cuarto de galón o sea un litro de agua por dos horas producen un té satisfactorio para la mayor parte de los casos, el cual es mejor tomarlo a la hora de ir a la cama como preventivo contra la enfermedad, y causa una traspiración profusa. El té puede ser usado para problemas estomacales y digestivos así también como para gas intestinal, estreñimiento, y problemas del hígado.

Se debe de usar precaución para no hacer el té muy fuerte porque puede producir vómitos. La centaura menor es una planta que ha sido usada por siglos. Es muy buena combinada con bardana o lampazo.

Es muy efectiva para la hidropesía, fortalece el corazón, y es buena para el hígado, los pulmones y los riñones. Es un buen tónico para las niñas que entran en la adolescencia. Se dice que el té caliente dado a las madres produce una amplia provisión de leche.

CASCARA SAGRADA *(Rhamnus purshiana)*

Nombre en Inglés: Cáscara Sagrada.

Parte Usada: Corteza.

Propiedades Medicinales: Tónico amargo y laxante.

Descripción y Usos: Es uno de los remedios mejor conocidos para el estreñimiento crónico. No forma hábito. Es un buen tónico intestinal. Excelente remedio para cálculos de la vejiga y para el aumento de la secreción de la bilis, y bueno para problemas del hígado, especialmente para un hígado hipertrofiado o agrandado. Mezcle cuatro cucharaditas de cáscara sagrada en un cuarto de galón o un litro de agua hirviendo, déjelo en remojo por una hora y tome una o dos cucharaditas por día una hora antes de las comidas o cuando tiene el estómago vacío. Es bueno a veces tomar una taza al ir a la cama. La cáscara sagrada es un remedio maravilloso.

Entre los indios se lo conocía precisamente con este nombre de "cáscara sagrada". Se la llamaba sagrada porque producía excelentes resultados. El autor ha usado este remedio durante más de treinta años, y ha obtenido los más gratos resultados.

La cáscara es muy amarga, pero es agradable para el gusto de muchas personas. En años recientes puede obtenerse en las farmacias en forma de tabletas. (No confunda la cáscara sagrada con otro producto que se llama Cascarets, pues son dos productos enteramente diferentes.) Tenga la cáscara sagrada a mano para cuando la necesite. Cuando tenga gusto malo en la boca, cuando los intestinos no se muevan como deben, tome una o dos de estas tabletas, según la necesidad. Tómelas inmediatamente después de las comidas, o al ir a la cama. Es un excelente remedio para los niños cuando están estreñidos. También está disponible como tintura. Use 15 a 30 gotas.

CEANOTO *(Ceanothus americana)*

Nombre en Inglés: Red Root.

Parte Usada: Raíz.

Propiedades Medicinales: Astringente, expectorante, sedativo.

Descripción y Usos: Este es uno de los remedios más maravillosos para cualquier problema del bazo. Tiene una acción directa sobre este órgano. Es bueno para disentería, asma, bronquitis crónica, tos convulsa y tuberculosis, y es muy adecuado para hacer un lavado de llagas en la boca causadas por la fiebre, o úlceras en la boca o la garganta. Reduce el dolor y la hinchazón de las amígdalas con gárgaras hechas con un té de ceanoto cargado, administrándolo cada dos horas. Si las amígdalas están muy doloridas e inflamadas, haga una torunda de algodón y úsela para pasarla por la llaga y luego haga gárgaras. Reduce las amígdalas muy agrandadas, y el mal difícilmente recurrirá. Es excelente para hemorroides. Inyecte a menudo, por vía rectal, un té cargado.

Es efectivo para espasmos; también lo es en casos de sífilis y gonorrea. Es bueno para dolor de cabeza causado por el hígado, y para indigestión aguda y náuseas debidas a la inactividad del hígado, cuando se combina con fringe tree y el golden seal. Use una cucharadita de té de ceanoto triturado en medio litro de agua hirviendo. Deje en remojo por veinte a treinta minutos. Tome una taza de este té antes de cada comida y antes de ir a la cama. Si usa la hierba en polvo, tome media cucharadita en una taza de agua hirviendo o agua fría, utilizándola en la misma forma que se indicó para la hierba machacada, esto es, una taza una hora antes de cada comida y antes de ir a la cama.

Si se usan las cápsulas, tome una No.00 cápsula antes de las comidas y también al acostarse. El ceanoto también es un remedio excelente en el diabetes y comúnmente se usa en la asma, bronquitis y otras infecciones pulmonarias.

CEDRON *(Simaba cedron)*

Nombre en Inglés: Cedron.

Parte Usada: Semillas.

Propiedades Medicinales: Antiespasmódica, nervina, estomacal.

Descripción y Usos: El cedrón fortalece y vigoriza el organismo entero. Es excelente para el estómago, previene el gas y la fermentación. Es un buen remedio en fiebres intermitentes, espasmos, convulsiones y problemas nerviosos. Haga un té cargado y aplique a una mordida de serpiente o insecto venenoso mojando un pedazo de tela en el té y manteniéndolo sobre la herida.

CELIDONIA *(Chelidonium majus)*

Nombres Populares: Hierba de Santa Clara, hierba de la golondrina, golondrinera, hierba verruguera.

Nombre en Inglés: Celandine.

Parte Usada: Hierba.

Propiedades Medicinales: Diurética, alterativa, antiespasmódica, cáustica, purgativa.

Descripción y Usos: El jugo fresco mezclado con vinagre se puede aplicar para eliminar verrugas y callos. También se puede utilizar como ungüento para varias enfermedades de la piel como tiña, eczema, etc. Cuando se toma internamente como una infusión, es buena para enfermedades del estómago, vesícula e hígado. También puede ayudar en la asma. Tome una o dos cápsulas diariamente.

No confunda esta hierba con la más pequeña o celidonia menor.

Precaución: No le dé esta hierba a niños.

CENTAUREA *(Erythraea centaurium)*

Nombres Populares: Hiel de la tierra.
Nombre en Inglés: Centaury.
Parte Usada: Hierba.
Propiedades Medicinales: Tónico, estomacal, aromático, colagogo, diaforético, digestivo, febrífugo, emético.
Descripción y Usos: Esta es una hierba que puede ser usada para casi cualquier problema. También es buena como tónico para aquellos a quienes se les hace difícil hacer ejercicio al aire libre. Es usado extensamente para gas, cólico, hinchazón, acidez estomacal, dispepsia, y estreñimiento y ayuda en la asimilación apropiada y digestión del alimento. Si se toma una infusión muy concentrada, producirá vómito. Las lociones que contienen centaurea han sido usadas sobre la piel para remover diferentes clases de manchas.

Use 2 cucharaditas de la hierba a una taza de agua hirviendo; deje remojar por 20 a 30 minutos, enfríe, y tome una taza cada día, un sorbo a la vez.

CILANTRO *(Coriandrum sativum)*

Nombre en Inglés: Coriander.
Parte Usada: Semilla.
Propiedades Medicinales: Aromático, estomacal, cordial, picante, carminativo.
Descripción y Usos: El cilantro es un buen tónico estomacal y muy fortalecedor del corazón. Detiene los cólicos producidos por otros laxantes, y extrae los gases intestinales. Bueno para dar sabor a otras hierbas de gusto desagradable. Se puede tomar una o dos cápsulas diariamente ó 5 a 15 gotas del extracto de líquido en agua.

CIMICIFUGA NEGRA *(Cimicifuga racemosa)*

Nombre en Inglés: Black Cohosh.
Parte Usada: Raíz.
Propiedades Medicinales: Emenagoga, remedio para los nervios, alterativa, expectorante, diaforética, astringente, antiespasmódica.

Descripción y Usos: Remedio poderoso para la histeria, el baile de San Vito (o Corea), la epilepsia, las convulsiones y todas las afecciones espasmódicas. Bueno para perturbaciones pélvicas, problemas femeninos, todos los problemas uterinos, y para aliviar el dolor en el parto. Es una hierba confiable para producir el flujo menstrual que ha sido retardado por la exposición al frío. Espléndido para hidropesía, reumatismo, meningitis espinal, asma, delirio alcohólico, picaduras de serpientes venenosas y de insectos venenosos. Es un remedio maravilloso para la alta presión de la sangre y para equilibrar la circulación. Convertida en jarabe, la cimicífuga es efectiva para tos, la tos ferina, y en caso de problemas del hígado o de los riñones. *Esta hierba no debe ser usada durante el embarazo.* A causa de su potencia, no debe ser usada constántemente por un período y dejar de tomarla por un tiempo. Una a tres cápsulas al día es la dosificación promedio.

CLEMATIDE VIRGINIANA *(Clematis virginiana)*

Nombre en Inglés: Virgin's Bower.
Parte Usada: Hojas, flores.
Propiedades Medicinales: Estimulante, diurética, sudorífica, vesicante.
Descripción y Usos: Alivia los dolores de cabeza severos. Combinada con otras hierbas en cataplasmas, se usa para cáncer, úlceras y llagas de cama. En combinación con otras hierbas en ungüentos se emplea para cáncer, escozor y úlceras. Para uso interno, deje en remojo una cucharadita en una taza de agua hirviendo por treinta minutos, cuele y tome una cucharada de cuatro a seis veces por día.

COLOMBO *(Cocculus palmatus)*

Nombre en Inglés: Colombo.
Parte Usada: Raíz.
Propiedades Medicinales: Antiemético, tónico, febrífugo.
Descripcón y Usos: Uno de los mejores y más puros tónicos para fortalecer y tonificar al organismo entero. Es útil en caso de fiebres intermitentes. Conserva el cuerpo puro y a tono en los climas debilitantes y húmedos. Excelente para detener el vómito

en el embarazo y puede usarse con buenos resultados antes y después del embarazo. Puede emplearse también para problemas del colon, no importa de que antigüedad sean; para el cólora, la diarrea crónica y la disentería. Es un remedio espléndido para el estómago, y es útil en la dispepsia y para mejorar el apetito. Bueno para el reumatismo y la tuberculosis pulmonar.

CONSUELDA *(Symphytum officinale)*

Nombres Populares: Consólida, suelda.
Nombre en Inglés: Comfrey.
Parte Usada: Raíz.
Propiedades Medicinales: Demulcente, astringente, pectoral, vulnerario, mucilaginoso, estático, nutritivo.
Descripción y Usos: Poderoso remedio para resfríos, catarros, pulmones inflamados o ulcerados, tuberculosis, hemorragia, excesiva expectoración en asma y tuberculosis. Es muy valioso en ulceración de los riñones, el estómago o los intestinos, o cuando hay dolor. El mejor remedio para la orina sanguinolenta.

Para magulladuras, inflamaciones, torceduras y fracturas, dénse fomentos sumergidos en un té concentrado y ellos reducirán grandemente la inflamación y aliviarán el dolor. También pueden darse fomentos con este té para los furúnculos.

Una cataplasma de hojas frescas es excelente para heridas, pechos doloridos, heridas frescas, úlceras, inflamaciones, quemaduras y magulladuras. El té tomado internamente es útil en caso de escrófula, anemia, disentería, diarrea, leucorrea y debilidad femenina. Tiene un efecto excelente en magulladuras internas y dolores. Una cataplasma de hojas frescas es excelente para llagas gangrenosas, gangrenas y úlceras húmedas. Tome una o dos cápsulas diariamente por una o dos semanas, luego tome una semana de descanso. Hierva 30 gramos (una onza) de la raíz en un litro de agua y tome varios vasos al día de esta decocción.

CORAL *(Corallorhiza odontorhiza)*

Nombre en Inglés: Coral.
Parte Usada: Raíz.

Propiedades Medicinales: Febrífugo, sudorífico, sedativo, diaforético.

Descripción y Usos: Es un remedio muy efectivo para toda clase de enfermedades de la piel y para escrófula, escorbuto, granos, tumores, fiebres, erisipelas agudas, calambres, pleuresía y sudores nocturnos, y es altamente recomendable para el cáncer. Es muy útil para venas agrandadas. Sumerja un paño en el té de coral y aplique sobre granos y tumores. Produce una traspiración profusa, sin excitar el organismo. Especialmente bueno en las etapas de poca intensidad de la fiebre. Es valioso para tifus y enfermedades inflamatorias. Combinado con cimicífuga azul es excelente para una menstruación escasa o dolorosa. Está disponible en forma de tintura. Siga las instrucciones indicadas en el envase.

CUBEBA *(Piper cubeba)*

Nombre en Inglés: Cubeb Berries.
Parte Usada: Bayas secas verdes.
Propiedades Medicinales: Aromática, purgante, estimulante, diurética, antisifilítica, carminativa, estomacal.

Descripción y Usos: Es excelente en problemas crónicos de la vejiga, ardor al orinar, leucorrea, gonorrea, problemas bronquiales, tos, cólicos. Fortalece el estómago y los intestinos. Por eso ha sido usado mayormente para sazonar las sopas. Aumenta el flujo de la orina. Del extracto de fluído, tome un cuarto de cucharita en un vaso de agua.

DIENTE DE LEON *(Taraxacum officinale)*

Nombres Populares: Amargón, pelosilla, achicoria amarga, hocico de puerco.
Nombre en Inglés: Dandelion.
Parte Usada: Raíz, hojas.
Propiedades Medicinales: Hepático, aperitivo, diurético, depurativo, tónico, estomacal.

Descripción y Usos: El diente de león verde ha sido muy usado en la misma forma que la espinaca o como ensalada verde fresca. El diente de león tiene 28 partes de sodio. Las sales nutritivas naturales purifican la sangre y destruyen los ácidos que hay en ella. La anemia es causada por la deficiencia de sales nutritivas en la sangre, y en realidad no tiene nada que ver con la cantidad de sangre. Es uno de los remedios más viejos y bien conocidos. La raíz se usa para aumentar el flujo de la orina, y es ligeramente laxante. Es un remedio espléndido para ictericia y enfermedades de la piel, escorbuto, escrófula y eczema. Es útil en todos los casos de problemas de los riñones, diabetes, hidropesía, inflamación de los intestinos y fiebre.

Tiene un efecto benéfico sobre los órganos femeninos. Aumenta la actividad del hígado, el páncreas y el bazo, especialmente en casos de hipertrofia del hígado y del bazo. Las raíces asadas constituyen un excelente sustituto del café. Si acaso usa las cápsulas, tome una tres veces al día.

DULCAMARA *(Solanum dulcamara)*

Nombre en Inglés: Bittersweet.

Parte Usada: Raíz, ramitas.

Propiedades Medicinales: Emético, anodino, desobstruyente, herpético, resolvente, depurativo, aperitivo, laxante.

Descripción y Usos: Tiene un espléndido efecto sobre el hígado, el páncreas, el bazo y otros órganos glandulares del cuerpo. Es excelente en todos los problemas de la piel, y purifica la sangre. Es muy suavizante y disminuye o calma la irritabilidad general. Es bueno para hemorroides, ictericia, sífilis, gonorrea y reumatismo. Hace que la piel y los riñones se activen, aumenta el flujo menstrual, es útil en la lepra y es una parte importante de muchos emplastos o ungüentos. El té sirve para sanar llagas internas cuando son lavadas con él; especialmente quemaduras o escaldaduras. Un emplasto hecho de partes iguales de solano y de acedera forma un ungüento excelente para varias enfermedades de la piel y llagas. Una cataplasma hecha de las bayas machacadas quita los panadizos. El solano puede ser combinada con manzanilla como un ungüento para magulladuras, torceduras, hinchazones y callos.

Precaución: El solano puede tener algunos efectos tóxicos y debe ser usado con precaución al tomarse internamente. Es usado normalmente exteriormente.

ENEBRO *(Juniperus communis)*

Nombres Populares: Archenas, cada-grajo, enebriza, enebro albar, enebro común, enebro espinoso, enebro junípero, enebro morisquillo, enebro real, enebrosa, ginebro real, grojo, nebro, junípero.

Nombre en Inglés: Juniper.

Parte Usada: Arbusto de Enebro, corteza del Enebro.

Propiedades Medicinales: Diurético, tónico, carminativo, antiséptico, estomáquico.

Descripción y Usos: Como té, es muy efectivo para los riñones, para problemas urinarios y de la vejiga y para catarros de la vejiga, gonorrea, leucorrea, enfermedades escorbúticas e hidropesía. Para la leucorrea puede combinarse con otras hierbas para hacer lavados. Para la mayor parte de los propósitos, las bayas de enebro son muy eficaces usadas en combinación con hierbas tales como la hiniesta, gayuba, azotalenguas y el buchú.

Las bayas de enebro son excelentes para prevenir enfermedades, y deben ser masticadas o usadas como un té cargado para gárgaras cuando la garganta está expuesta a enfermedades contagiosas.

Cuando el aceite de enebro se usa en un baño de vapor caliente, es útil para inhalar el vapor para infecciones respiratorias, catarros, bronquitis, etc. El aceite puro no debe usarse en fricción sobre la piel, ya que puede ser muy irritante y causar ampollas. No es recomendado para mujeres embarazadas y no debe ser tomado en dosificaciones grandes por un largo tiempo por su efecto posiblemente irritante sobre la vejiga y riñones. Tome una ó dos tazas del té al día, un sorbo a la vez, por una semana.

ENELDO *(Anethum graveolens)*

Nombre en Inglés: Dill.

Parte Usada: Semillas.

Propiedades Medicinales: Estomacal, aromático, estimulante, carminativo, diaforético.

Descripción y Usos: El té de eneldo es un remedio estomacal de vieja data para malestar estomacal y dispepsia. Previene los gases y la fermentación en los intestinos. Estimula el apetito. Es muy sedante para los nervios, útil en las inflamaciones y dolores y detiene el hipo. Las semillas se pueden masticar en caso de mal aliento.

El eneldo se usa para dar sabor a las comidas. Las hojas y las semillas han sido usadas para preparar encurtidos, pero los encurtidos nunca deben introducirse en el estómago.

ENULA CAMPANA *(Inula helenium)*

Nombres Populares: Alá, alaní, énula, helenio, hierba de Alá, hierba del moro, ínula, ojo de caballo.

Nombre en Inglés: Elecampane.

Propiedades Medicinales: Diaforético, diurético, expectorante, aromático, estimulante, estomacal, astringente y tónico.

Descripción y Usos: Util para tos, asma, bronquitis. Combinado con equinácea, es un excelente remedio para la tuberculosis. Es un estimulante, sedativo y tónico para las membranas mucosas. Calienta y fortalece los pulmones, promueve la expectoración. Un té de énula campana es útil para la tos ferina. Fortalece, limpia y da tono a las membranas pulmonares y mucosas. También puede usarse en caso de retención de orina, menstruación demorada y cálculos en los riñones y la vejiga. Tome una cápsula tres veces al día. Extracto de liquido; de media a una cucharadita.

EQUINACEA *(Echinacea angustifolia)*

Nombre en Inglés: Echinacea.

Parte Usada: Raíz.

Propiedades Medicinales: Alterativa, antiséptica, tónico, depurativo, madurante, febrífugo.

Descripción y Usos: Es un excelente purificador de la sangre. Es eficaz para envenenamientos de la sangre, fiebre, forúnculos, granos, peritonitis, condiciones sifilíticas, picaduras de insectos y mordeduras de serpientes venenosas, erisipela, condiciones gangrenosas, difteria, amigdalitis, formaciones con pus, llagas, infecciones, heridas.

Usada como gárgaras para una garganta dolorida. Combinada con mirra es un remedio excelente para todos estos propósitos. Es poderosa para limpiar la materia morbosa del estómago y para expulsar venenos, toxinas y pus de formaciones de abscesos. También es excelente para la fiebre tifoidea al combinarse con mirra. En casos severos use dos cápsulas cuatro veces al día o 10 a 25 gotas de tintura cada dos horas en agua.

ESCORODONIA *(Teucrium scorodonia)*

Nombres Populares: Salvia del bosque.

Nombre en Inglés: Wood Sage.

Parte Usada: Planta entera.

Propiedades Medicinales: Tónica, vermífuga, alterativa, diurética, ligeramente diaforética.

Descripción y Usos: Estimula el apetito. En lavado externo, es buena para limpiar heridas viejas, si se combina con morgelina. Se puede hacer con la escordia una excelente cataplasma para llagas viejas y úlceras perezosas, para inflamaciones y granos. Como cataplasma para cáncer y tumores combínese con consuelda y hierba de Santiago. Esto a menudo curará la enfermedad. Es muy útil para parálisis, amigdalitis, llagas en la garganta, resfríos, fiebres y problemas de los riñones y de la vejiga. Aumenta el flujo de la orina y el flujo menstrual. Puede ser comprado como un extracto fluído. Use de una y media a una cucharadita al día.

ESCROFULARIA *(Scrophularia nodosa)*

Nombres Populares: Hierba del carpintero, hierba de San Pedro.

Nombre en Inglés: Figwort.

Parte Usada: Planta entera.

Propiedades Medicinales: Diurética, depurativa, anodina, exantematosa.

Descripción y Usos: Remedio excelente para todas las erupciones de la piel, abcesos, furúnculos, eczema, sarna, moretones, heridas, etc. Una cataplasma se debe hacer con las hojas, así también como el tomarse una infusión varias veces al día. Use una cucharadita llena de la hierba a una taza de agua hirviendo, deje enfriar, y tome una o dos tazas al día. El extracto líquido también puede ser usado. Siga las instrucciones indicadas en la botella.

ESPICANARDO (Aralia racemosa)

Nombres Populares: Nardo.

Nombre en Inglés: Spikenard.

Parte Usada: Raíces.

Propiedades Medicinales: Pectoral, diaforética, estimulante, alterativa, balsámica.

Descripción y Usos: Es uno de los remedios antiguos. Hace que el parto sea más fácil y acorta el episodio. Tome el té por algún tiempo antes del parto. Es excelente purificador de la sangre. Para usar en enfermedades venéreas combine con las siguientes hierbas: partes iguales de espicanardo, diente de león, bardana, y acedera amarilla. Déle gusto con una de las siguientes hierbas, usando partes iguales: nébeda, menta y pirola, o sasafrás. Es buena en todas las enfermedades cutáneas, granos, erupciones, etc. Es muy útil para tos, resfríos y todas las afecciones del pecho. Una infusión de 15 gramos (media onza) de la hierba en medio litro (una pinta) de agua hirviendo. Tome en dosificación equivalente a un vaso de vino.

ESPINO ALBAR (Crataegus oxyacantha)

Nombres Populares: Bizcoba, bizcoda, carcabollero, espinablo, espinera, espinera blanca, espinera brava, espinera de monte, espino biscobeño, espino blanco, majolero, majoleto, majuelo, marjolero, marjoleto, matapiojos, mayuelo.

Nombre en Inglés: Hawthorn.

Parte Usada: Flores, bayas secas.

Propiedades Medicinales: Antiespasmódica, sedativa, tónica.

Descripción y Usos: Esta hierba es muy buena para tratar la alta o baja presión sanguínea porque fortalece la acción del corazón. Ayuda a muchos problemas de presión sanguínea. La hierba es buena para la tensión nerviosa y el insomnio. Tome una o dos cápsulas diarias. Haga una infusión al remojar una cucharadita de las flores en media taza de agua. Tome una o dos tazas al día, tomando sólo un sorbo a la vez. Se puede endulzar con miel, si desea.

EUPATORIO PURPURA *(Eupatorium purpureum)*

Nombre en Inglés: *Queen of the Meadow.*

Parte Usada: Raíz, hierba entera.

Propiedades Medicinales: Diurética, estimulante, tónica, astringente, relajante.

Descripción y Usos: Es un buen remedio para piedras en la vejiga, desórdenes urinarios crónicos, hidropesía, neuralgia, espalda dañada y otras enfermedades similares. Excelente para el reumatismo. Es muy calmante y relaja los nervios. Aumenta el flujo de la orina. Es un remedio admirable cuando se combina con gayuba, malvavisco, cimicífuga azul y raíz de lirio, para problemas femeninos, afecciones de la vejiga y de los riñones, diabetes y enfermedad de Bright. De la tintura tome de 5 a 15 gotas en una taza de agua.

EVONIMO *(Euonymus atropurpureus)*

Nombres Populares: Bonetero americano.

Nombre en Inglés: Wahoo.

Parte Usada: Corteza de la raíz.

Propiedades Medicinales: Tónico, laxante, expectorante, diurético, alterativo.

Descripción y Usos: Es un laxante espléndido. Es excelente para infecciones del pecho y de los pulmones. Es útil para fiebres, dispepsia, un hígado perezoso y también para el páncreas y el bazo. Buen remedio para hidropesía. Deje en remojo una cucharadita y deje hervir una taza de la infusión por treinta minutos. Tómese dos o tres tazas por día, una hora antes de las comidas. Es mejor que la quinina.

PRECAUCION: Usando grandes cantidades de corteza de evónimo puede resultar en acción severa purgativa.

Cuidado de no usar demasiado y use sólo bajo supervisión apropiada.

FIREWEED *(Eretchites hieracifolius)*

Nombre en Inglés: *Fireweed.*

Parte Usada: Planta entera.

Propiedades Medicinales: Astringente, tónico, emético, alterativo.

Descripción y Usos: Es poderosamente astringente; por eso es excelente en enfermedades de las membranas mucosas, en problemas del colon, cólera, disentería. Aliviará rápidamente el dolor en estas condiciones. Es casi un remedio específico para hemorroides. Es muy efectivo para niños en casos de problemas estivales. Da rápido alivio cuando se toma caliente. Es un excelente remedio para fiebres, como tónico, y purificador de la sangre. Tome nada más por una semana a un tiempo. Tome las cápsulas con un trago de leche.

Remoje una cucharita en una taza de agua hirviendo por 30 minutos. Cuando se enfría, beba de una a dos tazas al día, un trago cada vez.

FRAMBUESA ROJA *(Rubus strigosus)*

Nombre en Inglés: *Red Raspberry*.

Parte Usada: Hojas, bayas.

Propiedades Medicinales: Hojas —antiemética, astringente, purgante, estomacal, parturienta, tónica, estimulante, alterativa. Fruta —laxante, esculenta, antiácida, parturienta.

Descripción y Usos: Sanará chancros que se desarrollan en las membranas mucosas. Tome una taza de té cada hora hasta que desaparezca el chancro.

Durante este tiempo, no coma alimento sino que beba sólo jugo. Se ha reportado que el té hace que el parto sea más rápido, aliviando así los dolores de parto. Excelente para la disentería y diarrea, especialmente en infantes. Disminuye el flujo menstrual sin detenerlo repentinamente. Bueno al combinarlo con el pelitre americano, ñame silvestre, y canela. Es muy calmante y no exita. Ayudará en las náuseas. Cuando los intestinos están muy relajados, use en lugar de café o té. Bueno para problemas intestinales en los niños.

Para hacer té de frambuesa roja, tome 30 gramos (una onza) de la hierba seca o un manojo de hierbas frescas y mezcle con medio litro (una pinta) de agua hirviendo.

Cubra y deje remojar por quince a veinte minutos. Entonces cuele y tome una o dos tazas al día. Se puede añadir un poco de miel si se desea. Las hojas están disponibles en polvo también.

FRESA *(Fragaria vesca)*

Nombres Populares: Frutilla.

Nombre en Inglés: Strawberry.

Propiedades Medicinales: Astringente, tónica, diurética. Los frutos: diuréticos, refrigerantes.

Descripción y Usos: Esta es la fresa o frutilla común, bien conocida, que existe en todas las huertas. Todos deben familiarizarse completamente con las propiedades medicinales y los valores sanitarios de las hojas de fresa. Si se usara un té de estas hojas en vez del té chino común o del café, resultaría una bendición. Fortalece el apetito y el organismo en general. Es buena para varias molestias de los intestinos, y para limpiar el estómago. Es un remedio excelente para niños. Tome una o dos cucharadas como una infusión. Bueno para eczema usado internamente y como lavado externo. Previene los sudores nocturnos. Muy útil en caso de diarrea y disentería, y en caso de debilidad de los intestinos. Debe tomarse internamente y también usarse como enema.

GAYUBA *(Arctostaphylos uva-ursi)*

Nombres Populares: Uva de oso.

Nombre en Inglés: Uva-Ursi.

Parte Usada: Hojas.

Propiedades Medicinales: Diurético, astringente, mucilaginoso, tónico.

Descripción y Usos: Es muy útil para diabetes, enfermedad de Bright, y toda clase de problemas de los riñones. Es un remedio excelente para disentería, hemorroides, excesiva menstruación, para el bazo, el hígado, el páncreas, y cuando hay descargas mucosas de la vejiga con pus y sangre. Es excelente para gonorrea, úlceras de cuello de útero, y otros problemas femeninos. Puede tomarse internamente, y usarse también duchas vaginales. Deje en remojo una cucharadita en una pinta de agua hirviendo, por treinta minutos, y tome media taza cada cuatro horas. También se encuentra en cápsulas; de una a dos diarias. Cuando se combina con una cantidad igual de buchú, la gayuba hace un tratamiento excelente para los riñones y vejiga.

GENCIANA *(Gentiana lutea)*

Nombre en Inglés: *Gentian Root.*
Parte Usada: Raíz, hojas.
Propiedades Medicinales: Estomacal, tónica, antihelmíntica, antibiliosa.
Descripción y Usos: Es un tónico eficaz y confiable. Purifica la sangre. Es buena para el hígado y la disentería. Muy efectiva en caso de ictericia, y excelente para el bazo. La raíz de genciana mejora el apetito, fortalece los órganos digestivos. Es especialmente bueno para la gastritis, indigestión, acidez, y dolores estomacales. Cuando se usa para estas condiciones, la genciana se debe tomar de treinta a sesenta minutos antes de las comidas.

Aumenta la circulación y es benéfica para los órganos femeninos; además vigoriza todo el organismo. Es útil en caso de fiebres, resfríos, gota, convulsiones, escrófula y dispepsia. Expulsa las lombrices. Es excelente para una menstruación suprimida y para la orina escasa. Debido a su amargor, es mejor combinar con alguna hierba aromática como regaliz.

Es más efectiva que la quinina. Alivia el veneno de una mordedura de perro o de serpiente, o picadura de insecto. Tome de una cuarta a media cucharada del polvo en una taza de agua tres veces al día, 30 minutos antes de cada comida.

GINSENG *(Panax quinquefolia)*

Nombre en Inglés: *Ginseng.*
Parte Usada: Raíz.
Propiedades Medicinales: Demulcente, estomacal, ligeramente estimulante, tónico.
Descripción y Usos: La palabra "panax" en el nombre botánico significa "curador de todo". El ginseng es muy usado en los climas cálidos y húmedos como preventivo contra toda clase de enfermedades, y también se lo emplea en enfermedades severas de todo tipo. Promueve el apetito, y es útil en las perturbaciones digestivas. Si se le da gusto con alguna otra hierba que sea agradable, resulta una bebida efectiva y gustosa, útil para resfríos, problemas del pecho y tos.

Cuando se toma caliente produce traspiración. Es buena para problemas del estómago y estreñimiento. Ha sido muy usada en problemas de los pulmones y en inflamaciones del tracto urinario.

El ginseng se ha utilizado por miles de años en la china para tratar todos tipos de enfermedades y se respeta mucho por los chinos como un afrodisíaco. Un buen tónico para el sistema, pero no se debe de usar si tiene alta presión. Tome una cápsula al día y ajuste para sus necesidades. Del polvo, tome una cápsula no. 00 ó 15 granos en agua después de cada comida.

GOLDEN SEAL *(Hydrastis Canadensis)*

Nombres Populares: Raíz tumérica.
Nombre en Inlgés: Golden Seal.
Parte Usada: Raíz.
Propiedades Medicinales: Laxante, tónica, alterativa, detergente, oftálmica, antiperiódica, aperitiva, diurética, antiséptica, quita las obstrucciones.

Descripción y Usos: Este es uno de los remedios más maravillosos en todo el reino de las hierbas. Cuando se considera todo lo que puede realizarse por el uso de esta hierba, y lo que hará en realidad, parece una verdadera cura para todo. Es de gran valor especialmente en todas las etapas de enfermedad del sistema digestivo.

Es un remedio maravilloso para los desórdenes estomacales e inflamaciones agudas. La planta silvestre está casi extincta en América del Norte, pero está siendo cultivada. Es uno de los mejores sustitutos de la quinina, y es el remedio más excelente para resfríos, gripe y toda clase de problemas de estómago e hígado. Ejerce una influencia especial sobre las membranas mucosas y los tejidos con los cuales éstas están en contacto. Para llagas abiertas, inflamaciones, eczema, tiña, erisipela o cualquier enfermedad de la piel, este tipo de golden seal se destaca por encima de todos. El té se hace dejando en remojo una cucharadita en medio litro de agua hirviendo por veinte minutos, el cual puede usarse para un lavado después de limpiar cuidadosamente la zona. Es conveniente usar peróxido de hidrógeno o agua oxigenada para hacer la limpieza. Rocíe un poco del polvo sobre la zona y cúbrala.

Tomado en dosificaciones pequeñas pero frecuentes, detiene

las náuseas durante el embarazo. Deje en remojo una cucharadita en una pinta de agua hirviendo durante veinte minutos, revuélvalo bien, déjelo asentarse y vuelque el líquido. Tómense seis cucharadas por día. Regulariza la circulación, y combinado con tercianiaria y pimentón alivia grandemente y fortalece el corazón. No hay otro producto superior cuando se combina con mirra, una parte de golden seal en una cuarta parte de mirra para un estómago ulcerado, o para el duodeno o dispepsia, y es especialmente buena para las amígdalas inflamadas y llagas en la boca. Las llagas de los fumadores, causadas por sostener una pipa en la boca, sanan después de unas pocas aplicaciones de este polvo sobre la llaga. Lo he usado en una cantidad de casos de los llamados "cáncer de la piel" con excelentes resultados.

Es un remedio muy bueno para la difteria, la amigdalitis, y otras afecciones serias de la garganta, y tiene un buen efecto combinado con un poco de mirra y pimentón. Es excelente para el catarro crónico de los intestinos y todas las condiciones catarrales. Mejora el apetito y ayuda a la digestión.

Combinado con tercianaria y lúpulo, es un tónico muy bueno para los nervios de la espina dorsal; es excelente para la meningitis espinal. Muy usado en todas las erupciones de la piel, fiebre escarlatina y viruela.

Para curar la piorrea o las encías dolorosas, ponga un poco del té en una taza, sumerja un cepillo de dientes en la solución y cepille en forma cuidadosa los dientes y las encías. Los resultados serán sumamente satisfactorios. En cualquier problema de la nariz, vuelque un poco de té en el hueco de la mano y absórbalo con la nariz. Es muy útil para fiebre tifoidea, gonorrea, leucorrea y sífilis. Para problemas de la vejiga, debe inyectarse en la vejiga inmediatamente después que ésta haya sido totalmente vaciada, reteniendo tanto tiempo como sea posible el líquido, y repitiendo dos o tres veces por día la operación. No recomiendo que ninguna persona haga este tratamiento por sí misma, a menos que tenga experiencia. Haga que un médico o un enfermero introduzca el líquido mediante una sonda o catéter de goma.

El golden seal combinado con hierba de San Lorenzo y tomada internamente, es un remedio excelente para los intestinos y la vejiga con sus problemas. Use dos partes del golden seal y una parte de hierba de San Lorenzo silvestre. Es un laxante. Es bueno para hemorroides, y para la próstata. Cuando se combina en partes iguales de brotes de trébol rojo, acedera y diente de león tiene un efecto admirable sobre la vesícula biliar, el hígado, el páncreas, el bazo y los riñones. Combinado con hojas de durazno, eupatorio púrpura, azotalenguas y barba de maíz, es un remedio confiable para la enfermedad de Bright y la diabetes.

El golden seal es excelente para los ojos. Recomiendo la siguiente manera en que el que esto escribe la usa para los ojos: Deje en remojo una cucharadita del golden seal y una de ácido bórico en una pinta de agua hirviendo, remueva en forma completa, deje enfriar, y vuelque el líquido. Ponga una cucharada de este líquido en media taza de agua. Haga un lavado de ojos con esto, usando una copa para ese efecto, o coloque sobre el globo ocular mediante un gotero.

El golden seal puede tomarse de diferentes modos, y puede usarse sola en todos los casos arriba descritos en los cuales se sugiere su combinación con otras hierbas. Tómese un cuarto de cucharadita de golden seal disuelta en un vaso de agua caliente inmediatamente después de levantarse, un vaso una hora antes de la comida del mediodía y otro una hora antes de la comida de la noche. De otra manera lo puede poner en remojo una cucharadita en una pinta de agua hirviendo, remover en forma cabal, dejarla enfriar, volcar el líquido y tomar una cucharada cuatro a seis veces por día. Los niños deben tomar menos de estas dosis, de acuerdo con su edad.

Hay muchos remedios muy anunciados que contienen golden seal, pero el hecho es que hay tan poco de esta hierba en esas preparaciones, que el bien que hacen es muy poco, y sin embargo son muy caras.

El catarro crónico de los intestinos, hasta el punto de la ulceración, resulta grandemente beneficiado por el golden seal.

Esta hierba ha producido la curación de úlceras de la membrana mucosa del recto, y ha sido eficaz en hemorragias del recto. Es un remedio para el envenenamiento crónico e intermitente del paludismo o para un bazo hipertrofiado de origen palúdico.

Puede verse, pues, cuán aplicable es el golden seal en todas las condiciones catarrales, ya sean de la garganta, los pasajes nasales, o los tubos bronquiales, de los intestinos, del estómago, de la vejiga o de cualquiera de las membranas mucosas de que se trata. Mata y neutraliza muchos venenos. Tome una o dos cápsulas diarias. No tome mucho, ya que esta hierba puede ser bastante fuerte.

Es especialmente valioso en todas las etapas de enfermedad del sistema digestivo.

Esta planta no se debe de tomar durante un embarazo ni continuamente por largos períodos sin algo de descanso entre medio.

GOLD THREAD *(Coptis trifolia)*

Nombre en Inglés: *Gold Thread*
Parte Usada: Raíz.
Propiedades Medicinales: Tónico.
Descripción y Usos: Excelente para la digestión. Es un remedio bien probado para chancros bucales y úlceras estomacales y para dolor de la garganta. También para inflamación del estómago y en la dispepsia.

Es eficaz para destruir el deseo por las bebidas fuertes. Especialmente benéfico y efectivo en úlceras y afecciones cancerosas del estómago cuando se usa en combinación con el golden seal.

GORDOLOBO *(Verbascum thapsus)*

Nombre en Inglés: Mullein.
Nombres Populares: Candela regia, candelaria, candelero, cardo blanco, cirio de Nuestra Señora, engordalobo, friegaplatos, gordolobo blanco macho, guardalobo, hopo de zorra, turciburci, verbasco.
Partes Usadas: Hojas, flores, raíces.
Propiedades Medicinales: Anodino, diurético, demulcente, antiespasmódico, vulnerario, astringente, emoliente, pectoral.
Descripción y Usos: Esta es una de las viejas hierbas caseras que hemos usado desde la niñez. La raíz se ha empleado con éxito para el asma por muchos años. Con este propósito,

quémese la raíz e inhálese el humo. Un té de las hojas es muy valioso en caso de asma, crup, bronquitis y en todas las afecciones del pulmón, y en la hemorragia pulmonar, cuando hay respiración difícil y fiebre del heno.

El té es bueno para gárgaras, para dolor de muelas y para el lavado de úlceras abiertas. Un té de las flores induce el sueño, alivia el dolor, y en grandes dosificaciones actúa como purgante. Las flores frescas, estrujadas, quitan las verrugas. Los fomentos empapados en té caliente hecho de las hojas son útiles para hemorroides inflamadas, úlceras, tumores, inflamaciones agudas de las amígdalas y dolor de garganta. Los fomentos son excelentes en toda inflamación glandular.

Tomado internamente, es un espléndido remedio para hidropesía, catarro y articulaciones inflamadas. Hiérvase durante unos pocos minutos una onza de gordolobo en una pinta de agua o leche (se prefiere la leche de soya), y tómese media taza después de cada movimiento de los intestinos, para disentería, diarrea y hemorragia de los intestinos. Para testículos o escroto inflamados aplíquense fomentos durante una hora, tres o cuatro veces por día, con paños empapados en el té, que se habrá preparado dejando en remojo 30 gramos (una onza) de gordolobo, y 30 gramos (una onza) de hierba de sanícula, en dos litros de agua, durante quince minutos. Estos fomentos son buenos para cualquier clase de inflamación o llagas malas. Es un aliviador de delor excelente sin causar hábito. Ayuda a calmar a los nervios.

GRANA *(Phytolacca decandra)*

Nombre en Inglés: Poke Root.

Parte Usada: Raíz, hojas, bayas.

Propiedades Medicinales: Alterativa, resolvente, deobstruente, detergente, antisifilítico, antiescorbútico, catártico.

Descripción y Usos: *No coma de esta planta cruda o sin que este bien cocida. Se debe de hervir antes de comer y la agua se debe de escurrir y tirar; hierva otra vez en agua fresca y escurra y luego se podrá comer.*

Las hojas frescas y tiernas son excelente para la comida, especialmente en la primavera. Muchas personas las comen para tonificar todo el sistema. La raíz verde de la planta es un agente muy útil. Muy buena para el agrandamiento de las glándulas en particular la de tiroides. Muy buena para el hígado endurecido, hepática, inflamación de los riñones, y glándulas linfáticas agrandadas. Es efectivo en el bocio tomado internamente o aplicado como una cataplasma o linimento. Excelente para enfermedades de la piel, escrófula y la eczema. Si acaso se hace un té de la raíz y se aplica a la piel, aliviará la comezón.

La hierbamora hace una cataplasma excelente para los pechos endurecidos. También se ha utilizado en cáncer avanzado del pecho como una cataplasma. Primero, se muele la raíz fresca, luego se estira para hacer como un emplasto hasta tapar el pecho completamente, cortando un agujero para el pezón. Utilice un pedazo de estopilla o otro trapo fino para poner esto sobre el pecho, y una vez al día enmojesa la cataplasma con el té de hierba carmín, hecho fresco cada vez. Haga esto por tres días, poniendo una cataplasma fresca diariamente, y continuando el tratamiento por quince días. La piel estará cubierta con heridas pequeñas y pus. En más o menos de cuatro a seis semanas el pecho dejará de ser duro. Luego limpie la piel completamente y cubra con polvo de acido bórico y permita que toda la superficie se seque. En aproximadamente diez días las heridas se aliviaran completamente.

Se debe tener cuidado al usar raíces que no estén lo suficientemente cocidas o frescas.

Precaución: Las semillas presentes en las bayas son venenosas y no se deben de comer.

HACHIS *(Pilocorpus selloanus)*

Nombres Populares: Cáñamo de la India.
Nombre en Inglés: Indian Hemp.
Parte Usada: Hojas y raíces.
Propiedades medicinales: Igual que el Jaborandi (véase Jaborandi).

HAMAMELIS *(Hamamelis virginiana)*

Nombres Populares: Arbol del sortilegio, avellana de la bruja, nogal de la brujería, vara mosqueada.

Nombre en Inglés: Witch Hazel.

Propiedades Medicinales: Astringente, tónica, antiflogística, sedativa, estíptica.

Descripción y Usos: Es un remedio muy antiguo y de mucho valor para detener la hemorragia interna o externa. El que esto escribe lo usó durante más de treinta años con los más notables resultados. Es sin igual para detener la menstruación excesiva, hemorragias de los pulmones, el estómago, el útero y los intestinos. Muy útil para diarrea, tomado internamente y en forma de enema. En hemorragias de la nariz, aspire el té por la nariz. Para hemorroides inyecte una cucharadita del té varias veces por día y después de cada deposición. Es excelente para aplicaciones locales en caso de gonorrea. Restaura la perfecta circulación. Como cataplasma o como lavado es buena para tumores dolorosos, y para toda inflamación externa, hemorroides, heridas de cama y ojos doloridos e inflamados. Es excelente para gárgaras en problemas de la garganta. En las hemorroides y la disentería, o diarrea, dése en forma de enemas. Para gonorrea, leucorrea dése en forma de lavado. Internamente, póngase en remojo una cucharadita llena en una taza de agua hirviendo durante treinta minutos, y tome una o más tazas durante el día, según necesite, a grandes sorbos a la vez. Para los niños, dosificaciones menores de acuerdo con la edad.

No beba la que se compra en la farmacia; contiene un alcohol que no se debe de usar internamente.

HELIANTEMO *(Helianthemum canadense)*

Nombre en Inglés: Rock Rose.

Parte Usada: Aceite de la hierba.

Propiedades Medicinales: Aromática, tónica, alterativa, astringente.

Descripción y Usos: Valioso remedio para la escrófula, y se ha usado por mucho tiempo con este propósito. Deje en remojo una cucharadita de la hierba en una taza de agua por diez minutos. Enfríe, cuele y tome de cuatro a seis sorbos grandes. Una cataplasma hecha de las hojas es buena para tumores escrofulosos y úlceras. Excelente para gárgaras contra el dolor en la garganta, y para la escarlatina. Es bueno para diarrea, sífilis y gonorrea. Es útil en el tratamiento de ciertos tipos de cáncer.

HIERBABUENA *(Mentha viridis)*

Nombres Populares: Menta verde, yerbabuena.

Nombre en Inglés: Spearmint.

Propiedades Medicinales: Antiespasmódica, aromática, diurética, diaforética, carminativa.

Descripción y Usos: Es un remedio altamente estimado para cólicos, gases del estómago y los intestinos, dispepsia, espasmos e hidropesía, y es muy útil en caso de náuseas y vómitos, también para piedras en la vejiga. Cuando hay retención de orina, o cuando el orinar es doloroso o quemante, alivia la condición. Es excelente para aplicaciones locales, en hemorroides. Inyecte en pequeñas cantidades en el recto para hemorroides dolorosas. Buena en inflamación de los riñones y la vejiga. Excelente para detener el vómito durante el embarazo. Eficaz para tranquilizar al estómago después de un vomitivo. Es muy calmante y tranquilizadora para los nervios. NUNCA HIERVA LA HIERBABUENA. A ningún hogar le debe faltar este excelente remedio casero. Una infusión de 30 gramos (una onza) en medio litro de agua hirviendo se puede tomar en dosificación equivalente a un vaso de vino.

HIERBA DE SAN LORENZO *(Geranium maculatum)*

Nombre en Inglés: Alum Root.

Parte Usada: Raíz.

Propiedades Medicinales: Astringente, estíptico, antiséptico.

Descripción y Usos: Es un poderoso astringente. Muy útil para cólera, diarrea y disentería. Debe ser usado tanto interna como externamente. Para chancros en la boca y encías que sangran, enjuáguese la boca a menudo con un té cargado. Se usa también en las hemorroides externas. Inyecte un poco de té cargado varias veces por día. Cuando, por la extracción de una muela, hay hemorragia, frote con el polvo en la parte donde estaba la muela. Excelente para hemorragias, heridas que sangran, hemorragia de la nariz y profusa menstruación. El polvo seco rociado sobre una herida o un tajo detiene la hemorragia inmediatamente. Uselo en las úlceras crónicas o antiguas. En problemas de la matriz haga un lavado. Si se frotan los pechos con una solución concentrada del té, se detiene la producción de leche, o si se frotan solamente los pezones, se endurecen. Para hemorroides internas, inyecte dos o tres cucharadas, vía rectal, varias veces por día, y después de cada deposición. Es excelente para mucus y para pus en la vejiga y los intestinos; y para leucorrea, o para descargas mucosas en cualquier parte del cuerpo. Es muy útil en diabetes y enfermedad de Bright. En las descargas mucosas es excelente usarlo con una parte igual del golden seal. Use una cucharadita para medio litro de agua hirviendo.

Déjelo en remojo por treinta minutos. Use este líquido para inyectar en el recto en caso de hemorroides o de cualquier otro problema del recto, o por vía bucal, tome una cucharada cuatro a seis veces por día. Para uso general, deje en remojo una cucharadita en una taza de agua hirviendo por treinta minutos. Tome una o más tazas por día, a grandes sorbos a la vez. Para los niños, menor cantidad de acuerdo con la edad.

HIERBA DE SANTIAGO *(Senecio aureus)*

Nombre en Inglés: Ragwort.
Parte Usada: Planta entera.
Propiedades Medicinales: Expectorante, diaforético, emenagogo, pectoral, tónico.
Descripción y Usos: Tiene una fuerte influencia sobre los órganos femeninos. Combinada con ninfea es una de las mejores para casos de leucorrea y también para la menstruación suprimida.

Buena para todas las enfermedades urinarias y de micción. También se usa para el reumatismo, ciática, dolores en las coyunturas, tos y resfrío. Del extracto en liquido tome de media a una cucharita en una taza de agua.

HIERBA FETIDA *(Symplocarpus foetidus)*

Nombre en Inglés: Skunk Cabbage.
Parte Usada: Raíz, semilla.
Propiedades Medicinales: Sudorífico, expectorante, pectoral, antiespasmódico, estimulante, diaforético.
Descripción y Usos: Es uno de los remedios muy antiguos y muy bien conocidos. Es muy confiable en casos de tuberculo-

sis, catarro crónico, todas las afecciones bronquiales, afecciones de los pulmones, tos convulsiva, asma espasmódica, fiebre del heno, tuberculosis y pleuresía. Es un remedio excelente en el reumatismo crónico, en problemas nerviosos, disenterías, espasmos, convulsiones, hidropesía, histeria, epilepsia y para usar durante el embarazo. Es bueno cuando se prepara como ungüento para amortiguar el dolor de tumores y llagas externos.

HIERBA PULGUERA *(Erigeron canadense)*

Nombres Populares: Coniza.
Nombre en Inglés: Fleabane.
Parte Usada: Hojas o planta entera.
Propiedades Medicinales: Estíptica, astringente, diurética y tónica.
Descripción y Usos: Cuando fallan otros remedios, excelente para cólera, disentería y problemas estivales, especialmente en los niños. En estas afecciones, úsese un enema. Para preparar el líquido, deje en remojo una cucharadita de hierba pulguera en un litro de agua hirviendo durante 20 minutos, y úselo caliente, entre 112° y 115° F (unos 45° C). (Véase Enemas en el Indice.) Este es un excelente remedio para todos los problemas del colon. Puede mejorarse aún combinando con partes iguales de corteza de roble blanco, raíces de hierba de San Lorenzo y nébeda. Bebido, este té constituye un remedio confiable para problemas de la vejiga, para orina con ardor y hemorragias de los intestinos y el útero. Es bueno para la tuberculosis.

HINOJO (Foeniculum vulgare)

Nombre en Inglés: Fennel.
Parte Usada: Semillas, hojas.
Propiedades Medicinales: Estomacal, carminativo, pectoral, diurético, diaforético, aromático.
Descripción y Usos: El hinojo es un viejo remedio casero también usado como hierba culinaria. Es bueno para dar sabor a los alimentos y a otras medicinas. El té de hinojo es un excelente líquido para lavado de ojos. El hinojo es uno de los remedios completamente probados para gases, acidez estomacal y la gota, los cólicos, calambres y espasmos. Añadido el hinojo a

los alimentos impedirá la formación de gases estomacales e intestinales. Es un remedio excelente para los niñitos. Para cólicos, la hierba debe ser puesta en remojo y dada en pequeñas dosis cada media hora, hasta que el infante o el niño tenga alivio. Las semillas de hinojo en polvo usadas en té son buenas para mordeduras de serpiente, picaduras de insectos o para envenenamiento por la alimentación. Bueno para la obstrucción del hígado, el bazo y la bilis, y para la ictericia amarilla. Excelente para la obesidad. Aumenta el flujo de orina. Aumenta el flujo menstrual. El aceite de hinojo se puede usar sobre las coyunturas dolorosos para dar alivio al dolor y también se puede agregar a líquidos para hacer gárgaras para la ronquera y dolor de garganta. Se consigue en forma de cápsula o en polvo. Tome una o dos cápsulas diariamente.

HIPERICO *(Hypericum perforatum)*

Nombres Populares: Cazadiablo, corazoncillo, hierba de las heridas, hierba militar, hierba de San Juan, hipericón, perforada, perforata, pericón, sanjuanera, sanjuanes, trascalán.

Nombre en Inglés: St. John's Wort.

Parte Usada: Hojas y sumidades floridas.

Propiedades Medicinales: Aromático, astringente, resolvente, sedativo, diurético, vulneraria.

Descripción y Usos: Es muy potente como purificador de sangre. Muy bueno para tumores y furúnculos, así también como para problemas crónicas del útero, para el dolor que sigue del parto, orín suprimido, diarrea, disentería, e ictericia. Regula la menstruación. Buena para la histeria y aflicciones nerviosas. Excelente para el pus en el orín. Buena usada externamente como fomento o linimento para pechos con costra, todas las heridas, úlceras, y llagas ya de tiempo. También ayuda a corregir problemas de niños que se orinan en la cama si se sigue una dieta apropiada. La semillas remojadas en agua hervida expulsarán sangre coagulada del estómago. Para esto use una cucharadita de semillas para una taza de agua y tome una cucharada varias veces al día.

Precaución: Puede ser tóxico. Utilice con cuidado bajo la supervisión médica.

HISOPO *(Hyssopus officinalis)*

Nombres Populares: Albasch, asiala, rabillo, rabillo de gato.

Nombre en Inglés: Hyssop

Parte Usada: Planta entera.

Propiedades Medicinales: Aromático, sudorífico, pectoral, expectorante, febrífugo, antihelmíntico, laxante.

Descripción y Usos: El hisopo es un viejo remedio de la Biblia. David conocía los beneficios que se derivaban de su uso. El extrajo las más maravillosas lecciones de esta planta, que usó para mostrar la purificación del alma del pecado, pues él dijo: "Purifícame con hisopo, y seré limpio; lávame, y seré más blanco que la nieve" (Salmo 51:7). El hisopo, combinado con el debido uso del agua y la respiración profunda, es un purificador admirable del cuerpo.

Es valioso para la amigdalitis, el asma, los resfríos, la gripe y todas las afecciones pectorales. Afloja la flema de los pulmones y de la garganta. Es excelente para enfermedades de los niños y los infantes, tales como garganta hinchada y amigdalitis. Puede ser aplicado en compresas y usado en forma de gárgaras. En caso de fiebre, dése al paciente un vaso lleno cada hora de un té que se hace dejando en remojo una cucharada de la hierba en medio litro de agua hirviendo durante diez minutos. Pronto comenzará la traspiración que aliviará los riñones y la vejiga, y será ligeramente laxante. El hisopo aumenta la circulación de la sangre y reduce la presión de la misma. Es un excelente regulador de la sangre y es un tónico delicado cuando el organismo se halla en condición de cansancio. Es excelente para escrófula, cálculos y varios males del estómago; para ictericia, hidropesía y para el bazo. Tiene un efecto espléndido en las mucosas del estómago y los intestinos. Es bueno para resfríos y respiración difícil. Junto con otras medidas higiénicas, un buen remedio para la epilepsia. Expulsa las lombrices. Las hojas aplicadas a una inflamación o una magulladura quitan el dolor y la decoloración. Es eficaz para picaduras de insectos y mordeduras. Mata los piojos.

Sumerja la hierba durante quince minutos en agua hirviendo y póngala sobre un paño para usarla como cataplasma. El hisopo es bueno para fiebres intermitentes y otras fiebres. El té de hisopo es un excelente remedio para dificultades del ojo. Debe ser usado en una copita para lavado de ojo.

Para uso general, deje en remojo una cucharadita llena por cada taza de agua hirviendo, durante 20 minutos. Tome de una a tres tazas por día a grandes sorbos a la vez. Para los niños, una dosis menor, de acuerdo con la edad. No se use por más de dos semanas sin descanso.

HORTENSIA *(Hydrangea aborescens)*

Nombre en Inglés: Hydrangea.
Parte Usada: Hojas, raíz.
Propiedades Medicinales: Raíz –diurética, buena para disolver cálculos. Las hojas –tónicas, sialágogas, catárticas.

Descripción y Usos: Es un viejo remedio y muy valioso para problemas de la vejiga. Elimina los cálculos de la vejiga y quita también los dolores causados por las piedras y la arenilla en la vejiga. Alivia el dolor de cabeza producido por problemas de los riñones. Bueno para reumatismo crónico, parálisis, escorbuto e hidropesía. La raíz de hortensia se ha utilizado por mucho tiempo como un diurético ligero. Esta hierba actúa diferente en diferentes personas.

En algunos puede actuar como un laxante. Por lo tanto, es preferible empezar con una dosificación pequeña y aumentar despacio como se necesite. La dosificación típica es de dos cápsulas diarias. Para hacer té, haga una infusión de la raíz en medio litro de agua hirviendo y tome en dosis de tamaño de un vaso de vino, sea caliente o frío.

IMPERATORIA *(Heracleum lanatum)*

Nombre en Inglés: Masterwort.
Parte Usada: Raíz, semillas.
Propiedades Medicinales: Carminativa, estimulante, antiespasmódica.

Descripción y Usos: Es un remedio útil para resfríos, fiebres, orina excesiva, cálculos en los riñones, cólicos, menstruación suprimida acompañada de calambres dolorosos; también para dispepsia, hidropesía, epilepsia, espasmos, asma, parálisis, apoplejía. Extrae los gases de los intestinos. Buena para hacer lavados de llagas y úlceras. Disponible como extracto de liquido. Tome de una a dos cucharitas en una taza de agua.

JABORANDI *(Pilocorpus microphyllus)*

Nombre en Inglés: Jaborandi.

Parte Usada: Hojas.

Propiedades medicinales: Estimulante, expectorante, sialagogo, contraveneno, diaforético.

Descripción y Usos: Es excelente para cortar resfríos, para reumatismo, influenza y enfermedad de Bright. Produce transpiración profusa. Efectivo en varios tipos de fiebres, en diabetes, hidropesía, pleuresía, catarro e ictericia. Un excelente remedio para paperas tomado internamente como té, y aplicado externamente como fomento o cataplasma para reducir la inflamación. Haga tres o cuatro dobleces en el paño, sumérjalo en el té caliente y aplíquelo. Muy efectivo en el asma y la difteria. Detiene el hipo. Excelente para estimular el crecimiento del cabello. Sumerja sus dedos en el té hecho de hojas, varias veces por día, y masajee el cuero cabelludo a fondo.

Haga infusión de 30 gramos (una onza) de las hojas en medio litro de agua hirviendo y tome un vaso del tamaño de una copa de vino o menos como sea necesario.

JENJIBRE *(Zingiber officinale)*

Nombre en Inglés: Ginger.

Parte Usada: Raíz.

Propiedades Medicinales: Estimulante, picante, carminativo, aromático, sialágogo, condimento, diaforético.

Descripción y Usos: Cuando se toma caliente, el jenjibre es excelente para una menstruación suprimida. Un poquito de la raíz masticada estimula las glándulas salivales y es muy útil en la parálisis de la lengua, y también es bueno para una garganta dolorida. Previene los cólicos, es eficaz para diarrea, resfríos, gripe, bronquitis crónica, dispepsia, gases y fermentación; para cólera, gota y náusea, cuando se combina con otras hierbas laxantes más fuertes. Produce transpiración al tomarse caliente.

LADIERNO *(Rhamnus frangula)*

Nombres Populares: Tamujo.

Nombre en Inglés: Buckthorn Bark.

Partes Usadas: Corteza, fruta.

Propiedades Medicinales: Purgante, diurético, emético. La fruta —purgante.

Descripción y Usos: La corteza es muy efectiva para el estreñimiento. Es importante notar que la corteza fresca NO debe usarse: la corteza debe secarse por uno ó dos años antes de usarse. No forma hábito. Es un remedio efectivo para la apendicitis. Es bueno para reumatismo, gota, hidropesía y enfermedades de la piel. Produce abundante traspiración cuando se toma caliente. Es eficaz tanto tomado internamente como aplicado en forma externa para lavados. Un ungüento hecho de arraclán es muy bueno para curar las picazones. Extrae las lombrices. Quita las verrugas. Es apropiado para fomentos o para cataplasmas.

LAVANDA *(Lavandula vera)*

Nombre en Inglés: Lavender.

Parte Usada: Planta.

Propiedades Medicinales: Estimulante, aromática y fragante, carminativa.

Descripción y Usos: Un té de flores de lavanda es tónico, y previene los desmayos, además de detener las náuseas. Es excelente combinado con otras hierbas que disimulen su sabor. Las flores también se usan para hacer perfume. Las flores y las hojas secas se emplean para colocar en los cajones y en los armarios de ropa.

A veces se usa para mantener alejadas las polillas de las ropas y las pieles. Las hojas se usan como hierba culinaria para condimentar. Ya no es usada tanto como medicina hoy día.

LEPTANDRA *(Leptandra virginica)*

Nombre en Inglés: Black Root.

Parte Usada: Raíz.

Propiedades Medicinales: Catártica, cologoga, tónica, emética, hepática.

Descripción y Usos: La raíz fresca es demasiado tóxica para usarse sin peligro. La raíz seca es un laxante y tónico excelente y útil en casos de tener un hígado lento para estimular la cantidad normal de bilis.

Aún la raíz seca debe usarse con precaución ya que contiene leptandrina, un purgativo y emético fuerte. Es mejor usarlo sólo bajo supervisión médica. Remoje una cucharadita de la raíz seca, cortada en pedazos pequeños, en una taza de agua hirviendo por media hora. Tome frío, un sorbo antes de cada comida. Comience con una dosificación pequeña y aumente gradualmente la cantidad tomada, como sea tolerado, y no más de una taza diaria.

LINO *(Linum usitatissimum)*

Nombres Populares: Linaza.
Nombre en Inglés: Flaxseed.
Parte Usada: Semilla madura.
Propiedades Medicinales: Demulcente, pectoral, madurativo, mucilaginoso, emoliente.
Descripción y Usos: Estas son las comunes semillas de lino con las cuales todos están familiarizados. La semilla molida, cuando se mezcla con agua hirviendo, forma una espesa mezcla que es excelente para usar como cataplasma. Puede agregarse cualquier otra hierba con este propósito, tal como lepidio, corteza de olmo, lúpulo granulado, verbasco o algunas de las otras hierbas recomendadas para su uso en cataplasmas. Estas hierbas, mezcladas y empleadas como cataplasmas con la linaza, hacen una de las mejores cataplasmas para toda clase de llagas, granos, forúnculos, inflamaciones y tumores. La linaza es buena para la tos, asma y pleuresía y ha sido usado externamente como aplicación para quemaduras, llagas, etc. El carbón también es bueno para mezclar con la linaza.

Ponga una cucharita de la semilla en una taza de agua hirviendo, deje que se refresque, y tome de una a dos tragos tres veces al día.

LIRIO DEL VALLE *(Convallaria majalis)*

Nombres Populares: Convalaria, lirio de los valles.
Nombre en Inglés: Lilly of the Valley.
Parte Usada: Planta entera.
Propiedades Medicinales: Diurético, cardíaco, mucilaginoso, tónico, laxante.

Descripción y Usos: Es un buen calmante para el corazón, y lo es en general para el corazón. Es útil en caso de epilepsia, vértigo y convulsiones de todas clases.

Bueno para parálisis y apoplejía. Fortalece el cerebro, y hace los pensamientos más claros.

Quita la somnolencia. Extremadamente útil en caso de hidropesía. Muy útil para la hidropesía. Dosificaciones demasiado grandes pueden causar nausea, vómitos y diarrea.

Precaución: El lirio de los valles tiene una acción en el corazón parecido al digitalis (Dedalera) y NO SE DEBE DE USAR SIN SUPERVISION APROPIADA.

LLANTEN *(Plantago major)*

Nombres Populares: Lengua de carnero, llantén común, llantén de hoja ancha, llantén mayor, plantaina.

Nombre en Inglés: Plantain.

Parte Usada: Planta entera.

Propiedades Medicinales: Alterativo, diurético, antisifilítico, antiséptico, astringente, deobstruyente, antihemorrágico, estíptico, vulnerario.

Descripción y Usos: El llantén es una hierba conocida desde hace mucho. Los indios la usaban con gran ventaja. Crece prácticamente en todo Estados Unidos.

Toda familia debe juntar un poco de esta planta y tenerla a mano para usar. Tiene propiedades admirables y muchos empleos. Hay dos clases de llantén —el de hojas anchas y el de hojas delgadas. Ambos son buenos. Toda la planta debe ser usada.

El llantén tiene un efecto calmante, refrescante y sanador en caso de llagas y úlceras. Las hojas frescas, reducidas a una pasta después de machacadas, son buenas para detener hemorragias. Extremadamente útil en erisipela, eczema, quemaduras y escaldaduras. Haga un té bien cargado y aplique a las partes afectadas, usándolo con frecuencia en los casos malos.

Para hemorroides haga un té cargado con una onza en medio litro de agua hirviendo. Déjelo en remojo por veinte a treinta minutos.

Para hemorroides, inyecte en el recto mediante una jeringa una cucharada de ese té tres o cuatro veces por día, por lo menos, especialmente después de las deposiciones, usándolo en forma más frecuente en los casos malos. En hemorroides externas aplique externamente con una gasa suave o algodón. Puede conservarse un trozo de gasa saturada sobre la hemorroides externa, usando un cinturón o una venda alrededor del cuerpo. A esta venda o cinturón tiene que haberse fijado un trozo de paño para mantener la gasa saturada en el debido lugar. Puede prepararse un ungüento para hemorroides externas hirviendo lentamente durante unas dos horas dos onzas de llantén machacado en medio litro de aceite de soya, aceite de maní, o cualquier otro aceite soluble.

En caso de leucorrea, haga un té bien cargado y úselo para un lavado mediante una jeringa especial.

Para diarrea, problemas de los riñones y de la vejiga, y para dolor en las regiones lumbares, así como en caso de pérdida involuntaria de orina, el llantén es maravilloso. Prepare el té usando una cucharadita de hierbas machacadas en una taza de agua hirviendo. Déjelo estar por veinte o treinta minutos. Si se usan hierbas pulverizadas, tome una cucharadita por cada taza de agua caliente. Déjela estar por unos quince o veinte minutos, y tome una taza de ese té caliente. Déjelo estar por unos quince o veinte minutos y tome una taza de este té cuatro o cinco veces por día hasta que obtenga alivio.

Para usar en caso de enfermedades escrofulosas y sífilis, empléelo tanto interna como externamente.

Las hojas verdes dan un alivio maravilloso si se las machaca y se aplican como una cataplasma a cualquier parte del cuerpo donde haya habido picaduras de insectos venenosos, mordedura de serpientes, granos, forúnculos y tumores.

El té de llantén alivia los dolores intestinales. Ayuda a expulsar el mucus y detiene toda clase de flujos, aun los femeninos, cuando se lo toma en abundancia. Las semillas de llantén son buenas para hidropesía, en un té preparado con una cucharadita de ellas en una taza de agua hirviendo. Las raíces, reducidas a polvo, son buenas para dolor de muela. Un té hecho con agua destilada es bueno para los ojos inflamados. El té mata las lombrices en el estómago y los intestinos. Partes iguales de llantén y acedera o lengua de vaca hacen un excelente lavado para escozores, tiña y todo tipo de llagas que supuran. El llantén es excelente para curar heridas nuevas o antiguas, sean internas o externas.

LOBELIA *(Lobeloa inflata)*

Nombre en Inglés: Lobelia.
Parte Usada: Planta entera.
Propiedades Medicinales: Emética, expectorante, diurética, nervina, diaforética.

Descripción y Usos: La lobelia es una de las hierbas más usadas y se usa principalmente como emético o en problemas pulmonares como la bronquitis, grupa, tos ferina, asma, etc., antiespasmódica, estimulante.

Precaución: La lobelia puede tener algunos efectos tóxicos y no se debe de tomar internamente sin consultación apropiada. No hay peligro con su uso externo.

La lobelia es el relajante o sedativo más poderoso que se conozca entre las hierbas que no tienen efectos dañinos. Actúa diferentemente en distintas personas, pero no perjudica a nadie. La lobelia reduce las palpitaciones del corazón. Es buena en el tratamiento de todas las fiebres y en la neumonía, la meningitis, la pleuresía, la hepatitis, la peritonitis, la frenitis y la nefritis. La lobelia sola no puede curar. Pero es muy benéfica si se da combinada con otros remedios, como por ejemplo, un enema de infusión de nébeda por la mañana y por la tarde. El enema debe ser dado aunque el paciente esté delirando. Le aliviará el cerebro.

La asclepia tuberosa es un remedio específico para la pleuresía, pero es excelente si se combina con la lobelia por sus propiedades relajantes.

El uso de la lobelia en fiebres sobrepasa al de cualquier otro remedio. Es excelente para pacientes muy nerviosos. Las cataplasmas calientes de lobelia son buenas para las inflamaciones externas, tales como el reumatismo, etc. Es excelente añadir lobelia a las cataplasmas que se usen para los abscesos, granos y forúnculos. Use un tercio de lobelia y dos tercios de la corteza del olmo resbaloso, o la misma proporción que para cualquier otra hierba que esté usando.

Aunque la lobelia es un excelente purgante, es un hecho extraño que, dado en pequeñas cantidades para un estómago irritable, detiene los vómitos espasmódicos. En caso de asma, de una aplicación de lobelia, seguida a la siguiente mañana de un purgante. La aplicación externa afloja el material de desecho, el cual será arrojado con el purgante. En los casos malos, donde el hígado está afectado y la piel, amarilla, combine partes iguales de asclepia tuberosa, nébeda y de verdolaga de las Montañas Rocosas.

Ponga en remojo una cucharadita en una taza de agua hirviendo. Dé al paciente dos cucharadas calientes cada dos horas. Para la hidrofobia ponga en remojo una cucharada de lobelia en medio litro o medio litro de agua hirviendo y déselo a tomar, en tanta cantidad como sea posible para inducir el vómito. Esto limpiará el estómago; entonces dé un enema grande. Este tratamiento debe darse inmediatamente después que la persona es atacada.

La lobelia es excelente para la tos ferina. (Vea los párrafos sobre Tos Ferina en el Capítulo 7 de esta sección y en la Sección III.) No hay nada que limpie tan rápidamente los pasajes de aire de los pulmones como la lobelia. Una tintura hecha como sigue, detiene la dificultad para respirar y abre los pasajes de aire de los pulmones, si se toma de a una cucharada a la vez.

Hierba de lobelia	60 gramos (2 onzas)
Semillas de lobelia machacadas	60 gramos (2 onzas)
Vinagre de manzana	1\2 litro (1 pinta)

Deje en remojo por dos semanas en un frasco bien tapado, agitándolo cada día, cuélelo y entonces estará listo para el uso. También esto es bueno para el asma, usado como una aplicación externa, frotando entre los hombros y el pecho. La cataplasma de lobelia es excelente para torceduras, panadizos, magulladuras, tiña, erisipela, picaduras de insectos y zumaque venenoso.

Los siguientes párrafos están citados de "Las Medicinas de la Naturaleza" (*The Medicines of Nature*), pp. 65-69, y son la opinión de los doctores Thompson, Scudder, Lyle, Greer, Stephens, y otros médicos.

LOBELIA INFLATA: La hierba y semillas de esta planta son usadas mayormente por todos los practicantes herbarios. Es usado en un gran número de casos y se ha hecho renombrado en los anales de los escritos herbarios. Al Dr. Samuel Thompson le debemos el crédito de haber definido por primera vez la acción de este remedio. El llegó a conocer su valor solamente por la observación y la experimentación personal.

Y ahora, los usos de esta planta. La hierba y la semilla tienen propiedades similares, pero la semilla, sin embargo, es más potente. Al hacer infusión com las semillas, es mejor machacarlas. Ambas hierbas y semillas contienen un aceite volátil, y si se mantiene la semilla en papel, parte del aceite será absorbido por el papel.

La lobelia es uno de los relajantes mós eficaces, influenciando las estructuras mucosas, nerviosas, y musculares. *Es una buena regla el siempre dar un estimulante antes de administrar la lobelia, o combinar la lobelia con un estimulante.*

Es usada para la tos, bronquitis, asma, tos ferina, pulmonía, histeria, convulsiones, animación suspendida, tétano, problemas febriles, etc.

Puede ser usada de diferentes maneras, como en la hierba o semilla en polvo, extracto fluído, tintura ácida, infusión, decocción, píldoras o cápsulas, en jarabe, enemas, y en cataplasmas.

Hemos usado la tintura ácida de lobelia durante casi treinta años, con espléndidos resultados. El Dr. H. Nowell relató cómo, hacía 25 años, se le pidió que ayudara en un caso de asma acerca del cual los médicos regulares, después de una consulta, habían declarado que la tos del paciente no podía detenerse.

El detener la tos, declararon ellos, terminaría con la vida del enfermo. Se trataba de una mujer de cuarenta años de edad, y en ese tiempo estaba encinta de siete meses con su primer bebé. Los espasmos asmáticos eran muy agobiantes, y la enferma no podía dormir o estirarse en la cama, pues le faltaba el aire, y tanto ella como su esposo rogaron al médico que detuviera la tos.

Se le dijo que nada podía hacerse hasta después que naciera el niño. El esposo recibió un frasco de una onza (30 gramos) de tintura ácida de lobelia y se le instruyó que le diera una cucharadita cuando venía el espasmo, con instrucciones de que le diera una segunda diez minutos más tarde si era necesario.

La próxima mañana, al preguntar por la paciente, él expresó que casi inmediatamente después de tomar la primera dosificación la enferma arrojó grandes y espesas masas de flema de los pulmones, del tamaño del puño de un hombre. No tomó ninguna otra dosificación, y la enferma nunca ha tenido rastro de asma o algún problema en el pecho desde entonces, y hoy sigue viviendo.

Citamos aquí la declaración del Dr. Butler: "He tenido la mala suerte de ser un asmático durante diez años, y he probado una diversidad de los remedios usuales con muy poco beneficio. La última vez que tuve un ataque, fue el peor que jamás hubiera experimentado. Siguió por ocho semanas. Mi respiración era tan difícil que tomé una cucharada grande de tintura ácida de lobelia, y en cuestión de tres o cuatro minutos mi respiración llegó a ser tan fácil y libre como siempre había sido. Tomé otra diez minutos más tarde, y luego tomé una tercera, cuyo efecto sentí por todas partes de mi cuerpo, aun hasta la punta de los dedos de los pies, y desde ese tiempo he gozado de buena salud, tan buena como antes del primer ataque".

También hemos usado la tintura ácida en una aplicación externa, frotando la espalda entre los hombros y el pecho en casos de asma, y he hallado que es sumamente útil. El Dr. H. Nowell usa este método regularmente y ha tenido algunos resultados sorprendentes en casos donde la respiración era sumamente difícil. La fórmula del Dr. Nowell de hacer la tintura es el siguiente:

Hierba de lobelia	60 gramos (2 onzas)
Semillas de lobelia machacadas	60 gramos (2 onzas)
Vinagre de malta	1/2 litro (1 pinta)

Macérese estos ingredientes en un frasco perfectamente cerrado, durante diez días a dos semanas, agitándolo cada día. Cuélese y póngase en otro frasco para su uso. Esta es la fórmula que él ha usado durante casi treinta años.

Otra fórmula para hacer la tintura ácida de lobelia es la siguiente:

Semilla de lobelia machacada	60 gramos (2 onzas)
Hierba de lobelia	15 gramos (1/2 onza)
Pimentón	1 cucharadita

Macerar durante diez días en medio litro de vinagre de malta, agitando bien cada día. Cuélese y enfrásquese para su empleo.

Otra tintura ácida de lobelia extremadamente útil se hace empleando vinagre de frambuesa en lugar del vinagre de malta. Para beneficio de los que no lo saben, damos aquí una fórmula para hacer vinagre de frambuesa, que siempre usamos. Aconsejamos muy especialmente al estudiante que haga su propio vinagre: entonces puede estar seguro de tener un artículo puro.

Vinagre de Frambuesa: Machaque un litro (dos cuartillos) de frambuesas. Añada un litro (dos cuartillos) del mejor vinagre de malta, déjelo en reposo por dos días, luego cuélelo, y a cada medio litro (cuartillo) de líquido añada 360 gramos (12 onzas) de una buena azúcar. Caliéntelo hasta el punto de hervir y quite la espuma a medida que ésta aparece. Cuanto más hierva, más espeso será el jarabe.

Déjelo enfriar y enfrásquelo para su uso. Manténgalo en un lugar seco. Esto constituye un vinagre de frambuesa excelente, y es útil para añadir a un jarabe para tos, y produce una bebida agradable cuando se le añade agua.

La tintura ácida puede añadirse a los tes de marrubio, hisopo y salvia, o a otros tes, o puede añadirse a algún té compuesto en dosis de una cucharadita por cada taza de té de hierbas. Esto es bueno para la tos, el asma, los resfríos, etc. Es también extremadamente útil como vomitivo cuando uno siente que el estómago debe limpiarse completamente.

Tintura antiespasmódica o tercera preparación: lo que se conoce entre los que practican la medicina botánica como tintura espasmódica de la tercera preparación de lobelia es un compuesto muy efectivo. Se usa en muchos casos violentos tales como epilepsia, convulsiones, tétanos, delirium tremens, desmayos, histeria, calambres, etc. Damos a continuación lo que creemos que son los dos mejores compuestos que pueden hacerse.

Tintura antiespasmódica:

30 gramos (una onza) de cada uno de los componentes que siguen:

> semillas de lobelia
> tercianaria machacada
> hierba fétida
> resina de mirra
> cimicífuga negra
> media onza de pimentón

Haga una infusión y deje en reposo por una semana en medio litro de alcohol en un recipiente perfectamente tapado. Agite bien todos los días. Sería bueno que fuera un recipiente de cuello ancho, si es posible. Después de una semana cuélelo, sacando el líquido claro, que ya está listo para su uso. Aseguramos al estudiante que hemos usado esta misma fórmula con notables resultados. Hemos dado solamente una gota o dos en la punta del dedo, metiendo el dedo en la boca de un bebé con convulsiones, y en menos tiempo del que se necesita para escribir esta declaración, las convulsiones habían cesado.

Hemos visto también a un hombre gimiendo con agonía por el dolor, y le dimos una cucharadita de tintura antiespasmódica en medio vaso de agua tibia endulzada, haciendo que el paciente tomara todo el líquido caliente, y afirmamos que dentro de quince segundos todos los rastros de calambres y espasmos se habían ido.

El Dr. H. Nowell vertió una cucharadita de la tintura antiespasmódica, llena de fuerza, entre los dientes apretados, y antes de que pudiera verter una segunda cucharadita del frasco, las mandíbulas se aflojaron y el paciente preguntó: "¡Dios mío! ¿Qué ha hecho usted?" Atraviesa el organismo con la más notable rapidez, y creemos con seguridad que en casos en que la respiración está suspendida, las mandíbulas apretadas con espasmos y calambres, esta tintura es sin igual en todo el ámbito de los agentes terapéuticos.

La fórmula del extinto Sr. Hool, de Lancashire, para hacer esta tintura antiespasmódica, es la siguiente:

15 gramos (1/2 onza) en polvo de cada uno de los ingredientes que siguen:

> hierba de lobelia
> semillas de lobelia
> tercianaria
> valeriana
> hierba fétida
> resina de mirra
> pimentón

Coloque en un frasco que tenga 3/4 de litro de alcohol puro. Tape herméticamente y agítelo cada día durante catorce días.

Fíltrelo a través de un filtro fino y embotéllelo para su uso.

Citamos los escritos del extinto Sr. Hool, conociendo su maravilloso trabajo y su integridad de carácter. El dice: "La tintura indicada más arriba se hallará superior a cualquier otro agente solo, y la hace un remedio seguro y confiable para pacientes de todas las edades. En el crup mucoso y espasmódico la tintura debe administrarse rápidamente y en dosis de una cucharadita entera puesta en agua caliente y repetida a intervalos de diez o quince minutos hasta que se logre el vómito abundante, pues es necesario en tales casos inducir una completa relajación del organismo, por medio de dosis completas de vomitivo repetidas a intervalos adecuados.

"Cuando el caso es muy severo o la tintura es difícil de administrar, como en el caso de los infantes, debe refregarse bien el cuello, el pecho y la espalda entre los hombros al mismo tiempo. Dos o tres gotas de tintura deben ser colocadas en la boca y lavadas con cucharaditas de agua caliente, y el paciente, mantenido caliente en la cama. En todos los casos semejantes el alivio se experimentará en pocos minutos, y al repetir el mismo tratamiento con intervalo de una o dos horas se efectuará bien pronto una cura y el paciente entrará en un estado de convalecencia.

"¿Pero cómo se consigue este resultado? Las propiedades de la lobelia, por la acción inmediata de las partes mucosas y musculares del esófago, la glotis, la laringe, la faringe y los tubos bronquiales, producen un inmediato relajamiento, y las partes anteriormente contraídas se expanden y se hace fácil la respiración. Las propiedades de la pimienta del pimentón calientan y estimulan la sangre, detienen la inflamación de las partes, producen mejor secreción y acción de las membranas mucosas.

"La tercianaria y la valeriana, siendo remedios nervinos, detienen la irritación de los nervios y previenen la excesiva excitación, y de esa manera impiden la ruptura de los pequeños vasos, mientras que la acción de las propiedades de la hierba fétida y de la resina de mirra es evitar los chancros y fortalecer el organismo".

Siendo que nosotros consideramos al Sr. Hool absolutamente confiable, citamos más de él en cuanto a su método de tratamiento, como sigue.

Fiebre escarlatina y otras condiciones febriles: "En la tifoidea, el tifus exantemático o la slow fever, y especialmente en la fiebre escarlatina maligna, no puede contarse ni siquiera la mitad del valor de la tintura antiespasmódica. He visto en mi experiencia algunos de los peores casos de escarlatina curarse por el siguiente y sencillo tratamiento, aun cuando la muerte parecía cercana y no había aparente esperanza de recuperación. He tomado a mi cargo tales casos y he administrado una cucharadita de la tintura antiespasmódica de lobelia en un poco de agua caliente, dando este remedio al paciente cada media hora, hasta que éste empezó a mejorar. En tales casos se hace un buen fuego en la habitación, teniendo una muda de ropa interior limpia para ponerle.

"Se toma entonces un litro de agua caliente y un 1/2 litro de vinagre de malta. Mézclese el agua y el vinagre, póngase al paciente cerca del fuego, lávese todo su cuerpo con el vinagre y el agua y séquelo después. Ponga la muda limpia de ropa y cambie las sábanas de la cama. Ponga al paciente de nuevo en la cama y déle después una cucharadita de la preparación en forma de té caliente (té de hierbas) o algo caliente cada dos horas teniendo cuidado de lavarlo con vinagre y agua caliente todos los días, y el paciente estará de nuevo en el camino de la recuperación. He tratado a veintenas de casos de fiebre escarlatina de esta manera, y nunca perdí un solo caso por muerte".

Hemos citado extensamente porque personalmente conocemos la larga vida de trabajo, la labor de amor y el éxito notable de este hombre de corazón noble. Hemos usado la tintura ácida y la tintura antiespasmódica y recomendamos todo cuanto se ha dicho al estudio cuidadoso del médico que usa las curas naturales.

En la fiebre reumática, la tintura antiespasmódica obra milagros en el paciente. Procédase de la siguiente manera: frótese todo el cuerpo desde la nuca hasta la punta de los pies con la tintura, y si el caso es malo, el enfermo no puede sentarse o mover sus brazos o piernas, désele una cucharadita de tintura en un poco de agua caliente cada media hora hasta que se produzca una amplia traspiración.

Mantenga al paciente en la cama y permítale refrescarse; entonces lave todo su cuerpo con vinagre y agua caliente. Después de esto dé la tintura en dosificaciones de cucharaditas de té en agua caliente cada dos horas durante un día, y luego cada tres horas por unos pocos días. Si el caso lo exige, úsese un poco de la tintura para frotar el cuerpo. Háganse esponjamientos diarios con el agua caliente y el vinagre. Si se sigue este procedimiento, el practicante hallará que tanto él como el paciente estarán sorprendidos de la rápida recuperación que se producirá.

Finalmente, creemos que la lobelia es uno de los remedios mejores que una Providencia bondadosa ha dado como bendición a la humanidad (Dominion Herbal College, Ltda., Lección 26, 1962.)

Los párrafos siguientes son citados de "La Guía Botánica Modelo a la Salud" (*The Model Botanic Guide to Health*), páginas 35-37.

La lobelia inflata es una de las hierbas más valiosas usadas en la práctica botánica. Mucho se ha escrito en cuanto a si esta hierba es venenosa o no. La experiencia práctica —que es mucho mejor que la teoría— ha probado que es tan inofensiva como la leche, y en lugar de ser un veneno, es un antídoto para el veneno. El análisis de sus constituyentes químicos muestra que contiene un alcaloide llamado lobelina y un ácido lobélico, resina, cera y goma; las semillas contienen en adición cerca de 30 de aceite fijo. Hemos asistido casos en que por equivocación se ha dado un veneno, y la lobelia ha tenido el efecto de descargar el contenido del estómago. Los médicos a menudo están engañados al prestar atención a meras opiniones en lugar de observar los hechos; pero hombres que se han despojado de lo que se les ha enseñado en las escuelas médicas han descubierto la verdad, y la han separado del error.

Hemos prescrito la tintura ácida de lobelia inflata para tos convulsiva con notable éxito. No hay otra medicina que en forma tan eficaz abra los pasajes del aire de los pulmones, librándolos de sus secreciones viscosas.

Como vomitivo, estamos satisfechos de que es una clase tan suave y desprovista de todo peligro como la ipecacuana, aunque es más eficaz; y la consideramos como uno de los mejores remedios en toda la materia médica; y tenemos la confianza a pesar de las historias de viejas que hay en los libros (refiriéndonos a los libros de las escuelas médicas) de que la lobelia es un artículo de medicina valioso, seguro y suficientemente suave. Creemos que llegará el tiempo en que será mucho mejor apreciada. Sin embargo, puede decirse poco de su valor en el espacio de una sencilla página de periódico. Nosotros no solamente lo damos a nuestros pacientes, sino que lo tomamos nosotros mismos en cualquier momento que necesitamos un vomitivo. Podemos asegurar al público que puede usarse sin ninguna aprensión o peligro; lo hemos dado a infantes de pocos meses de edad. Tiende a quitar las obstrucciones de todas las partes del organismo, y su efecto se siente hasta en los extremos de los dedos de los pies; no solamente limpia el estómago, sino que también ejerce una benéfica influencia sobre todas las partes del cuerpo. Se difunde muy fácilmente, sin embargo, y debe ser usado con pimentón o con algún estimulante permanente. Los efectos de la lobelia pueden compararse a un fuego hecho con virutas, que pronto pasa, a menos que se añada otro combustible; el pimentón, por lo tanto, puede decirse que mantiene viva la llama que la lobelia ha encendido. Podemos dar testimonio de que es inofensiva cuando se da de la debida manera; nunca hemos visto ningún mal efecto, y nuestra experiencia debe valer algo cuando decimos que en nuestra práctica hemos vendido más de cien libras por año durante los setenta años pasados, las cuales, según las nociones de algunos médicos, habrían sido suficientes para envenenar a la mitad de la población de Inglaterra. No hay otra medicina que tenga la mitad de la eficacia de la lobelia para quitar la flema compacta de las personas asmáticas y que sufren de tuberculosis. Es una medicina indispensable en las fiebres, así como en los problemas biliosos y crónicos. La hemos usado para la sordera con buenos resultados. Es también útil en cataplasmas. Hay algunos autores que dicen que cura la hidrofobia, si se toma interiormente y se aplica también externamente. Las cualidades médicas de esta hierba valiosa son tan múltiples, que podría escribirse un largo tratado sobre sus poderes curativos. Baste decir, sin embargo, que es un corrector general de todo el organismo, y que es de naturaleza inofensiva. En los cuerpos sanos será silenciosa e inofensiva. Está también calculada para quitar la causa de la enfermedad, como el alimento para quitar el hambre; y limpia todas las obstrucciones de la circulación, cualquiera sea la causa de la enfermedad.

Existen incontables misterios ocultos en las hierbas no venenosas que todavía no están completamente descubiertos.

Agradezco a Dios por los buenos colegios de medicina botánica que tenemos hoy, que no teníamos cuando yo era joven.

Hay una cantidad de hierbas con las cuales podemos hacer milagros. Mencionaremos algunas de ellas: la tercianaria, el golden seal, la mirra, la milenrama, el hinojo, las bayas de cubeba, el alsine, la sábila, la mandrágora, la raíz de cálamo aromático, la raíz de diente de león, las hojas del blueberry, el tanaceto, la acedera, la bardana, la lobelia, la uña de caballo, las bayas de palmito, el hisopo, el pimentón, la salvia, el nébeda, la menta, la equinácea y el hamamelis.

La lobelia posee las propiedades más maravillosas; es una hierba relajante perfectamente inofensiva. Afloja la enfermedad y prepara el camino para su eliminación del cuerpo. Su acción es rápida y más eficiente que el radio, y las hojas de lobelia no tienen malos efectos posteriores, en tanto que el radio los tiene.

Las hierbas no ponzoñosas harán todas las cosas para las cuales el alópata prescribe radio, mercurio, antitoxinas, sueros, vacunas, insulina, estricnina, digitalina, y todas las drogas ponzoñosas que se preparan; pero las hierbas no venenosas no dejan ningún mal efecto. (Nota del Editor: La estricnina, mercurio, radio, y otros metales pesados ya no son usados como tratamiento por médicos alópatas como cuando fueron primero publicados en este libro.)

LUPULO *(Humulus lupulus)*

Nombre en Inglés: Hops.

Parte Usada: Flores.

Propiedades Medicinales: Febrífugo, tónico, nervino, diurético, anodino, hipnótico, antihelmínico, sedativo.

Descripción y Usos: El lúpulo es un remedio antiguo y muy útil. Excelente calmante de los nervios. Produce sueño cuando ninguna otra cosa lo logre. Deben tomarse dos o tres tazas calientes. Es valioso en el delirio alcohólico. Es un buen remedio para dolor de muelas, dolor de oídos, neuralgia y males similares. Tonifica al hígado, aumenta el flujo de la orina, y también el de la bilis, y es bueno para los deseos sexuales excesivos y la gonorrea. Ponga una cucharadita en medio litro de agua y déjelo estar por diez minutos. Bébase media pinta por la mañana y otra por la tarde. Una almohada llena de lúpulo se ha usado para producir sueño y es muy eficaz. El lúpulo es bueno para enfermedades del pecho y la garganta. Las cataplasmas de lúpulo son muy efectivas para inflamaciones, furúnculos, tumores, hinchazones dolorosas y úlceras viejas.

MALVAVISCO *(Althaea officinalis)*

Nombres Populares: Altea, hierba cañamera.
Nombre en Inglés: Marshmallow.
Parte Usada: Raíz, hojas
Propiedades Medicinales: Diurético, demulcente, mucílago, emoliente.
Descripción y Usos: Como cataplasma es excelente para partes adoloridas o inflamadas desde que es muy calmante y lubricante. Para problemas del pulmón, ronquera, tos, bronquitis, diarrea o disentería, ponga una cucharadita en una taza de agua, hierva a fuego lento por diez minutos, luego deje que se enfríe. Beba de una a dos tazas al día, tomando bastante cada vez. Para irritaciones vaginales, use como ducha, también tomándolo internamente. De una a dos cápsulas por día es una dosificación típica. El té también es bueno para bañar ojos inflamados o adoloridos. Muy calmante y aliviador para cual quiere condición de inflamación del intestino. Valioso en la pulmonía, descargos dolorosos del orín, arenilla, y todas las enfermedades de los riñones. La raíz a veces se usa para aumentar la leche en madres que dan pecho.

MANDRAGORA *(Podophyllum peltatum)*

Nombre en Inglés: Mandrake.
Parte Usada: Raíz.
Propiedades Medicinales: Antibilioso, catártico, emético, diaforético, colágogo, alterativo, resolvente, vermífugo, desobstruyente.
Descripción y Usos: Excelente regulador del hígado y los intestinos. En enfermedades crónicas del hígado no tiene igual. Valiosa para ictericia y fiebre biliosa o intermitente. Buen sí-

quico; se combina frecuentemente con hojas de senna. Es muy benéfica en enfermedades uterinas. Actúa totalmente sobre todos los tejidos del sistema.

Se debe de dar frecuentemente en dosis pequeño para prevenir acción purgativa severa. Póngase en remojo una cucharadita en medio litro de agua hirviendo y tómese una cucharadita de este té tan a menudo como necesite. A los niños se les da menos cantidad, de acuerdo con la edad. Tome una cápsula al día por no más de una semana a un tiempo.

Precaución: La mandrágora es una hierba potente; se debe de tomar con cuidado.

Otras hierbas pueden dar los mismos resultados y son mucho menos peligrosas.

MANZANILLA *(Anthemis nobilis)*

Nombre en Inglés: Camomile.

Parte Usada: Flores.

Propiedades Medicinales: Estimulante, amarga, tónica, aromática, emenagoga, anodina, antiespasmódica, estomacal.

Descripción y Usos: Un remedio muy antiguo y bien conocido que crece en abundancia dondequiera. Fue supuestamente dedicado al sol por los egipcios por su valor curativo en el tratamiento de la fiebre intermitente. Cada persona debiera juntar una bolsa de brotes de manzanilla, ya que son buenos para muchos males. La manzanilla es un tónico general excelente, produce apetito y es buena para dispepsia y estómago débil. Se usa en varias partes del mundo como un té para la mesa. Sirve para regular los períodos menstruales. Es espléndida para los riñones, el bazo, para resfríos, bronquitis y problemas de la vejiga, para expulsar lombrices, para la fiebre palúdica o intermitente, para hidropesía, para ictericia. El té es excelente para hacer lavados de los ojos cuando están hinchados y débiles, y también para otras llagas abiertas y heridas. Como cataplasma es buena para dolores e inflamaciones. La fiebre intermitente y la tifoidea pueden ser detenidas en las primeras etapas con esta hierba. Es útil en caso de histerismo y enfermedades nerviosas. Aplicada como cataplasma, evita gangrenas. Combinada con dulcamara como ungüento es buena para magulladuras, torceduras, inflamaciones por callos y callos en general. *No use durante el embarazo.* Tome una cápsula dos veces al día.

MARRUBIO *(Marrubium vulgare)*

Nombres Populares: Juanrubio, malva de sapo, malvarrubia, marrubio blanco, matico, yerba del sapo, yerba virgen.
Nombre en Inglés: Horehound.
Parte Usada: Planta.
Propiedades Medicinales: Pectoral, aromático, diaforético, tónico, expectorante, diurético, hepático y estimulante.
Descripción y Usos: El marrubio produce una transpiración abundante cuando se toma caliente. Tomado en dosificaciones grandes es un laxante. Cuando se bebe frío es bueno para la dispepsia, la ictericia, el asma, la histeria y para expulsar las lombrices. Es muy útil en inflamación crónica de la garganta, tos, tuberculosis y todas las infecciones pulmonares. Si la menstruación se detiene anormalmente, la restablece.

El marrubio es uno de los remedios antiguos y debe estar en todos los hogares, listo para un uso inmediato. El jarabe de marrubio es excelente para asmas y dificultades al respirar. Para los niños que tengan tos o difteria, deje en remojo una cucharada bien llena en medio litro de agua hirviendo por 20 minutos, cuele, añada miel, y permítales tomar en abundancia.

El marrubio es una de las hierbas amargas que comen los Judíos en el tiempo de pascua, otros siendo la ortiguilla, rábano picante, cilantro y lechuga.

MATRICARIA *(Chrysanthemum parthenium)*

Nombres Populares: Botón de plata, camamila de los huertos.
Nombre en Inglés: Feverfew.
Parte Usada: La hierba.
Propiedades Medicinales: Aperitiva, carminativa, purgante, tónica, emenagoga.
Descripción y Usos: La matricaria es buena para el gas estomacal, hinchazón y lombrices. Promueve la menstruación. Bueno para tratar la histeria y alcoholismo con delirio. Las flores sirven como purgante. Como infusión, use una onza de la

hierba a medio litro de agua hirviendo y tome frecuentemente, una cucharadita a la vez. Tome de 10 a 30 gotas de la tintura en un vaso de agua cada cuatro horas como sea necesario.

MEJORANA *(Majorana hortensis)*

Nombres Populares: Almoradijo, almoradux, amáraco, mayorana, orégano mayor.
Nombre en Inglés: Marjoram.
Parte Usada: Planta entera.
Propiedades Medicinales: Aromática, tónica, condimento, emenagoga.
Descripción y Usos: Es un tónico muy bueno. Muy efectivo combinado con manzanilla y genciana. Excelente para un estómago amargo, pérdida del apetito, tos, tuberculosis, enfermedades eruptivas, menstruación suprimida, para aumentar el flujo de orina, para picadas de insectos y serpientes venenosas, hidropesía, escorbuto, escozor, ictericia, dolor de muelas y cabeza, e indigestión. Tomado caliente, produce transpiración. Esta hierba no es usada comúnmente en la medicina, pero es usada mayormente en la cocina como condimento. La dosificación es de una a dos cápsulas diarias.

MELISA *(Melissa officinalis)*

Nombres Populares: Toronjil, cedrón, cidronella, limonera.
Nombre en Inglés: Balm.
Parte Usada: Hierbas, flores.
Propiedades Medicinales: Diaforética, carminativa, febrífuga, tónica.
Descripción y Usos: Tomada caliente produce transpiración. Para hacer el té, mezcle medio litro de agua hirviendo con una onza de la hierba, deje remojar por 15 minutos, enfríe. El extracto líquido puede ser usado; de una cuarta a una cucharadita. Es excelente para ayudar a la digestión, y en todos los casos de náuseas y vómito, y calma y asienta el estómago. Es muy útil en problemas de los riñones y la vejiga, fiebres, y disentería. Util en caso de menstruación dolorosa y problemas femeninos. Una cataplasma tibia madurará a un furúnculo y lo abrirá. Para picaduras de insectos y mordidas de perros ra-

biosos, tome el té internamente y haga una cataplasma para aplicar a la mordida o picadura. También es buena para aliviar un dolor de muelas o de cabeza.

MENTA *(Monarda punctata)*

Nombres Populares: Monarda.
Nombre en Inglés: Mint.
Parte Usada: Hojas, copas.
Propiedades Medicinales: Estimulante, carminativa, sudorífica, diurética, emenagoga.
Descripción y Usos: Es muy calmante y sedativa. Alivia el dolor. Es excelente para aliviar la retención de orina, para supresión de la menstruación, para náuseas, para vómitos, gases estomacales y otros problemas del estómago. Tome de 10 a 30 gotas de la tintura diario en un vaso de agua.

MENTA PIPERITA *(Mentha piperita)*

Nombres Populares: Menta inglesa, pipermín.
Nombre en Inglés: Peppermint.
Propiedades Medicinales: Aromática, estimulante, estomacal, carminativa, rubefaciente.
Descripción y Usos: Este es uno de los viejos remedios caseros y debe estar en todas las huertas caseras, pues crece en forma abundante. Es un remedio excelente para resfríos, cólicos, fiebres, desmayos o gas en el estómago, náusea, vómito, diarrea, disentería, cólera, problemas del corazón, palpitación del corazón, influenza, gripe e histeria. Aplicada externamente, es buena para reumatismo, neuralgia y dolor de cabeza. Los enemas de menta son excelentes para el cólera y para problemas del colon. Es útil en caso de demencia y, especialmente, para convulsiones y espasmos en los infantes.

La menta es un estimulante general. Un té de menta bien cargado actúa más poderosamente sobre el cuerpo que cualquier licor estimulante, pues se difunde rápidamente por todo el sistema y restaura al organismo su calor natural en caso de desmayo repentino, cuando existe un rostro extremadamente frío y pálido. Devuelve al cuerpo su calor natural, sin la tendencia habitual a una recaída. Es buena para cólicos causados por la ingestión de fruta verde o alimentos irritantes.

No beba café ni té, los cuales son dañinos. El café debilita los músculos del corazón, y en cambio el té de menta es delicioso y fortalece los músculos cardíacos. El café perjudica la digestión, debilita el corazón, es causa de estreñimiento, envenena el cuerpo. El té de menta limpia y fortalece todo el cuerpo. Haga una prueba y vea cuánto mejor se siente cuando abandona el café y el té y bebe té de menta.

Para el dolor de cabeza, en lugar de aspirina o de cualquier otra droga dañina, tome un té de menta tan cargado como le guste, acuéstese por un rato, y vea cuán buen efecto tendrá sobre Ud. Si necesita, beba dos o tres tazas o suficiente para que se esparza por el sistema, de manera que pueda ayudarle, y no se chasqueará. Fortalece los nervios, en lugar de debilitarlos como la aspirina y otras drogas.

Si no tiene a mano té de menta, tome alguna de las hojas y mastíquelas, reduciéndolas a una pasta fina, hasta que pueda tragarla con facilidad. Esto hará que el alimento comience a digerirse y ayudará a todo el sistema a hacer su trabajo más normalmente. Use una onza de la hierba en medio litro de agua y endulce con un poco de miel si desea.

Tome en dosificaciones del tamaño de una copa de vino. También puede usar 5 a 15 gotas del extracto líquido en una taza de agua.

MILENRAMA *(Achillea millefolium)*

Nombres Populares: Altarreina, aquilea, artemisa bastarda, cientoenrama, flor de la pluma, hierba de Aquiles, hierba de las cortaduras, hierba de los carpinteros, hierba de las heridas, hierba meona, milenfolio, mil hojas.

Nombre en Inglés: Yarrow.

Parte Usada: Planta entera.

Propiedades Medicinales: Astringente, tónica, alterativa, diurética, vulneraria, diaforética.

Descripción y Usos: He usado la milenrama muy extensamente, siendo que ésta se da en abundancia en la parte norte de Wisconsin, donde nací y me crié. También crece en muchas otras partes de los Estados Unidos.

Es excelente para hemorragias y hemorragia de los pulmones. Al comienzo de un resfrío, si se toma en abundancia con otros remedios sencillos, lo detendrá en 24 horas. Es un remedio muy bueno para toda clase de fiebres, si se toma caliente. Abre los poros y expulsa las toxinas, eleva la temperatura, y aumenta la circulación. Muy efectiva como remedio para una orina suprimida, para la orina escasa y para cuando hay descargas mucosas de la vejiga. Como ungüento la milenrama cura las heridas viejas, las úlceras y las fístulas. Es excelente para hacer lavados en caso de leucorrea. Muy útil para sarampión, viruela, y varicela o viruela loca. Buena para dispepsia y hemorragia de los pulmones y los intestinos.

Para hemorroides y hemorragias, úsela como un enema hecho con el té después que los intestinos han sido limpiados con un enema limpiador. También inyecte dos cucharadas varias veces por día, y después de cada deposición. Cuando hay hemorroides en mala condición, dése un buen enema de milenrama cada día. Si hay mucho dolor, haga que el agua esté de 112° a 115° F (38° a 40° C). La milenrama tiene un efecto muy sanador y es muy suavizante sobre las membranas mucosas. Es un remedio que ha tenido mucho éxito para la fiebre tifoidea. Para diarrea y disentería es eficaz. Es excelente para diarreas en los infantes. Para infantes muy pequeñitos inyecte en el recto una taza o más de acuerdo con la edad. Puede inyectarse directamente en la matriz. Es bueno para expulsar los gases del estómago. Muy útil para diabetes y enfermedad de Bright. La milenrama es más efectiva que la quinina. En fiebres bébala caliente. Deje en remojo una cucharadita en una taza de agua hirviendo por treinta minutos. Tome tres o cuatro tazas por día, una hora antes de las comidas, y una antes de ir a acostarse. Debe tomarse tibia para que haga efecto.

MILKWEED *(Asclepias syriaca)*

Nombre en Inglés: Milkweed.
Parte Usada: Raíz.
Propiedades Medicinales: Emético, purgante, alterativo, diurético, tónico.
Descripción y Usos: Es conocido por casi todo el mundo.

Es un espléndido remedio para problemas femeninos y dificultades de los intestinos y los riñones. Aumenta el flujo de la orina;
por eso, es bueno para hidropesía, y también para el asma, problemas del estómago y condiciones escrofulosas de la sangre.
Es un remedio muy eficaz para cálculos. Es muy usado en
lugar de la lobelia. Tómense partes iguales de asclepiadea y
malvavisco, déjese en remojo una cucharadita en una taza de
agua hirviendo, y tómense tres tazas diarias, y una caliente al
ir a la cama. Expulsa las piedras en unos pocos días, cuando se
usa esa combinación. Los fomentos aplicados al hígado, y unos
buenos masajes al hígado al tiempo en que se hacen los fomentos, resultan muy eficaces. Los niños deben recibir menos dosificación, de acuerdo con la edad. Las raíces hervidas tienen el
mismo gusto que el espárrago. Se debe tener precaución con la
asclepiadea, pues puede ser venenosa, especialmente en dosificaciones grandes y particularmente en niños. Siga las instruc·
ciones cuidadosamente y no tome más de lo necesario.

MIRRA *(Balsamodendron myrrha)*

Nombre en Inglés: Myrrh.
Parte Usada: Goma en polvo, resina.
Propiedades Medicinales: Antiséptica, estimulante, tónica, expectorante, vulneraria, emenagoga.
Descripción y Usos: Es un viejo remedio bíblico que todavía se usa en estos días, y uno de los mejores remedios. La mirra es valiosa como tónico y estimulante para enfermedades de
los bronquios y los pulmones. Es excelente para la piorrea, pues
es antiséptica y muy sanadora.
Cepíllese los dientes con el polvo, enjuáguese cabalmente la
boca con el té y lávese las encías con él. Cuando se toma internamente, quita el mal aliento. Tome una cucharadita de polvo
de mirra y una del *hydrastis canadensis* (golden seal) en medio
litro de agua hirviendo. Déjelo estar por pocos minutos, vuelque el líquido claro, y tome en dosis de una cucharadita cinco o
seis veces al día. Es también un excelente remedio para úlceras, hemorroides, y para lavar escaras de cama o cualquier llaga del cuerpo. Convertida en un ungüento con partes iguales
del golden seal, se presta para una excelente enema para he-

morroides; o el té puede usarse con ese propósito para un lavado. Después de lavar completamente las llagas, úlceras, etc., con el té, espolvoree un poco del polvo sobre la llaga. El carbón humedecido con este té y aplicado a úlceras viejas y llagas es sanador. También es eficaz para gangrenas. Este es un excelente remedio para la difteria, la garganta ulcerada y para llagas en la boca. Usese también para tos, asmas, tuberculosis, y todas las afecciones del pecho, pues disminuye las descargas de mucosidad.

MIRTO (Myrica cerifera)

Nombre en Inglés: Bayberry.

Parte Usada: Corteza, hojas, flores.

Propiedades Medicinales: Astringente, tónica, estimulante. Las hojas— aromáticas y estimulantes.

Descripción y Usos: Es una de las hierbas más valiosas y útiles. El té es excelente para gárgaras cuando la garganta está dolorida. Limpia completamente la garganta de toda materia pútrida. Coloque una cucharadita en medio litro de agua hirviendo y déjelo en remojo por media hora; haga gárgaras para la garganta todo el tiempo hasta que esté limpia. Entonces tome medio litro de té tibio para limpiar completamente el estómago. Si no es devuelto fácilmente, pase una plumita por la parte profunda de la garganta. Esto restaura las secreciones mucosas a la actividad normal.

Para escalofríos haga lo que se indicó más arriba, añadiendo una pizca de pimentón, y tome media taza caliente cada hora. Esto es muy efectivo.

El mirto es excelente para tomar como emético en caso de intoxicación con un narcótico, y es bueno seguirlo con un vomitivo de lobelia.

También es valiosa tomada de la manera habitual para todos los casos de hemorragia, ya sean del estómago, los pulmones, el útero o los intestinos. Esta hierba es de confianza para detener la menstruación profusa, y cuando se combina con pimentón resulta un remedio infalible para este mal. Es muy buena en caso de leucorrea. Tiene un efecto general excelente sobre los órganos femeninos, y también una influencia muy buena sobre el útero en el embarazo, y se usa para un buen lavado del útero.

Se obtienen excelentes resultados de su uso en caso de gota. En la diarrea y la disentería, hágase un enema con el té.

En caso de úlceras gangrenosas, granos, furúnculos, úselo para hacer lavados y cataplasmas, o aplique la hierba pulverizada a la infección. El té puede usarse para un excelente lavado cuando hay encías esponjosas y sangrantes.

Es un excelente tratamiento para las adenoides. En este caso se aspira el polvo o el té por la nariz, o usando una paja por medio de la cual se sopla el polvo del mirto. Es también buena para catarros.

El té tomado internamente es útil en caso de ictericia, escrófula y cáncer de la garganta y la boca. El té tomado caliente promueve la traspiración, mejora toda la circulación y les da mejor tono a los tejidos. Tomado en combinación con milenrama, o nébeda, salvia y menta es excelente para resfríos.

Una fórmula muy buena empleada por el famoso Colegio Herbal Dominion es la que se hace con mirto para resfríos, fiebres, gripe, cólicos, calambres y dolores de estómago, según la siguiente combinación:

mirto	120 gramos (4 oz.)
jenjibre	60 gramos (2 oz.)
pino blanco	30 gramos (1 oz.)
clavo de especia	15 gramos (1/2 oz.)
pimentón	15 gramos (1/2 oz.)

Esto se prepara mezclando las hierbas (en forma pulverizada) y pasándolas por un cedazo fino varias veces. Use una cucharadita más o menos (según el caso lo requiera), en una taza de agua hirviendo. Permita que el polvo se asiente, y tome el líquido claro, dejando el polvo en el fondo. Nadie que conozca los beneficios de esta maravillosa composición se privará de ella. Esta fórmula está disponible en cápsula. Tome de una a tres cápsulas diarias. El mirto es alto en tanino. El tomar un poco de leche podrá contrarrestar los efectos del tanino.

MONOTROPA *(Monotropa uniflora)*

Nombre en Inglés: Fit Root.
Parte Usada: Raíz.

Propiedades Medicinales: Antiespasmódica, nervina, tónica, sedativo, febrífuga.

Descripción y Usos: Es espléndida para todo tipo de fiebre. Puede reemplazar a la quinina y el opio. Es un remedio excelente para la ansiedad, los desmayos, la irritabilidad nerviosa y los espasmos y convulsiones. Debe usarse en lugar del opio y la quinina. Cura las fiebres intermitentes y recurrentes. ¡Ah! ¿Por qué no se usará este remedio maravilloso en vez de drogas ponzoñosas? Es efectiva e inofensiva. Una cucharadita de ella y de semillas de hinojo, remojadas en medio litro de agua que se deje hervir durante veinte minutos, produce una infusión que puede usarse eficazmente para una ducha para la inflamación vaginal o del útero, así como para el lavado de ojos irritados. Es además un remedio valioso para la epilepsia, el tétanos en niños.

MOSTAZA *(Sinapsis alba)*

Nombres Populares: Mostaza blanca.

Nombre en Inglés: Mustard.

Parte Usada: Semillas.

Propiedades Medicinales: Picante, laxante, estimulante, condimento, emético, irritante, digestivo.

Descripción y Usos: Esta es la mostaza amarilla común molida que se usa tanto en la alimentación; pero en la alimentación es perjudicial.

Es un remedio de vieja data para producir el vómito. Ponga una cucharadita llena de mostaza en una taza de agua hirviendo. Revuelva bien. Deje enfriar hasta que se vuelva tibia. Tome todo a la vez. Si esto no produce el vómito, trate de tocar la parte trasera de su garganta con el dedo. Es excelente para poner en el agua para baños de pies a fin de atraer la sangre a la parte baja del cuerpo en caso de congestión de los pulmones. También para traer la sangre de la cabeza cuando está congestionada.

Un buen emplaste de mostaza se hace como sigue: una parte de mostaza y cuatro partes de harina de trigo integral. Conviértala en una pasta mezclando con agua tibia. Hágala lo suficiente espesa como para que se esparza bien en un trozo de tela. Aplicado sobre los riñones, el emplaste de mostaza es excelente, cuando éstos están irritados. Si la mostaza es muy fuerte, tenga cuidado de que no le salgan ampollas. No deje el emplaste por mucho tiempo. Si quiere dejarlo por un tiempo largo, hágalo más débil. Si mezcla mostaza y harina con clara de huevos en lugar de agua, no saldrán ampollas.

MUERDAGO *(Viscum album)*

Nombre en Inglés: Mistletoe.
Parte Usada: Hojas, ramitas verdes.
Propiedades Medicinales: Narcótico, antiespasmódico, cardíaco, emético, tónico, nervino.
Descripción y Usos: Esta planta es diferente al muérdago americano, Phoradendron flavescens. Un remedio específico excelente para cólera y para baile de San Vito. Es un remedio nervino muy bueno y efectivo en caso de epilepsia, convulsiones, histerismo, delirium, debilidad nerviosa y problemas del corazón.

Personas con problemas del corazón deben de tener mucho cuidado cuando usan el muérdago especialmente en dosificaciones grandes. Hace que suba la presión y acelera el pulso. Use nada más una cucharita para medio litro de agua hirviendo.

Precaución: Las bayas son venenosas y no se deben comer. Las dosificaciones grandes tienen un efecto adverso sobre el corazón. Tome esta hierba con cuidado y preferiblemente bajo supervisión apropiada.

NEBEDA *(Nepeta cataria)*

Nombres Populares: Hierba gatera.
Nombre en Inglés: Catnip.
Parte Usada: Hierba.
Propiedades Medicinales: Anodina, antiespasmódica, carminativa, aromática, diaforética y buen remedio para los nervios.

La nébeda es una de las medicinas caseras más antiguas que se conocen. Es maravillosa para niños muy pequeños y para infantes. Cuando los niños tienen convulsiones, se puede usar el té para darles enemas. Muy útil para dolores de todas clases, espasmos y cólicos con gases. Excelente para aliviar los gases, para acidez y para problemas de estómago e intestinos. Una cucharada que se deje remojar en medio litro o medio litro de agua se puede usar como enema, y es suavizante y calmante, y muy eficaz para fiebres y para expulsar lombrices en los niños. Una onoma grando o alta puode aliviar los dolores de cabeza Es buena para restaurar la menstruación. La nébeda, el toronjil, el malvavisco y la sweet weed hacen un remedio excelente para niños. Si las madres tuvieran estos productos a mano y los usaran debidamente, se ahorrarían muchas noches de insomnio y cuentas médicas, y también le ahorrarían al bebé mucho sufrimiento. Es un remedio inofensivo y debe tomar el lugar de diversos jarabes sedativos que hay en el mercado, muchos de los cuales son sumamente perjudiciales. Este maravilloso remedio debe estar en todos los hogares. Puede añadirse un poco de miel o malta de miel para hacerlo agradable. Déjelo en remojo, Y NUNCA LO DEJE HERVIR. Se puede tomar internamente en forma abundante.

Un enema de nébeda provoca la orina cuando ésta se ha detenido. Esta hierba deriva su nombre en inglés de "catnip" (hierba de gatos), por la gran atracción de los gatos hacia ella, quienes les gusta masticarla y revolcarse en ella.

NINFEA *(Nymphaea odorata)*

Nombres Populares: Loto.
Nombre en Inglés: White Pond Lily.
Parte Usada: Raíz.
Propiedades Medicinales: Desobstruyente, astringente, vulneraria, disuelve los tumores, demulcente, antiséptica.
Descripción y Usos: La nínfea es un remedio casero muy antiguo. Es muy astringente. Se usa para lavados vaginales en caso de leucorrea. Tomada internamente, sirve también para leucorrea, diarrea, problemas de los intestinos y escrófula. Es un remedio excelente para las mucosas y en tejidos inflamados de varias partes del cuerpo, y en problemas bronquiales. Es muy eficaz en hidropesía, en problemas de los riñones, catarro de la vejiga, irritación de la próstata. Excelente para los intestinos en los infantes. Tiene un poder sanativo en encías inflamadas. Para hacer compresas para inflamaciones dolorosas, granos, úlceras, etc., mezcle los ingredientes con un té cargado de esta hierba. Es valioso para gárgaras en caso de dolor de garganta.

Las hojas son muy sanadoras para heridas y tajos, aplicadas como cataplasmas con semillas de lino.

NOGAL *(Juglans cinerea)*

Nombre en Inglés: Butternut Bark.

Parte Usada: Corteza interna.

Propiedades Medicinales: Tónica, astringente, colagoga, antielmíntica, alterativa, catártica.

Descripción y Usos: Expulsa las lombrices intestinales. Excelente remedio como laxante, para el hígado perezoso, para fiebres, resfríos y para gripe. Es un remedio de vieja data.

Como polvo, use de cinco a diez gramos o tome una cápsula No.00 diariamente.

NUEZ MOSCADA *(Myristica fragrans)*

Nombre en Inglés: Nutmeg.

Parte Usada: Semillas.

Propiedades Medicinales: Expectorante, desobstruyente, sialágoga, carminativa, emenagoga, aromática.

Descripción y Usos: Se usa mucho para sazonar la comida. Previene el gas y la fermentación en el intestino. Mejora el apetito y la fermentación y es bueno para la náusea y vómitos. Es ligeramente alucinogénica. La nuez moscada ya no se usa tanto para propósitos medicinales ya que existen otras hierbas menos tóxicas con mejor efecto sobre el organismo. Síntomas serios de envenenamiento pueden resultar del comer sólo unas cuantas nueces.

ÑAME SILVESTRE *(Dioscorea villosa)*

Nombre en Inglés: Wild Yam.

Parte Usada: Raíz.

Propiedades Medicinales: Antiespasmódico, antibilioso, diaforético, hepático.

Descripción y Usos: Es muy calmante para los nervios. Se usa en todos los casos de excitación nerviosa. Expulsa los gases del estómago y los intestinos. Es bueno para el cólera. Util para neuralgia en cualquier parte. Excelente para dolores en el tracto urinario. Una de las mejores hierbas para dolores generales durante el embarazo. Puede tomarse durante todo el período del embarazo. Tomado en pequeñas dosificaciones frecuentes, detiene las náuseas. Es excelente para calambres durante la última parte del embarazo. Combinado con jenjibre ayuda grandemente a prevenir abortos. Usese una cucharadita de ñame silvestre y un cuarto de cucharadita de jenjibre. También es bueno para combinar con squaw vine para usar durante el embarazo. Es valioso en afecciones del hígado, en espasmos y dolores reumáticos. Deje en remojo una cucharadita llena en una taza de agua hirviendo por treinta minutos. Tómese frío, tres tazas por día, a grandes sorbos.

OREGANO *(Origanum vulgare)*

Nombres Populares: Fluriéngano, mejorana bastarda, oriegano, oriégano.

Nombre en Inglés: Origanum.

Parte Usada: Planta entera.

Propiedades Medicinales: Aromático, picante, estomacal, tónico, estimulante, emenagogo, carminativo, diaforético.

Descripción y Usos: Muy fortalecedor del estómago, excelente para aliviar la acidez del estómago y promover el apetito. Excelente en casos de tuberculosis y tos extrema. Expulsa los venenos del cuerpo. Bueno para la orina suprimida, para la menstruación suprimida, para la hidropesía, para la ictericia amarilla, el escorbuto y la picazón. El jugo extraído es excelente para la sordera o para el dolor y los ruidos en los oídos. Pónganse unas pocas gotas en el oído cuando quiera que resulte necesario. El aceite puesto en gotas en el hueco de una muela dolorida detiene el dolor. Expulsa los gases del estómago y de los intestinos.

Ayuda mucho en la dispepsia. Bueno para reumatismo, cólico, náusea, neuralgia. La cataplasma hecha con esta hierba es muy benéfica para inflamaciones dolorosas, torceduras, panadizos, forúnculos y carbunclos. Es una medicina excelente para casos nerviosos. Es bueno usarlo en ungüentos y linimentos. Es excelente para llagas de la garganta cuando se aplica como una compresa calentadora. Deje en remojo una cucharada en medio litro de agua hirviendo por treinta minutos. Empape un paño en este té caliente, aplíquelo y ponga una venda floja con un paño seco.

Es bueno cubrir la compresa con un paño de seda aceitado para mantener la humedad. Para uso general ponga en remojo una cucharadita en una taza de agua hirviendo y deje por veinte minutos; tome una o dos tazas por día, una hora antes de las comidas. Los niños, menos cantidad, según la edad.

ORTIGA *(Urtica dioica)*

Nombre en Inglés: Nettle.
Parte Usada: Planta entera.
Propiedades Medicinales: Pectoral, diurética, astringente, tónica, estíptica, rubefaciente.
Descripción y Usos: Esta hierba impide la escrófula. Es un excelente remedio para problemas de riñones. Expulsa de la vejiga las piedras y aumenta el flujo de la orina. Es espléndida para la neuralgia. Una cataplasma de hojas verdes en remojo alivian el dolor. Esta cataplasma puede levantar ampollas si se conserva por mucho tiempo. El té aumenta el flujo menstrual. Mata y expulsa las lombrices. Para diarrea, disentería, hemorroides, hemorragias, piedras, inflamación de los riñones, haga una cocción o té usando una cucharadita en una taza de agua y déjelo estar por diez minutos. Para reumatismo crónico, tómense las hojas machacadas y frótese la piel. Es excelente para reducir el peso en combinación con algas marinas. El té hecho de las raíces cura la hidropesía en sus primeras etapas y detiene las hemorragias de los órganos urinarios, los pulmones, los intestinos, la nariz y el estómago. Las hojas hervidas, aplicadas externamente, detienen la hemorragia casi inmediatamente. El té de ortiga es bueno para fiebres, resfríos y gripe. Es un remedio muy antiguo para dolor de espalda.

Muy bueno para eczema. El té hecho de hojas de ortiga extrae la flema de los pulmones y del estómago y limpia el canal urinario.

También es excelente como tónico para el cabello y trae de vuelta el color natural del pelo. Cuando esté lavándose el cabello, úselo para el último enjuague.

Haga una taza de té con una cucharadita en una taza de agua hirviendo, dejando por 30 minutos. Meta los dedos en este té y dé masaje al cuero cabelludo. Esto cura la caspa. Es bueno hervir las hojas en vinagre con este propósito.

En el verano, cuando puede obtener hojas verdes, cocínelas como la espinaca. Son un espléndido purificador de la sangre. La ortiga es una hierba que generalmente causa disgusto, pues cuando la tocan, irrita o quema las manos, pero la gente no conoce las maravillosas propiedades medicinales que contiene.

La ortiga se debe de tratar con cuidado por las espinas pequeñas que causan una irritación severa y dolor cuando se toca. Las plantas viejas pueden causar daño a las riñones si se comen crudas.

"Con cuidado agarre la ortiga
y le pincha por sus dolores.
Agárrela como un hombre de metal
y suave como seda permanecerá".

PALMITO *(Serenoa serrulata)*

Nombre en Inglés: Saw Palmetto Berries.

Parte Usada: Bayas.

Propiedades Medicinales: Antiséptico, sedativo, cardíaco, tónico, diurético.

Descripción y Usos: Es un artículo muy útil en casos de asma y todo tipo de problemas de la garganta, especialmente cuando hay excesiva descarga mucosa de la cabeza o la nariz, resfríos, bronquitis, gripe, tos ferina, y cuando la garganta está irritada y dolorida. Valiosa en todas las enfermedades de los órganos de la reproducción, ovarios, próstata, testículos, etc. Muy útil en la enfermedad de Bright y en la diabetes. Excelente como un tónico general para recuperar la fuerza y peso siguiendo una enfermedad debilitante. Algunos piensan que es afrodisíaco. Excelente para enfermedades de la próstata. Disponible como cápsulas o tintura, de 20 a 40 gotas en agua diariamente.

PEREJIL *(Petroselinum sativum)*

Nombre en Inglés: Parsley.

Parte Usada: Hojas, raíz, semillas.

Propiedades Medicinales: Diurético, aperitivo, expectorante, carminativo.

El jugo– antiperiódico. Semillas– febrífugo, emenagogo.

Descripción y Usos: El perejil es un miembro de la familia de las zanahorias. Ha sido muy ignorado en el pasado, cuando se usaba sólo una ramita o dos para decorar una ensalada u otro plato. Se ha estado usando más últimamente como alimento, ya que es muy rico en hierro y la vitamina C. Contiene más calcio, potasio y fósforo que la misma cantidad de espinaca y puede tener hasta 30,000 I.U. de la vitamina A en 30 gramos (1 onza).

El perejil se ha usado mayormente por sus propiedades diuréticas y promover la menstruación. Las raíces o las hojas constituyen uno de los remedios más excelentes para la dificultad de orinar, para hidropesía, ictericia, fiebres, piedras en los riñones, cálculos, obstrucciones del hígado y del bazo, para micción dolorosa, sífilis y gonorrea. También es excelente para el cáncer y debe ser clasificado entre las hierbas preventivas. Póngase en remojo una cucharada en medio litro de agua por diez minutos, déjela estar, cuélela y tome de una a tres tazas por día, en sorbos grandes a la vez, según se necesite. Para problemas femeninos, es bueno combinar las hojas con partes iguales de buchú. Es uno de los remedios más excelentes para la vesícula biliar y extrae las piedras.

Un fomento caliente empapado en té de esta hierba y aplicado a picaduras de insectos las curará. Use una cucharada de hojas en una taza de agua hirviendo, deje por veinte minutos. El perejil es rico en potasio, y los gérmenes cancerosos no pueden vivir en potasio. Una cataplasma de hojas machacadas es excelente para glándulas inflamadas, senos inflamados. Un té hecho de semillas trituradas, una cucharadita por taza de agua, puesta en remojo, y colada para aplicarla al cabello, matará las sabandijas. El perejil debe ser usado abundantemente en ensaladas y sopas por sus benéficos resultados. *No use el perejil si tiene una infección renal.*

PICAGALLINA *(Stellaria media)*

Nombres Populares: Hierba gallinera, álsine.
Nombre en Inglés: Chickweed.

Parte Usada: Hierba.

Propiedades Medicinales: Alterativa, demulcente, refrigcranto, muoilaginooa, pootoral, rooolvonto, diooutionto.

Descripción y Usos: La picagallina puede ser usada de diferentes maneras. Puede ser considerada una molestia por jardineros, pero puede ser usada como un alimento como la espinaca. Puede ser usada fresca, seca, en polvo, en cataplasmas, fomentaciones, o en ungüento. Excelente en todos los casos de bronquitis, pleuresía, tos, catarros, ronquera, reumatismo, inflamación, o debilidad de los intestinos y estómago, pulmones y tubos bronquiales— de hecho, cualquier forma de inflamación interna. Sana y alivia cualquier cosa con la que hace contacto.

Es uno de los mejores remedios para la aplicación externa de superficies inflamadas, enfermedades cutáneas, furúnculos, quemaduras con agua caliente, quemaduras, ojos inflamados o doloridos, eripisela, tumores, hemorroides externas, cancer, testículos inflamados, garganta y boca ulceradas, y toda clase de herida. El ungüento debe ser aplicado después de lavar externamente cualquier parte con el té y dejarlo puesto durante tanto tiempo como sea posible. Aplíquelo de noche y déjelo puesto. Curará genitales con escozor y quemazón. Cualquiera cubierto con llagas debería tomar un baño de picagallina, y entonces aplicarse el ungüento.

Lave la superficie con la decocción, y la inflamación se reducirá. En caso de envenenamiento de la sangre debería tomarse internamente, y una cataplasma aplicada al exterior. Para un estreñimiento en que los intestinos estén totalmente obstruídos, tome tres cucharadas llenas de la hierba fresca, hierva en un cuartillo de agua hasta que se reduzca a medio litro. Tome una taza tibia cada tres o más horas hasta obtener el resultado deseado. Bueno para el escorbuto y desórdenes de la sangre. Para tomarse el té internamente, remoje una cucharadita llena por media hora en una taza de agua hirviendo. Tome tres o cuatro tazas al día entre comidas, un sorbo a la vez y tome una taza tibia al acostarse. La picagallina también puede ser obtenida en polvo o cápsula. Tome una o dos cápsulas diarias como dosificación normal; más si es necesario.

PIMENTON *(Capsicum frutescens)*

Nombres Populares: Pimienta cayena, pimienta roja africana.

Nombre en Inglés: Cayenne.

Parte Usada: Fruta.

Propiedades Medicinales: Picante, estimulante, tónico, sialagogo, alterativo, rubefaciente, carminativo, digestivo.

Descripción y Usos: La pimienta roja es una de las medicinas herbarias más maravillosas. Hacemos cosas admirables con ella que no podemos realizar con ninguna otra hierba conocida. Nunca debe clasificarse con la pimienta negra, el vinagre o la mostaza. Estos son irritantes, mientras que el pimiento o ají es sumamente suavizante. Aunque el ají de Cayena pica un poco, puede ser colocado sobre una herida abierta, sea una herida fresca o una úlcera vieja, y resulta muy sanador en lugar de irritante; pero la pimienta negra, la mostaza y el vinagre son irritantes en una herida abierta y no sanan. El pimiento rojo es una de las hierbas más estimulantes que el hombre conozca y que no producen ningún daño ni reacción negativa.

Es efectivo usado como cataplasma en caso de reumatismo, inflamación, pleuresía, y es útil también cuando se toma internamente para estos males. Para heridas y llagas se puede preparar una buena cataplasma. Es un estimulante cuando se toma internamente, y al mismo tiempo es antiespasmódico. Es bueno para los riñones, el bazo y el páncreas. Es maravilloso en caso de tétano. Sana un estómago con acidez, y con úlceras, mientras que la pimienta negra, la mostaza y el vinagre irritan. La pimienta roja es un remedio específico y muy eficaz en la fiebre amarilla, así como en otras fiebres, y puede ser tomado en cápsulas, seguidas de un vaso de agua.

Puede ser parte de un linimento de los más maravillosos, combinando de la siguiente manera:

Limimento de Kloss

    60 gramos (2 onzas) de goma resinosa de mirra

    30 gramos (1 onza) de hydrastis canadensis (golden seal)

    15 gramos (1/2 onza) de pimienta roja africana

Ponga estos ingredientes en 1/2 litro de alcohol de fricción, o 1/2 litro de vinagre de frambuesa y 1/2 litro de agua. Añada el alcohol o vinagre al polvo. Déjelo estar por una semana o diez días, agitándolo de vez en cuando. Esto puede usarse en cualquier momento como linimento. Es muy sanador para heridas, magulladuras, torceduras, escaldaduras, quemaduras y quemaduras de sol, y debe aplicarse en abundancia. Se obtienen magníficos resultados cuando hay piorrea, enjuagándose la boca con el linimento o aplicándolo a ambos lados de las encías con un poquito de algodón o de gasa.

Los siguientes párrafos son citados del *Standard Guide to Non-Poisonous Herbal Meicine*, pp. 52, 53, 95-98.

Del griego kapto, "Muerdo", porque es una planta picante. El mejor pimentón se obtiene del Africa y de Sudamérica. Una ciudad de esta última, Cayena, recibió su nombre debido a este producto. Puede producirse con buena calidad en los estados del sur de los Estados Unidos, especialmente los que están al sur de Tennessee. Crece abundantemente, y con una calidad excelente, en las Indias Occidentales, donde los naturales lo consideran como un remedio seguro para casi todas sus enfermedades. Ellos no tienen temor de que ocurran efectos fatales cuando hay fiebre, aun en el caso de la terrible y devastadora fiebre amarilla, si pueden obtener suficiente pimentón. No solamente lo toman en forma de té, sino que también lo mastican y tragan las vainas una detrás de la otra, como nosotros haríamos con los doughtnuts, y nunca sueñan siquiera que ello les causará ningún perjuicio. El Dr. Thomas, de Londres, quien ejerció la medicina por mucho tiempo en las Indias Occidentales, encontró que el pimiento rojo de Cayena es un remedio casi seguro para la fiebre amarilla, y casi para cualquier otra clase de enfermedad humana. No existe, tal vez, otro artículo que produzca una impresión tan poderosa en el organismo animal y que esté tan libre de propiedades perniciosas. Pareciera que es imposible abusar de él, porque no importa cuán grande sea la excitación producida por el mismo, este estímulo impide que la excitación decrezca tan rápidamente como para inducir ningún gran desarreglo del equilibrio de la circulación. Produce la más poderosa impresión en la superficie, y sin embargo nunca levanta una ampolla; en el estómago, sin embargo, nunca debilita su tono. Es tan difusiva en su carácter que nunca produce ninguna lesión local, ni induce una inflamación permanente.

Sin embargo la contraexcitación que se produce es del género más saludable y en un grado amplio. Un emplasto de cayena es más eficiente para aliviar la inflamación interna de lo que jamás fue una ampolla producida por una cantárida, y sin embargo yo nunca supe que hubiera producido la más leve ampolla, aunque a menudo la he usado como una cataplasma espesa sobre la carne más tierna para aliviar el reumatismo, la pleuresía, etc., que, con la ayuda de un vomitivo, un enema y sudoríficos, seguramente se hubiera producido. De esta manera he curado con ella, en una sola noche, casos de reumatismo que por años habían sido muy aflictivos. Aunque los efectos son severos sobre los tejidos en los cuales se aplica, son tan difusos que no perturban por mucho tiempo la circulación, sino que por el contrario, la regulan. De esta manera, no es solamente estimulante, sino también antiespasmódico, sudorífico, febril, antiinflamatorio, depurador y restaurador. Es poderoso para detener hemorragias de las membranas mucosas. Cuando el estómago está sucio, una dosis fuerte del polvo provoca el vómito, y un enema de este producto y de lobelia y de olmo resbaloso, alivia el estreñimiento más obstinado. Tomado en polvo en agua fría es seguro que moverá no solamente el canal intestinal, sino todas las vísceras, como el hígado, los riñones, el bazo, el páncreas, el mesenterio, etc. Este remedio, junto con la lobelia, algún buen astringente, como la malagueta u hojas de zumaque, un buen producto amargo, un mucílago, un buen sudorífico y el baño de vapor, siempre debe constituir la base de la medicación más efectiva.

Uno de los mejores linimentos que se usan y puede prepararlos como sigue: Hierva suavemente por diez minutos una cucharada de pimiento de Cayena en 1/2 litro de vinagre de sidra. Embotelle caliente, sin colar. Esto constituye una aplicación externa poderosamente estimulante para congestiones arraigadas, torceduras, etc.

En conexión con el pimentón puede mencionarse el compuesto de olmo resbaloso, que es excelente para la tos. Corte oblicuamente en pequeños trozos, del espesor de una cerilla de fósforo, 30 gramos de corteza de olmo resbaloso; añada un poquito de cayena, déle gusto con una tajada de limón, añádale un poco de azúcar, y póngalo en medio litro de agua hirviendo. Tome esta combinación en pequeñas dosificaciones frecuentemente repetidas. Haga que un enfermo tuberculoso beba 1/2 litro de esta combinación cada día. Es uno de los remedios más grandes que pueden administrarse, porque combina las propiedades estimulantes y demulcentes. Siendo que el olmo resbaloso es mucilaginoso, quita la materia mucosa que molesta al paciente y la arrastra hacia los intestinos. Es también muy nutritivo, y posee maravillosas propiedades curativas. Para alimento de infantes mezcle con una cantidad igual de leche, y deje sin agregar el limón y la cayena.

La cayena es buena para resfríos, pesadez de los riñones, y para detener la gangrena. Un efecto peculiar del pimentón es digno de ser mencionado. En México la gente es muy aficionada a él; y sus cuerpos se saturan completamente con él.

Es bueno en todas las formas de enfermedades graves. La llave del éxito en la medicina está en el estímulo, y el pimentón es el gran estimulante. Hay muchas personas lánguidas que necesitan algo que haga que el fuego de la vida arda más vivamente. El pimentón y no whisky, es lo que hay que darles. Puede darse sin restricción o medida. Es excelente en la fiebre amarilla, el vómito negro, en caso de putrefacción o descomposición, si se da frecuentemente en pequeñas dosis. También es bueno en la asfixia asmática (por ejemplo cuando una persona no puede respirar), combinado con lobelia en lo que se llamaría un compuesto de lobelia. Es bueno para casos de profundo shock. Para aplicación local, debe ser la base de todo linimento estimulante. No es perjudicial para la piel, a diferencia de la trementina o el ácido acético. Es un agente que raramente se usa solo. Una TINTURA DE PIMENTON puede prepararse como sigue: Tome 60 gramos (dos onzas) de cayena y macérelas durante diez a catorce días en un litro de alcohol. Cuele entonces y enfrasque. Mantenga el líquido en un lugar tibio mientras se macera durante el tiempo frío.

Un espléndido LINIMENTO ESTIMULANTE puede hacerse de la siguiente manera:

Tintura de cayena	1/2 litro (1 cuartillo)
Jabón de Castilla	60 gramos (2 onzas)
Aceite de abeto del Canadá	15 gramos (1/2 onza)
Aceite de orégano	15 gramos (1/2 onza)

| Aceite de cedro | 15 gramos (1/2 onza) |
| Aceite de menta | 15 gramos (1/2 onza) |

Ralle el jabón en forma muy fina, y disuelva en medio litro de agua. Agite el aceite en la tintura y mézclelo en la solución jabonosa. Un poquito de aceite adicional de menta aumentará grandemente su eficacia. En un frasco de cuatro onzas o sea de 110 gramos, ponga 30 gramos de compuesto de lobelia (sin goma resinosa o mirra) y llene el frasco con el linimento estimulante. Agite bien todo, y después de la aplicación cubra la parte afectada con un trozo de tela de franela.

El pimentón, aunque parezca extraño, no es una verdadera pimienta. La idea popular pero errónea es que cualquier cosa que sea tan picante como la pimienta debe pertenecer a la familia de ésta. Las variedades africanas o pequeñas son las más picantes, yo diría dos veces tanto como las otras, pero debido a que las especies americanas son más económicas, son usadas como sustituto de la africana. Ambas contienen una resina y un aceite, y son muy ácidas, agudas y picantes. Sus propiedades son completamente extraídas con un 98% de alcohol, y en un grado considerable con vinagre o agua hirviendo.

El pimentón es un estimulante puro, de acción permanente, que finalmente alcanza a cada órgano del cuerpo. Crea al principio una sensación de calor, que después se hace intensa, y en dosis grandes excita el estómago, y esa influencia puede utilizarse en la administración de un vomitivo, cuando el efecto emético está demorado y necesita ser acelerado.

El pimentón, por su estímulo rápido e intenso del estómago, produce hipo. Actúa mayormente sobre la circulación, pero también sobre las estructuras nerviosas. Su influencia, que es inmediata sobre el corazón, finalmente se extiende a los vasos capilares, lo cual da tono a la circulación, pero no tanto aumentando la frecuencia del pulso como dándole más fuerza. En fiebres debilitantes, cuando hay tendencias putrefactivas, puede usarse en cantidades mayores combinada con otros agentes adecuados. Puede usarse agregándolo a purgantes relajantes, para prevenir cólicos, o hacer más suave su ocurrencia cuando los tejidos están en condición perezosa o inactiva. En caso de estreñimiento, el pimentón es eficaz para estimular los movimientos peristálticos de los intestinos. Para conseguir este efecto, dé pequeñas dosis diariamente. Por supuesto, el estreñimiento nunca puede ser curada solamente con este efecto físico. Puede lograrse un alivio temporario de los purgantes, pero todos los esfuerzos medicinales deben combinarse con un régimen alimentario correcto, a fin de efectuar una cura permanente.

El pimentón es valioso en todas las formas de fiebres palúdicas porque sostiene la circulación portal. En casos de escalofríos, pueden darse grandes dosis del mismo. Por una dosis grande queremos decir de 10 a 15 granos, lo cual equivale de 6 a 9 decigramos, o sea de la cápsula 0 a la 00. Por supuesto que algunos pacientes requieren más que otros. (Una cápsula No. 0 debe contener alrededor de 10 granos, y la No.00 alrededor de 15.) En caso de tos, cuando hay una abundante secreción de mucus en los pasajes respiratorios, el pimentón aumenta el poder de expectoración, y así facilita su limpieza.

La pimienta roja representa la propiedad estimulante de la planta en una forma altamente concentrada. Es excesivamente fuerte, y la dosis no debe ser más que una gota dada sobre azúcar. Para el alivio del dolor de muelas, primeramente limpie la cavidad del diente, entonces haga un taponcito de algodón saturado con aceite de pimentón, y apriételo dentro de la cavidad. Con esto, en la mayor parte de los casos, se curará el diente por esta acción estimulante y antiséptica. Los efectos benéficos duran a veces por meses.

Habiendo considerado los diversos ingredientes en el compuesto de mírica (compuesto en polvo), pasaremos ahora revista al mismo. La corteza del mirto es astringente y estimulante; la raíz de jenjibre tiene un efecto difusivo y antiespasmódico, que es rápido pero suave en su acción; la raíz de la hierba llamada "canada snake" tiene una influencia similar a la del jenjibre, pero es más aromática, y corrige la acidez o amargura de los otros ingredientes; la baya del pelitre americano constituye el estimulante periférico; y el pimentón es el gran estimulante arterial, e imparte energía a la acción de todo el compuesto.

El pimentón es el estimulante más pronunciado, natural e ideal conocido en toda la materia médica. No puede ser igualado por ningún agente conocido cuando se necesita un poderoso y prolongado estimulante, como en los escalofríos congestivos, o cuando falla el corazón, y en otras condiciones que requieren una acción rápida. Toda la circulación es afectada por este agente, y no hay reacción.

En esto se destaca como algo único e ideal. En caso de una garganta congestionada, ulcerada o infecciosa, es un excelente agente, pero debe combinarse con mirra para aliviar y quitar la putrefacción.

El pimentón es un antiséptico, y por lo tanto un agente de los más valiosos para gárgaras en una garganta dolorida y con llagas, o en la difteria.

En las hemorragias uterinas es lo ideal, combinado con malagueta, y hará más que cualquier otro remedio. El pimentón tiene el poder de despertar la acción de los órganos secretores, y siempre se usa después de la lobelia.

Cuando hay inactividad de todo el organismo, como "en la fiebre primaveral", el pimentón está indicado. De hecho, cuando quiera exista una declinación de la actividad es un estimulante ideal que despierta al organismo perezoso para la acción.

En la indigestión, cuando hay gases, se da en conjunción con pequeñas dosificaciones (uno a cinco granos: 0,06 a 0,30 gramo) de lobelia, pues el pimentón aumenta la actividad glandular tanto del estómago como de los intestinos.

En todas las así llamadas fiebres "bajas", donde la temperatura está debajo de lo normal, el pimentón está indicado y debe ser prescrito consistentemente.

A la iniciación de un resfrío, cuando hay escalofríos, los pies están húmedos y fríos, el pimentón debe tomarse en una dosis completa (de 5 a 10 granos: de 0,30 a 0,60 gramo). En estos casos el pimentón es más eficiente que la quinina y no hay reacción; no hay efectos indeseables posteriores.

Y aún en el cólera o en la diarrea atónica, donde los estimulantes normalmente están contraindicados, el pimentón es valioso porque fortalece el 'tono' de los órganos y establece la actividad normal.

En todas las enfermedades que son postradoras por naturaleza, ya sea la neumonía, la pleuresía o la fiebre tifoidea, el pimentón es invalorable como prescripción y como agente tonificante que ayuda al organismo a deshacerse de la enfermedad y a restablecer el equilibrio.

En todas las condiciones agudas donde el pimentón está indicado, se requiere la dosis máxima: de 3 a 10 granos (0,18 gramo a 0,C0 gramo), proferiblemente en forma de tableta, seguida de un gran trago de agua caliente. En las condiciones crónicas en que los órganos están perezosos, la pequeña dosis dada a menudo es de 1 a 3 granos (0,06 a 0,18 gramo).

Los emplastes de pimentón son valiosos para la neumonía, la pleuresía y otras congestiones agudas. Combíneselo con lobelia y salvado o lúpulo. Una hora es el tiempo máximo para mantener estos emplastos aplicados. (*The Medicines of Nature*, por R. Swinburne Clymer, pp. 69-71, 79-80, 143, 150).

Como pimienta roja de uso para la mesa, el pimentón es bien conocido por toda la gente. Nadie conoce mejor sus virtudes que el bebedor habitual que considera que éste es su mejor amigo y nunca deja de usarlo en abundancia en las sopas cuando se está recuperando de la ebriedad y quiere calmar su estómago frío y dolorido después de una parranda prolongada. La pimienta roja común puede darse con seguridad en cápsulas, las cuales pueden tomar el lugar de las tabletas. Al principio de los escalofríos y los resfríos es el remedio soberano.

Cuando se necesite un estimulante, el pimentón debe tener la primera consideración. Está indicado en caso de fiebres y enfermedades deprimentes. El pimentón no es venenoso; no hay reacción cuando se emplea. Es el único estimulante natural que vale la pena considerar en casos de diarrea y disentería cuando hay mucus sanguinolento en las deposiciones y aliento ofensivo.

Es estimulante. No hay otro estimulante conocido para la ciencia médica que sea tan natural, tan seguro y que tenga menos reacción por su uso constante. El pimentón está indicado en todas las fiebres y las enfermedades deprimentes. El pimentón aumenta el poder de todos los agentes, ayuda a la digestión cuando se toma con las comidas, y despierta los órganos secretores. Cuando quiera que esté indicado un estimulante, el pimentón puede ser dado con la máxima seguridad.

El pimentón de cayena, en realidad este producto no es una pimienta; no es más pimienta que la menta (que en inglés se llama peppermint). El té de pimentón es denominado la hierba ingeniosa, y aunque es picante es una medicina maravillosa.

La menta piperita es bien conocida en todo el mundo civilizado como algo cálido, que estimula, como si fuera un trago de whisky, pero que no tiene reacción alguna ni tiene malos efectos posteriores. Fortalece permanentemente todo el organismo. La pimienta roja hace lo mismo. Hay una cantidad de otras hierbas que son muy picantes, pero que son una medicina dada por Dios.

El pimentón: esta planta es silvestre en los climas más cálidos, en Asia, Africa, y los Estados del Sur (de E.U.). La variedad que tiene bayas grandes crece en los lugares de más al norte, y se usa frecuentemente para propósitos culinarios.

La pimienta roja africana es la más pura y el mejor estimulante conocido. Tiene un sabor picante, y es el estimulante cardíaco más persistente que jamás se haya conocido. Es extremadamente rápido en sus efectos. Mediante la circulación, sus efectos se manifiestan en todo el cuerpo: primeramente en el corazón, luego en las arterias, y entonces en los vasos capilares y los nervios. Hemos conocido casos de apoplejía en que un baño caliente con mostaza con media cucharadita de cayena añadida y los pies metidos en el agua han dado buenos resultados, quitando la presión del cerebro y normalizando la circulación.

Los negros de las Indias Occidentales ponen en remojo las vainas o cápsulas en agua, añaden azúcar y el jugo de naranjas amargas, y toman en abundancia de este líquido en caso de fiebres. El pimentón tiene un efecto admirable en caso de inflamación. A menudo se nos ha dicho que podría quemar la mucosa del estómago, y tanto nuestros amigos médicos como personas a quienes podríamos llamar legos en la materia han manifestado temor ante su uso. Aseguramos al lector que el temor al pimentón es totalmente infundado. Lo hemos usado en abundancia por más de un cuarto de siglo, y por lo tanto creemos que nuestra experiencia vale más que las opiniones de los que no saben nada acerca de este cuerpo en forma experimental.

Hace unos veinte años nos pidieron que enviáramos algo a una señora que, se nos explicó, sufría de pleuresía. Después de lograr toda la poca información que pudimos, decidimos enviarle un poco de pimienta roja africana, siendo que se trataba de las primeras horas de la mañana y estábamos en la pradera y no podíamos mandarle ninguna otra cosa. Asegurándonos de que había inflamación, ordenamos que se llenaran tres cápsulas No. 4 con cayena para ser dadas cada hora hasta que cesaran los dolores. Nos sorprendimos más tarde al saber que los dolores habían cesado en dos horas y media y no se había usado ningún otro remedio, y que las cápsulas habían sido tomadas en una dosis menor después que pasó el dolor. Nos preguntaron cuál había sido el remedio maravilloso que habíamos enviado, y cuando le dijimos al esposo de la paciente la verdad, él dijo que si ellos hubieran sabido lo que había en las cápsulas, no se las habrían dado a la enferma.

Por supuesto que no nos referimos a este caso para indicar que el pimentón de cayena es una cura para la pleuresía. Debíamos haber usado al mismo tiempo otros medios, si las circunstancias lo hubieran permitido. Lo mencionamos solamente para mostrar su uso en las condiciones inflamatorias.

Es útil en casos de calambres, dolores de estómago e intestinos, y a veces en los casos de estreñimiento produce calor en los intestinos, lo cual indica la presencia de acción peristáltica de partes antes contraídas. En estos últimos casos es conveniente darlo en pequeñas dosificaciones en la forma de una infusión caliente, de media a una cucharadita en una taza de agua hirviendo. En la fiebre tifoidea, en combinación con hepáticos y una cantidad pequeña de hydrastis canadensis (golden seal), sostendrá la circulación portal y dará mucho más poder a los remedios hepáticos empleados.

En los resfríos, garganta hinchada, condición deprimida del estómago, dispepsia, espasmos, palpitaciones y particularmente en casos agudos, dése una infusión caliente de pimentón en pequeñas dosis, aproximadamente dos cucharaditas cada media hora o más frecuentemente si necesita.

Un poco de pimentón desparramado en los zapatos ayudará grandemente a mantener los pies calientes. Algunos colocan un poco de ese polvo en las medias. No se coloque, sin embargo, mucha cantidad; podría resultar demasiado picante.

En hemorragias de los pulmones coloque al paciente en un baño de vapor y déle una infusión de pimentón. La presión será quitada de los vasos rotos y se obtendrán buenos resultados.

En la angina de la garganta y la difteria, aplique la tintura de cayena alrededor del cuello. Entonces coloque una franela alrededor del cuello empapada en la infusión de cayena, y use la infusión internamente, al mismo tiempo, en forma abundante.

Es un buen linimento para torceduras, magulladuras, reumatismo y neuralgia, combinado de la siguiente manera:

Tintura de pimentón	60 gramos (2 onzas)
Extracto fluído de lobelia	60 gramos (2 onzas)
Aceite de ajenjo	3,5 gramos (1 dracma)
Aceite de romero	3,5 gramos (1 dracma)
Aceite de hierbabuena	3,5 gramos (1 dracma)

Al establecer los usos que hemos indicado para este agente, no queremos que el estudiante considere que es una cura para todas las cosas. Tal no es el caso; pero donde se necesite un estimulante de este tipo, esto no le fallará al médico. No se lo usa más, porque muchos no se dan cuenta de su valor. (Dominion Herbal College, Ltd. Lección 5, pp. 1-2).

Capsicum es el nombre botánico de un amplio género de familias de plantas que crecen en diferentes países, como Africa, Sudamérica y las Indias Orientales y Occidentales. Nosotros usamos solamente el tipo llamado African bird, porque retiene más que ningún otro su calor por más tiempo en el organismo, y es el mejor estimulante conocido. Tiene un sabor picante, que continúa por un tiempo considerable; cuando se lo consume produce una sensación agradable de calor, que pronto se difunde por todo el cuerpo, igualizando o equilibrando la circulación. Por eso es muy útil en casos de inflamación y en todos los casos de enfermedades que dependen de un aumento mórbido de la sangre en cualquier parte especial del cuerpo. De acuerdo con el análisis, el cayena consiste en albúmina, peptina (una goma peculiar), almidón, carbonato de calcio, sesquióxido de hierro, fosfato de potasio, alumbre, magnesia y una especie roja de aceite. En la apoplejía hemos hallado que es benéfico poner los pies en agua caliente con mostaza, y al mismo tiempo dar al paciente media cucharadita de pimienta roja en un poco de agua. Este tratamiento ha causado una reacción favorable, quitando la presión de la sangre del cerebro, y por este medio ha salvado a pacientes.

Algunos pueden preguntar: "¿Será que produce alguna condición inflamatoria?" Decididamente contestamos que no, pues no hay nada que quite una inflamación tan rápidamente como este agente. Lo hemos usado en toda etapa de la inflamación, y nunca hemos hallado que no haya producido resultados benéficos. El Sr. Price, bien conocido viajero, establece como una regla positiva de salud que los platos más picantes de los cuales gustan los nativos, son los más saludables y los más inofensivos que los extranjeros pueden emplear en los climas deprimentes de la baja Arabia, Abisinia, Siria y Egipto. Marsden, en su historia de Sumatra, señala que la pimienta de cayena es uno de los ingredientes de los platos de los nativos. Los nativos de los climas tropicales usan ampliamente el cayena, y no lo encuentran perjudicial. El Dr. Watkins, que visitó las Indias Occidentales, dice que los negros de esas islas ponen en remojo las vainas de cayena en agua caliente, y añaden un poco de azúcar y el jugo de naranjas amargas, y toman el té cuando están enfermos o atacados de fiebre. Resulta divertido ver a los médicos prohibir el uso de cayena en enfermedades inflamatorias, como si fuera pernicioso, si no fatal, y sin embargo hallarlos recomendándolo en sus obras para las mismas enfermedades.

El Dr. Thatcher, dice: "Puede haber muy poca duda de que la cayena nos proporciona el más puro estimulante que puede ser introducido en el estómago". El Dr. Wright señala que el cayena ha sido administrado para llagas pútridas de la garganta en las Indias Occidentales con los más notables beneficios. París, en su Farmacología, dice que los cirujanos del ejército francés han tenido el hábito de dar cayena a los soldados que estaban agotados por la fatiga. El Dr. Fuller, en su ensayo sobre el tratamiento de la fiebre escarlatina, dice: "El polvo de cayena preparado en píldoras con migas de pan y dado cuatro veces por día, tres o cuatro en cada ocasión, es un estimulante muy valioso en las últimas etapas de la enfermedad, y es también bueno en todos los casos de debilidad, cualquiera sea la causa de la misma". La cayena dada en dosificaciones de media cucharadita, mezclada con jarabe de azúcar y olmo resbaloso de noche, es un valioso remedio para los resfríos. La hemorragia de los pulmones es fácilmente detenida por el uso de cayena y el baño de vapor. Por este medio se promueve la circulación en todas las partes del cuerpo, y consecuentemente se disminuye la presión sobre los pulmones, con lo que se proporciona una oportunidad

respiración. Es útil para reumatismo inflamatorio crónico, y también para fiebre reumática, ciática, diabetes, problemas de la vejiga, escrófula y enfermedades de la piel. Es valiosa para cólicos y gases en los intestinos. Es de ayuda para hidropesía, gonorrea, problemas del estómago y obstrucción de los intestinos.

El aceite de pirola se usa internamente y también en forma externa. Es muy útil en linimentos.

Como cataplasma, es buena para furúnculos, inflamaciones, úlceras, y uñeros. Un lavado hecho con el té es excelente en la leucorrea. El té también es muy benéfico para gárgaras en caso de estar la garganta dolorida. Es bueno usarlo como lavado de ojos.

POLEO *(Hedeoma pulegioides)*

Nombres Populares: Menta de Campo, poleo americano.
Nombre en Inglés: Pennyroyal.
Parte Usada: Planta entera, aceite.
Propiedades Medicinales: Sudorífico, carminativo, emenagogo, estimulante, diaforético, aromático, sedativo.
Descripción y Usos: Es excelente para fiebres ardientes. Promueve la traspiración. Tómese caliente. Es un remedio muy bueno para dolor de muelas, gota, lepra, resfríos, tuberculosis, flema en el pecho y los pulmones, icteria, hidropesía, calambres, convulsiones, dolores de cabeza, úlceras, llagas en la boca, mordeduras de serpiente y picaduras de insectos, escozor, dolores intestinales y cólicos. En una menstruación escasa o suprimida, tómese una o dos tazas calientes al ir a la cama junto con un baño de pies, varios días antes de la menstruación. Aliviará las náuseas, pero **NO DEBE TOMARSE DURANTE EL EMBARAZO.** La cataplasma y el lavado son buenos para magulladuras, y ojos amoratados. Es bueno para la nerviosidad y el histerismo. Es útil en enfermedades de la piel y el aceite es bueno como repelente de insectos. Tome una o dos tazas al día o use media cucharadita del polvo en una taza de agua caliente.

PULMONARIA *(Pulmonaria officinalis)*

Nombres Populares: Hierba de los soldados y los marineros, hierba de José y María.
Nombre en Inglés: Lungwort.

Parte Usada: Planta entera.

Propiedades Medicinales: Expectorante, demulcente, pectoral, mucilaginosa.

Descripción y Usos: La pulmonaria es un remedio muy valioso para la tos, la influenza, catarros, resfríos, gripe, problemas de los pulmones, pulmones sangrantes, y todos los problemas bronquiales. Cuando se toma en forma excesiva disminuye la menstruación. Se usa para lavar las úlceras en todas partes. Tome de media a una cucharita del extracto en liquido en una taza de agua diario.

REGALIZ *(Glycyrrhiza glabra)*

Nombre en Inglés: Licorice.

Parte Usada: Raíz.

Propiedades Medicinales: Laxante, tónico, expectorante, demulcente, pectoral, emoliente.

Descripción y Usos: El regaliz es principalmente usado para los pulmones y problemas de la garganta. Es útil para la tos, bronquitis, congestión etc. Fue utilizado como tratamiento para la tos desde el tercer siglo a.C. Frecuentemente se agrega a otras combinaciones de hierbas para hacerlos más agradables y para su acción demulcente actúa como un laxante ligero. Una decocción de un cucharadita de la raíz en una taza de agua es buena fuerza para usar para los niños. Una mezcla de regaliz, cereza silvestre y linaza hacen un jarabe maravilloso para la tos. Se consigue como polvo o en cápsulas.

Precaución: No tome el regaliz si tiene alta presión.

RETAMA DE ESCOBAS *(Cytisus scoparius)*

Nombres Populares: Retama.

Nombre en Inglés: Broom.

Parte Usada: Tope, semillas.

Propiedades Medicinales: Topes— catártico, diurético. Semillas— catárticas, eméticas.

Descripción y Usos: Excelente para la hidropesía, dolor de muelas, fiebre intermitente, gota, ciática, hinchazán del bazo, ictericia, problemas del riñón y vejiga, especialmente en casos de gravilla en la vejiga. Es un remedio excelente cuando se usa con gayuba, azotalenguas, y diente de león para limpiar los riñones y la vejiga, y para aumentar el flujo de la orina. La retama de escobas es buena en casos de hidropesía causada por un corazón débil. Hace un buen ungüento para piojos y otros insectos. Contiene cuarenta y dos partes de potasa. El estómago acepta fácilmente las sales nutritivas que se encuentran en la planta, ya que son naturales.

Precaución: La retama de escobas contiene alcaloides e hidroxitiramina, y no debe usarse excepto bajo supervisión apropiada.

ROMERO *(Rosemarinus officinalis)*

Nombres Populares: Hierba de las coronas, romeo, rosmarino.

Nombre en Inglés: Rosemary.

Propiedades Medicinales: Estimulante, antiespasmódico, emenagogo, tónico, astringente, diaforético, carminativo, nervino, aromático, cefálico.

Descripción y Usos: Es un remedio muy antiguo para resfríos, cólicos y condiciones nerviosas. Muy bueno para dolores de cabeza causados por nerviosidad. Debe tomarse caliente para estos problemas. Es adecuado para lavado de boca, encías, mal aliento y una garganta dolorida. Util para problemas femeninos. Las hojas se usan para dar sabor. El aceite se emplea como un perfume para ungüentos y linimentos. Es un excelente ingrediente para champús y se dice que es efectivo para prevenir la calvicie prematura. El romero es útil en casos de trastornos mentales. Ayuda a la digestión y es bueno para resfrío, tuberculosis, y fortalece los ojos.

ROMAZA *(Rumex crispus)*

Nombres Populares: Acedera amarilla.

Nombre en Inglés: Yellow Dock.

Parte Usada: Raíz.

Propiedades Medicinales: Alterativo, tónico, depurativo, astringente, antiescorbútico, detergente.

Descripción y Usos: Es un remedio excelente y eficaz para lo siguiente: sangre impura, ya que fortalece todo el sistema, enfermedades eruptivas, escrófula, tumores glandulares, inflamaciones, lepra, cáncer, párpados ulcerados, sífilis, oídos que supuran. Se puede hacer un ungüento valioso para escozores y úlceras. Para tumores glandulares e inflamaciones, aplique fomentos empapados en un té caliente y exprimidos. Está entre los purificadores de sangre más excelentes. La acedera es alta en su contenido de tanino y se debe de tomar sólo semana por medio. Como cápsula, una al día. Como decocción, una cucharadita en una taza de agua, de una a dos tazas al día.

RUDA *(Ruta graveolens)*

Nombre en Inglés: Rue.

Parte Usada: Planta entera.

Propiedades Medicinales: Aromática, picante, tónica, emenagoga, estimulante, antiespasmódica.

Descripción y Usos: Es una de las hierbas que se ha usado desde tiempo inmemoriales. Antiguamente la usaban los sacerdotes, y aun en los tiempos de Cristo era una hierba bien conocida y usada por la gente. Ha sido muy empleada por los alemanes y otras nacionalidades desde entonces. Esta hierba debe estar en todas las huertas. La ruda es muy similar al hisopo como remedio para los muchos males de la humanidad. Alivia la congestión del útero, y produce un efecto muy estimulante y tónico. Es excelente para una menstruación suprimida.

Deje en remojo una cucharada grande en 1/2 litro de agua hirviendo por media hora. NO LO HIERVA. Cuele, y tome caliente una taza cada dos a cuatro horas. También es buena para una menstruación dolorosa. Es un remedio excelente para problemas de estómago, cólicos intestinales, nerviosidad, histeria, espasmos, convulsiones. Expulsa las lombrices, alivia el dolor de cabeza, y también es buena para una mente confusa, desmayos y mareos. Excelente para cólicos y convulsiones en los niños. Una cataplasma de ruda es buena para la ciática, dolores articulares y gota. Resiste los venenos.

Precaución: NO HIERVA LA RUDA. NO USE DURANTE EL EMBARAZO. NO USE DOSIFICACIONES GRANDES.

RUIBARBO *(Rheum palmatum)*

Nombres Populares: Rapóntico de jardín.
Nombre en Inglés: Rhubarb.
Parte Usada: Raíz.
Propiedades Medicinales: Vulnerario, tónico, estomacal, purgante, astringente, aperitivo.
Descripción y Usos: El ruibarbo es un remedio muy antiguo, muy útil en dosificaciones pequeñas para diarrea y disentería en adultos y en niños. Es un laxante para infantes, siendo que es muy suave y tónico. Es muy bueno para aumentar la acción muscular de los intestinos. Excelente para usar en enfermedades del estómago. Alivia el dolor de cabeza. Estimula los conductos de la bilis, y por lo tanto produce la eliminación de los materiales biliosos. Es excelente para niños escrofulosos con un abdomen distendido. Bueno para el hígado. Limpia y fortalece los intestinos. El ruibarbo es muy alto en oxalatos y por lo tanto no se debe de utilizar por esas personas quienes desarrollan cálculos renales. NUNCA COMA LAS HOJAS, las cuales son venenosas. Disponible como la raíz en polvo o en tintura, 10 a 20 gotas en agua.

SABILA *(Aloe socotrina)*

Nombres Populares: Acíbar, áloe.
Nombre en Inglés: Aloe.
Parte Usada: Hojas.
Propiedades Medicinales: Catártico, estomacal, aromático, emenagogo, emoliente, vulnerario.
Descripción y Usos: Promueve la menstruación cuando ésta está suspendida. Expulsa los oxiuros después de varias dosificaciones.
La sábila constituye una de las hierbas medicinales más curativas que tengamos. Se usa en muchos catárticos o purgantes. Es una de las mejores plantas para limpiar el colon. El autor conoce personalmente a una dama que no podía encontrar ninguna cosa que la indujera a mover los intestinos. Esta señora ha usado áloe solo durante muchos años con los más espléndidos resultados. Yo también lo he usado por muchos años, en combinación con otras hierbas, en la siguiente proporción: 30 gramos

(1 onza) de polvo de corteza de ladierno, 30 gramos (1 onza) de polvo de raíz de ruibarbo, 30 gramos (1 onza) de polvo de raíz de mandrágora, 7 gramos (0.25 de onza) de sábila en polvo, 30 gramos (1 onza) de polvo de raíz de cálamo aromático.

Dosificación: Cada persona debe tomar la cantidad que necesite para mover libremente los intestinos dos o tres veces por día, comenzando, por ejemplo, con un cuarto de cucharadita, y luego añadiendo o disminuyendo la dosificación según la necesidad. Algunos requieren bastante más que otros, de manera que cada cual debe tomar la cantidad necesaria en su propio caso. Algunos que tienen una digestión muy lenta harían bien en tomar toda la cantidad necesaria, bien temprano por la mañana, una hora o más antes del desayuno. Otros prefieren tomar el remedio precisamente antes de ir a la cama por la noche. No tome durante el embarazo o si está amamantando.

Este es uno de los mejores limpiadores del organismo, y produce los más agradables resultados. Quita la materia morbosa del estómago, el hígado, los riñones, el bazo y la vejiga, y es el mejor limpiador del colon que se conozca. Debe usarse en todos los casos en que se necesite un laxante; no produce cólicos y es muy sanador y suavizante para el estómago, por dondequiera que pase.

La sábila puede usarse solo para cualquier clase de llaga en el exterior del cuerpo, y es un remedio excelente para hemorroides. Tome una cucharadita llena en 1/2 litro de agua, cuele en un cedazo y úselo. Pueden añadirse también dos cucharaditas de ácido bórico, y esto, además de ser sanador, evitará que la mezcla se ponga ácida.

SALVIA *(Salvia officinalis)*

Nombres Populares: Hierba sagrada, salima fina, salvia de Aragón salvia de la Alcarria, salvia de jardín, salvia del Moncayo, salvia real, savia, selima fina, té indígena.

Nombre en Inglés: Sage.

Propiedades Medicinales: Sudorífica, astringente, expectorante, tónica, aromática, antiespasmódica, nervina, vermífuga, emenagoga, diurética, estimulante, diaforética, estomacal, antiséptica.

Descripción y Usos: La salvia es un remedio maravilloso para muchas enfermedades. Casi podría ser llamado un "curalotodo." Se podría decir que usted nunca podrá fallar si usa la salvia.

La salvia es una hierba bien conocida para sazonar asados, sopas, etc. El té es excelente para gárgaras en el caso de una garganta ulcerada o una boca con úlceras. Puede mezclarse con un poco de limón y miel. Es excelente para casos de excesivo deseo sexual y para debilidad sexual. Es uno de los mejores remedios para problemas del estómago, dispepsia, gases en el estómago y los intestinos. Para amigdalitis, tome el té externamente y haga gárgaras. Expulsa las lombrices en adultos y niños. Detiene las hemorragias en heridas; es muy limpiadora en casos de úlceras viejas y llagas. Es buena para espermatorrea. También para problemas del hígado y los riñones. Toda clase de heridas se sanan más rápidamente cuando se lavan con té de salvia. Es muy calmante para problemas nerviosos y para fiebres que de todas clases. Es un tónico muy efectivo para el cabello. Hace crecer el cabello cuando las raíces no están destruidas, y quita la caspa. Buen sustituto para la quinina. En caso de fiebre, gripe o pulmonía, primero hágase un enema grande; luego tómese una gran dosificación para limpiar el cuerpo y como laxante. Entonces vaya a la cama y tome tres, cuatro o cinco tazas de té caliente de salvia a intervalos cortos, digamos con media hora de separación. Esto producirá una traspiración profusa, activará todo el cuerpo, y cortará el resfrío. Alivia los dolores de cabeza. Produce una buena circulación y eliminará la infección.

El pueblo norteamericano haría bien si usara salvia en lugar de té o café. Los chinos se burlan de los americanos porque ellos compran el té costoso para beber y pagan un alto precio por él; en cambio el chino compra salvia de los Estados Unidos por un precio muy pequeño, y la usan como su té, el cual es al mismo tiempo un remedio maravilloso. El chino sabe que el té de salvia lo mantendrá en buen estado, mientras que el té que nosotros compramos de los chinos hace que el pueblo americano esté enfermo, provoca gran nerviosidad y es una de las causas de demencia. El té de salvia es muy calmante para los nervios, en tanto que el té que compramos de la China es una causa principal de nerviosidad, de dolor de cabeza. Para destetar a un niño, cuando se desea que la leche cese en los pechos, en caso de enfermedad o por otras razones, el té de salvia, tomado frío, hará que la leche se seque en los pechos.

Para cualquier problema de la garganta, se puede añadir ceanoto, betonía y crema de café a la salvia. Este té no debe ser hervido, sino solamente dejado en remojo. Debe mantenerse cubierto mientras está en remojo. La dosis común es una cucharadita llena para una taza de agua hirviendo. Déjela en remojo por veinte a treinta minutos. Beba tres o cuatro tazas por día. *Nunca ponga en remojo la hierba en un recipiente de aluminio.*

SANGUINARIA DEL CANADA *(Sanguinaria canadensis)*

Nombre en Inglés: Bloodroot.

Parte Usada: Raíz.

Propiedades Medicinales: Emenagoga, tónica, diurética, estimulante, febrífuga, emética, sedativa y rubefaciente.

Descripción y Usos: Es un agente excelente para adenoides, pólipos nasales, garganta con llagas y problemas sifilíticos. Cuando la condición no se puede vencer fácilmente, combine con partes iguales de hydrastis canadensis (golden seal). Es también excelente para hemorroides usando en forma de enema un té cargado hecho de sanguinaria. Es un remedio efectivo para resfríos, tos, laringitis, bronquitis, tifoidea, fiebres, pulmonía, catarro, escarlatina, ictericia, dispepsia, llagas supurantes, eczemas y enfermedades de la piel. Las dosificaciones pequeñas estimulan los órganos digestivos y el corazón. Las dosificaciones grandes actúan como sedativos. Los indios usaban la sanguinaria como pintura corporal.

Precaución: La sanguinaria es una hierba poderosa y debe ser usada sólo bajo supervisión competente.

SANICULA *(Sanicula marilandica)*

Nombre en Inglés: Sanicle.

Parte Usada: Raíz, hojas.

Propiedades Medicinales: Vulneraria, astringente, alterativa, expectorante, disuelve y cura tumores y es depurativa.

Descripción y Usos: La sanícula tiene numerosas propiedades medicinales y muchos usos. Esta es una de las hierbas que bien podría llamarse un curalotodo, porque posee virtudes poderosas para limpiar y sanar, tanto usada interna como externamente. Se utilizan tanto las hojas como las raíces.

Es una hierba fuerte para sanar heridas y tumores, tanto internos como externos. Use una cucharadita llena de hierba triturada por cada taza de agua. Déjela estar por veinte o treinta minutos. Tome de cinco a seis tazas al día. Si se usa en polvo, ponga media cucharadita por cada taza de agua caliente o agua fría.

Ayudará a normalizar la menstruación si es demasiado abundante. Es también buena para detener hemorragias de los pulmones o los intestinos, y para ulceraciones en los riñones. Detiene el dolor de los intestinos. Es excelente para gonorrea y sífilis, pues es poderosa para limpiar el cuerpo de mucosa y materias venenosas de desecho. Es muy sanadora para heridas en la boca, para garganta dolorida, para amigdalitis y para limpiar la garganta de mucosa cuando se usa como gárgaras en forma de té cargado. Es muy sanadora para úlceras de estómago, y es un remedio eficaz para curar úlceras de los pulmones y para la terrible enfermedad llamada tuberculosis. La siguiente combinación es muy eficiente:

60 gramos (2 onzas) de sanícula
30 gramos (1 onza) de raíz de malvavisco
30 gramos (1 onza) de verbasco
30 gramos (1 onza) de hydrastis canadensis (golden seal)
15 gramos (1/2 onza) de mirra

Use una cucharadita llena de esta mezcla por cada taza de agua hirviendo. Déjela estar por veinte o treinta minutos, y tome una taza una hora antes de cada comida y otra antes de ir a la cama.

Si se usan las hierbas en polvo, haga la mezcla usando las mismas proporciones, a razón de media cucharadita por cada taza de agua caliente o agua fría. Para uso externo, haga un té bien cargado y lave las partes afectadas cuatro o cinco veces por día.

Es eficaz para usar externamente en casos de escorbuto, erisipela, herpes o salpullido y erupciones.

SASAFRAS *(Sassafras officinale)*

Nombre en Inglés: Sassafras.
Parte Usada: Corteza de la raíz.
Propiedades Medicinales: Aromático, estimulante, alterativo, diaforético, diurético.
Descripción y Usos: Se le llama a menudo la medicina de primavera para purificar la sangre y limpiar todo el organismo. Es bueno para dar sabor a otras hierbas que tienen un gusto desagradable, y es muy usado en combinación con otras hierbas purificadoras de la sangre. Es útil como tónico para el estómago y los intestinos. Alivia los gases. Tomado caliente es un remedio excelente para espasmos. Valioso en casos de cólico, y para todas las enfermedades de la piel y las erupciones. Es bueno para hacer lavado de ojos inflamados. Bueno para los riñones, la vejiga y problemas del pecho o de la garganta. El aceite de sasafrás es excelente para dolor de muelas. Es bueno en úlceras varicosas. Haga un lavado externo y tómelo internamente. Tome nada más por una semana. De la tintura use de 10 a 20 gotas en agua.

SELLO DE SALOMON *(Polygonatum multiflorum)*

Nombre en Inglés: Salomon's Seal.
Parte Usada: Raíz.
Propiedades Medicinales: Tónico, expectorante, astringente, mucilaginoso.
Descripción y Usos: Es un buen remedio para toda clase de problemas femeninos. Es excelente como lavado para zumaque, erisipela y otras llagas del cuerpo. Alivia el dolor y cura las hemorroides externas. Inyecte cuatro o cinco cucharadas de té varias veces al día en el recto. Use internamente como otros tés para la neuralgia. Use 30 gramos de la hierba cortada en una taza de agua caliente. El sello de Salomón constituye una excelente cataplasma para inflamaciones y heridas externas.

SENA AMERICANA *(Cassia marilandica)*

Nombres Populares: Sen.
Nombre en Inglés: Senna.
Propiedades Medicinales: Laxante, vermífugo, diurético.

Descripción y Usos: La sena es un laxante valioso, suave y eficaz, que a veces produce cólicos, y por lo tanto debe ser combinado con una hierba aromática como la menta, romero, ruta, anis, toronjil, pimiento de Jamaica, culantro, lavanda, y poleo. Es excelente para lombrices, biliosidad, halitosis (mal aliento) y mal gusto en la boca. Es muy eficaz para las lombrices cuando se combina con otras hierbas indicadas para las mismas. Ponga en remojo una cucharadita en una taza de agua hirviendo por treinta minutos, cuele y tome una taza por día, más o menos de acuerdo con las necesidades.

SQUAW VINE (Mitchella repens)

Nombre en Inglés: Squaw Vine.
Parte Usada: Planta entera.
Propiedades Medicinales: Diurético, astringente, tónico, alterativo, parturiente.
Descripción y Usos: La hierba era sumamente estimada por las mujeres indígenas. Es una medicina excelente para tomar durante las últimas semanas del embarazo, y hará que el parto sea maravillosamente fácil. Es mejor que las hojas de frambuesa, pero es bueno combinar las dos. Asegura un lavado excelente para ojos doloridos de infantes. Con este propósito combine con hojas de hamamelis. Si ésta no puede obtenerse, use hojas de fresa silvestre. Esto también constituye un excelente remedio para lavado en caso de leucorrea suave, disentería y gonorrea. Esta hierba es buena para cálculos, problemas urinarios, problemas uterinos y problemas femeninos, y aumenta el flujo menstrual. Un té bien cargado de bayas es bueno para lavar los pezones doloridos. Añada un poco de aceite de oliva o de crema. Agite en forma completa y aplique.

Mezcle bien y aplique. Como una decocción, use dos onzas en 1/2 litro de agua y tome lo equivalido en dosis de vaso de vino. Como tintura, de 5 a 10 gotas tres veces al día.

STAR GRASS (Aletris farinosa)

Nombre en Inglés: Star Grass.
Parte Usada: Rizoma.
Propiedades Medicinales: Tónicas, estomacal.

Descripción y Usos: *Asegúrese de sólo usar los rizomas secos.* Los rizomas frescos son tóxicos y nunca deben ser usados. Es un tónico femenino excelente y se usa para la menstruación dolorosa. También es útil para problemas digestivos, cólico, y gas.

Sólo se deben usar dosificaciones pequeñas. Hierva una cucharadita del rizoma seco en una taza de agua; deje enfriar y no tome más de una taza al día, tomando un sorbito a la vez. Se pueden tomar de 15 a 30 gotas de la tintura en agua caliente diarios para problemas menstruales.

TANACETO *(Tanacetum vulgare)*

Nombre en Inglés: Tansy.

Parte Usada: Planta entera.

Propiedades Medicinales: Aromático, tónico, emenagogo, diaforético, vulnerario. Las semillas— vermífugas.

Descripción y Usos: El tanaceto fue utilizada por miles de años, hasta como medianos del siglo diez y nueve, como un agente del embalsamiento el tanaceto también se encontró útil para repeler insectos cuando se ponía en los pisos o paredes de casas. Es un viejo remedio de familia bien conocido para fortalecer el organismo y calmar los intestinos. Tomado caliente, es excelente para resfríos, fiebre, gripe y fiebre palúdica.

Bueno para dispepsia. Es uno de los mejores remedios para promover la menstruación. El tanaceto expulsa las lombrices. Es útil en caso de histeria, ictericia, hidropesía, lombrices y problemas de los riñones. Fortalece las venas débiles. Los fomentos calientes empapados en este té son excelentes para inflamaciones, tumores, magulladuras, pecas, quemaduras de sol, leucorrea, ciática, dolor de muela y ojos hinchados. Bueno para problemas del corazón. Detiene las palpitaciones del corazón en corto tiempo. Se debe de tomar nada más en dosis moderadas.

UNA SOBREDOSIS PUEDE SER FATAL.

Use de media cucharadita a una del extracto de líquido o infusión a 30 gramos a 1/2 litro de agua hirviendo y tome lo equivalente a un vaso de vino lleno de una a tres veces al día.

TERCIANARIA *(Scutellaria lateriflora)*

Nombre en Inglés: Skullcap.
Partes Usadas: Planta entera.
Propiedades Medicinales: Antiespasmódica, nervina, tónica, diurética.
Descripción y Usos: A menudo combinada con otros, es uno de los mejores tónicos para los nervios. Muy tranquilizadora y calmante para los nervios de gente que se excita con facilidad. En el delirium tremens produce sueño. Es buena para neuralgia y dolores de diversas clases; útil para el baile de San Vito, parálisis acompañada de temblores, para ataques de histeria, reumatismo, hidrofobia, epilepsia, picaduras de insectos venenosos y mordeduras de serpientes. Y es espléndida para suprimir el deseo sexual indebido.

La siguiente combinación es un remedio positivo para el insomnio: partes iguales de escutolaria, nervina, lúpulo, nébeda, y además cimicífuga. Tome una cucharada de cada una de estas hierbas, mézclelas, y use una cucharadita de té por cada taza de agua hirviendo. Esta combinación es muy útil para ayudar a dormir a un adicto a la morfina. La escutolaria como sustituto para la quinina, es más eficaz que ella, y a diferencia de la misma, no es perjudicial.

TOMILLO *(Thymus vulgaris)*

Nombres Populares: Tomello.
Nombre en Inglés: Thyme.
Parte Usada: Planta entera.
Propiedades Medicinales: Tónico, carminativo, emenagogo, resolvente, antiespasmódico, antiséptico.
Descripción y Usos: Es uno de los viejos remedios caseros. Uno puede usarlo libremente con gran beneficio. Tomado caliente, es muy bueno para una menstruación suprimida. También lo es para la fiebre. Produce traspiración profusa cuando se toma caliente. Es un remedio de confianza para los nervios, y es excelente para las pesadillas. Valioso en la tos ferina, en asma y problemas de pulmones. A niños pequeños, déseles dosificaciones pequeñas y frecuentes. Es un buen remedio para un estómago débil, dispepsia, gases, cólicos, calambres de estó-

mago y diarrea. Es mejor tomarlo frío para estos propósitos. Alivia el dolor de cabeza. También actúa para levantar el animo. Usualmente se usa en combinación con otras hierbas. Use 30 gramos de la hierba seca para 1/2 litro de agua hirviendo. Tome dos cucharadas dos veces al día.

Use con moderación. No haga un hábito de usar el tomillo.

TREBOL BLANCO *(Trifolium repens)*

Nombre en Inglés: White Clover.

Parte Usada: Brotes.

Propiedades Medicinales: Depurativo, detergente.

Descripción y Usos: Los brotes del trébol de flor blanca son un remedio antiguo para limpiar el organismo. Purifica la sangre, especialmente en caso de granos, úlceras y otras afecciones de la piel. El té cargado es muy curativo para llagas, aplicado externamente. En partes iguales de trébol de flor blanca y acedera constituyen un bálsamo o ungüento excelente. Se puede usar igualmente como el trébol rojo.

TREBOL DE AGUA *(Menyanthes trifoliata)*

Nombres Populares: Trébol acuático, trébol de las lagunas, trébol fibrino, trébol palustre, trifolio fibrino.

Nombre en Inglés: Buckbean.

Partes Usadas: Hojas.

Propiedades Medicinales: Tónico, catártico, diurético, antihelmíntico, emético.

Descripción y Usos: Elimina las lombrices. Tomado en grandes dosis es un emético. Promueve la digestión aumentando los jugos gástricos. Excelente remedio para catarros de estómago, reumatismo, escrófula, escorbuto, fiebres intermitentes, ictericia, dispepsia y enfermedades del hígado y de los riñones.

El trébol de agua está disponible en cápsula o polvo. Tome una cápsula tres veces al día o una media cucharadita del polvo en un vaso de agua tres veces al día.

TREBOL ROJO *(Trifolium pratense)*

Nombres Populares: Trébol de los prados.

Nombre en Inglés: Red Clover.

Parte Usada: Flores.

Propiedades Medicinales: Depurativo, detergente, alterativo, estimulante suave.

Descripción y Usos: El trébol rojo es una de las grandes bendiciones que Dios le ha dado al hombre. Es muy agradable de tomar y un maravilloso purificador de la sangre. Combinado con partes iguales de violeta azul, bardana (lampazo), acedera, diente de león, heliantemo y hydrastis canadensis (golden seal), es un remedio muy poderoso para crecimientos cancerosos y afecciones de la lepra, y también para la pelagra. Aprenda a usar en forma eficaz este remedio dado por Dios. Usado sin mezcla es excelente para cáncer del estómago, tos ferina y varios tipos de espasmo. El té caliente es muy calmante para los nervios. He usado brotecitos de trébol rojo por muchos años con excelentes resultados. Cuando yo era niño, mis padres me hacían juntar esta hierba para el jefe de correos de nuestro pueblo, que tenía cáncer en grave estado. El llegó a una edad avanzada sin ninguna operación.

Los brotes de trébol rojo eran también uno de los remedios caseros que usaba la Sra. E. G. White. El trébol rojo es calmante para los nervios, efectivo en casos de espasmos y en problemas bronquiales y tos ferina.

Sana las heridas nuevas así como las úlceras viejas, y para hacer un excelente ungüento sanador. El trébol rojo es espléndido para la sífilis. Una buena receta es la siguiente.

30 gramos (1 onza) de trébol rojo
30 gramos (1 onza) de semilla de bardana
60 gramos (2 onzas) de berbero
60 gramos (2 onzas) de sanguinaria canadiense

Use las hierbas trituradas. Mézclelas bien en 1/2 litro de agua hirviendo y 1/2 litro de cidra de manzana caliente. Cubra y deje estar por dos horas. Beba una copa de las de vino cuatro veces por día.

El trébol rojo es un remedio muy bueno para el cáncer en cualquier parte del cuerpo. Si éste está en la garganta, haga un té cargado y haga gárgaras cuatro o cinco veces por día, tragando parte del té. Si es en el estómago, tome cuatro o más tazas por día con un estómago vacío. Si hay llagas en alguna parte del exterior del cuerpo, lávelas abundantemente con el té. Si la afección está en el recto, inyecte con una cánula de irrigador para enemas, cuatro o cinco veces por día. Si está en el útero, inyecte con un irrigador de goma, manteniendo cerrada la entrada vaginal después que se inserta la jeringa, de manera que el té esté obligado a permanecer en torno a la cabeza del útero. Este té debe mantenerse allí por varios minutos antes de permitir que salga.

Toda familia debe tener una buena provisión de brotes de trébol rojo. Júntelos en el verano cuando el trébol se halla en plena floración. Séquelos en la sombra sobre papeles. Ponga en bolsitas de papel cuando están secas y cuélguelas en un lugar seco. Use este té en lugar de té o café común y tendrá espléndidos resultados. Bébalo con abundancia. Puede tomarse en lugar de agua. Si se usa en forma de cápsula tome una o dos, tres veces al día.

TURKEY CORN *(Dicentra canadensis)*

Nombre en Inglés: Turkey Corn.
Parte Usada: Raíz.
Propiedades Medicinales: Tónica, alterativa, diurética, antisifilítica.
Descripción y Usos: Es un excelente remedio para sífilis, escrófula y enfermedades de la piel. Para furúnculos es más eficaz cuando se usa en combinación con baños calientes y fricciones con sal. Es un tónico excelente para todas las condiciones de debilidad. Es uno de los más valiosos alterativos en el reino vegetal. Tómese como té como las demás hierbas.

TUSILAGO *(Tussilago farfara)*

Nombres Populares: Uña de caballo.
Nombre en Inglés: Coltsfoot.
Parte Usada: Raíz, hojas.
Propiedades Medicinales: Emoliente, demulcente, expectorante, pectoral, diaforético, tónico.
Descripción y Usos: Es un remedio excelente para catarros, tuberculosis y todos los problemas de los pulmones. Es

muy calmante para las membranas mucosas. Se obtienen buenos resultados si se hace un té poniendo en remojo una cucharada grande llena en un litro de agua, y usándolo como fomento, o sencillamente para humedecer el paño en el té y aplicarlo a los pulmones o a la garganta. Es excelente para aliviar el pecho de la flema en casos de tos, asma, bronquitis, tos ferina y tos espasmódica. Es bueno para inflamaciones, para hemorroides, para problemas estomacales y fiebres palúdicas. Las hojas pulverizadas y absorbidas en la nariz son excelentes para la obstrucción nasal y el dolor de cabeza. Para escrófula o tumores escrofulosos, tómese internamente o prepárese una cataplasma y aplíquese en forma externa. El tusílago ha sido muy usado como remedio para resfríos y para problemas de los pulmones. Es excelente si se prepara como un jarabe para tos combinándolo con otras hierbas.

También se ha usado internamente para diarrea y aplicado externamente para quemaduras, úlceras, llagas, y picadas de insectos. Haga una decocción con 30 gramos de hojas en 1/2 litro (un cuartillo) de agua y déjelo que hierva hasta que tenga 1/2 litro de éste. Endulce con un poco de miel y tome una taza tres o cuatro veces al día.

TWIN LEAF *(Jeffersonia diphylla)*

Nombre en Inglés: Twin Leaf.

Parte Usada: Raíz.

Propiedades Medicinales: Diurético, alterativo, antisifilítico, antirreumático, antiespasmódico, tónico.

Descripción y Usos: Es muy útil en el reumatismo crónico, en afecciones nerviosas y espasmódicas. Muy bueno para neuralgia, calambres y sífilis. Espléndido para gárgaras en problemas de la garganta. Es eficaz para fiebre escarlatina, y para úlceras que no se sanan. Aplicado como cataplasma o como un fomento caliente que se ha sumergido en un té cargado y exprimido, alivia el dolor en cualquier parte del cuerpo. En dolores severos, bébase caliente. Déjese en remojo una cucharadita en una taza de agua hirviendo por treinta minutos, hiérvase a fuego lento por diez minutos, cuélese y tómese una taza, seguida por pequeñas dosis frecuentes.

UTRICULARIA *(Fucus versiculosus)*

Nombre en Inglés: Seawrack.
Parte Usada: Planta entera.
Propiedades Medicinales: Alterativa, diurética.
Descripción y Uso: El mejor remedio para la obesidad. Buena para todas las afecciones glandulares, gota y escrófula. Tiene un excelente efecto sobre los riñones. Deje en remojo durante treinta minutos, una cucharadita llena por una taza de agua hirviendo. Tome de tres a cuatro tazas por día, una hora antes de las comidas y al ir a acostarse.

VALERIANA *(Valeriana officinalis)*

Nombres Populares: Hierba del gato, triquitraque.
Nombre en Inglés: Valerian.
Parte Usada: Raíz.
Propiedades Medicinales: Aromática, estimulante, tónica, anodina, antiespasmódica, nervina, emenagoga.
Descripción y Usos: Un excelente tónico para los nervios, es muy calmante.

Se usa para histéricos. Tomada caliente, promueve la menstruación. Es excelente para niños con cólicos, fiebres bajas, y romper los catarros, y para piedras en la vejiga. Es curativa para úlceras de estómago, y muy poderosa para prevenir la fermentación y los gases. El té es muy sanador, si se aplica a las llagas y los granos externamente, a la vez que se lo toma internamente o bebe. Alivia las palpitaciones del corazón. NO HIERVA LAS RAICES. Puede resultar envenenamiento si acaso se toman grandes cantidades de te por más de dos o tres semanas. De la tintura use de una a dos cucharaditas en un vaso de agua. Cuando se usa en forma de cápsula, tome una o dos al día.

VERBENA *(Verbena officinalis)*

Nombres Populares: Glandularia, hierba sagrada, hierba santa, hierba de los hechizos.
Nombre en Inglés: Vervain.
Parte Usada: Planta entera.
Propiedades Medicinales: Tónica, sudorífica, expectorante, vulneraria, emética, nervina, emenagoga, vermífuga.

Descripción y Usos: La verbena es uno de los dones más maravillosos de Dios para la curación de enfermedades. Esta hierba debe estar en todos los hogares lista para ser usada inmediatamente cuando se necesita. Es muy poderosa para producir traspiración abundante. Es excelente para fiebre. A menudo cura los resfríos de la noche a la mañana. Tome una taza caliente de té a menudo. Es un remedio excelente para tos ferina, pulmonía, tuberculosis, asma, fiebre palúdica; expulsa la flema de la garganta y el pecho. Para fiebres tome una taza de té caliente cada hora, y también para epilepsia y ataques de histeria. Es buena para todas las enfermedades femeninas. Aumenta el flujo menstrual. También es eficaz para escrófula y para enfermedades de la piel. A menudo expulsa las lombrices cuando todas las demás cosas fallan. Tome de esta hierba libremente hasta que desaparezcan las lombrices. Es muy útil para nerviosidad, delirio, locura, epilepsia, insomnio y dolor de cabeza nervioso. Fortalece el organismo en la convalecencia de las enfermedades del corazón. Remueve las obstrucciones de los intestinos, el colon y la vejiga. Buena para problemas de estómago, y cuando hay respiración difícil o respiración asmática. Se usa combinada en partes iguales con hojas de lepidio y menta piperita. Es excelente para apendicitis. En la fiebre se usa en combinación con corteza de sauce o lepidio. El té es muy sanador, aplicado a llagas externas. Es mucho mejor que la quinina en los casos en que ésta se emplea. Tome de media a una cucharadita del extracto en liquido en agua.

VIOLETA *(Viola odorata)*

Nombres Populares: Violeta aromática.
Nombre en Inglés: Violet.
Parte Usada: Planta entera.
Propiedades Medicinales: Mucilaginosa, laxante, emética, alterativa, antiséptica.
Descripción y Usos: Como té, las hojas de violeta se usan como purificador de la sangre. Las hojas de violeta son muy efectivas en sanar y dar pronto alivio del dolor de úlceras internas. Han sido usadas para tratamientos de cancer. Use externamente para este propósito como cataplasma y tome internamente

el té. Para crecimientos cancerosos y otras enfermedades de la piel, la violeta es especialmente beneficiosa combinada con el trébol rojo y la verbena. La violeta es un remedio exitoso en la gota, toces, catarros, llagas, gargantas doloridas, úlceras, escrófula, sífilis, bronquitis, y dificultad al respirar a causa de gas y materia morbosa en el estómago e intestinos. La violeta es maravillosa para el nerviosismo y debilidad en general cuando acompañado de nervina, tercianaria, o cimicífuga negra. Alivia dolores de cabeza severos y congestión en la cabeza. Muy efectivo para la tos ferina.

YERBA SANTA *(Eriodyction glutinosum)*

Nombre en Inglés: Yerba Santa.
Parte Usada: Hojas.
Propiedades Medicinales: Tónica, expectorante, aromática.
Descripción y Usos: Este es un remedio bien probado y muy empleado en laringitis, bronquitis crónica, asma, y varias enfermedades pulmonares de catarro. Es efectivo cuando hay mucha descarga de la nariz. Es bueno para reumatismo. Se puede aplicar como cataplasma para llagas, picadas de insecto, torceduras, y contusiones.

ZANAHORIA *(Daucus carota)*

Nombres Populares: Zanahoria silvestre.
Nombre en Inglés: Carrot.
Parte Usada: Raíz, semilla.
Propiedades Medicinales: Antelmíntica, carminativa, diurética, estimulante.
Descripción y Usos: Si se hiciera un uso más amplio de la zanahoria en las comidas, resultaría muy benéfico para el género humano. A menudo algunos pacientes siguen, por un corto período, una dieta de zanahorias para combatir el cáncer y las enfermedades del hígado, los riñones y la vejiga. Es muy útil en caso de hidropesía, cálculos, dificultad para orinar, para aumentar el flujo menstrual y para expulsar lombrices de los intestinos. La zanahoria rallada usada como cataplasma es muy buena para úlceras, abscesos, furúnculos, llagas escrofulosas y can-

cerosas, y para heridas en mal estado. La semilla de zanahoria pulverizada, usada como té, alivia y aumenta el flujo de la orina. El polvo también se puede encapsular y tomarse una o dos diarias con un vaso de agua. Los brotes de zanahoria, preparados como té, son un remedio muy eficaz para la hidropesía. Muy a menudo he hecho una cura en casos en que todas las demás cosas habían fallado.

ZARAGATONA *(Plantago psyllium)*

Nombres Populares: Pulguera.
Nombre en Inglés: Psyllium.
Parte Usada: Semillas.
Propiedades Medicinales: Demulcente, purgante, detergente.

Descripción y Usos: La zaragatona ayuda grandemente en casos de colitis, úlceras, hemorroides, aliviando la molestia ocasionada durante la evacuación de los intestinos. Alivia la autointoxicación, que es causa de muchas enfermedades, limpiando los intestinos y quitando las toxinas putrefactas. La zaragatona, siendo un producto puramente vegetal, no tiene efectos dañinos, ya sean de índole fisiológica o química. Es superior a las emulsiones, los aceites y los compuestos de agar, que son ampliamente conocidos y empleados. Para adultos, tome de una a dos cucharaditas con las comidas, preferiblemente; o tome una hora antes de las comidas en medio vaso de agua, siendo preferible el agua caliente. Para los niños la dosis es de media a una cucharadita. Varíe la dosis de acuerdo con las necesidades individuales.

Cuando se introduce en agua o en cualquier líquido, la semilla se convierte en una masa gelatinosa que lubrica los intestinos. La zaragatona podría llamarse una escoba natural del colon, siendo que limpia este canal. Algunas preparaciones de zaragatona vienen con sabores naturales, como el limón, el cual hace que sea más fácil que los niños lo tomen.

ZARZA *(Rubus villosus)*

Nombre en Inglés: Blackberry.
Parte Usada: Hojas, bayas.
Propiedades Medicinales: Hojas— antieméticas, astrin-

gente, purgativas, estomacales, parturientes, tónicas, estimulante, alterativa, Fruta—laxante, esculente, antiácido, parturiente.

Descripción y Usos: Aliviará las úlceras desarrolladas en las membranas mucosas. Tome una taza de té cada hora hasta que desaparezcan las úlceras.

Durante este tiempo no coma alimentos, sólo beba jugos. El té se ha reconocido que ayuda a apurar el nacimiento, también así como disminuir el dolor del parto. Es excelente para la disentería y diarrea, especialmente en infantes. Disminuye la menstruación sin pararla. Buena para combinar con el agracejo, ñame silvestre y canela. Es muy tranquilizante y no excita. Bueno para la nausea. Cuando los intestinos están excesivamente relajados, use en lugar de café o té. Buena para problemas intestinales en niños.

Para hacer este té de zarza tome 30 gramos de la hierba seca o una mano de hojas frescas y agrégueles 1/2 litro de agua hirviendo.

Cubra y deje remojando por quince a veinte minutos. Luego cuele y tome. Añada un poco de miel si desea. Las hojas se consiguen en polvo también.

ZARZAPARRILLA *(Smilax officinalis)*

Nombre en Inglés: Sarsaparilla
Parte Usada: Raíz.
Propiedades Medicinales: Alterativa, diurética, demulcente, antisifilítica, estimulante, antiescorbútica.
Descripción y Usos: Muy útil en reumatismo, gota, erupciones de la piel, salpullidos, tiña y escrófula. Es un excelente antídoto cuando se toma cualquier veneno mortal. Beba copiosamente, después de lavar completamente el estómago con un vomitivo. Excelente para inflamaciones internas, resfríos, catarros y fiebre. Aumenta el flujo de la orina. Buena para lavado de ojos. Promueve una traspiración profusa cuando se toma caliente. Es poderosa para expulsar los gases del estómago y los intestinos. Es una de las mejores hierbas para usar cuando los infantes están afectados con enfermedades venéreas. Pero desde que primero fue usada por los españoles hace varios siglos,

la experiencia nos muestra que no es un remedio seguro para esta enfermedad en adultos y niños. Lave las pústulas locales o las llagas con un té hecho de la raíz, y administre internamente, mezclando la raíz pulverizada con su alimento. Excelente para purificar la sangre. Tome sólo por dos semanas de cada tres. Si se usa la tintura tome de 25 a 50 gotas en agua dos veces al día.

ZUMAQUE *(Rhus glabra)*

Nombre en Inglés: Sumach Berries.

Parte Usada: Corteza, hojas, bayas.

Propiedades Medicinales: Corteza y hojas— tónicas, astringentes, alterativas, antisépticas. Bayas— diuréticas, refrigerantes, emenagogas, diaforéticas, cefálicas.

Descripción y Usos: Es un tratamiento valioso en la cura de la gonorrea y la sífilis cuando otros remedios han fallado. En este caso prepárese la siguiente combinación: partes iguales de bayas y corteza de zumaque, corteza de pino blanco y olmo resbaloso. Este té sirve para limpiar el organismo, y es muy útil para leucorrea, escrófula y heridas internas. Un té de bayas de zumaque por sí solo es excelente para problemas de los intestinos, diabetes, toda clase de fiebres, y para heridas y llagas en la boca. Puede usarse también para gárgaras y para enjuagar la boca. Como tintura tome de 5 a 15 gotas en agua dos veces al día.

6

Arboles Medicinales

*C*uando estudio las hierbas, las flores, las raíces y las cortezas, así como las hojas de los árboles, y veo las maravillosas
propiedades médicas que contienen y los beneficios admirables
que se derivan de su uso, siento que las palabra "maravilloso"
es inadecuada para expresar la verdad. La frase "el grandioso
poder obrador de milagros de Dios" no es demasiado expresiva.
Si usted hubiera visto las cosas que se han logrado con el uso
de estas hierbas, junto con las medidas higiénicas, no pensaría
que estas declaraciones son exageradas. Cuando salgo y reco-
rro los bosques y observo los árboles gigantescos, siento la necesidad de quitarme el sombrero como señal de reverencia hacia Dios por las admirables propiedades médicas que hay en
los diversos árboles para la sanidad del hombre, así como la
utilidad de los mismos para la construcción de casas en donde
vivir y para la provisión de combustible con el cual cocinar los
alimentos y el calor para calentarse.

Lo siguiente es una lista de los árboles que son de valor para
la medicina. Se encuentran en orden alfabético.

ABEDUL *(Betula lenta)*

Nombres Populares: Bedul, bido, bieso, biezo, abedul común.

Nombre en Inglés: Birch.

Parte Usada: Interior de corteza, ramitas pequeñas.

Propiedades Medicinales: Aromático, estimulante, diaforético, antihelmíntico.

Descripción y Usos: Este es el abedul común. La corteza y
las pequeñas ramitas del abedul tienen un sabor espléndido
similar al de la pirola. La solíamos recoger y usar con pirola y

espicanardo para hacer una bebida saludable. Tiene maravillosas propiedades médicas para problemas de los intestinos, reumatismo, gota y para purificar la sangre y expeler las lombrices. Es muy efectivo para ulceraciones en la boca. Es excelente para uso en la diarrea, disentería y cólera infantil, dada como una inyección y tomada internamente. Es bueno para cálculos renales y de la vejiga. Purificará la sangre y ofrece resultados excelentes para furúnculos y llagas al tomarse internamente y aplicado exteriormente. El té tiene muy buen sabor y hace un trago excelente para tomar en lugar de agua por un tiempo. Se usa para hacer la bebida llamada en inglés "root beer."

ALAMO *(Populus tremuloides)*

Nombres Populares: Alamo temblón.
Nombre en Inglés: Poplar.
Parte Usada: Corteza, brotes, hojas.
Propiedades Medicinales: Estomacal, febrífuga, tónica, antiperiódica, balsámica.
Descripción y Usos: Al mirar a un álamo alto, veo maravillosas propiedades en los brotes, la corteza y las hojas. El álamo es bien conocido alrededor del mundo como un tónico maravilloso. Es mejor que la quinina para todos los propósitos por los cuales la quinina es usada y no tiene ninguno de los efectos secundarios como lo tiene la administración contínua de la quinina. Es muy útil para las enfermedades de los órganos del sistema urinario, especialmente si están débiles. Una ayuda excelente para la digestión y para tonificar condiciones de agotamiento, se a causa de la enfermedad o edad avanzada. Bueno en todos los casos de diarrea. Excelente para el reumatismo agudo. Bueno para fiebres causadas por la influenza. Util en la neuralgia, ictericia, problemas del hígado, diabetes, fiebre del heno, cólera infantil, y expelerá lombrices. Usado externamente es útil para casos de cáncer, úlceras malas, heridas gangrenosas, eccema, transpiración profusa, quemaduras, y chancros causados por la gonorrea y sífilis. Es más efectivo que la quinina para fiebres y la gripe o influenza. Coloque una cucharadita de los brotes, corteza, u hojas en 1/2 litro de agua hirviendo. Use frío, y tome una o dos tazas al día, un sorbo a la vez.

Los brotes del álamo pueden ser hervidos y hacerse un ungüento, para ser usado externamente sobre cortaduras, heridas, quemaduras, y rasguños

ALAMO CANO *(Populus candicans)*

Nombres Populares: Alamo balsámico.
Nombre en Inglés: Balm of Gilead.
Parte Usada: Brotes, corteza, hojas.
Propiedades Medicinales: Corteza: estimulante, tónica, diurética, antiescorbútica. Brotes: balsámicas, vulneriarias.
Descripción y Usos: El hermoso álamo cano, que admiramos tanto por su maravillosa fragancia, tiene excelentes propiedades en la corteza y las hojas para tos, resfríos, problemas de los pulmones, riñones y problemas urinarios.

Cuando los brotes se hierven en aceite de oliva, aceite de cacao o algún otro buen aceite, constituyen un bálsamo muy bueno, especialmente para la sanidad o alivio de partes inflamadas, heridas, o moretones, y para sanar las llagas causadas por estar demasiado tiempo en la cama. Los brotes y la corteza son también un buen remedio para el escorbuto, pues son un tónico estimulante y aumentan el flujo de la orina.

Los brotes son especialmente buenos para las partes inflamadas, para la curación de las heridas frescas, y en gárgaras, para la garganta dolorosa. Cuando yo era niño, juntábamos brotes antes que salieran las hojas, y hacíamos un té que podía usarse para gárgaras y para diversos problemas de la garganta. Añada una parte igual de cualquiera de las siguientes hierbas para añadir a la eficacia del té: pamplina, tusílago, marrubio, hisopo, lobelia, hierba de Santiago, anís, o salvia roja.

ALERCE AMERICANO *(Larix americana)*

Nombre en Inglés: Tamarack.
Parte Usada: Corteza interior.
Propiedades Medicinales: Alterativo, diurético, laxante.
Descripción y Usos: El alerce es un árbol alto y elegante. Hay una sustancia gomosa que corre por fuera de la corteza que yo usaba cuando niño como goma de mascar. Tiene un sabor muy agradable, mejor que otras gomas que se venden en el

mercado. Por supuesto que yo no recomiendo que se use goma de mascar, porque es perjudicial para el organismo.

La corteza interna usada como té es buena para hemorragias de todas clases, cuando se escupe sangre de los pulmones o la garganta, y para hemorroides que sangran, y para disminuir una menstruación muy profusa. El té también es una buena medicina para problemas del hígado, ictericia, y también para cólicos; muy efectiva para picaduras de insectos venenosos, y para el bazo cuando éste está agrandado y endurecido. Y también lo es para dolores de oído e inflamación de ojos. Dése un lavado de ojos con este té, usando una copita ocular o un cuentagotas para medicinas, y échese algunas gotas de ese té tibio en el oído, lo cual aliviará el dolor de oído. Es muy bueno para lavar gangrenas o úlceras viejas, y ayuda a combatir el picor. También mata liendres y piojos.

Un té hecho de cenizas es muy curativo para quemaduras y quemaduras por agua caliente. Es una espléndida medicina para una persona sujeta a la melancolía.

Para hacer un té, tome una cucharadita llena de la corteza granulada u hojas a una taza de agua y tome media taza de cuatro a cinco veces al día, más o menos como sea necesario. Si hay estreñimiento, añada un poco de corteza de ladierno, y de raíz de cálamo aromático, tome una cucharadita de cada uno y mézclela con una cucharadita de alerce, usando la corteza interna. Emplee una cucharadita llena de la mezcla por cada taza de agua hiviendo, remoje a fuego lento por treinta minutos y bébala tanto como necesite.

ALISO (Alnus glutinosa)

Nombre en Inglés: Alder.

Parte Usada: Hojas, corteza.

Propiedades Medicinales: Astringente, emética, hemostática, mucilaginosa, tónica.

Descripción y Usos: En el caso del aliso, pueden usarse tanto las hojas como la corteza. Si puede obtenerlas, use las hojas. Son muy útiles para inflamaciones de todas clases. Si puede conseguir las hojas verdes, tritúrelas y colóquelas sobre las inflamaciones dolorosas. Le aliviarán el dolor y le quitarán la inflamación. Haga una cataplasma, triturando las hojas. Las hojas verdes o las hojas secas, usadas en una cataplasma, alivian la inflamación de un pecho de mujer que esté inflamado y dolorido. Tome una cucharadita llena por cada pinta de agua hiviendo. Deje en remojo por media hora. Si se usa en cataplasma, use la cantidad necesaria de agua para que las hojas se mojen. Las hojas frescas son excelentes cuando hay ardor de pies; se colocan en los zapatos debajo del pie desnudo. También es bueno hacer un lavado de todo el pie con un té fuerte.

La corteza fresca causa vómitos. Una decocción hecha de la corteza seca es excelente para hacer gárgaras para usar en caso de dolor de garganta. Culpepper, el herbalista famoso Inglés, cita: "Las hojas recogidas mientras el rocío de la mañana está sobre ellas, y cargadas a un cuarto donde haya pulgas, las atraerá, y si esto se hecha fuera, el cuarto quedará libre de este problema."

ARCE *(Acer rubrum)*

Nombre en Inglés: Maple.

Parte Usada: Corteza interior, hojas.

Propiedades Medicinales: Tónica, sedante.

Descripción y Usos: El arce es uno de nuestros más hermosos árboles de sombra. En mi niñez y mi juventud admiraba mucho este árbol por el almíbar y el azúcar que hacíamos con él. Solíamos juntar una buena cantidad de trigo negro y molíamos todo el grano para hacer harina, con la cual preparábanos un panqueque. Sobre éste colocábamos un poco de mantequilla y abundante almíbar de arce. Pero ahora tenemos algo mejor. Mire en el índice: "Panqueques de Soya de Kloss", que es verdaderamente un alimento muy sano.

La corteza interna del arce y también las hojas son una medicina espléndida, tanto para el hígado como para el bazo, y son muy suavizantes para estos órganos. De hecho, constituyen una buena medicina para todo el cuerpo, pues son tónicas y calmantes de los nervios.

Use una cucharadita llena por cada taza de agua hiviendo. Pueden tomarse de una a tres tazas por día en un estómago vacío. A veces, cuando hay dolor en el hígado o el bazo, el tomar un vaso lleno cada hora o cada dos horas tiene un espléndido efecto.

BABUL *(Acacia senegal)*

Nombres Populares: Goma arábiga.
Nombre en Inglés: Acacia.
Propiedades Medicinales: Demulcente, mucilaginoso.
Descripción y Usos: La goma, que exuda naturalmente del babul, se hace mucílago con agua hiviendo. En esta forma actúa como un demulcente y provea una cubierta protectiva y calmante sobre el forro de los tractos respiratorios, gastrointestinales y urinarios.

Usado en cataplasmas o aplicado externamente, retiene el calor y la humedad, y así resulta relajante. Absorbe las descargas, y es excelente para ser usado con polvo de hierbas en cataplasmas. Tomado internamente lubrica las membranas mucosas, y es sedante en la inflamación del estómago, de los intestinos, del útero y la vagina.

BALSAMO *(Myroxylon pereirae)*

Nombres Populares: Bálsamo de Perú.
Nombre en Inglés: Balsam.
Parte Usada: Bálsamo, corteza, ramitas.
Propiedades Medicinales: Tónico, expectorante, exantematoso, herpático.
Descripción y Usos: El bálsamo es un árbol de hoja perene, que usábamos como árbol de Navidad y que desarrolla grandes ampollas en el exterior de la corteza, está lleno de una medicina maravillosa, llamada bálsamo de abeto. Este líquido es exudado de la corteza después de que el árbol ha sido herido. Es útil para toda aflicción mucosa crónica, catarro, leucorrea, así también como para la diarrea y disentería. Es extremadamente útil externamente sobre las úlceras, heridas, tiña, eccema, y otras afecciones de la piel. Las ramitas y corteza tienen estas admirables propiedades medicinales que son buenos para el reumatismo, para problemas de los riñones, hemorroides, inflamación de la vejiga y quejas urinarias.

CANELO *(Cinnamonum zeylanicum)*

Nombre en Inglés: Cinnamon.
Parte Usada: Corteza, aceite de la corteza y hojas.

Propiedades Medicinales: Aromática, astringente, estimulante, carminativa.

Descripción y Usos: El canelo es un árbol maravilloso que contiene muchas propiedades admirables, además de su rico sabor. La corteza en polvo es estimulante, calienta al estómago, y saca el gas del estómago y los intestinos, y es algo laxante. Es un poco astringente y por lo tanto es bueno en caso de diarreas y vómitos. A veces lo colocamos junto con otras hierbas para prevenir el dolor y dar mejor sabor.

Dosificación: Use una cucharadita de canela por cada taza de agua hiviendo, revuelva y tome la infusión mientras está bien caliente. Tome una pequeña porción a la vez, cuatro o cinco veces por día, o tome una taza si siente dolor en los intestinos. Un cuarto de cucharadita en una copa de otras hierbas es bueno para darle sabor. Póngalo con las otras hierbas cuando haga el té.

CASTAÑO *(Castanea dentata)*

Nombres Populares: Alazán.
Nombre en Inglés: Chestnut.
Parte Usada: Corteza interior, hojas.
Propiedades Medicinales: Tónico, astringente.

Descripción y Usos: La corteza interna y las hojas del árbol de castaño se usan por sus propiedades médicas, y además el fruto se emplea como alimento. Tiene poca proteína, pero es alto en carbohidatos, almidón y sustancias minerales, tales como fosfato de potasa, magnesio y algo de sodio y hierro.

Las hojas del castaño son excelente controlar la tos severa, tos ferina, y otras irritaciones en el tracto respiratorio. Una cucharada de la infusión debe ser dada tres o cuatro veces al día.

CEREZO NEGRO SILVESTRE *(Prunus serotina)*

Nombre en Inglés: Wild Black Cherry.
Parte Usada: Corteza interior.
Propiedades Medicinales: Astringente, tónico, pectoral, sedante, estimulante.

Descripción y Usos: El cerezo es un árbol nativo de de Asia y fue traído primeramente a Italia en el primer siglo a.C. Sus espléndidas propiedades medicinales tonifican el organismo, aflojan la flema de la garganta y del pecho, son buenos para casos de catarros, influenza, tuberculosis, problemas estomacales, dispepsia, fiebres, asma y alta presión sanguínea. Usado en medicinas y jarabes para el catarro. El comer grandes cantidades de cerezas, 1/4 de kilo diario, ya sean frescas o enlatadas, resulta beneficioso en casos de gota y artritis. El jugo de cereza es también bueno para estas mismas condiciones.

La corteza del cerezo negro silvestre no debe ser hervida. Remoje una cucharadita de la corteza del cerezo en polvo en una taza de agua caliente. Use una o dos tazas al día, un sorbo a la vez; o tome de media a una cucharadita del extracto fluido como sea necesario.

CIPRES *(Cupressus sempervirens)*

Nombres Populares: Alciprés, alcipreste, cipreste.
Nombre en Inglés: Cypress.
Parte Usada: Conos, nueces.
Propiedades Medicinales: Astringente, estíptico.

Descripción y Usos: Tanto los conos como las nueces del ciprés son astringentes y detienen toda clase de hemorragias. Para uso interno, haga un té tomando unos pocos conos, colóquelos en agua y póngalos a fuego lento por diez minutos. Tómelo en dosis pequeñas; pueden tomarse dos cucharadas cada dos horas. En los casos rebeldes de diarrea este té es muy efectivo. Detiene la pérdida de sangre cuando hay hemorragia de los pulmones y el estómago. Es muy efectivo en las almorranas que sangran, en la diarrea sanguinolenta y también en la disentería. Inyecte como ducha vaginal cuando hay una menstruación muy profusa. Es bueno para la piorrea y para las encías que sangran cuando los dientes están flojos. Enjuáguese la boca con este té.

CUASIA *(Picraena excelsa)*

Nombre en Inglés: Quassia.
Parte Usada: Madera, corteza.
Propiedades Medicinales: Tónico, febrífugo, antihelmíntico.

Descripción y Usos: El té es un tónico excelente para tonificar un organismo cansado. Expelerá lombrices y es en especial bueno para la dispepsia y para un sistema digestivo debilitado. Es un remedio maravilloso que destruye el apetito por bebidas fuertes. En tiempos antiguos, las tazas eran hechas de su madera. El agua y otros líquidos se dejaban en ellas por un corto tiempo, así haciéndose amargas como la madera. La cuasia es buena para fiebres y reumatismo. Está disponible en tintura o en polvo. Es un componente común en los insecticidas.

DURAZNERO *(Amygdalus persica)*

Nombre en Inglés: Peach.

Parte Usada: Corteza, hojas, ramitas, y granos.

Propiedades Medicinales: Relajante, demulcente, sedativo, aromático, laxante, diurético, expectorante.

Descripción y Usos: Vamos a la huerta de frutales y encontramos el duraznero, con sus frutos deliciosos para alimento. Sus hojas son muy curativas y específicas para la dispepsia, gastritis, e irritaciones del revestimiento estomacal. Recoja bastantes hojas del duraznero común y siempre téngalos a mano. Son útiles para detener el vómito o las náuseas causadas por el embarazo. También son laxantes y ejercen una influencia excelente sobre el sistema nervioso. También son muy útiles para la tos, tos ferina, y bronquitis. Excelente para la vejiga y problemas uterinos y quemazón al orinar, inflamación, sensibilidad y dolor en el área pélvica. Cuando se hace té de las hojas y tomado caliente en pequeñas dosificaciones (un sorbo grande cada hora o dos), detendrá al vómito. Los granos o brotes, magullados y hervidos en vinagre hasta que espesen, son excelentes para la calvicie y hacer crecer el cabello. Si es necesario, pueden ser usados como sustituto para la quinina en el tratamiento de la malaria.

Dosificación: Como infusión, remoje a fuego lento una cucharadita nivelada de las hojas en una taza de agua, o 30 gramos de las hojas a 1/2 litro de agua hiviendo. Tome dos a tres tazas durante el día como sea necesario, tomando la primera taza antes del desayuno.

ENEBRO *(Juniperus communis)*

Nombres Populares: Archenas, cada-grajo, enebriza, enebro albar, enebro común, enebro espinoso, enebro junípero, enebro morisquillo, enebro real, enebrosa, ginebro real, grojo, nebro.

Nombre en Inglés: Juniper.

Parte Usada: Bayas, ramitas nuevas.

Propiedades Medicinales: Diurético, tónico, carminativo, antiséptico, estomacal.

Descripción y Usos: El enebro produce bayas que son una medicina maravillosa. De niño, yo solía juntar estas bayas.

Para problemas de los riñones y urinarios, tome una cucharadita llena de bayas del enebro, trituradas o cortadas, o la baya entera, y una cucharadita de hojas de durazno deshechas, más una cucharadita de malvavisco. Mezcle todo.

Tome una cucharadita llena por cada taza de agua hiviendo y déjela remojar. Tome de una a tres tazas por día, más o menos, según necesite; déle a los niños de acuerdo con su edad. Es importante recordar que las dosificaciones grandes o prolongadas pueden irritar los riñones, así que deben usarse con precaución si se tiene una infección renal. **No es recomendado para el uso de mujeres embarazadas.**

El té de enebro es un gran limpiador del sistema, y combinado como se indicó más arriba, hace una medicina excelente. Las bayas del enebro solas, usadas para hacer un té cargado, colocando dos cucharaditas por cada taza de agua hiviendo, hacen un excelente líquido que puede usarse para lavado en caso de picaduras de insectos venenosos, de mordeduras de serpientes, mordeduras de perro y picaduras de abejas.

Otro té hecho de bayas solas, pero a razón de una cucharadita por cada taza de agua, es una excelente medicina para el estómago, y extrae los gases del estómago y los intestinos. Puede indicarse con seguridad como buen remedio para cólicos. Es muy efectivo como remedio para la tos, respiración trabajosa, tuberculosis, dolor de intestinos, calambres y convulsiones. Es muy bueno para la mujer en trance de alumbramiento, y también lo es para el cerebro.

Combinándolo en partes iguales con ruda, hace un remedio excelente para todo tipo de problemas de la cabeza. Es calmante y fortalecedor de los nervios, y también ayuda a la visión. De hecho, fortalece los nervios del cuerpo entero. Es bueno para la gota y la ciática, reumatismo, o para el dolor en cualquier parte del cuerpo. Es muy bueno combinado con genciana y cálamo aromático. El enebro es un remedio muy bueno para las encías y para hacer gárgaras. También detiene las hemorragias en las hemorroides o almorranas, y es excelente para lombrices en los niños y en los adultos.

Las cenizas de la madera, colocando una cucharadita por cada pinta de agua hiviendo, es un remedio espléndido para picazón y para costras en cualquier parte del cuerpo, así como para llagas de lepra. Es una buena medicina para la parálisis. Tómense partes iguales de prickly ash, bayas de enebro y raíz de cálamo; si está estreñido, añada corteza de ladierno. Haga ua infusión usando 30 gramos de las hierbas combinadas a 1/2 litro de agua hiviendo.

EUCALIPTO *(Eucalyptus globulus)*

Nombres Populares: Arbol de la fiebre, gomero azul de Tasmania.

Nombre en Inglés: Eucalyptus.

Parte Usada: Hojas, corteza.

Propiedades Medicinales: Antisépticas, febrífugas, expectorantes, antiespasmódicas.

Descripción y Usos: El maravilloso árbol de eucalipto, del cual se extrae el aceite de eucalipto, tiene una amplia variedad de usos. Las hojas y la corteza son muy útiles para fiebre, bronquitis aguda y crónica en sus varias formas, asma y para enfermedades similares. El aceite hecho de las hojas se puede inhalar para el asma, difteria, o una garganta dolorosa. Las propiedades antisépticas lo hacen útil sobre heridas y úlceras. Cuando se usa de esta manera, 30 gramos se deben agregar a 1/2 litro de agua tibia. El aceite también puede ser aplicado externamente al cuello y pecho para la tos, garrotillo y dolor de garganta.

FRESNO BLANCO *(Fraxinus americana)*

Nombre en Inglés: White Ash.

Parte Usada: Corteza interna.

Propiedades Medicinales: Diurético, tónico, laxante.

Descripciones y Usos: Es uno de los bien conocidos remedios de antaño. Tome una cucharadita bien llena por cada taza de agua hirviendo, dejándola 30 minutos, y beba una o más tazas enteras por día, medio vaso a la vez. Util en hidropesía, problemas urinarios y estreñimiento. Excelente para reducir el peso.

FRINGE TREE *(Chionanthus virginica)*

Nombre en Inglés: Fringe Tree.
Parte Usada: Corteza.
Propiedades Medicinales: Tónico, diurético, febrífugo, aperitivo.
Descripción y Usos: Una preparación de la corteza es un buen purificador de la sangre y tónico general. Disminuye la fiebre, actúa como un catártico suave. Es bueno para los riñones.

La corteza del fringe tree es muy buena para problemas del hígado, fiebres biliosas, ictericia, cólico bilioso y piedras en la vesícula. Externamente, se puede hacer una cataplasma con la corteza y usada sobre heridas y llagas. Cuando se toma internamente, una cucharadita de la corteza debe hervirse en una taza de agua. Una taza de esta decocción debe ser tomada internamente para estos problemas.

HAYA *(Fagus ferruginea)*

Nombres Populares: Haya americano, haya común.
Nombre en Inglés: Beech.
Parte Usada: Corteza, hojas.
Propiedades Medicinales: Tónica, astringente, antiséptica.
Descripción y Usos: El haya común es un árbol valioso que se admira como árbol de sombra y por sus nueces deliciosas. Sus hojas y corteza contienen admirables propiedades medicinales para problemas del estómago, úlceras, hígado, riñones, vejiga, diabetes, y para despertar el apetito. También es un excelente tónico. Es bueno tomarlo de vez en cuando para limpiar y tonificar el organismo.

Las hojas son astringentes y actúan como calmantes de los nervios y el estómago. Son muy útiles para inflamaciones y para aliviar llagas y heridas, tanto en el caso del hombre como de las bestias. Son refrescantes y saludables. Haga un té agregando una cucharadita llena por cada taza de agua hiviendo; luego déjela reposar por media hora. Lave las llagas libremente y a menudo: este té es antiséptico y hace que las llagas viejas se limpien y sanen si se lavan a menudo. Tómense de tres a cuatro tazas al día; asegurándose de tomar una taza una hora antes de cada comida, y al acostarse. Es un buen remedio para la diabetes.

HIGUERA *(Ficus carica)*

Nombre en Inglés: Fig.
Parte Usada: Fruta, hojas.
Propiedades Medicinales: Laxante, demulcente, emoliente, nutritiva.
Descripción y Usos: La higuera es uno de los árboles más maravillosos. Tiene muchas propiedades medicinales valiosas. Pueden usarse tanto las hojas como los frutos. Abra un higo fresco maduro y colóquelo sobre un furúnculo o carbúnculo y producirá gran alivio. Es ligeramente laxante y uno de los frutos más deliciosos.

Cuando el fruto se arranca del árbol antes de estar maduro, se segrega del mismo una especie de leche que tiene propiedades admirables. Puede colocarse sobre llagas y furúnculos. Si esta leche se coloca sobre verrugas, las quita.

Las hojas hervidas en Crisco (manteca vegetal) hacen un ungüento excelente. El té también es excelente para lavar llagas viejas. Cuando la piel se vuelve negra por un golpe, al lavarla con té caliente se restaura la circulación y se quita el descoloramiento. Aspire el té por la nariz si tiene dificultad al respirar y dolor. Este té es también bueno colocado en el oído para el dolor de oído, pero debe estar tibio. También es excelente cuando ha habido picaduras de insectos venenosos. Es bueno para el lavado de la boca y para gárgaras, para dolor de garganta, ronquera y mal aliento. Es bueno para cualquier clase de problemas de los pulmones, como asma y bronquitis. Es una espléndida medicina para hidropesía, espasmos, y convulsiones. Para hacer un té de hojas de higuera, remoje una cucharadita llena (finamente cortada) en una taza de agua hiviendo. Tome tres a cuatro tazas por día, una hora antes de la comida. A veces los resultados son mejores si se toman cinco o seis veces al día en dosificaciones del tamaño de una copa de vino.

Un jarabe hecho de higos produce una excelente medicina para la tos. Puede usarse solo o con un poco de limón añadido. Tómese una libra de higos, córtelos, póngalos en un cuartillo de agua, y luego caliéntelo a fuego lento por pocos minutos. Entonces coloque el líquido en un paño de muselina y exprima todo el jugo posible. Añada el jugo de dos limones, y un poco de miel si desea. Esto hace un excelente remedio para la tos.

LAUREL *(Laurus nobilis)*

Nombre en Inglés: Laurel.

Partes Usadas: Corteza, bayas, hojas.

Propiedades Medicinales: Carminativo, aromático, estomacal, astringente, digestivo.

Descripciones y Usos: En el árbol de laurel se usan la corteza, las hojas y las bayas. La corteza es ligeramente astringente, y altamente recomendada para problemas del hígado, piedras en los riñones y en la vejiga. Es un espléndido remedio para el páncreas y el bazo, y para diversos problemas del hígado. Un té cargado hecho de las bayas del laurel, tomado internamente o aplicado sobre las heridas, es bueno para la picadura de avispas y mordeduras de serpientes, mordeduras de perros y picaduras de insectos venenosos. Es un té excelente para beber durante epidemias contagiosas, como viruela, fiebre tifoidea, sarampión, difteria, tomado internamente o bien usado en forma de gárgaras. Es muy eficiente en la amigdalitis, en dolores de la garganta, problemas nasales, y en diversas molestias de los pulmones.

Las bayas son también muy útiles en casos de menstruación suprimida y problemas de la matriz. También para facilitar el parto si se toma el té inmediatamente antes del parto y para expeler la placenta.

El té hecho de las bayas es excelente para resfríos, gripe y fiebre. Es de gran ayuda para aclarar la mente, los ojos y los pulmones, o cualquier otra parte del cuerpo. Es un purificador regular, muy buen remedio en caso de toses rebeldes, tuberculosis y problemas de asma cuando hay respiración trabajosa.

Destruye las lombrices del cuerpo. Ayuda a fomentar el flujo de la orina. Es un té excelente para los que tienen problemas con la fermentación y gases en el estómago y los intestinos.

Haga un té de hojas, corteza o bayas de laurel para combinarlo con un baño de asiento; ya que es excelente en problemas de la vejiga o del útero, o dolores intestinales. Cuando el velo del paladar está inflamado y caído, si se hacen gárgaras con un té de bayas, hojas o corteza de laurel, aquél regresará a su lugar. Un té fuerte hecho de las bayas o con el aceite de laurel es excelente para las articulaciones reumáticas, para artritis y desórdenes de los nervios, o para dolor intestinal o de la matriz. Es bueno para cualquier clase de calambres o dolor en el pecho o insensibilidad en cualquier parte del cuerpo. El aceite es un excelente remedio para picazón y eccema o para magulladuras. Después de recibir un golpe, cuando la carne se vuelve negra, ayuda a disolver los coágulos de la sangre y a devolver el color normal de la piel. Es también útil para otros puntos negros o marrones de la piel. Es excelente para las quemaduras de sol. Las bayas, la corteza y las hojas son un remedio maravilloso para muchos males. Tome una cucharadita bien llena de corteza triturada de raíces en una taza de agua hirviendo. Déjela estar por media hora y beba de una a tres tazas por día. Las bayas son también muy útiles como jarabe para la tos.

MAGNOLIO (*Magnolia glauca*)

Nombres Populares: Magnolia.
Nombre en Inglés: Magnolia.
Parte Usada: Corteza.
Propiedades Medicinales: Astringente, estimulante, febrífugo, tónico, aromático, antiperiódico, diaforético.
Descripción y Usos: El magnolio, que se admira tanto por la belleza y fragancia de sus flores, tiene admirables propiedades medicinales poco conocidas por el hombre. La corteza es muy efectiva para muchas dolencias. En primer lugar, produce los mismos resultados que la quinina, sin dejar malas consecuencias después de su uso. Las propiedades médicas de la magnolia curan el hábito del tabaco, cuando se toma con otras medidas higiénicas. Es buena para fiebres, dispepsia, disentería y erisi-

pela. Se puede usar como ducha vaginal en caso de leucorrea. Un lavado hecho por medio de hervir una cucharada de corteza de magnolia en 1/2 litro de agua por diez minutos es bueno para muchas enfermedades de la piel. Esta hierba se puede tomar por mucho tiempo sin efectos dañinos.

MANZANO *(Pyrus malus)*

Nombre en Inglés: Apple Tree.

Parte Usada: Fruto, corteza.

Propiedades Medicinales: Fruta: diurética, laxante. Corteza: tónica, febrífuga.

Descripciones y Usos: El té hecho de la corteza del manzano es un remedio médico desde la antiguedad. La corteza es muy útil para piedras en la vejiga, como tónico, y para fiebre biliosa e intermitente. Cuando se toma caliente induce la transpiración. Ha sido usado para la menstruación suprimida, para ayudar la digestión, náusea, vómitos, hígado, bazo, riñones, retortijones en los intestinos, disentería, furúnculos, picaduras de insectos, mordidas de perros rabiosos, y dolor de muelas.

El manzano mismo, como árbol, tiene propiedades médicas, pues es rico en potasio, de sodio, de magnesio y sales de hierro, las cuales contribuyen a la constitución de la sangre y los huesos. Con justicia se llama a la manzana la reina de las frutas. Aquellos quienes tienen mucho ácido deben seleccionar manzanas dulces, las cuales tienen poco ácido, y los que no tienen suficiente ácido pueden comerlas cuando están agrias. La gente de edad y los niños muy pequeños pueden comer una manzana dulce rallada si la digieren bien. Las manzanas tienen un muy alto valor alimenticio y propiedades vitalizadoras. La manzana no debe comerse entre comidas, pero uno puede hacer una comida entera, compuesta sólo de manzanas. Si tiene buenos dientes, coma la cáscara, el corazón y las semillas, y mastíquelas completamente. La manzana es especialmente buena para la diabetes, y es también excelente para el hígado y los riñones. Es muy benéfica en caso de hiperacidez. Una dieta exclusiva de manzanas por un tiempo, resulta de gran beneficio para el organismo. Si quiere tomar un vaso de jugo de manzanas una hora antes de cada comida, le resultará de gran beneficio, pero debe hacerlo usando manzanas sanas y buenas. La sidra común sin alcohol no es apta para el consumo.

MEMBRILLO *(Cydonia oblongata)*

Nombre en Inglés: Quince.

Parte Usada: Jugo exprimido de la fruta.

Propiedades Medicinales: Mucilaginoso, demulcente.

Descripción y Usos: El membrillo crece hasta adquirir el tamaño de un manzano común. La fruta tiene un sabor ácido, y el jugo es una buena medicina para el estómago. Es un poco astringente y es un buen sedante. Alivia los gases y el vómito. Es bueno en casos de náuseas en los niños, vómito y excesiva acción de los intestinos. Tómense dos cucharadas de jugo y un cuarto de cucharada de canela, junto con un cuarto de cucharadita de polvo de jengibre. Añada estas cosas a dos cucharadas de jugo, y póngalo en una taza, y llénelo de agua hirviendo. Tome una cucharada de esta mezcla cada hora. Puede tomarse más si se necesita. En los niños, menos, de acuerdo con la edad.

El jugo de membrillo es en realidad un preventivo contra la enfermedad y libra al organismo de venenos. El jugo sirve como excelente elemento para gárgaras; en este caso, es muy efectivo si se le agrega un poco de miel y jugo de limón. Es bueno también para aplicar a las llagas externas. El jugo de esta fruta, si se lo usa para frotar el cuero cabelludo con la yema de los dedos, impide la caída del cabello, y lo hace crecer si las raíces del cabello no están enteramente muertas.

NOGAL *(Juglans regia)*

Nombre en Inglés: Walnut.

Parte Usada: Hojas, corteza, nuez.

Propiedades Medicinales: Astringente, detergente, alterativa, y antelmínica.

Descripción y Usos: El nogal es un árbol bien conocido. Es una lástima que no hayan más nogales en todas las granjas, en zonas donde el árbol crecería bien, pues la nuez es un excelente alimento, y las hojas y la corteza tienen un efecto medicinal para una cantidad de dolencias. Expulsa toda clase de lombrices del tracto intestinal y es un excelente remedio para mordeduras de serpientes venenosas, o para otras mordeduras venenosas, como también para mordeduras de perro rabioso.

El hervir la corteza o las hojas en miel produce un remedio excelente para la garganta y el estómago, y para otros males de los pulmones; también para cualquier llaga de la garganta o boca. Tanto las hojas como la corteza son astringentes y buenas para la diarrea y excelentes en caso de menstruación profusa, ya sea para tomar en forma de té o para usar en un lavado interno. Si se moja la punta de los dedos en el té y se hace masaje al cuero cabelludo una vez por día, se evitará la caída del cabello, y también le dará al cabello un lustre hermoso. El té es también muy bueno para llagas activas. Lávelas con el té tres o cuatro veces al día.

Dosificación: Una cucharadita de hojas trituradas o de corteza, déjelo estar en una taza de agua hiviendo por treinta minutos, y tome de una a tres tazas por día.

NOGAL AMERICANO *(Carya ovata)*
Nombre en Inglés: Hickory.
Parte Usada: Corteza interior, hojas.
Propiedades Medicinales: Laxante, depurativo, detergente.
Descripción y Usos: El nogal americano es bien conocido y es notable por su fuerza, y la dureza de su madera, que se emplea para hacer mangos de hachas y ruedas de vehículos de varias clases, y para muchas otras cosas en las que se necesita madera bien dura.

La corteza interna y las hojas tienen propiedades medicinales. Son laxantes, útiles para purificar el organismo, buenas para lavados de úlcera y llagas, para la diarrea, y enfermedades parecidas. Muy útil en caso de colitis. Ponga una cucharadita llena en 1/2 litro de agua hiviendo, y déjelo a fuego lento durante quince minutos, cuélelo y úselo como enema.

Para tomarlo internamente, use una cucharadita de corteza triturada o de hojas para una taza de agua hiviendo. Déjelo a fuego lento por treinta minutos, cuélelo y tome de una a tres tazas por día.

NOGAL BLANCO *(Juglans cinerea)*

Nombres Populares: Nogal blanco americano.

Nombre en Inglés: Butternut.

Parte Usada: Corteza, hojas, raíces.

Propiedades Medicinales: Tónica, catártica, antelmínica, nervina.

Descripción y Usos: El nogal blanco es un tónico y laxante espléndido. Calma todo el organismo y desaloja las lombrices de los intestinos. Es un excelente remedio para el estreñimiento crónico, y es bueno para las fiebres, resfríos e influenza. Es un remedio espléndido para el hígado. Las nueces son excelentes y tienen un alto contenido de grasa y minerales. Se consiguen en forma de polvo y también como extracto líquido; use de una a dos cucharaditas diariamente en un vaso de agua.

OLMO RESBALOSO (Ulmus fulva)

Nombres Populares: Olmo americano, olmo rojo.

Nombre en Inglés: Slippery Elm.

Parte Usada: Corteza interior.

Propiedades Medicinales: Mucilaginoso, demulcente, emiliente, nutritivo, diurético, pectoral.

Descripción y Usos: Todos admiramos al maravilloso olmo resbaloso. En mi niñez acostumbraba salir con mi largo cuchillo para pelar la corteza exterior de este árbol, tras lo cual, cortábamos de la corteza interior largas tiras y las llevábamos a casa para uso medicinal. Contienen varias propiedades que son totalmente inofensivas y aún los infantes pueden participar de él para quitar el dolor.

El olmo resbaloso es altamente nutritivo y muy suavizante para el estómago en forma de té. Lo he usado por muchos años con buenos resultados. Es muy efectivo en casos de diarrea, problemas de los intestinos, estómago, la vejiga y los riñones. El olmo resbaloso permanecerá en un estómago ulcerado y canceroso cuando ninguna otra cosa lo hará. Es muy nutritivo, en en caso de un hambre una persona puede vivir por algún tiempo de la corteza interior del olmo resbaloso.

Es un tratamiento excelente en casos de problemas femeninos al hacer lo siguiente: haga una pasta espesa del polvo de olmo resbaloso con agua fría pura. Fórmelo en trocitos de unos 2,5 centímetros de largo y otro tanto de grueso. Coloque en agua tibia por algunos minutos. Éstos son llamados supositorios vaginales. Inserte tres en la vagina lo más profundo que pueda e inserte una esponja con un cordón amarrado a éste. Permita que permanezcan en su lugar por dos días, entonces quite la esponja y dése un lavado interno para sacar el olmo resbaloso. Esto es un tratamiento excelente para cancer y tumores del útero, todos los crecimientos en los órganos femeninos, útero caído (esto no implica que el olmo resbaloso en sí curará al cáncer), flujos o inflamaciones vaginales, leucorrea, y congestión de cualquier clase en la vagina o útero.

El olmo resbaloso es uno de los ingredientes más efectivos para una cataplasma. Si se mezcla el olmo resbaloso en polvo con harina de maíz y lobelia en polvo, es muy suavizante en su uso como cataplasma. Se preparan buenas cataplasmas como sigue: mezcle dos partes del olmo resbaloso en polvo con una parte de cualquiera o todas las hierbas en polvo siguientes: harina de maíz, sanguinaria canadiense, ácoro azul, consuelda, ragweed, pamplina. Mezcle todo bien, añada agua tibia para hacer una pasta espesa, y use para abcesos, heridas sucias, inflamaciones, congestiones, o erupciones. La cara del cataplasma debe ser puesta con aceite de oliva si se aplicará a supercifies vellosas. Esta cataplasma es buena para una próstata agrandada, glándulas inflamadas del cuello, ingle, etc.

El olmo resbaloso coagulará la materia mucosa que molesta al paciente y la ayudará a pasar por los intestinos. Éste limpia, sana, y fortalece.

En la dieta, tome una cucharadita de la corteza del olmo resbaloso en polvo y échele una taza de de leche de soya hirviendo. Endulce a su gusto. Esto es útil en casos de tuberculosis y también en la inflamación del estómago e intestinos. Esta bebida hace un buen alimento para niños.

Para hacer un té de olmo resbaloso, use una cucharada llena en 1/2 litro de agua hiviendo. Déjelo remojar por una hora; luego remoje a fuego lento por unos minutos. Cuele y use. Es bueno dejarlo remojar y dejarlo a fuego lento dos veces, ya que la virtud de la hierba usualmente no aparece la primera vez.

Las pastillas de olmo resbaloso también son excelentes para la garganta dolorida.

PALO HACHA *(Ostrya virginica)*

Nombre en Inglés: Ironwood.
Parte Usada: Corteza interna, madero rojo interior.
Propiedades Medicinales: Tónico, depuritivo.
Descripción y Usos: El palo hacha tiene muy buenas propiedades médicas. Use la corteza interna y la madera roja interna del árbol. A fin de usar la corteza o la madera interna, hay que quitarle la parte exterior, o cortarla en pequeñas tiras que se hierven por quince o veinte minutos. Un buen momento para sacarle la corteza es la última parte del verano. Es un buen tónico y un espléndido purificador de la sangre, y es muy benéfico para el estómago. Es bueno para usarlo para la dispepsia, neuralgia, fiebre, fiebre intermitente, escrófula, y como tónico de los nervios.

PICEA *(Picea excelsa)*

Nombres Populares: Abeto falso, abeto rojo.
Nombre en Inglés: Spruce.
Parte Usada: Hojas, retoños nuevos.
Propiedades Medicinales: Expectorante, pectoral, diaforético.
Descripción y Usos: El abeto falso o picea de Noruega es un árbol bien conocido. Pueden usarse tanto las hojas como los retoños nuevos como remedios. Un té hecho de hojas es muy curativo para heridas y úlceras, es bueno para problemas de la vejiga, para gonorrea y leucorrea. Se puede usar en enemas y también en lavados vaginales, y además puede tomarse internamente; bueno para cálculos de los riñones y piedras de la vejiga. También es bueno para problemas de los pulmones y cortará la flema de la garganta y los pulmones y es muy curativo. Si hay una respiración trabajosa, ayuda a abrir los conductos de aire.

Al hacer una incisión en el árbol, sale una resina que constituye una excelente trementina con poderosas propiedades sanadoras. El té de hojas y de los retoños nuevos es excelente para el escorbuto y para limpiar el organismo. Puede cocerse o dejarse en reposo por unos pocos minutos. Este té es muy buen remedio para los que no disponen de abundancia de frutas y verduras.

Las hojas y las ramas de este árbol se usan en la bien conocida cerveza de picea, y anteriormente se empleaban en una cerveza sin alcohol, por sus maravillosas propiedades medicinales. Para hacer el té, use una cucharadita llena por cada taza de agua hiviendo, déjelo reposar por treinta minutos, y tome de una a tres tazas por día. Este té es muy bueno para usar interior o exteriormente.

PINO BLANCO *(Pinus strobus)*

Nombre en Inglés: White Pine.

Parte Usada: Corteza interna y pimpollos.

Propiedades Medicinales: Expectorante, demulcente.

Descripción y Usos: Un antiguo remedio, confiable para problemas del pecho como bronquitis, toses, catarros, resfriados, crup, y la influenza. Es excelente para su eso en la amigdalitis, laringitis, y garganta dolorida. Detiene la tos y expele la flema de la garganta y los pulmones. Actúa mejor combinado con cereza y espinacardo.

También se ha encontrado que es útil para el reumatismo, problemas renales, y escorbuto. Combinado con gayuba, altea y corteza de álamo, es excelente para la diabetes. Los indios norteamericanos usaban al pino blanco como alimento, así también como medicina al hacer un pan con la corteza granulada. Este era su remedio para problemas renales, afecciones de la garganta y pulmones; especialmente una garganta dolorida y amigdalitis.

Dosificación: Remoje una cucharadita de la corteza interna o de los pimpollos con una cucharada de la corteza de cerezo silvestre y una cucharada de raíz de espinacardo en 1/2 litro de agua hiviendo por treinta minutos. Tome una cucharadita cada hora como se necesite. Añada un poco de miel si desea endulzarlo. Una combinación preparada con pino con otras hierbas, que se puede usar en cualquier momento, se vende en muchas tiendas herbarias, con las instrucciones para su uso en el envase.

PRICKLY ASH *(Zanthoxylum americanum)*

Nombre en Inglés: Prickly Ash

Parte Usada: Bayas, corteza.

Propiedades Medicinales: Tónico, estimulante, diaforético, alterativo, nervino, deobstruyente, y sialagogo.

Descripciones y Usos: El prickly ash es un árbol hermoso y pequeño, que crece a una altura de 3 a 4 metros; está lleno de espinas, y a menudo está cubierto de bayas del tamaño de las grosellas. Yo acostumbraba cortar un poco de la corteza y masticarla. Esto ayuda cuando hay llagas en la boca y dolor de muelas. Pueden usarse tanto la corteza como las bayas. Este árbol es un remedio maravilloso para muchas enfermedades. Las bayas son consideradas generalmente más activas que la corteza y son un tónico admirable y estimulante. Extremadamente útil en el reumatismo crónico, muchas condiciones de la piel, la sífilis, el cólico, problemas del hígado, escrófula, dolencias femeninas crónicas. Las bayas son estimulantes, antiespasmódicas y carminativas, actuando mayormente sobre las membranas mucosas para aliviar el asma y los resfríos en general. Es muy benéfico en la parálisis de la lengua y de la boca, pues aumenta el flujo de la saliva y ayudan a remover las obstrucciones en todas partes del cuerpo. Las bayas son muy buenas para casos malos de cólera y son un espléndido purificador de la sangre. Puesto sobre heridas viejas y úlceras indoloras, el polvo resulta excelente. Use una cucharadita de la corteza o bayas en una taza de agua hiviendo. Tome una taza al día, fría, un sorbo a la vez.

QUININA *(Cinchona calisaya)*

Nombres Populares: Cáscara peruana, corteza de los Jesuitas.

Nombre en Inglés: Peruvian Bark.

Parte Usada: Cáscara.

Propiedades Medicinales: Antiperiódico, febrífugo, tónico, astringente, aperitivo.

Descripción y Usos: La cáscara de quinina es probablemente más conocida porque es la fuente de la quinina, la cual se usa para tratar la malaria. También es buena cuando se toma en dosificaciones pequeñas como tónico general y se utiliza en el tratamiento de la debilidad, dispepsia, y neuralgia. Como se reconoce muy bien la quinina frecuentemente causa sordera, pero esta cáscara usada en su estado natural no es dañina. Es una buena influencia para todo el sistema nervioso. En fiebres, tome del té liberalmente. Es útil para la epilepsia, debilidades femeninas, ayuda a la digestión, y ya que tiene influencias de alivio sobre los pulmones, es útil también en casos de pulmonía. Ya que la cáscara de quinina causa contracciones del útero, *no se debe de usar durante el embarazo.* La cáscara de quinina se debe usarse sólo en dosificaciones pequeñas y bajo supervisión cuando sea posible.

ROBLE *(Quercus alba)*

Nombres Populares: Roble albar.

Nombre en Inglés: Oak.

Parte Usada: Corteza interior, hojas, las bellotas.

Propiedades Medicinales: Tónico, astringente, antiséptico, antelmínico.

Descripción y Usos: Se usan las hojas y corteza: la corteza blanca interior es mejor y as un astringente muy fuerte. Un té cargado hecho de la corteza blanca del roble es excelente para descargas vaginales y problemas uterinos. Expelerá lombrices. Remoje a fuego lento una cucharada en 1/2 litro de agua por diez minutos. Tome hasta tres tazas al día. Es uno de los mejores remedios para almorranas o hemorroides, hemorragias, o cualquier problema del recto. Puede ser usado internamente o como un enema. Para enemas y duchas vaginales, Remoje una cucharada llena en un cuartillo de agua hiviendo por treinta minutos y cuele a través de un pedazo de tela. Use tan caliente como sea posible. Detiene las hemorragias en los pulmones, estómago, e intestinos, el escupir sangre, y el desangre en la boca. Aumenta el flujo de orina y ayuda a quitar las piedras renales. Es útil para una vejiga ulcerada u orina sangrienta. Coteja el exceso de flujo menstrual. El té es bueno para lavar la costra y llagas. Disminuye las fiebres.

Util para la gota y un cuello endurecido. Para la gota, doble una toallita o algún tipo de muselina varias veces para hacer una compresa alrededor del cuello, dejándolo puesto toda la noche y cubriéndolo bien con una tela de lana o franela. Para venas varicosas, tome el té internamente y baño las venas externamente con un té cargado de tres a cuatro veces al día, diluyendo el té un poco si existen llagas abiertas. También es bueno humedecer un pedazo de tela con el té, amarrarlo alrededor de las piernas, y cubrirlas bien con franela. Esto también reducirá la hinchazón y tumores duros.

Un té hecho de la corteza juntamente con el polvo de las bellotas es excelente para la hemorragia de la boca, cuando se escupe sangre, y para detener el vómito. Resiste la fuerza de medicinas ponzoñosas y es excelente para una vejiga ulcerada y cuando hay sangre en la orina. El té de polvo de bellota resiste el veneno de animales. El líquido destilado de los brotes antes que lleguen a ser hojas, puede usarse interna y externamente para inflamaciones, fiebres altas e infecciones. El agua de las hojas es muy útil en las siguientes enfermedades: leucorrea, problemas uterinos, hemorroides, problemas del recto, hemorragias, venas varicosas; para normalizar los riñones, el hígado y el bazo, para la gota, tumores, y hinchazones.

Dosificación: 30 gramos de corteza remojada a fuego lento en 1/2 litro de agua. Use una cucharadita del té de tres a cuatro veces por día para la disentería o la diarrea. Inyéctela como ducha vaginal para la leucorrea o como gárgaras para una garganta inflamada y mucosidad.

Use la corteza en polvo para úlceras. Es astringente y antiséptica. Es buena para enemas cuando hay problemas del colon, gonorrea, leucorrea, uretritis y problemas del estómago.

SAUCE BLANCO (Salix alba)

Nombre en Inglés: White Willow.

Parte Usada: Hojas, corteza.

Propiedades Medicinales: Tónico, antiperiódico, astringente, antiséptico, anodino, diaforético, diurético, febrífugo.

Descripción y Usos: La habilidad del suce blanco de reducir las fiebres y aliviar el dolor se conoce desde hace siglos. Está muy emparentado con la aspirina común. Es útil en todos los problemas estomacales, estómago amargo, y acidez. Excelente para toda clase de fiebres, escalofríos, fiebres intermitentes, y reumatismo agudo. El té hecho de las hojas o brotes es bueno para la gangrena, cáncer, y eccema. Use interna y exteriormente. Bueno para heridas sangrantes, sangramiento nasal, o cuando se escupe sangre, como un antiemético, lavado para ojos, y para aumentar el flujo de la orina. Excelente para usarse en vez de la quinina y es más efectivo aún.

Para preparar una decocción, remoje de una a tres cucharaditas de la corteza en una taza de agua fría por tres o cuatro horas y entonces hierva. Tome un gran sorbo a la vez de la decocción sin endulzar, hasta un total de una taza al día.

SAUCE NEGRO *(Salix Nigra)*

Nombre en Inglés: Black Willow.

Parte Usada: Corteza y brotes.

Propiedades Medicinales: Corteza es anodina, astringente, antiséptica, antiperiódica, tónica, febrífuga. Brotes son antiafrodisíacos.

Descripción y Usos: Una decocción de la corteza del sauce negro ayuda a reducir la fiebre y dolor. También se usa para el tratamiento del dolor en las coyunturas y para reducir inflamación e hinchazón. La decocción también se puede usar para úlceras en la boca y en gárgaras para una garganta dolorida. La decocción se hace remojando de una a tres cucharaditas de la corteza en una taza de agua por dos o tres horas y luego hirviendo el agua. Se debe tomar un sorbo a la vez, hasta tomar una taza al día. Y si prefiere las cápsulas, tome una al día.

El sauce negro ejerce una buena influencia sobre los órganos sexuales, en casos de incontinencia, excesivo deseo sexual y gonorrea aguda. Combinado con bayas de palmito y tercianaria es bueno para detener las emisiones nocturnas.

SAUCO CANADIENSE *(Sambucus canadensis)*

Nombre en Inglés: Elder.

Parte Usada: Flores, hojas, corteza, raíces y bayas.

Propiedades Medicinales: Corteza: emética, catártica. Flores: diaforéticas, diuréticas, exantemáticas, alterativas, emolientes, rubefacientes, estimulantes.

Descripción y Usos: El saúco es un antiguo remedio casero, y se encuentra en los jardines de casi toda persona anciana. El árbol entero tiene maravillosas propiedades medicinales. Mientras que algunos arbustos, árboles, o plantas sólo tienen una parte útil, todas las partes del saúco: las flores, bayas, hojas, corteza y raíces son útiles.

El té de flores es un remedio excelente para párpados que sufren contracciones espasmódicas y para inflamación de los ojos. Es estimulante, un buen tónico, y purificador sanguíneo. Aumenta el flujo de la orina, es refrescante y bueno para fortalecer el organismo, y es muy útil en enfermedades del hígado y de los riñones. Es un espléndido remedio para las enfermedades de los niños, como descomposturas, erisipela, etc.

En las enfermedades de la piel, las llagas deben lavarse con el té; pero el té puede tomarse también internamente. Es muy útil, además, para dolor de cabeza debido a resfríos, para parálisis, roumatismo, escrófula, sífilis y epilepsia. Es ligeramente laxante y un admirable remedio para la hidropesía. También es útil en el estreñimiento. Bueno para la fiebre y para muchas enfermedades crónicas. Con él se puede hacer una excelente cataplasma para tumores y varios tipos de inflamaciones. Las bayas secas sirven para hacer un té que es un excelente remedio para el cólera, la diarrea y las enfermedades intestinales del verano. Puede tomarse libremente sin ningún daño. Combinado con menta, es bueno para la influcnza. Convertido en ungüento, el saúco es valioso para quemaduras, quemaduras a causa de agua caliente y enfermedades de la piel.

Precaución se debe de usar cuando se utilice el saúco: puede producir envenenamiento si la planta se usa fresca. Las bayas cocidas no son dañinas y frecuentemente se usan para hacer jaleas o pasteles.

TILO *(Tilia americana)*

Nombres Populares: Tilo americano.
Nombre en Inglés: Linden.
Parte Usada: Corteza interior, hojas, flores.
Propiedades Medicinales: Diaforético, estomacal, emoliente.

Descripción y Usos: El té hecho de las partes del árbol de tilo es un remedio casero de vieja data, y bien conocido. Es útil para resfríos. El té caliente promueve la traspiración y es excelente para limpiar el organismo de mucosidad, especialmente los riñones, la vejiga y el estómago. Es también excelente para quejas femeninas, y para hacer cataplasmas sobre furúnculos y otras inflamaciones dolorosas. Es valioso para la tos, para hacer gárgaras, para ronquera, garganta dolorida, epilepsia y dolor de cabeza.

TSUGA DEL CANADA *(Tsuga canadensis)*

Nombre en Inglés: Hemlock.
Parte Usada: Corteza interna, hojas.
Propiedades Medicinales: Diaforético, astringente, diurético.

Descripción y Usos: Esta es la tsuga común, uno de los viejos remedios caseros. Las hojas pueden usarse, pero no durante el embarazo. Esta es la misma clase de corteza que los teñidores usan para teñir cuero de calzado, pero es un remedio muy valioso para una cantidad de dolencias. Cuando yo era un muchacho, solía recoger ramitas de tsuga para mi padre para varios propósitos. Es admirable como astringente y puede usarse interna y externamente. Para uso externo, hierva a fuego lento en una taza de agua por diez minutos. Para uso interno, remoje una cucharadita de la corteza interna o de las ramitas en una taza de agua hiviendo. Es mejor tomar dosis pequeñas más a menudo. Es un remedio ideal para chancros en la boca y puede ser usado como lavado bucal y para gárgaras. Puede usarse en la hidropesía con un éxito espléndido, pues aumenta el flujo de la orina. Tiene un efecto sanador sobre los riñones y la vejiga, y es bueno en los casos de cálculos en las vías urinarias, para la uretritis y problemas del útero. Puede emplearse como elemento para el lavado vaginal en caso de leucorrea. Es un remedio espléndido si se utiliza como enema para las dificultades del colon y para diarrea. Aplicado en forma externa, sirve para lavar gangrenas, llagas viejas y úlceras. Cuando se sufre de pies dolorosos y que sudan, el polvo es excelente para colocar en los zapatos y en las medias.

7

Hierbas Específicas para Varios Problemas Médicos

ste capítulo contiene una lista de diversas enfermedades y otras condiciones y ofrece las hierbas más comúnmente usadas para tratarlas. Estudie la descripción de cada una de estas hierbas como se ofrecen en este libro y lea las instrucciones para su uso en la Sección II, Capítulo 3, Direcciones Generales para la Preparación y Uso de Hierbas.

ENFERMEDADES Y DOLENCIAS ESPECIFICAS

ABSCESOS — Zanahoria (cataplasma), lobelia, artemisa, olmo resbaloso, carbón, papa (cataplasma).

ABSCESOS EN LAS AMIGDALAS — Hisopo, salvia, sanícula, hierba de Santiago, bayas de zumaque, agrimonia, salvia roja, hojas de frambuesa, corteza de olmo resbaloso, cudweed. Estas se deberán tomar internamente y también como gárgara.

ACIDEZ ESTOMACAL — Balmonia, hojas de laurel, haya, bitterroot, pimienta acuática americana, pimentón, raíz de genciana, ginseng, hydrastis canadensis (golden seal), gold thread, álamo, quinina, tusílago, lobeloa, corteza de cereza silvestre, corteza de mirto, tercianaria, nuez mozcada, melisa, sanguinaria canadiense, mejorana, romero, betónica, ajenjo, ceanoto, sauce, angélica, pimpinela (excelente), orégano (excelente para fortalecer el estómago y para el gas).

ALMORRANAS (HEMORROIDES) — Bardana, hydrastis canadensis (golden seal), picagallina, fireweed, gordolobo, mirra, ortiga, llantén, bolsa de pastor, sello de Salomón, hierbabuena, gayuba, corteza de roble blanco, hamamelis, hierba de San Lorenzo, milenrama, sanguinaria canadiense, dulcamara, pimpinela, sábilas, zaragatona.

ALTA PRESION SANGUINEA (HIPERTENSION) — Retama de escobas, cimicífuga negra, blue cohosh, hisopo, corteza de cerezo silvestre, valeriana, verbena, sanícula, boneset, tercianaria, hydrastis canadensis (golden seal), mirra, laxante herbario.

AMIGDALITIS — Gordolobo, pino blanco, equinácea, ceanoto, salvia, hydrastis canadensis (golden seal), tanaceto. (Use el té cargado, haga gárgaras frecuentes, y tome un sorbo).

ANEMIA — Consuelda, diente de león, alholva, agracejo, hojas de frambuesa, pedacitos de cuasia.

APENDICITIS — Ladierno, verbena, pimienta de agua americana, zueco. Atención médica apropiada también es necesaria.

APOPLEJIA — Imperatoria, cimicífuga negra, hisopo, verbena, blue cohosh, nébeda, tintura espasmódica, tercianaria.

ASMA — Cimicífuga negra, consuelda, tusílago, marrubio, hisopo, lobelia, imperatoria, milkweed, asclepia, gordolobo, mirra, bayas de palmito, prickly ash, hierba fétida, tomillo, verbena, cereza silvestre, linaza, álamo cano, ceanoto, salvia roja, boneset, bayas de Cubeba, énula campana.

BAILE DE SAN VITO — Cimicífuga negra, tercianaria, muérdago (excelente).

BILIOSIDAD — Corteza de manzano, sen, grana, manzanilla, salvia roja (excelente), betonia, eupatorio púrpura, hisopo, agrimonia.

BOCIO — Corteza de mirto, corteza de roble blanco (usada interna y externamente), equinácea, Irish moss, grana, utricularia.

BRONQUITIS — Picagallina, tusílago, bayas de cubeba, hydrastis canadensis (golden seal), pulmonaria, gordolobo, mirra, pino blanco, asclepia, sanícula, bayas de palmito, hierba fétida, nínfea, yerba santa, sanguinaria canadiense, jengibre, violeta azul, beth-root, salvia roja, énula campana, marrubio, cimicífuga negra.

CALAMBRES — Blue cohosh, pimentón (para calambres esto-macales), coral, hinojo, agripalma, ruda, tomillo, twin leaf, beto-nica, imperatoria, poleo, menta piperita, melisa.

CALCULOS BILIARES — Bitterroot, cáscara sagrada, milkweed, manzanilla, perejil, fringe tree, azotalenguas, malvavisco, goose grass, sweet weed, corteza de cereza, ruibarbo, betónica.

CALLOS y CALLOSIDADES — Dulcamara y manzanilla combi-nadas en ungüento, o linimento herbario.

CANCER — Violeta azul (planta entera, con heliantemo y bro-tes de trébol rojo), picagallina, azotalenguas, coral, trébol rojo (combinado con violeta azul, bardana, raíces de romeza, raíces de diente de león, heliantemo y hydrastis canadensis (golden seal), heliantemo, olmo resbaloso, clemátide virginiana, sauce, escorodonia, romeza, álamo, hydrastis canadensis (golden seal), grana (cataplasma y también té), consuelda, ácoro azul, mirra, equinácea, sábila, gravel root, sanguinaria canadiense, raíz de diente de león, pimentón, agrimonia, y agracejo del Oregón.

CARBUNCULOS — Zanahoria (cataplasma), lobelia (cataplas-ma), artemisa, equinácea, bardana, orégano. (Vea también Fu-rúnculos y Carbúnculos.)

CASPA — Bardana, ortiga, salvia.

CATARROS — Corteza de mirto con milenrama, nébeda, salvia, menta piperita, betónica, angélica, violeta azul, corteza de nogal, ginseng, pulmonaria, ortiga, pino blanco, asclepia, prickly ash, romero, azafrán, ajedrea, melisa, tanaceto, valeriana, verbena, pimienta acuática americana, salvia silvestre, milenrama, zar-zaparrilla, sanguinaria canadiense, saúco canadiense, jenjibre, genciana, hydrastis canadensis (golden seal), hisopo, imperatoria, poleo, bayas de palmito, espinacardo, cereza silvestre, marrubio.

CIATICA — Ruda, pirola, retama de escobas, bardana, tanaceto.

COLERA — Raíces de bistorta, pimentón, colombo, saúco canadiense, fireweed, hierba pulguera, menta piperita, prickly ash, raíces de hierba de San Lorenzo, ñame silvestre, jengibre, pimienta acuática americana, trébol rojo, geranio.

COLERA INFANTIL — Abedul, álamo, milenrama, corteza de cerezo silvestre, hojas de frambuesa roja y zueco como enema, corteza de mirto (como enema y también tomado internamente), raíces de hierba de San Lorenzo.

COLERA MORBUS — Hojas de duraznero, bistorta, eupatria púrpura, hojas de frambuesa, menta piperita, ruibarbo, carbón (pulverizarlo y tomar dos cucharaditas llenas por una taza de agua, cada dos horas).

COLICOS — Blue cohosh, semillas de alcaravea, semillas de zanahoria, nébeda, eneldo, hinojo, imperatoria, orégano, poleo, menta piperita, prickly ash, romero, ruda, sasafrás, hierbabuena, ajedrea, pirola, betónica, linaza, valeriana, fringe tree, angélica, agripalma.

COLICOS INTESTINALES — Anís, semillas de alcaravea, nébeda, cilantro, jengibre, poleo, tomillo, nuez moscada, melisa, hojas de laurel.

CONTUSIONES O CORTADURAS — Bugleweed (para contusiones internas), consuelda, hisopo, lobelia, artemisa, sello de Salomón, hipérico, dulcamara (combinada con manzanilla en un ungüento), poleo, tanaceto, álamo cano, pimpinela.

CONVULSIONES Y ESPASMOS — Cimicífuga negra, nébeda, monotropa, ruda, tercianaria, brunela, hierba fétida, valeriana, genciana, poleo, muérdago, tintura antiespasmódica, ñame silvestre, zueco, menta piperita, semillas de hinojo, melisa, sweet weed, hisopo.

DELIRIUM TREMENS (Delirio alcohólico) — Agripalma, verbena, betónica, muérdago, lúpulo, lobelia, tercianaria, zueco, hisopo, cuasia, cimicífuga negra, valeriana, tintura antiespasmódica (para alivio rápido).

DESMAYOS — Lavanda (lo evita), menta piperita, nébeda, pimentón,tintura antiespasmódica, agripalma.

DIABETES — Haya, hydrastis canadensis (golden seal), pino blanco, álamo, eupatorio púrpura, bayas de palmito, bayas de zumaque, gayuba, raíces de hierba de San Lorenzo, pirola, milenrama, buchú (en las primeras etapas de la diabetes), raíces de diente de león (especialmente buenas), dulcamara, ceanoto, arándano y hojas de blueberries (especialmente buenos), hojas de frambuesa (muy bueno), asclepia, pino blanco combinado en partes iguales con gayuba, malvavisco, corteza de álamo.

DIARREA — Corteza de mirto, gordolobo, abedul, raíz de bistorta, consuelda, colombo, saúco canadiense, malvavisco, ortiga, menta piperita, fireweed, álamo, frambuesa roja, ruibarbo, hipérico, olmo resbaloso, fresa, tomillo, nínfea, hamamelis, raíces de hierba de San Lorenzo, milenrama, ajenjo, jenjibre, heliantemo, tsuga del Canadá, bethroot, canela, bolsa de pastor, llantén, raíces de zarzamora, geranio, una cucharadita llena de carbón pulverizado cada dos horas.

DIARREA DE VERANO — Hierba pulguera, bolsa de pastor, corteza de mirto, corteza de roble blanco, colombo.

DEMENCIA — Nébeda, menta piperita, romero, ruda, verbena, betónica, cardo sagrado, tercianaria.

DIFTERIA — Hydrastis canadensis (golden seal), mirra, equinácea, jugo de limón, salvia roja, jaborandi, eucalipto, pimienta roja (es muy efectivo hacer una gárgara con ella); lobelia.

DISENTERIA — Melisa, gordolobo, bethroot, corteza de mirto, abedul, bistorta, consuelda, colombo, fireweed, hierba pulguera, magnolia, malvavisco, imperatoria, ortiga, menta piperita, llantén, asclepia, frambuesa roja, ruibarbo, hierba fétida, olmo resbaloso, squaw vine, hipérico, fresa, gayuba, hamamelis, jenjibre (preferiblemente jenjibre africano), bolsa de pastor, tsuga del Canadá, corteza de roble blanco, geranio. (Véase también DIARREA.)

DISLOCACIONES O TORCEDURAS — Consuelda, lobelia, orégano, ajenjo, dulcamara combinada con manzanilla como ungüento.

DISPEPSIA — Haya, trébol de agua, cálamo, pimentón, colombo, raíz de genciana, hydrastis canadensis (golden seal), gold thread, marrubio, magnolia, orégano, hojas de duraznero, cuasia, salvia, hierbabuena, tanaceto, tomillo, evónimo, cereza silvestre, milenrama, balmonia, sanguinaria canadiense, manzanilla, corteza de quinina, jenjibre, carbón, boneset, agripalma, bitterroot, hipérico.

DOLOR (General) — Tercianaria, agripalma, valeriana, nébeda, menta piperita, angélica.

DOLOR (Punzante) — Nébeda, tercianaria, monotropa, menta, sello de Salomón, sello de Salomón gigante, twin leaf, betonía, eneldo, manzanilla, hierba fétida, gordolobo, ortiga.

DOLOR DE CABEZA — Violeta azul, nébeda, tusílago, menta piperita, ruibarbo, romero, ruda, melisa, tomillo, verbena, clemátide virginiana, betónica, saúco canadiense, mejorana, calaminta, poleo, fringe tree, ceanoto, cardo santo, yerba santa, melisa de la montaña, manzanilla, tanaceto.

DOLOR DE ESPALDA — Ortiga, poleo, tanaceto, gayuba, buchú, betonia.

DOLOR DE MUELAS — Lúpulo, esencia de orégano, aceite de sasafrás, clavo de especia (aceite de), ajedrea, melisa, retama de escobas, mejorana, gordolobo, poleo, llantén, pimpinela, tanaceto, linimento herbario de Kloss.

DOLOR DE OIDOS — Lúpulo, orégano, pimpinela, jugo de limón (puro).

ECCEMA — Balmonia, haya, azotalenguas, diente de león, hydrastis canadensis (golden seal), ortiga, fresa, sauce, sanguinaria canadiense, agracejo del Oregón, grana, corteza de álamo blanco, llantén, romeza, violeta azul, orégano.

EMISION NOCTURNA DE ORINA — Llantén, hipérico, buchú, barba de maíz, bayas de cubeba, semillas de hinojo, milkweed, betonia, gordolobo, sauce, lúpulo, hinojo.

ENCIAS DOLOROSAS — Bugleweed, mirra, hydrastis canadensis (golden seal), raíz de bistorta y linimento herbario.

ENFERMEDAD DE BRIGHT (RIÑONES) — Hydrastis canadensis (golden seal) (combinada con hojas de duraznero, eupatorio púrpura, trébol y barba de maíz), bayas de palmito, gayuba, raíz de hierba de San Lorenzo, milenrama, hojas o brotes de duraznero, menta piperita.

ENFERMEDADES RENALES (Véase ENFERMEDAD DE BRIGHT)

ENVENENAMIENTO DE LA SANGRE E INFECCIONES — Picagallina, llantén, equinácea, hydrastis canadensis (golden seal), mirra, bardana, sanguinaria canadiense, pimienta acuática americana y cataplasma de carbón.

EPILEPSIA — Cimicífuga negra, saúco canadiense, muérdago, quinina, verbena, valeriana, tercianaria, zueco, tintura antiespasmódica.

ERISIPELAS — Picagallina, coral, saúco canadiese, hydrastis canadensis (golden seal), lobelia, magnolia, llantén, sello de Salomón, sello gigante de Salomón, pimienta acuática americana, sanícula, equinácea, olmo resbaloso en polvo (esparcido encima), pimentón, mirra, bardana.

ESCALOFRIOS — Pimentón, corteza de mirto con una pizca de pimentón, menta piperita, sauce, durazno, salvia, nébeda, tintura antiespasmódica (lobelia).

ESCARLATINA — Heliantemo, twinleaf, sanguinaria canadiense.

ESCORBUTO — Trébol de agua, picagallina, azotalenguas, coral, diente de león, hortensia, ortiga, orégano, sanícula, pino blanco, acedera, mejorana, sanícula de Maryland, jugo de limón.

ESCOZOR — Corteza de ladierno (ungüento), orégano, clemátide virginiana, romeza (excelente), borraja, mejorana, poleo, llantén, grana (fino), picagallina.

ESCROFULA — Corteza de mirto, trébol de agua, bardana, cálamo, consuelda, azotalenguas, tusílago, coral, diente de león, saúco canadiense, raíz de genciana, hisopo, milkweed, ortiga, llantén, prickly ash, ruibarbo, heliantemo, zarzaparrilla, utricularia, acedera, bayas de zumaque, turkey corn, verbena, nínfea, pirola, romeza, violeta azul, agracejo del Oregón, grana, bayas de enebro, escrofularia, equinácea.

NOTA: La escrófula se refiere a nódulos linfáticos agrandados en el cuello a causa de la tuberculosis y frecuentemente visto en los niños. Hoy en día casi ni se ve en los Estados Unidos.

ESPASMOS — Blue cohosh, nébeda, pimentón, fit root, imperatoria, trébol rojo, ruda, sasafrás, hierba fétida, hierbabuena, twin leaf, ñame silvestre, ceanoto, tintura antiespasmódica, hinojo, cedrón.

ESPERMATORREA — Salvia, buchú, bayas de enebro, bayas de cubeba, gayuba, sauce negro.

ESPINILLAS (GRANOS) — Espinacardo, valeriana, genciana, llantén, raíz de bistorta.

ESTOMATITIS — Corteza de mirto, bistorta (combinada en partes iguales con hojas de frambuesa roja), hydrastis canadensis (golden seal), gold thread, mirra, fireweed, frambuesa roja, heliantemo, brunela, bayas de zumaque, nínfea, raíces de hierba de San Lorenzo, abedul, bardana, poleo, romero, prickly ash, tsuga del Canadá, sanícula, ceanoto.

ESTREÑIMIENTO — Balmonia, corteza de ladierno, cáscara sagrada, picagallina, jengibre, semilla de hinojo, orégano, zaragatona, saúco canadiense, ácoro azul, agracejo del Oregón, raíz de ruibarbo, corteza de nogal blanco, regaliz, raíz de cálamo aromático, sábila.

FERMENTACION (Véase ACIDEZ ESTOMACAL)

FIEBRE — Nébeda, salvia, bolsa de pastor, bayas de zumaque, melisa, tanaceto, tomillo, valeriana, verbena, evónimo, cereza solvestre, sauce, pirola, escorodonia, ajenjo, milenrama, borraja, diente de león, quinina, corteza de manzano (para fiebre intermitente), bitterroot (para fiebre intermitente), trébol de agua (para fiebre intermitente), manzanilla, colombo, azotalenguas, corteza de nogal blanco (todas las fiebres), cálamo aromático (para fiebres intermitentes), coral, saúco canadiense, alhova, fireweed, monotropa, raíz de genciana, hisopo, imperatoria, lobelia (excelente), magnolia, mandrágora, ortiga, perejil, poleo, menta piperita, asclepia, álamo, cuasia, artemisa, pimentón, fringe tree, equinácea, angélica, milenrama (detiene la fiebre en 24 horas), zarzaparrilla, salvia roja, lirio del valle, cedrón (para la fiebre intermitente), cimicífuga negra, sauce (corteza u hojas).

FIEBRE DE HENO — Gordolobo, álamo, hierba fétida, tusílago, cimicífuga negra.

FIEBRE EN LOS PULMONES — Asclepia, sanguinaria canadiense, tusílago, salvia roja.

FIEBRE ESCARLATA — Pimentón, azotalenguas, hydrastis canadensis (golden seal), asclepia, azafrán, twin leaf, valeriana, salvia roja.

FIEBRE INTERMITENTE — Raíz de genciana, acedera, tanaceto, verbena, sauce, retama de escobas, manzanilla.

FIEBRE TIFOIDEA — Bitterroot, manzanilla, hydrastis canadensis (golden seal), milenrama, sanguinaria canadiense, salvia roja, mirra.

FLEMA — Hisopo, ortiga, pino blanco, verbena, cereza silvestre, borraja, poleo, tusílago.

FURUNCULOS Y CARBUNCULOS — Melisa (cataplasma), corteza de mirto en polvo (cataplasma), bardana, picagallina, consuelda, coral, linaza, lúpulo, lobelia, orégano, olmo resbaloso, acedera, hipérico, turkey corn, trébol blanco, white water lily, pirola, escorodonia, equinácea, corteza de abedul (o pequeños brotes), llantén, corteza de cerezo silvestre (o pequeños brotes).

GANGRENA — Manzanilla, consuelda, mirra, sauce, álamo, abeto, equinácea, tsuga de Canadá, hydrastis canadensis (golden seal), pimienta acuática americana, asclepia son buenas al ser combinadas y usadas en fomentos calientes.

GARGANTA DOLORIDA — Corteza de mirto, raíz de bistorta, sanguinaria canadiense, violeta azul, pimentón, alhova, jenjibre, marrubio, lúpulo, hisopo, gordolobo, orégano, pino blanco, heliantemo, salvia, sasafrás, bayas de palmito, verbena, nínfea, hierba de San Lorenzo, pirola, borraja, escorodonia, borraja, equinácea, ceanoto, hydrastis canadensis (golden seal), salvia roja, sanícula.

GARROTILLO (CRUP) — Gordolobo, pino blanco, tintura antiespasmódica (lobelia).

GAS (Véase también ACIDEZ ESTOMACAL) — Anís, cálamo aromático, semillas de alcaravea, nébeda, eneldo, hinojo, orégano, menta piperita, salvia, zarzaparrilla, sasafrás, hierbabuena, tomillo, ñame silvestre, pirola, milenrama, jenjibre, nuez moscada, valeriana, angélica, betónica.

GONORREA — Dulcamara, sauce negro, bardana, azotalenguas, bayas de cubeba, hydrastis canadensis (golden seal), lúpulo, perejil, heliantemo, sanícula, squaw vine, bayas de zumaque, gayuba, hamamelis, pirola, álamo, raíz de bistorta (combinada con llantén), ceanoto, bayas de enebro.

GOTA — Violeta azul, abedul, bardana, raíz de genciana, artemisa, ruda, zarzaparrilla, retama de escobas, corteza de ladierno, jenjibre, poleo, llantén, betónica, álamo cano.

GRAVILLA (CALCULOS) EN LA VEJIGA — Retama de escobas, zanahoria, hisopo, malvavisco, corteza de manzano, hortensia, ortiga, eupatorio púrpura, hierba de Santiago, acedera, hierbabuena, valeriana, pimineta acuática americana, lúpulo, imperatoria, artemisa, perejil, squaw vine, tsuga del Canadá, buchú.

GRIPE (Véase también INFLUENZA) — Corteza de nogal blanco, pulmonaria, ortiga, menta piperita, asclepia, álamo, azafrán, melisa, tanaceto, jenjibre, hydrastis canadensis (golden seal), bayas de palmito, cereza silvestre, betónica, salvia, angélica, hisopo.

HALITOSIS (MAL ALIENTO) — Romero, mirra, hydrastis canadensis (golden seal), equinácea, laxante herbario.

HEMORRAGIAS — Corteza de mirto, consuelda, hierba pulguera (para los intestinos y el útero), hydrastis canadensis (golden seal) (hemorragias del recto), ortiga, fireweed, bolsa de pastor, acedera, hipérico, corteza del roble blanco, raíces de hierba de San Lorenzo, hamamelis, milenrama. Jugo de limón diluído, tomado lo más frío posible. Capsicum (pimienta roja), tomada internamente; tome una cápsula No.00 de esta hierba e inmediatamente beba un vaso o dos de agua tan caliente como sea posible.

HEMORRAGIAS NASALES — Hamamelis, hierba de San Lorenzo, ladierno, corteza de mirto.

HEMORROIDES (Véase ALMORRANAS)

HERIDAS — Bardana, cataplasma de zanahoria, manzanilla, picagallina, consuelda, alhova, llantén, prickly ash, salvia, brunela, sello de Salomón, hipérico, nínfea, raíz de hierba de San Lorenzo, milenrama, raíz de bistorta, fireweed, pimpinela, sanícula de Maryland, álamo, equinácea, álamo cano, sábila, haya. La sanícula de Maryland, brunela, picagallina, hydrastis canadensis (golden seal), mirra, olmo resbaloso pueden ser usados efectivamente como cataplasmas y lavados.

HIDROFOBIA (RABIA) — Lobelia, tercianaria, melisa, genciana, fresno blanco, tintura antiespasmódica.

HIDROPESIA — Betónica, tsuga del Canadá, buchú, ácoro azul, celidonia, bayas de enebro, cardo santo, lobelia, lirio (excelente), bitterroot, cimicífuga negra, blue cohosh, retama de escobas, corteza de ladierno, zanahoria, apio, azotalenguas, diente de león, saúco canadiense, hortensia, milkweed, eupatorio púrpura, gordolobo, ortiga, orégano, perejil, hierbabuena, tanaceto, twin leaf, evónimo, fresno blanco, nínfea, pirola, manzanilla, hisopo, mejorana, imperatoria, poleo, llantén, lirio del valle, saúco enano (excelente).

HINCHAZONES — Bardana, consuelda, saúco canadiense, alhova, lúpulo, artemisa, orégano, perejil, tanaceto, corteza de roble blanco, nínfea, pirola, escorodonia, ajenjo, romeza, manzanilla, eneldo.

HIPO — Blue cohosh, eneldo, jugo de naranja, cimicífuga negra, semillas de zanahoria silvestre, pimentón (en una cataplasma sobre la parte baja del pecho).

HISTERISMO — Hierba fétida, azafrán, tercianaria, valeriana, muérdago, menta piperita, verbena, nébeda, cimicífuga negra, blue cohosh, tintura antiespasmódica (alivio rápido), agripalma, poleo, tanaceto, ruda.

ICTERICIA — Corteza de mirto, balmonia, dulcamara, trébol de agua, azotalenguas, diente de león, raíz de genciana, marrubio, mandrágora, hojas de duraznero, álamo, acedera, hipérico, tanaceto, ajenjo, orégano, raíz de bistorta, sanguinaria canadiense, borraja, retama de escobas, manzanilla, hisopo, pulmonaria, mejorana, perejil, poleo, llantén, betónica, hojas de alheña, fringe tree, celidonia, achicoria, alhova.

INDIGESTION (Véase ACIDEZ ESTOMACAL)

INFLAMACION — Alhova, hydrastis canadensis (golden seal), lúpulo, lobelia, malvavisco, artemisa, zarzaparrilla, olmo resbaloso, sello de Salomón, acedera, tanaceto, nínfea, hamamelis, pimienta acuática americana, cataplasma de carbón, picagallina, linaza, pimentón, babul.

INFLUENZA (Véase también GRIPE) — Menta piperita, pino blanco, álamo, tercianaria, asclepia.

LEPRA — Dulcamara, bardana, trébol rojo, romeza, poleo, alheña.

LEUCORREA — Corteza de mirto (para lavados), raíz de bistorta, consuelda, bayas de cubeba, hydrastis canadensis (golden seal) y mirra (para lavados y también para tomar internamente), magnolia, fireweed, llantén, hierba de Santiago, olmo resbaloso, squaw vine, bayas de zumaque, corteza de roble blanco (lavados), nínfea, raíz de hierba de San Lorenzo, pirola, ajenjo, milenrama (aumenta el flujo menstrual), blue cohosh, tanaceto, hierba de Santiago (combinado con nínfea), tsuga del Canadá, buchú, bethroot, geranio (crane's bill — para lavados), agracejo del Oregón, bayas de enebro.

LLAGAS — Durazno, pimpinela, álamo, violeta azul, tsuga del Canadá, equinácea, grana, sábila, pimentón, mirto, dulcamara, cálamo aromático, cataplasma de zanahoria, manzanilla, picagallina, consuelda, saúco canadiense, linaza, hydrastis canadensis (golden seal), gordolobo, mirra, llantén, salvia, sanícula, prickly ash (aplique el polvo), brunela, hierba fétida, sello de Salomón, hipérico, bayas de zumaque, valeriana, verbena, clemátide virginiana, trébol blanco, hamamelis, escorodonia, romeza, raíz de bistorta, borraja, imperatoria, sanguinaria canadiense.

LOMBRICES — Abedul, bitterroot, trébol de agua, ladierno, corteza de nogal blanco, zanahoria, manzanilla, marrubio, lúpulo, ortiga, cuasia, ruda, salvia, brunela, sen, acedera, tanaceto, verbena (tómela por tres días), corteza de roble blanco, ajenjo, raíz de bistorta, nébeda, hisopo, agripalma, durazno, álamo, betónica, sábilas.

LUMBAGO (ESPALDA ESTROPEADA) — Eupatorio púrpura, bolsa de pastor (excelente), gayuba, verbena, cimicífuga negra, linimento herbario.

MAREOS — Menta piperita, nébeda, ruda, betónica.

MENINGITIS ESPINAL — Cimicífuga negra, golden seal, lobelia.

MENSTRUACION EXCESIVA — Té de corteza de mirto, té de jenjibre y canela, milenrama, bolsa de pastor, betónica, pimpinela, pimentón, salvia roja, calidonia, bistorta.

MENSTRUACION (PARA AUMENTAR EL FLUJO) — Squaw vine, sábila, angélica, hinojo, melisa, dulcamara, cimicífuga negra, manzanilla, nébeda, coral, raíz de genciana, jenjibre, marrubio, mejorana, imperatoria, artemisa, ortiga, orégano, poleo, asclepia, hierba de Santiago, ruda, azafrán, hipérico, ajedrea, melisa, tanaceto, tomillo, valeriana, verbena, pimienta acuática americana, milenrama, zanahoria, coral con blue cohosh, squaw mint, salvia roja, agripalma.

MENSTRUACION (PARA DISMINUIR EL FLUJO) — Corteza de mirto, fireweed, bolsa de pastor, acedera, gayuba, raíz de hierba de San Lorenzo, raíz de bistorta, llantén, frambuesa roja, hamamelis, sanícula, bethroot, pimpinela, betónica, salvia roja, milenrama, pulmonaria, celidonia, pimentón.

MORDEDURA DE SERPIENTES — Cimicífuga negra, borraja, tercianaria, raíz de bistorta, hinojo, raíz de genciana, hisopo, mejorana, poleo, betónica, equinácea, llantén, albahaca, cedrón.

NAUSEAS Y VOMITOS — Jenjibre, lavanda, menta, orégano, hojas de duraznero, poleo (pero NO debe tomarse durante el embarazo), menta piperita, frambuesa roja, hierbabuena, melisa, ñame silvestre, anís, sello de Salomón gigante, hydrastis canadensis (golden seal) (aliviará las náuseas durante el embarazo).

NERVIOSIDAD — Manzanilla, apio, corteza de quinina, eneldo, fit root, tercianaria con hydrastis canadensis (golden seal) y lúpulo, lobelia, agripalma, orégano, hojas de duraznero, poleo, eupatorio púrpura, trébol rojo, romero, ruda, salvia, tercianaria, hierba fétida, hierbabuena, squaw vine, hipérico, tomillo, twin leaf, valeriana, verbena, cereza silvestre, betónica, violeta azul, sanícula, buchú, muérdago, salvia roja, nébeda, menta piperita, raíz de malvavisco, artemisa, ortiga, corteza de álamo, sello de Salomón, zueco, tintura antiespasmódica (lobelia) para conseguir resultados rápidos.

NEURALGIA — Bitterroot, blue cohosh, apio, lúpulo, ortiga, orégano, menta piperita, eupatorio púrpura, tercianaria, sello de Salomón, sello de Salomón gigante, twin leaf, ñame silvestre, betónica, corteza de quinina.

OBESIDAD — Utricularia, fresno blanco, hinojo, Irish moss, picagallina, bardana, sasafrás.

OIDOS SUPURANTES — Romeza, jugo de limón (diluido en partes iguales, aceite de orégano, agua oxigenada — ponga tibio en el oído), mirra, equinácea.

ORINA QUEMANTE — Corteza de álamo blanco, semillas de bardana, hierbabuena, cubeba, eupatorio púrpura, hojas de duraznero o azotalenguas para cistitis o para cualquier condición inflamatoria de los órganos urinarios. Si hay hemorragia, use bolsa de pastor.

PANADIZOS (PARONYCHIA) — Dulcamara (cataplasma hecha con las bayas), lobelia, orégano, pirola.

PARALISIS — Hortensia, cimicífuga negra, valeriana, verbena, tercianaria, jenjibre, prickly ash (es excelente), zueco, pimentón, romero.

PERDIDA DEL HABLA — Romero, prickly ash, pimienta roja, hydrastis canadensis (golden seal), mirra, cereza silvestre, zumaque.

PERLESIA — Imperatoria, tercianaria, saúco canadiense, betónica, escorodonia.

PECHOS DE MUJER (DOLORIDOS, INFLAMADOS O CON COSTRA) — Consuelda, perejil, hipérico y grana (para pechos con costra).

PESADILLAS — Bugleweed, tomillo, lirio de los valles, nébeda, menta piperita.

PICADURAS DE INSECTOS — Cimicífuga negra, lobelia, perejil, llantén, tercianaria, melisa, raíz de bistorta, borraja, hinojo, genciana, hisopo, mejorana, poleo, betónica, equinácea, albahaca, cedrón, linimento de Kloss.

PLEURESIA — Coral, lobelia, asclepia, hierba fétida, linaza, pimentón, picagallina, saúco canadiense, milenrama, boneset.

PROBLEMAS URINARIOS — Artemisa, squaw vine, sauce blanco, tsuga del Canadá, buchú, achicoria, bayas de enebro, angélica, mandrágora, blue cohosh, retama de escobas, zanahoria, apio, consuelda, azotalenguas, barba de maíz, bayas de cubeba, diente de león, saúco canadiense, raíz de genciana, ginseng, hierba pulguera, malvavisco, milkweed, menta, ortiga, orégano, perejil, hojas de duraznero, eupatorio púrpura, corteza de álamo, hierba de Santiago, zarzaparrilla, hierbabuena, hipérico, melisa, ñame silvestre, milenrama, fresno blanco, bardana, lúpulo, mejorana, imperatoria, tanaceto, hinojo, gayuba.

PROBLEMAS DE LA CABEZA (HIDROCEFALIA) — Salvia, ruda, romero, cálamo aromático, retama de escobas, nébeda, salvia roja, mejorana, betónica, poleo, tercianaria, calaminta. Se pueden combinar estas hierbas.

PROBLEMAS DE LOS SENOS NASALES — Llantén, bayas de palmito, hydrastis canadensis (golden seal), corteza de mirto.

PROBLEMAS INTESTINALES — Pimienta acuática americana nínfea, pirola, diente de león, sanícula, bethroot, picagallina, mirra, hamamelis, equinácea, corteza de mirto, abedul, bitterroot, violeta azul, semillas de alcaravea (expulsa los gases), nébeda (para ácidos), consuelda, cilantro, bayas de cubeba, alhova hydrastis canadensis (golden seal), babul, hisopo, magnolia, imperatoria, milkweed, artemisa, gordolobo, orégano, fireweed, ruibarbo, ruda, salvia, sanícula, sasafrás, olmo resbaloso, hierbabuena, fresas, bayas de zumaque, tanaceto, verbena, malvavisco.

PULMONIA — Malvavisco, verbena, sanguinaria canadiense, corteza de quinina, salvia, salvia roja, cimicífuga negra, sauce, tusílago, hierba fétida, consuelda, énula campana, cereza silvestre, espinacardo, llantén, pulmonaria, asclepia, olmo resbaloso, hierba de San Lorenzo, mostaza, linaza, lúpulo, hisopo, corteza de pino blanco, gordolobo, yerba santa, milenrama, mirra, marrubio.

QUEMADURAS — Sábila, dulcamara, bardana, cálamo aromático, picagallina, saúco canadiense, álamo, cebollas (machacadas), consuelda.

Sumerja la parte quemada en agua bien fría y mantenga el agua fría cambiando o agregando más hielo o agua fría. Mantenga la parte quemada cubierta con agua hasta que ya no se sienta arder y no se producirá ninguna ampolla.

QUEMADURAS Y ESCALDADURAS — Dulcamara, picagallina, saúco canadiense, cebolla (machacada).

Sumerja la parte quemada en agua bien fría, manteniendo

el agua fría hasta que deje de quemar. Si se hace esto, no se formarán ampollas.

REUMATISMO Y ARTRITIS (Véase también LUMBAGO) — Buchú, álamo cano, ácoro azul, agracejo del Oregón, pimentón, abedul, bitterroot, dulcamara, cimicífuga negra, blue cohosh, trébol de agua, corteza de ladierno, bardana, apio, saúco canadiense, hortensia, lobelia, artemisa, ortiga, colombo, orégano, menta piperita, asclepia, pino blanco, prickly ash, cuasia, eupatorio púrpura, zarzaparrilla, tercianaria, hierba fétida, twin leaf, ñame silvestre, sauce, pirola, ajenjo, romeza.

RONQUERA — Malvavisco, hydrastis canadensis (golden seal), lobelia, cereza silvestre, hisopo, marrubio, gordolobo, tusílago, hierba fétida.

ROTURAS — Consuelda, sello de Salomón gigante, raíz de bistorta.

SANGRADURAS — Brunela, gordolobo (detiene sangradura de los pulmones), bolsa de pastor (para pulmones, estómago, riñones o intestinos), raíces de hierba de San Lorenzo, hydrastis canadensis (golden seal), hojas de zarzamoras, consuelda, mirto, gayuba, romeza.

SARAMPION — Azotalenguas, asclepia, azafrán, valeriana, milenrama, raíz de bistorta, salvia, hojas de frambuesa.

SARPULLIDO — Hydrastis canadensis (golden seal) mezclada con bórax y vaselina debe ser aplicado durante las primeras etapas.

Borraja, llantén, zarzaparrilla, sanícula, hojas de frambuesa, genciana. Linimento herbario de Kloss aplicado externamente.

SENSACION QUEMANTE EN LA CABEZA — Sanícula. (Aplique un té de dos onzas de hojas de frambuesa en un cuartillo de agua.

Deje en remojo por treinta minutos, agregue media onza de polvo de lobelia. Tome tanto por la mañana como por la tarde. Use extracto de hamamelis para calmar la picazón. Tome también un buen purificador de la sangre.

SIFILIS — Bitterroot, dulcamara, sanguinaria canadiense, bugleweed (para chancros sifilíticos), bardana, saúco canadiense, hydrastis canadensis (golden seal), llantén, prickly ash, heliantemo, zumaque (bayas o las hojas), turkey corn, twin leaf, romeza, corteza de mirto, violeta azul, sanícula, equinácea, ácoro azul, ceanoto, grana, palmito, agracejo del Oregón, trébol rojo, zarzaparrilla amarilla (americana), milkweed, perejil.

SORDERA — Picagallina, orégano, mejorana, angélica, aceite de pirola, romero, aceite de sasafrás, aceite de tsuga del Canadá, tintura de mirra, tintura de lobelia, gordolobo.

SUDORES NOCTURNOS — Coral, salvia, hojas de fresa.

TETANO — Pimienta roja, lobelia, tintura antiespasmódica, tercianaria, fit root, pimentón.

TIFUS — Coral, asclepia, leptandra, boneset, borraja, manzanilla.

TIÑA O CULEBRILLA — Hydrastis canadensis (golden seal), lobelia, sanguinaria canadiense, borraja, llantén, zarzaparrilla.

TOS — Violeta azul, consuelda, tusílago, ginseng, marrubio, hisopo, pulmonaria, mirra, orégano, pino blanco, pimienta acuática americana, cimicífuga negra, sanguinaria canadiense, borraja, linaza, mejorana, romero, espicanardo, álamo cano, bethroot, salvia roja, tanaceto, corteza de cereza silvestre, gordolobo, hydrastis canadensis (golden seal), brotes de trébol rojo, bayas de cubeba, hierba fétida.

TOS FERINA — Cimicífuga negra, violeta azul, tusílago, lobelia, hojas de duraznero, trébol rojo, bayas de palmito, hierba fétida, tomillo, verbena, ceanoto, trébol rojo, blue cohosh, sanguinaria canadiense, olmo resbaloso, énula campana. Tome el té en abundancia — es excelente. Tintura antiespasmódica, tomada de acuerdo con las instrucciones.

TUBERCULOSIS — Consuelda, mirra, hierba fétida, corteza de cereza silvestre, sanícula, hydrastis canadensis (golden seal), corteza de mirto, raíz de bardana, tusílago, romeza, raíz de énula campana, llantén, olmo resbaloso, verbena, celidonia, romero, betónica, bethroot, ceanoto, marrubio.

TUMORES — Violeta azul, picagallina, tusílago (para tumores escrofulosos tuberculosos), coral, saúco canadiense, lúpulo, artemisa, gordolobo, heliantemo, sanícula, hierba fétida, acedera, hipérico, tanaceto, corteza de roble blanco, hamamelis, escorodonia, romeza, linaza, sanícula de Maryland, celidonia. El ceanoto tomado internamente destruirá los tumores.

ULCERAS DE DECUBITO — Llantén, álamo cano, corteza de mirto, sanguinaria canadiense, hamamelis, hydrastis canadensis (golden seal).

ULCERAS (DE LA PIEL) — Raíz de bistorta, borraja, pulmonaria, poleo, violeta azul, álamo, sanícula de Maryland, tsuga del Canadá, picagallina, celidonia, angélica, pimentón, haya, bugleweed, cálamo aromático, zanahoria (cataplasma), consuelda, alhova, hydrastis canadensis (golden seal), lúpulo, gordolobo, mirra, fireweed, prickly ash, zaragatona, heliantemo, salvia, sanícula, acedera, hipérico, twin leaf, valeriana, clemátide virginiana, pimienta de agua, trébol blanco, nínfea, hierba de San Lorenzo, pirola, escorodonia, milenrama; use té de picagallina externamente como lavado para curar las úlceras y llagas; tómelo internamente también.

URETRITIS — Bayas de cubeba, enebro (bayas), hierba de San Lorenzo, milenrama, sanguinaria canadiense, saúco canadiense, llantén, romeza, palmito, agracejo del Oregón, trébol rojo, equinácea, prickly ash, hydrastis canadensis (golden seal), heliantemo.

UTERO CAIDO — Hamamelis, cimicífuga negra, corteza de roble blanco (usado para lavados), corteza de mirto (para lavados), olmo resbaloso (lavados). Tapones saturados con un té bien cargado hecho de corteza de mirto o de té de corteza de roble blanco combinado con olmo resbaloso, constituyen un sostén medicinal muy bueno para el prolapso o caída del útero. También puede usarse la corteza de hamamelis.

VENAS VARICOSAS — Corteza de roble blanco, hamamelis, corteza de mirto, raíz de hierba de San Lorenzo, pimpinela.

VERRUGAS — Corteza de ladierno, gordolobo, celidonia.

VIRUELA — Milenrama, raíz de bistorta, salvia roja, hojas de frambuesa, hydrastis canadensis (golden seal) (mezclada con vaselina y aplicada a las lesiones impedirá los hoyuelos). El jugo de limón alivia el escozor. Aplíquelo puro.

VOMITO (PREVENTIVO) — Albahaca, colombo, hojas de duraznero, trébol, hierbabuena, corteza de álamo blanco, clavos de especia. Use partes iguales de corteza de corteza de álamo blanco y de clavos de especia para detener el vómito durante el embarazo.

La menta piperita y las hojas de duraznero, dadas en pequeñas dosificaciones.

ZUMAQUE VENENOSO (HIEDRA VENENOSA) — Lobelia, hydrastis canadensis (golden seal), mirra, equinácea, sanguinaria canadiense, sello de Salomón. Partes iguales de un té cargado de corteza de roble blanco y de agua de cal es muy bueno para el zumaque o hiedra venenosa. Aplique un vendaje húmedo con esta solución y cambie tan a menudo como se seque. Aplique antiflogistina fría y renueve cada vez que se seque.

ENFERMEDADES QUE AFECTAN ORGANOS ESPECIFICOS

ADENOIDES — Corteza de mirto, sanguinaria canadiense, hydrastis canadensis (golden seal), mirra, equinácea, ceanoto.

BAZO — Dulcamara, diente de león, hydrastis canadensis (golden seal), gayuba, evónimo, corteza de roble blanco, melisa, retama de escobas, hinojo, raíz de genciana, hisopo, mejorana, perejil, betónica, pimentón, ceanoto, sábila, achicoria, angélica.

CABELLO — Ortiga, romero (previene la caída del cabello), salvia, duraznero, bardana.

CORAZON — Angélica, blue cohosh (para palpitaciones, borraja (fortalece el corazón), pimentón (estimulante), cilantro, hydrastis canadensis (golden seal), menta piporita, acedera, valeriana, verbena, pirola, betónica, sanguinaria canadiense, agripalma, muérdago, cardo santo, tanaceto. Combinación: hydrastis canadensis (golden seal), tercianaria, pimentón, lirio del valle.

ENFERMEDADES DE LA PIEL — Haya, dulcamara, violeta azul, corteza de ladierno, bardana, picagallina, azotalenguas, coral, diente de león, saúco canadiense, hydrastis canadensis (golden seal), magnolia, heliantemo, azafrán, zarzaparrilla, sasafrás, acedera, turkey corn, verbena, trébol blanco, pirola, sanguinaria canadiense, poleo, llantén, ácoro azul, agracejo del Oregón, grana, poleo, hisopo, ceanoto, trébol rojo, espicanardo.

ESTOMAGO (INDIGESTION Y GASES) — Angélica, fresa, tomillo, valeriana, verbena, hamamelis, cereza silvestre, sauce, pirola, betónica, manzanilla, mejorana, equinácea, bethroot, picagallina, sábila, achicoria, corteza de mirto, balmonia, violeta azul, trébol de agua, cálamo aromático, semillas de alcaravea, nébeda, pimentón, corteza de quinina, consuelda, colombo, cubeba, hinojo, ginseng, hydrastis canadensis (golden seal), golden thread, salvia, sasafrás, olmo resbaloso, sello de Salomón gigante, hierbabuena, hipérico, babul, hisopo, milkweed, menta, artemisa, ortiga, orégano (especialmente para estómago amargo), hojas de duraznero, pimpinela, llantén, ruda, anís, hojas de laurel, cedrón.

GENITALES (ESCOZOR, ARDOR) — Para casos de escozor, use hojas de frambuesa, malvavisco, olmo resbaloso, o asclepia, deben usarse internamente. Las hojas de duraznero deben usarse para el ardor.

La picagallina puede usarse internamente y también externamente como un lavado para ardor o escozor.

GLANDULA PROSTATA — Barba de maíz, hydrastis canadensis (golden seal), bayas de palmito, nínfea, buchú, ajo.

HINCHAZON GLANDULAR — Dulcamara, gordolobo, perejil, utricularia, romeza, mírica, grana, equinácea, olmo resbaloso (tanto interna como externamente y en forma de cataplasmas), eupatorio púrpura.

HIGADO — Bitterroot, cimicífuga negra, sanguinaria canadiense, trébol de agua, hinojo, perejil, llantén, betónica, fringe tree, celidonia, sábila, achicoria, cardo santo, angélica, haya, dulcamara, corteza de nogal blanco, zanahoria, cáscara sagrada, apio, azotalenguas, diente de león, saúco canadiense, hydrastis canadensis (golden seal), lobelia, magnolia, mandrágora, milkweed, agripalma, álamo, prickly ash, ruibarbo, salvia, brunela, evónimo, corteza de roble blanco, ñame silvestre, ajenjo, melisa, ácoro azul, agracejo del Oregón, ceanoto, grana, raíz de genciana, lúpulo, gayuba.

INTESTINOS — Alhova, hydrastis canadensis (golden seal), menta, ortiga, poleo, zaragatona, olmo resbaloso, sello de Salomón gigante, fresa, hierba de San Lorenzo, cáscara sagrada.

MEMBRANAS MUCOSAS (ENFERMEDADES AFECTANDO) — Bitterroot, tusílago, hydrastis canadensis (golden seal), babul, hisopo, mírica, frambuesa roja, nínfea, hierba de San Lorenzo, milenrama, fireweed.

OJOS (INFLAMACION) — Romero, borraja (para ojos inflamados o doloridos), manzanilla (para cataratas), picagallina, saúco canadiense, hinojo, hydrastis canadensis (golden seal), hisopo, malvavisco, heliantemo, zarzaparrilla, sasafrás, olmo resbaloso, squaw vine, hamamelis, pirola, romeza, llantén, hydrastis canadensis (golden seal) con alumbre quemado, tanaceto, sauce blanco, angélica.

OVARIOS — Bayas de palmito, poleo, cimicífuga negra, blue cohosh, corteza de mirto, raíz de asclepia (para inflamación de los ovarios), bardana, hojas de duraznero.

PANCREAS — Dulcamara, diente de león, hydrastis canadensis (golden seal), gayuba, evónimo, pimentón, hojas de arándano.

PROBLEMAS DE LA MATRIZ — Corteza de mirto (para lavado), cimicífuga negra, blue cohosh, hinojo y fit root, babul (para inflamación del útero), mandrágora, hojas de duraznero, ruda, squaw vine, hipérico, hamamelis, alhova, bethroot, agracejo del Oregón, bolsa de pastor (para detener el flujo excesivo), milenrama (aumenta la menstruación), pimienta acuática americana, gayuba. Para lavados, use raíz de hierba de San Lorenzo, o corteza de roble blanco.

PROBLEMAS DEL COLON — Colombo, fireweed, hierba pulguera, menta piperita, verbena, sábilas, olmo resbaloso, corteza de mirto, corteza de roble blanco, hydrastis canadensis (golden seal), mirra.

PROBLEMAS DEL PECHO — Vea PULMONES.

PROBLEMAS FEMENINOS — Cimicífuga negra, milkweed, agripalma, artemisa, perejil, prickly ash, eupatorio púrpura, hierba de Santiago, romero, olmo resbaloso, sello de Salomón, sello de Salomón gigante, melisa, verbena, milenrama, consuelda, corteza de quinina, raíz de diente de león, raíz de genciana, bethroot, salvia roja.

PROBLEMAS NASALES — Sauce negro (combinado con bayas de palmito o tercianaria), hamamelis (nariz sangrante), hierba de San Lorenzo (nariz sangrante), sauce blanco, sanguinaria canadiense, fringe tree, buchú.

PULMONES — Corteza de mirto, picagallina, consuelda, tusílago, ginseng, lobelia, pulmonaria, malvavisco, gordolobo, mostaza, mirra, ortiga, pimpinela, pino blanco, sanícula, bolsa de pastor, hierba fétida, olmo resbaloso, tomillo, evónimo, hamamelis, milenrama, yerba santa, poleo, sanícula de Maryland, bethroot, cardo santo, angélica, salvia roja, cimicífuga negra, lúpulo, sasafrás, sello de Salomón gigante, verbena, cereza silvestre, espinacardo, énula campana, marrubio, hisopo.

RIÑONES — Pimentón, achicoria, pimienta acuática americana, corteza de roble blanco, nínfea, escorodonia, cimicífuga negra, sanguinaria canadiense, trébol de agua, imperatoria, perejil, tsuga del Canadá, sanícula de Maryland, agracejo del Oregón, grana, fringe tree, bayas de enebro, melisa, haya, dulcamara, retama de escobas, zanahoria, manzanilla, consuelda, azotalenguas, barba de maíz, diente de león, saúco canadiense, hydrastis canadensis (golden seal), hortensia, hisopo, malvavisco, celidonia, cardo santo, milkweed, emplasto de mostaza, ortiga, pino blanco, asclepia (raíces), eupatorio púrpura, salvia, sanícula, sasafrás, utricularia, acedera, hierbabuena, tanaceto, gayuba, sábila, buchú.

TESTICULOS (INFLAMACION E HINCHAZON) — Picagallina, gordolobo, bayas de palmito a ser tomados cuando los testículos están inflamados y doloridos. Las siguientes hierbas pueden usarse como una mezcla para cataplasmas, o pueden tomarse internamente, de la manera habitual: bardana, 60 gramos (2 onzas); azotalenguas, 30 gramos (1 onza); sanícula, 30 gramos (1 onza); raíz de dulcamara, 30 gramos (1 onza).

TIROIDES — Corteza de mirto, corteza de roble blanco, tercianaria, cimicífuga negra.

VEJIGA (URINARIA) — Celidonia, sábila, bayas de enebro, consuelda, corteza de manzano, melisa, haya, retama de escobas, zanahoria, manzanilla, azotalenguas, barba de maíz, bayas de cubeba, hierba pulguera, hydrastis canadensis (golden seal), hortensia, hisopo, ortiga, hojas de duraznero, abedul, buchú y gayuba combinados, pimpinela, eupatorio púrpura, sasafrás, olmo resbaloso, hierbabuena, melisa, gayuba, valeriana, verbena, pimienta acuática americana, nínfea, raíz de hierba de San Lorenzo (cuando hay pus en la vejiga), pirola, escorodonia, milenrama, tsuga del Canadá.

VESICULA BILIAR — Hydrastis canadensis (golden seal) en partes iguales con trébol rojo, romeza, diente de león y perejil.

USOS MEDICOS GENERALES DE LAS HIERBAS

ALCOHOLISMO (HABITO DEL LICOR) — Zueco (valeriana americana), y lobelia — en partes iguales; una onza de tercianaria, media onza de valeriana o de zueco tomada cada media hora en agua caliente hasta que se obtengan resultados, y entonces continuar tomando hasta que el gusto por el alcohol haya desaparecido. Trocitos de cuasia, de corteza de magnolia y de hiedra (de cinco hojas).

ANTIEMETICO (DETIENE VOMITO) — Albahaca, colombo, hojas de frambuesa roja, lobelia en pequeñas dosificaciones, menta piperita y hojas de duraznero, sello de Salomón gigante, corteza de álamo blanco, hierbabuena, clavos de especia, menta. Use partes iguales de corteza de álamo blanco y clavos de especia para detener el vómito durante el embarazo.

APETITO, HIERBAS PARA MEJORARLO — Agrimonia, haya, cálamo aromático, manzanilla, colombo, raíz de genciana, ginseng, hydrastis canadensis (golden seal), orégano, fresa, escorodonia, ajenjo, balmonia, mejorana.

ASTRINGENTES — Raíz de bistorta (el más poderoso astringente conocido), fireweed, corteza de roble blanco, raíz de hierba de San Lorenzo, corteza dc mirto.

BEBIDAS — Brotes de trébol rojo, salvia, menta, sasafrás, hojas de fresa, menta piperita, hierbabuena, hojas de frambuesa, hisopo, picagallina, nébeda, pirola, zarzaparilla, corteza de cerezo silvestre (o pequeños brotes de la misma), corteza de abedul (o pequeños brotes), achicoria, diente de león, romeza, manzanilla, lúpulo, raíz de cálamo aromático, eupatorio púrpura, bayas de enebro, alfalfa, hojas de apio verde, mastranzo, ruda.

BILIS, PARA AUMENTAR — Bitterroot, lúpulo, cáscara sagrada, fringe tree, celidonia (extrae la bilis de la vesícula biliar).

CATAPLASMAS — Melisa, linaza, babul, hisopo, malvavisco, mostaza, olmo resbaloso, clemátide virginiana, pirola, picagallina, grana, pimentón, harina de linaza y carbón, pimienta acuática americana y carbón, salvia roja, bardana, lobelia, consuelda.

CIRCULACION (PARA AUMENTAR) — Pimentón, genciana, hydrastis canadensis (golden seal), hisopo, hamamelis, cardo santo.

Combinación: hydrastis canadensis (golden seal), tercianaria, pimentón, corteza de mirto.

DESEO SEXUAL — AUMENTARLO (afrodisíaco) — Ginseng, llantén, nuez inglesa, alhova, jazmín, azafrán, ajedrea, palmito.

DESEO SEXUAL (DISMINUIRLO) — Sauce negro, lúpulo, salvia, tercianaria, agracejo del Oregón.

EMETICO (PRODUCE VOMITO) — Corteza de mirto, trébol de agua, lobelia (grandes dosificaciones), mostaza, mírica, sauce blanco, hierba de Santiago, boneset.

ENEMA — Nébeda, picagallina, corteza de mirto, corteza de roble blanco, bolsa de pastor, raíces de hierba de San Lorenzo, equinácea, hojas de fresa, hojas de frambuesa.

ESTIMULANTES — Pimentón, saúco canadiense, menta piperita, jenjibre, salvia roja, frambuesa, ortiga, poleo, ruda, bolsa de pastor, valeriana, clavos de especia.

GARGARAS — Corteza de mirto, raíz de bistorta, hisopo, mirra, heliantemo, salvia, hydrastis canadensis (golden seal), linimento de Kloss diluído.

HABITO DEL TABACO — Cálamo aromático, magnolia, hoja de mirto y semilla de mirto, tercianaria, verbena, menta piperita, nébeda, valeriana, agripalma, trocitos de cuasia, angélica, cimicífuga negra, ácoro azul. Usar bardana o equinácea para limpiar la corriente sanguínea.

LAVADOS (VAGINALES) — Hinojo, babul, malvavisco, olmo resbaloso, gayuba, corteza de roble blanco, nínfea, hierba de San Lorenzo, alhova, corteza de mirto.

LAXANTE — Hydrastis canadensis (golden seal), marrubio, hisopo, mandrágora, gordolobo, hojas de duraznero, zaragatona, ruibarbo, salvia, sen, evónimo, saúco canadiense, ácoro azul, agracejo del Oregón, fringe, sábila, linimento herbario de Kloss.

PARTO (PARA FACILITARLO) — Cimicífuga negra, blue cohosh (hace aparecer los dolores de parto cuando es tiempo), bolsa de pastor, espinacardo, o squaw vine (tomado un poco antes de ir a la cama, abrevia el parto), hojas de frambuesa roja — una cucharadita (incluyendo el jugo de una naranja exprimida), tres tazas todos los días durante el último mes hará más fácil el parto). Combine con squaw vine. Angélica para expulsar la placenta.

PECHOS, SECAR LA LECHE — Salvia, hierba de San Lorenzo (el té cargado para frotar los pechos), alcanfor aplicado al pecho.

PREVENCION DE ENFERMEDADES — Bayas de enebro (para prevenir enfermedades contagiosas), cardo santo, angélica, genciana (es maravillosa), ajo, diente de león y sus hojas, jugo de limón. Tome el jugo de cuatro limones diarios, diluídos en una mitad de agua.

PURIFICADORES DE LA SANGRE — Dulcamara, bardana, picagallina, diente de león, fireweed, saúco canadiense, raíz de genciana, hisopo, ortiga, trébol rojo, sanícula, sasafrás, acedera, espicanardo, hipérico, turkey corn, trébol blanco, romeza, borraja, azotalenguas, equinácea, ácoro azul, agracejo del Oregón, cardo santo, énula campana, zarzaparrilla.

RELAJANTES — Lobelia, boneset, eupatorio púrpura, asclepia, tintura antiespasmódica.

SUEÑO (INDUCIRLO) — Lúpulo, agripalma, gordolobo, verbena, tercianaria, menta piperita. Combinación de partes iguales de tercianaria, nervina, lúpulo, nébeda y cimicífuga negra).

SUSTITUTOS DE LA QUININA — Fit root, hydrastis canadensis (golden seal), magnolia, corteza de álamo blanco, milenrama, sauce (excelente), brotes de cornejo, corteza de quinina, tercianaria, raíz de genciana, durazno, salvia, verbena, evónimo, betónica, corteza de sauce y pimienta roja (actúan con rapidez: son tónicos y estimulantes sin mala reacción), pimienta roja, nabos (rallados enteros con cáscara), dados en dosificaciones de cucharadas en los casos en que está indicada una dosificacióm de quinina.

NOTA: Es preferible usar la quinina en casos de malaria.

TRANSPIRACION (PARA PRODUCIR) — Corteza de mirto, hojas de saúco, coral, salvia, cardo santo, marrubio, hisopo, mejorana, poleo, azafrán, tomillo, verbena.

Sección III

Tratamiento de las Enfermedades con Hierbas

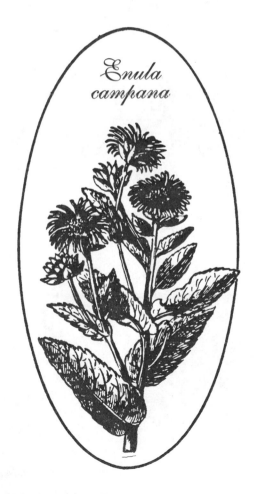

Enula
campana

III

Tratamiento de las Enfermedades con Hierbas

$\mathcal{E}$n esta sección se encuentra una lista de enfermedades, sus causas, síntomas y tratamiento con hierbas y otros métodos naturales, los cuales he usado por muchos años en asociación con médicos competentes.

Nadie debe tratar de hacer el trabajo de un médico, por supuesto. Cuando esté enfermo, llame a un médico competente para que haga un diagnóstico correcto de su enfermedad para que las hierbas apropiadas y otros métodos de tratamiento natural puedan ser seleccionados.

ADVERTENCIA: Las siguientes hierbas no deben de ser utilizadas en alimentos, bebidas, o drogas, de acuerdo a una lista compilada por el FDA en octubre de 1983: dulcamara, sanguinaria del canadá, retama de escobas, cálamo aromático, lirio de los valles, lobelia, mandrágora, muérdago, hipérico, evónimo, y ajenjo. *Adopte seguir las precauciones que están incluidas en la información sobre cada una de estas hierbas.*

Para información adicional sobre las hierbas y su uso, vea la Sección II, Capítulos 2 al 8.

ALCOHOLISMO — Véase HABITO DEL LICOR

ALIMENTACION INFANTIL

El alimento natural para los infantes es la leche materna, que resulta la mejor alimentación. La leche materna es más rica en hierro que la de vaca. Si la madre tiene una buena dieta, recomiendo una amplia variedad de frutas y vegetales, incluyendo frutas cítricas diariamente, el infante recibirá todas las vitaminas, minerales, proteínas, grasas, y carbohidratos. A menos que la madre se halle en una condición debilitada, o sufra de alguna enfermedad, debe amamantar a su niño. En nueve de cada diez casos puede hacerlo si usa la debida dieta. La dieta para una madre que amamanta se da en el capítulo sobre Embarazo, que sigue luego en esta sección.

La regularidad en la alimentación infantil es esencial. El niño no debe estar al pecho de la madre más de treinta minutos, y si existe bastante leche, con diez o quince minutos es suficiente. Todos los infantes deben ser destetados al final del primer año. El destete debe ser gradual. Déle al niño una mamadera al día junto con la alimentación de pecho, aumentando el número de mamaderas cada día hasta que el niño esté totalmente destetado.

De ninguna manera, y bajo ninguna circunstancia debe darse azúcar de caña a los infantes. Muchas veces el azúcar de caña es la causa de fiebres y de una cantidad de otras molestias. Azúcar de malta y miel de malta, o miel común, deben emplearse siempre en lugar del azúcar de caña.

La diarrea de los infantes puede detenerse por el uso de arroz fino o de agua de cebada. Para un niño de más edad, use avena. Debe seguir dándosele este alimento hasta que la diarrea esté detenida.

La leche de soya es un buen alimento para los infantes y para los niños, y puede darse desde el primer día. Usando leche de soya, elimina el peligro de la contaminación de la leche y las enfermedades consecuentes. Fíjese en el análisis de la leche de soya y cómo se compara con otras clases de leche, en la gráfica de la Sección V, Capítulo 25. El sabor de la leche de soya puede mejorarse con la adición de una pequeña cantidad de harina de avena, malta de harina de trigo, malta de cebada.

Para los infantes, la leche de soya debe diluirse utilizando una cuarta parte de agua por tres cuartas partes de leche de soya. Debe usarse discreción al diluir la leche de soya y también hay que ser moderado en los otros alimentos para infantes, pues hay que acomodarse a las necesidades del niño. Cuando el infante tiene el estómago débil, o no es de constitución fuerte diluya más la leche. Esta puede darse sin diluírse a la edad de cinco o seis meses. Cuando el bebé tiene seis meses de edad, diluya cuatro cucharadas de hojuelas de trigo integral en agua hirviendo hasta que se disuelva completamente. Pase el líquido a través de una gasa fina, y añada a la mamadera del bebé. Esto dará una nutrición adicional excelente. Una pequeña cantidad de hojuelas de trigo puede añadirse aún antes con beneficio.

Comience dándole al niño alimentos integrales sencillos en forma de puré, tales como vegetales, también, jugo de fruta y hojuelas o pastas de cereales, cuando aparecen los primeros dientes. El jugo de naranja y el de tomate deben darse desde el principio, comenzando con media cucharadita a la edad de un mes.

Cuando al niño se le da carne, productos de harina blanca, productos con azúcar de caña, golosinas, etc., pierde el gusto por los alimentos naturales sanos. El consumo de estas cosas perjudiciales para los niños produce terrores nocturnos, anemia, convulsiones, raquitismo, escorbuto, inflamación de las amígdalas y muchos otros desórdenes.

Nunca permita que los niños coman entre comidas. La irregularidad en las comidas arruina los órganos digestivos por mantenerlos constantemente trabajando, y causa indigestión y nerviosidad.

Si el bebé se está alimentando con leche de vaca, le pueden faltar las vitaminas C y D. Una manera sencilla para aseguras que el niño reciba suficientes vitaminas es usar multivitaminas que incluyan las vitaminas A, C, D, y a veces el complejo B. Pero se debe evitar tomar una dosis excesiva particularmente de vitamina D.

ALTA PRESION SANGUINEA (HIPERTENSION)

Causas: Existen muchas causas para la alta presión sanguínea. La presión sanguínea en individuos normales sube aproximadamente un punto cada año hasta la séptima década y luego se mantiene más o menos igual. Temprano en la vida, las mujeres normalmente tienen una presión sanguínea más baja que los hombres, pero después de la cuarta década esto cambia. Existe una gran amplitud de presiones, pero lo normal para un adulto joven se considera 120/80mm Hg.

Comer en exceso, lo cual resulta usualmente en obesidad, contribuye a la presión alta, como también lo es un régimen alimentario equivocado, particularmente con exceso de sal. Sería muy raro que ocurriera alta presión si el hígado y los riñones no estuvieran sobrecargados con una sobreabundancia de alimentos irritantes. Algunas formas de alta presión son heredadas, en realidad en algunos grupos de personas esto puede ser la causa en hasta 70% u 80% de los casos.

Síntomas: Los pacientes con alta presión frecuentemente se quejan de dolores de cabeza, particularmente en la mañana, dificultad para repirar, mareos, un rostro enrojecido y, vista borrosa. Podrían verse primeramente con síntomas de fallos en el corazón o una apoplejía. Una de las causas más frecuentes de apoplejías (accidentes cerebrovasculares) o ataques de corazón (infarto miocardial) es la hipertensión.

Tratamiento: Véase también la sección sobre Sangre Impura (Cómo Limpiarla), que sigue. Deben darse enemas altos de hierbas, ya que siempre hay materia putrefacta en el colon. Ponga una cucharadita de *hydrastis canadensis* (golden seal) en medio litro de agua hirviendo y tome un sorbo de este té por lo menos seis veces al día. Tome té de trébol rojo en abundancia, pues éste purifica la sangre; es bueno beberlo en lugar de agua. Las siguientes hierbas son útiles para la alta presión de la sangre: corteza de cerezo silvestre, verbena, ruda, retama de escobas, cimicífuga negra, menta piperita, blue cohosh, pimentón, valeriana, hisopo, sanícula y tercianaria.

Dieta y Descanso: Todos los alimentos estimulantes y las bebidas inconvenientes son muy dañinos, tales como el tabaco, las bebidas alcohólicas, todas las bebidas gaseosas, productos de harina blanca, productos a base de azúcar de caña, carne, té, café, pimienta, vinagre y mostaza. El seguir una dieta de fruta por unos pocos días es una de las mejores cosas que puede hacer. Así pues, adopte una dieta sencilla y nutritiva, con abundancia de ejercicio al aire libre, y practique la respiración profunda. La mayor parte de las personas con alta presión no obtienen suficiente descanso. Se preocupan por los problemas comerciales o su trabajo, tienen demasiados deberes sociales, visitas y van a dormir demasiado tarde. Mencionamos estas cosas porque la excesiva excitación y el estar sobrecargado y muy cansado a menudo hace que la presión de la sangre se eleve. El descanso es imperativo. Un baño caliente de noche y abundancia de sueño en una pieza bien ventilada hará mucho para disminuir la presión sanguínea. Si padece de insomnio, tome algún té de hierba que produzca sueño, porque estos tés son inofensivos y no producen ningún efecto ulterior. Si sigue el tratamiento indicado más arriba y las instrucciones dadas, la presión de su sangre seguramente descenderá.

El siguiente tratamiento será de gran ayuda para la recuperación: aplicaciones calientes y frías a la espina dorsal, al hígado, al bazo y al estómago; fricción con toalla fría por la mañana al levantarse; baños calientes por la noche y fricción con sal; duchas calientes y frías. Un masaje general es excelente, porque ayuda a expeler el material de desecho del cuerpo, regularizar la circulación y aliviar grandemente el corazón y los nervios.

La presión de la sangre muestra la capacidad de contracción que tiene el corazón y la resistencia de los vasos sangúneos. La presión de la sangre aumenta cada año. La presión normal a los treinta años es aproximadamente 125, y a los sesenta es de 140mm/Hg. Las personas que son físicamente débiles tienen una presión ligeramente menor. En el momento de hacer ejercicio la presión aumenta, dependiendo de la cantidad de ejercicio que acostumbre hacer. Mientras más ejercicio haga regularmente, menos subirá su presión.

La presión demasiado alta o baja, indica que hay algo erróneo en la circulación de la sangre, y por lo tanto debe hacerse algo para regularizar la circulación. Cuando se hace lo que corresponde, se ayuda a que la presión se acerque a lo normal. Dos cosas muy importantes que puede hacer para normalizar su presión son (1) limitar la cantidad de sal en su dieta y (2) asegúrese que no esté sobrepeso.

Si después de utilizar los sencillos consejos anteriores su presión no se baja a un nivel normal, busque ayuda de un médico por la cantidad de apoplejías y ataques del corazón (oclusión coronaria de las arterias) en personas quienes tienen alta presión.

AMIGDALITIS

Causas: Un estómago en desorden debido a una dieta equivocada puede reducir la resistencia natural del cuerpo; sin embargo, el organismo específico responsable por la amigdalitis normalmente es un virus, y ocasionalmente una bacteria. He conocido casos de personas a cuya mesa he estado sentado, cuya garganta estaba en buen estado y por comer una cantidad anormal de alimentos concentrados, se les desarrolló un estado de fiebre al día siguiente con amigdalitis. Ellas le echaron la culpa a la comida, pero en realidad no fue ésta la causa, sino la cantidad anormal que habían comido. El estómago no podía digerir tanta cantidad, de manera que el alimento se convirtió en veneno para el estómago, inflamó todo el esófago desde la boca hasta el estómago. Esto envenenó e inflamó las amígdalas con mucho dolor. La mayor parte de los problemas de la garganta, los senos nasales, las adenoides, la bronquitis y varios tipos de tos puede adjudicarse directamente a una mala condición del estómago.

Síntomas: Escalofríos y fiebre. La garganta hinchada, a veces prácticamente cerrada. La garganta y la boca están secas, y entonces se acumula una cantidad de veneno y mucosa. Las amígdalas están inflamadas y de color rojo. Hay pequeñas úlceras o manchas blancas que aparecen en ella. A menudo las glándulas del cuello se inflaman.

Tratamiento: Si tiene hielo, corte en pedacitos un poco del mismo, envuélvalo en una toalla y póngalo alrededor de la garanta, asegurándolo en la parte de atrás con imperdibles. Cuando este tratamiento se hace doloroso, suspéndalo y aplique fomentos calientes, manteniéndolos de tres a cinco minutos. Luego ponga el hielo de nuevo. Trate de mantener el hielo hasta una hora o más, y entonces haga gárgaras con una solución hecha con una cucharadita de *hydrastis canadensis* (golden seal) y otra de mirra por medio litro de agua hirviendo. Déjela estar por media hora. Cada media hora haga gárgaras en forma completa con esta solución, tragando un poco de líquido. Si las amígdalas están inflamadas hasta tal punto que el té no llega a la parte de atrás de ellas cuando se hacen las gárgaras, limpie la parte posterior de las amígdalas con esta líquido. Puede usarse jugo de limón de la misma manera, con espléndidos resultados.

Un baño caliente y una buena fricción con sal por la noche antes de acostarse son benéficos.

Tome un poco de té caliente de frambuesa roja o salvia, usando una cucharadita por una taza de agua hirviendo. El olmo resbaloso es un excelente remedio en problemas de la garganta y del estómago. Puede tomarse abundantemente durante el día en dosificaciones de una taza. Tómelo cinco o seis veces al día.

Consulte la forma de prepararlo bajo la Sección II, Capítulo 6, bajo Olmo Resbaloso. Las pastillas de olmo resbaloso se consiguen en muchas farmacias; tomen de acuerdo con las instrucciones en la caja.

Dieta: La dieta debe ser liviana durante los primeros días. Una dieta de frutas es excelente. Si no hay frutas a mano, haga el caldo vegetal que se indica en el índice. Puede usarse caliente o como bebida fría. Es un caldo nutritivo.

Dé leche de soya caliente junto con hojuelas de trigo integral. Esto también puede tomarlo un niño pequeño o un bebé; para éstos páselo por una gasa fina, y déselo en la mamadera.

La lecha de soya no forma coágulos como la lecha de vaca.

Si tiene amigdalitis, use abundancia de jugo de fruta; el jugo de piña y los jugos cítricos son especialmente valiosos.

Otra excelente gárgara es la siguiente: una cucharadita bien llena de corteza de cerezo y zumaque (*Rhus glabra*) y una cucharadita no muy llena de lobelia en polvo, y déjelos en medio litro de agua hirviendo, por media hora. Haga gárgaras con este líquido, o páselo con un algodón por las amígdalas a menudo, y trague un poco del mismo. Haga esto cada hora hasta que mejore la condición, y luego tan a menudo como se necesite. Puede hacerse también un té de salvia roja, betónica o bistorta, los cuales son excelentes para gárgaras.

APENDICITIS

Causas: El estreñimiento suele ser una de las causas de la apendicitis, y por cierto un mal régimen alimenticio, que incluirá el uso de alimentos desvitaminizados, tales como productos de harina blanca, azúcar de caña y productos de azúcar de caña, alimentos grasientos o fritos, té, café, chocolate, y malas combinaciones de alimentos. Estas cosas deben evitarse estrictamente en caso de apendicitis, y también deben evitarse las bebidas alcohólicas, el tabaco y todos los alimentos y bebidas estimulantes.

El apéndice se inflama cuando la abertura al intestino se bloquea, y no puede vaciar sus contenidos apropiadamente. Si la hinchazón e inflamación continúan sin recibir el tratamiento apropiado, el apéndice se puede reventar, produciendo una infección muy severa en el abdomen que bajo ciertas condiciones puede ser fatal.

Síntomas: Náusea y vómito, dolor y malestar alrededor del ombligo y el lado derecho inferior del abdomen, estreñimiento o feces blandas, pulso rápido y usualmente una elevación de la temperatura de 100 ó 102°F. El dolor se empeora al aplicar presión sobre el abdomen o por el movimiento. El paciente puede flexionar las rodillas para aliviar el dolor.

Tratamiento: Limpie completamente el colon con un enema, preferiblemente de hierbas. Use tanta agua como sea posible, y tan tibio como se pueda tolerar. Este tratamiento es de gran valor, y aunque a menudo alivia el dolor inmediatamente, raramente cura el apendicitis. Si usa un enema de hierbas, emplee hierbabuena, nébeda, corteza de roble blanco, corteza de árbol de mirto, o raíz de hierba de San Lorenzo. Cuando no se tienen a mano hierbas, use sólo agua. Si el dolor continúa, un enema bien tibio de nébeda sola producirá un gran alivio.

De noche, aplique una cataplasma preparada como sigue: use un puñado grande de hojas de gordolobo granulado o machacado; agregue una cucharada de lobelia machacada o en polvo, y espolvoree con jenjibre. Mezcle las hierbas en agua hirviendo, haciendo una mezcla lo suficientemente espesa como para que se aplique como una pasta, agregando olmo resbaloso o harina de maíz. Aplique la cataplasma tan tibia como el paciente la pueda aguantar, déjela hasta que se enfríe, y entonces repita.

Cuando se está padeciendo de un ataque de apendicitis, siga una dieta líquida, tomando caldos alcalinos y jugos de frutas, y bebiendo varios vasos de té de olmo resbaloso cada día. Cuando el ataque pase, use la dieta tonificante recomendada en la Sección V, Capítulo 11, Dieta Normal.

PRECAUCION: Si piensa que está sufriendo de un ataque *agudo* de apendicitis, no aplique calor sobre el abdomen y no use enemas; debe solicitar ayuda de un médico *inmediatamente*. Cualquier tipo de retraso significante puede resultar en complicaciones peligrosas.

ARTRITIS - Véase LUMBAGO y REUMATISMO

ASMA

Causas: La mayoría, pero no todos, los pacientes con asma encuentran que son alérgicos a ciertas sustancias (antígenos), que provocan un ataque agudo. Estas sustancias pueden ser varios alimentos, drogas y químicos o polen, y muchas otras sustancias.

Los pasajes respiratorios se llenan de mucosidad, haciendo la respiración dificultosa. Dificultades en el estómago, los intestinos, los riñones, son cosa común en los que sufren de asma. El comer alimentos difíciles de digerir a veces desencadena un ataque.

Síntomas: El paciente respira con dificultad y a veces con respiración sonora y tos. Se empeora tanto que éste teme ahogarse por falta de aire. Los ataques más severos frecuentemente ocurren de noche, cuando la persona siente que debe luchar más por aire, y se levanta y va a una ventana abierta, o a algún lugar donde hay una gran cantidad de aire fresco. En casos severos, el paciente puede casi tener la cara ennegrecida o lívida a causa de la falta de oxígeno.

Tratamiento: Si la sustancia que provoca el ataque asmático se conoce, se debe evitar a todo costo. Si el paciente con asma es un fumador, éste debe eliminar el hábito inmediatamente. Siempre es benéfico un emético, particularmente cuando el ataque viene poco tiempo después de una comida. He encontrado que el siguiente emético es muy eficaz: vuelque medio litro de agua hirviendo sobre una cucharadita de hierba de lobelia; deje en remojo por unos pocos minutos y tome varias tazas tibias. Si el vómito no ocurre fácilmente, coloque sus dedos en la parte interna de la garganta hasta que vomite. Si no tiene a mano lobelia, beba agua tibia con un poco de sal, una taza tras otra, hasta que vomite. La adición de un poco de mostaza, una cucharada en un vaso de agua, resultará benéfica para limpiar el estómago y los pulmones. Cuando el estómago se ha limpiado de una de estas maneras, usualmente hay alivio inmediato. Entonces beba una taza de té de hierbabuena fresca o menta piperita o de limonada caliente (sin endulzar) para asentar el estómago.

Coloque fomentos calientes sobre el estómago, hígado y bazo. También puede ponerlos sobre los pulmones. Entonces coloque al paciente en una bañera de agua caliente, un poco más caliente que la temperatura del cuerpo, y manténgalo en la bañera durante 45 minutos a una hora, o más. No permita que el agua se enfríe: siga agregando agua caliente. Termine el baño con un esponjamiento con agua fría, o una ducha fría. Los baños matutinos fríos son muy valiosos en el tratamiento del asma, particularmente aplicando agua fría a la nuca y a los hombros.

Es buena práctica el usar algunas hierbas tónicas. Una mezcla que he encontrado excelente es la siguiente: partes iguales de lobelia, corteza de cereza silvestre, tercianaria, genciana, valeriana, cálamo aromático y bayas de cubeba. Mezcle completamente y use una cucharadita bien llena para una taza de agua hirviendo. Beba una taza de esto tres a cuatro veces al día una hora antes de la comida, y una taza caliente al acostarse. Si no tiene todas estas hierbas, use las dos, tres o más que tenga a mano. Si está estreñido, use un laxante vegetal como se ofrece en la Sección II, Capítulo 3, tomándolo de noche.

Cualesquiera de las siguientes hierbas pueden usarse para un té preparándolo de la misma manera que se explica más arriba: hisopo, verbena, hierba fétida, tusílago, verbasco, marrubio, álamo, cimicífuga negra, yerba santa, milkweed, jaborandi, boneset, picagallina, pulmonaria, imperatoria, asclepia, tomillo, blue cohosh, cálamo aromático y bayas de cubeba. Elija una, dos o más y mezcle en partes iguales. Tome como se indica más arriba. Para niños la cantidad debe ser menor de acuerdo con la edad, o si no haga el té más débil y adminístreselo frecuentemente. He tenido buenos resultados al usar una sola de estas hierbas en casos de asma, así que lea las descripciones correspondientes y tome la que parezca más adecuada para su caso.

La tintura antiespasmódica y la preparación de hierbas para la tos son de gran valor al tratar el asma. Las fórmulas para ambos se pueden encontrar en la Sección II, Capítulo 3.

Dieta: La dieta es un factor muy importante para ayudar en los casos de asma. Un régimen sencillo, nutritivo y poco estimulante es siempre de ayuda. Es mejor tener la comida más pesada al mediodía y una comida liviana por la tarde. Una dieta de frutas durante unos pocos días es altamente recomendable, tomando después alimentos nutritivos en forma moderada, y con pocas mezclas en una misma comida. El pan retostado u hojuelas de trigo íntegro y leche de soya son excelentes. La tostada francesa (vea índice) también son buenas. Pueden comerse verduras; especialmente las de hojas son las mejores. Pueden consumirse papas, cocidas con cáscara, o al horno, y majadas, también el arroz integral natural, cocinado en muy poca agua, la avena de tres minutos de cocción, comida con un poco de miel o con mantequilla de soya.

Recuerde que los intestinos deben mantenerse abiertos. Los baños deben ser tan frecuentes como sea posible; hágase tanto ejercicio al aire libre como se pueda. Practique una respiración profunda. Tenga buena ventilación en el dormitorio. Los tratamientos de agua y los enemas altos deben continuar haciéndose por algún tiempo. Siga fielmente el tratamiento arriba indicado, y obtendrá espléndidos resultados.

BAJA PRESION SANGUINEA (HIPOTENSION)

El diagnóstico de baja presión sanguínea debe hacerse cuidadosamente. En adultos, la presión de sangre se considera baja si cae bajo 110/70. Pero muchos adultos saludables consistentemente tienen una presión sistólica (el numero más alto) de 90 a 100 mm/hg.

Causas: Nutrición deficiente, falta de descanso y ejercicio, falta de vitalidad y pérdida de sangre. Ciertas enfermedades neurológicas y musculares.

Tratamiento: Aumente la presión mediante respiración profunda, baños calientes y fríos por la mañana, friccionándose con una toalla áspera para secarse. Cualquiera de las siguientes hierbas mezcladas con una pequeña cantidad de pimienta roja (cayena) aumentará grandemente la vitalidad: hisopo, *hydrastis canadensis* (golden seal), verbena, prickly ash, blue cohosh, genciana, betónica, pimpinela y tercianaria. Tome cualquier hierba tónica listadas en la Sección II, Capítulo 4.

Dieta: Coma una abundancia de alimentos nutritivos. Caldo de potasio y papas majadas (véase la Sección V, Capítulo 2), papa al horno (comida con su cáscara), leche de soya, requesón de soya, abundancia de verduras de hojas y vegetales de todas clases. No coma ningún alimento desvitaminizado o estimulante. Si padece de indigestión, tome menta piperita o hierbabuena; pero no tendrá indigestión si come la debida clase de alimentos. El beber agua y otros líquidos con las comidas causa fermentación y atrasa la digestión. Si limpia cuidadosamente su organismo y sigue las instrucciones dadas arriba, su presión sanguínea se normalizará pronto.

El ejercicio al aire libre es muy necesario. Tome tónicos de hierbas.

La equinácea es un tónico excelente para la sangre y se consigue en forma de cápsula; tome una cápsula tres veces al día.

BAZO (INFLAMACION)

Causas: La inflamación del bazo puede estar asociado con el agrandamiento del hígado u otros órganos. Se puede encontrar con formas serias de enfermedades de la sangre, cáncer, algunas enfermedades infecciosas, la malaria, y varias otras enfermedades.

Síntomas: Hay dolor fuerte en el costado izquierdo, que puede extenderse hacia arriba en dirección al hombro. A veces la persona tiene escalofríos, a lo cual le sigue fiebre, y la piel se pone seca y caliente. Podría haber estreñimiento. En algunos casos no hay orina o es escasa y de un color muy oscuro. La persona siente mucha sed.

Tratamiento: Una dieta liviana nutritiva es la mejor. La de frutas por unos pocos días es excelente. Los fomentos calientes aplicados al costado izquierdo, seguidos por aplicaciones frías cortas, harán mucho para aliviar la inflamación y el dolor. Repita este tratamiento dos ó tres veces al día, hasta que el dolor se alivie, y entonces siga haciéndolo una vez al día.

El linimento (Sección II, Capítulo 3) debe usarse para hacer fricciones sobre el bazo, y hará mucho para aliviar el dolor. Use las mismas hierbas y la misma forma de administrarlas que se indican bajo Páncreas (Inflamación). Este tratamiento se aplica a la hipertofia o agrandamiento agudo y crónico del bazo. Si acaso el bazo continua a agrandarse, se debe de consultar el médico familiar.

Los intestinos se deben de mantener abiertos con el uso de laxantes de hierbas, o por medio de un enema de té de olmo resbaloso.

BOCA DOLOROSA

En los bebés y los niños, cuando existe un enrojecimiento general y dolor en la boca, debe ser cuidadosamente limpiada con una esponja empapada en la siguiente solución: una cucharadita de hydrastis canadensis (golden seal) y media cucharadita de mirra, colocadas en medio litro de agua hirviendo, y añada una cucharada de ácido bórico. Cuando se asienta, use el líquido claro, dejando el sedimento en el fondo. Para adultos, use esta solución para lavar la boca y hacer gárgaras varias veces al día, manteniendo el líquido en la boca por algunos minutos.

El té de corteza de roble blanco, de raíz de hierba de San Lorenzo, o de hojas de frambuesa roja, puede usarse benéficamente para gárgaras y para lavarse la boca.

BOCIO

El bocio es un agrandamiento de la glándula tiroides, una glándula bastante grande localizada en el cuello, a cada lado de la "manzana de Adán".

Causas: La causa más común del bocio es la falta de la yodo en la dieta. En Norte América el bocio ha sido casi eliminado por la introducción de la sal yodada. Existen aún, sin embargo, áreas en el mundo donde el bocio todavía es común a causa de la falta del yodo. En Asia solamente, existen más de 400 millones de personas deficientes en yodo, a causa de los cultivos de arroz, que es la dieta básica, efectuados en tirrenos deficientes en yodo.

Una forma de bocio menos común también existe pero no se conoce la causa. En esta forma de enfermedad de la tiroide, la glándula se hace hiperactiva (hipertiroidismo) y el paciente se queja de nervios, pulso rápido, aumento del apetito, pérdida de peso, exceso de transpiración, debilidad, y diarrea. Esta forma de enfermedad de la tiroides es mucho más común en mujeres que en hombres. Existen ciertos vegetales que contienen sustancias llamadas bocígenos. Cuando se comen cantidades excesivas de estos tipos de alimentos, el uso normal del yodo en el cuerpo se interrumpe y puede resultar un bocio en la glándula tiroide. Estos vegetales son: el brócoli, coliflor, col de Bruselas, nabos, repollo crudo, col rizada, colinabo, rábano picante.

Tratamiento: Fortalezca su estómago siguiendo una dieta sencilla, nutritiva y alcalina. Un buen remedio para el estómago se compone de lo siguiente: una cucharadita llena de hydrastis canadensis (golden seal), una cucharada de mirto, una cucharadita de mirra. Mezcle completamente y tome media cucharadita por cada taza de agua hirviendo, una hora antes de cada comida y una hora antes de acostarse. Use también esta combinación para lavarse la boca y para gárgaras. La utricularia es una fuente excelente de yodo.

Los intestinos deben mantenerse activos si no hay diarrea. Use enemas altos de hierbas para limpiar el colon completamente. Tome también un laxante herbario.

Aplique abundantemente a la nuca el linimento recomendado en la Sección II, Capítulo 3.

Una cataplasma de mirto, mantenida toda la noche, es excelente. Debe estar bien cubierta con un paño de lana para mantenerla caliente. Véase cataplasmas en la Sección II, Capítulo 3.

Los baños de sudor y el masaje para aumentar la circulación y fortalecer el sistema nervioso son de gran ayuda. Tome hierbas para los nervios.

Si estos sencillos remedios naturales no le dan alivio a los síntomas anteriores, y si el pulso permanece rápido, la presión sigue alta, la piel caliente y húmeda, los ojos prominentes, y la tiroides agrandada, se debe de solicitar la ayuda de un médico.

BRONQUITIS AGUDA

Causas: El tiempo variable, resfriarse, la exposición al frío, los pies mojados, el pasar frío cuando no se está suficientemente abrigado, una ventilación insuficiente en la casa, especialmente en los dormitorios. La bronquitis sería rara si la gente comiera los debidos alimentos y mantuvieran su organismo libre de mucus y materias de desecho tóxicas, y si se vistieran debidamente. Donde hay bronquitis frecuentemente existen problemas del estómago y estreñimiento.

La bronquitis es una infección causada por un virus o una bacteria que afecta la membrana mucosa de los tubos bronquiales y produce una cantidad adicional de mucosa, llamada flema. Puede empezar como un resfrío o influenza y luego, a causa de tratamiento inadecuado, extenderse así abajo por los pasajes de aire y entrar a los pulmones.

Síntomas: Escalofríos y fiebre, tirantez y opresión en el pecho, y dificultad al respirar. A veces hay tos severa y el ataque viene en forma de crup. En la mayoría de los casos los tubos bronquiales mayores están afectados. La tos es peor cuando el paciente está en cama, y habitualmente tiene un ataque de tos fuerte cuando se levanta por la mañana. Al principio parece tratarse solamente de un poco de mucosa, pero éste aumenta y a menudo se torna en pus amarillento, haciendose espumoso en ocasiones. Los niños a veces tienen convulsiones y pierden la consciencia.

Tratamiento: El mismo tratamiento que para la bronquitis crónica. Todos deben tener a mano tintura antiespasmódica y medicina para la tos suficiente hechas de acuerdo con la fórmula dada en la Sección II, Capítulo 3 para casos agudos y crónicos de bronquitis y asma.

BRONQUITIS CRONICA

Causas: La bronquitis aguda se hace crónica cuando no se trata debidamente y no se alivia. Si se permite que un resfrío continúe, éste se extiende a los pulmones y se hace crónico. Ocasionalmente, si no se cura, puede resultar en tuberculosis u otra enfermedad pulmonar seria. Algunas formas de problemas estomacales pueden ser la causa de bronquitis y hasta pulmonía. Esto es especialmente verdadero en esas personas a quienes le suben ácido y otros contenidas del estómago a la boca mientras que duermen, y luego lo aspiran dentro de sus pulmones.

Una de las causa principales de la bronquitis crónica es el hecho de fumar cigarrillos. La contaminación del aire también puede ser un factor, especialmente en aquellos quienes fuman cigarrillos.

Síntomas: Una tos casi continua, expulsión de una gran cantidad de mucosa y flema; respiración difícil y resuello. Estos síntomas podrían hacerse graves y deshabilitantes.

Tratamiento: Si la persona afligida con esta enfermedad fuma, lo más importante que debe hacer es DEJAR DE FUMAR, y si es posible no entre a cuartos llenos de humo.

Tómense partes iguales de cereza silvestre, gordolobo, tusílago, milenrama, marrubio, y ladierno. Mezcle todo usando una cucharadita de la mezcla por cada taza de agua hirviendo. Tome una taza cuatro veces al día. Puede tomarse más a menudo en dosificaciones más pequeñas si se prefiere. Si no tiene todas estas hierbas, vea la descripción de las diferentes hierbas, en la Sección II, Capítulo 5 y elija la que mejor le aplique a su caso.

Todos los alimentos ácidos deben eliminarse de la dieta y evitarse escrupulosamente. No beba con las comidas, pues el líquido con las comidas causa fermentación, ácido y gases; pues retrasa la digestión ya que el líquido debe ser absorbido primero. (Vea los párrafos anteriores sobre la Dispepsia Acida en esta sección.) Los jugos de fruta de toda clase, especialmente toronjas, limón, naranja y piña son los mejores, pues ellos ayudan a aflojar y cortar la flema.

Un baño completo caliente, o uno baño de vapor seguido por una ducha fría corta, resultan benéficos. En ausencia de una ducha, termine el tratamiento con una fricción con toalla fría de corta duración. Los fomentos calientes al pecho y a la espina dorsal, terminado con frío, contribuyen mucho para aliviar la congestión. El baño de pies caliente con una cucharada de mostaza en el agua a menudo da alivio. También es benéfico un fomento caliente aplicado alrededor del cuello y seguido por una compresa fría. La compresa fría debe ser totalmente cubierta con un paño de lana para calentarla. Si por alguna razón llegara a enfriarse, debe acostarse, y friccionarse el cuello vigorosamente hasta que quede seco, después de lo cual se colocará un paño seco de lana.

El aire de la habitación del enfermo no debe estar demasiado seco. Coloque un recipiente con agua sobre la estufa o el radiador para producir humedad en el aire. La habitación debe mantenerse a una temperatura uniforme, pero es necesaria una buena ventilación.

Si la respiración es muy difícil y la tos severa, una de las cosas más eficaces es el aclarar la garganta y facilitar la respiración es el tomar un emético usando agua tibia. Tome una cucharadita de bayas de cubeba y haga un té débil en medio litro de agua hirviendo. Un poco de pimentón añadido es excelente para cortar la flema y aflojarla, de manera que pueda expelerse. Después de esto, tome un sorbo de té caliente para lavar el estómago. Se obtienen buenos resultados. Una cantidad pequeña de lobelia (un cuarto de cucharadita) añadido, relajará la garganta, el estómago y los tubos bronquiales de inmediato. Asegúrese de mantener los intestinos abiertos. Si existe algún problema con esto, tome hierbas laxantes y aplíquese un enema alto.

Todos deben tener hierbas a mano para resfríos y gripe a fin de no dejar que estas dolencias afecten los tubos bronquiales. La picagallina, el tusílago, las bayas de cubeba, el hydrastis canadensis (golden seal), la pulmonaria, el gordolobo, la mirra, el pino blanco, la asclepia, la sanícula, las bayas de palmito, la hierba fétida, el olmo resbaloso, la nínfea, yerba santa, la sanguinaria del Canadá, el jenjibre, la violeta azul, la bethroot, el ceanoto, la salvia roja y la lobelia pueden usarse solas o en cualquier combinación que se desee. Todos deben tener a mano la tintura antiespasmódica y medicina para la tos hecha de acuerdo a las fórmulas dadas en la Sección II, Capítulo 3.

CABELLO Y CUERO CABELLUDO

Cualquier enfermedad que perjudique la vitalidad del cuerpo tiene un efecto sobre el pelo. Cuando la circulación está disminuida por una condición nerviosa general, el cuero cabelludo no puede ser propiamente nutrido. Las enfermedades del cuero cabelludo y la pérdida del cabello son una expresión de enfermedades del cuerpo. Un torrente sanguíneo impuro e intoxicado proporciona poca o ninguna nutrición para el pelo. El color, el lustre, la sequedad o la aceitosidad, así como la condición quebradiza del cabello, se deben totalmente a la condición general del organismo. El verdadero tratamiento para las enfermedades del cabello y del cuero cabelludo reside no en los muchos tónicos que se usan, sino en la atención a los alimentos que se comen, muchos de los cuales causan enfermedades al cuerpo y, por lo tanto, afectan el cabello y el cuero cabelludo. La sangre que nutre el cabello debe ser purificada, y esto se logra usando alimentos sanos y nutritivos que constituirán un cuerpo sano.

La pérdida del cabello puede ser causada por catarros, enfermedades nerviosas, fiebres, angustia, desórdenes mentales, enfermedades de la piel, excesivo uso de champús, tónicos perjudiciales, eccemas y anestésicos. El enrizar el cabello con encrespadores y hierros calientes seca el pelo y lo pone quebradizo.

Puesto que el análisis del cabello muestra que éste se compone de hierro, oxígeno, hidrógeno, nitrógeno, carbón y azufre, la sangre debe ser provista de estos minerales, de manera que el cuero cabelludo reciba la nutrición necesaria. Los alimentos crudos tienen el mayor porcentaje de minerales que pueda obtenerse. Muchos de los mejores alimentos están preparados de tal manera, que la mayor parte de los minerales son eliminados con la cocción y con el agua que se tira. La nutrición adecuada y la buena salud harán más en favor de un cabello hermoso que cualquier tratamiento externo.

Un cepillado completo del cabello cada día lo mantiene libre de hilachas y pelusas, y lo hace sedoso y lustroso. También es bueno manipular el cuero cabelludo ligeramente con la yema de los dedos, usando siempre un movimiento rotativo. Debe hacerse en forma completa.

Las hojas y la corteza del sauce usadas en un té curan la caspa. Un té de hojas de malvavisco y aplicado en forma cuidadosa al cuero cabelludo hará mucho para prevenir la caída del cabello.

Cualquiera de las siguientes hierbas es útil para nutrir y dar brillo al cabello y hacerlo crecer: ortiga, mastuerzo, salvia, hojas de aleña, bardana.

Ponga una cucharadita llena en medio litro de agua hirviendo, deje por media hora y añada una cucharada al ras de ácido bórico. Masajee el cuero cabelludo con esta solución. Puede usarse antes del champú, o entre un champú y otro.

CALCULOS BILIARES

Causas: La causa exacta para la formación de cálculos biliares se desconoce.

Se sabe, sin embargo, que ciertas grupos de personas tienden a desarrollar cálculos biliares mucho más frecuentemente que otros. Personas que comen demasiado y viven en una dieta de grasa y alta en calorías, son mucho más capaz de desarrollar cálculos billares. Se encuentran más frecuentemente en mujeres de mediana edad, especialmente las que tienen sobrepeso. Es muy común en algunas tribus de indios americanos, pero raramente visto en ciertas razas, como los japoneses. Personas con cálculos biliares deben de seguir una dieta baja en grasas, y no deben de comer alimentos grasosos o fritos, mayonesa, huevos, alimentos con muchos condimentos, alimentos con mucha proteína, queso, aderezo, productos de cerdo, y pasteles muy ricos. Hay ciertos alimentos los cuales algunas personas no toleran bien, y cuando esto es el caso, estos alimentos deben de omitirse de la dieta. Ejemplos de tales alimentos son los frijoles, cebollas, pepinos, repollo, nabos, rábanos, chucrut, y alimentos muy condimentados. Generalmente hay estreñimiento y problemas del hígado antes de formarse los cálculos biliares. Si el hígado está sobrecargado, no puede realizar su tarea y deshacerse de los materiales de desecho tóxico que llega a éste. Una dieta a base de frutas por una semana o diez días es una medicina maravillosa para el hígado, especialmente si se aplican enemas altos todos los días y se usan suficientes hierbas laxantes para mantener los intestinos activos, de manera que se muevan por lo menos de una a tres veces al día. Si hiciera estas cosas cuando tiene sospecha de cálculos, ello evitaría su formación.

Aunque ya le hayan quitado la vesícula biliar, aún puede desarrollar cálculos biliares, pues se forman frecuentemente en el conducto biliar; o en el canal biliar menor dentro del hígado o en el canal biliar mayor que va del hígado al intestino delgado.

Síntomas: En los casos avanzados hay dolor en la región del hígado, que está situado debajo de la última costilla derecha, y el dolor se extiende hacia el omóplato derecho, y se sienten también dolores violentos en el abdomen. A menudo hay ictericia por la obstrucción de la vesícula biliar, traspiración fría, calambres en los pies y las manos y vómitos. No siempre están presentes todos estos síntomas, pero aparecen frecuentemente a cause de indiscreciones alimentarias.

Tratamiento: Si el dolor no es muy severo, déle al paciente un enema, preferiblemente de té de nébeda. Aplique fomentos calientes de lobelia y lúpulo sobre la región del hígado, pero si el paciente tiene dolores fuertes y usted no tiene a mano las hierbas, use fomentos de agua caliente hasta que consiga las hierbas. Déle un baño de pies caliente, y además, una taza de té caliente hecha de partes iguales de las siguientes hierbas, tan pronto como sea posible: hisopo, raíz de genciana, tercianaria y corteza de ladierno. Mezcle completamente y use una cucharadita por cada taza de agua hirviendo. Tome una taza de este té cada hora durante el primer día. Entonces continúe tomando cuatro veces al día una taza una hora antes de cada comida y una taza antes de acostarse. Esto licuará la bilis y mejorará el hígado.

Continúe los fomentos. Media hora después de tomar el té, déle al paciente cuatro onzas de aceite de oliva y cuatro onzas de jugo de limón o de jugo de toronja batidos juntos. Después de tomar el jugo de limón y el aceite de oliva acuéstelo sobre el lado derecho con las caderas elevadas mediante almohadas que colocará debajo de las mismas.

Los fomentos de lobelia y lúpulo no solamente alivian el dolor, sino que dilatan el conducto de la vesícula biliar, de manera que el jugo de limón y el aceite puedan pasar. Un masaje a fondo debajo de la costilla, frotando hacia el centro del cuerpo facilitará grandemente el pasaje de los cálculos después que se hayan aplicado los fomentos y administrado el aceite. Recuerde, si las hierbas no las tiene a mano, use fomentos de agua caliente.

Cuando alguien sufre de cálculos biliares, póngalo a una dieta de jugo de fruta, particularmente de naranjas y toronjas. El jugo de piña sin azúcar es esencialmente recomendable para los cálculos biliares. Esté seguro de que su dieta contiene abundantes alimentos alcalinos. El caldo de potasio es una de las cosas mejores que puedan tomarse. Es altamente nutritivo y alcalino. Esta misma dieta es buena para piedras en la vejiga y cálculos en los riñones, y para problemas del hígado.

Asegúrese de tomar el jugo de limón y el aceite de oliva por tres días. Puede hacerlo de esta manera: tome dos cucharadas de jugo de limón seguidas de dos cucharadas de aceite de oliva, o viceversa, cuando el estómago está vacío.

Las siguientes hierbas son muy valiosas para cálculos biliares: una cucharadita de betónica en polvo o una cucharadita de milkweed mezclada en medio vaso de agua fría; después beba un vaso de agua caliente. Tómelos una hora antes de cada comida y al acostarse de noche.

El Dr. Lee, uno de los grandes médicos de la ciudad de New York, dice que si la gente dejara de comer alimentos formadores de ácido y comiera alimentos alcalinos, cualquier clase de cálculos biliares podría curarse. El Dr. Clark, de Chicago, una vez me dijo que cualquier clase de cálculos biliares, apendicitis, amigdalitis, almorranas y hemorroides pueden curarse sin el bisturí. Ha sido mi experiencia por años que Dios tiene un remedio para cada enfermedad humana, y raramente se necesitan operaciones.

CALCULOS RENALES

Causas: Un régimen alimentario equivocado, alimentos formadores de ácido, productos de harina blanca, y de azúcar de caña, carne, té, café, condimentos y especias, mostaza, vinagre, etc. Exceso de alimentos concentrados. El comer en exceso es una de las causas principales. Bebiendo cantidades insuficientes de líquidos, infecciones y obstrucción del canal urinario, ciertas enfermedades las cuales afectan el canal intestinal y otras enfermedades coma la gota, etc. Muchos pacientes desarrollan los cálculos en los riñones sin ninguna causa evidente y por alguna razón, personas que vivían en los Estados Unidos en el sur oeste son mucho más propensas a desarrollar los cálculos renales que otras personas quienes viven en otras partes del país.

Síntomas: Dolores severos de espalda, el abdomen bajo, o en la ingle son los síntomas más comunes. Si el dolor no se alivia, pueden desarrollarse náuseas y vómitos. Si existen cálculos en la vejiga urinaria, puede haber mucho deseo de orinar, pero sin que los esfuerzos den resultado. Si la orina se detiene, debe colocarse una sonda o catéter. La intensidad de la molestia puede ser de un leve dolor intermitente hasta un dolor severo.

Tratamiento: Para prevenir la formación de los cálculos renales, se necesita beber entre dos a cuatro litros de líquido al día. Esto mantendrá diluída la orina y previene la formación de cálculos renales. Los cálculos renales frecuentemente están compuestos de oxalato de calcio, y puede ayudar a prevenir éste tipo de cálculos de formarse por medio de alimentarse con una dieta baja en oxalatos y productos de leche. Vegetales que son altos en oxalatos son las espinacas, perejil, betabel, hojas de betabel, acelga suiza, espárrago, quimbombó, apio, cebollines, y batatas dulces. Muchas frutas también son relativamente altas en oxalatos, especialmente las bayas; pero el que tiene el más alto contenido es el ruibarbo. Contienen mucho oxalato las almendras, el anacarado, el maní y la mantequilla de maní. Se debe de eliminar el ovaltine, cacao, té, café, y todo refresco de cola oscuro. Si hubiera alguna infección en el canal urinario, esto debe de ser controlado, porque tiende a promover la formación de cálculos.

Una vez que un cálculo que se ha formado en el riñón empieza a pasar por el uréter, el tubo delgado que conecta el riñón y la vejiga urinaria, el dolor se intensifica. Cuando esto suceda, las aplicaciones calientes a la cintura en la región de los riñones aliviarán el dolor. También lo hará una cataplasma hecha de lúpulo, con una pequeña cantidad de lobelia, y aplicada precisamente debajo de la línea de la cintura en la espalda. Haga estas aplicaciones tan calientes como pueda soportarse. El linimento que se indica en la Sección II, Capítulo 3, y si se aplica en forma liberal y cuidadosa, friccionando bien, es excelente para aliviar el dolor.

Dé un baño caliente, comenzando con una temperatura de 37°C (100°F) y aumentando hasta 44°C (112°F). Mantenga la cabeza y el cuello frescos con aplicaciones frías. Si el paciente se debilita mucho, hágalo ponerse de pie y efectúe un esponjamiento frío, para volver inmediatamente al agua caliente. El baño caliente debe extenderse por lo menos por treinta minutos. Déle un enema antes del baño, usando té de nébeda, si es posible; esto le dará gran alivio: calma los riñones y calienta la vejiga. Use una cucharada de nébeda por cada 1/2 litro de agua. Use de 1/2 a 2 litros en el enema para adultos, y de menor cantidad para los niños en proporción a su edad.

Dése además a beber un té de las siguientes hierbas, mezcladas en partes iguales: semillas de zanahoria silvestre, valeriana, menta piperita. Mezcle y use una cucharadita por cada taza de agua hirviendo y deje en remojo por media hora. Tome media taza cada hora hasta que se encuentre alivio. Pueden usarse también con buenos resultados eupatorio púrpura, hojas de duraznero y azotalenguas.

En caso de hemorragia de los riñones o de la vejiga, use té de bolsa de pastor. Detendrá la hemorragia inmediatamente. Emplee una cucharadita llena por taza de agua hirviendo, deje por treinta minutos, cuele y beba media taza cinco o seis veces al día y más a menudo si es necesario.

Para tumores o inflamaciones de la vejiga use una cucharadita de hydrastis canadensis (golden seal), media cucharadita de mirra, media cucharadita de ácido bórico, en medio litro de agua, y aplique en la vejiga usando una sonda o catéter suave. Esto debe hacerlo un enfermero graduado o alguna persona con experiencia. NO RECOMIENDO QUE NADIE LO HAGA SIN AYUDA EXPERTA A MENOS QUE ALGUN MEDICO O ENFERMERA GRADUADA HAYA MOSTRADO COMO HACERLO.

Siga la misma dieta dada para cálculos biliares. Esta misma dieta debe usarse en todos los problemas de los riñones y la vejiga.

CANCER

Causas: Aunque el cáncer está aumentando en algunas partes del cuerpo en forma alarmante, en otras áreas, tales como el estómago y el útero, la incidencia del cáncer está disminuyendo. Ciertos tipos de cáncer se pueden prevenir a algún grado, y se estima que más que la mitad de cánceres existen a causa de una manera de vivir que no es saludable y hábitos de comer que se practican por la mayoría de la gente.

Debido a una intoxicación crónica, el estreñimiento y a la inactividad de todos los órganos de la eliminación: pulmones, hígado, riñones, piel e intestinos, el cuerpo se intoxica, y los venenos se acumulan alrededor de los órganos más débiles o donde el cuerpo ha sido perjudicado por un golpe, una caída o una magulladura. El envenenamiento del cuerpo ha sido causado por el uso de alimentos indebidos; por el empleo de bebidas alcohólicas; y por el uso de tabaco en todas sus formas, té, café, bebidas gaseosas, carne, especialmente la de cerdo, azúcares de caña y sus productos, productos de harina blanca; el arroz blanco, y todos los alimentos desnaturalizados, que causan material de desecho en el cuerpo. El cáncer sería raro si no se comiera ningún alimento desvitalizado ni carne. Las propiedades vitalizadoras y los minerales son quitadas de muchos de los alimentos que se comen hoy. Pero ellas mantienen al sistema sanguíneo puro, y no se desarrolla cáncer cuando hay un sistema sanguíneo puro.

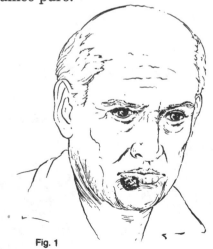

Fig. 1

Síntomas: El cáncer de la piel más frecuentemente es el resultado de exposición al sol durante un período largo de tiempo. El cáncer de la piel a menudo comienza en la cara, cerca de la nariz y a veces en la mitad de la mejilla, detrás de la oreja o debajo de la misma, y tal vez en otras partes de la cara o de la nuca. La piel se hace áspera y desarrolla una llaga abierta, que va empeorando cada vez más. El cáncer del labio es causado habitualmente por fumar en pipa, cigarros o cigarrillos, o por el consumo de té. A veces el cáncer se desarrolla dentro de la boca. (Vea la Fig. 1.)

Muchos cánceres empiezan en cualquier parte del cuerpo. Puede comenzar en el estómago. La víctima piensa que es meramente indigestión. A medida que la enfermadad progresa, se van experimentando dolores agudos y pérdida de peso, y falta de apetito. Después de comer hay gran dolor y náusea, seguidos de vómitos. A menudo se expulsa una materia de color castaño. El estreñimiento, la falta de sueño y la condición febril son habituales. Hay un debilitamiento general, y finalmente sobreviene la muerte.

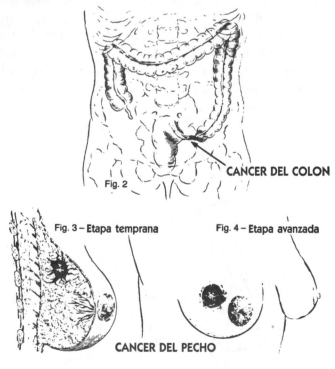

CANCER DEL COLON

Fig. 2

Fig. 3 – Etapa temprana   Fig. 4 – Etapa avanzada

CANCER DEL PECHO

Con frecuencia el cáncer se localiza en el colon (Fig. 2), lo cual produce gran incomodidad al defecar. A veces el hígado está canceroso, y ello causa dolor en esa región y debilidad general. El cáncer de los órganos femeninos es muy prevaleciente, y se manifiesta en la forma de una tumor fibroso, a veces en el útero, o como una llaga en la boca del útero, o como un quiste en los ovarios. El cáncer de pecho es muy común, y hay a menudo cáncer de los órganos femeninos cuando hay cáncer del pecho. (Figuras 3 y 4). Hay otras causas y manifestaciones del cáncer. El cáncer del pulmón es el cáncer más común en hombres y rápidamente está llegando a la misma posición también para las mujeres. La causa más común es el hecho de fumar cigarrillos.

Tratamiento: Ningún tipo de cáncer se debe de tomar a la ligera. Si no se trata apropiadamente y se elimina por completo continuará extendiéndose y eventualmente puede resultar fatal. El primer paso es limpiar el sistema sanguíneo, aliviando el estreñimiento y haciendo que todos los órganos de la eliminación trabajen activamente la piel, los pulmones, el hígado, los riñones y los intestinos y manteniéndolos activos. Para el estreñimiento, tome hierbas laxantes, como se indica en la Sección II, Capítulo 3. Use enemas altos para limpiar el colon de cualquier condición anormal. Es necesario tomar una dieta de fruta de naranjas, toronjas, limones, manzanas, arándanos, sin azúcar; frambuesas rojas, cerezas, duraznos, peras, fresas, maduras, aguacates, piña y tomates. Todas las frutas deben estar bien maduras, y haber madurado en el árbol o en la planta para que resulten plenamente benéficas.

Los tomates deben consumirse solos: no con otros alimentos. Haga una comida de tomate. Durante los primeros diez días (o por más o menos tiempo, dependiendo de la condición del paciente) es aconsejable no tomar ninguna otra cosa fuera de jugo de fruta sin azúcar, preferiblemente naranjas, toronjas, piñas, limones o uvas. No mezcle las frutas, tome las distintas frutas en diferentes oportunidades.

Los jugos de verduras son muy útiles también: apio, pepinos, perejil, lechuga, zanahoria. El jugo de zanahoria es especialmente valioso en problemas de cáncer. Estos jugos se pueden mezclar.

Tome seis vasos de jugo de fruta y seis vasos de té de hierbas cada día. Si puede tomar más, tanto mejor. Si las hierbas se toman en cápsula, que sean cápsulas No.00, seguidas de un vaso de agua caliente, tan caliente como se pueda aguantar. Tome las hierbas una hora antes de tomar cualquier jugo de fruta.

Si el paciente es delgado o ha estado perdiendo peso, después de unos pocos días de darle una dieta a base de frutas, déle una dieta alcalina y nutritiva: caldo de vegetales (la receta se encuentra en la Sección VI, Capítulo 2), papas majadas (preparado como se describe en este libro), arroz integral natural, queso de soya, zanahorias, verduras de todas clases, repollo rojo (es especialmente valioso), las hojas verdes del repollo, perejil, berenjena (especialmente valiosa), okra, maíz tierno en la mazorca o enlatado, arvejas (guisantes) tiernas, frescas o enlatadas; aceitunas curadas naturalmente, apio, frijoles de lima verdes, cebollas, ajo, coliflor, papas al horno, lentejas, pepinos, lechuga, diente de león (radichetas), berro, espinaca, calabaza, coles, espárragos, remolacha joven, diente de león verde, endibia, acelga, repollo chino, frijol soya, si es posible brotado; trigo brotado, salsifí, arroz integral, harina de maíz amarilla, sandías y tomates. La sandía debe comerse sola, sin mezclar con ninguna otra clase de comida. También los tomates deben comerse solos. Haga una comida separada de ellos. Los tomates tienen un alto contenido de vitaminas. Use tomates frescos maduros o los enlatados de mejor calidad, pero frescos, madurados en la planta. Comidos con pan retostado de trigo integral constituyen un excelente alimento.

Nunca cocine alimentos en vasijas de aluminio. Tampoco coma frutas y verduras en la misma comida, ni beba jugos de frutas y jugo de verduras en la misma comida.

Obtenga abundancia de aire fresco y ejercicio al aire libre y al sol, si es posible para limpiar los pulmones y aumentar la circulación. Si el paciente no puede estar fuera, debe estar en una habitación soleada, bien ventilada en todo tiempo. Debe tomar respiraciones profundas y todo el ejercicio que pueda aguantar en la casa.

Dé abundantes baños de sudor para mantener la piel activa, seguidos de una fricción con sal, de manera que la piel elimine los venenos. Mantenga la cabeza fresca colocando alrededor del cuello toallas empapadas en agua fría y exprimidas, y cambiándolas a menudo para mantenerlas frías. Si el paciente tiene algún problema cardíaco, al dar baños de sudor, ponga una bolsa de hielo sobre el corazón. Si el enfermo es lo suficientemente fuerte, déle una fricción con toalla fría cada mañana. Esto aumenta la circulación. Aplique alternativamente caliente y frío sobre el hígado, el estómago, el bazo y la espina dorsal.

El masaje completo es muy necesario en el tratamiento del cáncer para ayudar en la eliminación de los venenos del cuerpo y mejorar la circulación.

Como mencioné anteriormente, cuando yo era niño, juntaba brotes de trébol rojo para el jefe de correos de nuestra ciudad, quien los usaba para hacer un té para el cáncer. No recuerdo los detalles del caso, pero sí recuerdo que él vivió hasta llegar a anciano. Use té de brotes de trébol rojo en abundancia. Tómelo en lugar del agua. El té puede prepararse usando un puñado de brotes secos en medio litro de agua fría. Deje llegar al punto de ebullición, y saque del fuego dejando en remojo por quince minutos. Deje en reposo hasta que se enfríe lo suficiente como para beber; entonces cuele, y beba tantos vasos al día como pueda. Véase también la lista de hierbas apropiadas para usarse en el tratamiento del cáncer en la Sección II, Capítulo 7.

Uno de los principales objetos de este libro es prevenir la enfermedad. Pero debe recordarse que una de las mayores causas de cáncer es la alimentación que comemos y la forma en la que la preparamos. Las estadísticas muestran que muchos de los cánceres que hoy afectan el estómago son causados directamente por alimentos indebidos y hábitos impropios en el comer. Un régimen alimentario deficiente irrita el estómago, y desarrolla una úlcera que, si no se cuida, se convierte en cáncer sin que la víctima siquiera se dé cuenta de lo que está ocurriendo hasta que el cáncer está desarrollado.

Existen alimentos en los cuales los gérmenes del cáncer no pueden desarrollarse, que son alimentos muy nutritivos y agradables al paladar, y existen hierbas no venenosas que sanan los chancros cancerosos, dentro y fuera del cuerpo.

Las hojas de violeta (o también se puede usar la planta entera) han sido conocidas como una cura para el cáncer cuando la dieta y otros hábitos han sido correctos. Haga un té de hojas de violeta usando 15 gramos (media onza) de hojas por cada 1/2 litro (pinta) de agua hirviendo. Deje en remojo por media hora, y beba una taza cada dos horas. Empape un paño en este té y aplíquelo caliente sobre la parte afectada. Déjelo hasta que se seque. Puede hacerse una cataplasma con hojas de violeta fresca, cortadas y mantenidas en agua hirviendo por treinta minutos, añadiendo un poco de harina de lino para hacer la cataplasma. Para enemas, use media onza por cada pinta de agua, cuele y use la mañana y por la noche.

La agrimonia y la hiedra terrestre son excelentes. Estas secan y sanan el cáncer de la piel.

Hierbas para el Cáncer: Brotes de trébol rojo, raíz de bardana, raíz de romaza, violeta azul (toda la planta), raíz de *hydrastis canadensis* (golden seal), goma de mirra, sábila, lirio azul, gravel root, sanguinaria, raíz de diente de león, pimentón africano, picagallina, heliantemo, agrimonia y agracejo del Oregón. La mayoría de estas hierbas se consiguen en forma de cápsula o polvo. Además, una hierba antigua china que se ha utilizada ya por más de cinco mil años, se llama ho shou wu o fo-ti, se ha usado para reducir el cáncer.

Hace muchos años, antes de que intentara tratar el cáncer y de llegar a la conclusión de que no había cura, me había propuesto encontrar la causa del cáncer; de manera que estudié la literatura mundial al respecto para hallar en qué países de la tierra el cáncer era más prevaleciente. Mientras investigaba esto, traté de hallar qué clase de alimentos consumían los habitantes de esos países. Encontré que en las naciones civilizadas de la tierra donde se consumía una gran cantidad de carne y alimentos muy elaborados, el cáncer era más abundante. En los pueblos en desarrollo donde se comía en forma sencilla los alimentos naturales, el cáncer era muy raro. En algunos casos donde el cáncer era raro, cuando la gente aprendió el régimen alimenticio usado por la "gente civilizada" y lo usó, el cáncer aumentó.

La gente solía pensar que la carne era la gran causa de cáncer, pero en mi investigación he encontrado que gente que no come carne también tienen cáncer. También hallé que gente que nunca han comido carne, con las cuales estaba bien familiarizado y cuyos hábitos alimenticios yo conocía también tenían cáncer. Estaban comiendo alimentos desnaturalizados y en malas combinaciones, de manera en que éstas causaban mucho material de desecho que se acumulaba en el organismo, el cual hizo que los diferentes órganos se enfermaran, y como consecuencia muchas veces resultó el cáncer.

Después de aprender esto, me sentí completamente seguro de que estaba en el debido camino para hallar la causa del cáncer, y desde entonces he llegado a conocerla. Los alimentos desnaturalizados han sido privados de sus minerales y vitaminas, los cuales constituyen las propiedades vitalizadoras, precisamente las partes que Dios puso en los diferentes alimentos para mantener la sangre pura y para sostener el sistema nervioso.

Después de decidir que el alimento que consume la gente y las cosas que beben eran primariamente la causa del cáncer, comencé a investigar para encontrar una cura. Mientras tomaba un curso en una de las mejores escuelas de dietética, aprendí la cura del agua, y tomé un curso en medicina eléctrica. También hice un estudio del cuerpo y de los alimentos, y de los efectos de los alimentos sobre los diversos órganos del cuerpo humano. Recuerdo que en mi juventud, mientras estaba en casa de mis padres, aprendí algo del valor de las hierbas tanto con mis padres como con los indios, que eran numerosos en esos días en el norte de Wisconsin.

Como cité anteriormente, juntaba hierbas para mis padres y para médicos herbalistas y así aprendí sobre el valor de las hierbas, lecciones que nunca he olvidado. Recuerdo bien distintamente que reunía brotes de trébol rojo, con corteza de hamamelis, sanguinaria, raíz de mandrágora, corteza de abeto, corteza de tsuga canadiense, raíz de *hydrastis canadensis* (golden seal), zarzaparrilla y muchas otras hierbas que crecían en nuestros alrededores en abundancia.

Después de aprender la cura de agua y de tomar un curso de electricidad médica, quise saber más acerca de las hierbas, de manera que también estudié un curso sobre hierbas medicinales. A la vez, he procurado conseguir de diferentes partes del mundo los mejores libros de los cuales me enteraba, y me he suscrito a las mejores revistas que tratan del valor de las hierbas medicinales.

Por experiencia aprendí cómo las hierbas curan las llagas graves y las úlceras. Determiné probarlas para el cáncer, y he visto aun las llagas más malignas del cáncer sanar en varias partes externas del cuerpo. Las hierbas tienen las mismas cualidades sanadoras cuando se toman internamente.

Se me ha preguntado muchas veces cuál es mi cura para el cáncer. Aquí está concentrada en pocas palabras: alimentación correcta, hierbas, agua, aire puro, masaje, sol, ejercicio y descanso.

Si se usan las hierbas que pueden sanar externamente hasta las úlceras cancerosas más malignas, y se usan hierbas para tomar internamente, ello matará la malignidad del cáncer interno, y entonces debe haber una eliminación de la materia de desecho, para limpiar todo el organismo y el torrente sanguíneo, si quiere que el paciente viva. Ahora bien, ¿cómo han de ser eliminadas las materias de desecho, y cómo ha de ser purificada la corriente sanguínea? En primer lugar, los cinco órganos de la eliminación deben ser activados: los pulmones, la piel, el hígado, los riñones y los intestinos. Así pues, debe tomarse suficiente líquido para que este material de desecho se elimine. Esto se logra bebiendo cantidades copiosas de tés de hierbas, jugo de fruta, jugo de verduras y agua pura, juntamente con baños calientes para abrir los poros, masaje, descanso, aire puro y lo restante del tratamiento descrito.

No hace mucho una mujer vino a verme. Tenía cáncer que le afectaba el hígado, los pulmones y el estómago. Vivió solamente unas pocas semanas después que la vi. Se realizó una autopsia y encontramos que su hígado estaba casi completamente destruído. Partes de ambos pulmones estaban endurecidos y la boca del estómago tenía también ramificaciones. No había podido retener nada en su estómago por algún tiempo. Algunas porciones del intestino estaban muy encogidas. Al averiguar cuál había sido su régimen alimentario, encontramos que era el siguiente: pan blanco, jaleas, mermeladas, galletitas hechas con soda y alimentos desnaturalizados.

Muchas veces he eliminado hinchazones de pechos e intestinos inflamados, del recto y la vagina, con aplicaciones calientes, masaje y hierbas. En diferentes partes de la tierra la gente está buscando curas para el cáncer y otras enfermedades así llamadas incurables. El tratamiento para ellas se encuentra en este libro.

El cáncer es una enfermedad traidora. Cuando hay sospecha de cáncer, siga una dieta limpiadora: jugos de fruta y jugos de verdura tomados separadamente. El cáncer no puede vivir en un cuerpo donde están presentes todos los elementos minerales que Dios ha puesto allí desde el comienzo.

Aunque está bien tratar los síntomas, debe buscarse la causa de la enfermedad y quitarse para que haya una cura permanente. Puesto que se me ha preguntado muchas veces acerca de los casos de cáncer que yo traté, relataré unos pocos de ellos.

Hace muchos años me pidieron que fuera a ver a un hombre que tenía un hospital de caridad. Se había diagnosticado su problema como cáncer. Pero él no tenía ningún síntoma exterior de cáncer, sólo una pequeña inflamación debajo de la mandíbula, y esa inflamación no era dolorosa, pero se quejaba de dolor en la región del ombligo. No había inflamación exterior en el ombligo o cerca del mismo, pero allí se sentía algo raro. El paciente murió. Se le hizo una autopsia y se halló que el cáncer había carcomido los intestinos. Se había esparcido no solamente por todos los intestinos, sino que también había afectado todos sus órganos. Desde la punta de la cabeza hasta las suelas de sus pies, y los tejidos de su cuerpo estaban llenos de crecimientos cancerosos.

Otro hombre con exceso de peso que había estado enfermo por algún tiempo y a quien yo había cuidado por alrededor de un año, murió repentinamente. El médico que lo trataba, quien era un cirujano eminente, me dijo: "Le haremos una autopsia". Encontramos que los intestinos de este hombre estaban llenos de crecimientos cancerosos. Su hígado estaba muy agrandado y lleno de tumores, grandes y pequeños. El corazón estaba muy agrandado, y al abrirlo encontramos una gran porción de grasa en cada parte. No había crecimientos en el estómago, pero éste estaba lleno de mucus, y las paredes estomacales eran de un color muy oscuro. Este hombre era un gran comedor de pasteles, helados, té y café helados, pan blanco, papas peladas, alimentos desnaturalizados, café, y té caliente, bebidas alcohólicas, tabaco y otras cosas perniciosas. Muchas veces cuando le hablé acerca de su forma de comer y beber, él contestaba: "Voy a gozar lo que quiero mientras viva".

Otro hombre tenía un cáncer en la mejilla. Tenía la forma de un bulto o tumor del tamaño de un puño y era extremadamente doloroso. El cáncer había comido una parte de la mejilla, se había esparcido por el interior de ésta hasta las encías y afectado la mandíbula superior y la inferior, y había comenzado a carcomer la lengua. El pus corría de su boca, y se mantenía a este hombre con vida insertando un tubo de goma en el otro lado de su estómago. Por ese tubo entraba el alimento para nutrirlo. Esta llaga era tan dolorosa que no podía ser tocada con un pequeño trozo de algodón sin que él sintiera dolores agudísimos. En el curso de siete semanas conseguí que este cáncer se sanara, de manera que él ya podía sentarse a la mesa a comer con su familia. Lo último que escuché acerca de él es que estaba trabajando un poco. Para curar este cáncer, usé algunas de las hierbas que he enumerado en este libro.

En otro paciente el cáncer se había extendido por las encías hasta la garganta; de allí progresó hacia el estómago. El pus salía en abundancia hacia el exterior y también de la garganta. Al paciente lo mantenían con vida echándole líquido por medio de un tubo. En siete semanas este hombre pudo sentarse a la mesa familiar de nuevo, y comer con tranquilidad. Pudo hacer esto solamente por el uso de los remedios naturales. Lo último que oí acerca de él es que podía hacer trabajos livianos.

A otra mujer, que tenía cáncer del pecho, se le había extraído un pecho y había sido tratada con radiaciones y rayos X. Este tratamiento la había quemado hasta el punto de que se descarnaba la piel que le cubrían las costillas, y no podía comer, ni beber nada, ni siquiera agua. No intenté hacerle otra cosa más que hacerla sentir tan cómoda como fuera posible.

Un hombre que tenía cáncer del recto hizo que sus padres me llamaran para que lo viera. Le inyecté algunas de las hierbas dadas en este libro, y el dolor terrible se detuvo más o menos al cuarto día. Después de unos siete días le salió del recto una sustancia parecida al fango, incluyendo un gran pedazo que parecía un cangrejo. Después de siete u ocho semanas desde que empecé a tratarlo, dijo que se sentía tan bien como en sus mejores tiempos, y empezó a hacer un trabajo ligero.

Una mujer que también tenía cáncer en el recto, el cual era más o menos del tamaño de un huevo y le causaba constante dolor, vino a verme. Después de tratarla por cinco semanas, el tumor había desaparecido y también todo síntoma del mismo. Su salud estaba muy mejorada en general. Con todo, ella continuó tomando las hierbas y algunos de los tratamientos para purificar el torrente circulatorio. Tuve noticias de esta mujer algunos años más tarde, y su salud era buena.

Otra mujer había desarrollado un dolor e hinchazón en el pecho, el cual fue removido quirúrgicamente. En poco tiempo se le desarrolló un gran tumor en los intestinos, que también fue removido. Entonces se le desarrolló otro tumor más grande que el primero, y cuando el cirujano abrió, encontró que el cáncer se había desparramado por todos los intestinos, de manera que él sencillamente cerró la incisión sin quitar nada, y afirmó que la paciente no podría vivir más de cinco o diez días. La llevaron a su casa para morir, y se le indicó a su enfermera que le diera toda la medicina que necesitara para que se aliviase el dolor.

Le aconsejaron al esposo que me viera. Este me llevó a verla. Cuando llegué a su casa y la vi, encontré que nada podía entrar por sus intestinos. Ella tenía un tubo en un lado del colon, a través del cual salía la materia de desecho. En el otro lado de su abdomen había una abertura por la cual pasaba la orina. Y había otra abertura por la que constantemente salía pus. Tenía que estar todo el tiempo de espaldas y no podía retener nada en su estómago, ni siquiera agua.

Su esposo y su familia me pidieron que tratara de ayudarla. No les di ninguna esperanza, pero les dije que trataría. Requirió valor de mi parte aceptar el desafío de ayudar a una persona en esta condición.

No le dimos ninguna inyección hipodérmica para aquietarla, sino que tratamos de calmarla mediante fomentos, linimento, masaje, etc. Le dimos enemas de hierbas, que sacaron de sus intestinos los desechos y la inflamación del colon hasta que ella podía tener deposiciones normales por el recto. Entonces quité el tubo del colon y curé la abertura. Trabajé duramente para sanar el lado por donde pasaba la orina, pero esto fue más difícil de obtener, pues siempre afloraba un poco de orina por ese lado. Sin embargo, finalmente sanó. Tan pronto como este lado sanó, le empezamos a dar baños calientes en bañera, de modo que pudiera sudar profusamente.

Al principio ella estaba tan débil que se necesitaban cuatro personas para ponerla en la bañera y para sacarla de allí. Se empezó a notar mejoría desde el primer día en que la pusimos en la bañera. Transpiró abundantemente. Le dimos un gran baño de sudor cada día, hasta que mejoró, seguido de una fricción salina, una fricción con toalla fría y un masaje. También recibía fomentos todos los días sobre el estómago, el hígado, el bazo, la espina dorsal y, sobre todo, el abdomen. Después de los fomentos su abdomen y su espalda eran plenamente saturados con el linimiento (cuya receta se da en la Sección II, Capítulo 3). Su abdomen era completamente masajeado varias veces al día para tratar de extraer los crecimientos venenosos y cancerosos.

Este tratamiento se prosiguió por cuatro meses. Mientras tanto ella fue a la Florida en un auto de turismo, permaneció allí por algún tiempo, y vino a casa de vuelta en el ómnibus. Aguantó muy bien el viaje en autobús, y todos los días después de regresar a su casa iba a visitar a alguna de sus muchas amistades. Pronto empezó a hacer su propio trabajo de la casa, y desde entonces se ha atendido por su cuenta, además de cultivar hermosas flores y ayudar materialmente a mantener la huerta de la familia.

Tomaba las hierbas y seguía el régimen alimentario que se recomienda en este libro, preparando entre otras muchas comidas con tomates frescos madurados en la planta. También comía en abundancia verduras de hojas.

Esto ocurrió hace seis años, y ahora ella es la imagen de la salud. Hace algún tiempo nos invitó a su casa a mi esposa y a mí, y participamos de un exquisito menú que ella misma había preparado. Era delicioso, y todos los platos eran saludables. Gozamos inmensamente de esta comida por dos razones: en primer lugar porque esta mujer disfrutaba de salud en la nueva y hermosa casa que su esposo había edificado para ella, y porque pudimos participar con ellos de la rica comida que ella había preparado.

Llegados a este punto debo decir que una parte del crédito de la recuperación en este caso notable corresponde a mi esposa y a mi hija menor, Naomi, que eran las fieles enfermeras de esta paciente. Lo siguiente es una carta de esta paciente.

Escribo lo siguiente para beneficio de otros. Durante el verano, caí gravemente enferma y me llevaron a una gran institución en las vecindades de Washington, D.C. Encontraron que tenía cáncer del pecho, de manera que me extrajeron todo un pecho. Un poco después descubrieron que tenía un gran tumor en el abdomen. Me operaron por segunda vez y me lo quitaron, pero entonces se desarrolló otro tumor en los intestinos que era mayor que el primero, tanto, que me impedía evacuar los intestinos. Entonces hicieron una incisión en el colon y pusieron un tubo para eliminar la materia fecal. Mis sufrimientos eran tan intensos que me mantenían constantemente sedada con fuertes opiáceos. Estaba decayendo rápidamente y me dijeron que no tenía posibilidad alguna de recuperación. Me llevaron a casa en una ambulancia, y le indicaron a mi familia que no podría vivir más de tres a diez días. Mi esposo compró un lote en el cementerio. Pero alrededor de ese tiempo llegamos a conocer a un profesional llamado Jethro Kloss, que podía curar el cáncer, lo buscamos y mi esposo lo trajo a casa. El no hizo ninguna promesa, siendo que el caso era tan desesperado, pues nada podía pasar a través de mis intestinos, ni podía conservar nada en el estómago, y estaba paralizada con opiáceos. Pero él dijo que trataría de ayudarme, sin asegurar nada.

Me trató con remedios naturales, hierbas, una dieta adecuada, tratamientos de agua, masajes, sol, aire fresco y descanso. Lo hizo durante cuatro meses, al cabo de los cuales hice un viaje a la Florida con el Sr. Kloss en un auto, y permanecí allí bajo su cuidado por un mes. Salí entonces de Miami y fui a visitar a mis parientes en otras partes de la Florida, y volví a mi casa en Washington en el autobús. Esto ocurrió hace cinco años. Hoy soy una mujer sana, hago mi propio trabajo, trabajo en mi huerta, etc.

Escribo esto para que otras personas que sufren de la terrible enfermedad del cáncer sepan que hay ayuda para ellos.

Sra. de John Rhine

Otro caso era el de una mujer que tenía grandes pechos. Uno estaba sumamente agrandado e inflamado. La paciente tenía dolores agudos y lacerantes que irradiaban en todas direcciones y también hacia el brazo. Se le aconsejó que se dejara extraer los pechos en seguida, pues eso parecía ser la única ayuda.

Vino a verme en esa condición. Después de tres días yo había calmado los dolores agudísimos que tenía. Continué el tratamiento por unas cuatro semanas.

Después de eso, la instruí acerca de qué hacer, y ella siguió tomando las hierbas por algún tiempo. Tres años más tarde la vi, y ella dijo que nunca más había tenido dolor alguno en su pecho y que gozaba de buena salud.

Para aliviar la inflamación en los pechos, le hice aplicaciones calientes y frías en forma alternada dos veces al día, y le saturé completamente el pecho con el linimento cuya fórmula se da en este libro. Tan pronto como la inflamación había desaparecido, masajeamos en forma completa el pecho dos veces al día y le dimos fuertes baños de sudación en la bañera, seguidos por una fricción salina y fricción con toalla fría para ayudar a limpiar su organismo y tonificar su salud general. Ella siguió la dieta y las hierbas dadas en este libro.

Pues bien, yo estoy seguro de que muchos que lean estas líneas van a tratar de venir a verme, pero quiero decir que no estoy ejerciendo ahora, ni quiero ejercer. La única forma en que puedo ayudar a alguien es por medio del médico de la familia, o de algún otro que esté tratando de curar al paciente.

Mi aspiración es comunicar mis hallazgos a los que ejercen la medicina, de manera que el pueblo pueda recibir el beneficio de ellos. He escrito a la Asociación Médica de Chicago, Illinois, y me han pedido que fuera a Chicago y explicara el tratamiento en su clínica. Escribí la siguiente carta al Instituto Nacional de Investigación del Cáncer de Washington, D.C.

> 712, 18th St., N.W.
> Washington, D.C.,
> 27 de marzo de 1939

DOCTORES DEL INSTITUTO NACIONAL
DE INVESTIGACION DEL CANCER
WASHINGTON, D.C.

Estimados Caballeros:
Sabiendo que ustedes están vitalmente interesados en la obra que nuestro gobierno los ha invitado a realizar, en la cual éste ha demostrado un profundo interés a juzgar

por el gran subsidio económico que ha concedido, y al darme cuenta de que el pueblo en general ve al Instituto Nacional de Investigación del Cáncer y espera que esa institución realice grandes cosas en beneficio de muchísimos que sufren de cáncer, y cuyo número aumenta, me siento impulsado a escribirles para expresarles en forma categórica que tengo una cura para el cáncer que curará cualquier cáncer que no haya avanzado demasiado.

Conozco la causa, la prevención y la cura del cáncer, y también de las enfermedades del corazón, de la pulmonía, del asma, de la parálisis infantil, de la gonorrea, de la sífilis y de la tuberculosis. No uso drogas tóxicas. Lo que uso no perjudica a nadie, cualquiera sea su problema, sino que beneficia a cualquiera. He invertido una gran cantidad de dinero, mucho trabajo y profundas investigaciones para llegar al descubrimiento de estas cosas.

Estoy avanzado en años y no creo que debo seguir ejerciendo de ninguna manera. Deseo dar lo que he descubierto a los que ejercen la medicina y que tienen una licencia para ejercerla. Esto es lo que me gustaría hacer para el beneficio del Instituto de Investigación del Cáncer, a fin de que la gente del mundo tenga el beneficio de lo que he descubierto ser una cura real.

¿Dejarán ustedes que uno o dos de sus médicos investigativos quienes sepan de algún paciente de cáncer que no haya sido tratado con radio o con rayos X, el permitirme tratarlo bajo la observación especial con los métodos que he encontrado exitosos? Así ellos podrán ver todo lo que se hace por este paciente y sabrán que una cura real puede realizarse por los medios que yo empleo. Ustedes pueden proporcionar el paciente, y el paciente puede permanecer dondequiera existan las facilidades necesarias para el tratamiento.

Una serie de ciudadanos prominentes de esta ciudad que conocen mi obra están insistiendo en que les escriba. Ellos están seguros de que ustedes estarán contentos de darme esta oportunidad, pues todos sabemos que el gobierno los ha señalado a para hacer todo esfuerzo posible a fin de encontrar un remedio para el cáncer. Me siento culpable de no haber hecho más para hacer públicos mis descubrimientos. Debo hacerlos públicos y me gustaría hacerlo por medio de ustedes.

Si los términos arriba indicados no reciben su la aprobación, tengan la bondad de manifestármelo.

Muy respetuosamente quedo,
JETHRO KLOSS

El médico del Instituto de Investigación del Cáncer que contestó mi carta indicó que ellos no estaban en posición de aceptar mi oferta, pero sugirió que yo fuera a algún hospital que recibe enfermos de cáncer o a algún profesional regular.

Me pidieron que escribiera mi tratamiento. El hacer esto significa mucho trabajo. Otros médicos me han pedido repetidamente que describiera por escrito mi tratamiento, no solamente sobre el cáncer sino sobre otras enfermedades también. Un médico del ejército me preguntó si yo estaba por llevarme todo este conocimiento conmigo a la tumba. Debido a que yo estoy dispuesto a ayudar a cualquier médico o grupo de médicos que quiera auxiliar a la humanidad, presento ahora los tratamientos que yo he descubierto y que son altamente efectivos.

No se requiere ningún experimento con animales. No se usa ninguna sustancia tóxica. Lo que yo hago beneficia a cualquiera.

Muchos médicos y otras personas me han preguntado cómo sabía yo que ciertos casos eran de cáncer. Mi respuesta era que yo sabía solamente lo que el médico había dicho que era, y lo que las pruebas de laboratorio habían indicado.

En casos avanzados de cáncer y en otros casos serios, es necesario tener una enfermera que se dedique en forma muy completa y perseverante a su trabajo y que entienda el valor del tratamiento, la dieta, el agua, el masaje, las hierbas, el sol, el aire fresco, el ejercicio y el descanso.

Es muy difícil que yo describa todos mis hallazgos y experiencias prácticas, pero confío en que he dicho lo suficiente y lo he hecho lo suficientemente claro como para que los demás se beneficien de ello.

OBSERVACION: La sección anterior sobre el cáncer fue escrita por Jethro Kloss en los años 1930 y desde ese tiempo se ha aprendido muchísimo sobre el cáncer.

En década de 1930 el cáncer del estómago era el cáncer más común en los hombres y el segundo más común en las mujeres. Pero por alguna razón, la incidencia de cáncer del estómago ha empezado a disminuir rápidamente durante las ultimas décadas, así que hoy en día es uno de los cánceres que menos se encuentra. El cáncer del útero, el cual fue uno de los cánceres más comunes en las mujeres en los años 1930, también ha estado disminuyendo aproximadamente al mismo paso que el cáncer del estómago. La incidencia de la mayoría de otros cánceres se ha mantenido relativamente estable durante las últimas varias décadas, con una excepción muy notable y eso es el cáncer del pulmón. Esto es el cáncer más común en los hombres. Para mujeres, en algunos estados ahora sobrepasa la incidencia de cáncer del pecho. Así el cáncer del pulmón ahora es probablemente el cáncer más común en mujeres, con cáncer del pecho y cáncer del colon tomando el segundo y tercer lugar. En hombres, el cáncer del pulmón es el más frecuente, con cáncer del colon y la próstata tomando el segundo y tercer lugar respectivamente. En Estados Unidos durante 1988, hubo aproximadamente 140.000 muertes del cáncer del pulmón, casi todos los cuales se pueden atribuir al acto de fumar. Esto es el caso en un tercio de todas las muertes del cáncer. No solamente es el acto de fumar responsable por la mayoría de casos del cáncer del pulmón, laringe, cavidad oral, y esófago, sino también es un factor contribuyente en cáncer del páncreas, riñones y vejiga, y probablemente en el útero y estómago. Esas personas que mastican el tabaco o fuman pipas o cigarros también tienen una incidencia muy alta del cáncer de la boca.

El acto de fumar también está fuertemente enlazado con condiciones crónicas de pulmonía, como la bronquitis y enfisema, y úlceras pépticas y enfermedades coronarias. En promedio, sólo el nueve por ciento de pacientes con cáncer del pulmón sobreviven cinco o más años después que se hace el diagnóstico. Las enfermedades asociadas con el hecho de fumar le cuestan a los pagadores de contribuciones en Estados Unidos aproximadamente $22 mil millones de dólares al año en atención médicas, $43 mil millones de dólares se pierde en la producción y causa aproximadamente 350.000 muertes anuales. Según el informe del Cirujano General de Estados Unidos, en 1982, fumar cigarrillos fue "el agente principal y causa evitable de muerte en nuestra sociedad y la consecuencia en la área de la salud más importante en nuestra época".

Algunos informes recientes demuestran que el humo del cigarrillo que es respirado por personas que no fuman contiene sustancias que inducen el cáncer. En algunos países se ha encontrado que esposas de fumadores, aún aunque éstas no fumen, corren un gran riesgo de desarrollar cáncer del pulmón. Estos datos nos deben instar a no respirar el humo del tabaco.

En los adultos, el cáncer es la segunda causa de muerte, después de las enfermedades del corazón.

Lo siguiente está tomado de una carta escrita por un científico médico al *New York Times*. "Dos isótopos radioactivos, polonio-210 y plomo-210, son partículas muy concentradas en el humo del cigarrillo. La fuente principal de polonio es el fertilizante de fosfato el cual se usa en el cultivo del tabaco. En una persona quien fuma uno y medio paquetes al día, la dosis anual de radiación es equivalente a 300 rayos-X del pecho" (*Dow Theory Letters 848*, noviembre, 1982 p. 5).

Un área donde se puede prevenir o curar el cáncer si se trata rápidamente es el cáncer de la piel. Aproximadamente 400.000 casos de cáncer de la piel ocurren cada año en los Estados Unidos y la mayoría de estos son causados por la frecuencia de exposición excesiva al sol. La exposición directa al sol debe evitarse si es posible entre las 10 y 3 de la tarde, cuando los rayos ultravioleta son más fuertes.

Si es necesario estar en el sol durante este tiempo, se debe utilizar ropa protectiva. También hay numerosas preparaciones las cuales protegen la piel de los rayos ultravioleta si se usan propiamente.

LAS SIETE SEÑALES DE ADVERTENCIA DEL CANCER

1. Cambio en hábitos intestinales o de la vejiga.
2. Una herida que no se sana.
3. Descarga o sangramiento extraño.
4. Protuberancia o masa en el pecho o en otra parte.
5. Indigestión o dificultad en tragar.
6. Un cambio obvio en una verruga o lunar.
7. Tos persistente o ronquera.

CARBUNCULOS Y FURUNCULOS

Causas: La falta de atención a la higiene. Inactividad de la piel, sangre mala debido a putrefacción en el organismo. El hecho de que se tengan furúnculos o carbúnculos muestra que el cuerpo está lleno de venenos y materias de desecho y se halla en un bajo estado de resistencia. Algunas de las glándulas pequeñas mueren; a veces muere la raíz de un cabello; entonces se forma un granito, que, si se trata inmediatamente, desaparecerá en seguida. El punto rojo o granito es seguido por un dolor o una molestia al tacto. Los furúnculos raramente se presentan solos. A menudo uno va seguido de varios otros.

Tratamiento: Cuando el furúnculo o el carbúnculo está en la raíz de un cabello, es buena idea arrancar ese pelo y aplicar un poco del linimento del cual se da la receta en la Sección II, Capítulo 3. Si esto se hace a tiempo y el linimento es aplicado en forma repetida, el furúnculo debe desaparecer pronto. El grano debe ser abierto y expulsado el pus, y luego debe aplicarse el linimento. Es muy necesario que el organismo sea limpiado de materias de desecho. Los intestinos deben mantenerse activos. Tome algunas de las hierbas laxantes. La equinácea es excelente para limpiar la sangre; tome dos cápsulas dos veces al día. Una dieta limpiadora por una semana o más, con la debida eliminación, constituye un medio efectivo de librar al cuerpo de carbúnculos y furúnculos. Un baño caliente seguido de una fricción vigorosa con sal es una medida muy buena para prevenir el aumento de los carbúnculos o furúnculos. Los baños fríos son excelentes para aumentar la circulación y fortalecer el cuerpo. La salud en general debe fortalecerse.

Las naranjas constituyen prácticamente un remedio específico cuando una persona tiene carbúnculos y furúnculos. Esta fruta ayuda a poner el cuerpo en debidas condiciones para que la causa de los carbúnculos y furúnculos desaparezca. Consúmalas en abundancia, una docena o dos al día. Cómalas solas o combinadas con toronjas. Use también verduras frescas en abundancia, especialmente las de hoja, como nabos verdes, espinacas, etc. Consuma tomates, preferiblemente frescos, o conservados sin ningún añadido. Es mejor una comida de tomates solos que combinados con otros alimentos.

Fomentos calientes y fríos aplicados a los furúnculos por media hora tres veces al día ayudan bastante. Deje los fomentos calientes por aproximadamente tres minutos y la fría por más o menos treinta segundos. Alternando tratamientos de agua calientes y fríos se pueden usar si los furúnculos están en una parte del cuerpo accesible, como en los brazos o piernas.

Es importante que nunca se apriete ni corte o talle una espinilla o carbúnculo, ni un carbúnculo solo que la área haya sido completamente limpiada con alcohol o otra solución adecuada, las manos y uñas limpias, y que la aguja, cuchillo, u otro instrumento que usted vaya estar usando haya sido esterilizado por medio de hervir el agua por diez minutos. Esto es muy importante, porque el apretar ayuda a forzar la infección a la sangre la cual la carga a otras partes del cuerpo.

CATARRO

Causas: Existen muchos hábitos pobres de salud que bajan nuestra resistencia y así permiten la infección del virus común del catarro. Entre estos se encuentran el comer alimentos los cuales han sido privados de sus propiedades vitalizadoras, circulación pobre, vitalidad disminuída, falta de luz de sol, aire fresco y ejercicio, el ingerir combinaciones equivocadas de alimentos, o demasiados alimentos blandos o líquidos causando una eliminación pobre, y el no tomar líquidos suficientes.

Síntomas: La membrana mucosa dentro de la nariz se inflaman, haciendo que la respiración resulte difícil. Las excreciones son espesas y abundantes, y los estornudos son comunes. Hay sequedad de la garganta, se respira por la boca, se ronca durante el sueño, hay dolores de cabeza frontales y los oídos están restringidos. Los cornetes de la nariz se agrandan a veces hasta tal extremo que obstruyen completamente un lado o ambos. Esto puede hacer que la nariz sangre, y haya dolor entre los ojos.

Tratamiento: Las membranas mucosas de la nariz deben mantenerse limpias, pues cuando la mucosidad se reúne en torno a los huesos nasales, se pudre y causa problemas.

Lo primero que se hace es lavar la nariz y extraer el mucus completamente. Una forma segura y efectiva de lograrlo es la siguiente: tome medio litro agua blanda tibia y ponga una cucharadita de sal en ella. Inclínese sobre una palangana, saque una cantidad de líquido en la parte cóncava de la mano, y aspírela para que suba por la nariz. Continúe haciendo esto hasta que el agua salga por la boca. Entonces sople por un solo conducto de la nariz, mientras mantiene el otro pasaje cerrado. Luego haga lo propio con el otro. Repita este proceso hasta que el pasaje esté enteramente claro y hasta que no salga más mucus. Mantener uno de los orificios cerrado mientras uno sopla por el otro expulsa el mucus que está en los senos maxilares y frontales. Después que los orificios de la nariz están limpios, haga unas buenas gárgaras con la misma solución para limpiar la garganta.

Prepare una solución con una cucharadita de polvo de *hydrastis canadensis* (golden seal) en medio litro de agua hirviendo. Déjela en remojo por pocos minutos y entonces vuelque el líquido cuidadosamente para que salga claro. Agregue media cucharadita de ácido bórico y aspire este líquido por la nariz de la misma manera que el agua salada. Entonces hágase gárgaras con la misma solución.

Esto no solamente limpia, sino que también suaviza y cura. Es un remedio muy efectivo cuando se hace en forma completa, junto con otras cosas tales como comer en forma adecuada, hacer ejercicio al aire libre, tomar líquidos en abundancia (especialmente jugos de fruta), la debida eliminación y respirar en forma profunda.

Si la nariz está tan tapada que el agua no pasa a través de ella, practique por unos pocos minutos el ejercicio llamado en inglés "jumping jack" (véase la Fig. 5). He visto a veces una nariz que no se abría de ninguna manera, abrirse después de este ejercicio.

Fig. 5

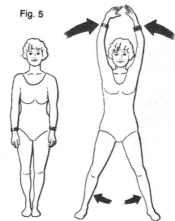

Debe darse mucha atención a la dieta, y ésta debe ser sencilla pero nutritiva. Una dieta de frutas por unos pocos días hará mucho para limpiar la mucosa. El jugo de piña en particular es benéfico, pero todos los jugos de fruta son buenos para esta condición. Un total de ocho vasos de alguna forma de líquido deben ser tomados durante el día; sin embargo, se debe limitar el consumo de la leche pues tiende a producir mucus. Cuando coma otros alimentos, consúmalos sin tomar agua con la comida y mastíquelos completamente.

Los intestinos deben mantenerse activos. Dése por lo menos un enema alto al día por algún tiempo usando alguna hierba. Estas no pueden perjudicarlo, y harán mucho para limpiar el colon de la mucosidad. La corteza de la mirto es adecuada en este caso.

Tome tés de hierbas tónicas y limpiadoras tales como la cimicífuga negra, el cálamo aromático y la valeriana, de acuerdo con las instrucciones en la Sección II, Capítulo 4. El *hydrastis canadensis* (golden seal) también debe tomarse, una cucharadita en medio litro de agua hirviendo. Déjela en reposo y tome dos o tres tragos varias veces durante el día, o tome una cápsula No.00 tres veces al día, tomando bastante agua con cada dosificación.

Cualquiera de las siguientes hierbas es buena para esta condición: pulmonaria, tusílago, hierba fétida, ladierno y corteza de cerezo silvestre. Busque estas hierbas en la Sección II, Capítulo 5 y tome las que resulten más adecuadas para el caso.

El hacer fielmente ejercicio, la abundancia de aire fresco, y el seguir otros hábitos buenos de salud frecuentemente impedirán que el catarro acarree problemas más serios tales como bronquitis, pulmonía, o tuberculosis. El lavado de nariz y las gárgaras impedirán que el resfrío baje hacia los pulmones.

CIRCULACION (PARA MEJORAR)

Tratamiento: Haga ejercicios de respiración profunda cada mañana y cada tarde, y durante el día. Por la mañana, haga una fricción de toalla fría, seguida por una fricción con toalla áspera y seca. Haga suficiente ejercicio al aire libre, respirando en forma profunda mientras haga los ejercicios. Para el estreñimiento, que es una de las grandes causas de la circulación pobre, siga una dieta eliminatoria y tome un laxante de hierbas tal como se indica en este libro.

Las siguientes hierbas son buenas para aumentar la circulación: raíz de genciana, tercianaria, *hydrastis canadensis* (golden seal), colombo, ruda, valeriana, verbena, menta piperita, nébeda, hierbabuena. (Véase la Sección II, Capítulo 3,5, y 7 para instrucciones).

Tome pimienta roja en cápsulas de gelatina, tamaño No.1, una cápsula una hora antes de cada comida, bebiendo un vaso entero de agua con cada cápsula. Esta puede tomarse a cualquier momento durante el día sola o con otras hierbas. Es bueno aumentar la circulación, sin embargo, el pimentón, así también como otras hierbas, no deben tomarse contínuamente por tiempos prolongados.

COLERA

El peligro del cólera es mayor en los climas cálidos que en otras partes. Siempre se encuentra presente en la India y ocasionalmente una epidemia de cólera se esparce a través del mundo.

Causas: El cólera es causado por beber agua o comer alimento contaminado con el microbio vibrio cholerae. Este organismo crece en el intestino delgado y produce una toxina que causa diarrea severa.

Síntomas: El cólera usualmente empieza con una diarrea líquida.

Usualmente no existe fiebre, dolores estomacales fuertes, ni sangre en la materia fecal. Si la diarrea continúa, sin embargo, se podrían desarrollar calambres musculares, postramiento, y fallo renal.

Tratamiento: El tratamiento debe ser dirigido principalmente hacia el reemplazo de todos los líquidos y elementos químicos importantes perdidos por los intestinos a causa de la diarrea.

Con el cólera, así también como con otras formas de diarrea, el paciente debe ser mantenido tranquilo y en la cama. Dosificaciones frecuentes de la tintura antiespasmódica (la fórmula ofrecida en la Sección II, Capítulo 3) puede ser tomada beneficiosamente. Tome de ocho a quince gotas en medio vaso de agua, de acuerdo a la edad, seguido de más agua si se desea.

Dé fomentos calientes sobre los intestinos y también a través de la espina dorsal completa.

A menudo hay vómito de mucosa acompañado de gran dolor. Si éste es el caso, déle al paciente un té débil de menta piperita o de hierbabuena, y tome de medio litro a un cuartillo, o tanto como pueda tomar. Coloque entonces el dedo en la parte muy interior de la garganta hasta que se logre el vómito. Después que el estómago esté completamente limpio de esta manera, dése una taza de té de menta piperita que esté caliente y concentrado. Esto asentará el estómago y aliviará el malestar. Si el dolor o vómito de mucosa regresa, repita el tratamiento.

Una persona débil o inválida puede no soportar este tratamiento, y en este caso, administre una taza o dos de un té de menta piperita bien caliente, o té de nébeda o de manzanilla. Esto aliviará al estómago.

Dos horas después que se haya tomado el té de menta piperita, sería bueno tomar una taza de *hydrastis canadensis* (golden seal), genciana o de mirto. Esto fortalecerá grandemente al estómago y eliminará los venenos que pudiera haber en el mismo.

El cólera usualmente comienza con una diarrea líquida, que puede ser detenido de inmediato con el uso de un enema alto, tan caliente como se pueda soportar. Un enema se hace de la siguiente manera: dos cucharadas de cada uno de corteza de mirto, corteza de roble blanco, zumaque, o cereza silvestre. Use las hierbas granuladas y remoje esta mezcla en cuatro cuartillos de agua hirviendo por treinta minutos, cuele, y use.

Las deposiciones y todas las feces deben ser desinfectadas o quemadas, pues esta enfermedad es contagiosa. Nadie debe tocar artículos usados por pacientes sin previa desinfección.

La mejor dieta en caso de cólera es agua de avena, agua de olmo resbaloso, el cual es altamente nutritiva, o leche de soya. (Véase el índice para estas recetas.) Si la diarrea continúa después de haberse utilizado estas medidas, puede ser necesario el reponer los líquidos intravenosamente.

COLICO (INFANTIL)

Causas: Comer demasiado rápido, tragar cantidad excesiva de aire, indigestión, alimentación deficiente, estreñimiento.

Síntomas: Llantos o gritos repentinos, levantar las rodillas hacia el estómago, cara enrojecida, estómago distendido, manos hechas puños.

Tratamiento: Té tibio o caliente de nébeda en el biberón, y también un enema del mismo té, serán benéficos. Los accesos de llanto vienen a intérvalos regulares, y si se da un baño bien tibio una hora antes del esperado ataque, éste a veces puede evitarse. Tenga a mano té de nébeda para usar en caso de emergencia.

Un baño de pies caliente o fomentos calientes sobre el abdomen producirán alivio. El darle el pecho al bebé es lo ideal, sin embargo, si es alimentado con biberón, disuelva hojuelas de trigo volcando agua hirviendo sobre ellos, páselos por una zaranda fina y añada leche de soya hasta que tome la consistencia deseada. El caldo de potasio y la avena (véase el índice) también son muy buenas para la nutrición.

COLITIS

Causas: Existen muchas causas para la colitis, muchas de las cuales son conocidas, pero algunas son desconocidas. Muchos casos de colitis son causados por organismos infecciosos, mientras que otros pueden ser causados por un régimen deficiente, estreñimiento, demasiadas mezclas que irritan el estómago y los intestinos, demasiada azúcar de caña, grasa, harina blanca y productos con azúcar, el comer con apresuramiento, demasiado líquido y alimentos muy blandos, el uso de laxantes o purgantes, y alimentos cocinados en vasijas de aluminio.

Síntomas: Intestinos demasiado activos o estreñimiento. Existe mucosa que pasa con las materias fecales, y éstas son fibrosas y correosas. Existe una sensación de debilidad en el abdomen, y a veces dolor de cabeza, a menudo mucho dolor y mareos, enflaquecimiento, debilidad y dolores en varias partes del cuerpo. En casos severos de colitis, podría existir calambres estomacales severos, hemorragias rectales, y fiebre.

Tratamiento: El siguiente tratamiento es muy benéfico. Aplique un enema alto hecho con una cucharada de corteza en polvo de mirto por medio litro de agua. Las raíces de romaza y de bardana son también benéficas y muy sanadoras. Cubra y hierva a fuego lento por unos minutos, entonces deje remojar por 15 ó 20 minutos.

Cuando las hierbas se asienten, vuelque el té y tómelo tan

caliente como lo pueda aguantar de 38°C (100°F) a 42°C (108°F), o en algunos casos, más caliente).

La raíz de hierba de San Lorenzo, el *hydrastis canadensis* (golden seal), o la mirra son también hierbas excelentes para un enema. Use una cucharadita llena de *hydrastis canadensis* (golden seal) y una cucharadita de mirra por dos litros de agua hirviendo. Deje en remojo y permita que la mezcla se asiente.

Por un corto tiempo es aconsejable una dieta líquida. Cuando se comen alimentos sólidos, mastique completamente hasta que se haga líquido y esté bien mezclado con saliva. No use líquidos con las comidas. Todo lo que sea áspero y los alimentos que contengan cáscaras y semillas deben evitarse hasta que la condición mejore. Puede consumirse puré de vegetales hasta que la condición se aclare. Leche de soya y hojuelas de trigo son una dieta excelente usada con pan retostado.

Hierbas que pueden tomarse internamente: Use una cucharadita de *hydrastis canadensis* (golden seal) y un cuarto de cucharadita de mirra por cada 1/2 litro de agua hirviendo. Deje en remojo y tome una cucharada de esta mezcla seis u ocho veces al día. Si el caso es severo, tome una cucharada cada hora; o tome entre un cuarto y una cucharada una hora antes de cada comida y cuando va a acostarse.

En muchos casos, donde crece el zumaque, puede prepararse un té, sea de la corteza, de las hojas o de las bayas. Para un enema tome un puñado de éstas y úselas en dos litros de agua, dejándolo remojar por una hora.

CONVULSIONES, ATAQUES, O ESPASMOS

Causas: Los niños e infantes sufren de este mal con más frecuencia y en la mayoría de los casos la causa es desconocida. A veces un ataque puede ocurrir al principio de una fiebre, Esto puede indicar el comienzo de una enfermedad severa, tal como meningitis o encefalitis, o puede ser el comienzo de una de las enfermedades infecciosas, tales como viruelas o tos ferina. Otras causas menos frecuentes incluyen lombrices, indigestión, dentición, raquitismo, fiebre, y congestión del cerebro. Algunos artículos alimenticios, tales como caramelos y golosinas, helados, tortas, pasteles, carne y salsa; y también alimentos pesados e indigeribles. Los niños mal nutridos y nerviosos son las víctimas más frecuentes de las convulsiones. Los niños de este tipo deben recibir suficiente aire fresco y luz de sol, alimentos nutritivos, y amor en el hogar.

Síntomas: El niño se pone erecto y se endurece; la respiración parece detenerse; los ojos están fijos o vueltos hacia arriba; la cabeza está echada hacia atrás. Varios ataques sucesivos pueden resultar peligrosos, y el niño puede no volver a despertarse. Las convulsiones vienen repentinamente y a veces sin ninguna advertencia. En forma frecuente el niño echa espuma por la boca. A menudo las extremidades están frías, y el niño por lo general se vuelve inconsciente. Sin embargo, es un consuelo saber que las convulsiones nunca terminan en la muerte a menos que el niño esté muy débil.

Si un niño está muy perturbado de noche, rechina los dientes y se frota la nariz, es señal de que tiene lombrices. Déle, pues, el tratamiento para las lombrices. Si estos síntomas no son muy prominentes y sin embargo el niño no está bien, no sería malo darle el tratamiento de lombrices de todas maneras (véase Lombrices, después de esta sección), siendo que dicho tratamiento resulta muy benéfico para el cuerpo y no puede perjudicarlo.

Tratamiento: Lo primero que se debe hacer es aflojar las ropas y darle abundancia de aire fresco. Ponga al niño en un baño entero de agua caliente a 100°F y aumente el calor añadiendo paulatinamente agua caliente. Empape una toalla en agua fría y póngala alrededor de la nuca y el cuello y sobre la cabeza. Provoque el vómito introduciendo el dedo en la garganta. Si las encías están calientes e hinchadas, déle agua fría y frótele las encías con un paño que haya estado sobre el hielo. Mantenga al niño en el baño de diez a veinte minutos, como parezca mejor. Séquelo totalmente, envuélvalo en una sábana caliente, póngalo en la cama, manténgalo tranquilo y proporciónele abundancia de aire fresco. Si el niño se duerme, déjelo que duerma tanto tiempo como pueda.

Si el niño está estreñido, inyéctele inmediatamente un enema de té de nébeda. El líquido se prepara colocando una cucharadita llena de nébeda en medio litro de agua hirviendo. Déjelo remojar por quince minutos, cuélelo, enfríelo y entonces está listo para usar. Mantenga los intestinos activos. Si no tiene nébeda a mano, déle un enema de agua tibia, introduciéndole tanto líquido como el niño pueda aguantar.

Siempre tenga a mano tintura antiespasmódica. La receta se ofrece en la Sección II, Capítulo 3. La dosificación para niños es de ocho gotas en una cucharada de agua. Luego de esto debe beberse una cantidad mayor de agua. Las hierbas pueden endulzarse con un poco de miel de malta, miel o azúcar de malta para hacerlas más agradables al paladar.

Para nutrir al niño déle caldo de potasio (véase el índice), jugos de frutas de toda clase y pasta u hojuelas de harina de avena, a lo cual puede agregarse un poco de leche de soya. Después de darle una dieta líquida por dos o tres días, déle un puré de vegetales, papas majadas, y papas al horno. Una dieta liviana, nutritiva, es la mejor por algún tiempo, siendo que una dieta mala es uno de los causantes de las convulsiones.

Si no se producen más convulsiones después que el niño ha tenido la primera; si se omite todo alimento sólido por unos pocos días y el niño recibe suficiente té de nébeda y enemas de té de nébeda; y si los intestinos se mantienen funcionando regularmente y se ha dado el tratamiento de lombrices, tal vez no haya una recurrencia.

Este mismo tratamiento se aplica a los adultos. A menudo, cuando hay convulsiones muy severas, la tintura antiespasmódica las detendrá con rapidez. La dosificación para adultos es de quince gotas a una cucharadita en un vaso de agua tibia. Puede repetirse tan a menudo como sea necesario.

Si los ataques continúan, puede existir un desórden más serio y debe obtenerse ayuda médica apropiada.

CRUP

Causas: El crup es causado por una inflamación de la laringe. El sobrealimentarse puede causar síntomas parecidos al crup. Usualmente se produce por sobrecargar al cuerpo de alimentos, el cual hace que sea fácil pescarse un resfrío. La fermentación en el estómago causa flema, que a su vez produce tos y sensación de ahogamiento. Estos mismos síntomas también pueden ser causados por lombrices.

Síntomas: El crup se ve mayormente en niños bajo la edad de cinco años. Aunque puede haber fiebre, la temperatura puede ser normal o sólo estar levemente elevada. El rostro del niño está enrojecido, y sus ojos enrojecidos. Los ataques parecen ser mucho peores de noche. El niño parece que no puede obtener el aire necesario, y se despierta en forma abrupta con una tos espasmódica. A veces pareciera que el niño se está ahogando. Cuando el niño inspira, hay un sonido sibilante. Usualmente no existe dificultad al despedir el aire. En su lucha por respirar, el niño frcuentemente encuentra que se tiene que sentar.

Tratamiento: La parte más importante de este tratamiento para el crup es hacer que el niño aspire aire cálido y húmedo. Esto se puede hacer formando una tienda para el crup, al colocar una sábana y una frazada sobre la cuna y dirigiendo el vapor húmedo de una olla de crup hacia la tienda. Se debe vigilar al niño constantemente para evitar que se queme con la condensación del vapor caliente. Haga un té de bayas de cubeba, marrubio y lobelia en partes iguales y ponga el té en una olla, dejando que hierva en la habitación, de manera que el niño inhale el vapor. Esto a veces da un alivio inmediato. Si se hace esto antes que el niño vaya a dormir, y se continúa durante el sueño, a veces impedirá que tenga un ataque por la noche. Cuando el niño está muy enfermo, debe guardar cama en una habitación bien ventilada, lejos de corrientes de aire.

Durante el día, si el niño está irritado, el ataque puede modificarse o prevenirse con un baño de pies tibio o caliente. Un poco de Vick's Vaporub, frotado sobre el pecho, la garganta y la espalda resulta de ayuda. Este producto puede obtenerse dondequiera. El niño debe ser vigilado de noche y mantenido caliente y bien cubierto. Déle un enema de té de nébeda, y luego mantenga los intestinos abiertos con laxante de hierbas dadas en proporción a la edad. Tome una cucharadita de vainas de sen o sen triturado, tusílago, marrubio, corteza de cereza blanca, bayas de cubeba, o cimicífuga negra, y mezcle estos elementos bien. Eche una cucharadita por cada taza de agua hirviendo, deje en remojo por media hora, y dé al niño una cucharada cada hora hasta que los intestinos se muevan naturalmente. (Si no tiene todas estas hierbas, use sen con bayas de cubeba.) Esta mezcla cortará la flema y aliviará los espasmos de la garganta.

Déle al niño un baño caliente prolongado, pero esté seguro de que él no salga y tome frío después. Hágale una fricción por todo el cuerpo con algún tipo de aceite, tal como aceite de oliva, o manteca de cacao, lo cual es un buen preventivo contra un nuevo enfriamiento.

Las aplicaciones calientes y frías sobre el pecho a menudo traen alivio inmediato. La tintura antiespasmódica (como se indica en la Sección II, Capítulo 3), aplicada a la garganta como un linimento, proporcionará alivio. Esta puede tomarse internamente: tres o cuatro gotas en una cucharadita de agua para los infantes aumentando la dosificación para los niños de más edad. Dé este remedio cada quince minutos, si es necesario.

Dieta: La dieta del niño debe ser regulada. Déle una dieta de frutas por unos pocos días, como por ejemplo manzanas cocidas, jugo de piña, jugo de uva, o jugo de naranja. No hay nada que sea más nutritivo ni mejor que la leche de soya, ya tomada con tostadas o con hojuelas de trigo integral. Esto se digiere muy fácilmente. Si se usa leche de vaca, hierva un poco de avena en ella y luego cuélela. Para infantes pequeños de unos cinco o seis meses, disuelva cuatro cucharaditas de hojuelas de trigo integral en un poco de agua caliente y añada un poco de leche de soya o leche de vaca. Esto impedirá que el niño pierda peso y fuerza. El caldo de potasio es excelente siendo que es nutritivo y es una medicina para limpiar el organismo.

CULEBRILLA (TIÑA)

Hay muchos tipos de tiña, y cada uno es causado por un hongo. La tiña puede ocurrir en varias partes del cuerpo, pero es más común en la cabeza, tronco, ingle, pies, dedos y uñas de los dedos de pies. Cuando está afectado el cuero cabelludo, se cae el cabello en zonas circulares. Comienza en forma de una pequeña zona roja que causa escozor. Esta zona se amplía y forma un anillo, generalmente cubierto de pequeñas ampollas. Cualquier forma de culebrilla es muy contagiosa, y se debe de tomar el cuidado apropiado para que la enfermedad no contagie a otras personas.

Tratamiento: La tiña del cuero cabelludo es difícil de curar. Lave el cabello con un buen jabón o jabón de alquitrán. Cada mañana y cada noche empape las zonas enfermas con la siguiente solución: una cucharadita de hydrastis canadensis (golden seal) y media cucharadita de mirra; deje en remojo en medio litro de agua hirviendo. Aplicaciones diarias de vendajes húmedas con acido bórico son muy buenas.

Para uso interno, los adultos deben tomar una cucharadita al ras de hydrastis canadensis (golden seal) por cada taza de agua dos veces al día; hágalo más débil para los niños, de acuerdo con la edad. El lúpulo, el boneset y el llantén pueden también tomarse internamente con buenos resultados. El té de sanguinaria del Canadá bien cargado y aplicado externamente, es excelente. El ungüento de Whitfield, que se consigue en casi cualquier farmacia, se puede usar en casos de comezón severa. Para la tiña del cuerpo, ungüentos especiales que matan el hongo se consiguen fácilmente en casi cualquier farmacia.

DELIRIUM TREMENS

Causa: Embriaguez habitual con alcohol.

Síntomas: Pérdida del apetito; náuseas; vómitos; pulso débil y rápido; expresión salvaje en la cara; alucinaciones; temor debido a fantasías horribles, tales como serpientes. A veces es difícil dominar al paciente que está lleno de tales temores. Cuando el paciente está muy violento, se necesitarán dos personas fuertes para que lo cuiden. En tal caso, el paciente debe ser encerrado en alguna parte donde no pueda causarse daño a sí mismo o a algún otro. A veces los pacientes tienen convulsiones, hablan en forma incesante y no pueden dormir. Casi todos los casos están asociados con un estómago malo y una eliminación pobre.

Tratamiento: Ponga al paciente en un baño tibio y manténgalo por tanto tiempo como sea posible, dos o tres horas, o más. Mientras todavía está en el baño, déle bebidas calientes de hierbas calmantes, tales como las siguientes: valeriana, genciana, nébeda, menta piperita, hierbabuena, raíz de cálamo aromático, melisa y tercianaria. No haga el té muy cargado. Use una cucharadita de té de hierbas por una taza de agua. Mantenga la cabeza fresca con toallas empapadas en agua fría. Póngalas alrededor del cuello y sobre la cabeza. Déle una ducha o un baño de esponja, corto y frío, varias veces durante el baño caliente. Precisamente antes de terminar déle una fricción salina vigorosa. Ponga al paciente en agua tibia después, asegurando que esté bien caliente y abrigado; y entonces déle una ducha fría final o una frición fría. Séquelo en forma cuidadosa, y déle una fricción vigorosa con una toalla turca seca. Póngalo en la cama. Para destruir el gusto por el licor, déle hojuelas de cuasia, tercianaria y pimentón. Haga un té con una cucharadita de lúpulo por cada taza de agua hirviendo con un poco de lobelia añadida, deje en remojo, cuele y déle al paciente el té caliente. Resultará muy calmante y producirá sueño. Déle más de una taza si es necesario.

Ponga una cucharadita de hydrastis canadensis (golden seal), dejada en remojo en medio litro agua hirviendo, cuele, y dé al enfermo dos o tres tragos cuatro o cinco veces al día. Esto será muy benéfico para el estómago.

Déle una dieta nutritiva y liviana. El estómago está generalmente en tal condición que no puede retener mucho alimento a la vez ni digerirlo. Es mejor darle una dieta líquida por un tiempo, tal como agua de avena, caldo de potasio, leche de soya, jugo de fruta, etc.

Saque al paciente fuera al aire libre para hacer ejercicio y hágale practicar respiraciones profundas. Para casos violentos de esta clase, cuando se los trata en la casa, ate las manos y los pies con lonjas anchas de toallas o paños. También existe lo que se llama "camisa de fuerza", que puede usarse. Un trato amable y bondadoso y palabras tranquilizantes ayudarán mucho a una rápida recuperación del paciente. Usted tendrá éxito sin duda si este tratamiento se sigue estrictamente.

Seleccione una o más de las siguientes hierbas y tómela como se indica: tintura antiespasmódica (para un alivio rápido), valeriana, cimicífuga negra, hojuelas de cuasia, hisopo, zueco, tercianaria, lobelia, muérdago, betónica, verbena, agripalma, lúpulo.

Si existe un problema de eliminación, déle un enema alto de hierbas o use laxantes de hierbas, tales como se indica en la Sección II, Capítulo 3.

DIABETES

Causas: La diabetes, esencialmente una enfermedad de degeneración física, se debe a que alguna parte del canal digestivo deja de funcionar debidamente, casi siempre es el páncreas. Cuando el páncreas deja de funcionar normalmente y no produce insulina suficiente, tiene diabetes. Consulte a su médico de familia y pídale que haga un examen y un diagnóstico. En la diabetes mellitus, los alimentos almidonados se convierten en azúcar en el cuerpo, el páncreas no puede deshacerse del exceso de azúcar.

Se entiende generalmente que la diabetes tiene algo que ver con la función de una glándula grande, llamada páncreas, que yace detrás del estómago. Son embargo, al estudiar y averigüar la causa de la diabetes, se descubre que el conducto pancreático no es el único órgano responsable de esta condición. Una de las causas de la diabetes es una dieta desequilibrada, que consiste mayormente en azúcares, y almidones preparados como para agradar al ojo y el paladar, y que han sido desnaturalizados. La mayor parte de los alimentos que consume la mayoría de la gente día tras día han sido desnaturalizados de una u otra manera.

Siendo que es el resultado de un largo consumo de carne, azúcar, productos de harina blanca, etc., la diabetes ha llegado a ser una enfermedad común, y continuará aumentando mientras la gente siga consumiendo dulces artificiales, productos de harina blanca, té, café, tabaco, bebidas alcohólicas, Coca Cola, bebidas gaseosas y todos los alimentos desnaturalizados y bebidas perjudiciales.

Muchos de los alimentos que se usan todos los días se preparan con polvos de hornear y soda. La soda disminuye la actividad de los jugos pancreáticos, los cuales en el cuerpo tienen la función de digerir la proteína, las grasas y los carbohidratos. El páncreas es uno de los órganos más importantes de la digestión.

Síntomas: Un hambre permanente, orina frecuente, mucha sed, debilidad progresiva, pérdida de peso, apetito desordenado, depresión mental, dispepsia y una lengua seca y roja. El paciente está irritable, inquieto y moroso. No todos estos síntomas se hallan presentes en todos los casos.

Tratamiento: No existe un remedio conocido para la diabetes. Generalmente, hay alguna dificultad en el colon; por lo tanto, use raíz de bardana en polvo, romaza, corteza de mirto, aplicando un enema alto todos los días, pues ésta limpiará y sanará el colon. Vuelque dos litros de agua hirviendo sobre una cucharada de hierba en polvo, revuelva cuidadosamente y use cuando esté lo suficientemente frío. Dése baños calientes diarios, seguidos de fricción con toalla fría. Para obtener los mejores resultados, dése el enema antes del baño. El estar en la bañera con agua caliente, de media hora hasta dos horas ayuda grandemente a eliminar el azúcar y las materias de desecho del cuerpo. Se obtienen excelentes resultados en caso de diabetes teniendo al paciente en agua tan caliente como él puede aguantarla con comodidad y si toma un té caliente, hecho ya sea de hojas de frambuesa roja, de hojas de blueberry, de raíz de diente de león, o de raíz de asclepia. El té debe tomarlo mientras está en la bañera. Levante al paciente cuando está muy acalorado, o si hay alguna ligera palpitación del corazón, y hágale un esponjamiento frío. Si tiene una ducha, haga que el paciente se ponga de pie y déle una ducha fría, haciéndole regresar en seguida al agua caliente. Repita esto una serie de veces, y entonces termine con una ducha fría y una vigorosa fricción con toalla.

Es muy benéfica una fricción con sal. Recomendamos este tratamiento muy especialmente porque aumenta la circulación y quita la piel vieja y muerta del cuerpo, de manera que los poros se abren y la piel se pone más activa. Mucho del veneno del organismo escapará por medio de la piel. Un masaje general después del baño proporciona mucho descanso y es benéfico porque también ayuda a la circulación. Cuando se dé el masaje, los movimientos deben hacerse hacia el corazón.

Todos los días pueden darse fomentos, seguidos de una aplicación fría corta a la espina dorsal, sobre el estómago, el hígado, el bazo y el páncreas. No se suspendan los baños fríos matutinos. Y luego friccionese completamente el cuerpo con una toalla fría mojada, y luego en forma vigorosa con una toalla seca. Hágase esto al levantarse.

Los intestinos deben mantenerse activos, por lo menos con una a tres deposiciones diarias. No tome purgantes fuertes. Use laxantes de hierbas compuestas como se dan en la Sección II, Capítulo 3, u otras hierbas laxantes.

Dieta: La salud general debe ser mejorada si el paciente espera recuperarse. Corrija la dieta, que es una de las causas de la diabetes. El asunto de la alimentación es un elemento muy importante que debe considerarse en el tratamiento de esta enfermedad. Hay muchas hierbas que tienen propiedades medicinales y que pueden emplearse, y que ayudarán grandemente. Las verduras y las frutas suplen los elementos alcalinos necesarios para el cuerpo. Todos los alimentos que puedan consumirse en su estado natural se adaptan mejor para una nutrición normal.

Debe eliminarse del régimen la carne en todas sus formas; y la leche y los huevos deben reducirse a un mínimo. Los alimentos estimulantes están estrictamente prohibidos, y también alimentos tales como ostras, pollo, almejas, cangrejo, etc. Evite todos los almidones, azúcares, excepto los dulces naturales, tales como jugo de frutas maduras.

El agua de afrecho, avena y de olmo resbaloso es muy benéfico en la diabetes. Un plato muy sano, rico en propiedades vitalizadoras y un alimento alcalino es la soya. Prepárelo usando soya que tenga media pulgada de brotes o aún más. Hierva hasta que esté tierna, entonces colóquela en una fuente y cocínela en el horno. Déle sabor con extractos vegetales, cebolla, ajo o tomate a gusto.

La siguiente lista de alimentos es muy buena en la diabetes. Verduras verdes de todas clases, repollo chino, repollo colorado, colifor, berro, pepinos, quimbombó, coles de bruselas, espárrago, cebolla (cocida al horno o hervida), lentejas brotadas, arvejas (tiernas y jóvenes), aceitunas maduras, lechuga, remolachas y judías verdes tiernas, zanahorias, y jugo de zanahoria, apio, espinaca, berenjenas, radicheta, escarola, frijoles lima brotados, maíz muy tierno, leche de soya, requesón de soya, pan integral retostado, buttermilk, crema, papas al horno, leche de coco, maní o cacahuate, almendras, nueces, pecanas, y nueces del Brasil. No coma maní tostado ni mantequilla de maní hecha de maní tostado. El maní crudo y la mantequilla hecha de ese tipo de maní son buenos. Los aguacates son excelentes en la diabetes; cuando están bien maduros son casi una comida en sí.

Use toda clase de frutas frescas maduradas en el árbol, al sol, como las siguientes: fresas, naranja, damascos, albaricoques, peras, duraznos, piña, manzanas, limones, frambuesa roja, toronjas, cerezas y limas.

Las frutas nunca deben endulzarse con azúcar. El azúcar blanco de caña, o aun el natural azúcar negro y todos los jarabes de azúcar son perjudiciales. Los azúcares naturales contenidos en la uva y otras frutas son beneficiosos. Puede usarse una pequeña cantidad de azúcar de malta.

Nunca coma frutas y verduras crudas en la misma comida. Coma tanta fruta y verdura como sea posible. Las que requieran cocción no deben cocerse más que lo suficiente como para hacerlas agradables al gusto. Es mejor hervir o cocer al horno las verduras, pero cuando se hierven, hágalo en tan poca agua como sea posible, de manera que no haya ninguna parte líquida que tirar.

Las hojas tiernas de la remolacha y el tubérculo tierno son muy deseables. Las remolachas bien crecidas o de más edad contienen una cantidad excesiva de azúcar y no deben ser consumidas por los diabéticos.

La respiración profunda y el ejercicio vigoroso al aire libre, según lo permita la condición del paciente, es parte del tratamiento.

El té de hojas de blueberry, el té de ceanoto y el té de diente de león son especialmente buenos en la diabetes.

Las siguientes hierbas son benéficas en la diabetes. Estúdielas separadamente y emplee una de ellas o la combinación de varias que mejor convenga a sus necesidades. Haya, blue cohosh, hydrastis canadensis (golden seal), pino blanco, álamo, eupatorio púrpura, bayas de palmito, bayas de zumaque, gayuba, raíz de hierba de San Lorenzo, pirola, milenrama, buchú (para las primeras etapas de la diabetes), raíz de diente de león (es especialmente buena), dulcamara, pino blanco combinado con gayuba, malvavisco y corteza de álamo, en partes iguales. Las hojas de la frambuesa son muy buenas y también la raíz de asclepia. Si los riñones y los nervios están en mala condición o se hallan afectados, elija entre lo siguiente: barba de maíz, bayas de cubeba, hinojo, tercianaria, corteza de cerezo silvestre y nervina.

OBSERVACION: Varios descubrimientos nuevos y importantes se han hecho con consideración de la causa y tratamiento de diabetes desde que se escribió la sección anterior por primera vez por el señor Jethro Kloss. Mientras que la diabetes mellitus tiene muchas causas diferentes, todas comparten la intolerancia a la glucosa (azúcar) como un factor principal. Aunque tener una dieta especial sigue siendo lo principal para el tratamiento propio de la diabetes, algunos pacientes con diabetes más severa necesitan ayuda adicional en la forma de inyecciones de insulina, o medicina tomada oralmente, para controlar la cantidad de glucosa en la sangre y la orina. Es muy importante que personas obesas pierdan el peso. A causa de las complicaciones severas las cuales comúnmente ocurren en la diabetes, es extremamente importante que esta enfermedad se mantenga bajo el debido control. Estas complicaciones ocurren más temprano y con más frecuencia y severidad si la diabetes no se controla propiamente. Algunas de estas complicaciones son: un aumento en la incidencia de enfermedades de arterias coronarias y ataques fulminantes, gangrena y infección en los pies a causa de pobre circulación, cataratas, enfermedades de los riñones y alta presión, varias enfermedades neurológicas, pobre digestión, y varias enfermedades de la piel. A causa de la preponderancia y seriedad de esta enfermedad y la necesidad de continuamente vigilar y controlar la azúcar en la sangre y la orina, se recomienda el consejo de un médico.

DIFTERIA

Por la extensa inmunización en los Estados Unidos, esta enfermedad tan espantosa no es tan común ahora como lo era anteriormente. Es más común en niños de dos a seis años de edad. Es una enfermedad contagiosa que afecta la garganta y los pasajes de aire superiores. Lo primero que debe hacerse es llamar a un médico competente.

Causas: La difteria es una enfermedad infecciosa causada por una bacteria específica. Se extiende por medio de contacto íntimo con alguien que tiene la enfermedad. Algunas personas quienes no tienen síntomas también pueden ser cargadores de esta enfermedad e infectar a otras.

Muchos casos de dolor agudo en la garganta y amigdalitis aguda son tomados por difteria y viceversa. El dolor de garganta, cuando no se lo trata debidamente, a veces desemboca en difteria. Sangre impura, medidas antihigiénicas, leche y alimentos contaminados, una dieta demasiado almidonosa.

Síntomas: Escalofríos ligeros, a veces vómitos y diarrea; aliento fétido; mayor o menor dificultad para tragar; ronquera. Los niños generalmente se quejan primero de estar cansados y con sueño, y las amígdalas aparecen inflamadas y de un color rojo oscuro e hinchadas en forma despareja. Luego aparecen manchas blancas que parecen como pergamino. Las glándulas del cuello están hinchadas en la mayor parte de los casos. Esta membrana pegajosa que aparece en la garganta y en las amígdalas se esparce muy rápidamente a menos que se la detenga. La membrana puede parecer amarillenta o verdosa. No es siempre lo mismo. En los casos severos es gangrenosa. En muy corto tiempo, si no se hace algo, esta falsa membrana cubrirá la parte trasera de la garganta y toda la cavidad de la boca. Cuando esta membrana se esparce hacia abajo hacia los pasajes de aire, acorta las respiraciones y el paciente tiene un aspecto de asustado. Si no hay manchas blanquecinas o exudación, la enfermedad no es difteria.

Tratamiento: Los puntos más importantes para recordar en el tratamiento de la difteria son la cuarentena del paciente, descanso en cama, y el uso temprano de antitoxinos de difteria. Si tiene dolor de garganta de alguna clase, sea que exista o no algún peligro de que sea difteria, puede usar con beneficio el tratamiento dado más abajo. No espere hasta que los verdaderos síntomas se hayan desarrollado.

Prepare un té hecho de una cucharadita de hydrastis canadensis (golden seal) en polvo y una cucharadita de mirra en polvo, con un poco de pimentón en medio litro de agua hirviendo, y déjelo estar por media hora. Haga gárgaras para limpiar la garganta en forma completa con esta solución. Matará los venenos que existan. Haga esto hasta que tenga la garganta limpia. Los fomentos a la garganta seguidos de una compresa fría darán gran alivio.

Sature la garganta completamente y la región de la espina dorsal con el linimento que se indica en la Sección II, Capítulo 3. Tome diez o doce gotas de tintura antiespasmódica en un vaso de agua cinco o seis veces al día, o cada diez o quince minutos si el caso es grave. Un baño caliente de bañera o un baño de asiento es una medida muy valiosa.

El paciente debe de estar en una habitación bien ventilada, pero debe mantenerse caliente hasta que pase la etapa más severa.

La difteria es una enfermedad muy seria, particularmente en su forma más severa. Sin el tratamiento apropiado, hasta el noventa porciento de pacientes se pueden morir con la difteria severa. Si no se consigue el tratamiento médico apropiado, no se debe de perder tiempo en dar el tratamiento como se perfila en este libro. Este tratamiento debe continuarse hasta que el paciente se haya recuperado.

Si existe algún problema de estreñimiento, se le pueden dar enemas de hierbas o laxantes para mantener los intestinos abiertos. Use corteza del mirto o té de hojas de frambuesa roja. Si fuese necesario un emético, he usado como vomitivo corteza de mirto y lobelia con espléndidos resultados. La corteza de mirto y la lobelia limpian las membranas mucosas. Después que el paciente vomita una vez, el procedimiento debe repetirse hasta que el estómago y la garganta estén completamente limpios. Dé a los niños el mismo tratamiento, usando solamente la mitad de la cantidad de té que usted usaría para los adultos. El mirto no sólo limpia las membranas, sino que destruye la exudación ponzoñosa. Es también sanadora y antiséptica. Es útil añadir un poco de pimentón o jenjibre al mirto, siendo que éstos son dos excelentes estimulantes.

Si el paciente está soñoliento, esto no es un buen síntoma. Siempre déle el vomitivo y las hierbas estimulantes junto con el enema antes que le permita al niño o adulto dormir, si es que quiere salvarlo. Después que la garganta y el colon han sido limpiados completemente y el paciente ha recibido por lo menos tres tazas de té de prickly ash, y luego de un período de sueño, si el enfermo empieza a resollar con dificultad o a ahogarse, despiértelo y déle una dosis de té de hojas de frambuesa roja y mirto. Déle jugo de piña fresco o sin endulzar.

El trébol rojo, romaza, el ácoro azul, bayas de prickly ash, hydrastis canadensis (golden seal), mirra y jaborandi son también excelentes para tomar internamente. Use solamente alimentos líquidos como jugo de frutas, hasta que el paciente esté bien limpio, la exudación se haya detenido y la garganta esté limpia.

Cuando el paciente se empiece a recuperar, la siguiente dieta es la que debe usarse: manzanas al horno, caldo de potasio, leche de soya, frutas frescas y verduras (debidamente cocinadas).

DISENTERIA (DIARREA)

Causas: La inflamación del recto y del intestino grueso, alimento insuficiente y régimen impropio, el beber líquidos con las comidas, el comer en exceso, malas combinaciones, alimentos estimulantes y todas las bebidas alcohólicas, té, café, tabaco y el beber agua impura. Los alrededores antihigiénicos y el consumir alimentos que han empezado a descomponerse, ya sea fruta o verduras, y otros que han estado en una despensa no bien ventilada. El estreñimiento habitual, el tomar ciertos tipos de medicina, como los laxantes, también pueden ser la causa.

Síntomas Medianos: Deposiciones frecuentes, pequeñas y dolorosas con mucosa viscosa mezclada con un poco de sangre. Un deseo constante de evacuar los intestinos. Más o menos fiebre, falta de apetito, insomnio e inquietud de noche. A veces el abdomen está hinchado.

Síntomas Severos: La fiebre aumenta, hay mucha sed, lengua se enrojece, el abdomen se hunde en algunos casos y los intestinos se relajan. La orina es caliente y escasa. El pulso es lento, la respiración es rápida, y generalmente el paciente está pálido y demacrado. No permita que esta condición se haga crónica. Dé el siguiente tratamiento, tanto en los casos suaves como en los severos, y obtendrá buenos resultados.

Tratamiento: El paciente debe acostarse. Tome cantidades iguales de olmo resbaloso, zuecor, genciana, ñame silvestre, corteza de mirto y tercianaria. Mezcle completamente. Use una cucharadita bien llena en una taza de agua hirviendo, deje en remojo por media hora, beba media taza cada media hora hasta que se halle alivio, y entonces tome tres o cuatro tazas al día. La adición de raíz de cálamo impedirá los calambres, la fermentación y el gas. Estas hierbas se pueden obtener usualmente en polvo o cápsulas, el cual hace que su administración sea fácil.

Otra excelente combinación de hierbas es la siguiente: partes iguales de hojas de frambuesa roja y hojas de hamamelis. Si están afectados los riñones, agregue hojas de duraznero. Mezcle completamente, use una cucharadita llena en medio litro de agua hirviendo, y beba cuatro o cinco tazas al día, tan calientes como sea posible.

La dieta debe ser liviana. Use caldo de potasio, leche de soya, leche de avena, y beba por lo menos medio litro al día de agua de olmo resbaloso y agua de cebada. Las hojuelas de trigo integral pueden disolverse completamente en leche de soya. Una dieta de esta clase es de lo más nutritiva y altamente alcalina: tiene todos los elementos que el organismo requiere. Para alimentos sólidos, véase la Sección V, Capítulo 11. Mastique los alimentos completamente, hasta que el bolo alimenticio esté hecho una crema, antes de tragar.

Dé fomentos calientes sobre el abdomen y la espina dorsal,

continuando por media hora, y si el caso es severo administre este tratamiento tres o cuatro veces al día. Estos fomentos son indispensables.

El linimento, como se indica en la Sección II, Capítulo 3, aplicado completamente al abdomen y a la espina dorsal después de los fomentos, es excelente.

Administre un enema alto, usando corteza de roble blanco, corteza de mirto, o té de raíz de hierba de San Lorenzo; cualquiera de ellos actúan como astringentes. Dé los enemas tan calientes como se les pueda soportar, 39°C (102°F) a 42°C (108°F). Puede ser difícil conservar el té a esta temperatura, pero éste dará gran alivio.

DISPEPSIA ÁCIDA

Causas: Carnes, pescado, aves, té, café, tabaco, alcohol, pimienta, mostaza, especias, vinagre, uso excesivo de sal, polvo de hornear, soda, jaleas, postres dulces, bombones y golosinas, alimentos conservados, panqueques, pan caliente, pastas, alimentos fritos, el comer irregularmente, comer tarde en la noche, exceso de almidón, alimentos indebidamente o poco cocinados, alimentos muy calientes o muy fríos, y alimentos cocinados en utensilios de aluminio.

Síntomas: Falta de apetito, dolor de cabeza, insomnio, orina ácida, transpiración ácida o fuerte, sabor ácido en la boca, dolor de estómago, lasitud, vómito ocasional, sensación de calor en el pecho o abdomen, gas en el estómago.

Tratamiento: Los productos de soya son excelentes para remediar una condición ácida. Una dieta de leche de soya o suero de mantequilla, o jugo de naranja durante unos pocos días o una semana es excelente. Evite el estreñimiento. Coma pan retostado, pan de soya, o pan de grano íntegro. Cuanto más secos sean los alimentos consumidos, tanto más rápidamente desaparecerá la condición de acidez. ¡Mastique, mastique, mastique! Mastique su alimento hasta que se haga líquido y totalmente saturado de saliva, la cual es alcalina en reacción. No beba líquido con la comida.

¡No coma entre comidas o por varias horas antes de ir a la cama!

Después de seguir esta dieta por unos días a una semana, tenga una buena comida de verduras todos los días, preferiblemente al mediodía. Cuidado con las combinaciones de alimento. No coma frutas con verduras en la misma comida, ya que las frutas se digieren más rápidamente que las verduras, y cuando se combinan las dos se atrasa la digestión. No use ninguno de los alimentos enumerados bajo CAUSAS en el primer párrafo de esta sección, pues cuando éstos se emplean la acidosis volverá.

TODOS ESTOS SINTOMAS SON EL RESULTADO DE AÑOS DE MAL VIVIR. NO ESPERE QUE DESAPAREZCAN DE INMEDIATO. Requerirá persistencia, y solamente a través de la perseverancia obtendrá el triunfo y usted será ampliamente recompensado.

Los siguientes alimentos son ricos en sodio y magnesio, y deben ser consumidos abundantemente:

naranjas	manzanas	remolachas
cerezas	zanahorias	fresas
apio rábanos	pepinos	higos
okra (quimbombó)	judías verdes	

La pimpinela, sanícula, betónica, cálamo aromático y menta piperita, son hierbas muy beneficiosas. El hydrastis canadensis (golden seal) en polvo, tomado en dosificación de un cuarto de cucharadita en un vaso de agua fría o caliente una hora antes de las comidas, es muy beneficioso. Por el sabor desagradable, quíza prefiere tomar el hydrastis canadensis (golden seal) en forma de cápsula.

DISPEPSIA (ESTOMAGO AMARGO)

Causas: Alimentos no nutritivos y devitaminados, tales como harina blanca y azúcar de caña y sus subproductos, y también arroz pulido; el comer demasiados alimentos muy blandos; el tomar agua en las comidas; el comer con apresuramiento; las cenas tardías; las comidas irregulares; los alimentos muy sazonados; una masticación pobre; el té helado; el café; todas las bebidas heladas; el comer con exceso. Las personas que llevan una vida sedentaria deben tener abundante cantidad de ejercicio al aire libre y descanso, y deben respirar profundamente.

Síntomas: Acidez estomacal, dolor de cabeza, pesadez de estómago, irregularidad en el funcionamiento de los intestinos, pies fríos, irritabilidad, pulso débil y, en los casos crónicos, postración general. En los casos antiguos habrá una tos seca, a veces fiebre intermitente y palpitación del corazón.

Tratamiento: Las hierbas listadas abajo resultan calmantes y pueden añadir tono al organismo. Puede usarse cualquiera de ellas sola o combinada con dos o tres más, y resultarán muy ventajosas para tratar la dispepsia.

tanaceto	raíz de genciana	tomillo
cereza silvestre	boneset ajedrea	orégano
trébol de agua	milenrama	magnolia
marrubio	mirra	ácoro azul
cuasia	roble blanco	imperatoria
hierbabuena	hojas de duraznero	golden thread
evónimo	hydrastis canadensis	(golden seal)

Tomar soda y magnesio es muy perjudicial. La tintura antiespasmódica, como se indica en la Sección II, Capítulo 3, dado en ocho o diez gotas en un vaso de agua, producirá alivio. El hydrastis canadensis (golden seal) en la proporción de un cuarto de cucharadita en un vaso de agua una hora antes de las comidas, ayudará grandemente a la digestión; o una cucharadita de esta hierba puede dejarse en remojo en medio litro de agua hirviendo. Tome media taza de este té una hora antes de las comidas. Una taza de tercianaria o genciana tomada cada tres horas, resultará benéfica, siendo que muchos casos de dispepsia son fundamentalmente causados por problemas nerviosos.

Cuando la causa es comer en exceso, un emético o vomitivo suave para vaciar el estómago, a menudo traerá inmediato alivio. Esto puede hacerse tomando tanta agua como se pueda con un poco de sal. Entonces se introduce el dedo profundamente en la garganta para hacer toques después de tomar el agua, y se sorprenderá de la descarga que se producirá. No tendrá que esforzarse demasiado si toma suficiente agua.

Dieta: La vieja idea de hacer pasar hambre al que tiene dispepsia es errónea. Ordinariamente los dispépticos deben comer más que la cantidad habitual de alimentos, pero éstos deben ser livianos, nutritivos y fáciles de digerir, de manera que sean muy nutritivos sin recargar el estómago. La eliminación rápida es esencial. Los siguientes alimentos se recomiendan en este caso: pan retostado de trigo integral, puré de papas (como se explica en la Sección V, Capítulo 2), requesón de soya, espárrago, maíz tierno, coliflor, berenjenas, una buena clase de judías verdes, peras envasadas tiernas (si las frescas no pueden obtenerse), espinaca, lechuga (la que tiene hojas encrespadas es mejor que las otras). Es mejor cocinar las verduras. Conviene sazonarlas un poco con aceite o crema de soya. Las galletitas de trigo integral o de afrecho son buenas. Si las verduras crudas, tales como la espinaca, la lechuga, el apio, no le sientan al paciente, que no las coma; pues en esta clase de dieta puede obtener todas las vitamines necesarias. Los bollitos de afrecho y bollitos de soya, y el caldo de potasio, son excelentes para un estómago débil. Mastique completamente el alimento. Nunca coma apresuradamente, sea regular en las comidas y no coma tarde en la noche. Si está con hambre al ir a acostarse, tome un jugo de fruta, leche de soya caliente o un café de soya. Trate de estar contento, relájese a la hora de la comida y evite la tensión nerviosa.

DOLORES DE CABEZA

Existen tres clases comunes de dolores de cabeza.

1. *Dolor de Cabeza Patológico.* Este tipo de dolor de cabeza ocurre cuando quedan alimentos no digeridos en el estómago, por un desorden del hígado, o por exceso de trabajo mental o físico. En las mujeres, los desórdenes de la menstruación pueden causarles este dolor de cabeza.

Tratamiento: Se puede obtener alivio dando al paciente un baño de pies caliente, con una cucharada de mostaza en el agua, o usando agua sola, que debe usarse tan caliente como se pueda soportar. Coloque una toallita fría sobre la frente y una sobre la nuca. Tómese una taza de té de menta piperita bien caliente, hierba buena, valeriana, cimicífuga negra o tercianaria. Si no tiene a mano las hierbas, tome una taza de agua caliente, añadiendo el jugo de un limón, sin azúcar.

2. *Dolor de Cabeza Bilioso.* Causado por indigestión, desórdenes del hígado, comer en exceso, combinaciones erróneas de alimentos y ejercicio insuficiente. Las personas que comen en exceso alimentos concentrados y pesados y hacen poco o ningún ejercicio son las que sufren frecuentemente de esta clase de dolor de cabeza. A menos que se cambie el régimen y se haga ejercicio, este dolor de cabeza se volverá crónico.

Síntomas: Dolor sordo en la frente, y regiones temporales que laten.

Tratamiento. Elimine todos los artículos perniciosos de su régimen alimentario. Hágase inicialmente enemas altos, muy indicadas para dolores de cabezas biliosos. A menudo el estómago está sobrecargado cuando viene el dolor de cabeza. Si éste es el caso, tome un emético. (Véase la Sección II, Capítulo 3.) Siga el mismo tratamiento que para el dolor de cabeza patológico.

3. *Dolor de Cabeza Nervioso (de Tensión).* Las personas nerviosas, y las que trabajan en forma sedentaria, habitualmente sufren de esta forma de dolor de cabeza. El esfuerzo mental y la congoja y preocupación causan este dolor de cabeza. Las luces brillantes y los ruidos de todas clases generalmente lo hacen peor.

Tratamiento: Acuéstese y descanse donde haya abundancia de aire fresco y tranquilidad. Tome una taza o dos de té caliente de menta piperita, nébeda, salvia roja, o hierbabuena. Al acostarse a dormir tome una taza caliente de té de lúpulo, o si es posible acostarse cuando sobreviene el dolor de cabeza, tómela entonces; esto calmará los nervios y producirá sueño. La salvia roja es una de las mejores hierbas para el dolor de cabeza.

El linimento de hierbas recomendado en la Sección II, Capítulo 3, cuando se aplica a toda la frente, las regiones temporales y la parte trasera de la cabeza, producirá alivio rápido.

Si el dolor de cabeza continúa, use un enema de té de nébeda, blue cohosh o cimicífuga negra. El líquido debe usarse tibio y retenido por tanto tiempo como sea posible, usando medio litro o más del líquido.

ECZEMA

Causas: La causa exacta de la eczema se desconoce, pero la alergia parece tomar una gran parte en la mayoría de casos. Los alimentos que causan la eczema más frecuentemente son los huevos, cereales de trigo, leche, y ciertas frutas, especialmente frutas cítricas. La falta de luz solar, aire fresco, y estreñimiento pueden ser causas contribuyentes.

Síntomas: La eczema puede ocurrir a cual quiere edad, pero más frecuentemente se ve en infantes. Es más común y severo en la cara, pero también ocurre en otras partes del cuerpo. La piel se parte y hay escozor y también se sienten ardores. A veces aparecen pequeños granitos que se convierten en ampollas con agua. Habitualmente la piel está seca, produce pequeñas escamas y pica. Hay dos clases de eczemas, la seca y la húmeda. Ambas formas normalmente se ponen peor durante los meses del invierno. El siguiente tratamiento es benéfico para cualquiera de las dos.

Tratamiento: Seleccione una dieta alcalina. (Véase la Sección V, Capítulo 1, Frutas, y Capítulo 11, Dietas Saludables). Los intestinos deben moverse regularmente, de una a tres veces al día. No use jabón y agua para la limpieza, sino solución débil de ácido bórico. El usar una solución de una cucharada de sal a medio litro de agua también ayuda.

Prepare un té de las siguientes hierbas: partes iguales de raíz de barbana, romaza, milenrama y malvavisco, usando una cucharadita llena de esta mezcla de hierbas trituradas, por cada taza de agua hirviendo; deje en remojo, cuele y beba media taza cuatro veces al día. También haga un lavado de las partes afectadas con bastante cantidad de este mismo té. Puede usar una loción sanadora, como se indica en la Sección II, Capítulo 3, aplicada libremente, y esto aliviará el escozor y sanará la piel.

Use cualquiera de las hierbas más adecuadas para su caso: hydrastis canadensis (golden seal), sauce, álamo, romaza, violeta azul, hojas de fresa, orégano, azotalenguas y llantén.

Cuando ocurre la eczema en la infancia, se necesitan restringir las manos para evitar que se rasquen las lesiones, las cuales pueden resultar en una infección. Cuando un infante tiene eczema, no debe de ser vacunado para la viruela, ni debe asociarse con otros niños quienes se hayan vacunado recientemente.

EMBARAZO

El primer síntoma de embarazo es el cese de los períodos menstruales. Ocasionalmente el período continúa, pero esto es raro. Un síntoma que aparece al principio son las náuseas matutinas. Algunas mujeres no las tienen, pero otras son afectadas severamente por ellas. Dentro de seis a ocho semanas los pechos se amplían y los pezones se hacen prominentes con un anillo oscuro alrededor. Los movimientos del niño se sienten entre los cuatro y los cinco meses.

Debe hacerse ejercicio regular, pero no violento, durante los nueve meses, para mantener los músculos en buena condición, siendo que el alumbramiento es mayormente una acción muscular. Muchas mujeres tienen el hábito de pasar sencillamente el tiempo acostadas o sentadas, pero esto es lo más perjudicial para el niño y para la madre, pues hace que los músculos se debiliten y la salud general decaiga.

He visto muchos casos de mujeres que, habiendo estado obligadas a hacer su trabajo regular dentro de la casa así como de la huerta y el jardín, hasta el tiempo casi del alumbramiento, prácticamente tuvieron un parto indoloro. La mujer debe tener cuidado, sin embargo, de no hacer ejercicio hasta el punto de quedar exhausta.

Todos los malos hábitos deben abandonarse. Debido al hecho de que hoy en día tantas mujeres fuman y beben, no puede exagerarse la advertencia de que esto tendrá un afecto extremadamente perjudicial sobre el niño, mental, moral y físicamente. La madre debe tener abundancia de descanso, aire fresco y ejercicio moderado. Se necesita un régimen alimenticio sencillo, nutritivo y no estimulante, para dar a luz un niño feliz, saludable y normal. Si es que se consume carne, debe hacerse un uso muy moderado de ella.

La inflamación de los riñones, que es algo que ocurre con frecuencia durante el embarazo, resulta grandemente estimulada por el uso de carne. El régimen alimenticio debe constar mayormente de frutas frescas y verduras. Es una idea errónea la de que el niño nacerá con alguna marca si el antojo de la madre por algún alimento en particular no resulta satisfecho.

Debe prestarse especial atención a los intestinos: deben moverse todos los días. Si es necesario, use hierbas laxantes para mantenerlos funcionando regularmente, pero es muy preferible lograrlo por medio de la alimentación. Los higos, los panes de afrecho y de trigo integral, las pasas de uva, las ciruelas, son buenos para esto.

El amamantamiento es la mejor manera para que las madres saludables alimenten a sus bebés. Hay tres ventajas principales: la de nutrición, psicológica y inmunológica. También hay una ventaja económica, y no se necesita tiempo para preparar las fórmulas. El amamantamiento es limpio, y la contaminación de cualquier tipo es raro. El acto de dar el pecho también nos ofrece algo de protección contra el embarazo, pero no debe uno de depender exclusivamente de ésto como método anticonceptivo durante este tiempo.

El contenido nutritivo de leche de pecho es especialmente bueno para los infantes. Produce una cuajada pequeña en el estómago del infante y fácilmente puede ser digerida. El contenido total de proteína es mucho mas bajo que la leche de vaca, así que menos nitrógeno tiene que ser eliminado por el hígado y riñones inmaduros del infante. La cantidad y tipo de proteína en la leche humana son ideales para el crecimiento del infante y no es probable que cause cualquier tipo de reacción alérgica. La cantidad relativamente mayor de colesterol en la leche humana se necesita para el desarrollo propio del sistema nervioso y para producir hormonas esteroides y acidos bilis. La leche humana contiene un poco más de carbohidratos que la leche de vaca.

La leche de pecho contiene inmunoglobulines, lactoferín y el factor bífido los cuales protegen el infante de muchas enfermedades como el tétanos, tos ferina, difteria, shigella, salmonella, parálisis infantil, y otras enfermedades bacteriales y virales.

Existen también beneficios sicológicos grandes para ambos madre y niño. El niño desarrolla un sentido de confianza e intimidad con la madre, y a la madre se le ofrece una oportunidad excelente para desarrollar una relación estable y llena de cariño con su niño. Para recibir todos los beneficios de la leche de pecho, debe de ser la fuente principal del alimento para el infante por los primeros 4 a 6 meses de vida, aunque la realidad es que muchas personas nos dicen que sería bueno empezar a darles alimentos sólidos desde el primer o segundo mes. Pero al darle el pecho se le da al niño la mejor protección contra la enfermedad, ya que el sistema propio inmunológico y defensivo del niño no se desarrolla totalmente hasta los 9 ó 12 meses de edad. También reduce el riesgo de introducir proteínas extranjeras, las cuales pueden causar reacciones alérgicas en el infante.

Si no es posible satisfacer al niño totalmente utilizando sólo la leche de la madre, algún tipo de fórmula puede que se tenga que agregar para suplementarlo.

La madre debe de continuar dando pecho lo más tiempo que sea posible, sin embargo, ya que el niño recibirá beneficios de cualquier leche humana que pueda recibir. La leche fresca de vaca nunca se debe de usar antes de la edad de 12 meses.

Cuando la dieta de la madre es adecuada nutricionalmente, la leche de pecho llenará todo los requisitos para el crecimiento del niño con la excepción de la vitamina D, hierro, y floruro. Un suplemento de 400 I.U. al día de la vitamina D se debe de empezar al nacimiento. La vitamina D es necesaria para la absorción de calcio y fósforo, los cuales son los dos minerales más importantes en la formación de huesos.

Para prevenir una anemia a causa de deficiencia de hierro en el infante, se debe de empezar un suplemento de hierro desde los 4 a 6 meses de edad, ya que a este tiempo el depósito de hierro del niño se acaba de usar. Nunca le dé más que 15 mg. de hierro al día.

Vestimenta: El uso de ropa muy apretada por la futura madre es extremadamente perjudicial para el niño. No deben usarse tales cosas. El vestido debe ser suelto y adecuado a las diferentes estaciones. Cuando el abdomen se amplía grandemente, se hallará que es benéfico y cómodo usar una faja ancha para sostenerlo; pero no la use muy apretada. No debe usarse ropa apretada sobre los pechos.

Baños: Frecuentes baños de asiento alivian mucho los problemas locales que las mujeres sufren durante este período. Deben tomarse estos baños por lo menos dos ó tres veces por semana. Durante las últimas pocas semanas del embarazo deben tomarse diariamente; además un baño entero diario para mantener la piel y la circulación en buenas condiciones.

Actitud Mental: Si como futura madre quiere tener un niño alegre y feliz con una disposición jovial, esto es precisamente lo que debe tratar de hacer durante el embarazo. En primer lugar, haga un esfuerzo especial para evitar hasta donde sea posible situaciones desagradables. Un arranque de ira, o un tremendo susto, o la lectura de novelas tienen muy mal efecto sobre el niño. Los alrededores deben mantenerse tan agradables como sea posible, y hasta donde el esposo pueda, es su deber hacer que esto ocurra. A base de una manera correcta de vivir, al cuidado y al tratamiento debidos, el dolor puede casi completamente eliminarse en el alumbramiento.

Existen hierbas especiales que ayudan a que el alumbramiento sea indoloro y ahorran mucho sufrimiento. La lobelia es un calmante para los nervios y produce relajamiento. Las hojas de frambuesa roja usadas como té son buenas para aliviar la náusea y los vómitos. También se usan como una ayuda en el parto, y han sido eficaces para promover las contracciones uterinas. Si se tomara té de hojas de frambuesa roja contínuamente durante el embarazo y éste se usara en lugar del té ordinario, y además se tomara una taza cada hora durante el proceso del alumbramiento, raramente ocurrirían hemorragias, y muy difícilmente se necesitaría usar instrumentos.

El espicanardo es un viejo remedio indio para promover un parto fácil e indoloro. Las mujeres indias se distinguen por sus partos sin dolor.

Yo logré detener una hemorragia profusa con un lavado vaginal caliente de unos 120°F después del alumbramiento, usando un té de raíz de hierba de San Lorenzo y corteza de roble blanco combinadas. El agua caliente coagula la sangre y detiene el flujo. En ausencia de estas hierbas, es buena una solución de cristales de alumbre, que puede obtenerse en cualquier farmacia.

Dieta: Deben evitarse estrictamente los alimentos concentrados y pesados, el pescado, las ostras, los condimentos de todas clases, y todos los alimentos y bebidas estimulantes, como el té o café. Debe comerse muy poca carne si es que se come alguna, pues la carne está llena de bacterias que producen toxinas en los intestinos, y tanto el niño como la madre sufren los efectos de esos venenos.

Coma tantos alimentos de bulto como sea posible para evitar el estreñimiento, entre ellos, lechuga, zanahoria, espinaca, remolacha, ciruelas, higos, manzanas, damascos, pan integral retostado, bizcochos de pan integral, hojuelas de trigo, aceitunas maduras, uvas y cualquier otro tipo de frutas. El jugo de naranja es especialmente excelente así como todos los demás jugos de fruta.

Dos de las cosas más importantes que una madre que amamanta debe hacer es el mantener los movimientos intestinales regulares y el mantenerse calmada a todo momento.

Alimentos para aumentar la leche: El caldo de potasio (Sección VI, Capítulo 5) y las papas majadas en forma de puré como se indica en este libro, son dos alimentos muy fortalecedores y nutritivos y aumentan la leche. Los cereales integrales, especialmente la harina de avena, y el agua de avena, son también buenos.

Siempre beba de seis a ocho vasos de agua al día. Una cantidad insuficiente de agua da siempre como resultado una cantidad insuficiente de leche.

Para disminuir la producción de leche: El beber té de salvia puede secar la leche. No tome muchos líquidos, y coma alimentos secos.

Durante todos los nueve meses es una excelente idea masajear en forma completa toda la zona del estómago y del abdomen cada noche antes de ir a acostarse. Este masaje se hace con manteca de cacao o con algún buen aceite. Ello prevendrá o ayudará a prevenir las marcas que aparecen en la piel en el momento del alumbramiento. Además lubrica la piel y la hace más elástica.

ENFERMEDADES CUTANEAS

Muchas de las enfermedades de la piel son causadas por una sangre impura o una infección. Si tiene carbúnculos, furúnculos, espinillas o barros, granitos o cualquier afección de la piel siga una dieta de frutas en forma prolongada. No consuma carne de ninguna clase, ni coma entre comidas. No use azúcar de caña, harina blanca o productos hechos con esta harina. Haga suficiente ejercicio al aire libre. Consuma abundantes frutas frescas, verduras y granos bien cocidos.

Las fricciones con toalla fría son muy buenas. Frótese vigorosamente luego para aumentar la circulación.

Haga un té bien cargado de brotes de trébol rojo, usando tres o cuatro cucharaditas (trituradas) por 1/2 litro de agua. Mantenga en remojo por media hora en agua hirviendo, cubierto. Tome en forma abundante de este té en lugar de agua. El té de picagallina puede usarse de la misma manera, y su sabor es similar al de la espinaca, es decir que de ninguna forma es desagradable. Si sigue este tratamiento indicado más arriba, usando cualquiera de las hierbas mencionadas, los problemas de la piel mejorarán.

Las siguientes hierbas son también benéficas para las enfermedades de la piel: raíz de bardana, raíz de romaza, hisopo, sanícula, violeta azul, hydrastis canadensis (golden seal), llantén, equinácea, haya, dulcamara, corteza de ladierno, saúco, sanguinaria, diente de león, sasafrás, zarzaparrilla y espicanardo. Puede tomarse una sola de ellas o dos hierbas combinadas o más, en partes iguales. Tome una taza una hora antes de cada comida y otra al acostarse. Estudie la descripción de las hierbas ennumeradas y use las que se adapten mejor a sus necesidades.

Un remedio externo muy efectivo es el siguiente: haga un té y lave las partes afectadas. Partes iguales de hydrastis canadensis (golden seal), equinácea, raíz de romaza, raíz de bardana y corteza de hamamelis, mezcladas en forma completa. Use una cucharadita bien llena de esta mezcla en medio litro de agua hirviendo, deje en remojo por media hora y vierta la parte líquida o cuele, añadiendo una cucharada al ras de ácido bórico para evitar que el líquido se ponga agrio. Aplique varias veces al día a las partes afectadas.

Las frutas cítricas son especialmente benéficas para todas las enfermedades de la piel.

ENFERMEDAD DE BRIGHT (NEFRITIS)

Causas: La enfermedad de Bright es un término amplio descriptivo comúnmente usado para la infección renal. Aparece frecuentemente después de infecciones de estreptococo en la garganta y piel. A veces está asociada con varias otras enfermedades, tales como fiebre tifoidea, influenza, difteria, pulmonía, viruela y escarlatina. Entre las causas que le causan daño a los riñones están las bebidas alcohólicas, el té, el café y las especias; también lo es a menudo el uso de medicinas patentadas. Los alimentos cocinados en utensilios de aluminio son muy perjudiciales para el hígado, el bazo, el páncreas y los riñones. El alimento cocinado en vasijas de aluminio nunca debe comerse, especialmente si alguien está sufriendo de la enfermedad de Bright ya sea en su etapa aguda o crónica.

Síntomas: Uno de los síntomas más comunes es la pérdida de apetito. En otras ocasiones hay un gran deseo de alimento; entonces, cuando el alimento se trae delante del paciente, éste rehúsa comerlo. En algunos casos la piel está seca y hay fiebre y una respiración difícil con palpitaciones del corazón. Los tobillos están hinchados y también está hinchada la zona debajo de los ojos, lo cual es una señal de una condición de hidropesía que se desarrolla, y hay dolor en los riñones. El paciente habitualmente está pálido, sobre todo después que la condición ha avanzado hasta cierto grado. Al principio puede haber orina escasa, pero después la orina aumenta grandemente, y hay proteínas en ella. A menudo hay orina frecuente de noche, acompañada de una sensación de ardor. Haga que su médico de familia analice su orina. A veces estos síntomas comienzan repentinamente, pero otras veces aparecen lentamente. Puede haber fiebre, escalofríos, dolor de cabeza, mareos, náusea, y vómitos, y el paciente se debilita. Esta enfermedad ocurre frecuentemente en niños de tres a siete años de edad y deben recibir tratamiento temprano y adecuado para evitar daño renal permanente.

Tratamiento: Una eliminación regular y adecuada es necesaria y puede obtenerse al usar enemas conteniendo corteza de roble blanco, corteza de mirto, o raíz de hierba de San Lorenzo para los enemas. En ausencia de estas hierbas, use agua caliente haciéndola ligeramente jabonosa. Dése un baño caliente diario. Mientras el paciente está en la bañera, déle dos o tres tazas de asclepia o té de salvia. Este tratamiento abrirá los poros y estimulará la traspiración. Es conveniente permanecer en el baño de bañera media hora o tanto como se pueda soportar. Termine con una ducha fría corta, o una fricción con toalla fría, y friccione luego con una toalla seca hasta quedar seco. Esté seguro de evitar que el paciente tome frío o tenga escalofríos. Una fricción con sal ayudará grandemente la actividad de la piel. Algo excelente para hacer después del baño es envolver al paciente en una sábana, ponerlo en cama y continuar dándole té de asclepia o de salvia para estimular la traspiración. Los fomentos a la espina dorsal, los esponjamientos con agua fría a la espina dorsal después de cada baño y el friccionar la piel completamente hasta que quede seca antes de aplicar otro tratamiento son excelentes para aliviar el dolor. También dé el mismo tratamiento sobre el estómago, el hígado y el bazo.

Es muy bueno también dar un té de retama de escobas o de hojas de malvavisco, en partes iguales. Asegúrese que el paciente obtenga bastante descanso y que trate de eliminar todas las causas de preocupaciones. La habitación debe estar bien ventilada, caliente y libre de corrientes de aire. Se debe reducir a un mínimo la ingestión de sal y líquidos al principio.

Dietas: La dieta debe ser liviana y nutritiva. Todos los alimentos estimulantes y pesados deben ser estrictamente prohibidos. (Véase alimentos nutritivos.) Todo el alimento consumido debe tener poca proteína. Pueden consumirse frijoles soya brotados y lentejas.

Las recetas de soya, como se da en la Sección VI, Capítulo 2, y también la coliflor, el espárrago, la berenjena y los caldos vegetales son buenos. Antes de empezar a tomar los otros alimentos, resulta conveniente el uso de jugo de fruta, o una dieta de jugo de fruta durante unos pocos días. Es muy nutritiva la leche de soya con hojuelas de trigo integral disueltos en ella. Evite el uso de sal tanto como sea posible, y no mezcle frutas con verduras en la misma comida.

ENVENENAMIENTO DE LA SANGRE E INFECCION

Causas: Falta de higiene, apósitos o vendajes indebidos alrededor de las llagas, y varias infecciones.

Síntomas: Al comienzo hay un decidido escalofrío y una sensación de depresión. Los escalofríos son frecuentemente seguidos por una abundante transpiración. El pulso se hace muy rápido, y la región que rodea la herida se vuelve roja e inflamada. La respiración se hace rápida, y hay una expresión de ansiedad en el rostro. La temperatura se eleva.

Tratamiento: La equinácea es una hierba muy buena para corregir condiciones impuras de la sangre, especialmente donde hay tendencia a desarrollar gangrenas. En caso de apendicitis aguda, es buena para un lavado interno con el objeto de prevenir la gangrena y la peritonitis, y es un remedio para la escarlatina, la malaria, la septicemia después del alumbramiento, la amigdalitis, la difteria y la tifoidea.

Dése un enema alto. Tome tantas tazas como pueda de un té de equinácea al día, usando una cucharadita por taza; o puede tomarlo también en polvo, en cápsulas, a razón de dos cápsulas No.00 cada dos horas.

Tome sólo jugos de fruta durante varios días, especialmente jugo de toronja, naranja, limón y piña. No mezcle los jugos. Tome uno a la vez, pero beba abundante cantidad del mismo. Mantenga la temperatura pareja, y obtenga una abundancia de aire fresco.

Si el paciente siente frío, o tiene escalofríos, déle una taza de agua caliente en la que se haya disuelto un poco de pimentón. Esto puede darse a menudo. El carbón administrado de la misma manera, a razón de una cucharadita llena en una taza y con agua caliente suficiente como para hacer una pasta que se diluirá y tomará enseguida, es también muy bueno. El carbón también puede usarse con ventaja como cataplasma. (Véase la Sección IX, Capítulo 4, El Valor del Carbón.)

Lave las heridas cuidadosamente con solución de ácido bórico, y si la descarga no es densa y no parece normal, espolvoree mirra y hydrastis canadensis (golden seal) en polvo directamente sobre la herida en partes iguales. (Véase hierbas para Envenenamiento de la Sangre en el índice.)

EPILEPSIA

Causas: La causa principal es un régimen alimenticio erróneo, que a su vez ha perturbado el funcionamiento de los intestinos y afectado los nervios simpáticos. Esto a la vez afecta los nervios cerebroespinales. Esta condición hace que descienda toda la sangre de la cabeza, lo cual a veces casi detiene el corazón y vuelve el rostro muy pálido o púrpura, y causa que todo el cuerpo se vuelva flojo y flácido. A menudo es causada por un problema de los intestinos, o también puede producirse por caídas, golpes, fracturas y otros traumatismos. Muchos casos de epilepsia reconocen entre sus causas también las lombrices.

ANOTACION: El párrafo anterior enumera muchas causas que se pensaba que eran responsable por la epilepsia en la primera parte del siglo veinte. Hoy día se piensa que la epilepsia es hereditaria, y en tal caso primeramente se manifiesta durante la niñez y persiste durante la vida, o también puede ser causada por una herida, tumor, o infecciones en el cerebro.

Síntomas: El paciente habitualmente se vuelve inconsciente, y le castañetean los dientes. Los ojos se ponen fijos, el paciente habitualmente cae hacia adelante y echa espuma por la boca. Antes de un ataque hay una sensación peculiar de mareo en el cuerpo, sacudimiento brusco de los músculos y traspiración repentina. Si el paciente siente cualquiera de estas sensaciones no naturales, debe de acostarse inmediatamente.

Tratamiento: El paciente debe desarrollar un programa que esté hecho a la medida de sus necesidades el cual debe seguir estrictamente todos los días.

Tenga tintura antiespasmódica a mano, y eche de ocho a quince gotas en medio vaso de agua. Si el paciente no puede tomar, ponga unas pocas gotas en la lengua. Esto detendrá el ataque de inmediato.

Al principio del ataque o durante el mismo acueste al paciente. Déle abundancia de aire fresco en la habitación. En casos graves, donde hay peligro de morderse la lengua, coloque un trozo de madera o de goma entre los dientes. Cuando sea posible, déle la tintura antiespasmódica antes del ataque.

Si quiere un té excelente para usar en caso de epilepsia, mezcle en partes iguales las siguientes hierbas: cimicífuga negra, valeriana, zueco y tercianaria. Deje en remojo una cucharadita bien llena de esta mezcla en una taza de agua hirviendo durante treinta minutos. Cuando el paciente sienta que está por llegar el ataque, haga que beba dos a tres tazas de este té, tan caliente como sea posible. Este té debe continuarse después que el ataque ha pasado.

Si el paciente se queja de dolor en los intestinos, aplique el linimento que se indica en la Sección II, Capítulo 3, y haga una buena fricción completa con él.

Muchas veces he tratado casos difíciles en que les he dado las hierbas precedentes o algunas de la siguiente lista, combinadas con una dieta sencilla y nutritiva, abundancia de aire fresco, y frecuentemente no ha habido recurrencia de los ataques.

Cuando se usa té de hierbas y baños, debe dejarse de comer las cosas que han causado la epilepsia. De otra manera, las mismas cosas que primero han producido el ataque, lo causarán otra vez. Deje de tomar té y café, deje de fumar y de tomar bebidas alcohólicas, como también de consumir todos los alimentos estimulantes y que producen estreñimiento; todo el pan que se use debe retostárselo, y esto será una gran ayuda. No beba agua con las bebidas, mastique su alimento muy bien. La dieta limpiadora y nutritiva que se da en la Sección V, Capítulo 11 será excelente, tomada en relación con las hierbas que se indican. Si se dan enemas, y los intestinos se mantienen completamente limpios, el paciente se recuperará de los ataques.

Tome las siguientes hierbas, ya sea una sola o en alguna combinación que desee. Estúdielas y use las que se adapten mejor a su caso. Tome cuatro tazas al día, una hora antes de cada comida, y una al acostarse de noche. Cimicífuga negra, saúco canadiense, muérdago, corteza de quinina, verbena, valeriana, zueco, tercianaria; y use la tintura antiespasmódica.

ERISIPELAS

Causas: La erisipela es una enfermedad causada por una condición desordenada del sistema que lo permite infectarse con el organismo del estreptococo.

Síntomas: La erisipela aparece como una inflamación de la piel, en forma de manchas de color rojo profundo y de color cobre, que causan escozor y sensación de ardor. Afecta la cara más comúnmente, pero puede extenderse a otras partes del cuerpo. A veces comienza por una pequeña herida o erosión de la piel, aunque en ocasiones parece surgir espontáneamente. El área puede contener ampollas. Se extiende rápidamente, cubriendo el rostro y la nuca en poco tiempo. Aún en casos moderadamente severos, la cara se hincha, los ojos se cierran, los labios y los oídos se engruesan y el paciente se vuelve afiebrado.

Cuando la erisipela comienza con una herida o un rasguño de la piel, la zona está ligeramente enrojecida antes de que se esparza. Ocasionalmente, los primeros síntomas empiezan con un escalofrío o fiebre, y dentro de pocas horas se nota un ligero enrojecimiento sobre el puente de la nariz y las mejillas, y en unas 24 horas las ampollas comienzan a aparecer. Un ataque de esta enfermedad generalmente deja al paciente particularmente susceptible a este malestar por un largo tiempo.

Tratamiento: La erisipela es muy contagiosa y se debe usar aislamiento con cuidado especial. No se lave con agua y jabón. Use solución saturada de ácido bórico exclusivamente. Haga una solución de las siguientes hierbas: media cucharadita de hydrastis canadensis (golden seal), una cucharadita de lobelia, y una cucharadita de bardana y lobelia, y media cucharadita de raíz de romaza, una cucharada de ácido bórico, y un cuarto de cucharadita de mirra. Disuelva en medio litro de agua hirviendo. Empape un trozo de algodón en este líquido y haga toques ligeros en todas las partes afectadas. Un trocito de gasa humedecido en esta solución y dejado sobre las llagas da buen resultado, por su seguro efecto sanador y limpiador. Esto aliviará grandemente el dolor. No seque la piel.

Es excelente usar un té de picagallina hecho de la siguiente manera y usado de la misma forma: una cucharada llena de hierba triturada en medio litro de agua hirviendo.

La cataplasma de arándanos crudos, aplicada fría, aliviará el intenso ardor de la erisipela; también el jugo de limón, diluído en partes iguales con agua hervida.

Tome internamente un té de raíz de asclepia, raíz de bardana, salvia o jenjibre. Estas hierbas afectan la piel y la mantienen húmeda, ayudando también a mantener los poros abiertos. Es bueno tomar una cucharada bien llena de raíz de asclepia, una cucharada de salvia y una cucharadita de jenjibre, dejándolas en remojo en medio litro de agua hirviendo. Tome media taza de esto cada dos horas.

Un ungüento sanador, tal como se indica en la Sección II, Capítulo 3, dará espléndidos resultados cuando se aplica a las partes afectadas.

Otro lavado excelente es el siguiente: mezcle en partes iguales goma de mirra, equinácea, hamamelis y hydrastis canadensis (golden seal), todos triturados. Después de mezclar en forma completa, use una cucharada por cada pinta de agua hirviendo, deje en remojo por media hora y cuele. Aplique suavemente con un algodón.

Un remedio muy sencillo pero muy bueno es el siguiente: cubra las partes afectadas bien con papa rallada, como de un cuarto de pulgada de espeso, y cuando está seca, quítela y ponga otra en su lugar. Mantenga los intestinos abiertos con laxantes o enemas herbarios.

ESCOZOR

Causas: Hay varias clases de escozor: picazón de siete años, picazón de barbero, picazón de albañil y otras. La picazón o escozor que por muchos años se conoció como picazón de siete años, es causada por un insecto muy pequeño llamado "ácaro de la sarna o arador." Ellos se alojan debajo de la piel en donde ésta es delgada, o se quedan abrigados y en un ambiente húmedo, por lo general entre los dedos, en las muñecas, en el ante brazo, etc. En los niños atacan en los pies y las nalgas, y el escozor es mayor de noche, cuando el cuerpo está cálido y abrigado. La irritación y el escozor causa granos y luego costras. El siguiente tratamiento es bueno en caso de nigua o pique, o cualquier cosa de esa naturaleza. Este tipo de comezón también se reconoce comúnmente como la sarna. Aparece más frecuentemente en personas quienes no se bañan seguido. El contacto físico e íntimo con una persona infectada es todo lo que se necesita para contraer la sarna.

Tratamiento: Antes de cada aplicación del ungüento siguiente, lave en forma completa y cuidadosa las partes afectadas con jabón de alquitrán. Toda la ropa debe lavarse con agua hirviendo si es posible. Cuando la ropa no se puede lavar o hervir, pásele una plancha bien caliente para destruir todos los insectos que pueda tener.

Tome una cucharadita de cada una de las siguientes hierbas: raíz de bardana, raíz de romaza y milenrama. Deje en remojo en medio litro de agua hirviendo por media hora. Cuélelo con una gasa, póngalo en una olla resistente (no use aluminio); agregue una libra de aceite de coco o Crisco. Hierva esta mezcla lentamente, revolviendo con frecuencia, hasta que se haya reducido a la consistencia de un ungüento. Esto es un ungüento excelente para escozores o eccemas de cualquier clase. El ungüento sanador, como se da en la Sección II, Capítulo 3, es muy útil en las picazones y las eccemas. Es sanadora y suavizante.

Si encuentra estudiantes con el ácaro de la sarna, éstos deben permanecer en el hogar hasta que sean curados. Los lavados frecuentes del cuerpo son necesarios. Existen ahora muchas lociones efectivas para el tratamiento de la sarna. Estas lociones deber ser aplicadas al cuerpo entero debajo del cuello y lavados al día siguiente. Uno ó dos tratamientos adicionales a intérvalos semanales podrían ser necesarios para librar al cuerpo de todos los ácaros.

ESTREÑIMIENTO

Causas: Casi toda la raza humana se halla afligida con este mal. Se deja que los materiales de desecho permanezcan demasiado tiempo en el cuerpo. Una dieta errónea es la causa principal. El comer alimentos que no tienen suficiente bulto y celulosa y también alimentos que están privados de sus elementos vitalizantes; la falta de tono muscular de los intestinos; la masticación deficiente de los alimentos; el consumo de carne; mucha variedad de alimentos en una sola comida; el comer alimentos muy concentrados; el uso del café, té, bebidas alcohólicas de todas clases; los hábitos irregulares de atender los llamados naturales para evacuar; la vida sedentaria; la falta de ejercicio. Estos son otros tantos factores contribuyentes a este mal casi universal.

El estreñimiento, diverticulosis, y cáncer del colon son enfermedades prevalentes en América del Norte y los países de Europa donde las dietas contienen cantidades grandes de alimentos refinados y con poco bulto o fibra. En Africa, donde la dieta contiene mucho bulto, estas enfermedades del colon son difíciles de encontrarse. Las propiedades vitalizadoras que serían una ayuda para la digestión desaparecen de los alimentos que comemos por causa de su procesamiento, o se pierden por el método indebido de cocinar y por las combinaciones equivocadas. El uso excesivo de drogas y medicinas patentadas es una frecuente causa de estreñimiento, tumores, etc.

Síntomas: Una lengua cargada, mal aliento, dolor de espalda, dolor de cabeza, pesadez mental, depresión, insomnio, falta de apetito, y varios dolores.

Tratamiento: Regule el régimen alimenticio. Tome enemas altos de té de frambuesa (las hojas), corteza y hojas de cereza silvestre, o de corteza de mirto, usando una cucharadita llena en medio litro de agua. Este es un buen desinfectante y estimulante para restaurar la acción peristáltica del colon. Dése un enema cada noche hasta que los intestinos se muevan normalmente por sí mismos.

Coma el alimento tan seco como sea posible. Si el alimento se come seco y se satura totalmente de saliva, será una maravillosa ayuda para lubricar los intestinos. Además alcalinizará el organismo y aumentará la rapidez de la digestión.

Tome sus bebidas una hora antes o dos horas después de comer. El beber líquido con las comidas es muy perjudicial. Ningún líquido de clase alguna debe tomarse con las comidas. Coma abundantemente frutas frescas o cocidas, manzanas, higos, peras, naranjas, bananos, y blueberries, y elija las frutas que más se adapten a su cuerpo. Pero no olvide que las frutas y las verduras no deben consumirse en la misma comida.

Haga abundancia de ejercicio al aire libre, camine en forma activa, corra a caballo, reme, ande en bicicleta, nade y haga profundas respiraciones. Practique la respiración profunda mientras camina; y por la mañana antes de levantarse, acostado de espaldas, con las rodillas flexionadas, haga respiraciones cortas y profundas con inhalaciones rápidas. A continuación dése vuelta sobre su lado derecho y la mejilla derecha y continúe esta forma de respirar, y luego sobre el lado izquierdo. Este ejercicio masajea los intestinos.

El número diario en que se evacúan los intestinos varía grandemente de persona a persona. Podría ser normal para un individuo el evacuar sólo una vez al día, mientras que para otros, tres o cuatro veces al día puede ser normal. Los alimentos deben digerirse rápidamente y las materias de desecho deben eliminarse del cuerpo en forma rápida. Si Estas permanecen largo tiempo en el colon, la acción peristáltica puede disminuir. Vea en el índice "agua de afrecho" y "agua de avena". Estos dos artículos, que pueden usarse en muchas combinaciones alimenticias, constituyen un medio efectivo de hacer que los intestinos estén activos. El afrecho de avena también sirve para corregir esta condición.

La abundancia de baños y masajes a los intestinos son también excelentes para remediar el estreñimiento. Una actitud mental feliz ayuda también mucho.

La siguiente es una fórmula eficaz para hacer un laxante: mezcle bien una cucharada de cada una de las siguientes hierbas, mandrágora, corteza de ladierno, raíz de ruibarbo, semilla de hinojo y raíz de cálamo aromático, y una cucharadita de sábila. Este es un verdadero purificador del cuerpo. La mandrágora es una de las mejores hierbas para limpiar el hígado. Si está en polvo, tome un cuarto de cucharadita en medio vaso de agua fría, seguido por un vaso de agua caliente. Esto puede tomarse después de las comidas o a la hora de acostarse. Tome más o menos un cuarto de cucharadita, de acuerdo con sus necesidades individuales.

Otra fórmula de hierbas laxantes que es muy buena es ésta: mezcle bien una onza de raíz de mandrágora, 30 gramos (una onza) de corteza de cáscara sagrada, una onza de corteza de ladierno, una onza de semillas de hinojo, una onza de raíz de cálamo aromático, y un cuarto de onza de sábila. Pase esta mezcla a través de una zaranda fina para mezclar completamente las hierbas arriba indicadas, las cuales deben usarse en forma de polvo. Tome un cuarto de cucharadita, o una cápsula No.00 con un vaso lleno de agua caliente al ir a acostarse. Aumente o disminuya la cantidad hasta que los intestinos se muevan normalmente.

El ejercicio moderado después de las comidas es muy saludable. Nunca se acueste o vaya a dormir inmediatamente después de comer. Practique la respiración profunda antes y después de comer. El oxígeno así obtenido es uno de los mayores factores para ayudar a digerir los alimentos y para producir sangre roja. Es imposible recibir el beneficio pleno de los alimentos sin ejercicio.

Es imperativo que tome bastante líquido en el tratamiento del estreñimiento. Trate de tomar de seis a ocho vasos de agua o jugos de fruta al día, y asegúrese que la dieta contenga una abundancia de fibra y alimentos productores de bulto.

FIEBRE DEL HENO

Causas: Escuchamos toda clase de teorías acerca de las causas de la fiebre del heno, pero la creencia general es que proviene del polen de varias plantas, árboles y malezas. Habitualmente ocurre en la primavera y otoño, pero puede presentarse durante todo el año. He sabido de personas que tienen fiebre de heno aun en verano mientras trabajan con el heno y lo cargan. Muchos creen que el polen, y el zacate (grama) culpables de causar esta enfermedad. Hasta donde estoy informado, todo esto puede ser cierto, pero también lo es el hecho de que sería una cosa rara que alguien tuviera fiebre del heno si tuviera buenos órganos digestivos y si su membrana mucosa estuviera en una condición saludable. Los hábitos erróneos de comer tienen mucho que ver con este mal.

Síntomas: La fiebre de heno generalmente aparece de forma repentina, y más o menos en la misma época todos los años en el caso de muchas personas. Hay quisquillosidad en la nariz, estornudos e irritación de los tubos bronquiales. La membrana mucosa se endurece en la nariz y en la boca, y hay tos. A veces la respiración puede hacerse difícil, con una sensación de sofocación, como en el asma. Los ojos se llenan de lágrimas, y la nariz esté secretando constantemente. Estas condiciones existen, como regla, hasta que regresa el tiempo frío.

Tratamiento: Si se encuentra lo que está causando la fiebre del heno, debe evitarse estrictamente. Algunas personas son alérgicas al pelo de los animales domésticos, particularmente los gatos, perros o caballos; en este caso los síntomas de la fiebre del heno continuarán mientras que haya contacto con estos animales.

Puede aliviar grandemente la irritación de la nariz en el acto, aspirando por la nariz agua salada. Con este propósito, disuelva una cucharada de sal en medio litro de agua tibia. Haga gárgaras con esta solución, y sople por la nariz para limpiar la mucosa, antes de aspirar el agua.

Además de esto, haga una solución, usando una cucharadita de *hydrastis canadensis* (golden seal) y una cucharadita de bórax en medio litro de agua liviana hirviendo. Agite bien. Déjela estar por una hora o dos, y agítela de vez en cuando; entonces está lista para ser usada. Vuelque un poco de este líquido en el hueco de la mano y trate de aspirarlo por la nariz. Repita esto una cantidad de veces hasta que la nariz esté enteramente limpia. Esto es muy sanador y suavizante para la membrana, y debe repetirse cuatro o cinco veces al día.

He tenido también buen éxito tratando la fiebre de heno ragweed y goldenrod. Use una cucharadita de cada una de estas hierbas y una cucharadita de hierba fétida y de raíz de cálamo aromático. Mezcle completamente y tome una cucharadita en un vaso de agua caliente una hora antes de cada comida y un vaso al ir a la cama.

Ponga una cucharada de efedra en medio litro de agua hirviendo. Déjelo estar por media hora, cuélelo con una gasa, y entonces aspírelo por la nariz, llevándolo hasta la garganta. Repita esto varias veces hasta que haya alivio, usando el mismo tratamiento tres o cuatro veces al día. Este tratamiento es también excelente para otros problemas nasales.

Puede ser útil el tomar una cucharadita llena de polvo corteza de de mirto y volcarla sobre medio litro de agua hirviendo. Déjelo estar por veinte minutos. Permita que el polvo quede en el fondo y luego lávese la nariz de cuatro a seis veces al día con este té. Esto es bueno para tomar también internamente, medio vaso tres o cuatro veces al día.

FIEBRES

Causas: Una fiebre es la manera en cual la naturaleza nos advierte que algo está mal en nuestro cuerpo. Normalmente es a causa de una infección en otra parte del cuerpo, pero muchas otras enfermedades, incluyendo tumores, pueden causar una fiebre.

Tratamiento: Si hay náusea y existen desechos en el estómago, podría ser necesario tomar un vomitivo para limpiar el estómago. Si la temperatura está demasiado alta y el paciente está demasiado enfermo para esto, dé una taza de hydrastis canadensis (golden seal) y mirra. Esto se encargará de los venenos en el estómago. Para hacer medio litro de este té, deje en remojo una cucharadita llena de *hydrastis canadensis* (golden seal) a y media cucharadita de mirra en medio litro de agua hirviendo, dejando por veinte minutos. Después de tomar la primera taza, tome una cucharada llena cada hora. Puede tomarse más cantidad con beneficio.

Los enemas de agua fría bajan la temperatura rápidamente. Haga que el agua esté ligeramente debajo de la temperatura del cuerpo. Un enema de hierbas es más efectiva, pero puede usarse también jabón, aunque no es necesario y puede ser irritante al colon. Si se usa, el agua debe estar ligeramente jabonosa. Es la eliminación de venenos del cuerpo lo que hace descender la temperatura. Quite la ropa al paciente y póngalo entre sábanas de algodón. Hágale un esponjamiento con agua tibia, comenzando por la cara y yendo hacia abajo por todo el cuerpo, y hágale un esponjamiento bueno en torno a la cabeza y la nuca. Continúe haciendo lo mismo con los pies, dejando la planta húmeda. Haga esto cada cinco minutos en las fiebres altas. Déle al paciente sorbitos de agua fría cada cinco minutos, y en caso de que tenga escalofríos, detenga el baño, cúbralo bien y ponga botellas de agua caliente o fomentos calientes sobre el estómago. Esto habitualmente detendrá el escalofrío. Si no lo logra, aplique fomentos calientes a la espina dorsal, o déle un baño de pies caliente y una bebida caliente, lo cual debe detener el frío de inmediato.

En repetidas oportunidades he detenido casos muy severos de varios tipos de fiebre con este tratamiento. Los intestinos deben mantenerse limpios con hierbas laxantes. En las fiebres ligeras, a veces el simple jugo de limón las detendrá. Tómelo diluido en agua sin ningún endulzamiento.

Recuerdo muy bien a mi madre y padre haciendo abortar casos severos de fiebre con té de hierbas y jugos de frutas. Ellos usaban hojas de frambuesa roja, corteza de sauce, y otras hierbas.

El té de olmo resbaloso es excelente en todos los casos de fiebre. Cualquiera de las siguientes hierbas es útil en las fiebres; haga un té de las mismas y beba copiosamente hasta que la fiebre se calme: milenrama, salvia, nébeda, menta piperita, corteza de cerezo silvestre, valeriana, cimicífuga negra, tanaceto, manzanilla, saúco canadiense, sauce (la corteza o las hojas), asclepia, caléndula, ortiga y lobelia.

El té de hojas de frambuesa roja es excelente para reducir la fiebre en los niños.

Dieta: En todos los casos de fiebre y enfermedades debilitantes, unos pocos días de dieta líquida disminuirán su severidad, y darán al estómago un descanso muy necesario. El primer punto para destacar es éste: beba abundancia de agua, siendo que ésta diluye y expele las toxinas por medio de los riñones. Recuerde que el agua es el mejor solvente conocido.

Se obtendrá un beneficio especial al usar jugo de naranja. Los jugos de frutas son todos benéficos cuando se toman sin azúcar. El uso de azúcar de caña aumenta la fiebre, y hace ácida la sangre. Una limonada débil es muy útil. Endulce las bebidas con miel de malta, azúcar de malta o miel, si de todas maneras quiere endulzarlas. Use fruta fresca siempre que se pueda. Cuando la fiebre cede, debe tomarse especial cuidado de comer en forma liviana, nutritiva, alimentos bien digeribles. La siguiente lista de alimentos son nutritivos y pueden usarse en la convalecencia: leche de soya, caldo de potasio, pan retostado, papa al horno, arroz integral natural y bananos (bien maduras).

La leche de soya es alcalina y muy nutritiva, y fácil de digerir. Disuelva hojuelas de trigo integral en leche caliente. Esto es muy fortalecedor. Las bananas bien maduras hechas puré son excelentes, especialmente para enfermos delgados.

Los alimentos que estrictamente deben evitarse durante la fiebre son los siguientes: carnes de todas clases, caldo de carne, pescado, aves, ostras, encurtidos, condimentos, queso, hongos y huevos. Estos alimentos deben eliminarse debido a su alta cantidad de proteína, y cuando el consumo de proteína es mayor que los requerimientos del organismo, empieza la putrefacción. De hecho, el uso continuo de estos alimentos sólo trae enfermedad de una forma u otra. Use tan poca sal como sea posible.

Dos cuartillos de jugo de naranja y una cantidad igual de agua de avena debería ser una ración diaria para un enfermo de fiebre tifoidea, y también para otras fiebres. Más que esto puede tomarse con buenos resultados, pero no tome el jugo de naranja al mismo tiempo que el agua de avena. Tome ambos con una hora de separación.

FIEBRE TIFOIDEA

Causas: La tifoidea es una enfermedad comunicable y contagiosa. El beber agua impura es responsable por la mayor cantidad de casos de tifoidea. También lo es la leche contaminada. Pero más bien se contrae por la ingerción de agua o alimentos que han sido contaminados por el excremento o orín de pacientes con la fiebre tifoidea activa o por una persona quien carga el microbio de tifoidea pero que no tiene síntomas— un cargador a sintomático. El organismo específico que causa la fiebre tifoidea es miembro de la familia de salmonella. Este tipo de bacteria también frecuentemente es la causa de intoxicación alimenticia. Aproximadamente quinientos casos de fiebre tifoidea son reportados cada año en los Estados Unidos, y muchas veces es contraída por viajeros al extranjero. Un porcentaje de esas personas quienes contraen la enfermedad se hacen portadores asintomáticos; es decir no tienen ningún síntoma de la fiebre tifoidea y como quiere siguen contaminando y extendiendo la enfermedad. A un tiempo, la leche contaminada era una fuente mayor de la fiebre tifoidea en los Estados Unidos, pero esto ya no es verdad. Hay todavía informes frecuentes de leche contaminada con salmonella, causando epidemias locales de intoxicación alimenticio, la más reciente siendo en la área de Chicago en la primavera de 1985, cuando miles de personas fueron infectadas y miles de litros de leche tuvieron que ser destruídos.

Síntomas: Fatiga, inapetencia, digestión débil y dolor de cabeza. Hay un comienzo gradual de fiebre que sigue subiendo hasta que alcanza entre 39ºC (103ºF) a 40ºC (105ºF). Después de una semana, empieza una diarrea severa la cual puede incluir sangre. Manchas rojas aparecen en la piel sobre el pecho y abdomen, y el bazo se puede agrandar y hacer tierno. Estos síntomas se van empeorando por tres o cuatro semanas, y luego empieza la recuperación. Si no se da tratamiento, el paciente se puede poner más débil, con una pérdida severa de fluídos, un abdomen agrandado, y pulso rápido. Aproximadamente diez al quince por ciento de pacientes se mueren si no se les da tratamiento. La causa usual de la muerte es hemorragia severa intestinal o perforación.

Tratamiento: El aire puro y la buena ventilación son esenciales en todos los casos. Si el paciente tiene una temperatura alta consulte en esta sección el artículo sobre "Fiebres". Un baño de esponja de temperatura agradable al paciente debe administrarse por la mañana y por la noche, o mucho mas a menudo si el paciente tiene temperatura alta. Déle un enema alto todos los días usando corteza de roble blanco, hojas de frambuesa roja, o raíz de hierba de San Lorenzo. Después de dar los enemas altos, aplique en el recto 60 gramos del té del enema con un pequeño aplicador para ser retenido. Esto sanará las úlceras del recto. El enema alto y esta solución introducida puede aliviar grandemente al paciente y apresurar la recuperación.

El té de la raíz de la asclepia es excelente cuando la piel está seca y caliente. Si hay diarrea, dé a tomar al paciente un té de corteza de cerezo silvestre. Paños fríos mantenidos sobre la ingle derecha a menudo detienen la hemorragia de los intestinos. Las aplicaciones de té de hamamelis frío también ayudan. (Véase Hemorragias, en esta sección).

A menudo los que sufren de tifoidea tienen úlceras en el estómago y en el recto. En tales casos, ponga una cucharadita bien llena de *hydrastis canadensis* (golden seal) y una de raíz de hierba se San Lorenzo en medio litro de agua hirviendo, y tome un sorbo cada hora.

Haga que el paciente beba toda el agua posible. El jugo de naranja y el agua de avena tomados a intervalos separados son fortificantes. Y son nutritivos el caldo de verduras hecho de varias clases de verduras, tales como zanahorias, apio, una pequeña cebolla y espinaca. Cuélelo y déle al paciente el caldo.

Los antibióticos se usan con éxito en la fiebre tifoidea y han ayudado a reducir el nivel de mortalidad a un mínimo.

Es importante para esas personas que viajan en esas partes del mundo donde es común la fiebre tifoidea que eviten tomar agua que no esté hervida o comer verdura cruda o fruta pelada.

GANGRENA

Causas: La gangrena, ya sea interna o externa, se debe a una falta de oxígeno y sangre a alguna parte del cuerpo haciendo que los tejidos suaves del cuerpo se descompongan y mueran. Esto se ve con más frecuencia en personas mayores y las diabéticas con falta de oxígeno en la sangre que fluye a las extremidades debido al endurecimiento de las arterias (arteriosclerosis). El bloqueo o angostamiento de las arterias detiene o disminuye el flujo normal de la sangre, y así la cantidad de oxígeno suplida a los tejidos se disminuye, y puede ocurrir la gangrena. La gangrena también puede ocurrir después de una herida severa a los tejidos en que todo el tejido muerto no es removido. En estos casos la gangrena es causada por una clase de bacteria llamada clostridia que florece en el tejido muerto y produce un veneno que se esparce rápidamente al tejido circundante. Esta forma de gangrena puede hacerse fatal rápidamente si no es tratada apropiadamente tan pronto como sea descubierta.

Las quemaduras, las corrosiones por ácidos o las quemaduras de frío son a menudo seguidas por gangrena. Los moretones o llagas severas, tales como furúnculos y carbúnculos, los cuales no son tratados apropiadamente, pueden hacerse gangrenosos.

Síntomas: Hay dos clases de gangrena, la húmeda y la seca. Siempre hay inflamación antes de que se declare una gangrena húmeda. La parte afectada toma un color azulado o negro. Los tejidos a veces están totalmente muertos; entonces no existe ninguna sensación en toda la parte afectada. La gangrena seca habitualmente empieza por un punto en cualquier lugar, a veces en lugares donde la circulación es pobre. Con frecuencia los dedos de los pies o manos son afectados. La parte afectada se vuelve amarilla o negra. Al principio el área de la piel está fría y dolorosa, particularmente durante la actividad muscular. Esto se ve especialmente en los dedos de los pies, los pies, y piernas. La gangrena de los pies ocurre frecuentemente en la diabetes, a causa del suministro pobre de sangre debido al endurecimiento de las arterias.

Tratamiento: Siga la dieta indicada bajo la purificación de la sangre. Una persona con sangre pura y una buena circulación no desarrollará gangrena. He usado el siguiente tratamiento con excelente éxito en casos muy graves de gangrena.

Tome un 125 gramos (cuarto de libra) de carbón y 500 gramos (una libra) de pimienta acuática americana y colóquelos en una palangana. Eche encima medio litro de agua hirviendo y déjelos estar por veinte minutos. Entonces mezcle dos cucharadas de harina integral de trigo y suficiente carbón seco con esta solución como para hacer una cataplasma. Espárzalo sobre un paño de gasa un poco mayor que la parte afectada de manera que ésta resulte bien cubierta; aplíquelo y ponga otra pieza de gasa sobre ella, y haga un vendaje sobre esto.

Si las partes afectadas están dolorosas, añada una cucharada de lobelia al té. Puede usar una pequeña cantidad de harina de linaza o harina de maíz para hacer que la cataplasma sea más adhesiva.

Cuando hay pus y ulceración, entibie un poco de agua oxigenada y hágale un lavado cuidadoso a toda la parte afectada, aplicando repetidamente y secando con un trozo de algodón hasta que esté absolutamente limpio. Haga esto antes de aplicar la cataplasma.

Otra cataplasma excelente puede hacerse como sigue: dos cucharadas de linaza granulada (o de harina de linaza), una cucharadita de hydrastis canadensis (golden seal) y media cucharadita de mirra. Añada suficiente agua caliente para hacer una pasta. La pasta no debe ser demasiado firme: debe ser suficientemente suave como para penetrar. Aplique ésta como otras cataplasmas. Renuévela cada seis horas, limpiando cada vez con agua oxigenada si se forma pus.

Para tomar internamente, mezcle en partes iguales tercianaria, valeriana, romaza y corteza de ladierno. Use una cucharadita llena por cada taza de agua hirviendo. Déjela en remojo media hora. Tome una taza antes de cada comida (una hora antes), y una taza al acostarse. Si está estreñido, tome un laxante de hierbas. Los intestinos deben conservarse funcionando.

En caso de gangrena gaseosa, el cual es causado por la toxina producida por una bacteria, se debe buscar atención médica apropiada tan pronto sea posible. Este tipo de gangrena usualmente se produce después de un trauma severo, como heridas de balas.

Precaución: Se debe recordar que nunca se debe aplicar calor al área afectada con gangrena debido a la falta de circulación adecuada está presente o inminente.

GASES EN EL ESTOMAGO E INTESTINOS

Causas: Los gases en el estómago y los intestinos son el resultado de indigestión. La mayoría del gas en el canal intestinal está compuesto de nitrógeno, dióxido de carbono y metano. La cantidad de hidrógeno y dióxido de carbono en los intestinos depende en gran parte en la dieta, ya que estos gases son producidos en gran parte por la bacteria en el colon las cuales actúan en los carbohidratos y proteínas en la dieta que no se han absorbido. Aproximadamente 600 cc de gas se pasa cada día, y más o menos como dos tercios de éstos se producen en los intestinos. El aire que se toma durante un día rutinario de actividades contribuye nada más una pequeña cantidad al contenido total de gas en el canal intestinal. Ciertas condiciones, como estricturas o espasmos en el intestino delgado o colon, pueden causar alguna obstrucción en los intestinos, y de esa manera producir "dolor de gas".

Altas cantidades de gas en el canal intestinal se pueden producir por el hecho de comer ciertos alimentos, por la absorción incorrecta de algunos alimentos, particularmente los carbohidratos o por una cantidad excesiva de la bacteria que produce el gas. El comer la combinación incorrecta de alimentos causará la formación de gas en el estómago e intestinos.

El tomar líquidos durante la comida produce un estómago ácido y fermentación, así también como el comer rápidamente y no masticar bien el alimento.

Tratamiento: El té de menta piperita y hierbabuena es excelente para eliminar los gases del estómago. Partes iguales de raíz de cálamo aromático, valeriana, con menta piperita o hierbabuena trituradas, es una buena combinación. Mézclelas bien, use una cucharadita por cada taza de agua hirviendo, deje en reposo, cuele y tome media taza una hora antes de cada comida y otra media taza después de la comida.

Las hierbas arriba indicadas pueden usarse en forma de polvo, o en cápsulas si se desea.

Para fortalecer el estómago y limpiarlo de manera que se elimine esta condición, tome un cuarto de cucharadita de *hydrastis canadensis* (golden seal) en polvo en media taza de agua tibia una hora antes de cada comida. Puede tomarla como sigue si lo prefiere: una cucharadita llena de *hydrastis canadensis* (golden seal) y un cuarto de cucharadita de mirra en medio litro de agua hirviendo; deje en remojo y tome un buen sorbo pocos minutos después de comer.

Enjuáguese la boca y la garganta en forma cuidadosa con este té por las mañanas, tragando un poco del mismo.

Si encuentra que ciertos alimentos tales como las habichuelas, el chucrut, manzanas, etc., le causan un exceso de gas, coma poca cantidad de éstos u omítalos totalmente de su dieta.

También se ha encontrado que al madurar una persona, diferentes alimentos puden reaccionar diferentemente en el cuerpo, y los alimentos que antes se podían comer sin problema alguno, ahora comienzan a producir una cantidad de gas considerable. Si esto ocurre, la dieta debe ajustarse apropiadamente.

GLANDULA PROSTATICA (AGRANDAMIENTO)

Causas: El agrandamiento de la próstata es muy común. Usualmente se ve en hombres de más de cincuenta años de edad. La causa exacta del agrandamiento se desconoce, aunque si se piensa que puede relacionarse con la producción de hormonas.

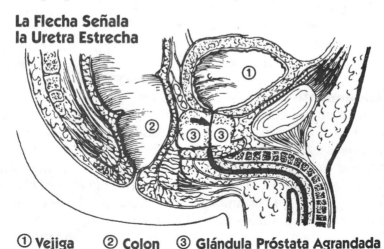

La Flecha Señala
la Uretra Estrecha

① Vejiga   ② Colon   ③ Glándula Próstata Agrandada
Apretando la Uretra

Síntomas: Lo primero que se nota es una disminución de la orina. Después de esto sigue el aumento en frecuencia de orinar. Si también hay infección presente hay una urgencia de orinar y sensación de ardor mientras que orina. Ocasionalmente hay sangre en el orín, fiebre, orín nublado, dolor abdominal así abajo y distensión, perdida de apetito, y debilidad. Un bulto duro se advierte donde se dividen los muslos, o en el recto, que llega a ser muy doloroso cuando se presiona.

Tratamiento: En casos leves, tal vez no se requiera tratamiento. Un baño de asiento caliente tomado de dos a cuatro veces al día ayuda. Siga el mismo tratamiento que se da para inflamación de la próstata.

Las bebidas alcohólicas tienen que ser eliminadas por completo. El paciente se debe de mantener abrigado a todas horas. Si los síntomas siguen, y se dificulta más para orinar, se debe de consultar a un urólogo, médico que se especializa en enfermedades del aparato urinario.

GLANDULA PROSTATICA (INFLAMACION)

Causas: La glándula de la próstata se puede infectar por muchos organismos, incluyendo la que causa la gonorrea. Infecciones en otras partes del cuerpo también pueden inflamar la próstata por medio de la sangre. A veces la próstata se puede inflamar espontáneamente o por actividad sexual excesiva. Los camioneros y operadores de equipo pesado están propensos a desarrollar inflamaciones prostáticas.

Síntomas: Normalmente hay frecuencia, urgencia y ardor al orinar, dolor en el recto, y dificultad para orinar sin poder vaciar la vejiga. Puede haber fiebre.

Tratamiento: Es beneficioso tomarse un baño de asiento caliente a una temperatura de 40°C (105°F) a 46°C (115°F) dos o tres veces, durante por lo menos veinte minutos. La pelvis entera debe estar cubierta con el agua caliente. Podría ser necesario usar una bolsa fría sobre la frente, espalda y la nuca durante el baño. Las bebidas alcohólicas, el té y el café y el uso de todos los alimentos estimulantes y bebidas perniciosas están estrictamente prohibidos. Una persona que sufre de este mal debe tener una dieta que consista mayormente en frutas, verduras y granos. Varias de las recetas que hay en este libro son buenas: leche de soya, pan retostado, caldo de potasio, etc. (Véase la Sección VI, Capítulo 2.)

Los enemas altos tan calientes como se puedan soportar, ya sean de nébeda o de valeriana, producen gran alivio cuando hay mucho dolor.

Una cataplasma de olmo resbaloso es extremadamente benéfica; aplíquela entre las piernas, sobre la vejiga.

Puede tomarse también un té hecho de partes iguales de gravel root, azotalenguas y hojas de duraznero, o de una sola de ellas, usando una cucharadita por una taza de agua hirviendo. Tome de una a cuatro tazas al día, según la necesidad. Un té hecho de la misma manera de partes iguales de buchú y gayuba también es bueno; o estas hierbas pueden ser compradas en cápsulas; las direcciones están en el envase.

Para hacer un lavado de vejiga, tome una cucharadita de hydrastis canadensis (golden seal), media cucharadita de mirra y media cucharadita de ácido bórico, y échelas en medio litro de agua hirviendo. Déjelas estar por treinta minutos. Para aplicarlo en la vejiga por la uretra se usa una sonda de goma conectada a un recipiente de enema, que debe colgarse bien alto, de manera que el agua fluya fácilmente. Todos deberían aprender a usar una sonda catéter, pero LAS INSTRUCCIONES APROPIADAS DE UNA ENFERMERA O MEDICO SON INDISPENSABLES.

GONORREA

Causas: La gonorrea, así como la sífilis, es una enfermedad venérea siempre transmitida a través de las relaciones sexuales. Es causado por el organismo, *neiseria gonorrhoeae*, el cual produce uretritis en hombres y mujeres. La bacteria también puede infectar la garganta, los ojos, el recto, la vagina y las coyunturas. Siguiendo la introducción de antibióticos, el número de casos de gonorrea se redujo dramáticamente hasta la "revolución sexual" entre los años 1960 y 1970. Desde ese tiempo ha habido un resurgimiento de esta enfermedad así también como todas las otras enfermedades venéreas. La gonorrea es mucho más común que la sífilis y hoy en día es la enfermedad más común que se reporta en Estados Unidos, con entre una y dos millones de nuevos casos reportados anualmente. El control de esta enfermedad es difícil porque mientras que aproximadamente el cincuenta por ciento de mujeres y diez por ciento de hombres quienes tienen gonorrea no tienen síntomas, pero todavía tiene la capacidad de infectar a otros.

Síntomas: Los síntomas normalmente empiezan de dos a siete días después de haber estado expuesto. Los órganos genitales se inflaman. Hay una sensación de escozor y picazón cuando se orina. Después de unos pocos días se vuelve cada vez más doloroso. Hay una descarga de pus de color amarillo verdoso, el cual es muy infeccioso. Las complicaciones de la gonorrea que ocurren en los hombres, como la estructura de la uréta y el prostatitis, eran a un tiempo muy común pero ahora casi no se ven.

La complicación más seria en mujeres es infección de los tubos del falopio (salpingitis), el cual puede causar la esterilidad. Las posibilidades de que esto ocurra aumenta con cada ataque de gonorrea, así que después de tres o cuatro ataques la incidencia de esterilidad llega al setenta y cinco por ciento.

Aproximadamente el 15 por ciento de mujeres con la gonorrea desarrollan el salpingitis. Sin tratamiento, las síntomas pueden persistir por dos o tres meses y la proporción de complicaciones se hace mucho más alto.

Tratamiento: El tratamiento utilizado más comúnmente ahora para la gonorrea es la administración de un antibiótico apropiado. Esto es curativo en poco tiempo en casi el cien por ciento de los pacientes y dramáticamente reduce las complicaciones en ambos hombres y mujeres.

Si no se consiguen los antibióticas, o si se piensa que no se deben de usar, se pueden seguir las siguientes recomendaciones. Se acortará grandemente el proceso de la gonorrea si la persona afectada puede ir a la cama en seguida. Use una dieta limpiadora de jugos de fruta, como se indica en la Sección V, Capítulo 11, comenzado de inmediato. No coma absolutamente nada que sea irritante en el menor sentido para el estómago.

Aplíquese dos enemas altos al día, preferiblemente de hierbas. Se puede hacer un lavado vaginal excelente para mujeres con partes iguales de hojas de frambuesa roja y hojas de hamamelis. Se obtendrán buenos resultados si el lavado hecho con este té se realiza cada vez que se orina. Ponga en remojo una cucharada llena de las hojas mezcladas en medio litro de agua hirviendo por veinte minutos. Use la solución tibia. Esta solución también es un buen lavado para los órganos genitales tanto de hombres como de mujeres.

Si hay llagas y úlceras, haga una solución de un cuarto de cucharadita de sábila en polvo, una cucharadita de hydrastis canadensis (golden seal) y una cucharadita de mirra en polvo. Deje en remojo en medio litro de agua hirviendo por media hora. Lave las llagas cuidadosamente con esta solución. Entonces espolvoree con un polvo hecho de partes iguales de hydrastis canadensis (golden seal) y mirra. El ungüento herbario tal como se recomienda en la Sección II, Capítulo 3, es también buena para aplicar tanto en las llagas como en las úlceras.

Tome por lo menos medio litro de té de olmo resbaloso al día, el cual puede mezclarse con jugo de frutas, o puede tomarse solo. Tome por lo menos ocho vasos de agua al día.

Si el paciente se queda en cama, tenga cuidado de que la habitación esté bien ventilada todo el tiempo. Un baño de asiento tibio dos o tres veces al día aliviará el dolor. Para el dolor en las piernas o en cualquier otra parte del cuerpo, aplique fomentos calientes, o haga una fricción cuidadosa con el linimento recomendado en la Sección II, Capítulo 3.

El sauce negro, las bayas de palmito y la tercianaria son especialmente benéficos en la gonorrea aguda. Ponga en remojo una cucharadita llena en una taza de agua hirviendo por media hora. Tome dos cucharadas seis veces al día.

Puede usar las otras hierbas que se dan bajo la sección sobre Sífilis.

GOTA

La gota, cual se ha llamado también "la enfermedad de los Reyes" y "el reumatismo de los ricos," fue descrita desde hace 2.500 años por Hipocrates. Grandes personalidades del pasado, incluyendo a Juan Calvino, Carlos Darwin, Benjamín Franklin, y Martín Lutero sufrían de gota. La gota no es una enfermedad muy común, aunque existen ciertos grupos de personas, tales como los filipinos que viven en Estados Unidos, quienes tienen una alta incidencia. Esta normalmente afecta a los hombres adultos; no es muy común en las mujeres.

Causas: Mientras que la causa de la mayoría de casos no se sabe de seguro, todos los pacientes con la gota tienen aumento de uratos en la sangre. Estos se depositan en forma cristalina en las coyunturas y pueden producir el artritis severo. Muchos pacientes con gota también tienen cálculos renales.

Síntomas: El punto máximo para que se presenten los síntomas en hombres es entre los años cuarenta y cincuenta, mientras que en las mujeres es rara la vez que se vea la gota antes de la menopausia.

Una descripción clásica de un ataque de gota agudo la dió el Dr. Sydenham: "La víctima se acuesta y duerme en buena salud. Aproximadamente a las dos de la mañana se despierta con un dolor severo en el dedo grande del pie, más raramente en el talón, tobillo o empeine. Este dolor es como uno de dislocación, pero las partes se sienten como que si se le ha echado agua fría. Luego sigue con escalofríos, y un poco de fiebre. El dolor, que al principio era moderado, se hace más intenso. Con la intensidad aumentan los escalofríos. Después de un tiempo esto llega a su punto culminante, y el dolor se concentra en los huesos y ligamentos del tarso y metatarso. De pronto duele como si se estirara y pinchara el ligamento, y a continuación se convierte en un dolor lacerante, con sensación de presión y estiramiento violento. Tan fuerte es el dolor en la parte afectada, que el enfermo no puede soportar el peso de las sábanas ni el movimiento de una persona que entre al cuarto. Pasa la noche atormentado, sin poder dormir, volteando la parte afectado, y cambiando constantemente la posición del miembro afectado, especialmente cuando empeora el dolor. El esfuerzo es en vano al cambiar de postura, ambos en el cuerpo y la parte afectada, para obtener un alivio del dolor".

Más de la mitad de los pacientes con gota artrítica tienen su primer ataque de dolor en el dedo grande del pie. Otros lugares comunes son el tobillo, la rodilla, la muñeca, dedos, y codos. El dolor usualmente ocurre de repente y frecuentemente empieza en la noche. La coyuntura afectada se pone roja, caliente, y muy dolorosa. La indulgencia excesiva en cantidades de alimentos ricos y el alcohol frecuentemente traen el ataque, el cual puede durar de unas cuantas horas y hasta semanas. Entre ataques el paciente normalmente no tiene síntomas, pero ataques subsiguientes ocurren a intérvalos imprevisibles. En un porcentaje de pacientes (aproximadamente el cinco por ciento), después del primer ataque ya no ocurren más ataques. Cuando los episodios de gota se hacen más frecuente y severos, las coyunturas se deforman más y se hacen más dolorosas.

Como se mencionó anteriormente, muchos pacientes con gota desarrollan cálculos renales, y cuando estos cálculos pasan por el uréter, el tubo delgado que se extiende del riñón a la vejiga urinaria, luego ocurren los síntomas de cólicos renales, los cuales consisten en dolor severo abdominal o dolor del costado, náusea y vómitos, y a veces sangre en la orina.

Tratamiento: La dieta es de gran importancia. Durante un ataque agudo de gota, la dieta debe de ser alta en carbohidratos y baja en grasa y proteína. Se debe de eliminar la carne, el chícharo, frijoles, y lentejas. Las calorías se deben de limitar estrictamente para que el paciente no aumente de peso, y si el paciente es obeso se tiene que poner en una dieta para perder peso. El alcohol se tiene que eliminar. Una gran cantidad de líquidos ayuda bastante.

Tome en partes iguales tercianaria, milenrama y valeriana trituradas, mézclelas completamente, y use una cucharadita llena por cada taza de agua hirviendo.

Deje en remojo y tome una taza una hora antes de cada comida, y una taza antes de ir a la cama de noche. Tome hierbas laxantes para mantener los intestinos abiertos; esto es importante. El linimento que se recomienda en la Sección II, Capítulo 3, aplicado en forma amplia y friccionando bien la región, aliviará grandemente el dolor. Las hierbas dadas bajo la sección de Reumatismo y Artritis pueden tomarse para la gota con buenos resultados. Estudie cada hierba separadamente, y tome la combinación que mejor le aplique a su caso.

Cualquiera de las siguientes hierbas resultará benéfica tomando una de ellas, o cualquier combinación que desee, a razón de una cucharadita por cada taza de agua hirviendo, que dejará en remojo por veinte minutos, y tomando cuatro tazas al día, una hora antes de cada comida, y una al acostarse de noche: violeta azul, bardana, raíz de genciana, artemisa, ruda, abedul, retama de escobas, jenjibre, poleo, llantén, zarzaparrilla, ladierno, betónica y álamo cano.

Para un ataque agudo de gota, la colchicina es la medicina normal y se ha utilizado por cientos años. La colchicina se obtiene del cólquico (colchicum autumnale). Esta planta es venenosa y se debe de utilizar sólo bajo supervisión médica.

HABITO DEL LICOR

La introducción de alcohol al organismo siempre produce condiciones antinaturales. Los que emplean habitualmente el alcohol a menudo tienen el estómago ulcerado porque el alcohol perjudica el revestimiento del estómago. Muchas personas quienes toman el alcohol en abundancia, padecen de cirrosis hepática, la cual eventualmente es fatal.

El uso contínuo de alcohol determina un decaimiento total de la persona y a menudo conduce a la locura. El corazón comienza a debilitarse y se afectan los vasos sanguíneos. El alcohol arruina al sistema nervioso y debilita las facultades mentales. Convierte a la persona en áspera y tosca. Es por cierto muy traicionero. Resulta estimulante para los sentidos. Hace que la persona se sienta contenta cuando realmente está miserable y luego le produce debilidad. El alcohol amortece los nervios hasta tal extremo que un hombre siente calor cuando está frío. Lo hace completamente activo mientras está bajo su influencia diabólica, pero le produce un gran colapso cuando el efecto pasa. Por cierto que el alcohol se mofa del que lo bebe y hace de él un insensato. Salomón, el hombre más sabio que jamás haya vivido dijo que "el vino es escarnecedor y los licores fuertes son libertinos; quien por ellos se tambalea carece de cordura" (Proverbios 20:1).

Mientras estaba yo en Minnesota hace muchos años, el jefe de una marmolería, que no era bebedor, tuvo un problema del estómago y el médico le prescribió brandy en dosificaciones por cucharadas. Pero a fin de aliviar su condición aflictiva continuó tomando cada vez más, hasta que su organismo se desquició y hasta el punto de padecer de delirios y alucinaciones en los cuales veía "serpientes". Se necesitaban dos personas para dominarlo, pues cuando él se imaginaba que veía llegar las serpientes, trataba de huir de ellas y atravesaba cualquier puerta o ventana usando toda la fuerza que había en su cuerpo. A menudo buscaba un revólver para matar a las serpientes. Dos hombres me trajeron a este señor cuando yo tenía un sanatorio. Lo primero que hice fue ponerlo en un baño caliente. Los dos hombres lo pusieron en la bañera. Cuando ya no podíamos mantenerlo en la bañera por más tiempo, lo poníamos debajo de un baño de lluvia con agua fría. Yo lo acompañaba durante el tiempo que estaba en la lluvia, y lo mantenía por tanto tiempo como era posible, usando agua fría. Luego le hacíamos beber todas las hierbas calmantes que podíamos inducirle a que bebiera, o que podíamos obligarlo a tomar. Durmió por dos horas la primera noche. Cuando se despertó dijo: "¡Oh, qué bien me siento!" Los hombres que lo trajeron a mi sanatorio me dijeron que antes del tratamiento no había dormido absolutamente por tres semanas o más, que solamente dormitaba, que luego se despertaba totalmente alterado para escaparse de las serpientes.

El próximo día seguimos todo un programa de tratamientos. Le dimos varios baños calientes, y lo hicimos quedar en el agua por largos períodos. Le aplicamos fomentos calientes y fríos a la espina dorsal, y sobre el estómago, el hígado y el bazo, y tambien le hicimos aplicaciones frías a la espina dorsal, y sobre el estómago, el hígado, el bazo y el páncreas. Le servimos alimentos nutritivos y fáciles de digerir. La segunda noche durmió seis horas. Después de esto seguimos un curso de tratamientos, y a la tercera noche durmió toda la noche. En tres días había progresado tanto que se lo podía dejar solo. Después de tres semanas este hombre, que había sido un fracaso y que físicamente estaba muy débil, regresó a hacerse cargo de su trabajo anterior.

La parte feliz de todo el asunto es que él, que había sido separado de su familia por causa de la bebida, fue restaurado a su hogar, y hubo gran regocijo. Lo hermoso del caso es que él dejó de beber, y nadie podía hacerle tocar el alcohol bajo ninguna circunstancia. Muchas familias separadas por la maldición del alcohol han sido reunidas de nuevo por el servicio amante y los remedios sencillos que Dios le ha dado al hombre. Podríamos citar muchos casos, pero el espacio no nos permite.

Para poder ayudar a una persona a dominar el hábito de la bebida, él debe querer dejar de beber, y estar dispuesto a hacerlo. Cuando decide abandonar la bebida, es muy fácil y sencillo ayudarlo en su empresa.

Tratamiento: Una dieta de frutas es muy eficaz, y después de ella, una dieta liviana y nutritiva. Aplique al enfermo enemas altos todos los días para ayudarle al cuerpo a deshacerse de los venenos. Baños fuertes de sudación todos los días también le harán bien, y el tomar hierbas laxantes para mantener los intestinos realmente activos.

Déle baños calientes, y fricciones completas cuando está en la bañera. Esto ayuda a que las materias de desecho sean eliminadas del cuerpo. Un masaje diario es muy valioso. Haga que él se dé, o déle usted, una fricción fría vigorosa con toalla todas las mañanas al levantarse, seguida de una fricción también vigorosa con una toalla turca áspera.

Para ayudarle a destruir el gusto por el alcohol, es beneficioso lo siguiente: astillas de cuasia, que son muy eficaces. Use una cucharadita por cada taza de agua hirviendo, y deje en remojo por media hora, cubierto. Tome un sorbo cada dos horas. En los casos graves, el paciente debe tener alguien que lo cuide todo el día de manera que no beba más alcohol.

¡NUNCA se desanime y abandone la lucha, y NUNCA vuelva a probar otra vez el alcohol! Esta es la forma en que yo logré vencer. Yo era un gran bebedor, pero un día me resolví a abandonar este vicio abominable que me estaba arruinando la salud y la vida, y nunca más volví a probar el alcohol. Y eso ocurrió hace cuarenta años. También era un gran fumador, y mascador de tabaco. Eso también lo abandoné y nunca más lo probé.

HABITO DEL TABACO

El acto de fumar cigarrillos es la causa principal del cáncer del pulmón. Hoy en día es el cáncer más común en hombres en los Estados Unidos, y en la mayoría de estados ahora es el cáncer más común en las mujeres también. El acto de fumar cigarrillos también predispone al cáncer del esófago y de la vejiga, es uno de los contribuyentes principales de ataques de corazón, y es implicado en algunas enfermedades del estómago como las úlceras.

Masticando el tabaco es una causa común del cáncer en la boca, mientras que el hecho de fumar una pipa es responsable por el desarrollo del cáncer de los labios. El tabaco es una causa activa de enfermedades del estómago. El fumar o el mascar tabaco debilita los órganos digestivos. La pérdida de saliva causadas por el fumar y mascar tabaco es una de las razones por las cuales el organismo se perjudica con el tabaco.

Muchas jóvenes fuman para mantenerse delgadas. Si el fumar impide la obesidad excesiva, el sentido común debe decirnos que es muy destructivo al organismo. Lo mismo puede decirse de las numerosas píldoras para bajar de peso que se venden en el comercio. Todos saben que la primera vez que una persona fuma se enferma mucho, se pone pálido y aun vomita.

Yo tuve la misma experiencia cuando empecé a fumar. Me sentí sumamente enfermo, tanto que apenas podía mantenerme de pie. Pero, gradualmente el cuerpo se acostumbra a la toxina, se desarrolla una resistencia y entonces los malos efectos no son tan notables, pero todavía están allí. Durante todo el tiempo que usé tabaco estaba consciente de que estaba perjudicando mi estómago y mi digestión, y cuando abandoné el vicio, me sentí extremadamente nervioso y solitario en medio de un ambiente placentero. Pasó mucho tiempo antes que estos sentimientos desaparecieran. Si yo hubiera sabido entonces lo que sé ahora, podría haber vencido el hábito del tabaco en pocas semanas; sin embargo me costó medio año lograrlo.

Los venenos del tabaco se introducen rápidamente en el torrente sanguíneo, y cualquier cosa que afecta la sangre afecta también todos los órganos y tejidos del cuerpo. Perjudica grandemente los glóbulos sanguíneos y tiene un efecto dañino sobre el sistema nervioso, lo cual determina una circulación pobre. El fumar es una de las causas de cáncer de la lengua, y otras enfermedades como enfisema y bronquitis.

Las personas que sufren de tuberculosis, palpitaciones del corazón, pulso intermitente, cáncer, inactividad de la piel, parálisis del sistema nervioso, y que usan tabaco en alguna forma, en muchos casos pueden atribuir su enfermedad directamente al uso del tabaco.

No puede exagerarse el hecho de que los que usan tabaco en alguna de sus formas pronto se debilitan y no pueden estar mentalmente alertas ni tener tan altos ideales como los que no usan este veneno. Los trabajadores médicos han visto diariamente lo cierto que lo citado arriba es.

Tratamiento: El siguiente tratamiento resultará extremadamente útil para curar a una persona del hábito de fumar.

Póngase a una dieta de frutas y caldos vegetales por un período de ocho a quince días. Los caldos vegetales son muy nutritivos y por lo mismo ayudan a mantener la fuerza.

Tome abundancia de baños calientes, suficientes como para que transpire profusamente. Por lo menos uno diario. Termine con la fricción con toalla fría o un esponjamiento frío. Permanezca en la bañera tanto tiempo como sea posible, desde treinta minutos hasta una hora, o más si el posible, añadiendo continuamente agua caliente. Aplique paños fríos a la cabeza y a la garganta si se siente débil o siente que va a desmayarse. Beba agua en grandes cantidades mientras está en el baño, pues esto lo ayuda a transpirar. Los venenos se eliminan por la piel por medio de la transpiración. Las fricciones en forma vigorosa mientras se seca, para aumentar la circulación. Los que toman baños turcos deben tomar uno al día, con una fricción completa.

El té de trébol rojo es muy eficaz para limpiar el organismo. Use los brotes, una cucharadita de ellos por una taza de agua hirviendo. Deje en remojo, y tome de cinco a doce tazas al día.

El té de magnolia es específicamente útil para curar el hábito de fumar. También el té de las hojas y las semillas de mirto son muy buenas. Prepare este té en la forma como lo hace para las otras hierbas.

El té de olmo resbaloso es también excelente para tomar mientras se cura del vicio de fumar.

Las siguientes hierbas son también buenas: tercianaria, verbena menta piperita, nébeda, nervina, cuasia, agripalma, angélica, raíces de bardana (para limpiar la sangre), cimicífuga negra, blue cohosh, equinácea.

HEMORRAGIA NASAL

Causas: Una herida a la nariz, exceso de calor, a veces el estar en la altura, congestión aguda de la cabeza, anormalidad de la sangre.

Tratamiento: La aplicación de agua muy fría o hielo sobre la nariz y sobre la nuca, a veces detendrá la hemorragia. La presión en la nuca impide la libre circulación de la sangre a la cabeza. Apriete la nariz fuerte por tres o hasta cinco minutos mientras que respira por la boca, ésto normalmente detendrá la hemorragia.

Tome una cucharadita llena de hydrastis canadensis (golden seal), deje en remojo en medio litro de agua blanda o destilada que esté hirviendo, añada suficiente ácido bórico para hacer una solución saturada. Ponga todo el ácido bórico que el agua pueda disolver; si algo está sin disolver en el fondo del frasco, no hace ningún daño. Agite completamente y deje estar hasta que se asiente, y entonces estará listo para usar. Después que esta solución está fría, absorba parte de ella por la nariz; haga esto varias veces al día, o a menudo, hasta que la hemorragia se detenga.

La raíz de hierba de San Lorenzo, la corteza de roble blanco o la corteza de mirto son muy buenas. Use una cucharadita llena por una taza de agua hirviendo, deje en remojo por treinta minutos, cuele o deje asentarse, y entonces use absorbiendo por la nariz. Haga también gárgaras con esta solución, pues no produce ningún daño si parte de ella se traga.

Todo esto que se explica son remedios muy buenos para la hemorragia nasal, y también resfríos de cabeza o para problemas de los senos nasales.

Otra hierba muy eficaz para la hemorragia de la nariz llamada ephedra valgaris. Use una cucharadita llena por cada taza de agua hirviendo, deje en remojo por treinta minutos, deje reposar o cuele para sacar todo el sedimento y absorba esta solución por la nariz, repitiendo la operación hasta que se halle alivio. Otra hierba que puede ser usada de la misma manera es el *hydrastis canadensis* (golden seal) en polvo.

En todas estas soluciones use la mejor clase de agua que pueda obtenerse, preferiblemente suave o destilada.

HEMORRAGIAS

Causas: Siempre que se corta un vaso sanguíneo, ya sea una arteria o una vena, grande o pequeña, o una rotura por cualquier otra causa, inmediatamente empezará una hemorragia. Puede ser de los pulmones, el estómago, el recto o cualquier otra parte del cuerpo. Si se corta una arteria, la sangre fluirá con rapidez, y normalmente será de un rojo brillante. Si es de una vena, la sangre es oscura y fluirá más constantemente pero en forma más lenta. Cuando la herida es pequeña, la sangre normalmente se coagula y deja de fluir. Esto sucede proveyendo que los componentes de sangre apropiados, especialmente las plaquetas, estén presente en cantidades suficientes.

Hemorragia del estómago. Se necesita descanso y silencio. Haga una aplicación de hielo al estómago durante un corto tiempo, y haga que el paciente trague pequeñas partículas de hielo rápidamente durante un corto tiempo. Un té de bolsa de pastor es muy bueno para hemorragias. Las hojas de hamamelis, las raíces de hierba de San Lorenzo, la raíz de bistorta, la frambuesa roja y el zumaque son también buenos. Prepare un té de cualquiera de ellas poniendo una cucharadita en una taza de agua hirviendo por treinta minutos, deje en reposo y luego beba. Las úlceras, tumores, y inflamación (gastritis), son las causas más comunes del sangramiento del estómago.

Hemorragia de los pulmones. Déle al paciente un baño de pies caliente y consiga que el enfermo deje de toser tanto como sea posible. La tsuga del Canadá con un poco de pimentón se considera un buen remedio para detener la hemorragia de los pulmones casi inmediatamente. También use las mismas hierbas para hemorragia del estómago. El cáncer del pulmón es una causa frecuente del hecho de toser sangre.

Hemorragia del útero. Haga que la paciente esté en cama, y eleve los pies de la cama. Déle un lavado vaginal caliente hecho de corteza de mirto o de raíz de bistorta. Use estas hierbas ya sea en polvo o trituradas. Eche una cucharadita llena en medio litro de agua hirviendo, y déjela estar por pocos minutos. Si es posible emplee una ducha espiral; si no es posible, emplee una ducha común.

Las hojas de frambuesa roja, la corteza del pino blanco, la corteza de hoja de hamamelis y la raíz de hierba de San Lorenzo son muy buenas; haga un té de ellas. En la forma triturada, use dos cucharaditas por cada cuartillo de agua hirviendo, deje en reposo por veinte minutos, cuele y use tan caliente como sea posible.

El sangramiento entre períodos menstruales o después de la menopausia puede indicar un problema serio, y si continúa se debe consultar un médico.

Hemorragia intestinal. Mantenga al paciente en cama. Aplique un enema de té de raíz de hierba de San Lorenzo. Pueden usarse también la corteza de roble blanco o el té de frambuesa roja. Inyecte dos o tres onzas del té y haga que el paciente lo retenga por tanto tiempo como le sea posible. Repita. Tome internamente un té de bolsa de pastor, hojas de frambuesa, raíz de bistorta, hamamelis, mirto, o zumaque. Use una de estas hierbas o una mezcla de dos o tres. Prepárela y tome de acuerdo con las instrucciones para el uso de las hierbas no venenosas.

Hemorragia nasal. Prepare un té de hydrastis canadensis (golden seal), usando una cucharadita en medio litro de agua hirviendo. Deje en reposo por unos pocos minutos, déjelo asentar y entonces, cuando esté frío, eche un poco en la palma de la mano y absórbalo con la nariz. A veces el frío o la presión aplicada a la nuca ayuda a prevenir la afluencia de sangre a la cabeza. Use el hydrastis canadensis (golden seal) varias veces al día. Si se hace cuidadosamente, será raro el caso en que haya una recurrencia. Un té hecho de raíz de hierba de San Lorenzo, hamamelis y corteza de roble blanco es también muy útil para detener la hemorragia de la nariz, siendo que estas hierbas son astringentes.

Apretar la nariz de tres a cinco minutos, mientras se respira por la boca, detendrá la mayoría de las hemorragias nasales.

PRECAUCION: Una hemorragia continua, aunque sólo sea en cantidades pequeñas, de cualquier parte del cuerpo, puede indicar un problema serio como el cáncer, y la causa precisa de la hemorragia se debe de encontrar lo más pronto posible.

HEMORROIDES O ALMORRANAS

Las hemorroides son venas dilatadas alrededor del ano y recto. Pueden ser internas (no visibles desde afuera) o externas. Aproximadamente la mitad de la población de los Estados Unidos sobre los cincuenta años de edad tiene hemorroides.

Causas: Un régimen alimenticio excesivo consistente de alimentos refinados bajos con escasa fibra, tiende a causar excreciones pequeñas y duras, resultando en esfuerzo y estreñimiento; esto causa presión aumentante en el interior del colon.

Los laxantes comerciales que se venden en el mercado son también una causa, pues ellos irritan las membranas que recubren al colon.

Síntomas: Venas inflamadas alrededor del ano o dentro del recto. Estos vasos sanguíneos se irritan y sangran.

A veces el sangramiento es muy severo y puede resultar en anemia y debilidad. Si se forman pequeños coágulos de sangre en una hemorroide, se hincha, se vuelve azul, tensa, y extremadamente dolorosas. A veces las venas dentro del recto están tan hinchadas que cuando pasan las materias fecales son empujadas hacia afuera. En este caso, debe usarse alguna clase de aceite y deben empujarse de nuevo para adentro. A menudo existe una comezón intensa.

Tratamiento: Primero aplíquese un enema alto, de 38°C (102°F) a 42°C (108°F). Use corteza de roble blanco, corteza de mirto, o té de raíz de hierba de San Lorenzo. Esto limpiará el colon en toda su extensión.

Haga un té bien cargado de corteza de hamamelis y una cucharadita de nébeda, media cucharadita de sanguinaria y una cucharadita de raíz de romaza. Si no tiene las otras hierbas, puede usar solamente la corteza de hamamelis y nébeda por cada taza de agua hirviendo. Déjela estar por veinte minutos. Si el problema es externo, empape un trozo de algodón en este té y lave la parte afectada. Si el problema es interno, inyecte dos cucharadas de líquido a la vez en el recto. Hallará que esto dará alivio en corto tiempo.

Al hacerse los enemas de hierbas el dolor disminuirá y las almorranas entrarán en el recto; lo harán con más rapidez si adopta la postura de apoyar las piernas contra el pecho, siendo que esto hace que los intestinos desciendan un poco.

Otro té de hierba que puede inyectarse y que es muy eficaz es la corteza de roble blanco, o el té de raíz de hierba de San Lorenzo. Use una cucharadita por cada taza de agua hirviendo, déjela estar por veinte minutos, cuélelo y lave las partes afectadas e inyecte un poco. Esto proporcionará alivio. Esto por sí sólo a veces sanará el mal si los enemas y el régimen alimenticio recomendados son seguidos.

Yo he curado casos graves solamente con kerosén. Aplíquelo a las partes afectadas, ya sea dentro o fuera. Si es adentro, inyecte un poco. El kerosén da alivio instantáneo. El jugo de limón es también excelente, usado de la misma manera.

Tome lo siguiente internamente: partes iguales de gordolobo, milenrama, raíz de hierba de San Lorenzo y fireweed. Mézclelos bien, y use una cucharadita en medio litro de agua hirviendo. Hierva y entonces deje estar por una media hora. Tome media taza tres o cuatro veces al día.

En forma de supositorio lo siguiente es un excelente remedio para curativo:

60 gramos de corteza de tsuga del Canadá en polvo
30 gramos de hydrastis canadensis (golden seal)
30 gramos de harina de trigo en polvo
30 gramos de ácido bórico
30 gramos de corteza de mirto

Mézclelos con glicerina, y haga la mezcla suficientemente espesa para poder darle la forma de supositorio. Inserte uno en el recto de noche y déjelo allí.

Dieta: Deben evitarse todos los alimentos pesados y estimulantes, el tabaco, el té, el café, el vinagre, las bebidas alcohólicas y las carnes de todas clases.

La dieta debe ser sencilla y liviana. El caldo de potasio es excelente, tal como se indica en este libro. (Véase el índice) La leche de soya, el pan retostado de soya, las bananas bien maduras, los caldos vegetales de cualquier clase, son buenos alimentos. Seguir una dieta de frutas por unos pocos días es una medida de gran ayuda.

En todos estos tratamientos debe ejercerse buen juicio. Hay probablemente otras cosas que pueden comerse, pero una dieta sencilla y alcalina apresurará una cura.

Debe tomarse un baño de asiento caliente, tan caliente como se lo pueda soportar. Siéntese en el agua por quince minutos o por más tiempo hasta que el cuerpo entre completamente en calor. Tenga otra bañera que contenga agua fría, y después de salir del agua caliente, siéntese en el agua fría por un segundo o dos. Regrese al agua caliente, y repita. Si usa la bañera, haga que el agua le cubra hasta arriba de las caderas. Coloque la otra bañera a la par de la primera, inclinándola con un trozo de madera o algún artículo sólido debajo de uno de los lados. Continúe con este tratamiento por una hora. (Véase también la Sección VIII, Capítulos 3 y 5.)

HERIDAS Y CORTADURAS

Si el cuerpo está en una condición sana, una herida o cortadura sanará rápidamente. Póngale un vendaje a la herida inmediatamente para detener la sangre. Lave la herida con una solución de hydrastis canadensis (golden seal) y mirra en polvo, y ponga una cucharadita llena de cada una por cada pinta de agua hirviendo, dejando estar por veinte minutos. Si la herida sangra mucho, hágale un vendaje en su propia sangre; esto hará que sane rápidamente. Aplique el linimento (véase la Sección II, Capítulo 3) sobre y alrededor de la herida. Después de vendar, empápela completamente con linimento cinco o seis veces al día o más a menudo. Esto facilita una curación más rápida y alivia el dolor.

Si la cortadura es grande y la herida está cubierta, colóquela en una solución de hydrastis canadensis (golden seal) y mirra, tan caliente como se pueda soportar. Continúe este tratamiento, manteniendo la solución caliente, hasta que la herida se cierre. Yo he mantenido a veces una herida hasta por dos horas en esa solución. Cuando la herida esté prácticamente cerrada, presione sobre la misma para cerrarla bien, espolvoree un poco de hydrastis canadensis (golden seal) en polvo sobre la parte externa, y hágale un vendaje, usando tiras de tela adhesiva para mantener los lados juntos. Aplique linimento en la zona que está alrededor; esto alivia el dolor y la inflamación. Si la herida está en la mano, use un cabestrillo para evitar que la herida tire y se abra de nuevo. Si está en el pie, será necesario que tenga el pie levantado o, en su defecto, deben usarse muletas hasta que se esté sano.

Yo he curado y visto sanar de esta manera muchas heridas graves sin puntadas y sin dejar ninguna cicatriz, y sin que el paciente sufriera tanto. Esté seguro de aplicar el linimento en abundancia; actuará en forma mágica. Si aparece alguna carnosidad, puede matarse espolvoreando alumbre quemado.

La escorodonia es un excelente remedio para heridas viejas o cuando hay inflamación. Use una cataplasma.

También pueden usarse la sanícula, la picagallina, la hydrastis canadensis (golden seal), la mirra y el olmo resbaloso. Estas hierbas pueden emplearse efectivamente para cataplasmas y lavados.

HIDROFOBIA (RABIA)

Causas: La rabia es causada por un virus que está presente en muchos animales de sangre caliente, y se transmite a los humanos por la mordida de un animal infectado. Antes de los años 1950 la mayoría de causas de rabia en los Estados Unidos eran causados por la mordida de perros o gatos. A causa de un programa intensivo para controlar la rabia, el número de casos de rabia ha sido reducido dramáticamente y la mayoría de casos ahora resultan de las mordidas de murciélagos, zorros, zorrillos, y mapaches.

Síntomas: La duración de tiempo entre que el animal dio la mordida y el tiempo que aparecen síntomas de rabia es muy variable, pero normalmente es entre tres y ocho semanas. Durante este período de tiempo la persona se siente bien con la excepción de los efectos en el local donde le mordió el animal. Cuanto más cerca de la cabeza haya sido mordido, tanto más rápido que aparecen los síntomas. Siguen síntomas más severos los cuales incluyen el sistema nervioso, parálisis, tortícolis, alucinaciones, convulsiones, agitación, y otros movimientos hiperactivos, los cuales pueden empezar solos o que se pueden producir por ruido, sensación de tocar, o otros tipos de estimulación. Cuando tratan de tomar agua les da un dolor severo a causa de espasmos, los cuales causan asfixia y obstrucción. Si no selo trata, el paciente cae en estado de coma, deja de respirar, y muere.

Tratamiento: Tan pronto como sea posible después de la mordedura, la herida se debe enjuagar con agua, luego se debe de lavar bien con jabón y agua por cinco minutos y enjuagar otra vez. Los tejidos dañados o colgojos se deben quitar. Si ha sido mordido por un perro o gato que aparece estar bien, el animal se debe confinar por diez días y si no hay síntomas de rabia durante este tiempo, no necesitará más tratamiento. Pero si al animal tiene rabia, o si no se puede confinar y observar por este tiempo, lo cual normalmente es el caso con animales salvajes como los zorrillos, mapaches y zorros, etc., se debe administrar la vacuna para la rabia tan pronto como sea posible.

Trate de ver a un médico en seguida, si es posible. Haga un vendaje bien apretado entre la herida y el corazón, y aplique agua caliente y vinagre. El virus de la rabia normalmente se queda localizado en los tejidos cerca de la mordedura por bastante tiempo antes de llegar a los nervios y al cerebro. Deje secar el fomento, y entonces aplique unas pocas gotas de ácido hidroclorhídico. Esto neutralizará y destruirá el veneno de la saliva de la boca del perro. Después de esto aplique una cataplasma hecha de olmo resbaloso triturado, con una cucharadita de las siguientes hierbas: hydrastis canadensis (golden seal) en polvo, mirra y lobelia. Haga la cataplasma lo suficientemente grande como para cubrir toda la herida, y cámbiela cada cuatro horas. Una cataplasma de bardana también es buena. (Véase cataplasmas en la Sección II, Capítulo 3.)

Como tónico interno, tome un compuesto de las siguientes hierbas, a razón de una cucharadita de cada una: hydrastis canadensis (golden seal), genciana, mirra, lobelia y un octavo de cucharadita de pimentón. Déjelo en remojo en medio litro de agua hirviendo, por media hora. Tome un trago cada hora. Es mejor tomar las hierbas en esta combinación, pero en caso de que no las pueda conseguir todas, use cualquiera de ellas, o dos ó tres, las que pueda obtener. Personalmente recomiendo esta combinación como la mejor. Este tratamiento ha sido muy exitoso en mordeduras de perros rabiosos, mordeduras de serpiente o picadura de insectos, cuando el tratamiento se sigue estrictamente. (Las mordeduras de serpientes y las picaduras de insecto nunca causan rabia.)

Si el paciente siente náuseas, o está debilitado, déle las siguientes hierbas: tercianaria, cimicífuga negra, valeriana, genciana y angélica. Use en partes iguales, mezcle bien, añadiendo un poco de pimentón. Si no tiene todas las hierbas, use aquellas de que dispone. Tómese según las indicaciones para su uso en la sección de hierbas no ponzoñosas.

Todas las picaduras de insectos venenosos y las mordeduras de serpientes deben ser abiertas. Si esto no es posible, alguien debe absorber el veneno con la boca, cuidando de que esa persona no tenga ninguna herida ni llaga en la misma. Recuerde que la picada de un insecto o víbora nunca resulta en rabia, ya que la rabia sólo ocurre en animales de sangre caliente.

La rabia es una enfermedad extremadamente antigua, y se menciona desde el año 2.300 a.C. en las escrituras egipcias antiguas. Antes que Pasteur introdujo la vacuna de rabia en 1885, las mordidas de animales con rabia fueron tratadas con cauterización local (quemadura).

Los siguientes párrafos sobre la hidrofobia se han incluido principalmente para el interés histórico y se toman directamente de "The Model Botanic Guide to Health" (*El Guía y Modelo Botánico Para La Salud*), pp. 189-192.

Las Mordidas de Perros y Serpientes y la Hidrofobia

Esta terrible, y siempre temida, afección existe tanto en la especie humana como en la animal; se produce por un virus específico, que es absorbido y conducido por medio de la saliva a la circulación, cuando después de cierto período, la herida se enrojece y se inflama, y va acompañada de dolor y espasmos.

Ellos (los pacientes) siempre tienen terror a los líquidos, particularmente al agua, y el sólo mirarla les produce espasmos. Se echa por la boca una saliva espumosa, y a menudo se manifiesta un deseo de morder a cualquiera que esté cerca, y si no se atiende rápidamente al paciente, éste experimenta alarmantes convulsiones. La mayor parte de las personas saben que la hidrofobia es una locura causada por la mordedura de un perro u otro animal rabioso u otro animal.

M. Buisson leyó una interesante monografía sobre este tema ante la Academia Francesa de Artes y Ciencias, en cuanto a un descubrimiento y remedio para la hidrofobia, en el cual él presenta los detalles de su propio caso. Este fue llamado a asistir a una mujer que sufría de hidrofobia, y un poco de la saliva venenosa que llegó a estar en contacto con una llaga ulcerada que tenía en uno de los dedos, hizo que él mismo contrajera la enfermedad. Este dice: "El noveno día después del accidente de repente sentí un dolor en la garganta, y un dolor aún más fuerte en los ojos. Mi cuerpo pareció volverse tan liviano que experimentaba la fantasía de poder saltar de una inmensa altura; y la piel de mi mano ulcerada llegó a tener una exageración tan grande del sentido del tacto, que creía que podía contar cada cabello que tenía en la cabeza con ella, sin observarla. La boca se me llenaba constantemente de saliva, y no solamente la vista de objetos brillantes, sino el sólo contacto con la atmósfera se me hacía doloroso. Sentía un deseo de correr de aquí para allá y de morder a cualquier cosa animada o inanimada, con excepción de mis semejantes. A su tiempo experimenté gran dificultad para respirar, y la vista del agua llegó a ser para mí más terrible que mi dolor de garganta. Los efectos volví a sentirlos a intérvalos de cinco minutos, y me parecía que se originaron en el dedo enfermo, y se extendieron hasta la altura de mi omóplato".

El relato de M. Buisson termina de esta manera en una revista médica de Londres:

"Cuando a raíz de estos diversos síntomas llegó a la conclusión de que estaba sufriendo de hidrofobia, resolvió poner fin a su vida sofocándose en un baño de vapor. Con este propósito elevó la temperatura a 60°C (140°F), pero al hacerlo sintió un gran agrado y se sorprendió al hallar que todos sus dolores desaparecieron. Salió del baño completamente curado, comió una buena cena y bebió más abundantemente de lo que solía hacerlo. El añade que trató a más de ochenta personas que habían sido mordidas por perros rabiosos de una manera similar, y todos se recuperaron, con la excepción de un niño de siete años que murió mientras le estaba administrando el baño de vapor".

El Dr. Buisson menciona varios otros hechos curiosos: "Un hombre norteamericano había sido mordido por una serpiente lejos de su casa. Queriendo morir con su familia, corrió todo el camino, se acostó y transpiró profusamente. La herida se sanó como si hubiera sido un tajo sencillo".

El Sr. Hubbard de Illinois, en una carta, dice: "Hace dieciocho años, a mi hermano y a mí nos mordió un perro rabioso, que también mordió a una oveja al mismo tiempo; entonces teníamos diez ó doce años de edad. Un amigo sugirió lo siguiente, que según el dijo curaría la herida de una víbora de cascabel: saquen la corteza de la raíz de un fresno común, y hiérvanla hasta producir un cocimiento concentrado, y tomen de este líquido en abundancia. Mientras mi padre preparaba este cocimiento, la oveja de la cual hablamos comenzó a mostrar los síntomas de la hidrofobia; y estaba tan fatigada que ya no podía tenerse en pie. Mi padre la bañó con este té de corteza a fin de cerciorarse de si podía depender de él como una cura para sus hijos; cuatro horas después de haberla bañado, para sorpresa de todos, el animal se puso en pie y se fue tranquilamente a pastar con el ganado.

"Mi hermano y yo continuamos tomando la medicina durante seis u ocho días, una taza de té tres veces al día. Jamás se descubrió ninguno de los efectos del terrible veneno en ninguno de nosotros. Esta preparación ha sido usada con éxito en mordeduras de serpientes. Sabemos que el autor ha usado semillas o raíces de fresno por más de veinte años, y éstas son un antiguo remedio inglés, pero no titubeamos en decir que la cáscara de las raíces es mucho mejor".

Un guardián de bosques sajón llamado Gastell, a la edad de 82 años, no queriendo llevar con él a la tumba un secreto de tanta importancia, publicó en el **LEIPSIG JOURNAL** un artículo acerca de los medios que él usó durante 50 años, y en él afirma que ha rescatado a muchos seres humanos y a gran número de ganado de la terrible muerte por hidrofobia. Lave la herida inmediatamente con agua tibia y vinagre; déjela secar, y entonces eche en la herida unas pocas gotas de ácido hidroclorhídrico, y eso neutralizará y destruirá el veneno de la saliva.

Tratamiento: Estos son remedios que también nosotros recomendamos; además, el vapor o el baño con agua caliente es un auxiliar valioso en el tratamiento de la hidrofobia. Y a todos los que tengan más de diez años se recomienda lo siguiente: mientras está en el baño de vapor, beba media cucharadita de tintura de lobelia, con una cucharadita de gotas antiespasmódicas. Lave la herida con tintura ácida de lobelia, tintura de aceite o tintura de goma de mirra; mantenga la parte afectada constantemente remojada con esta solución. De noche aplique una cataplasma de polvo de sanguinaria y de lobelia, en partes iguales, mezcladas con levadura.

HIDROPESIA

Causas: La hidropesía (edema) es una acumulación de fluido en los tejidos celulares o en alguna de las cavidades del cuerpo, como el pecho o el abdomen, y puede deberse a problemas del corazón, los pulmones, el hígado, o los riñones. Cualquier cosa que produzca envenenamiento de la sangre o que determine la muerte de los glóbulos rojos puede resultar en hidropesía. En la mayor parte de los casos ésta es causada por un corazón o riñones que no funcionan bien. A veces el hígado y la vesícula biliar están tan enfermos e inflamados que no funcionan normalmente, y esto da como resultado una condición de hidropesía, que hace que la cavidad abdominal se llene de fluido. Puede ser que los riñones sean la causa. La enfermedad de Bright, cuando los riñones no puede funcionar debidamente, trae como resultado generalmente la hidropesía. Tumores en el estómago pueden irritar a la mucosa del estómago (peritoneo), haciendo que produzca grandes cantidades de fluído causando un estómago distendido e hinchado.

Tratamiento: Generalmente debe hacerse un cambio completo en el régimen alimentario, dejando todas las bebidas alcohólicas, el chocolate, las bebidas de cocoa, el té, el café, la Coca Cola y todas las bebidas similares. No debe consumirse carne, pasteles, tortas o bizcochos, ni pastas ricas. Todos los alimentos deben comerse tan secos como sea posible y, por lo mismo, deben masticarse en forma completa. No debe tomarse ningún líquido con las comidas, pero puede beberse un poco de agua una hora después de las mismas. No use nada de sal. Las frutas o los tomates deben constituir una gran parte de la dieta. Una comida de verduras al día (preferiblemente al mediodía) debe componer la dieta de todos los pacientes. Nunca deben comerse frutas y verduras en la misma comida. Las lentejas brotadas y la soya brotadas son muy buenas, como todas las preparaciones de soya mencionadas en este libro. Consuma en abundancia verduras como berenjena, remolachas jóvenes, perejil, apio, okra (quimbombó), coles, espárragos, coles rizadas, mostaza, lechuga, espinaca, chirivías, cebollas, pepinos, berros, calabazas o zapallos, papas, arvejas, maíz amarillo, acelga, coliflor, escarola, judías verdes y guisantes.

Deben comerse uvas frescas en abundancia en la estación, y si no se pueden conseguir, pueden usarse pasas. Las bananas bien maduras pueden consumirse a menudo. Las nueces y las preparaciones de nueces deben ocupar el lugar de la carne. También el coco es bueno. Si un paciente no puede comer todo el coco, la leche de coco es excelente. El pan integral retostado es lo que debe comerse en vez de pan fresco. Nunca coma pan hecho con soda o polvo de hornear.

Tome agua en abundancia y jugo de frutas para limpiar los riñones y la vejiga. Un baño caliente diario (preferiblemente por la noche) para producir transpiración, ayuda a librar al cuerpo de impurezas. Los baños fríos matutinos y el lavado de los miembros y el abdomen dos o tres veces al día con agua fría son también benéficos.

Beber abundante té de frambuesa roja o asclepia producirá transpiración. Si la hierba está en polvo, tome media cucharadita en una taza de agua hirviendo. Déjelo estar por treinta minutos y bébalo; también el polvo puede tomarse en cápsulas de cuatro a seis veces al día. Una combinación excelente de hierbas para este propósito es la siguiente: media cucharadita de cada una de estas hierbas: ñame silvestre y cimicífuga negra, con un poco de pimentón agregado, por cada taza de agua. Mantenga los intestinos activos, de manera que se muevan de una a tres veces al día, empleando laxantes de hierbas como se indica en la Sección II, Capítulo 3. También puede tomarse con mucho beneficio un té hecho de las siguientes hierbas en forma abundante, hasta cuatro a seis tazas al día: zanahoria silvestre (brotes o semillas), raíz de diente de león, milenrama, raíz de bardana, eupatorio púrpura, saúco enano y retama de escobas. Estas pueden mezclarse en partes iguales, usando una cucharadita por cada taza de agua hirviendo, y dejando en remojo por veinte o treinta minutos.

La bardana y la retama de escobas hacen una buena combinación. También se preparan de la misma manera. El saúco enano es especialmente bueno, porque limpia los riñones.

El siguiente remedio se ha comprobado que muchas veces cura la hidropesía: tome la raíz de vid de uvas y quémela hasta que se reduzca a ceniza. Use una cucharada de postre de esta ceniza en un vaso de agua tres o cuatro veces al día, tomando siempre abundante agua con ella. La corteza interna de la vid es también buena, preparada de la misma manera.

Bañarse con frecuencia en el mar es muy eficaz para la hidropesía. Si no se puede hacer, mezcle una libra de sales Epsom y una libra de sal común de mesa y añádalas al agua para bañarse.

La zanahoria silvestre, que crece con tanta abundancia en muchos de los estados de Norteamérica, se ha comprobado que cura la hidropesía, junto con la dieta debida, después de abandonar las bebidas perjudiciales y los alimentos y hábitos dañinos.

Ya que la hidropesía no es en realidad una enfermedad en sí, sino simplemente una reflección de algún problema en otro órgano, como el corazón o riñones, la causa de la hidropesía debe ser determinada y el propio tratamiento dirigido a la causa.

HIEDRA VENENOSA

La hiedra venenosa es causada por la exposición a esta planta. En personas sensibles, esto causa el enrojecimiento en la piel, la que puede hincharse y cubrirse de ampollas pequeñas.

Las áreas expuestas como las mano, brazos y cara son las partes más frecuentemente afectadas. La comezón puede ser intensa.

Tratamiento: Las siguiente hierbas son buenas para la comezón de hiedra venenosa: lobelia, hydrastis canadensis (golden seal), mirra, equinácea, sanguinaria del Canadá, sello de Salomón. Un té cargado con partes iguales de corteza de roble blanco y agua de cal es muy bueno en casos afectados por la hiedra venenosa. Aplique un vendaje húmedo con esta solución y cambie tan pronto como se seque. Aplique antiflogistina (una marca usada antes para una cataplasma hecha de glicerina, kaolina, y aromáticos) fría y renueve cada doce horas para el veneno de hiedra. Espárzalo en una copa de media pulgada de grueso y cubra la piel circundante sana, lo cual impedirá que el mal se esparza. El jugo que sale al esprimir las hojas de la sábila también se pueden aplicar directamente a la erupción cutánea para detener el escozor.

HIPO

Causas: Irritación del nervio frénico, que produce la contracción del diafragma. Alimento o líquido excesivo en el estómago.

Tratamiento: Una vez me trajeron a una mujer que estaba casi muerta a consecuencia del hipo. Tomé una naranja cortada por la mitad, le di el jugo de media naranja, y el hipo se detuvo inmediatamente. El jugo de una naranja usualmente detiene el hipo.

Comer un poco de tiza de la que se usa para escribir en los pizarrones, tragar agua muy caliente o muy fría, o tomar jugo de cebolla en dosificación de una cucharadita, todos han sido usados para detener el hipo. Otra cosa que ayuda es hacer un té de semillas de zanahoria silvestre, empleando una cucharadita llena en una taza de agua hirviendo; déjela estar por media hora. Invariablemente una media taza detendrá el hipo. Los brotes son también buenos si se usan de la misma manera.

Una cataplasma hecha con la mitad de una cucharadita de pimentón en medio litro de vinagre espesado con harina de maíz, harina de trigo integral o harina de linaza, y aplicada sobre el diafragma, es excelente. Un cuarto de cucharadita de tintura antiespasmódica tomada en medio vaso de agua cada quince minutos hasta obtener alivio es también otra forma segura muy buena.

Un té hecho de blue cohosh o de cimicífuga negra, tomados separadamente o mezclados en partes iguales, también es bueno.

HISTERIA

Causas: Los que padecen de ataques histéricos son por lo general muy nerviosos. Existe una larga lista de causas, pero la mención de unas pocas será suficiente: ansiedad, repentino temor, indigestión, extrema nerviosidad, accesos de ira, y la menstruación en niñas jóvenes. En algunos casos, se trata sencillamente de perversidad y nada más. La causa, debe, por supuesto, descubrirse con seguridad a fin de tratar el caso exitosamente.

Síntomas: Un ataque de histeria nunca ocurre cuando una persona está durmiendo, pues generalmente se trata de un deseo de simpatía, o para asustar y perturbar a otros, y siempre se produce cuando hay otras personas alrededor. El comienzo es normalmente un suspiro o un sollozo. Entonces puede producirse una contracción y sacudimiento de los miembros, o tal vez convulsiones violentas, y la persona se arroja al suelo. Después del ataque, hay normalmente una descarga incontenible de orina.

Tratamiento: Siempre sea firme con una persona así. Ella no debe sufrir excitaciones ni debe manifestársele simpatía, pero sea bondadoso. No se burle de ella después del ataque, pero déle tan poca importancia como sea posible.

Cualquiera de las siguientes hierbas es útil: cimicífuga negra, blue cohosh, valeriana, verbena, tercianaria, o nébeda. Use una cucharadita llena por cada taza de agua hirviendo, deje estar durante treinta minutos y tome una taza llena cuatro o cinco veces al día. Es bueno beber una taza llena caliente al ir a la cama. La valeriana, tercianaria y nébeda pueden obtenerse de su herbalista en cápsulas.

Para un alivio rápido administre a la persona histérica un cuarto de cucharadita de tintura antiespasmódica (véase la Sección II, Capítulo 3), cada quince minutos.

ICTERICIA

Causas: La ictericia es causada por muchas enfermedades obstructivas del hígado o los conductos biliares que resultan en una absorción aumentada de bilis en la sangre. Esto hace que la piel y la parte blanca de los ojos se vuelvan amarillos.

Muchas enfermedades pueden causar ictericia. Algunos ejemplos son el cáncer, cálculos biliares, infecciones, cirrosis hepática, varias drogas y toxinas, transfusión de sangre, y algunos virus y enfermedades de bacteria las cuales afectan el hígado. La ictericia ocasionalmente resulta de una destrucción rápida de las células rojas de sangre en el cuerpo.

La bilis se produce por las células en el hígado. Deja el hígado por los conductos de la bilis y entra al intestino delgado después del estómago. Una cantidad de bilis que pasa del hígado al intestino se desvía a la vesícula biliar, donde se almacena y se concentra antes de llegar al intestino. Aproximadamente como unos 30 a 60 gramos (una o dos onzas) de bilis normalmente se almacenan en la vesícula biliar. Comer alimentos grasosos, particularmente crema y yema de huevos, causa que la vesícula biliar se contraiga y expulse su contenido de bilis en el intestino.

La bilis tiene varias funciones importantes. Su función principal tiene que ver con la digestión y absorbción en el intestino, de la grasa de los alimentos. La bilis también sirve para deshacerse de varios materiales de desecho. Ayuda a neutralizar el jugo gástrico y alcalinizar nuestros alimentos para que el cuerpo lo absorba. La deficiencia de bilis causa estreñimiento.

Síntomas: Piel amarilla, y blanco del ojo amarillento, un gusto amargo en la boca, estreñimiento, orina oscura, fiebre liviana, dolor de cabeza, mareos, y comezón de la piel.

Tratamiento: Tome un cuarto de cucharadita de hydrastis canadensis (golden seal) en un vaso de agua una hora antes de las comidas, tres veces al día. Al principio, use solamente jugo de frutas, especialmente limón y toronja. Esto ayudará a alcalinizar el organismo, y eliminará las toxinas ponzoñosas. Después puede darse caldo de potasio; es muy nutritivo, y mantendrá la fuerza del paciente si ninguna otra cosa lo logra, con excepción de los jugos de fruta. El paciente debe beber un vaso de agua con jugo de limón cada hora mientras haya fiebre, y continuar bebiendo en forma abundante hasta que baje la fiebre. Durante el estado agudo le aliviarán el dolor los fomentos al hígado y al estómago.

En la ictericia infecciosa, a menudo hay escozor en la piel. Un lavado con agua de ácido bórico muy caliente aliviará la picazón. También véase el lavado con hierbas dados bajo tratamiento para escozor o picor.

Las siguientes hierbas son muy buenas para dominar la ictericia: diente de león, agrimonia, milenrama, y sanícula. Haga un té de hierbas y tome de acuerdo con las instrucciones dadas en la Sección II, Capítulo 3. La sanícula y el diente de león son especialmente buenos. También lo es la sanícula sola. Use las hierbas laxantes. Los intestinos deben mantenerse en movimiento.

Otro buen remedio es el siguiente: tome un puñado de huesos de durazno, muélalos o macháquelos. Haga un té colocándolos en dos tazas de agua y permita que estén en reposo por treinta minutos. Tome medio litro de este té al levantarse cada mañana, la misma cantidad antes de cada comida y lo propio al ir a la cama de noche. Si no pueden conseguirse huesos, use un puñado de ramas o brotes machacados, con suficiente agua fría para cubrirlos. Deje estar los brotes un poco más tiempo del que usaría para las hojas. Tome de la misma manera en que se toma el té de los huesos.

En lugar de agua, puede ser benéfico tomar limonada sin endulzar. El mismo tratamiento que se da para cálculos biliares es bueno para la ictericia.

Si la ictericia no se aclara con el tratamiento anterior, puede indicar que una enfermedad más seria está presente, y debe de solicitar la ayuda de un médico para que de esta manera la causa de la ictericia se puede encontrar.

INCONTINENCIA DE ORINA (ENURESIS)

Causas: Como el diez por ciento de niños pequeños son molestados con el enuresis durante la noche. Esto es más común en niños que en niñas. Normalmente es un problema funcional o emocional y puede ser asociado con el sonambulismo. Los niños débiles y mal nutridos son más propensos a tener este hábito. Otras causas pueden ser problemas de los riñones o vejiga, las cenas tardías o tomar líquidos antes de acostarse, o varios problemas del estómago como el estreñimiento, las lombrices, o los gases intestinales.

Tratamiento: No permita que el niño coma o beba tarde en la noche o consuma ningún alimento o estimulante, tales como té, café, bebidas gaseosas, productos de harina blanca o productos hechos a base de azúcar. No debe darse ningún alimento de ninguna clase después de las cuatro o cinco de la tarde. No permita que el niño duerma de espaldas; debe acostarse de costado o boca abajo. En ocasiones puede ser de ayuda el elevar el pie de la camita del niño. Los baños fríos matutinos, con masaje, si es posible, y abundante ejercicio al aire libre son de gran ayuda. Debe hacerse un gran esfuerzo para determinar en qué tiempo el niño moja la cama. Habitualmente es más o menos una hora y media después de ir a dormir, y de nuevo en torno a las tres de la mañana. Deben ser despertados para que vayan a orinar a esas horas, si es que se quiere quebrar el hábito. A veces, cuando los riñones o la vejiga están muy irritados, unos fomentos a la vejiga y a todo lo largo de la espina dorsal aliviarán la situación.

Además, haga un té de llantén y de hipérico, en partes iguales, bien mezclado. Use una cucharadita por cada taza de agua hirviendo. Deje en reposo. Déle al niño de una a dos tazas al día en dosificaciones de medio litro a la vez. El té puede endulzarse con un poco de miel, de manera que el niño lo tome con más gusto. Cualquiera de las hierbas mencionadas más arriba es efectiva sola, pero es bueno mezclar las dos.

Asegúrese de que el niño no esté estreñido. Es pues muy necesaria una buena eliminación. Los enemas tibios de hierbas son muy buenos para aliviar la situación cuando se presente.

No tiene absolutamente ningún propósito el regañar al niño, pues el hacerlo lo vuelve más nervioso y entonces le es más difícil vencer el hábito. Haga esfuerzos especiales para ayudarle a vencer este hábito molesto, que a él mismo le desagrada pero que no puede vencer a menos que los padres lo ayuden.

INFLAMACION DEL ESTOMAGO (GASTRITIS) —
Véase también GAS EN EL ESTOMAGO O INTESTINOS

Causas: Una de las causas más comunes de la gastritis es el beber el alcohol. Otra causa frecuente es la aspirina o otras medicinas ante inflamatorias que las personas seguido toman para el artritis. Las personas con úlceras también tienen frecuentemente gastritis. El comer productos de ácidos fuertes o alcalinos causan gastritis severo. Normalmente es asociado con un intento de suicidarse o ingestión accidental por un niño. El uso excesivo de especias, mostaza, condimento, bebidas alcohólicas y toda clase de alimentos estimulantes también favorecen el desarrollo de gastritis.

Síntomas: Dolor agudo en el estómago, con o sin náuseas y vómitos, pérdida del apetito y de peso, sensación quemante en el pecho o abdomen superior. Estos son los síntomas más frecuentes.

Tratamiento: Discontinúe todo medicamento irritante, especialmente la aspirina. Coma una dieta de alimentos blandos y nutritivos que no lo estimulen y que no tengan alimentos muy condimentados ni irritantes.

Coma avena, afrecho o cebada. El agua de avena con la leche de soya, por partes iguales, es una bebida nutritiva y excelente. Para volver a poner el estómago en condiciones de retener alimentos, tome una cucharadita de hydrastis canadensis (golden seal) en medio litro de agua hirviendo. Tome seis o más sorbos grandes al día.

Haga aplicaciones calientes y frías al estómago, al hígado y a la espina dorsal.

La siguiente lista de hierbas son excelentes para problemas del estómago. Vea las descripciones; use las que mejor se adapten a su condición; puede tomarlas una sola o dos o más combinadas: la salvia, la betónica, la corteza de álamo, el bitterroot, pimentón, el olmo resbaloso (es excelente), el colombo, la asclepia, el hisopo, el llantén, el ñame silvestre, el ácoro, la milenrama, las hojas de frambuesa, la raíz de hierba de San Lorenzo, la ruda y las hojas de violeta.

El té de frambuesa roja, que es muy suavizante para el estómago. Pueden obtenerse excelentes resultados al tomar té de picagallina, o té de trébol rojo en lugar de agua, de seis a ocho vasos al día. El té de olmo resbaloso debe usarse en todos los problemas del estómago; sana, fortalece y nutre.

Un remedio excelente para el estómago es mezclar en partes iguales hydrastis canadensis (golden seal), equinácea, pimpinela, betónica, mirra y hierbabuena (use hierbas en polvo). Después de mezclarlas en forma completa tome media cucharadita en un vaso de agua caliente una hora antes de las comidas y una al acostarse.

INFLAMACION DE LA VEJIGA (CISTITIS)

Causas: La causa inmediata de la mayoría de los casos de cistitis es algún tipo de bacteria. La bacteria que es usualmente la causa normalmente se encuentra en el intestino grueso. También puede producirse por una herida, golpes o caídas, así como por enfermedades infecciosas, o por el paso de catéteres dentro de la vejiga. Una de las causas inmediatas puede ser la exposición al frío después de traspirar, malos hábitos de dieta, estreñimiento, hemorroides, los que son extremadamente nerviosos. Entre los hombres, una de las causas comunes es la infección producida por las enfermedades venéreas.

Síntomas: El cistitis se encuentra mucho más frecuentemente en mujeres que en hombres. Hay dolor quemante en la región de la vejiga, micción frecuente y deseo de orinar cuando no se puede, aún cuando la vejiga está vacía. Puede haber fiebre ligera, o fiebre alta, poco o ningún apetito, mucha sed y un rostro preocupado. La orina es turbia y ácida y contiene mucosa y algunas veces sedimentos rojos.

Tratamiento: Lo primero que se hace es dar un enema alto de té de nébeda, pues ella es muy calmante. Para hacer té de nébeda use una cucharada en medio litro de agua. Dése el enema tan caliente como pueda soportarse, de 40°C (105°F) a 43°C (110°F). Entonces tome hierbas laxantes, mezclando en partes iguales sen, corteza de ladierno, hierbabuena, baya de cubeba y malvavisco son una excelente combinación. Después de mezclar bien estas hierbas, haga un té usando una cucharadita por cada taza de agua hirviendo. Tome de una a cuatro tazas al día, más o menos, de acuerdo con su caso, pero mantenga los intestinos en funcionamiento.

Un remedio muy eficaz es el inyectar un té de hierbas en la vejiga: ESTO DEBE SER HECHO POR UNA ENFERMERA GRADUADA, O ALGUIEN QUE SEA COMPETENTE PARA ENSEÑAR AL QUE LO HAGA.

Tome una cucharadita llena de hydrastis canadensis (golden seal), una de bayas de cubeba y una de malvavisco. Mezcle y coloque en medio litro de agua hirviendo. Deje en remojo por veinte minutos, revolviendo bien. Después de haberse asentado vuelque el té cuidadosamente, de manera que no tenga sedimento. Use un catéter o sonda suave y un recipiente para enemas (se puede conseguir equipo de cateterización estéril). Ponga en él el té de hierbas un poco más que tibio, aplique la sonda o tubo de goma al cuello del tubo del enema e inserte el catéter.

Permita que el té fluya hacia la vejiga lentamente, hasta que exista una sensación de plenitud. Una ó dos onzas darán habitualmente esta sensación, pero repita el procedimiento hasta que se empleen varias onzas. Retenga el líquido tanto tiempo como sea posible. Este proceso debe repetirse dos o tres veces al día, y tendrá buenos resultados. Esto debe hacerlo una enfermera graduada o alguna persona competente que le enseñe cómo hacerlo. El hacer de esta manera un lavado de vejiga con agua de olmo resbaloso (véase el índice) es excelente, porque es suavizante y sanador.

Hay dos tés herbales que son especialmente buenos para la inflamación de la vejiga. Uno es el té de linaza; use una cucharita de la hierba para cada taza de agua hervida y tome tres tazas al día. El otro en partes iguales de buchú y gayuba. Haga un té de la misma manera que el de linaza y tome de una a cuatro tazas al día. Estas hierbas también se pueden usar en forma de cápsula, pero si se toma las cápsulas, debe de asegurar de beber mucha agua.

Aplique cuidadosamente fomentos a la vejiga y en toda la extensión de la espina dorsal. Un baño de asiento caliente es muy benéfico. En casos severos el baño de asiento debe repetirse dos o tres veces al día hasta que se halle alivio.

Dieta: La dieta debe ser liviana y nutritiva. Todos los alimentos irritantes y estimulantes están estrictamente prohibidos. Evite los alimentos con alta proporción de proteína. Las papas majadas, tal como se indica en la Sección V, Capítulo 2, son muy buenas, a diferencia de las papas majadas comunes, porque en ellas se añade leche de soya, que es altamente alcalina, y porque las papas no están peladas antes de cocinar. Debe usarse la papa en forma integral, porque cuando se quita la cáscara, las sales minerales desaparecen. Use caldo de potasio (véase el índice). Es muy bueno. También, el requesón de soya, la leche de soya, con pan retostado, y las verduras de hojas, las zanahorias, el quimbombó, la coliflor y la berenjena son muy buenas.

Una dieta de frutas es el mejor medio de limpiar el organismo. Las frutas son muy buenas, pues son ricas en sales alcalinas y ayudan a vencer la acidez.

Beba de dos a tres cuartillos de agua al día, de manera que la orina sea blanda y no irritante. Esto es muy inportante. Este mismo tratamiento es excelente para cualquier clase de problema de la vejiga.

La vejiga se debe de vaciar tan pronto que se le antoje a uno orinar, y también después de relaciones sexuales.

INFLUENZA (GRIPE)

Causas: La influenza es causada por tres tipos de virus de influenza— el tipo A, B, y C. El tipo A causa la enfermedad más seria. La influenza puede ocurrir mundialmente envolviendo millones de casos, o puede aparecer esporádicamente en una comunidad. La exposición al frío y a la humedad cuando el organismo está debilitado a causa de enfermedad, o por seguir malos hábitos de salud, hace que uno sea más susceptible al virus de la influenza.

Síntomas: El primer síntoma es por lo general un escalofrío bien característico, dolor de cabeza, falta de apetito, ruido en los oídos, mareo, estornudos constantes, algunas veces garganta dolorida, ronquera y tos. El dolor de cabeza es frecuente. La fiebre es severa por la noche. El verdadero peligro de la influenza es que si no se la detiene con el debido tratamiento, pueden presentarse complicaciones y el paciente llega a contraer pulmonía. Los pacientes quienes ya tienen enfermedades del corazón o pulmones o que están embarazadas son particularmente propensos a desarrollar la pulmonía viral con la influenza. Después de un ataque de influenza, el organismo debe fortalecerse con buenos alimentos nutritivos.

Tratamiento: Si se la trata apenas iniciada, la gripe puede detenerse en 24 horas.

Deje de comer y acuéstese. Use las siguientes hierbas internamente: una cucharada de milenrama, una cucharadita de raíz de romaza y un poco de pimentón. Mantenga en remojo en media pinta de agua hirviendo por veinte minutos, y tome una taza cada hora. Esto causa una traspiración abundante; cuando las sábanas se humedecen, cámbielas. Si hay fiebre, bañe todo el cuerpo en forma cuidadosa con agua tibia, con una toalla muy mojada y exponiendo solamente una parte del cuerpo a la vez.

Alterne las hierbas con jugos de frutas, naranjas y toronjas preferiblemente. El jugo de limón es excelente para reducir la fiebre. No use azúcar en los jugos. El jugo de naranja es muy fortalecedor. Si sigue el tratamiento indicado, y está seguro de que ha limpiado completamente el colon con hierbas laxantes, hallará que su gripe al día siguiente habrá desaparecido.

En caso de que esta enfermedad haya avanzado, tome las hierbas dadas anteriormente y también jugo de naranja y otros jugos de frutas. Tome baños de sudación, y también algunas hierbas tónicas, tales como té de corteza de cereza silvestre, tercianaria, valeriana, zueco, matricaria. La abundancia de aire puro en la habitación del enfermo es esencial.

Hace muchos años, el Dr. Zalabak me dió esta fórmula diciéndome que ella curaría un resfrío en 24 horas: partes iguales de canela, salvia y hojas de laurel. Use una cucharadita llena de esta mezcla por cada taza de agua hirviendo. Deje en remojo y beba en abundancia.

Un remedio muy eficaz que obra también en forma milagrosa es el siguiente: partes iguales de agrimonia, verbena, boneset y raíz de culver. Use una cucharadita llena de esta mezcla por cada taza de agua hirviendo. Tome una taza cada hora.

Más hierbas buenas para la influenza: menta piperita, pino blanco, álamo, corteza de nogal blanco americano, pulmonaria, ortiga, raíz de asclepia, azafrán, melisa, tanaceto, jenjibre, hydrastis canadensis (golden seal), bayas de palmito, corteza de cerezo silvestre, madera de betónica, angélica, hisopo, boneset, verbena, raíz de culver, agrimonia, tercianaria, matricaria, zueco y valeriana. Uselas solas o en combinación. Vea sus descripciones en la Sección II, Capítulo 5 y use las que mejor se adapten a su condición.

La influenza es normalmente mucho más difícil de curar que un resfrío común. Los síntomas se pueden mitigar, pero no desaparecen completamente con los tratamientos anteriores. Si esto es el caso, no se desanime, sino que quédese en cama, tomando muchos líquidos, especialmente jugos de fruta. La enfermedad se limita a sí misma y desaparecerá gradualmente dentro de siete a diez días, aunque la tos puede que dure más tiempo que esto, a veces por semanas o hasta meses.

INSOMNIO

Causas: Las causas comunes son el comer en exceso, o tarde por la noche, las preocupaciones, el temor de algo que pueda acontecer, etc. Otras causas son los pies fríos, la circulación deficiente, la nerviosidad y la ventilación pobre. La constante pérdida de sueño, cualquiera que sea la razón, es siempre perjudicial a la salud.

Tratamiento: Un baño caliente entero, o un baño caliente de pies, tomado con una taza de té caliente, como se indica más adelante, a menudo produce sueño de inmediato. Si la persona está muy cansada, nerviosa y abatida, un fomento a la espina dorsal, al hígado y al estómago producirá sueño. Las extremidades deben mantenerse calientes. Use una botella o una bolsa de agua caliente. En algunas personas se produce el sueño cepillándoles el cabello, y a veces frotándoles suavemente los pies.

Las siguientes hierbas son muy eficaces para producir sueño: zueco, valeriana, nébeda, tercianaria, y especialmente lúpulo. Use una cucharadita de cualquiera de las hierbas mencionadas, déjela en una taza de agua hirviendo por veinte minutos y tome el té caliente. Estas hierbas no solamente producen sueño, sino que también tienen muchas otras virtudes: fortalecen el estómago y los nervios, y nunca dejan ningún mal efecto. Por el contrario, actúan como un tónico para todo el organismo. La aspirina o los bromuros tomados para el insomnio, puede parecer que ayudan por un tiempo, pero como el efecto que tienen es amortecer los nervios, cada dosificación tomada hace que la condición resulte definitivamente peor, y finalmente pierden del todo su efecto.

Si no tiene hierbas a mano, la limonada agria caliente o el jugo de toronja son excelentes. Una taza tibia de leche de soya a veces ayuda también.

LEPRA

Causas: Otro nombre para la lepra es la enfermedad de Hansen. Esta enfermedad es causada por un bacilo y afecta principalmente la piel y nervios periféricos. Es una enfermedad muy antigua, y se piensa que hoy en día entre diez y veinte millones de personas mundialmente están infectadas; aproximadamente 60 por ciento de los casos existen en Asia. En la India solamente hoy 3.5 millones de personas afectadas. La lepra se ve más en áreas tropicales. En los Estados Unidos se ve más en los Estados de Louisiana, Florida, Texas, California, y Hawaii. Sólo 244 casos fueron reportados en los Estados Unidos en 1981; pero como quiera, muchas casos se han estado trayendo a los Estados Unidos de países extranjeros. Puerto Rico también tiene muchos casos de lepra.

La manera exacta en que la lepra se contrae de una persona a otra no se reconoce precisamente. Se piensa que se extiende por el canal respiratorio mucho más frecuentemente que por tener contacto directo con la piel de una persona que tiene la lepra. Entre más tiempo hay de contacto, más riesgo existe de contraer la lepra. La proporción inefectiva de la lepra no es alta, sin embargo, y sólo como de 5 al 10 por ciento de los familiares cercanos contraerán la enfermedad - más o menos igual que la tuberculosis activa.

Síntomas: Una o varias áreas grandes, planas y blancas aparecen en la piel. Las márgenes normalmente son rojas y los centros de las plaquetas blancas no tienen pelos y son resecos. Las manchas normalmente pierden la sensación al a tocar o picar, y los nervios de alrededor se pueden dilatar. Estas lesiones pueden ocurrir en cualquier parte de la superficie del cuerpo o dentro de la boca. La lepra progresa lentamente, eventualmente hay pérdida de dedos de la mano y de los pies, nariz y a veces descomposición de otras partes del cuerpo. El diagnóstico se hace mejor cuando se toma un pedacito de la piel determinada y se examina bajo el microscopio.

Tratamiento: Aire fresco y un régimen alimenticio nutritivo son absolutamente esenciales. El pescado y las carnes de todas clases están estrictamente prohibidas. Consuma abundancia de frutas frescas y verduras.

Tome una cucharadita llena de hydrastis canadensis (golden seal) y media cucharadita de mirra. Deje estas hierbas en reposo en medio litro de agua hirviendo. Tome una taza de esta solución media hora antes de cada comida, y al acostarse.

Una excelente combinación de hierbas para la lepra es la siguiente: una cucharadita llena de brotes de trébol rojo, una cucharadita de raíces de romaza, una cucharadita de cálamo, una cucharadita de bardana y media cucharadita de mandrágora. Mézclelos bien y use una cucharadita por una taza de agua hirviendo; tome cuatro tazas al día, una antes de cada comida y otra al acostarse.

Las siguientes hierbas son buenas también. Vea sus descripciones en la Sección II, Capítulo 5, y elija la que mejor convenga a su caso: dulcamara, diente de león y mirra.

LOMBRICES

La infestación de lombrices es un problema de salud serio mundialmente, pero se encuentra mucho más frecuentemente fuera de los Estados Unidos. Las lombrices que infestan humanos son usualmente de tres tipos: ascáride, céstodo o solitaria, y tremátodo. En los Estados Unidos, las ascárides o céstodo son los más frecuente, y estos pueden ser de menos de una pulgada hasta de tres a seis metros.

Las lombrices más comunes en la familia de las ascárides son: especie de oxiuros, ascárides, anquilostoma y el género de nemátodos. Las lombrices intestinales de la familia ascárides pasan a la región anal y ponen sus huevos. Esto causa comezón severa, y los huevos se pueden transmitir a la boca cuando los manos se contaminan, por medio de rascar alrededor de la área anal o por contacto con los huevos de la lombriz de la familia ascaris en colchas contaminadas. Más de un miembro de la familia se puede contaminar. Es importante que durante el tratamiento, toda la ropa interior, las colchas y sábanas de la cama se cambien y se esterilicen diariamente. Una infección de nemátodos y los ascárides se pueden prevenir por la evacuación apropiada de desechos humanos. La enfermedad de la anquilostoma se contrae por medio de andar descalzo en tierra contaminada. La prevención de esta enfermedad depende de la evacuación apropiada de las aguas residuales y el hecho de usar zapatos.

La infestación del cestado se contrae por la ingestión de huevos o larva en carne cruda. Para prevenir infección con el cestado es necesario que toda la carne de res, cerdo y pescado sean completamente cocidos antes de comer.

Síntomas: Muchas personas infestadas con lombrices tienen el mínimo de síntomas si acaso las tienen. Con una infestación fuerte con lombrices, se puede desarrollar anemia o debilidad. La triquinosis, la cual se contrae por comer carne de cerdo que no está completamente cocida, frecuentemente causa músculos doloridos; las lombrices también se pueden alojar en el corazón, cerebro, u ojos. También pueden estar presente el dolor abdominal y la diarrea. Intranquilidad de noche, picazón de la nariz, castañear de los dientes durante el sueño, tos seca. A veces las lombrices causan espasmos, ataques o convulsiones.

Tratamiento: La causa se tiene que corregir, y esto usualmente significa la corrección de maneras y condiciones de vivir que no son higiénicas y el cocinamiento apropiado de toda la carne y pescado. Debe eliminarse la causa. Es fácil quitar las lombrices, pero esto no cura la enfermedad. No coma alimentos que han sido privados de sus propiedades vitalizadoras, tales como productos de harina blanca o de azúcar de caña, verduras cocinadas en gran cantidad de agua que se ha tirado, papas peladas, caramelos y golosinas, tortas, helados, y toda clase de carne. El estreñimiento debe eliminarse con hierbas laxantes.

Póngase en ayunas por dos o tres días, y coma semillas de calabaza crudas en forma abundante. Puede comer tanto 1/2 kilo al día. Después de hacer esto por dos o tres días, beba en forma abundante té de semillas de hinojo; a las lombrices no les gusta esto, es sedante para ellas y como consecuencia saldrán del cuerpo si los intestinos se mantienen activos. El té de olmo resbaloso tomado en abundancia quita las lombrices del cuerpo y es bueno para todo el organismo. El té de corteza de roble blanco se puede usar en forma de enema, lo cual quita el asiento donde se alojan las lombrices.

Se puede usar una cebolla cortada y puesta en remojo en medio litro de agua durante doce horas. Después de esto se debe estrujar para sacar el jugo y tomarlo durante cuatro días. Esto mata y elimina las lombrices. Beba tanto jugo como pueda, ayunando mientras lo hace.

Cada una de las siguientes hierbas es benéfica para los que tienen cualquier clase de lombriz. Use una a la vez, o combínelas según se necesidad. Lea las descripciones y tome de acuerdo con las indicaciones dadas para el uso de las hierbas no venenosas: ñame silvestre, tanaceto, ajenjo, corteza de álamo, balmonia, hisopo, wormseed, eupatorio púrpura, corteza de roble blanco, hydrastis canadensis (golden seal), bitterroot, hinojo y olmo resbaloso.

LUMBAGO —
véase tambien REUMATISMO y ARTRITIS

El lumbago es una forma de reumatismo que se produce cuando, estando con mucho calor, uno se enfría repentinamente, o si se está en una corriente. A veces el lumbago es causado por una ruptura del disco espinal, el cual causa presión en los nervios espinales. Una lastimadura o esfuerzo a veces puede causar el ataque.

Síntomas: Dolor y sensibilidad en los músculos, que a veces afecta un músculo y a veces otro. En ocasiones sobrevive en forma repentina y parece como si hubiera un retorcimiento en la espalda. Los adultos son las víctimas más frecuentes, pero también pueden serlo los niños.

Tratamiento: Para accesos de lumbago, el descanso es muy importante. El friccionar las partes afectadas en forma completa con un linimento de hierbas, después de aplicar fomentos a esas mismas partes, aliviará grandemente. El paciente debe conservarse caliente. Use las mismas hierbas que para reumatismo.

Los que sufren de lumbago no pueden tomar té, café, bebidas alcohólicas, tabaco ni ningún estimulante, y tampoco alimentos no saludables. Los intestinos deben mantenerse activos. Use hierbas laxantes si se necesita.

MENINGITIS ESPINAL

Síntomas: Fiebre alta, vómito, dolor de cabeza, postramiento, dolor en los músculos de la nuca y la espalda, y convulsiones son los síntomas más frecuentes. Sueño, irritabilidad, vómito, pérdida del apetito, estreñimiento, diarrea, y a veces puede aparecer una erupción cutánea. Esta enfermedad normalmente ocurre en niños de menos de diez años. Cualquier movimiento del paciente causa mucho dolor, y frecuentemente se asume una posición con la cabeza y cuello doblado hacia atrás y mantenida rígidamente.

Tratamiento: Cuanto más temprano se empiece el tratamiento, tanto mejor será el resultado. La enfermedad es mucho más severa y más fatal en infantes menores de un año de edad. Mientras más edad tenga el niño, habrá menos complicaciones, que incluyen parálisis y varios niveles de daño al cerebro. Desde la introducción de antibióticos el grado de mortalidad ha bajado dramáticamente.

El paciente debe mantenerse muy tranquilo en cama. Mantenga la habitación del paciente oscura, y no permita ninguna visita. La habitación debe estar bien ventilada todo el tiempo. Dé fomentos a la espina dorsal, al hígado y al abdomen. Esto es muy necesario para producir una buena circulación y aliviar los órganos congestionados. Un masaje completo contribuirá mucho a apresurar la cura.

Los intestinos deben mantenerse activos usando hierbas laxantes cuando sea necesario.

Cualquiera de las siguientes hierbas son benéficas. Haga una mezcla de dos o tres de las siguientes: tercianaria, nébeda, blue cohosh, cimicífuga negra, hydrastis canadensis (golden seal), prickly ash y eupatorio púrpura. Use una cucharadita de la mezcla en una taza de agua hirviendo. Tome por lo menos tres tazas al día, una taza una hora antes de cada comida y otra al acostarse.

La dieta no debe ser estimulante y debe ser liviana. Una dieta de frutas al comienzo es aconsejable. Da resultados excelentes el agua de salvado, avena y cebada. Use abundantemente el caldo de verduras que se indica en la Sección VI, Capítulo 6. Es algo muy nutritivo, alcalino y limpiador.

MENSTRUACION

Causas de Menstruación Tardía o Suprimida: La mayoría de las jóvenes empiezan su menstruación aproximadamente a la edad de trece o catorce años. Los períodos menstruales durante este tiempo normalmente pueden ser escasos o irregulares y quizá no se establecan bien hasta los quince o dieciseis años. Ocasionalmente una mujer joven puede que no empiece su menstruación hasta los dieciseis o diecisiete años de edad. Si el ciclo menstrual se ha establecido bien y luego cesa, la causa más común es alguna forma de tensión o trastornos emocionales. Cuando estos problemas se resuelven satisfactoriamente, el ciclo menstrual se vuelve a lo normal. Ocasionalmente está mal nutrida, le falta aire fresco, sol y el ejercicio debido, resultando en una menstruación tardía. Cuando estas causas se quitan, todo se normaliza. Las tensiones nerviosas, causadas por tensiones en la casa o en la escuela, también pueden afectar el ciclo normal menstrual.

Tratamiento: Las siguientes hierbas pueden tomarse en confianza, porque no tendrán ningún efecto posterior dañino. Seleccione una, después de leer las descripciones en la Sección II, Capítulo 5, y tome de acuerdo con las instrucciones de la Sección II, Capítulo 3: tanaceto, cimicífuga negra, ñame silvestre, artemisa, manzanilla y genciana. Tome un baño caliente cuando antes de acostarse. Las piernas y los pies deben estar abrigados para que se mantengan calientes todo el tiempo. El mismo tratamiento se aplica a todas las mujeres que tienen problemas con una menstruación escasa o suprimida.

Causas de una Menstruación Profusa: Hay muchas causas, incluyendo desequilibrio hormonal, enfermedades de la matriz, enfermedades metabólicas, dieta impropia resultando en deficiencia de hierro, y debilidad general.

Tratamiento: Aliméntese sencillamente. Todos los alimentos estimulantes y las bebidas nocivas, así como los narcóticos son perjudiciales. Hasta donde sea posible manténgase de pie lo menos posible durante la menstruación. El cuerpo debe conservarse caliente y bien abrigado. Un lavado vaginal tibio de corteza de roble blanco, raíces de hierba de San Lorenzo o corteza de mirto es de gran ayuda. Esto por cierto hay que hacerlo después que la menstruación ha cesado. Use una cucharadita llena de una de las hierbas por medio litro de agua hirviendo, manténgalo tapado y en remojo, y use cuatro o cinco veces al día si es necesario. También beba té de mirto, corteza de roble blanco o hierba de San Lorenzo.

Si la menstruación es excesivamente profusa, haga o compre tapones de algodón absorbente, sumérjalos en té de raíz de hierba de San Lorenzo y corteza de mirto, en partes iguales, con un poco de lobelia. Ate un cordón fuerte alrededor del centro del tapón de algodón, dejando los extremos del cordón suficientemente largos como para que las extremidades queden fuera. Los tapones deben ser suficientemente grandes para poder presionarlos en la vagina contra el útero. Sáquelos cada doce horas, y lave la vagina con un té de hierbas.

Menstruación Dolorosa: La menstruación dolorosa es muy común en muchachas alrededor de la edad de quince o dieciséis años. Quizás hasta el cincuenta por ciento de muchachas en este grupo sufren de este problema a un tiempo o otro. En la mayoría de casos, esto se puede considerar un fenómeno normal que necesita ser explicado y tratado con simpatía. Menstruación dolorosa que se desarrolla más tarde en la vida frecuentemente tiene una causa fundamental más seria. En un gran porcentaje de muchachas adolescentes, estudiantes universitarias, y hasta mujeres solteras mayores, de uno a dos días de cada mes tienen que estar en cama a causa de dolores o calambres abdominales severos.

Tratamiento: A la muchacha se le debe de asegurar que no es algo anormal de ninguna manera y que el dolor normalmente se le puede dar alivio por médico de maneras sencillas. También se le debe de asegurar que ésto no va afectar sus funciones sexuales ni tampoco afecta sus posibilidades de tener hijos.

Mantenga el cuerpo caliente todo el tiempo, usando una botella o bolsa de agua caliente de noche, si se necesita. En lo posible, trate de no estar de pie, especialmente el primer día. Una ducha vaginal hecha de la siguiente manera proporcionará alivio: una cucharada de zueco, media cucharadita de lobelia, dejada en remojo en un cuarto o en medio litro de agua. Uselo tibio. Para uso interno, haga un té empleando partes iguales de cimicífuga negra, poleo y mirto, añadiendo un poco de lobelia. Si no tiene todas estas hierbas a mano use las que tenga. Un baño de asiento caliente o fomentos calientes a la espina dorsal baja y al abdomen a menudo proporcionan alivio inmediato. Délos con la frecuencia necesaria y repítalos.

En invierno nunca tenga los pies mojados o fríos. Si es posible evite el contacto del agua fría con las manos. La paciente debe de seguir su rutina normal lo más que sea posible.

Si los tratamientos anteriores no funcionen y persiste la menstruación profusa, escasa, o irregular, o si acaso sigue sangrando entre los ciclos de menstruación o siguiendo la menopausia, vea su médico familiar.

NAUSEA Y VOMITO

Si la náusea es a causa de una comida indigesta o por fermentación en el estómago, tome un emético y limpie el estómago. (Véase eméticos en la Sección II, Capítulo 3.)

Una taza de té de menta piperita caliente o de hierbabuena tomada después que el estómago sea limpiado, lo fortalecerá y lo asentará.

A menudo resulta benéfico un fomento caliente aplicado al estómago o una botella o bolsa de agua caliente puesta sobre una toalla húmeda.

Las siguientes hierbas son excelentes para las náuseas y los vómitos: hierbabuena, menta piperita, nébeda y melisa.

Para detener el vómito severo, use orégano, menta piperita, hierbabuena u hoja de duraznero. La melisa asienta el estómago. Use una cucharadita de hierba por taza de agua hirviendo y deje reposar. La lobelia también es buena. Use una cucharadita en medio litro de agua hirviendo, déjela en remojo y tome una cucharadita de este té cada quince minutos, hasta que se obtenga alivio.

La tintura antiespasmódica dada en pequeñas dosis es muy buena; use diez gotas en un vaso de agua tibia.

NERVIOSIDAD

Causas: Una gran variedad de circunstancias y condiciones causan nerviosidad. El estómago y el conducto intestinal se hallan íntimamente relacionados con el sistema nervioso. Muchas veces una mujer está extremadamente nerviosa debido al exceso de trabajo, las preocupaciones, el cuidado de los hijos, la alimentación indebida y la falta de sueño, y en muchos casos es cierto que el trabajo de la mujer no tiene nunca fin. A veces el esposo encuentra defectos en ella y hace observaciones desagradables, que la vuelven más nerviosa. Esas observaciones serían innecesarias si él entendiera la situación y prestara una mano de ayuda. La lectura de novelas, los hábitos de disipación, la vida sedentaria y la falta de ejercicio y de aire fresco son también causa de nerviosidad.

Los materiales de desecho que hay en el organismo pasan a la sangre y se ponen en contacto con el sistema nervioso, y especialmente afectan los nervios del cerebro y causan irritabilidad y dolor de cabeza. Nunca debemos olvidar que los alimentos que consumimos afectan todo el sistema nervioso, porque lo que comemos y bebemos es lo que alimenta y nutre nuestros nervios.

Tratamiento: Los fomentos calientes y fríos a la espina dorsal, al estómago, al hígado y al bazo resultan muy benéficos para la persona nerviosa. Un baño caliente prolongado de una hora de duración, o más si resulta agradable, terminado con un baño frío o unos chorros fríos y una fricción vigorosa, es excelente. El masaje suave después de los baños o en cualquier momento en que sea posible darlos ayuda grandemente. La persona nerviosa debe limpiar su organismo. Use enemas altos y hierbas laxantes. Los intestinos deben moverse libremente para tener buena salud. La abundancia de descanso en una habitación bien ventilada es esencial. La tercianaria es una de las mejores hierbas para los nervios. La salvia roja es excelente para los dolores de cabeza nerviosos. Tome una taza del té bien cargado tan a menudo como sea necesario.

La siguiente lista de hierbas es excelente para fortalecer los nervios, o para cualquier desorden nervioso: marrubio, zueco, agripalma, malvavisco, corteza de álamo, nébeda, hierbabuena, manzanilla, jenjibre, hojas de duraznero, verbena, blue cohosh y cimicífuga negra. Haga té de estas hierbas y úselo de acuerdo con las instrucciones que se dan en otro lugar para el empleo de las mismas.

NEURALGIA

Causas: La neuralgia se debe a la irritación de un nervio por una variedad de causas. Los dientes en mal estado, la exposición a la humedad y al frío, el esforzar los ojos, las enfermedades de la nariz, y una dieta impropia son algunas de las causas.

Síntomas: El dolor normalmente se siente en la parte del cuerpo suplido por el nervio irritado. Puede ser, o no, que haya debilidad en los músculos, parálisis, o áreas en la piel donde no haya sensación. Generalmente está afectado un lado de la cara. Hay dolor en las zonas temporales o en la nuca.

Tratamiento: Son efectivas las compresas calientes y frías prolongadas sobre el lado afectado. El frío debe ser muy corto. Un fomento caliente empapado en un té hecho de llantén y lobelia, aplicado a las partes afectadas puede hacer mucho para aliviar el dolor. El linimento (véase la Sección II, Capítulo 3), puede aplicarse en abundancia, y además pueden hacerse frotaciones vigorosas con el mismo. Esto aliviará el dolor en corto tiempo.

El colocar la mano y el brazo del lado opuesto al dolor en agua muy caliente por veinte minutos frecuentemente produce alivio.

Estudie la descripción de las siguientes hierbas, y elija las que se adapten mejor a su caso. Haga el té y tómelo de acuerdo con las instrucciones dadas en la Sección II, Capítulo 3: valeriana, orégano, tercianaria, eupatorio púrpura, ortiga, corteza de álamo, menta piperita, sello de Salomón, lúpulo, zueco, twin leaf, agripalma y betónica.

El masaje diario a la área ayuda bastante. Descanso en la cama y con dieta nutritiva, incluyendo suficientes cantidades de la vitamina E, son esenciales.

OBESIDAD

Causas: La obesidad puede dominarse en alto grado por la debida forma de vivir y comer. Se empeora con los hábitos erróneos de comer y los excesivos alimentos amiláceos y grasos, el azúcar y la falta de ejercicio. Las razones principales para la mayoría de los casos de obesidad es sencillamente tomando más calorías que las que se utilizan diariamente. Algunos casos menores se deben a perturbación en el funcionamiento de la tiroide y la glándula pituitaria.

Síntomas: El exceso de tejido adiposo, aliento corto, palpitaciones del corazón después de un ejercicio liviano.

Tratamiento: Reducir el régimen alimentario a un mínimo, comiendo solamente alimentos nutritivos y no engordadores. Comience a hacer ejercicios moderados, aumentándolos paulatinamente, siempre al aire libre si es posible. El oxígeno quema las grasas y las materias de desecho en el cuerpo; por eso, la respiración profunda y el ejercicio son esenciales. La picagallina es de especial ayuda para los que sufren de obesidad, y limpia completamente el organismo, como también reduce el tejido adiposo. Ponga una cucharadita bien llena en una taza de agua hirviendo, y tome por lo menos cuatro tazas al día, una hora antes de cada comida y otra antes de acostarse. Si existen otros problemas, corríjalos con las hierbas indicadas. La utricaria, la bardana y la ortiga dan buenos resultados.

Se necesita usar discreción cuando usan los productos comerciales para perder peso que están siendo muy promovidos a este tiempo. Varias muertes han sido causadas por estas preparaciones.

OJOS DOLOROSOS

Causas: Los problemas oculares son causados mayormente por el consumo de alimentos malsanos y bebidas perjudiciales, como el té, el café, los condimentos, las bebidas alcohólicas, el tabaco, pues debilitan los nervios y dificultan la circulación libre de la sangre hacia los ojos.

Los alimentos insalubres y las bebidas malsanas producen sangre impura, y cuando la circulación lleva esta sangre impura a los ojos, los debilita. Por ello es muy importante comer alimentos que den sangre pura.

Tratamiento: Para curar los problemas oculares, será necesario corregir la dieta y abandonar todos los alimentos malsanos y las bebidas perjudiciales. Obtenga suficiente sueño en una habitación bien ventilada. Limpie el cuerpo en forma cuidadosa y completa con hierbas, tome tés de hierbas purificadoras de la sangre con la equinácea, frutas y jugos de frutas y verduras limpiadoras, tales como pepinos, zanahorias, apio y verduras de hoja.

Tome el jugo de un limón cada mañana una hora antes del desayuno en una taza de agua caliente. Tome una cucharadita bien llena de hojas de frambuesa roja, una cucharadita de hojas de hamamelis en una taza de agua hirviendo, cuele con una gasa, sature un paño suave con este té y aplique el paño tan empapado como se pueda a los ojos, o haga un lavado de ojos con él a menudo, usando una copita de ojos. El té de hinojo es excelente para beber. Beneficia los ojos y los fortalece. Cuando lo use para un lavado de ojos, dilúyalo en agua al tercio.

La cataplasma de carbón o de olmo resbaloso aplicada fría a los ojos alivia la inflamación.

Un excelente lavado de ojos para uso cotidiano así como cuando hay una dificultad especial, es el siguiente: una cucharadita de hydrastis canadensis (golden seal) y una cucharadita al ras de ácido bórico, disueltas en medio litro de agua hirviendo. Agite bien, y deje en reposo. Puede verter la parte líquida o usarla tal como está.

Las aplicaciones calientes y frías a los ojos con una toallita pesada le dará alivio a la comezón y el dolor. La gelatina de sábila aplicada a los párparos dará alivio a la comezón y ardor de ojos.

PANADIZOS

El panadizo es un absceso doloroso que habitualmente se presenta en la punta de un dedo del pie o de la mano, cerca de la uña.

Causas: Un golpe o una herida; cuando los tejidos de la piel se infectan.

Síntomas: Mucho dolor e inflamación.

Tratamiento: Caliente un poco de kerosén y sumerja la parte afectada en el mismo cuatro o cinco veces al día, conservándola en el kerosén durante diez o quince minutos cada vez o algo más. Esto sólo curará el panadizo o detendrá el proceso que sólo ha comenzado. Este tratamiento es también bueno para la tiña o culebrilla que aparece en el extremo de un dedo. Una excelente cataplasma para esto se hace de partes iguales de olmo resbaloso, zueco, y lobelia. Si las hierbas en polvo no pueden obtenerse, úsense hierbas trituradas.

Si el panadizo está en el extremo de un dedo, para aliviar el dolor, corte un pequeño agujero en el extremo de un limón y meta allí el dedo. Si se halla en otras partes, saque unas tajadas de limón gruesas y con un vendaje fíjelas sobre la parte afectada. Esto dará excelentes resultados y a menudo curará el panadizo.

OBSERVACION: En algunos casos cuando los gérmenes que causan la infección son muy resistentes y la salud del individuo es pobre, estos remedios que actúan naturalmente puede que no tengan éxito y se puede requerir antibióticos.

PANCREAS INFLAMADO

Causas: La causa principal de la inflamación del páncreas es el uso de bebidas alcohólicas. Los cálculos biliares que causan un bloqueo del conducto pancreático son otra razón muy común. Alimentos desnaturalizados. Combinaciones que producen fermentación en el estómago, tales como frutas y vegetales comidos juntos, productos de harina blanca, azúcar de caña y arroz sin pulir. Estas cosas nunca deben usarse. La leche de vaca forma mucha mucosa. Cuando el páncreas se inflama o se endurece, no segrega enzimas suficientes para digerir adecuadamente los alimentos en los intestinos, pues esa es su tarea. La enfermedad del páncreas conduce a otras serias enfermedades como la diabetes.

Síntomas: Gases y perturbación en el intestino grueso y el colon. Dolor severo en la parte superior del abdomen a veces pasando hacia la espalda. Náusea, vómitos, fiebre, y reofrío también pueden estar presentes.

Tratamiento: Dé fomentos calientes a la espina dorsal, al estómago, al hígado y al páncreas. En casos avanzados, siga el tratamiento y la dieta indicada bajo diabetes. Administre enemas de olmo resbaloso. Corte la corteza del olmo resbaloso en trocitos del tamaño de una cerilla fosfórica. Coloque un buen puñado de ellos en cuatro cuartillos de agua fría, ponga sobre fuego lento por diez o quince minutos revolviendo frecuentemente, cubra el recipiente en forma hermética, y déjelo estar por treinta minutos. Esto extraerá la esencia maravillosamente sanadora de la corteza. Cuele y úselo caliente.

Tome también el té de olmo resbaloso preparado de esta manera. Ponga una cucharadita llena de lobelia en una taza de agua hirviendo por una media hora, y añada una cucharadita de este té de lobelia a cada taza de té de olmo resbaloso que beba. Tome una taza una hora antes de cada comida, y otra taza al ir a acostarse. Alterne una de las siguientes hierbas para hacer té con el olmo resbaloso, como se indica más arriba: bitterroot, verbena, evónimo, buchú, diente de león, milenrama y blueberry.

PAPERAS

Causas: Las paperas son causadas por un virus. Normalmente ocurre en niños entre las edades de tres y dieciseis, pero a veces se ve también en adultos. Pero cuando ocurre en adultos, las complicaciones pueden ser muy serias. Las paperas no son tan contagiosas como el sarampión, y con un ataque es suficiente para la protección de por vida.

Síntomas: Al principio hay escalofríos y fiebre leve, inapetencia y dolor de cabeza. Entonces es seguido por inflamación de las glándulas debajo de las orejas, cerca del ángulo de la mandíbula. Las glándulas en uno o ambos lados de la cara se pueden hinchar y hacer muy dolorosos. A veces las glándulas crecen tan grandes que se le hace difícil al paciente abrir la boca. La inflamación comienza a bajar después de dos o tres días, y normalmente se elimina dentro de 10 a 14 días.

Tratamiento: Mantenga al niño en aislamiento y en cama si es posible, hasta dos o tres días después de que la hinchazón haya pasado.

Déle al niño una alimentación liviana y nutritiva, como jugo de fruta, caldo de potasio, leche de soya y pan retostado. Los alimentos ácidos pueden aumentar el dolor, y si esto sucede no se deben usar. Si hay fiebre, déle un baño caliente dos veces al día, dejándolo en la bañera unos veinte minutos. Si la fiebre es demasiado alta, hágale un esponjamiento completo con una toalla empapada, sumergiéndola en agua tibia. El linimento (véase la Sección II, Capítulo 3) es muy excelente para disminuir el dolor de la parte afectada. Aplíquelo en abundancia.

Una cataplasma de las siguientes hierbas dará alivio: un puñadito de gordolobo y una cucharada de lobelia. Mézclelos bien, y eche encima suficiente agua hirviendo para que se produzca una pasta para cataplasma. Para que se mezclen, puede agregar un poco de harina de lino o harina de maíz con estas cosas. Aplique la cataplasma caliente entre trozos de gasa y cubra con un paño de lana para mantenerla caliente. Quítela cuando se enfríe, y reemplácela.

Para un tratamiento interno, tome partes iguales de jenjibre y tercianaria y mezcle, deje en remojo una cucharadita pequeña en una taza de agua hirviendo. Déle al niño un sorbo de este té cada hora. Puede endulzarse con un poco de miel o azúcar de malta.

Si hubiere estreñimiento, mantenga los intestinos abiertos con un enema de té de nébeda.

PARALISIS (APOPLEJIA)

Causas: Ataques fulminantes (accidentes cerebrovascular) son la tercera causa de muerte más frecuente en los Estados Unidos. Son el resultado de una disminución de provisión de sangre a cierta parte del cerebro, normalmente causado por plaquetas que se forman en las arterias y bloquean la circulación normal de sangre al cerebro, o por una ruptura de un vaso sanguíneo en el cerebro.

Síntomas: A menudo en casos de parálisis el cuerpo completo o sólo una porción del cuerpo está paralizado. Muchas veces hay una parálisis de la mitad del cuerpo de manera que el enfermo se halla incapacitado totalmente, y a veces no puede hablar, ni da señales de vida, ni aún cuando se le pinche con un alfiler. He tratado y curado casos semejantes, como relatados al comienzo del libro.

Tratamiento: El siguiente tratamiento puede usarse con beneficio, cualesquiera sean las partes del cuerpo que estén afectadas. Yo logré restaurarle la sensibilidad en un solo día a la parte afectada utilizando fomentos calientes y fríos, masaje, linimento y hierbas, cuando traté el caso apenas iniciado el ataque. Un linimento estimulante usado para la parte afectada es siempre benéfico. El linimento que se indica en la Sección II, Capítulo 3, debe usarse para friccionar completamente, y para que la parte afectada sea bien saturada. Use el tratamiento descrito bajo mis experiencias en la Sección I, Capítulo 1, y use las mismas hierbas que se indican para parálisis infantil. Administre una dieta limpiadora y nutritiva. Use el masaje y ejercicio, como se tolera, también son benéficos. Cuando se dan los fomentos calientes, asegure que no quemen la piel, desde que el paciente puede que no tenga la sensación de dolor en la área afectada por el ataque fulminante.

PARALISIS INFANTIL (POLIOMIELITIS)

Causas: La parálisis infantil es causada por un virus y se transmite por el contacto humano. Este virus entra en el cuerpo por la boca y luego pasa a los intestinos. De ahí puede ser absorbido en el sistema nervioso y los nódulos linfáticos. La poliomielitis es una enfermedad mundial, pero casi se ha eliminado en los Estados Unidos y en el oeste de Europa desde que se introdujeron las vacunas efectivas en los años 1950.

Síntomas: No hay nada característico de los primeros síntomas de la poliomielitis. Estos síntomas consisten de una fiebre baja, una sensación de cansancio, dolores musculares, moqueo, y a veces dolor de cabeza. Puede haber nausea y diarrea. Los síntomas más serios siguen pronto; estos son la debilidad, dolores musculares, dolor de cabeza severo, quejas gastrointestinales, inquietudes, tortícolis, y eventualmente debilidad y parálisis muscular. Lea sobre mis experiencias en el tratamiento y curación de parálisis infantil en la Sección I, Capitulo 1.

Tratamiento: Prevención. Con las vacunas apropiadas, esta enfermedad paralizante casi se ha eliminado en casi todo el mundo. El programa de inmunización debe empezar en la infancia aproximadamente a los dos meses de edad. Véase la Sección V, Capítulo 11 sobre las dietas. Si se usa una dieta limpiadora, seguida de una dieta nutritiva, y se dan los tratamientos de agua apropiados, y se sigue una conducta similar como la indicada en la Sección I, Capítulo 1, esta enfermedad terrible puede curarse.

Las siguientes hierbas se usan con muy buenos resultados. Vea sus descripciones en la Sección II, Capítulo 5: el Prickly Ash, la corteza del cerezo silvestre, raíz de valeriana inglesa o americana, corteza de álamo, diente de león, tercianaria, hydrastis canadensis (golden seal), cimicífuga negra, nébeda, trébol rojo, romaza. Seleccione una o varias de estas hierbas, las que se adapten mejor al caso, y mezcle en partes iguales.

Un compuesto excelente se hace de las siguientes (una cucharadita de cada una de ellas): valeriana, nébeda y raíz de cálamo. Mézclelas, y deje en remojo una cucharadita por cada taza de agua hirviendo. Administre medio litro cada dos horas. Puede tomarse mucho más, si así se desea, porque es inofensivo.

En el caso de un niñito, déle el té en dosis de cucharadas varias veces al día, endulzado con un poco de miel o azúcar de malta. También es muy bueno dar la tintura antiespasmódica en dosificación de ocho a quince gotas en un cuarto de vaso de agua caliente. La dosificación debe ajustarse de acuerdo con la edad.

PECHOS (CON COSTRA O INFLAMADOS)

Causas: Las infecciones del pecho frecuentemente están asociadas con el hecho de dar pecho y la producción de leche. La bacteria puede entrar al pecho por medio de abrasiones pequeñas, rajas o laceraciones cerca del pezón.

Síntomas: Inflamación dolorosa y con endurecimiento en el pecho, palpitaciones, dolor quemante, intranquilidad, fiebre. Puede sentirse una protuberancia debajo de la piel, la cual es muy tierna y caliente al tocar. La piel sobre la área frecuentemente tiene un color rosado o rojo.

Tratamiento: A menudo un simple lavado que se haga a un pecho hinchado con té de aliso proporciona alivio a la inflamación y al dolor. El siguiente tratamiento es excelente cuando el pecho está inflamado, con costra, o cuando los pezones están doloridos. Mezcle bien medio litro de aceite de linaza y cuatro onzas menta piperita y cuatro onzas de espíritu de alcanfor. Empape un paño en esta solución y cubra bien todas las partes afectadas con el mismo. Aplique tan a menudo como se requiera. Son también muy buenas las aplicaciones secas, calientes y frías, para aliviar el dolor y la inflamación. Estas deben darse continuamente hasta que se alivie. Entonces aplique la solución arriba mencionada.

Cuando el pecho está inflamado, una cataplasma de slippery elm con un poco de lobelia, dará gran alivio. (Véase la Sección II, Capítulo 3.)

Tome tres o cuatro tazas de té al día hecho de partes iguales de jenjibre, hydrastis canadensis (golden seal) y cimicífuga negra. Limpie el organismo y fortalezca la salud. Una cataplasma de grana y harina de maíz, aplicada tibia, es muy buena.

Si la protuberancia no desaparece o si lo rojo, el calor y dolor continúan después de que se haya usado este tratamiento, solicite la ayuda de un médico competente.

PERLESIA

Causas: La perlesía es una condición nerviosa o física debida a la fatiga o daño a un nervio. El uso de té, café, bebidas alcohólicas y alimentos estimulantes, los productos alimenticios refinados, la harina blanca, y el azúcar de caña son factores contribuyentes, pues carecen de las propiedades que sostienen y fortalecen los nervios. Como resultado de vivir a base de un régimen compuesto mayormente de tales alimentos, se llega de una forma u otra al colapso.

Síntomas: Temblequeo de las extremidades, los brazos, las manos y a veces de la cabeza. Una manera peculiar de caminar.

Tratamiento: Debe eliminarse el uso del té, café, bebidas alcohólicas y todo alimento estimulante, si se quiere curar al paciente. Use la dieta eliminatoria en la Sección V, Capítulo 11. Si los nervios han sido dañados permanentemente, una curación duradera sería imposible.

Resultan muy benéficas las aplicaciones calientes y frías a las partes afectadas, con un masaje vigoroso después; esto mejora y acelera la circulación. También pueden darse con buenos resultados baños calientes y una fricción con sal. Los poros de la piel deben ser abiertos; debe iniciarse una buena circulación. Tome hierbas laxantes en cantidad suficiente dándose enemas altos.

Tome una cucharadita llena de corteza de prickly ash, un poco de pimentón y una cucharadita de lobelia por medio litro de agua hirviendo. Beba una cucharada cada dos horas.

Tome cualquiera de las siguientes hierbas estudiando las instrucciones y eligiendo la mejor o las que más se adapten a su caso: imperatoria, tercianaria, verbena, zueco y cimicífuga negra.

OBSERVACION: Ya que la perlesía es un término general el cual se refiere a cualquier tipo de parálisis, debilidad, o movimiento sin control, y existen muchas formas distintas de perlesía, es necesario aclarar esta condición. Las formas más comunes de perlesía son la perlesía de Bell y la perlesía o parálisis cerebral.

La perlesía de Bell llega de repente y resulta en la parálisis muscular en un lado de la cara. Esto resulta en la boca caída, y la inhabilidad de cerrar el ojo o fruncir el ceño, todo en el lado afectado. No hay pérdida de sensación y hay poco dolor. La causa no se reconoce, aunque ocasionalmente ocurre con herpes zóster. La mayoría de casos se recuperan completamente en 4 a 8 semanas, pero aproximadamente de 10 a 20 por ciento siguen en parte o completamente paralizados.

El ojo en el lado afectado tiene que ser protegido hasta que pueda cerrarse solo; el calor y masaje suave aplicado a los músculos en el lado paralizado ayudará a mantener su posición y tono.

A veces la perlesía de Bell se confunde con una apoplejía, pero cuando esto ocurre la parálisis afecta los músculos en la parte baja de la cara y raramente afecta los ojos o la frente.

Una forma más común y mucho más trágica de la perlesía que se desarrolla en la infancia en o poco después del nacimiento. Este tipo de perlesía se llama perlesía o parálisis cerebral.

Existen varias causas para la parálisis cerebral, y pueden ocurrir antes, durante, o después del nacimiento. En muchos casos una causa específica nunca se puede determinar; sin embargo, todas tienen en común algún nivel de daño al cerebro. A veces la cantidad de daño es mínimo y los síntomas casi ni se notan; mientras que a otras veces hay daño severo y el niño afectado tiene que pasar toda su vida como un inválido.

Algunas causas posibles del parálisis cerebral son: dificultad en el parto que resulta en falta de oxígeno o daño actual al cerebro; una enfermedad de la niñez como la encefalítis, fiebre alta, pulmonía, meningitis o daño a la cabeza. Antes del nacimiento puede haber daño al cerebro de una enfermedad centrada por la madre durante la primer parte del embarazo, especialmente la rubela (sarampión Alemán), de una dieta inadecuada, o del uso de drogas o alcohol.

Los síntomas de esta enfermedad trágica puede que no sean aparentes en el nacimiento, pero mientras el infante continúa creciendo, una falta de tono muscular y coordinación pronto se empiezan a notar. En muchos casos el diagnóstico no se hace hasta que el niño está entre uno y dos años de edad.

Los cambios del cuerpo pueden ser de espasmos musculares ligeros que casi ni se notan hasta espasticidad severa y debilidad. Puede o no que haya cambios mentales y no están relacionadas directamente al grado de deterioro de músculos. Hay una falta de equilibrio; dificultad al caminar; un paso torpe e inestable; espasmos musculares, especialmente en las piernas donde hace que se crucen las piernas y que los dedos de los pies apunten así arriba; y a veces hay convulsiones, defecto de pronunciación y varios niveles de retraso mental.

El tratamiento es difícil y prolongado y requiere muchísima paciencia. Se dirige más a la terapia del habla, entrenamiento de los músculos y repaso de educación, y consejos vocacionales especiales. Los síntomas no progresan más cuando la persona madura; en realidad muchas de esas personas con parálisis cerebral pueden vivir una vida muy normal.

PESADILLAS

Cualquiera que coma una cena pesada o tardía es susceptible a tener pesadillas. Estas son producidas por un estómago recargado antes de dormir y por dormir de espaldas. La persona que esté propensa a las pesadillas debe dormir sobre el lado derecho o sobre el estómago. No se debe de comer por cuatro o cinco horas antes de acostarse, porque normalmente se tarda más o menos este tiempo para vaciar el estómago.

Los niños que sufren de pesadillas, denominadas a veces terrores nocturnos, por lo general tienen algún problema con la digestión del alimento. Si están estreñidos, alivie su estreñimiento con enemas de nébeda, y déles té de esta hierba para beber. Déles una dieta apropiada.

PIORREA

Causas: La piorrea es una infección de las encías y la causa más común es el descuido higiénico dental. Las toxinas del organismo producidas por una alimentación errónea y por una pobre eliminación también son contribuyentes.

Síntomas: Sangrado de las encías e inflamación de las mismas. En los casos avanzados los dientes se aflojan.

Tratamiento: Corrija la alimentación usando alimentos alcalinos. Siga una dieta de fruta por un tiempo, pues ésta es siempre conveniente para dominar una condición ácida del cuerpo. Tome una cucharadita llena de hydrastis canadensis (golden seal) y una cucharadita de mirra, y déjelas en remojo en media pinta de agua hirviendo. Lávese la boca con este té y haga gárgaras con el mismo frecuentemente. También cepille en forma completa las encías con esta solución por lo menos tres o cuatro veces al día. Se alegrará con lo que esta sola medida hará para vencer la piorrea.

El linimento herbario (véase la Sección II, Capítulo 3) es también muy efectivo. Aplíquelo a las encías con una pequeña torunda de algodón, o enjuáguese la boca con el mismo. Puede usar hydrastis canadensis (golden seal) y mirra en polvo para poner en el cepillo de dientes, en lugar de prepararlas como té. Si la enfermedad está muy avanzada y hay peligro de perder los dientes, se debe de pedir ayuda del dentista.

PLEURESIA

Causas: La pleuresía ocurre cuando el forro delgado y delicado o sea la envoltura de los pulmones llamada la pleura, se infecta. A veces esto hace que el espacio alrededor de los pulmones se llene de fluídos. Hay muchas causas de la pleuresía, entre ellas la tuberculosis, pulmonía y otras infecciones, el cáncer y coágulos que se acomodan en las arterias de las pulmones. Estos coágulos normalmente vienen de los vasos sanguíneos en las piernas o pelvis. Fluído en los espacios pleurales alrededor de los pulmones también puede resultar de fallas del corazón o enfermedades del riñón. El cáncer frecuentemente causa un fluído sanguíneo que se junta alrededor de los pulmones.

Síntomas: La pleuresía generalmente comienza con fiebre, dolor agudo en el lado afectado, nerviosidad, orina turbia, oscura y escasa, dificultad para respirar. Cantidades grandes de fluído causan una respiración dificultosa. Frecuentemente hay tos. El dolor aumenta con la tos cuando se está acostado sobre el lado afectado, o cuando hay presión. En la pleuresía crónica, los síntomas son dolor suave, pulso rápido, tos fuerte, aliento corto y debilidad extrema.

Tratamiento: Mantenga al paciente en cama y una dieta nutritiva es de gran importancia. Aplique fomentos calientes tanto al pecho como a la espalda. Que los fomentos sean suficientemente grandes como para cubrir los pulmones. Siga el tratamiento por una hora o dos, y entonces deje al paciente descansar, y luego repita. Siga con este tratamiento hasta que el dolor haya cesado. Cambie los fomentos a menudo, pues el frío y la humedad aumentan el dolor. Los fomentos calientes dados en la forma debida eliminan el agua de los pulmones.

Dé un té caliente de hierbas tomando partes iguales de las siguientes: raíz de asclepia, milenrama, corteza de ladierno y valeriana. Ponga una cucharadita llena por cada taza de agua hirviendo y deje por veinte minutos; beba media taza cada dos horas. Si el té no es suficientemente laxante, añada más corteza de ladierno. Si el dolor es muy severo y no se calma con rapidez, mezcle en partes iguales de zueco, tercianaria y raíz de cálamo aromático. Ponga una cucharadita llena en una taza de agua hirviendo por veinte minutos y beba un gran sorbo cada hora.

Puede hacerse una cura específica para pleuresía con una cucharadita llena de milenrama, una cucharadita de raíz de asclepia y un poco de pimentón en medio litro de agua hirviendo. Déjelo en remojo, y bébalo tibio: un sorbo grande cada hora. Este tratamiento se sabe que cura en muchos casos.

Es muy eficaz también una cataplasma de olmo resbaloso. Use tres cucharadas grandes de olmo resbaloso triturado, una cucharada de lobelia, media cucharadita de pimentón. (Para indicaciones, véase cataplasmas en la Sección II, Capítulo 3.)

Si ambos pulmones están afectados debe usarse una cantidad mayor, a fin de que la cataplasma sea suficientemente grande para cubrir ambos pulmones. Ponga las cataplasmas sobre el pecho y sobre la espalda encima de los pulmones. Si no tiene olmo resbaloso, use semilla de lino o harina de maíz con la lobelia y pimentón. La asclepia en sí es muy eficaz cuando se toma en abundancia.

La dieta debe restringirse a agua de avena, frutas, verduras y granos. De ninguna manera coma carne, leche o alimentos estimulantes, ni tampoco condimentos ni bebidas intoxicantes de ninguna especie.

Si estas instrucciones se siguen fielmente, y el tratamiento se da en forma cuidadosa, pronto cesará el dolor, y el fluído que se ha juntado en los pulmones desaparecerá.

PROBLEMAS CARDIACOS

Existen muchas causas para los problemas cardíacos. Frecuentemente se encuentran que son causados por una alimentación incorrecta que causa obesidad, y así esforzando demasiado al corazón. Demasiada sal en la dieta también pone demasiado esfuerzo sobre el corazón al hacer que suba la presión sanguínea. A menudo las palpitaciones del corazón se deben a gases y fermentación del estómago. Hace algunos años una mujer de mayor edad que se había quejado por años de problemas del corazón, vino a verme. Le aconsejé que tomara un baño de transpiración, una fricción con sal, con una fricción vigorosa del cuerpo y baños fríos por la mañana, y que corrigiera su régimen alimenticio.

Antes que hubiera pasado una semana la mujer se había olvidado de sus "problemas del corazón". Conocí a esta mujer por años, y que yo sepa, nunca más tuvo una recurrencia del ataque.

No hace mucho, poco después de una comida en que participé, una mujer se quejó de un problema severo del corazón. Le dije que no había nada anormal con su corazón; sencillamente, tenía gases en el estómago que estaban presionando contra el corazón. Le indiqué que se acostara boca abajo, se diera vuelta sobre su lado izquierdo y luego sobre el derecho, y entonces bebiera una taza de agua caliente; así lo hizo, y el problema desapareció.

Mucho de lo que se dice que es problema del corazón no es

orgánico, sino que el corazón se debilita por la sangre impura, causada por un régimen equivocado; también por falta de ejercicio, y una pobre circulación. Así la sangre que debiera estar en la parte periférica está dentro y, en consecuencia, sobrecarga los órganos digestivos y el corazón.

Muchos problemas cardíacos son causados por el té, el café, el tabaco y las bebidas alcohólicas. A veces la enfermedad del corazón se produce por demasiado alimento compuesto de productos de harina blanca y azúcar de caña y sus productos. Cuando se come tanto alimento que ha sido privado de sus propiedades vitalizadoras y puesto que las verdaderas propiedades que proporcionan salud y que han sido eliminadas de los alimentos son las que fortalecen nuestro cuerpo y nuestro corazón, éste se debilita cada vez más.

La mayor parte de los problemas cardíacos pueden remediarse. Mi corazón era tan débil hace años, que en mi condición debilitada yo apenas podía caminar de un extremo a otro de la casa.

Ahora tengo más de 76 años de edad, y hace sólo poco tiempo corrí cinco millas. No había la menor señal de agitación del corazón ni ninguna palpitación. Los que lo presenciaron dijeron que eso era demasiado bueno para creerlo, al tomarme el pulso y escuchar los latidos de mi corazón. Sólo menciono esto para mostrar lo que los hábitos correctos de vida pueden hacer en favor de un cuerpo debilitado.

La dieta en los problemas cardíacos. Véase la Sección V, Capítulo 11, para la dieta limpiadora y nutritiva, la cual es muy buena para cualquier clase de problema del corazón. La sal en la dieta se debe de limitar severamente y se debe de seguir una buena dieta para reducir y eliminar cualquier peso excesivo.

Hierbas. Existen numerosas hierbas que son de gran ayuda en cualquier clase de enfermedad cardíaca. El tanaceto es muy bueno para las palpitaciones del corazón. Haga un té usando una cucharadita llena por cada taza de agua hirviendo, y tome tres o cuatro tazas al día. O puede tomarse en dosificaciones de media taza, una hora antes de cada comida y al acostarse.

Cuando el corazón late irregularmente, o hay debilidad del corazón, las siguientes hierbas pueden usarse con excelentes resultados. Tome una cucharadita de cada una de ellas: cimicífuga negra, tercianaria, valeriana, lobelia y un poco de polvo de pimentón. Mézclelos bien, y use una cucharadita llena de la mezcla por cada taza de agua hirviendo. Deje en remojo por media hora. Tome cuatro tazas al día, una hora antes de cada comida, y una al acostarse, o puede tomar un buen sorbo cada dos o tres horas, o una media taza a medida que necesite. Esto es muy benéfico.

Estudie las siguientes hierbas, lea la descripción de cada una de ellas y use la que mejor cuadre con su condición. Pueden combinarse la una con otra. El lirio de los valles es excelente para las palpitaciones, y para calmar el corazón. La angélica, el blue cohosh, la borraja, pimentón, el hydrastis canadensis (golden seal), la madera de betónica, la valeriana y la verbena.

Para cualquier clase de falla del corazón, el descanso físico y mental es necesario.

En casos severos de problemas cardíacos, consulte a su médico.

PROBLEMAS DE LOS OIDOS

Causas: El dolor de oídos es causado generalmente por resfríos, amigdalitis, gripe y a veces otras enfermedades tales como el sarampión, la erisipela, la viruela, la difteria, la escarlatina y la fiebre tifoidea.

Síntomas: Cuando el oído se enrojece o se hincha en la parte interna, esto es señal de inflamación. Hay sensación de plenitud o chillido en los oídos. Cuando un infante o un niño de pocos años se tira del lóbulo de la oreja, puede tener dolor de oído.

Tratamiento: Cualquiera que sea la causa, el dolor de oídos puede aliviarse con la aplicación de calor sobre el oído y alrededor del cuello. Un baño de pies caliente con una cucharada de mostaza en el agua a menudo produce alivio. Cocine una cebolla grande en el horno hasta que se ponga tierna, y átela sobre el oído; esto muchas veces da gran alivio cuando el dolor es severo. Una cataplasma de lobelia o de olmo resbaloso es muy efectiva para calmar la inflamación y el dolor. Inyectar con un cuentagotas en el oído aceite de lobelia u orégano, o un té hecho de estas hierbas, muchas veces producirá alivio. Este líquido debe estar tibio. Si el oído tiene un absceso y éste está abierto, use agua oxigenada tibia para lavarlo; el agua oxigenada librará al oído de toda materia putrefacta quitándola del interior. Esto debe repetirse hasta que el oído esté limpio. Haga esto antes de introducir en el oído ninguna medicación o aplicar ninguna cataplasma. Una solución saturada de ácido bórico puede usarse para este lavado. Nunca introduzca objetos, como palillos o cerillos, etc. al oído.

PROBLEMAS DE LOS SENOS NASALES

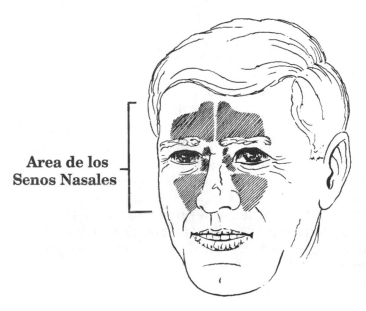

Area de los
Senos Nasales

Causas: Los senos nasales son espacios llenos de aire dentro de los huesos de la cara y cráneo. Están forrados por la membrana mucosa y se conectan con la cavidad nasal por medio de canales pequeños. Los senos nasales se pueden infectar cuando hay una infección presente en la nariz y garganta, como ocurre en el resfrío común, influenza, etc. Los canales de drenaje normal de los senos se bloquean por la infección, y esto también puede causar que se infecten los senos. Las personas quienes practican mucho la natación, el buceo, o bucear con tubo de respiración también están propensas a desarrollar problemas de los senos nasales. Los problemas de los senos nasales son causados directamente por hábitos incorrectos en la alimentación, y éstos pueden prolongar el problema.

Síntomas: Dolor en los senos maxilares y frontales, a veces severo; dolor de ojos; descarga de la nariz, fiebre leve, dolor de cabeza. Los síntomas son parecidos a los de la fiebre de heno, que es producida por las mismas causas. En realidad, las dos enfermedades frecuentemente ocurren al mismo tiempo.

Tratamiento: Suprima las causas, regule la eliminación de los intestinos de manera que tenga de una a tres deposiciones al día. Limpie el colon completamente con un enema alto, que puede necesitar repetir todos los días por varias semanas hasta ayudar al cuerpo a deshacerse de la mucosa y de los venenos.

Siga una dieta de jugo de frutas por cuatro o cinco días, tomando todo el jugo posible de naranja, toronjas, limón, piña y uvas (todo sin endulzar). No mezcle los jugos; beba uno a la vez, alternándolos. Luego siga con una dieta vegetariana, usando toda clase de verduras verdes, particularmente repollo rojo. Las berenjenas son especialmente útiles pues son ricas en potasio, pero use también otra clase de vegetales. Continúe con los jugos de fruta, pero bébalos entre las comidas.

A veces las aplicaciones frías sobre los senos dan gran alivio; en otras ocasiones resulta mejor alternar aplicaciones calientes y frías: uno debe usar lo que le brinde mayor alivio. Tenga una olla de agua caliente y otra de agua fría, y lávese la cara con agua bien caliente, tanto como pueda aguantarla, y luego aplique en forma breve la fría.

El linimento herbario (receta en la Sección II, Capítulo 3), bien aplicado y usado para frotar sobre los senos nasales a menudo, produce alivio. También inhálelo. Pero la única cura consiste en limpiar completamente el cuerpo de todo tóxico, y entonces no habrá problemas de los senos nasales.

Para limpiar y sanar la nariz, haga un té de corteza de mirto, a razón de una cucharadita por una taza de agua hirviendo, déjela estar por treinta minutos, cuélela y cuando esté fría, o sencillamente tibia, aspire por la nariz el líquido por ambos lados, un lado a la vez y en forma completa; esto limpiará y sanará al mismo tiempo.

PROBLEMAS ESTOMACALES

Los problemas del estómago proceden de comer y beber alimentos perjudiciales, de combinaciones nocivas, de comer juntas frutas y verduras, de tomar leche y azúcar juntos, de consumir pasteles, tortas, productos de harina blanca, alimentos grasosos y fritos, de beber en las comidas, y de una masticación deficiente. No importa lo que coma o cuánto coma, si no lo mastica en forma completa, no lo digerirá convenientemente. Beber en las comidas diluye los jugos digestivos de manera que éstos no pueden hacer su trabajo en forma adecuada. Las bebidas heladas son especialmente dañinas, pues ellas enfrían el estómago y al mismo tiempo diluyen los jugos digestivos.

Lo mejor que se puede hacer en caso de cualquier problema del estómago es seguir una dieta de frutas, por lo menos por una semana o más. Déle al estómago una ocasión de descansar, de modo que el jugo gástrico sea lo suficientemente fuerte como para digerir el alimento.

Cuando sigue una dieta de ayuno o una dieta de frutas, no beba sino agua pura, y las hierbas prescritas. Al levantarse, tome un cuarto de cucharadita de hydrastis canadensis (golden seal) en un vaso muy caliente de agua antes de introducir ninguna otra cosa en el estómago. Esto es uno de los mejores remedios. Continúe haciéndolo aun después de haber terminado la dieta de frutas. Si esto se toma en forma regular, se obtendrán muy buenos resultados.

PROBLEMAS FEMENINOS

En este mundo existe mucho sufrimiento y enfermedad entre las mujeres que podría evitarse si ellas usaran ciertos remedios que son simples, inofensivos y económicos. (Véase también Menstruación y Embarazo).

Una cataplasma de carbón con pimienta de acuática americana harán mucho para quitar la inflamación uterina. Debe tomarse un enema alto, y si hay problemas del colon aplíquese enemas de hierbas, tales como de raíz de bardana, raíz de romaza, corteza de mirto o hamamelis. Estas hierbas también son excelentes para enemas, lavados vaginales, o ambos. Si hay algún dolor en el recto o almorranas, inyecte en el recto una pequeña cantidad de té sanador, tal como se indica en esta sección bajo Hemorroides o Almorranas. Haga esto con una pera de goma y solución tibia. Las siguientes hierbas o cortezas son excelentes para enemas o para lavados, cuando hay laceración, ulceración o tumores, haciendo un té bien cargado de cada una de ellas: corteza de roble blanco, corteza de hamamelis, hydrastis canadensis (golden seal), mirra o hierba de San Lorenzo. Use una cucharadita llena de hierba por cada pinta de agua hirviendo. Use como lavado vaginal. Estos tés son muy desinfectantes y sanadores.

Una solución excepcionalmente buena es: una cucharadita de hydrastis canadensis (golden seal) y de mirra, dejadas en remojo en medio litro de agua hirviendo. Se usa para un lavado vaginal.

Conviene tomar precauciones cuando hay aparentes inconvenientes al comienzo del período menstrual. Esté de pie el menor tiempo posible, y mantenga las manos fuera del agua fría. Durante todo el tiempo mantenga sus extremidades y sus pies calientes. En el invierno, y durante la estación fría, no vaya a la cama con los pies fríos. Tome un baño de pies caliente al ir a acostarse, o use una botella o bolsa de agua caliente.

Los fomentos son una gran arma en todo hogar, porque alivian mucho sufrimiento y dolor. Son benéficos cuando se aplican a la parte baja de la espina dorsal y el abdomen de una mujer sufriendo de calambres menstruales.

PROBLEMAS URINARIOS —
Véase también INFLAMACION DE LA VEJIGA (CISTITIS)

Ardor al orinar. El ardor al orinar es normalmente asociado con dolor, frecuencia, y urgencia. Existen muchas causas para este problema, pero el más común es una infección en la vejiga, próstata o uretra. Los tumores, cálculos, alergias, problemas femeninos, y estricturas son otras causas. Limpie el organismo tomando las siguientes hierbas, y el ardor al orinar será eliminado. Use partes iguales de hinojo, bardana, olmo resbaloso y milkweed. Ponga una cucharadita llena en una taza de agua hirviendo, deje por veinte minutos y tome una taza de este té frío una hora antes de cada comida y al acostarse. El té de bayas de cubeba, de gravel root o una combinación de partes iguales de buchú y gayuba también son excelentes usados de la misma manera.

Beba abundancia de agua pura, tanto como de dos a tres cuartillos diarios para lavar los riñones y la vejiga. Siga una dieta de frutas por unos pocos días para permitir que el organismo se deshaga de ácido úrico.

Incapacidad para orinar. La retención de la orina es causada por inflamación, y la inflamación interna de la vejiga. La próstata, la cual está alrededor de la uretra masculina cerca de la vejiga, se agranda frecuentemente causando una obstrucción con inhabilidad de pasar la orina. En muchos casos, la inhabilidad de orinar se desarrolla gradualmente durante un período de semanas o meses, en lugar de aparecer de repente.

Dé un baño de asiento bien caliente en forma repetida, seguido por un baño frío corto. Si el paciente está en cama, aplique calor, con aplicaciones cortas frías sobre los órganos genitales, la vejiga y a lo largo de la espina dorsal. Dé un enema alto de té de nébeda; esto es muy necesario y facilita la eliminación de la orina cuando otros medios fallan.

Si es posible, introduzca en la vejiga un catéter o sonda de goma, un té preparado de la siguiente manera: una cucharadita bien llena de hydrastis canadensis (golden seal), media cucharadita de mirra y media cucharadita de ácido bórico; ponga en remojo en medio litro de agua hirviendo y cuele con una gasa fina. Conecte el catéter con un aparato de enemas y haga que entre en la vejiga. Retenga esta solución tanto tiempo como sea posible. ESTO LO DEBE HACER UNA ENFERMERA GRADUADA, O ALGUIEN COMPETENTE QUE LE PUEDA ENSEÑAR.

Si el paciente no ha orinado por algún tiempo, extraiga la orina mediante un catéter antes de introducir el té. Moje el catéter en un té de olmo resbaloso. Esto hace que se deslice fácilmente, es muy sanador y de esta forma aliviará la condición. Un lubricante estéril se puede utilizar si acaso no se consigue el té de olmo resbaloso. Retenga la solución lo más que sea posible. El agrandamiento de la próstata es muy común en hombres mayores, y si acaso el tratamiento anterior no tiene éxito, se debe de solicitar ayuda de un médico para dar alivio a la obstrucción y para asegurar que no sea causado por el cáncer en la próstata o la vejiga.

Supresión de la orina. La supresión se produce a veces porque los riñones no vierten la orina en la vejiga. En los casos severos la orina se halla totalmente suprimida.

Síntomas: Si no se ha orinado por varios días, habrá síntomas severos, como convulsiones y dolor extremo de espalda y de vejiga, y a menudo un gran deseo de orinar.

Tratamiento: El paciente debe estar completamente calmado y tranquilo. Un enema alto muy tibio de té de nébeda podrá darle gran alivio. También producirán alivio fomentos calientes saturados en un té de pimienta de agua y aplicados a la vejiga y a la parte lumbar. Dése al paciente dos o tres baños calientes de asiento al día.

La milenrama es especialmente recomendable en estos casos. Tome una cucharadita bien llena de esta hierba por una taza hirviendo y deje por veinte minutos. Beba una taza antes de cada comida y al ir a acostarse. Bébala fría.

Este es un remedio infalible para orina suprimida: usar en un enema un té bien cargado de nébeda tan caliente como se soporte, y también beberlo en abundancia.

Cualquiera de las siguientes hierbas puede usarse con gran ventaja. Estudie sus descripciones y use las que resulten más adecuadas a su condición. Haga lo mismo que en el caso de la milenrama mencionada más arriba: hisopo, bardana, retama, azotalenguas, raíz de diente de león, zanahoria silvestre, eupatorio púrpura, tanaceto, evónimo, barba de maíz, perejil, hierba de San Juan, bayas de cubeba, milkweed y buchú. Si acaso después de usar este tratamiento el orín continúa de ser suprimido, vea su médico.

Pérdida involuntaria de la orina. Cuando este desorden no es causado por alguna otra enfermedad como gota, perlesía, cálculos renales, puede ser fácilmente remediado usando el siguiente tratamiento: tome partes iguales de nínfea, bayas de zumaque, corteza de álamo blanco, raíz de bistorta y valeriana. Mezcle todo. Tome una cucharadita bien llena de esta mezcla y póngala en una taza de agua hirviendo. Tome una taza una hora antes de cada comida y una taza al acostarse. Tome por lo menos cuatro tazas al día.

El llantén es también muy bueno tomado solo. La dosificación es la misma ya indicada. Está bien aumentar la dosificación si es necesario.

PULMONES (INFLAMACION DE)

La inflamación de los pulmones se conoce usualmente con el nombre de pulmonía.

Causas: La causa directa de la pulmonía es normalmente una infección con alguna forma de bacteria, virus u hongo. Exposición al frío y a la humedad, con una resistencia baja, es un factor contribuyente.

Tratamiento: Si se trata rápidamente cuando aparecen los primeros síntomas de resfrío o los primeros escalofríos, podrá prevenirse un ataque severo y, con toda probabilidad, un acceso completo. Para un catarro o garganta dolorida, mantenga la nariz y la garganta limpias aspirando agua salada por la nariz, y entonces suene la nariz, manteniendo cerrado un lado mientras sopla por el otro. Use una cucharadita de sal por cada pinta de agua. Repita esto varias veces al día. Haga gárgaras y enjuáguese la boca con agua de sal. Tome una cucharadita de hydrastis canadensis (golden seal) y un cuarto de cucharadita de mirra. Deje en remojo en medio litro de agua hirviendo y use este té como está indicado más arriba. Esté seguro de que, al hacer gárgaras con este té se hagan en forma profunda y total, pues esto limpiará todos los gérmenes y las impurezas de la boca y de la garganta.

Si esto se repite a menudo, el resfrío o la gripe no pasará a los pulmones. Tome internamente una cucharada de esta misma solución de hydrastis canadensis (golden seal) y mirra seis veces al día.

Si los pulmones no están seriamente afectados, siga el tratamiento arriba indicado, dando un baño de pies caliente. Aplíquese un enema o laxantes a base de hierbas para mantener los intestinos abiertos. Beba amplias cantidades de agua. Aplíquese al paciente fomentos cortos calientes, con aplicaciones cortas frías entre un fomento y otro al pecho y a la espalda, en la parte alta donde están los pulmones.

Deben tomarse solamente líquidos los primeros pocos días. Los mejores son: limonada sin azúcar, jugo de toronja, jugo de naranja, o de piña sin azúcar, y otros jugos de frutas. Cuando hay fiebre alta esta dieta debe seguirse hasta que la fiebre se atenúe. Cuando es aconsejable alimentar mejor al paciente, déle caldos vegetales, pero primero cuélelos. La leche de soya con gachas de trigo integral o pan retostado de harina integral son lo mejor.

He aquí algunas hierbas tónicas: consuelda, cudweed, helenio, marrubio, hiedra terrestre, jenjibre. Una pequeña cantidad de pimentón añadida a cualquiera de estas hierbas hace el té más benéfico. Tómelo como se indica en las instrucciones sobre hierbas no venenosas en la Sección II, Capítulo 3.

Puede tomarse cualquiera de las siguientes hierbas, habiendo leído las descripciones de las mismas en la Sección II, Capítulo 5, y elegido las que mejor cuadren con su caso: llantén, pulmonaria, olmo resbaloso, raíz de hierba de San Lorenzo, tusílago, mostaza, verbena, linaza, lúpulo, hisopo, pino blanco, espicanardo, evónimo, verbasco, hierba santa, milenrama, hierba fétida, marrubio, mirra.

QUEMADURAS Y ESCALDADURAS

Tratamiento: Someta la parte quemada en agua fría y mantenga al agua fría agregando más hielo o agua fría. Mantenga la parte cubierta con agua hasta que el calor desaparezca y así no habrá ninguna ampolla. Si se le prende fuego a la ropa a una persona, debe rápidamente envolvérsela en una sábana o paño grande mojado, si es posible, para apagar el fuego. El que está con la ropa incendiada *nunca* debe correr o caminar, sino arrojarse inmediatamente al suelo y rodar, o valerse de una sábana y envolvérsela en el cuerpo. Las ropas deben quitarse de inmediato. Ni siquiera se pierda tiempo en desvestirlo, sino córtese la ropa para retirarla lo más rápidamente posible. El paciente debe ser llevado a un lugar tranquilo donde la quemadura pueda tratarse. Lo primero en considerarse es la naturaleza de la quemadura, en qué parte del cuerpo ocurrió y a qué grado pertenece. Empape un paño en kerosén y cubra la parte quemada. Esto rápidamente aliviará el dolor. Si hay ampollas, pínchelas en el borde con una aguja de acero estéril, y oprima para que salga el agua. El escritor ha sanado quemaduras grandes con muy poco dolor por el método del kerosén. La quemadura de agua caliente debe ser tratada de la misma forma.

Las quemaduras grandes pueden ser lavadas con la siguiente loción: una cucharadita de hydrastis canadensis (golden seal), una de mirra y una de ácido bórico, puestas en medio litro de agua hirviendo. Deje esta mezcla en remojo por media hora, entonces vuelque el agua clara y aplique con un trozo de algodón absorbente. Esta solución es muy suavizante y sanadora, y es un excelente remedio para quemaduras profundas. El ungüento sanador y linimento (vea la Sección II, Capítulo 3) también son excelentes para esto. Si la quemadura es profunda, sanará más rápidamente si la mezcla de mirra en polvo, el hydrastis canadensis (golden seal) y el ácido bórico son espolvoreados sobre la llaga, manteniendo la quemadura seca para que sane más rápidamente. Cubra con una gasa. Si hay bezos o masas de tejido granuloso, espolvoree con alumbre quemado.

El siguiente té tomado internamente mejorará la circulación y ayudará grandemente a sanar la quemaduras: una cucharadita de valeriana, una de tercianaria y una de menta piperita. Mezcle y use una cucharadita de esta mezcla por cada taza de agua hirviendo. Es muy sedante para los nervios.

SI LA QUEMADURA ES EXTENSA O PROFUNDA, LLAME A SU MEDICO FAMILIAR O VAYA AL SERVICIO DE EMERGENCIA DEL HOSPITAL MAS CERCANO LO MAS PRONTO POSIBLE.

RAQUITISMO

Causas: Los niños no sufrirían de raquitismo si fueran debidamente alimentados y expuestos a una cantidad de luz solar adecuada. El uso de insuficientes alimentos nutritivos, y de alimentos desvitaminizados y productos refinados, tales como harina blanca, arroz pulido, azúcar de caña predisponen al niño al raquitismo. La causa específica del desarrollo del raquitismo es falta de la vitamina D. El raquitismo es más común en bebés que se alimentan artificialmente que en los niños que se les da pecho. Aparece más frecuente en niños que se crían en esas partes del mundo donde hay períodos largo sin sol, y también es más común en las razas de piel negra.

Síntomas: El abdomen se distiende y los dientes se tardan en desarrollar. Malhumor, desasosiego de noche, sus piernas se arquean, o se tuercen hacia afuera. La cabeza se agranda y los pulmones pueden quedar afectados y aun agrandado el corazón, y el cráneo toma una forma cuadrada y puede estar muy suave. Los músculos en general se hacen muy débil y se puede desarrollar estreñimiento a causa de esto.

Tratamiento: El tratamiento para el raquitismo consiste principalmente en la administración de una cantidad adecuada de la vitamina D. Esto se puede dar fácilmente en la forma de aceite de hígado de bacalao. Los niños que sufren de raquitismo deben tener suficiente aire fresco y frecuentes baños calientes con fricción para aumentar la circulación.

La dieta tiene una importancia básica. La que se indica en esta sección bajo Embarazo, para infantes, es muy buena. Si se usa leche de vaca, ya la vitamina D ha sido añadida. A niños de mayor edad, déles toda clase de verduras frescas preparadas en forma sencilla. También frutas de todas clases. Papas majadas, requesón de leche de soya y el caldo de potasio que se indica en este libro. No se combinen las frutas con las verduras en la misma comida. No le permita al niño beber en las comidas, pues esto dificulta la digestión.

Use una cucharadita bien llena de tercianaria por una taza de agua hirviendo, cuélela y déle al niño una cucharada de seis a siete veces al día. El té de nébeda es excelente para todas las enfermedades de los niños y pueden tomarlo con toda abundancia. Endulce el té con un poco de miel o azúcar de malta.

Los intestinos deben mantenerse activos a causa de la tendencia al estreñimiento. Use para enemas el té de nébeda, o sencillamente agua tibia. El té de sen es bueno como bebida. Si es posible, mantenga los intestinos activos con frutas y verduras para que no sean necesarios los enemas. Dé abundancia de jugo de fruta de todas clases entre las comidas.

REUMATISMO Y ARTRITIS —
Véase también LUMBAGO

Hay muchos tipos de artritis. La *osteoartritis* es el tipo más común y se ve en pacientes de mayor edad. Es causado por el uso y abuso de las coyunturas sobre un período de muchos años. A veces se desarrolla en una coyuntura después de una herida. La *artritis reumatoidea*, que puede ser una enfermedad muy paralizante, es más común en mujeres jóvenes y de edad mediana. La *artritis gotosa* es más frecuente en hombres de edad mediana y casi nunca se ve en mujeres. Las causas precisas de la mayoría de formas de artritis no se reconocen; sin embargo, la alimentación equivocada, que llena el cuerpo de ácido úrico y de otros venenos, parece tomar parte en algunos tipos de artritis, en especial la gotosa. La exposición a la humedad y al frío aumenta los dolores y el sufrimiento.

Síntomas: Articulaciones hinchadas y dolorosas. Las articulaciones están enrojecidas, calientes y muy sensibles a todo movimiento y presión. Con frecuencia se vuelven tan duras y tiesas que es imposible moverlas. A veces las manos se van hacia atrás o hacia un lado. A veces el dolor es intermitente, y en otros casos es constante. Cuando el dolor se vuelve crónico, si no se hace nada, los músculos se encogen y se deterioran. En algunos casos las coyunturas más retiradas del tronco también se afectan; por ejemplo, las muñecas y manos; mientras que en otras veces la espina y coyunturas más grandes son más severamente afectadas.

Tratamiento: Deben evitarse estrictamente todos los alimentos no saludables y desvitaminizados. Deben eliminarse el té, el café, las bebidas alcohólicas, la harina blanca y sus productos, los productos de azúcar de caña, los bizcochos de soda, las papas fritas, la carne, la carne de cerdo y especialmente la tocineta. Las células de la sangre, cuando se las alimenta con los alimentos antes citados, no podrán librar al organismo de las impurezas. Véase los alimentos limpiadores y nutritivos en la Sección V, Capítulo 11. Todos los alimentos deben comerse tan secos como sea posible, y deben masticarse bien, de manera que se mezclen completamente con la saliva para que así se ayude a la digestión. Esto alcalinizará el cuerpo más que cualquier otra cosa que pueda hacer. Se obtendrán maravillosos resultados de una dieta prolongada de fruta. Después de seguir una dieta de frutas por dos ó tres semanas, use el caldo de potasio, las tostadas francesas y las papas majadas (recetas indicadas en la Sección VI). Beba té de olmo resbaloso; esto es muy nutritivo, limpiador y fortalecedor. Los alimentos sólidos deben por supuesto consumirse escasamente al principio, después de una dieta de fruta.

Tome un buen baño para sudar todos los días, y beba dos ó tres tazas de té de asclepia, usando una cucharadita por cada taza de agua hirviendo, y dejando en remojo por veinte minutos. Beba este té mientras está en la bañera. Un masaje completo después del baño es muy benéfico. Si hay *inflamación* de las articulaciones no masajee esas partes.

Mezcle en partes iguales las siguientes hierbas: cimicífuga negra, raíz de genciana, angélica, colombo, tercianaria, valeriana, ruda y corteza de ladierno. Use una cucharadita llena por cada taza de agua hirviendo, deje en remojo y tome tres ó cuatro o más veces al día, según el caso lo requiera; tómelo en dosificación de media taza.

Una cataplasma excelente para las articulaciones inflamadas es la que sigue: dos cucharaditas de llantén, tres cucharadas de corteza de olmo resbaloso triturado, una cucharadita de lobelia, una cucharadita de pimentón; mezcle todas estas cosas bien, y entonces añada suficiente agua hirviendo como para que tenga la consistencia de una pasta; espárzalo sobre un paño bien grueso, y cubra las articulaciones inflamadas con ella. Esto dará gran alivio.

Otra cosa excelente para aliviar el dolor es tomar partes iguales de aceite de orégano y aceite de lobelia, y añadir unas pocas gotas de aceite o extracto de capsicum (pimienta roja). Esta puede aplicarse tal cual o mezclada con aceite de coco. Haga un masaje completo con esto.

Las siguientes hierbas son muy benéficas en el reumatismo: bitterroot, corteza de ladierno, bardana, bayas de palmito, cimicífuga negra, pirola, romaza, sasafrás, tercianaria, bearsfoot. Estudie sus correspondientes descripciones y elija las más adecuadas para su caso, una sola o varias en combinación.

SANGRE IMPURA (COMO LIMPIARLA)

Causas: Un régimen alimenticio equivocado, estreñimiento, el comer en exceso, incluir en la misma comida una combinación de alimentos que causen fermentación, alimentos desvitalizados. Los elementos que mantendrían la sangre pura generalmente se encuentran en muchos alimentos, como por ejemplo, el corazón y la cáscara del trigo, los ojos y las cáscaras de la papa, la piel del arroz y el corazón del maíz, que se extrae de la harina. Estas son medicinas maravillosas, alcalinas, y hacen mucho por mantener la sangre pura.

Otras causas de sangre impura son la respiración impropia, la ventilación pobre, las habitaciones que no son debidamente ventiladas, así como la falta de ejercicio. A menudo se intoxican los músculos y la persona se siente cansada debido a los materiales de desecho que se acumulan por insuficiente ejercicio.

El beber agua impura e infusiones perjudiciales como el té y el café, las bebidas alcohólicas y toda clase de bebidas gaseosas, constituyen otras tantas causas. El cerebro está compuesto aproximadamente de un noventa por ciento de agua, y cuando consumimos estas bebidas perniciosas, muchas de las cuales son estimulantes, la sangre se vuelve impura y la mente se afecta mucho.

La angustia, el temor, la ira, la infelicidad y el odio generalmente perjudican la circulación de la sangre, y así las impurezas no se eliminan como correspondería. La condición estancada de la piel es una causa de sangre impura. Muchas veces la sangre que debe estar en la parte periférica del cuerpo se halla congestionada en el interior, con lo que se recargan diversos órganos y, por lo mismo, se produce congestión, y diversas enfermedades.

Síntomas: Los síntomas incluyen una gran cantidad de enfermedades y molestias: granos, furúnculos, decoloración de la piel, ictericia, dolor de cabeza, arrugas, aspecto de vejez cuando se es joven, trastornos mentales, nerviosidad, enojarse fácilmente, fruncir el ceño cuando debemos estar sonriendo, tener malos pensamientos cuando debiéramos pensar bien acerca de todos, ver oscuridad donde hay luz, canas, pérdida de cabello, pérdida de la visión, pérdida del sentido del oído, articulaciones endurecidas, dolores en diversas partes del cuerpo. Todos estos síntomas se desvanecen en gran medida cuando el torrente sanguíneo es purificado.

Tratamiento: Para que se purifique el torrente circulatorio, la primera cosa que se hace es eliminar todos los artículos perjudiciales de la alimentación y de lo que bebemos, tales como el té, el café, las bebidas alcohólicas, las bebidas gaseosas, todos los productos de harina blanca, todos los productos de azúcar de caña y el uso abundante de grasas y aceites sueltos. Los intestinos deben mantenerse activos en base a un régimen adecuado, y al uso de laxantes herbales cuando se necesita. Dése enemas altos para limpiar el colon y mantenerlo activo y fuerte. Beba suficiente agua fresca y pura; haga suficiente ejercicio al aire libre con respiraciones profundas, y obtenga suficiente sueño en una habitación bien ventilada. La equinacea y el trébol rojo son purificadores sanguíneos buenos. Ambos pueden ser comprados en forma de cápsula.

Mantenga la piel activa tomando baños fríos matutinos y friccionándose en forma vigorosa con una toalla seca áspera. Tome baños calientes a lo menos dos o tres veces por semana. Lave el cuerpo cuidadosamente con algún buen jabón. Una fricción salina completa es buena después de un baño caliente, pues estimula la piel, la hace activa y abre los poros.

También es benéfico el masaje completo de la cabeza a los pies. Insista en la zona del cuello y en la parte superior de la espina y especialmente en los pies.

Siga una dieta de frutas por una semana; si no puede disponer de abundancia de frutas, coma verduras, preparadas como se indica en la Sección V, Capítulo 2, y la Sección VI, Capítulo 1. Por ejemplo, coma la parte verde de las verduras de hoja, zanahorias aún crudas, ralladas o cocinadas al horno hasta que se enternezcan, jugo de zanahoria y papa. Amigo lector, si quiere ver resultados maravillosos, aliméntese con los productos que Dios le dió al hombre originalmente. Existe una abundancia de ellos en el mundo. Trate de vivir a base de frutas por algún tiempo, y siga los hábitos sanitarios según se menciona más arriba. Use las hierbas que Dios hace crecer para la sanidad de las naciones, y exclamará juntamente con muchos a quienes el autor ha oído referirse a esto: "Verdaderamente el día de los milagros no ha pasado". El fruto de los árboles es para comer, y su hoja para su medicina". (Ezequiel 47:12).

SARAMPION (RUBEOLA)

Causas: Pocos niños se escapan del sarampión. A veces lo contraen los adultos. El sarampión es causado por un virus y es una enfermedad contagiosa. Con una vez que se haya contraído el sarampión normalmente se produce una inmunidad permanente contra un ataque secundario. El sarampión se contrae cuando uno está en contacto con otra persona quien está en la etapa activa de la enfermedad. El sarampión está presente con más fuerza y concentración en descargas de la nariz, boca y garganta del paciente.

Síntomas: Los síntomas empiezan a aparecer aproximadamente a los diez días después de que haya estado expuesto, y al principio da la apariencia de un resfrió común con fiebre, la nariz empieza a fluir, hay estornudos y una tos liviana. Más o menos al cuarto día empiezan las erupciones. Las erupciones, que son de color rojo, habitualmente comienzan por la frente, y a veces invaden toda la cara, el pecho y la espalda. También pueden aparecer manchas rojas o blancas dentro de la boca antes que aparezca la erupción cutánea. Cuando las erupciones se han desarrollado, la fiebre baja a la temperatura normal.

Complicaciones como la pulmonía e infecciones de los oídos son comunes y hay que cuidarse de esto.

Tratamiento: El paciente se debe de mantener aislado por lo menos cinco días siguiendo la apariencia de las erupciones cutáneas, y debe de acostarse por tanto tiempo que siga la calentura o que haya cualquier señal de tos o infección en el pulmón. Los ojos deben ser protegidos de la luz intensa, oscurezca la habitación, haga que use lentes oscuros, manteniendo la cama lejos de la ventana. Déle un té hecho como sigue: una cucharadita de raíz de asclepia, un cuarto de cucharadita de jenjibre, dejados en remojo en medio litro de agua hirviendo. Puede endulzar el té un poco para los niños; si lo hace, use miel o azúcar de malta. Para una persona nerviosa añada una cucharadita de zueco o de nébeda a lo anterior. Dos cucharadas de té, de acuerdo con la edad, es la dosificación que debe darse cada hora. Use té de nébeda o de menta en forma separada.

El paciente debe mantenerse en una habitación oscura y con buena ventilación. Déle agua en abundancia y dé baños de pies calientes.

Si le duelen los ojos, haga una solución de un cuarto de cucharadita de hydrastis canadensis (golden seal), dejado en remojo en medio litro de agua hirviendo (el agua debe ser suave o destilada), por treinta minutos, y entonces añada suficiente ácido bórico para hacer una solución saturada. Cuele usando un paño y haga un lavado de los ojos dos o tres veces al día o más a menudo.

La misma dieta indicada para las fiebres es excelente después que el enfermo empieza a tener fiebre. Es esencial una dieta sencilla y nutritiva. Esta podría estar constituída por leche de soya con hojuelas de trigo y galletas de trigo integral. Si en ausencia de la leche de soya, se usa leche de vaca, hierva un poco de harina de avena en ella, o use mitad de leche de vaca y mitad de agua de avena y de cebada. Las bananas bien maduras con leche de soya y tostadas de trigo integral son buenas. El caldo de potasio (vea el índice) es nutritivo, limpiador y gustoso, y sería bueno también. Pueden usarse frutas maduras de todas clases.

Dé al paciente un té de cualquiera de las siguientes hierbas: nébeda, menta piperita, manzanilla, verbena, milenrama o zueco (una cucharadita llena en una taza de agua hirviendo, cubierta). Déle medio litro cada dos horas.

Si hay problema con la tos, el aire en el cuarto se debe de mantener húmedo hirviendo agua en una olla o con un vaporizador.

SIFILIS

El texto que sigue ha sido tomado del artículo editorial del doctor Edward N. Bran, titulado "Los Médicos y las Enfermedades Transmitidas Sexualmente", publicado en la *Revista de la Asociación Norteamericana de Medicina*, octubre 22-29, 1982, p. 2032, Vol. 248, No. 16.

Se pensó que la sífilis, la enfermedad venérea más común y espantosa en la primera parte de los años del 1900, fue conquistada por fin con la llegada de la penicilina en la primer parte de los años 1950. Esto, sin embargo, no iba a suceder, y con el resurgimiento de la sífilis, otras enfermedades transmitidas sexualmente también han aparecido y ahora han llegado a proporciones epidémicas.

Las características epidemiológicas de las enfermedades transmitidas sexualmente han cambiado y el número de enfermedades categorizadas como transmitidas sexualmente han subido drásticamente. Las estimaciones de las estadísticas anualmente son asombrosas: 200.000 a 500.000 nuevos casos de herpes genital; 200.000 casos de hepatitis B, una proporción significante de las cuales son transmitidas sexualmente, 3 millones de casos de tricomoniasis; más de un millón de episodios de enfermedades de inflamación pélvica que llegan hasta 80.000 ó 100.000 esterilizaciones forzadas entre las mujeres jóvenes; 2,5 millones de casos de uretritis no gonocóccica e infecciones por clamidia relacionadas; unos 80.000 casos nuevos de sífilis; y 2 millones de casos nuevos de gonorrea. La tragedia humana es terrible, y según una estimación conservadora el costo para los imponentes es de 2 mil millones de dólares.

Causas: La sífilis es causada por un organismo llamado treponema pálido, un protozoario en forma de "tornillo" que morirá después de sólo unos cuantos minutos de estar expuesto al frío o resequedad. En años recientes, debido en gran parte a la tal llamada "revolución sexual" de los años 1960 y 1970, el número de casos de enfermedades venéreas, incluyendo la gonorrea y sífilis, han estado aumentando rápidamente. La sífilis casi siempre es transmitida por contacto directo sexual; sin embargo, puede ser transmitida por el acto de besar a un individuo con una lesión activa alrededor de la boca. Raramente puede ser contraída por tales cosas como agujas contaminadas, ropa, asientos de baño etc. Un bebé puede nacer con sífilis si la madre está infectada; especialmente si adquirió la infección durante su embarazo.

Síntomas: La llaga principal de la sífilis, llamada un chancro, aparece en los genitales aproximadamente dos a cuatro semanas siguiendo el contacto sexual. Es una llaga ulcerada pero sin dolor, y no hay pus ni otra descarga. Los nódulos linfáticos en la ingle se agrandan. Sin tratamiento, la llaga usualmente desaparece en unas cuantas semanas, dejando una cicatriz permanente. La infección se extiende por todo el cuerpo y, si no se hace nada, en unos cuantos meses aparece una erupción en la piel que persiste por varias semanas. Normalmente no hay dolor ni comezón. El cabello se puede caer. Puede que haya dolor en los huesos y coyunturas, hinchazón de los nódulos linfáticos, ojos doloridos, dolor de oídos, y agrandamiento del hígado y el bazo. Siguiendo estos síntomas, el paciente puede parecer estar bien por varios años, pero más tarde desarrolla una forma especial de artritis que afecta las rodillas, infección en la aorta y corazón, también afecta el cerebro y muchos de los órganos internos. Ulceraciones pueden aparecer en cualquier parte del cuerpo. Estas úlceras son muy difíciles para curar y son grandes destruidores de tejidos. No es raro que varias úlceras empiecen al mismo tiempo.

Tratamiento: Esta enfermedad es constitucional; es decir, que afecta todo el cuerpo. El tratamiento tiene que continuarse varios meses después que todos los síntomas hayan desaparecido para que sea efectivo. Es imperativo vivir una vida activa al aire libre lo más que sea posible. Coma alimentos nutritivos por años, para fortalecer una constitución que se ha debilitado por el veneno de la sífilis.

La sífilis puede tratarse en forma exitosa con remedios naturales, que no dejan ningún efecto posterior.

Deben suspenderse todos los alimentos a base de carne, especialmente la carne de cerdo, y también el té, el café, las ostras, los mariscos, el tabaco, y todos los condimentos, los alimentos estimulantes y las bebidas de la misma clase. Estos alimentos tienden a irritar y a calentar la sangre; llenan el cuerpo de materiales de desecho y de toxinas venenosas.

Mezcle bien dos cucharaditas de cada una de las siguientes hierbas: agracejo del Oregón, gayuba, raíz de bardana, raíz de lirio azul, brotes de trébol rojo, bayas de prickly ash y corteza de ladierno con una cucharadita de sanguinaria. Ponga una cucharadita llena en una taza de agua hirviendo y deje por media hora. Tome a lo menos cuatro tazas al día, una taza una hora antes de cada comida, y otra al acostarse. Estas hierbas también pueden tomarse en cápsulas; tome dos cápsulas No.00 cuatro veces al día. Continúe tomando estas hierbas por lo menos un año.

Lave las llagas con una solución de hydrastis canadensis (golden seal) y mirra, usando una cucharadita de cada una en medio litro de agua hirviendo. Apenas aparezcan las erupciones, lávelas en forma cuidadosa con este té. Los tratamientos de sudación y la fricción con sal ayudarán a eliminar los venenos. Dése enemas altos todos los días, usando corteza de mirto, raíz de bardana, raíz de romaza o equinácea.

Cualquier hierba de la siguiente lista puede usarse con buenos resultados: brotes de trébol rojo, cardo sagrado, ortiga muerta, perejil, gayuba, hamamelis, bardana, frambuesa roja, raíz de romaza, saúco, dulcamara, turkey corn, pirola, azotalenguas, hydrastis canadensis (golden seal), prickly ash, heliantemo, espicanardo, twin leaf, raíz de wild elm. Busca las descripciones y use la que mejor describa su caso, pues podría también tener otra enfermedad.

Si el tratamiento bosquejado más arriba se comienza inmediatamente, cuando aparecen los primeros síntomas, no necesita sufrir mucho. Los casos peores de sífilis han cedido a los compuestos de hierbas ya indicados cuando los otros tratamientos, la dieta y la higiene se han seguido estrictamente.

NOTA: Casi todos los casos de sífilis ahora se tratan rápidamente y con éxito usando antibióticos, los cuales se empezaron a conseguir para todos en los años 1940 y 1950. El tratamiento dado en este libro todavía se puede usar, pero es más costoso y toma más tiempo comparado con el tratamiento con antibióticos. Para casos de sífilis que están presente menos de un año, una inyección de penicilina normalmente es adecuada para un alivio completo; si la enfermedad ha estado presente por más de un año, tres o cuatro inyecciones a la semana son usualmente adecuadas.

SUDORES NOCTURNOS

Cualquier persona que sufra de sudores nocturnos resultará grandemente beneficiada si toma un baño de esponja de agua de sal antes de ir a la cama. Use dos cucharaditas de sal por cada cuartillo de agua, o un baño caliente seguido de una fricción con sal. Raíz de hierba de San Lorenzo o corteza de roble blanco, usados para un té, son excelentes también. Use una cucharada de la hierba en medio litro de agua hirviendo, y deje en remojo por veinte minutos.

Haga un té de hydrastis canadensis (golden seal), empleando una cucharadita llena por medio litro de agua hirviendo, y tome dos tazas antes de ir a la cama. Esto hará mucho para impedir los sudores nocturnos. La salvia, el coral o las hojas de frambuesa pueden emplearse de la misma manera con buenos efectos. Los intestinos deben mantenerse activos, y el colon limpio; use hierbas laxantes y enemas de hierbas.

TORCEDURAS Y ESTIRAMIENTOS DE ARTICULACIONES Y MUSCULOS

Las torceduras generalmente ocurren en los tobillos, la muñeca, el codo, los dedos, hombros, o la espalda.

Causas: Las causas son por un movimiento repentino o inesperado, el perder un pie bajando las escaleras, tropezar, caer, etc. Cuando los ligamentos se desgarran hay dolor extremo e inflamación alrededor de la couyuntura.

Tratamiento: Si la torcedura es grave trate de ver en seguida a un buen médico tan pronto sea posible para prevenir cualquier deformidad permanente de la coyuntura.

Si la torcedura en la muñeca, el codo o los tobillos, ponga la parte afectada en agua muy caliente, y manténgala allí por lo menos por veinte o treinta minutos. Mantenga el agua caliente. Cada pocos minutos saque del agua caliente la parte afectada y métala en agua fría durante un minuto, y entonces vuelva a la caliente. Haga esto varias veces. Puede continuar haciéndose durante una hora o más. Yo a veces lo he hecho hasta por dos horas con muy buenos resultados, y lo repetía dos o tres veces al día. Luego haga un masaje suave a la parte afectada, durante quince o veinte minutos. Si se trata del tobillo o del pie, haga masaje a todo el pie y la pierna hasta la rodilla. Si se trata de la mano, haga el masaje a la mano entera y al brazo hasta el codo. Si el usar agua caliente hace más intenso el dolor, utilice nada más agua con hielo o una bolsa de hielo por 24 a 48 horas y luego empiece a usar y alternar caliente y frío.

Descanse la parte afectada por algún tiempo. Si los ligamentos están gravemente desgarrados, haga un vendaje compresivo, para mantenerlos en su lugar, después del tratamiento de agua. Si esto se repite por unos pocos días, los resultados serán muy satisfactorios. Haga el masaje por lo menos dos veces al día. Si aparecen inflamación y fiebre antes que usted tenga la oportunidad de tratar este accidente, use fomentos calientes, seguidos por cortas aplicaciones frías; normalmente se aplican tres fomentos. Esto aliviará la inflamación. Después use las dos palanganas de agua, la caliente y la fría, como se indica más arriba. Si lo hace, el dolor y la inflamación irán desapareciendo. Después que la inflamación y el dolor disminuyan, puede hacer un masaje directo de la parte afectada, pero no al principio; sencillamente haga un masaje alrededor de esa parte.

Si el estiramiento o torcedura es en la espalda o en el hombro, trátelos con fomentos calientes, alternados con aplicaciones frías cortas y masaje.

Haga un té de hierbas usando partes iguales de genciana, tercianaria, valeriana, corteza de ladierno y una pizca de pimentón. Mezcle bien todo, y use una cucharadita bien llena por una taza de agua hirviendo. Tome una cucharada cada hora. Puede beberse mayor cantidad si se necesita.

El linimento que se da en la Sección II, Capítulo 3 eliminará la mayor parte del dolor de una torcedura grave en un solo día.

Aplique en forma abundante el linimento, y masajee en forma suave antes que aparezca la inflamación. Siga con este trata-miento de quince a veinte minutos a la vez, repitiéndolo tres o cuatro veces al día. El linimento también hará desaparecer el dolor de los lugares ennegrecidos o de color azul. Hágale un ma-saje suave al punto afectado mientras aplica el linimento. Si hay una magulladura grave en cualquier parte del cuerpo, ésta puede ser tratada de la misma manera que una torcedura o un desgarramiento de los ligamentos, o un dolor en la espalda. Use fomentos calientes y aplicaciones frías cortas, y entonces aplique en forma abundante el linimento. Con este tratamiento, yo he tenido ocasión de hacer desaparecer el problema de la espalda en un solo día. Mantenga las aplicaciones, dándolas en forma cuidadosa y completa.

TOS FERINA (PERTUSIS)

La tos ferina es una enfermedad contagiosa causada por una bacteria, y puede ser prevenida por la vacuna apropiada. Exis-ten sólo como 3.000 casos de tos ferina reportados cada año en los Estados Unidos. Esta disminución marcada durante las últi-mas décadas es a causa de un mejoramiento en condiciones de vida, también así como el uso extenso de la vacuna. La tos ferina es más frecuente en infantes y niños, y se extiende por medio de contacto directo con una persona infectada.

La enfermedad empieza aproximadamente de siete a diez días siguiendo la exposición. Los primeros síntomas se parecen a un sencillo resfrío, con nariz mocosa, pérdida de apetito, cansancio, estornudo, y a veces una fiebre leve. La enfermedad es muy con-tagiosa durante este período. Después de más o menos una se-mana, empiezan temporadas de tos severa. La tos ferina en sus primeras etapas se parece mucho a una tos común, pero más tarde se convierte en una tos peculiar y se reconoce por el so-nido, por lo que muy apropiadamente se llama ferina. Esto se-guido se sigue con vómitos. En la mayor parte de los casos, si la tos fuera tratada con hierbas sencillas tomadas como se descri-ben en este libro bajo el capítulo tos y resfríos, se evitaría la tos ferina. Un remedio espléndido para la tos ferina es la corteza del cerezo silvestre. Prepárela como té. Lo siguiente también es bueno a razón de una cucharadita de cada una: frambuesa roja, bayas de cubeba, tusílago y una cucharadita de hierba de lobelia. Póngalas en un recipiente y eche medio litro de agua hirviendo; déjela estar por media hora. Déle una cucharadita de este té cada hora hasta que la tos mejore.

Una buena atención y una cantidad abundante de líquidos y alimentos nutritivos son importantes para tratar la tos ferina.

TOS Y CATARROS

Causas: La tos se produce por una garganta inflamada o por tubos bronquiales inflamados. Esta inflamación produce mucosa, que la tos está tratando de sacar al exterior. La vitalidad del organismo se ha reducido por un régimen alimentario impropio, pérdida de sueño, falta de ejercicio y aire fresco y alimentación indebida. Si el estómago y el cuerpo se mantuvieran en buena condición, habría muy pocos resfríos. El vestirse indebidamente de día y de noche son a menudo causa de resfríos. Los venenos y materiales de desecho en el cuerpo hacen a la persona más susceptible. Si se conservara el organismo en buena salud, y la capacidad de resistencia también se hallará en buen estado, los resfríos y la tos serían raros.

Tratamiento: Un resfrío puede tratarse y dominarse en un solo día. Cuando aparecen los primeros síntomas de un resfrío, gripe o tos, es una indicación de que hay material de desecho y mucosa en el organismo. Tome medio litro de agua tibia suave con una cucharadita de sal. Absorba este líquido por la nariz y sóplelo por la misma vía. Repita esto hasta que la nariz esté totalmente limpia de mucosa. Entonces haga gárgaras para limpiar la garganta y enjuague la boca con lo mismo. Después que la nariz esté limpia, tome una de las siguientes hierbas buenas como el hydrastis canadensis (golden seal), menta piperita, hisopo, milenrama, o cimicífuga negra, aspírela por la nariz, haga gárgaras y trague un poco de la misma. Esto impedirá que el resfrío se convierta en bronquitis, asma, fiebre pulmonar o tal vez tuberculosis. Siempre que haya un resfrío, la primera precaución es mantener la nariz y la boca limpias, para evitar que la mucosa vaya a los pulmones y cause mayores problemas.

Cuando la cabeza se siente tupida y hay tirantez en el pecho, así como una sensación de sueño, oímos decir: "mi cabeza se siente tupida." Pero en realidad, las personas sólo se dan cuenta del problema de la cabeza después que el organismo entero está involucrado. Cualquier cosa que podamos hacer para aliviar esta condición hará abortar el resfrío.

Los resfríos no prevalecerían tanto si los cuerpos no estuvieran llenos de mucus y tóxicos, de manera que inmediatamente debemos deshacernos de los venenos del cuerpo. No existe mejor manera de lograrlo que limpiar el colon mediante enemas altos, continuando los enemas hasta alcanzar la parte superior del colon.

Quédese tranquilo y permanezca en cama si es posible. Tome solamente jugos de frutas para su nutrición. Si no tiene jugo de frutas, beba agua, caliente o fría, con jugo de limón; entonces, más tarde, caldo de potasio, que es nutritivo y alcalino. Este tratamiento aliviará el resfrío.

Si la tos continúa, una excelente ayuda es el tomar una cucharadita de cada una de tusílago, cimicífuga negra, y bayas de cubeba, y mezclarlo totalmente y remojar en medio litro de agua hirviendo. Tome un vaso lleno cada hora de acuerdo a la edad. Vea también los jarabes herbarios ofrecidos en la Sección II, Capítulo 3.

Ocasionalmente podrían haber náuseas. Si este es el caso, tome un vomitivo. Esto puede lograrse sencillamente con agua tibia, o con agua tibia con el añadido de un poquito de sal. Tome toda el agua que pueda y luego pásese el dedo por la parte más profunda de la garganta para producir el vómito y lavar así el estómago. Repita esto hasta que el estómago esté limpio; entonces tome varias tazas de un té de hierbas. Tome dos o tres tazas en sucesión mientras está caliente de salvia, hisopo, milenrama, cimicífuga negra, menta piperita, y manzanilla. Es excelente usar una cucharadita llena de polvo de composición en un vaso de agua cada hora por cinco o seis horas.

TUBERCULOSIS

Causas: La tuberculosis puede afectar no solamente a los pulmones, sino también a otras partes del cuerpo como el hígado, el bazo, los intestinos, y la espina dorsal. Desde la vuelta del siglo, el numero de casos de tuberculosis en los Estados Unidos se han disminuido dramáticamente, debido al mejoramiento del nivel de vida y mejor comprensión de la enfermedad. A pesar de esta disminución, la tuberculosis todavía se ve frecuentemente, y durante el 1980 hubo aproximadamente veinte ocho mil casos nuevos reportados de tuberculosis. Esta enfermedad es causada por bacteria, y es contraída por la inhalación de gotitas pequeñas que son dispersadas por personas quienes tienen tuberculosis activa. Estas gotitas pequeñas, que contienen microbios de tuberculosis, se extienden por la tos, hablando, o estornudando, y porque son tan pequeñas, siguen suspendidas en el aire por mucho tiempo. Estas gotitas pueden ser aspiradas por una persona insospechada, y finalmente llegan a descansar en los pulmones, donde producen tuberculosis. La intemperancia en el comer y beber, también en el vestir, la exposición al frío, la pérdida de sueño, el aire impuro, la falta del debido ejercicio y el no respirar profundamente en forma suficiente para abrir todas las celdillas pulmonares, la vida sedentaria, el exceso de trabajo, la falta de alimento nutritivo debidamente preparado y un régimen alimenticio desequilibrado, todo esto prepara el camino para el desarrollo de la tuberculosis. Las personas que tienen una constitución débil son las más afectadas por esta enfermedad.

La leche contaminada, el uso de tabaco en cualquier forma, las bebidas alcohólicas de todas clases, el té, el café y todas las bebidas perjudiciales son causas contribuyentes.

Síntomas: Estos se desarrollan habitualmente en forma lenta. La tos habitual se convierte gradualmente en severa, causando vómitos y expectoración profusa. La víctima se vuelve extremadamente débil, tiene sudores nocturnos y hemorragia pulmonar. Puede haber presente dolor en el pecho cuando hay asociada una pleuresía. En veces los nódulos linfáticos en uno o dos lados del cuello están hinchados (escrófula). Estos se pueden agrandar y romperse si no se tratan. En años pasados esta forma de tuberculosis (escrófula) fue frecuentemente causada por tomar leche que estaba contaminada con la bacteria de la tuberculosis; sin embargo, ahora en día es muy raro contraer la tuberculosis de esta manera, ya que la pasteurización de la leche mata el microbio que causa la tuberculosis.

Tratamiento: Debe mantenerse todo el tiempo una temperatura moderada que nunca se vuelva excesivamente caliente y siempre con buena ventilación. Evite los enfriamientos. La pieza del paciente debe ser asoleada, aireada y seca. Haga suficiente ejercicio al aire libre, y permanezca al aire libre tanto tiempo como sea posible. Si el paciente no está demasiado débil, límpiele el estómago en forma completa con un vómitivo. Resultará sorprendente la cantidad de mucus que saldrá del mismo, que de otra manera produciría paroxismos de tos.

Ponga una cucharadita de hydrastis canadensis (golden seal) en polvo, una cucharadita de bayas de cubeba y un cuarto de cucharadita de lobelia en medio litro de agua hirviendo durante media hora. Tome un buen sorbo cada hora. Mezcle dos cucharadas de consuelda en polvo con un poco de pimentón, y use una cucharadita al ras de esta mezcla por una taza de agua hirviendo. Tome un buen sorbo de esto cada dos horas. Una taza de este té también es útil para detener la hemorragia de los pulmones. La corteza de mirto en polvo o la bolsa de pastor son también muy buenas para detener la hemorragia de los pulmones. Use media cucharadita por una taza de agua hirviendo, déjela estar, cuele tómela fría.

Tome por lo menos medio litro de té de olmo resbaloso al día, bebiendo una taza una hora antes de cada comida y una taza al ir a acostarse. Lo fortalecerá, lo sanará y lo nutrirá. Si la digestión no es buena, tome un cuarto de cucharadita de hydrastis canadensis (golden seal) en polvo en un vaso de agua una hora antes de cada comida.

Se necesita un régimen nutritivo. Puede tomarse en abundancia leche de soya. Esta, mezclada con hojuelas de trigo integral, es muy nutritiva. Otros alimentos buenos para usar en la dieta son los siguientes: bananos muy maduros, avena con miel de malta y pan de trigo integral o de soya, retostado, caldo de potasio (véase el índice), arvejas tiernas y frescas, higos, dátiles, galletitas de avena, toda clase de verduras (sazonadas con leche de soya o con mantequilla de soya) y papas al horno.

Cuando hay fiebre, busque en este libro el tratamiento para Fiebres.

Respiración profunda y abundancia de aire fresco, junto con ejercicio suave, son absolutamente necesarios. Los baños de sol son excelentes. Exponga todo el cuerpo. Tome baños de sudación para abrir los poros, bebiendo dos o tres tazas de té de asclepia mientras está en la bañera.

Todos los esputos y las descargas de un paciente que sufre de tuberculosis deben ser quemados o enterrados.

Las siguientes hierbas pueden usarse con ventaja en la tuberculosis. Vea las descripciones de cada una y use las que sean más convenientes para su condición: cereza silvestre, semilla de lino, sanícula, gordolobo, verbena, hisopo, hierba fétida, tusílago, pulmonaria y raíz de malvavisco.

Al tratar esta enfermedad se debe tomar en consideración su extensión y el tiempo que el paciente ha sufrido de ella. Si se han formado tubérculos, debemos encontrar una preparación de naturaleza solvente para suavizar y romper las partículas caseosas (de la contextura del queso) del tubérculo, de manera que éste pueda ser eliminado. Debe usarse un agente que limpie el pus y al mismo tiempo sea de naturaleza sanadora. Por ejemplo, el polvo de consuelda, el malvavisco, la picagallina y el olmo resbaloso. Mezcle partes iguales de las hiervas ya mencionadas, y use 120 gramos de esta mezcla para cuatro litros de agua, y hierva hasta que se reduzcan a dos litros. Cuele y tome media taza cada dos horas, caliente o fría. Esto aliviará la irritación o inflamación y también disolverá las sustancias caseosas.

En adición a las propiedades sanadoras debe haber algo que tenga propiedades astringentes y sanadoras, las que harán que las cavidades sanen y vuelvan a normalizarse. Para esto, use 30 gramos de polvo de cada una de las siguientes hierbas: marrubio negro, hisopo, lobelia y quince gramos de jenjibre, por cuatro litros de agua, que deben hervirse hasta que se reduzcan a dos litros. Tome media taza cada dos horas. Dé estas dos preparaciones en forma alternada, administrando una dosis de la primera preparación, y después de una hora una dosis de la segunda, etc.

Fomentos calientes cortos, con aplicaciones frías cortas alternadas al pecho, tanto en la parte del frente como en la espalda, sobre los pulmones; también aplíquelos en toda la extensión de la espina dorsal y sobre el estómago, el hígado y el brazo. Estos resultarán muy benéficos.

Baños calientes seguidos de una fricción con sal completa, y masaje, que es necesario. Debe usarse buen juicio para estos tratamientos, dándolos de acuerdo con las fuerzas del paciente.

Tome algunas de las medicinas para la tos que se dan en este libro, en dosis de cucharaditas y en abundancia. Siempre dé una dosis después de un axceso de tos.

El paciente debe conservarse siempre caliente, con ropas bien abrigadas, especialmente en los pies, las piernas y los brazos.

El tratamiento anterior ha sido utilizado con éxito en muchos casos de tuberculosis, pero se tarda mucho tiempo, y el resultado final no es definitivo. La ciencia recientemente ha desarrollado medicamentos especificos que curan esta enfermedad. Así que si piensa que haya una oportunidad que usted pueda tener tuberculosis, de consideración para su familia y otras personas con quien se asocia, así también para su propio bien, debe de consultar un médico.

TUMORES

La palabra tumor sencillamente significa una "hinchazón". Hay muchas clases de tumores. Se les denomina de acuerdo con los tejidos que interesan: glandular, muscular, fibroso, adiposo; hay también tumores cancerosos.

Cualquiera de estos tumores puede agrandarse rápidamente y llegar a ulcerarse.

Los tumores pueden ser causados por sangre impura y por impurezas en el organismo, por un régimen alimenticio desequilibrado, estreñimiento y una condición de decaimiento.

Las cataplasmas de salvia han sido muy buenas para quitar los tumores externos. Las cataplasmas de olmo resbaloso también son excelentes. Véase cataplasmas en la Sección II, Capítulo 3.

En caso de haber tumor bebe cualquiera de los siguientes tes, o de una combinación de dos o tres: mirto, olmo resbaloso, artemisa, ninfea, picagallina, salvia o ñame silvestre.

Si sufre de algún tumor, use el mismo tratamiento que para el cáncer. (Lea los párrafos sobre Cáncer en esta sección).

ULCERAS DE LA PIEL

Pueden formarse úlceras cuando la piel se corta o se parte y no se sana propiamente. Si los tejidos se han destrozado por una quemadura, un tajo o una herida de cualquier clase, puede formarse pus. Hay varias clases de úlceras. Una úlcera que se forma en la superficie de la piel que ha sido expuesto al sol por mucho tiempo puede ser cancerosa, y se debe de buscar atención médica si acaso no se cura. Las úlceras también pueden ser causadas por circulación débil, o presión excesiva en un área de la piel durante cierto tiempo. Lo último frecuentemente se ve en pacientes postrados en cama quienes no reciben cuidado apropiado de las enfermeras.

Tratamiento: Se necesita una dieta suave, y el alimento debe ser bien digerido. Los intestinos deben moverse por lo menos una vez al día. Use hierbas laxantes y enemas altos si es necesario. Tome una cucharadita bien llena de hydrastis canadensis (golden seal) y una cucharadita de mirra en medio litro de agua hirviendo. No hay mejor solución para hacer un lavado de úlceras y para cubrirlas. Beba una cucharada de este té seis veces al día.

Mezcle dos cucharaditas de hydrastis canadensis (golden seal) en polvo y una cucharadita de mirra, y espolvoree la úlcera después que ha sido cuidadosamente lavada. Haga un vendaje suave.

Cualquiera de las siguientes hierbas puede beberse con beneficio. También puede usar dos o tres mezclas completamente en partes iguales y usando una cucharadita llena por una taza de agua hirviendo, colándola y tomando una taza una hora antes de cada comida y otra al acostarse: mirto, hydrastis canadensis (golden seal), hierba de Santiago, zueco, picagallina, salvia, sanícula, olmo resbaloso, hiedra terrestre, dulcamara, agrimonia, hojas de frambuesa.

Los pacientes en cama deben ser volteados regularmente para evitar las úlceras de decúbito.

ULCERAS DE DECUBITO

Causas: La presión sobre la piel por permanecer demasiado tiempo acostado en una misma posición. La posición de un paciente que debe guardar cama debe cambiarse con frecuencia. Si se toma buen cuidado de tales pacientes, raramente llegarán a tener úlceras de decúbito.

Tratamiento: Las aplicaciones calientes y frías y las fricciones producen buena circulación, lo cual impedirá las úlceras de decúbito, o las aliviará grandemente. Haga un té de hamamelis y lave las úlceras por lo menos de tres o cuatro veces al día. El linimento de Kloss, que se indica en este libro, es excelente para sanar llagas de cualquier clase. Si hay cualquier carnosidad o tejido de granulación, destrúyalo espolvoreando alumbre quemado en polvo sobre la úlcera. El mejor lavado para este propósito es el que puede hacerse con una cucharadita de las siguientes hierbas: hydrastis canadensis (golden seal), mirra, ácido bórico en medio litro de agua hirviendo. Después de lavar la úlcera debe ser espolvoreada con partes iguales de hydrastis canadensis (golden seal) seco y mirra. Esto neutralizará el veneno y la infección, y es muy sanador. Cubra con un poco de algodón y aceite de oliva. Exponga la úlcera al aire ocasionalmente.

VENAS VARICOSAS

Causas: Embarazo, obstrucciones locales, circulación lenta y largos períodos de estar de pie. En algunas casos la tendencia a formar venas varicosas es heredado.

Síntomas: Las venas se ensanchan grandemente y se hacen nudosas; también hay dolor sordo y pueden desarrollarse úlceras de la piel.

Tratamiento: La dieta debe ser sencilla y muy nutritiva. Tenga cuidado de no comer en exceso, con el fin de que no se acumule material de desecho en el organismo. Dése enemas altas de hierbas si tiene estreñimiento. Mantenga los intestinos cuidadosamente regulados; deben moverse por lo menos una vez al día. Regúlelos con alimentos, si es posible; si no, use hierbas laxantes.

Deben tomarse regularmente baños fríos por la mañana frotando vigorosamente todo el cuerpo con una toalla mojada, y luego con una seca. Si se usaran más los baños fríos matutinos, las venas varicosas no serían tan comunes. Cuando las venas se agrandan mucho, use medias especiales, que se pueden comprar en las tiendas de equipos médicos o en farmacias. Estas proporcionan alivio como resultado de la distribución de la presión. El lavado de las extremidades con té de corteza de roble blanco es de mucha ayuda.

Fui llamado una vez a tratar a una mujer muy carnosa que sufría de venas varicosas. Cada noche, para poder dormir, dejaba las piernas colgando de la cama. Yo preparé un té bien cargado de corteza de roble blanco, e hice que se lavara las extremidades dos o tres veces con este té antes de ir a la cama. La alivió tanto que podía dormir toda la noche. Cuando se ha usado este tratamiento, he visto mejorarse casos graves de venas varicosas. Una dieta limpiadora y una limpieza cuidadosa de todo el organismo son necesarios para purificar la sangre. Se necesita tener sangre pura para una recuperación de éxito.

Tome una cucharadita bien llena de hydrastis canadensis (golden seal) y una media cucharadita de mirra por medio litro de agua hirviendo, dejando por veinte minutos. Tómese un buen sorbo seis o siete veces al día.

Si hay llagas abiertas, aplique la loción sanadora (cuya receta se da en la Sección II, Capítulo 3).

Tome una cucharadita de cada una de las siguientes hierbas: hisopo en polvo, corteza de cerezo silvestre y raíz de romaza. Mezcle bien y tome media cucharadita en un cuarto de vaso de agua fría, seguido por un vaso de agua tan caliente como pueda soportar. Beba esto cuatro veces al día, una hora antes de cada comida y al acostarse. El tanaceto y el coral pueden usarse de ésta manera con mucho beneficio. Si este tratamiento no tiene éxito después de haber intentado el usarlo completamente, las válvulas en las venas pueden estar dañadas y otro tipo de tratamiento se puede necesitar.

VIRUELA

La viruela es una enfermedad contagiosa. Las llagas tienden a dejar cicatrices permanentes cuando se alivian. La enfermedad es contagiosa desde el tiempo que los primeros síntomas aparecen hasta que todas las llagas se hayan curado completamente. En los Estados Unidos, la viruela ha dejado de ser una enfermedad común y espantosa como a un tiempo lo era. De hecho, mientras que la viruela hace años era una de las enfermedades más terribles del mundo, fue oficialmente declarada erradicada en 1977 por la Organización de Salud Mundial, gracias a la cooperación mundial y las vacunas.

Síntomas: Después de estar expuesto a la viruela, las síntomas normalmente aparecen en aproximadamente diez a doce días. Estos síntomas consisten de fiebre, dolor de cabeza, debilidad, vómitos, y estreñimiento. En unos cuantos días las llagas empiezan a aparecer, usualmente en la cara y alrededor de las muñecas. Después todo el cuerpo se afecta, con más de las pústulas localizadas en los brazos, piernas, y cara, luego en la espalda, el pecho, o abdomen. Las llagas se curan gradualmente durante un período de cuatro a seis semanas, y cuando la costra se cae, deja una cicatriz. La viruela tiene un alto nivel de fatalidades, especialmente en infantes pequeños.

Tratamiento: Por el carácter tan contagioso de esta enfermedad, el paciente tiene que mantenerse aislado, y todas las personas y artículos que llegan a estar en contacto con el paciente necesitan ser desinfectados. La cuarentena se necesita continuar hasta que todas las llagas se hayan curado y las costras se hayan caído.

El paciente debe mantenerse limpio, la habitación oscurecida y con buena ventilación y a una temperatura uniforme no superior a 70°F. Durante la etapa de la fiebre dé abundancia de limonada sin azúcar. Cuando la piel está caliente y seca, tome partes iguales de raíz de asclepia y jenjibre, una cucharadita bien llena para una taza de agua hirviendo durante veinte minutos, y dé una taza cada hora o hasta que el paciente traspire profusamente. También se podrá producir transpiración tomando en partes iguales milenrama y valeriana de la misma manera. La salvia roja usada para un té o tomada en polvo en forma de cápsulas es muy buena.

Si hay mucha picazón de la piel, haga un lavado con un té hecho de raíz de bardana, raíz de hydrastis canadensis (golden seal) o de romaza. Las pústulas deben limpiarse con agua oxigenada. Lave las pústulas con té de hydrastis canadensis (golden seal), el cual es un remedio específico en contra de la formación de hoyos.

La dieta debe ser muy liviana: leche de soya, agua de avena y agua de salvado y de cebada. El caldo vegetal es muy nutritivo. Los jugos de fruta son excelentes.

Cuando se está expuesto a la viruela o tiene algún peligro de contraerla, limpie su organismo con enemas altos. Tome laxantes herbales, que se indican en este libro o cualquier laxante herbal bueno, y póngase a una dieta de jugo de fruta por un número de días, y entonces tome caldo vegetal o puré de verduras hecho con verduras de hoja, combinadas con cáscaras de papa, añadiendo avena o arroz integral. Después de cocinar, cuele y use la parte líquida.

Los baños calientes tomados antes de contraer la viruela o después de contraerla hacen que la piel se mantenga activa y abreviará el curso de la enfermedad.

NOTA ESPECIAL

En la sección IV, Su Cuerpo y Sus Necesidades, y la Sección V, Sus Alimentos, puede encontrar varias referencias a productos de origen animal (leche, huevos, queso) como fuentes de calcio, vitaminas, y otros minerales. Nuestra mención de ellos en esta edición revisada no se debe de considerar una recomendación para su uso, sino sólo como una fuente de referencia y información. Aunque estos productos se apuntan como fuentes de nutrición, nosotros no sugerimos su uso. En realidad, recomendamos que usted no los use. (El señor Jethro Kloss no comía carne ni usaba productos de animal de ninguna clase, y la mayoría de sus descendientes inmediatos también siguen este plan de dieta.)

Yo creo, así también como mi padre, Jethro, que los primeros alimentos fueron esos dados a nuestros primeros padres en el Jardín de Eden— frutas, granos, nueces, hierbas, y vegetales. En años recientes ha habido bastante estudio y investigación tratando la dieta y alimentación y ahora ha sido demostrado que una dieta alta en carbohidratos y baja en grasa y proteína (nada de azúcar o sal) es por lejos lo más saludable. Si se adopta, ayudará a proteger de las enfermedades debilitantes y degenerativas propias de la edad avanzada. El colesterol y triglicéridos se mantendrán a en niveles normales, lo cual es una necesidad para tener un corazón fuerte, vasos sanguíneos saludables y presión de sangre normal.

Sección IV

Su Cuerpo y sus Necesidades

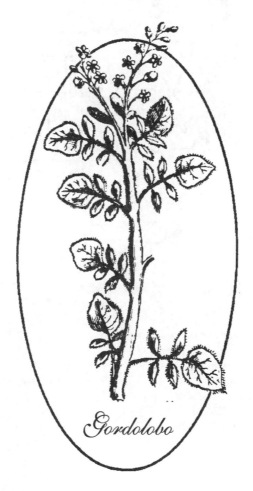

Gordolobo

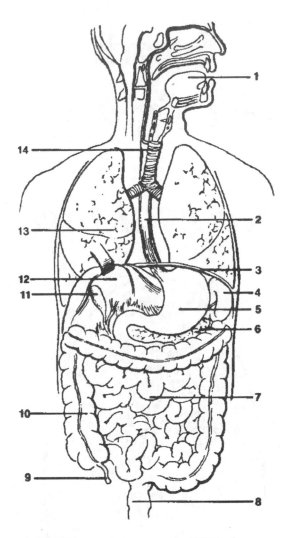

1. LENGUA
2. ESOFAGO
3. DIAFRAGMA
   (separa el tórax
   del abdomen)
4. BAZO
5. ESTOMAGO
6. PANCREAS
7. INTESTINO DELGADO

8. RECTO
9. APENDICE
10. INTESTINO GRUESO
    (Colon)
11. VESICULA BILIAR
12. HIGADO (levantado)
13. PULMON
14. TRAQUEA

1

La Importancia de la Buena Nutrición

*T*odos deben entender la verdadera ciencia de comer y alimentarse: qué elementos necesita el cuerpo para formar y reparar los tejidos, cómo proveerlos con los mejores nutrientes y prepararlos de la forma más apetitosa y sin destruir sus propiedades vitalizadoras.

El cuerpo humano es una máquina delicadamente organizada, que genera energía a partir de los alimentos ingeridos. Así como el automóvil quema gasolina, el cuerpo humano quema alimentos. Todas las máquinas conocidas se desgastan constantemente, y requieren renovación de sus partes; de la misma forma, el cuerpo debe tener el alimento debido para construir nuevos tejidos y reparar los que se han gastado.

La mejor manera de obtener los nutrientes que son necesarios para el cuerpo es usar alimentos naturales en la forma que la naturaleza los creó y no en forma de píldoras ni cápsulas de gelatina. Un elevado porcentaje de personas de más de 16 años consume suplementos dietéticos.

Dios en su infinita sabiduría no dejó nada al descuido, y si consumiéramos nuestros alimentos sin tratar de mejorarlos, cambiarlos o refinarlos, destruyendo así sus propiedades vitales, todas las necesidades del organismo serían suplidas.

Diversos estudios recientes que incluyeron a miles de familias, revelaron muchas áreas potenciales o reales de deficiencia nutricional. Las vitaminas que tendían a ser bajas eran las vitaminas A, B6 (piridoxina) y C. Los minerales insuficientes con más frecuencia eran el hierro, el calcio y el magnesio.

Para asegurar el funcionamiento adecuado de un número casi ilimitado de complejas reacciones necesarias para la salud óptima del organismo, la nutrición de buena calidad es absolutamente esencial. Esto significa no sólo suplir al cuerpo con suficiente cantidad de comida, sino también con alimentos apropiados ingeridos en proporciones adecuadas. Existen personas con exceso de peso, que aunque parezca que hayan comido bien, no están bien nutridas.

En todos los alimentos que ingerimos, aunque vengan de plantas o sean derivados de animales, hay más o menos 50 diferentes nutrientes, sustancias necesarias para la vida y para crecer. Estos nutrientes pueden ser convenientemente distribuidos en seis grupos básicos:

NUTRIENTES BASICOS

1. Carbohidratos   4. Minerales
2. Grasas   5. Vitaminas
3. Proteínas   6. Agua

Los primeros tres de estos seis: carbohidratos, grasas y proteínas, proveen energía que es utilizada por el cuerpo para ejecutar todas las funciones diarias. Esta energía se mide en unidades pequeñas llamadas calorías. Las calorías son utilizadas no sólo para medir la energía que el cuerpo usa, sino también para indicarnos la cantidad de energía que está presente en los alimentos. Caloría es la cantidad de energía necesaria para elevar un gramo de agua en un grado centígrado.

El *metabolismo* es el conjunto de transformaciones físicas, químicas y biológicas que en los organismos vivos experimentan las sustancias introducidas o las que en ellos se forman.

El *metabolismo basal* es el gasto mínimo de energía que es necesario para mantener las funciones vegetativas, o sea el grado de calor expresado en calorías por hora y por metro cuadrado de superficie del cuerpo de un individuo en estado de reposo completo, en una atmósfera de 16°C y sometido al ayuno desde unas 16 horas antes.

Aunque una persona esté acostada y relajada, completamente despierta, y con el estómago vacío, necesita cierta cantidad de energía simplemente para mantener la vida. Esta energía se conoce como la proporción metabólica basal (PMB). En la persona normal la PMB es, como promedio, de 1.200 a 1.800 calorías por día. Esto representa alrededor de la mitad de la energía gastada al día. Un cálculo aproximado del metabolismo basal puede efectuarse multiplicando el peso del cuerpo en libras por 10. Al crerebro le corresponde la quinta parte del matabolismo basal total. A diferencia de otras partes del cuerpo, como los músculos, la energía que el cerebro utiliza permanece más o menos igual durante el día, aunque seamos muy activos mentalmente.

Aunque los carbohidratos, las grasas y las proteínas proporcionan energía, no todos son iguales en este aspecto. Como se verá en la Tabla 1, para cualquier peso dado, la grasa provee 2 ¼ veces más energía (calorías) que la misma cantidad de proteínas o carbohidratos: 9 calorías por gramo, comparado con 4 calorías por gramo. Incidentalmente, el alcohol proporciona 7 calorías de energía por gramo; pero le faltan casi totalmente otros nutrientes.

TABLA 1

	Calorías por gramo	Calorías por 28 gr (1 onza)
Grasa	9	250
Proteína	4	110
Carbohidrato	4	110

Los carbohidratos son frecuentemente reprobados por ser los principales culpables de la obesidad, uno de los más comunes y serios problemas de la salud en América, cuando la misma cantidad de grasa en realidad contiene más del doble de calorías. En la dieta normal en muchos países, 45 por ciento de la energía proviene de los carbohidratos, 43 por ciento, de la grasa y 12 por ciento, de la proteína. Sin embargo, en los países subdesarrollados, la mayor parte de la energía de la dieta viene de los carbohidratos; en algunos países hasta el 80 por ciento. Aunque no haya una cantidad definida en gramos de grasa y carbohidratos para el consumo diario, como en el caso de la proteína, sería mucho mejor para nuestra salud si aumentáramos la cantidad de carbohidratos en nuestra dieta, para que nos provean más o menos 55 ó 60 por ciento de nuestras necesidades diarias de energía. Al mismo tiempo debemos bajar el consumo de grasas del nivel actual de 43 por ciento a sólo 30 por ciento, o menos aún, especialmente porque sabemos que una dieta alta en grasa está definidamente asociada con enfermedades de las arterias coronarias, así como también con el cáncer del colon, del pecho en la mujer y posiblemente cáncer de la próstata.

Una manera segura de saber si está recibiendo demasiadas calorías es fijarse en su peso. Las calorías excesivas se acumulan en el cuerpo, principalmente como tejido adiposo, mejor conocido como "grasa". Se requieren 3.500 calorías para hacer medio kilo de grasa. Así que si cada día, por una semana, consume 500 calorías más de las que necesita quemar para obtener energía, para el fin de semana usted ya habrá acumulado esas 3.500 calorías como medio kilo de grasa. El reverso también es cierto, que por cada 3.500 calorías que utilice adicionalmente de lo que ingiera, perderá medio kilo de peso.

Las comidas que tienen un valor energético elevado (muchas calorías), son bajas en contenido de agua o altas en contenido de grasa, como las nueces, frutas secas, mantequilla, etc. Las frutas y verduras son bajas en calorías, con excepción del aguacate (palta) y las aceitunas, que son altas en grasas. La Tabla 2 muestra diversos alimentos necesarios para producir 100 calorías, algunos con muchas calorías y otros con pocas.

Alimentos ricos en proteína: Estos alimentos reparan y construyen tejido. Chícharos, habichuelas, nueces, lentejas, leche, huevos, cereales, habichuelas pintas, soya, maní, y preparaciones de nueces.

Alimentos ricos en grasas: Estos alimentos son usados principalmente para suplir combustible y energía. Mantequilla, crema, yemas de huevos, leche, queso, cereal, aceitunas maduras, aceite de oliva, aceites vegetales, toda nuez, y aguacates.

Alimentos ricos en carbohidratos: Estos alimentos son usados principalmente para suplir combustible y energía. Azúcar, miel, fruta madura, vegetales con almidón (tales como papas), cereales, azúcar blanca refinada, (El azúcar disminuye las sa-

TABLA 2

CANTIDADES DE VARIOS ALIMENTOS NECESARIOS PARA PROPORCIONAR 100 CALORIAS

ALIMENTOS ALTOS EN CALORIAS	CANTIDAD
Pastel de chocolate con confitura	28 gramos
Almendras	16 unidades
Mantequilla de maní	1 cucharada
Mantequilla o mayonesa	1 cucharada
Azúcar	1 $^3/_4$ cucharada
Queso americano	1 cubo de 4 cm

ALIMENTOS BAJOS EN CALORIAS	CANTIDAD
Tomates, crudos	4 medianos
Fresas, frescas	2 tazas
Peras, frescas	1 mediana
Chícharos (guisante, arveja), frescos	1 taza
Lechuga	2 atados
Durazno, fresco	2 medianos

les minerales como así también la vitamina B del cuerpo y no debe ser consumida.)

Alimentos ricos en proteína y carbohidratos: Chícharos (guisante, arveja), habichuelas, lentejas, maní, leche, avena, trigo, granos naturales.

Aunque la proteína es uno de los tres productores de energía, el cuerpo absorbe mejor la energía de los carbohidratos con la grasa como segunda alternativa. La proteína es usada por el cuerpo como fuente de energía, sólo cuando existe más de ella de lo necesario para el crecimiento normal y la reparación de tejidos, o cuando no hay suficiente carbohidrato y grasa para satisfacer las exigencias de energía del cuerpo. Las comidas con proteína son las más costosas para obtener energía, mientras que los carbohidratos son los menos costosos.

Estos tres constituyentes del alimento que producen energía, más el agua, son necesarios para los organismos en grandes cantidades, y todos están presentes en diferentes cantidades en casi todos los alimentos que consumimos. Las vitaminas y los minerales, al contrario, aunque también son necesarios para el mantenimiento de la buena salud, comparativamente se necesitan en cantidades muy pequeñas.

2

Los Carbohidratos

$\mathcal{L}$os carbohidratos son los menos costosos, los más eficientes y la manera más fácil de obtener energía del alimento en el mundo, ya que son los principales constituyentes de los alimentos. Son los más fáciles de producir. Son los cereales, las legumbres y los tubérculos. En muchas de las naciones menos industrializadas, los carbohidratos proporcionan el 80 por ciento o más de las calorías necesarias en la dieta diaria, mientras que en los países más desarrollados, las calorías obtenidas de los carbohidratos en la dieta diaria se encuentran en menor proporción. Por ejemplo, en los Estados Unidos sólo el 40 al 45 por ciento de las calorías diarias se obtienen de los carbohidratos. Cerca de 3/4 de los carbohidratos de una dieta normal americana provienen de los cereales y azúcar refinada. Lo demás está dividido en partes más o menos iguales entre papas, verduras, frutas y productos lácteos.

Como su nombre lo implica, todos los carbohidratos constan básicamente de tres elementos: carbono, hidrógeno y oxígeno. Los carbohidratos varían muy notablemente en su estructura, de los azúcares simples como la glucosa, hasta los carbohidratos complejos como los almidones, los cuales contienen miles de azúcares simples, todos unidos.

Todos los carbohidratos se pueden dividir en tres grupos: azúcares simples o *monosacáridos* como la glucosa, fructosa y galactosa; *disacáridos* los cuales están hechos de dos azúcares simples unidos, como la sacarosa, lactosa y maltosa; y *carbohidratos complejos,* los cuales están compuestos de cientos o miles de azúcares simples. Algunos ejemplos de carbohidratos complejos son: el almidón, la dextrina, el glicógeno y la fibra.

Los carbohidratos que consumimos consisten principalmente de almidón, azúcar y fibra. Cuando se ingieren carbohidratos como carbohidratos complejos o disacáridos, deben ser descompuestos por medio de los procesos digestivos en el cuerpo, hasta que se formen azúcares sencillos, antes de que puedan ser utilizados como energía. La fibra es una excepción. Aunque la fibra es un carbohidrato complejo, pasa por el cuerpo casi sin cambio, ya que los humanos no tienen enzimas que puedan descomponerla y transformarla en glucosa simple.

La digestión del almidón empieza en la boca, donde es afectada por la amilasa, una enzima de la saliva. Dependiendo de la cantidad de tiempo que la saliva esté en contacto con el almidón, antes de que pierda su actividad por la acción del ácido del estómago, reduce el almidón a carbohidratos más sencillos, preparándolos así para continuar la digestión en el intestino delgado. La descomposición completa del almidón en azúcares simples se realiza por otras enzimas en el intestino delgado. Algunas de las enzimas proceden del páncreas y otras de la pared del intestino delgado. Después que los azúcares simples están formados, son absorbidos por la pared del intestino delgado y llevadas a la sangre y de allí son transportados al hígado. En el hígado, los azúcares se convierten en glucosa. La glucosa vuelve a entrar a la sangre y queda lista para penetrar a las células del cuerpo y llevar a cabo la producción de energía. Como las células utilizan glucosa para obtener energía, ésta produce calor, agua y anhidrido carbónico. El agua se elimina del cuerpo por los pulmones, los riñones y la piel, y el anhidrido carbónico se emite por los pulmones cuando exhalamos el aire.

Una cantidad pequeña de la glucosa se transforma por medio del hígado en una sustancia llamada glicógeno, también conocida como azúcar animal. Una parte del glicógeno, aproximadamente 100 gramos, se guarda en el hígado en caso de que el cuerpo utilice energía en una situación de emergencia. El resto, como 200 gramos, se almacena en los músculos y se utiliza cuando éstos se contraen. Estas reservas de glicógeno duran sólo de 12 a 24 horas, dependiendo de la cantidad de actividad física. Cualquier carbohidrato adicional que no sea utilizado por las células del cuerpo o convertido a glicógeno, se guarda como grasa. Recuerde que se requieren 3.500 calorías en exceso para formar 1/2 kilo de grasa, y que cada gramo de carbohidrato proporciona cuatro calorías.

En el caso de que el cuerpo no reciba suficientes carbohidratos para mantener su energía, algo de grasa y proteína se puede cambiar a carbohidrato, aunque ésta no es la situación normal. Idealmente, el cuerpo debe obtener su energía directamente de los carbohidratos.

La *glucosa* (dextrosa, azúcar de uva, azúcar de maíz) es la única forma de azúcar que el cuerpo puede utilizar para producir energía. Es especialmente importante para el cerebro y el sistema nervioso, los cuales usan más o menos 140 gramos de carbohidratos al día. La glucosa se encuentra en la mayoría de las frutas, algunas verduras, miel, y en la forma casi más pura en el jarabe de maíz.

La *sucrosa* (azúcar de mesa) está presente en el azúcar de caña, azúcar de remolacha, jarabe de arce, fruta y algunas verduras, especialmente en los camotes (batatas o boniatos). El azúcar granulada de mesa es 99,5 por ciento carbohidratos; si se come en grandes cantidades causa fermentación en los intestinos. El azúcar morena es actualmente azúcar común de mesa con una cantidad pequeña de melaza agregada como colorante. Es más o menos 97 por ciento sucrosa y aunque contiene un poco de hierro, la cantidad es casi insignificante. La sucrosa es una combinación de glucosa y fructosa, igual que la miel.

La *fructosa* (levulosa, azúcar de fruta) se encuentra en las frutas, algunas verduras, miel y bayas. La fructosa tiene 70 por ciento más poder edulcorante que la sucrosa, así que se requiere una cantidad menor de calorías para producir la misma cantidad de dulce.

La *lactosa* (azúcar de leche) se encuentra sólo en la leche humana y de otros mamíferos. La lactosa ayuda en la absorción de calcio en los intestinos. Está compuesta de glucosa y galactosa.

La *maltosa* (azúcar de malta) está presente sólo a un nivel muy limitado en la mayoría de los alimentos. Se produce durante el proceso de malteado de los granos, y también se encuentra en la cerveza, las comidas malteadas (con malta) y en los granos germinados.

El *almidón* es la forma en la cual los carbohidratos se encuentran en las plantas. No es soluble en agua como los demás azúcares y no tiene sabor dulce. El almidón es descompuesto lentamente por el cuerpo en numerosas unidades de azúcar simple o glucosa, antes de ser absorbido, y por esta razón proporciona calorías al cuerpo con más lentitud que cuando se ingieren los azúcares simples. El almidón se encuentra en granos integrales, legumbres, nueces, papas y otros tubérculos, lentejas, ajonjolí y semillas de girasol, batatas, camotes, y otras verduras.

En su estado natural, los cereales contienen almidón y fibra así también como varias vitaminas y minerales naturales. Cuando los cereales están refinados, sin embargo, la mayoría de estos nutrientes se pierden y es principalmente el almidón lo que queda. Algunos ejemplos del proceso de refinamiento se ven cuando la remolacha azucarera o la caña son refinadas para convertirlas en azúcar de mesa (sucrosa), o cuando la harina de trigo se refina para obtener harina blanca. El azúcar refinada nos da calorías y casi nada de nutrientes, y por esta razón se las llama "calorías vacías". El azúcar refinada está presente no sólo en las comidas donde esperamos encontrarla: dulces, helados (nieve), mermelada, miel, pasteles, fruta enlatada, especialmente las que vienen en mucho almíbar, sino también en muchas otras comidas como caldos, aderezos para ensalada, platillos congelados, bebidas de frutas, cereal para el desayuno, comida de bebé, mantequilla de maní, salsa de tomate, yogurt de frutas, barras dulces de granola, etc.

Le puede sorprender descubrir la gran cantidad de azúcar que está comiendo sin darse cuenta. Esta información aparece en la etiqueta nutricional que se encuentra en los alimentos que usted compra. El gobierno de Estados Unidos, desde 1975, ha requerido etiquetas nutricionales en todos los alimentos a los que se les han agregado nutrientes o para los cuales se ha hecho algún tipo de afirmación nutricional, por ejemplo: bajo en calorías, sin azúcar, sin cafeína, etc. Debe aprender cómo leer y comprender estas etiquetas para poder obtener beneficio de ellas al seleccionar su comida. Más de la mitad de los alimentos procesados que se encuentran hoy en día en el mercado contienen ésta información. No se le olvide, que los ingredientes que están presentes en los alimentos están incluidos en la etiqueta

en cierto orden. El que se incluye primero es el que está pre-
conte en mayor cantidad, mientras que el que está al último en
la lista está presente en una cantidad mínima.

Como buen ejemplo del uso que se les puede dar a las etiquetas nutricionales, la Tabla 1 nos da la lista del porcentaje de
calorías que resultan del azúcar refinada que le agregan a una
porción normal de varios cereales comerciales que ya vienen
preparados. También lo que nos da es el costo por cada porción
desde 1988 (esto cambia en diferentes localidades y en diferentes supermercados.) La cantidad de azúcar agregada a los cereales para el desayuno se extiende de 0 a 16 gramos por porción. Hay aproximadamente 4 gramos (16 calorías) de azúcar
en una cucharadita. Esto nos indica que al cereal con el más
alto contenido de azúcar le han agregado cuatro cucharaditas
de azúcar a una porción normal durante el proceso de producción, antes de que se le agregue miel, azúcar, etc., en el momento que se va a comer.

La cantidad de carbohidratos en la dieta normal del americano ha disminuido de 68 por ciento durante el principio del
1900 al 47 por ciento hoy en día, esto se debe a que se ingieren
alimentos con menos contenido de almidón. Durante este mismo período, el consumo de azúcar ha aumentado de 30 por ciento
a 53 por ciento. La dieta típica en muchos lugares incluye más
o menos 380 gramos de carbohidratos al día. El consumo de
azúcar refinada y jarabe de maíz en Estados Unidos es hoy día
casi 65 kilos por persona cada año. Dicha estadística incluye
toda clase de azúcar en la dieta, natural y refinada. Si se le
agrega a la comida dulce que contiene calorías, el total llega
más o menos a 70 kilos por año. Las ventas de azúcar y sus
sustitutos se calculan en más de 8 mil millones de dólares por
año. Nuestros gastos en dulces hoy en día son de más de 2 mil
millones de dólares anuales.

Una nota especial para el ex-presidente Reagan y otros a
quienes les agradan los caramelos de gelatina o goma azuca-
rada; sin embargo, contienen un gran número de cucharaditas
de azúcar. Hay unas 10 calorías en un caramelo de gelatina.
Los refrescos hoy día son la bebida nacional número uno. Más
de 120 litros por persona cada año, con un gasto total de más
de 9 mil millones de dólares.

En muchos lugares, en la actualidad la gente bebe más refrescos que agua. La venta de refrescos ha aumentado enormemente en los últimos años, por lo que las grandes compañías productoras de refrescos han obtenido enormes ganancias. Un refresco de tamaño regular tiene unas 150 calorías, como también cafeína, colorante y otros aditivos, pero prácticamente no hay otros nutrientes presentes. Estas 150 calorías representan de 9 a 10 cucharaditas de azúcar y 4 gramos (16 calorías) de azúcar en una cucharadita. El 21 por ciento del azúcar que la gente consume procede de los refrescos, lo cual no es nada saludable.

Como en la mayor parte del mundo, la más grande fuente de carbohidratos en Estados Unidos son los cereales. La mayoría de los cereales, sin embargo, se destina a la alimentación de los animales, y casi todos los nutrientes de los cereales que se eliminan durante el proceso de refinamiento, también se utilizan para alimento de animales.

Recuerde que los carbohidratos mismos no son malos nutricionalmente ni necesariamente engordan. En realidad, la gente debe aumentar la cantidad de carbohidratos en su dieta y al mismo tiempo reducir la cantidad de grasa. Pero el carbohidrato debe ser del tipo más nutritivo, en lugar de azúcar refinada o granos debilitados.

Varios problemas de salud se han asociado con la ingestión excesiva de "calorías vacías" de carbohidratos. Probablemente el más común y el más publicado es la obesidad.

Las enfermedades del corazón y la diabetes también se han relacionado con el exceso de azúcar en la dieta.

Sin duda, el deterioro de los dientes es principalmente el resultado de comer azúcar refinada, específicamente si se come con frecuencia entre las comidas, o en una forma que se queda adherida en los dientes. Hay varias cosas que usted puede hacer para disminuir las caries. No coma alimentos que contienen azúcar refinada entre las comidas principales. Cepíllese los dientes, o al menos enjuáguese la boca después de comer. Termine su comida con una zanahoria, manzana, etc., en lugar de un postre lleno de azúcar refinado. Limpie los dientes con hilo dental diariamente. Visite periódicamente a su dentista para un examen general y una limpieza profesional completa.

En resumen, a continuación encontrará varios métodos para

mejorar el uso de carbohidratos en su dieta.

1. Coma más pan integral y cereal. Esto también le agrega vitaminas, minerales y fibra a su dieta.

2. Coma frutas crudas lo más seguido posible.

3. Evite las comidas demasiado procesadas. Casi 70 por ciento del azúcar que consumimos está escondida en estas comidas.

4. Trate de eliminar de su dieta toda el azúcar refinada y los cereales refinados.

5. Lea con atención a las etiquetas de los alimentos envasados. Casi cualquier palabra terminada en "osa" es una forma de azúcar.

Cuidado también con el jarabe de maíz, azúcar de maíz, melaza, miel, azúcar morena, y otras variedades de azúcar.

El azúcar que esté en primer término de la lista de ingredientes en la etiqueta nutricional, es el que está en mayor porcentaje en el producto.

Los *endulzadores artificiales* han existido por más de 100 años, y actualmente hay millones de personas que consumen productos que contienen estos endulzantes sin calorías.

Hace mucho tiempo, en 1879, que un químico de la Universidad Johns Hopkins descubrió accidentalmente un endulzante compuesto. Este producto se desarrolló originalmente como un preservativo y antiséptico. Alrededor de 1905 se ofreció en venta al público con el nombre de sacarina, y aunque se tardó en ser aceptada al principio, con el tiempo llegó a ser un edulcorante muy popular.

Durante las décadas de 1960 y 1970 diversos estudios demostraron un aumento en la frecuencia del cáncer de la vejiga en ratas a las que se les había administrado sacarina. Debido a estos estudios, en 1977 las autoridades norteamericanas que controlan la venta de productos de consumo público (Food and Drug Administration o FDA) quisieron prohibir la venta de sacarina. Pero debido a la resistencia del público, así también como a la presión de los fabricantes, el Congreso impuso una moratoria temporal a la prohibición propuesta. Esta moratoria se ha extendido hasta la actualidad. El Congreso también estuvo de acuerdo en hacer que se incluya una etiqueta con advertencia de los posibles riesgos de cáncer en todos los productos que contienen sacarina.

En 1980 se llevó a cabo una extensa investigación que incluyó a 2.500 ratas. Este estudio tuvo la intención de dar una respuesta definitiva a la posibilidad de que la sacarina aumente la incidencia de cáncer de la vejiga. Los resultados finales, publicados en 1983, no fueron muy diferentes de los estudios anteriores y demostraron que en dosis muy elevadas, una cantidad que sería igual a la provista por 750 a 1.000 latas de refresco con sacarina por día, la sacarina sí tendría una definida conexión con el cáncer de la vejiga.

El ciclamato también fue descubierto por accidente, en la Universidad de Illinois, por un químico que buscaba un agente para reducir la fiebre. Para 1950 obtuvo el apoyo del FDA y fue comercializado con el nombre de Sucaryl. Su popularidad aumentó con rapidez, ya que no produce el regusto amargo de la sacarina. Para 1967 el consumo de ciclamato fue 9 millones de kilos por año y fue promovido como reductor de peso sin calorías, un sustituto para el azúcar. En el 1970 este rápido aumento en su consumo se detuvo bruscamente cuando algunos estudios demostraron que el ciclamato causaba cáncer de vejiga en ratones, razón por la cual el FDA prohibió su consumo.

Mientras trabajaba con algunos aminoácidos en 1965, James Schlatter, un químico en la compañía de G. D. Searle, casualmente se lamió los dedos y notó un sabor excesivamente dulce. Este descubrimiento llevó a la formulación de la aspartamina usando dos aminoácidos. Fue aprobado para el uso del público en 1973 por el FDA. La aspartamina, que no deja un regusto amargo en la boca, se vende bajo el nombre de Equal y Nutra Sweet. Aunque tiene más o menos la misma cantidad de calorías por gramo que el azúcar, como es 200 veces más dulce que el azúcar, la cantidad que se utiliza en un refresco común es sólo 1 caloría. Ya que está compuesta de dos aminoácidos que ocurren naturalmente, y no de material sintético como la sacarina, se puede digerir como proteína.

La aspartamina no se puede utilizar en productos de repostería (tortas, pasteles, etc.) porque no es estable a temperaturas elevadas. Tampoco puede ser usada por personas que padecen de una anormalidad metabólica heredada, denominada fenilcetonuria, porque su consumo puede causar daño al cerebro en estas personas.

Recientemente se descubrieron algunas plantas que crecen en Africa y Latinoamérica; las cuales han sido usadas como endulzantes por la gente que vivo on esos países y conocidas por siglos o miles de años. Un producto africano llamado *katemfe* parece ser el producto más dulce del mundo. Este producto es 3.000 veces más dulce que el azúcar.

En Paraguay, las hojas de un arbusto *Stevia rebaudiana,* contiene una sustancia 300 veces más dulce que el azúcar. La población local la utiliza para endulzar una bebida popular amarga llamada mate.

Los científicos de la Universidad de Illinois, siguiendo la descripción de un médico español efectuada durante la conquista de los aztecas, encontraron una planta conocida como *Lippia dulcis.* Su poder para endulzar es mil veces mayor que el de la sucrosa y hasta el momento no se ha descubierto ningún efecto tóxico.

El regaliz, una raíz muy conocida, tiene muy pocas calorías y es 50 veces más dulce que el azúcar de caña.

Ninguna de estas sustancias dulces de plantas son carbohidratos, como lo es el azúcar, pero antes que se puedan utilizar comercialmente es necesario hacer muchas pruebas adicionales de seguridad.

Lo siguiente es un breve repaso de los edulcorantes artificiales.

1. La *sacarina*. Es 300 veces más dulce que la sucrosa. No tiene calorías. Es barata, deja un regusto amargo en la boca. En dosificaciones muy altas se reconoce que causa cáncer de la vejiga en animales experimentales. No debe ser usada por niños ni mujeres embarazadas.

2. El *ciclamato*. Es 30 veces más dulce que la sucrosa (azúcar de mesa). No tiene calorías. Se elimina sin cambio por los riñones. Es prohibido por el FDA.

3. *Aspartamina*. Es 200 veces más dulce que la sucrosa. Tiene el mismo contenido de calorías que el azúcar, pero por su elevado valor edulcorante sólo se necesita una cantidad mínima, lo que disminuye el número de calorías generadas. No se debe usar para cocinar ni por personas que tienen fenilcetonuria. Se vende bajo el nombre de Equal y Nutra Sweet. Está aprobada por el FDA y su precio es relativamente elevado.

3

Las Grasas

 iempre que escuchamos la palabra "grasa", evocamos la imagen de una persona gorda. Por cierto que la cantidad de grasa que ingerimos es responsable de la mayor parte del sobrepeso de millones de personas. La obesidad es bastante común hasta en los niños, particularmente en los que pasan horas viendo televisión. Estos niños tienden a hacer menos ejercicio y comen más que otros menores. La necesidad de perder peso ha dado paso a una industria de miles de millones de dólares, puesto que se debe tomar en cuenta las dietas, los ejercicios, las asociaciones aeróbicas, los libros, las revistas, los productos para reducir, los equipos de ejercicios, etc. La gente con sobrepeso gasta muchos millones de dólares al año en sus esfuerzos para perder peso, y la mayor parte de ellos normalmente no tienen éxito. A cualquier hora por todo Estados Unidos aproximadamente 28 millones de personas participan en algún tipo de programa para reducir, y más de tres cuartas partes de éstas van a aumentar el peso que perdieron durante un año al suspender su programa especial para reducir.

En la primera parte del siglo veinte, la cantidad de grasa en la dieta normal del americano representaba aproximadamente el 30 por ciento del consumo total de las calorías durante el día, mientras que hoy ha aumentado entre 40 y 45 por ciento. Este aumento se debe en gran parte al consumo excesivo de aceites de cocinar, aderezos, aceite vegetal y grasas hidrogenadas. El americano típico de hoy consume más o menos 155 gramos de grasa cada día.

Esto es mucho más de lo necesario. La mayoría de los expertos en nutrición hoy nos dicen que es preferible una dieta en la cual las calorías que obtenemos de la grasa no pasen de un 30 por ciento. Para una persona con una dieta de 2.000 calorías por día esto sería unos 67 gramos de grasa y para una persona con una dieta de 2.800 calorías, unos 93 gramos de grasa. En el oriente, la cantidad de grasa en la dieta es sólo la cuarta parte de lo que se consume en Estados Unidos y otros países, y por consiguiente la cantidad de enfermedades del corazón y cáncer del colon es mucho menor.

Más o menos una tercera parte de nuestra grasa en la dieta proviene de alimentos que obviamente son altos en contenido de grasa. Algunos de ellos como la mantequilla, crema, aceite para cocinar, aderezo y carnes con grasa quedarían en esta categoría. Pero como dos tercios de la grasa que ingerimos a veces, se conoce como "grasa escondida", ya que se mezcla con nuestros alimentos. Algunos ejemplos son: la leche entera, fiambres, aguacates (paltas), aceitunas, nueces, quesos y chocolates.

Las grasas y los carbohidratos están compuestos de carbono, hidrógeno y oxígeno, pero la cantidad de oxígeno en la grasa es mucho menor que la cantidad de hidrógeno y carbono. Esto es lo que hace a la grasa una fuente tan concentrada de energía, pues nos da mucho más del doble de las calorías por gramo que los carbohidratos o proteína.

Las grasas están compuestas de una combinación de ácidos grasos y glicerol. La forma más común de grasa en nuestros alimentos, y también la que está almacenada, aproximadamente más del 90 por ciento de la grasa que guardan nuestros cuerpos, se denomina triglicérido. Este tipo de grasa se compone de tres ácidos grasos conectados a una molécula de glicerol. El tipo de ácido graso que predomina en la grasa es lo que determina su sabor y también si su forma va a ser sólida ó líquida. Hay aproximadamente 20 diferentes ácidos grasos en los alimentos que consumimos. Cada ácido graso contiene una larga cadena de átomos de carbono con átomos de hidrógeno adheridos. Cuando todos los espacios potenciales en la cadena se llenan, se obtiene un ácido graso saturado, o lleno con hidrógeno. Si hay dos espacios en la cadena que podrían ser llenados por átomos de hidrógeno, el ácido graso se llama monoinsaturado. Si hay lugar, para más de dos átomos de hidrógeno se denomina poliinsaturado. Todas los alimentos naturales contienen una mezcla de ácidos grasos saturados e insaturados. La distribución de ácidos grasos en la dieta normal es aproximadamente 38 por ciento de ácidos insaturados, 12 por ciento poliinsaturados y 40 porciento monoinsaturados.

A. ACIDOS GRASOS SATURADOS

La mayoría de los ácidos grasos saturados son sólidos a temperatura normal. Se encuentran principalmente en la carne. Otras fuentes son la leche entera, crema, mantequilla, queso, chocolate y aceite de coco y palma. Es importante recordar que los ácidos grasos saturados elevan el nivel de colesterol en la sangre y por tanto contribuyen a causar aterosclerosis, más comunmente conocida como endurecimiento de las arterias, que causa enfermedades coronarias de las arteria y apoplejía.

B. ACIDOS GRASOS MONOINSATURADOS

Estos ácidos grasos se encuentran en el cacahuate (maní), mantequilla de cacahuate, aceite, aguacate, aceitunas y aceite de oliva, la mayoría de las nueces incluso pacana, nuez del Brasil, margarina y grasa vegetal. Hasta hace poco se creía que los ácidos grasos monoinsaturados no tenían efecto en el nivel de colesterol en la sangre. En estudios recientes, sin embargo, se sugiere que las grasas monoinsaturadas, especialmente el aceite de oliva, no sólo reduce el nivel total del colesterol a más o menos la misma cantidad que los poliinsaturados, sino además tienden a reducir el nivel de las lipoproteínas dañinas de baja densidad, mientras que casi no afectan las lipoproteínas de alta densidad, que son beneficiosas. No se ponen rancias tan rápido como lo hacen las grasas poliinsaturadas.

C. ACIDOS GRASOS POLIINSATURADOS

Los ácidos grasos poliinsaturados normalmente son líquidos a temperaturas regulares, abundan en aceites de vegetales como el maíz, alazor, semilla de algodón y aceite de girasol, y en aderezos hechos con estos aceites. Las excepciones a esta regla son los aceites de coco y palma, los cuales tienen un elevado contenido de ácidos grasos saturados. Otras fuentes incluyen las nueces y las margarinas especiales.

Cuando se hace circular hidrógeno por el ácido graso poliinsaturado, los átomos de hidrógeno ocupan los espacios vacantes en la cadena de carbono, cambiando así el ácido graso de la forma insaturada a la forma saturada. Esto hace la grasa más sólida y también más resistente a volverse agria o rancia. Este proceso se conoce como hidrogenación, y los ácidos grasos que resultan se llaman hidrogenados o ácidos grasos parcialmente hidrogenados. La hidrogenación se utiliza comercialmente para transformar los aceites vegetales menos costosos en margarina o grasa vegetal más cara.

La hidrogenación también disminuye la cantidad de ácido linoleico presente en la grasa. El ácido linoleico es el único ácido graso esencial; es decir es el único que debe estar presente en la dieta ya que no se puede elaborar por el cuerpo como los demás ácidos grasos. Afortunadamente es tan abundante y se encuentra tan ampliamente distribuido en nuestros alimentos que es muy raro encontrar a una persona en con deficiencia de ácido linoleico. Cuando existe una deficiencia de este ácido, se produce una anormalidad en el crecimiento de la persona, y piel reseca y escamosa.

D. COLESTEROL

El colesterol es una sustancia amarilla, parecida a la cera y estrechamente emparentada con la grasa. Se obtiene SOLO por el consumo de productos de origen animal. Es una parte normal en todas las células de nuestro cuerpo y es especialmente abundante en el cerebro y sistema nervioso. También abunda en el hígado y las glándulas adrenales. El cuerpo produce unos 1.000 mg de colesterol al día, mientras que la dieta típica suministra de 500 a 900 mg. Esto es dos o tres veces más de lo que se debe consumir. Aunque no hubiera colesterol en nuestra dieta, el hígado, y en un nivel menor las células del cuerpo, podrían producir suficiente colesterol para todas las funciones normales del cuerpo. El colesterol es bien conocido por su conexión con el aumento de placas en las paredes de las arterias. Cuando estas placas estrechan el calibre de las arterias lo suficiente para reducir seriamente el flujo de sangre necesaria para mantener los órganos y partes vitales del cuerpo, como el corazón y el cerebro, el resultado es ataques de corazón y apoplejía (ataque cerebral con parálisis). Si las placas obstruyen las arterias que suministran sangre a los intestinos, puede resultar en un dolor abdominal severo.

Menos conocidas para la mayoría de las personas son las funciones importantes, y en realidad indispensables, del colesterol. La mayor parte de colesterol utilizado en nuestro cuerpo contribuye a la formación de sales biliares, la vitamina D, varias de las hormonas adrenales y sexuales. También es una parte esencial de cada membrana celular.

Mientras el colesterol se encuentra solamente en productos de origen animal, la cantidad presente varía ampliamente, según el tipo de alimentos que consumimos. Algunos alimentos comunes y su contenido de colesterol aparecen en la Tabla 1.

Mientras que las personas con elevados niveles de colesterol en su sangre son más propensas a contraer la aterosclerosis, también existen otros factores que desempeñan una parte importante en este proceso. Son los siguientes:

1. Fumar cigarrillos.
2. Falta de ejercicio.
3. Tensiones emocionales.
4. La obesidad.
5. Una dieta alta en ácidos grasos.
6. La herencia.
7. Consumo de café, lo cual recientemente se ha descubierto que eleva los niveles de colesterol.
8. Azúcar: consumo elevado de sucrosa.
9. La diabetes.
10. La edad y el sexo. Se encuentran más altos niveles de colesterol en los hombres y personas mayores.
11. La presión elevada de la sangre.

Puesto que el colesterol es insoluble en agua, es necesario que se adhiera a alguna proteína para que pueda ser arrastrado por la sangre. Esta combinación de colesterol enlazado con una proteína se denomina lipoproteína. Algunas lipoproteínas contienen una gran cantidad de proteína y son llamadas lipoproteínas de alta densidad. Otras contienen elevada cantidad de colesterol y son llamadas lipoproteínas de baja densidad. Hay otros grupos de lipoproteínas, pero la mayoría del colesterol en la sangre se encuentra en alguna de estas dos formas. En realidad, como un 25 por ciento del colesterol en la sangre es lipoproteína de alta densidad. Las personas que tienen altos niveles de esta lipoproteína tienen menos enfermedades de las arterias coronarias que las que tienen lipoproteína de baja densidad. Es por lo tanto muy importante no sólo determinar la cantidad total de colesterol en la sangre, sino también las cantidades relativas de lipoproteína de alta densidad y también de baja densidad. Las personas que tienen un nivel normal o bajo de colesterol pueden también tener alto riesgo de enfermedades coronarias si tienen un bajo nivel de lipoproteína de alta densidad. Para aumentar su nivel de liipoproteína de alta densidad debe dejar de fumar, hacer ejercicio regularmente y mantener su peso normal.

TABLA 1

CONTENIDO DE COLESTEROL DE CIERTOS PRODUCTOS LACTEOS Y ALIMENTOS DE ORIGEN ANIMAL

ALIMENTOS	Cantidad	Colesterol (en miligramos)
Leche, leche desnatada, o leche en polvo reconstituída	1 taza	5
Requesón sin crema	1/2 taza	7
Manteca	1 cucharada	12
Crema ligera	28 gramos	20
Requesón con crema	1/2 taza	24
Leche con crema	1/4 taza	26
Helado (nieve) 10% de grasa	1/2 taza	27
Queso cheddar	28 gramos	28
Leche entera	1 taza	34
Mantequilla	1 cucharada	35
Ostras, salmón	90 gr cocidas	40
Almejas, mero, atún	90 gr cocidas	55
Pollo o pavo carne blanca	90 gr cocida	67
Carne de res, cerdo, langosta, pollo, o pavo, carne oscura	90 gr cocidas	75

ALIMENTOS	Cantidad	Colesterol (en miligramos)
Cordero, ternera, cangrejo	90 gr cocido	85
Camarón	3 oz cocido	130
Corazón de res	90 gr cocido	230
Huevo	1 yema o 1 huevo	250
Hígado (res, ternera, cerdo o cordero)	90 gr cocido	370
Riñón	90 gr cocido	680
Seso	90 gr crudo	más de 1.700

Tomado de *Grasas en Alimentos y Dieta*. Boletín de Información de Agricultura No. 361, 1974. Washington, D.C., U.S. Departamento de Agricultura.

En la portada de la revista *Time* del 26 de marzo del 1984 aparece una fotografía de un plato que contiene dos huevos fritos y un trozo de tocino, con el título "Colesterol: y ahora las malas noticias". El artículo de fondo empieza en la página 56 y se titula: "Suspenda los huevos y la mantequilla". Empieza con el subtítulo: "Se confirma que el colesterol es mortífero, y nuestra dieta quizá nunca volverá a ser la misma".

Al comienzo del artículo se resume su contenido a manera de introducción:

"Este año comenzó con el anuncio hecho por el Gobierno Federal de los resultados de la investigación más extensa y más costosa en la historia de la medicina. El tema fue el colesterol, sustancia amarilla vital pero peligrosa, cuyo nivel en la sangre está afectado directamente por la riqueza de la dieta. Cualquier persona que tome los resultados en serio quizá nunca más pueda considerar otro huevo o bistec de la misma manera. Porque lo que encontró el estudio después de 10 años de investigación, con un costo de más de $150.000.000 de dólares, nos promete que tendrá un profundo impacto en la forma de alimentación de los americanos y la manera de cuidar su salud".

Entre las conclusiones presentadas aparecen las siguientes:

1. La enfermedad cardíaca está directamente relacionada con el nivel de colesterol de la sangre.

2. Bajando los niveles de colesterol se reduce notablemente la incidencia de ataques de corazón fatales.

Basal Rifkind, director del estudio, cree que las investigaciones "indican definidamente que limitando el consumo de colesterol y grasa en su dieta, disminuye su riesgo de padecer de enfermedades del corazón".

Hay otros dos factores que parecen tener influencia sobre el nivel de colesterol en la sangre. El primero de éstos es la fibra en la dieta, la cual tiende a bajar el nivel de colesterol, y el segundo es el consumo de café, el cual tiende a elevarlo.

Considerando el hecho de que una dieta con elevado contenido de grasa se ha relacionado con la producción de enfermedades tan graves como la obstrucción de las arterias coronarias, con ateriosclerosis generalizada, cáncer del colon, la próstata y el seno, y con la obesidad (la cual causa apoplejía, presión elevada de la sangre, enfermedades del corazón, diabetes e insuficiencia renal), podemos preguntarnos: ¿tiene la grasa un valor real en la dieta, y si lo tiene, cuáles son las funciones y usos más importantes en el cuerpo? El cuerpo necesita cierta cantidad de grasa para sobrevivir, pero las *cantidades apropiadas* y la *clase correcta* de grasa son muy importantes. Algunos usos indispensables de la grasa en el cuerpo son los siguientes:

1. Energía: La grasa almacenada actúa como una forma de energía concentrada, la cual puede utilizarse en lugar de los carbohidratos. La producción de energía a partir de la grasa, no obstante, es un proceso complicado y los carbohidratos son a una fuente superior.

2. La grasa es una parte esencial de cada célula en el cuerpo.

3. Puesto que las vitaminas A, D, E y K son solubles en grasa, ésta es necesaria para su utilización debida en el cuerpo.

4. El ácido graso esencial, ácido linoleico, es suministrado abundantemente en la grasa de la dieta.

5. Aunque la grasa no desempeña una función esencial, mejora el sabor en muchos de nuestros alimentos.

6. La grasa bajo de la piel, llamada grasa subcutánea, nos sirve de aislante y ayuda a que nuestro cuerpo mantenga la temperatura apropiada. La mitad del total de la grasa en el cuerpo es usada de esta manera.
7. La otra mitad es utilizada dentro de nuestro cuerpo y forma una capa protectora alrededor de varios órganos contra los golpes imprevistos.
8. La grasa es necesaria para muchas de las funciones metabólicas.

La cantidad de grasa en algunos de nuestros alimentos comunes está demostrada en la Tabla 2. Algunas reglas generales para guiarse en el uso de grasa son las que siguen:

a. Reducir el total de grasa ingerida. Todas las grasas, aunque sean saturadas o insaturadas, contienen el mismo número de calorías, 9 por gramo, que es más del doble de las calorías provistas por los carbohidratos y las proteínas.
b. Consumir más alimentos con ácidos grasos no saturados y menos alimentos con ácidos grasos saturados.
c. Omitir comidas altas en colesterol, especialmente la carne, y disminuir el consumo de huevos a no más de 2 por semana.
d. Esté alerta ante la posibilidad de grasas ocultas. Lea las etiquetas de los alimentos. No olvide que la grasa oculta constituye las dos terceras partes del total de grasa consumida.
e. Cuídese de las comidas que contienen aceite de coco o palma, o aceites vegetales totalmente hidrogenados. Estas comidas contienen altas cantidades de ácidos grasos saturados que son insalubres.

En resumen, mientras que cierta cantidad de grasa en nuestra dieta es esencial, la información científica más reciente demuestra con claridad que el consumo excesivo de grasa está directamente relacionado con enfermedades del corazón y con el cáncer, los asesinos No. 1 y 2 en muchos países. Sería preferible, entonces, poner mas énfasis en el consumo de alimentos de origen vegetal: frutas, verduras y productos preparados con cereales integrales.

TABLA 2

CONTENIDO DE GRASA Y DE ACIDOS GRASOS DE CIERTOS ALIMENTOS*

ACIDOS GRASOS+

ALIMENTO	% de grasa total	% de grasa saturada	% de grasa monoinsa-turada	% de grasa poliinsa-turada	% de ácido linoleico
Aceites de cocina y para ensalada:					
Alazor	100	9	12	74	73
Girasol	100	10	21	84	84
Maíz	100	13	25	58	57
Soya no hidrogenada	100	14	24	57	50
Semilla de algodón	100	26	19	51	50
Ajonjolí	100	15	40	40	40
Soya hidro-genada++	100	15	43	37	32
Maní	100	17	47	31	31
Palma	100	48	38	9	9
Oliva	100	14	72	9	8
Coco	100	86	6	2	2
Grasas vegetales y manteca casera	100	25	44	26	23
Para uso de mesa:					
Margarina primer ingrediente en la etiqueta:					
Alazor (líquido) tazón	80	13	16	48	48
Aceite de maíz (líquido) tazón	80	14	30	32	27
Aceite de maíz (líquido) barra	80	15	36	24	23
Aceite de soya (hidrogenado) barra	80	15	46	14	10
Mantequilla	81	50	23	3	2

TABLA 2 (continuación)

CONTENIDO DE GRASA Y DE ACIDOS GRASOS DE CIERTOS ALIMENTOS*

ACIDOS GRASOS+

ALIMENTO	% de grasa total	% de grasa saturada	% de grasa monoinsaturada	% de grasa poliinsaturada	% de ácido linoleico
Grasas de animal:					
Pollo	100	32	45	18	17
Manteca de cerdo	100	40	44	12	10
Sebo de res	100	48	42	4	4
Sebo de cordero	100	52	43	5	3
Pescado crudo:					
Salmón rojo	9	2	2	5	1
Atún, albacora	8	2	2	3	0.5
Macarela del Atlántico	10	2	4	2	0.5
Arenque del Atlántico	6	2	2	1	0.5
Nueces:					
Nuez Inglesa	63	7	10	42	35
Nuez negra Inglesa	60	5	11	41	37
Nuez Brasileña	68	17	22	25	25
Nuez común	71	6	43	18	17
Mantequilla de maní	52	10	24	15	15
Maníes	48	9	24	13	13
Yema de Huevo	33	10	13	4	4
Aguacate	15	2	9	2	2
Grasas de leche:					
Humana		46	46	8	7
Cabra		62	32	6	5
Vaca		50	23	3	2
Aceites cereales:					
Centeno		16	14	70	62
Germen de trigo		16	25	59	52

ALIMENTO	% de grasa total	% de grasa saturada	% de grasa monoinsaturada	% de grasa poliinsaturada	% de ácido linoleico
Harina de trigo integral	15	34	51	47	
Avena	22	36	42	40	
Arroz	17	45	38	37	
Mantequilla de cacao (chocolate)	57	41	2	2	

* Modificado del Departamento de Agricultura de Estados Unidos: del Boletín No. 361, *Grasa en la Comida y Dieta*. Washington, D.C., U.S. Government Printing Office, 1977, y de Keys, Ancel y Keys, Margaret: *Coma Bien y Manténgase Bien*. Nueva York, Doubleday, 1963.

+ No se espera que el total sea igual a la "grasa total".

++ Aceite común para ensalada y de cocina para usos comerciales y caseros.

< significa "menos que".

4

Las Proteínas

*L*as proteínas son sustancias muy complicadas que contienen los tres mismos elementos que los carbohidratos y grasa: carbón, hidrógeno y oxígeno; pero además la proteína contiene como 16 por ciento de nitrógeno. El azufre también es un componente de numerosas proteínas, y otros minerales como hierro, cobre, yodo y fósforo, están presentes en cantidades menores. La palabra proteína es derivada de una palabra griega que indica "estar en primer lugar", y gracias a un gran esfuerzo de publicidad y relaciones públicas, a la mayoría de los norteamericanos se les ha hecho creer que es necesario comer grandes cantidades de proteína animal cada día para tener suficiente fuerza para hacer su trabajo, especialmente si ese trabajo incluye labor física y pesada. Un americano típico hoy consume aproximadamente 100 gramos de proteína al día.

Las unidades individuales o bloques de construcción, llamados aminoácidos, se unen para formar una molécula de proteína. Hay 22 tipos diferentes de aminoácidos. Una molécula pequeña de proteína puede constar de sólo 50 aminoácidos, mientras que una molécula de proteína grande puede contener cientos o hasta miles. Para cada proteína particular, los "bloques de construcción" del aminoácido siempre están presentes exactamente en el mismo arreglo. Cualquier variación de este arreglo resulta ser una proteína diferente, pero sólo un porcentaje muy bajo de estos han sido identificados. Una célula del hígado contiene casi 1.000 diferentes enzimas y cada una de éstas consta de una proteína diferente.

Cuando una proteína es ingerida se disuelve en el intestino y se transforma en aminoácidos individuales. Éstos luego entran a la fuente común de aminoácidos del cuerpo. De esta fuente cada célula del cuerpo selecciona el aminoácido que necesita para construir una proteína particular para su propio uso especial.

Los aminoácidos están divididos en dos grupos: ESENCIALES y NO ESENCIALES. Los aminoácidos esenciales son los que deben ser provistos por nuestros alimentos. Hay 9 aminoácidos esenciales. Todos los demás, los 13 aminoácidos que no son esenciales, pueden ser manufacturados en el cuerpo así que no es indispensable que sean suministrados por la dieta.

Los aminoácidos son realmente la parte más importante de la proteína. Así que no es irrazonable dividir las proteínas en dos grupos principales, dependiendo de la presencia o ausencia de aminoácidos esenciales.

Las proteínas completas, suelen llamarse proteínas de alta calidad, porque contienen todos los aminoácidos esenciales en suficiente cantidad para dar apoyo al crecimiento de los tejidos. Estos incluyen todas las proteínas de origen animal excepto la gelatina. La leche desnatada en polvo es probablemente la manera menos costosa de obtener la proteína completa. Las proteínas completas contienen 33 por ciento de los aminoácidos esenciales comparado con el 25 por ciento en las proteínas menos completas.

En las proteínas menos completas, también llamadas incompletas o proteínas de baja calidad, uno o más de los aminoácidos esenciales están presentes en una cantidad insuficiente para satisfacer las necesidades de nuestro cuerpo. Las proteínas presentes en vegetales son consideradas menos completas y en general esto es verdad, especialmente para las frutas y verduras (con excepción de las legumbres), las cuales contienen muy poca proteína. Las legumbres como quiera contienen proteína en un grado casi tan alto como la que se encuentra en productos derivados de animales. La soya, habas, judías blancas, habichuelas pintas, habichuelas coloradas, garbanzo, chícharo o frijol verónico y cacahuates, todos son legumbres. Las nueces, semillas y granos, mientras que no son tan altos en proteínas como las legumbres, contienen algunos aminoácidos que faltan o están presentes sólo en cantidades menores en las legumbres. Por ejemplo, las legumbres son ricas en el aminoácido esencial lisina, pero están bajas en metionina. Lo opuesto es verdad para los granos, las nueces, y semillas, las cuales son ricas en metionina pero bajas en lisina. Estos dos grupos de proteínas menos completas, por lo tanto, se complementan; es decir, cuando se comen juntos, se suministra una adecuada cantidad de todos los aminoácidos esenciales para que el cuerpo los utilice.

Algunos ejemplos de esta actividad complementaria son las habichuelas, chícharos o lentejas consumidos con arroz, un emparedado de mantequilla de maní y pan de trigo integral, o maíz con habas verdes. Las proteínas complementarias no necesitan ser servidas durante la misma comida, pero sí se deben comer el mismo día, para que los aminoácidos estén listos para utilizarse por el cuerpo aproximadamente al mismo tiempo. Las combinaciones de fuentes de proteínas vegetales que se pueden combinar una con otra para producir proteína de alta calidad, están demostradas en la Tabla 1. La mejor manera de que los vegetarianos obtengan suficiente proteína completa es consumiendo diariamente una gran variedad de alimentos vegetales de los tres grupos: granos, legumbres, nueces y semillas.

TABLA 1

COMBINANDO PROTEINAS VEGETALES

Combine LEGUMBRES con:
Cebada   Maíz   Avena   Arroz   Semillas de ajonjolí   Trigo

Combine ARROZ con:
Legumbres   Semillas de ajonjolí   Trigo

Combine TRIGO con
Legumbres   Arroz y Soya
Soya y Maníes
Soya y Semillas de ajonjolí

Todas las células y tejidos contienen proteína, aún los huesos, cabello y uñas. La proteína constituye el 20 por ciento del peso total del cuerpo y como 50 porciento del peso del cuerpo en seco. Los músculos e hígado contienen grandes cantidades de proteína. De hecho, casi la mitad de la proteína en el cuerpo está localizada en los músculos. Los únicos componentes del cuerpo que no contienen proteína son la bilis y orina. Hay renovación continua de las células en el cuerpo, pero el período de renovación varía mucho entre los diferentes tejidos. Por ejemplo, las células que cubren el sistema intestinal son reemplazadas por nuevas células cada pocos días, las células rojas de la sangre cada 120 días, las células que componen los músculos se tardan más todavía, mientras que las células del cerebro casi nunca son reemplazadas. Cuando un tejido del cuerpo se deshace, los aminoácidos son liberados de las células y agregados a la gran fuente común de aminoácidos que están disponibles en el cuerpo para la formación de nuevas proteínas.

Aproximadamente 33 gramos de proteína se pierden cada día en el cuerpo de una persona, por lo que es necesario reemplazarla con la comida. El cuerpo no tiene manera de almacenar los aminoácidos, así que las reservas son reducidas en unas cuantas horas. Esta es una razón por la cual debemos tratar de comer alguna proteína completa en cada comida. Si ninguna proteína se suministra en la dieta, el cuerpo va a continuar utilizando su propia proteína para poder mantener todas sus funciones vitales.

La dieta del americano típico contiene dos o tres veces más de la proteína requerida, y 60 a 70 por ciento de ésta se obtiene de productos de origen animal. No característico de algunos países en desarrollo, donde el 70 al 80 porciento de la proteína en la dieta proviene de cereales. La deficiencia de proteína en Estados Unidos casi se desconoce, hasta en esas personas que siguen una dieta vegetariana. Es en la infancia y la niñez cuando el cuerpo requiere un nivel más alto de proteína, durante el tiempo de mayor desarrollo y crecimiento.

Una medida aproximada de lo que se requiere de proteína diariamente en gramos puede obtenerse dividiendo el peso de su cuerpo en libras por 3. Una manera más precisa es multiplicar su peso en kilogramos por 0,8. Si no sabe su peso en kilogramos, lo puede encontrar fácilmente dividiendo su peso en libras por 2,2. El resultado en kilogramos luego se multiplica por 0,8 para obtener lo que se requiere de proteína en gramos diariamente. Por ejemplo, un hombre de 150 libras pesaría como 68 kilos. Esto multiplicado por 0,8 nos da 54 gramos de proteína o sea lo que requiere diariamente. Para niños menores de 18 años se necesita más proteína; también después de sufrir de quemaduras severas, hemorragias, cirugías o enfermedades serias; durante el embarazo y lactancia, y para personas mayores de edad. No obstante, una persona que hace trabajo físico duro no usa más proteína que un trabajador de oficina, a pesar de muchos rumores de lo contrario. Aumentando la cantidad de proteína en la dieta no quiere decir que el cuerpo va a hacer más proteína si es que ya tiene suficiente. Cualquier exceso de proteína en la dieta es transformada en energía o guardada como grasa. Pero para que esto pueda ocurrir, como quiera es necesario que el nitrógeno sea eliminado. Este nitrógeno se transforma en un producto de desecho, úrea, en el hígado y luego es excretado en la orina. Esto significa un doble trabajo para los riñones.

La proteína es un alimento costoso y sólo en países industrializados y opulentos se consumen tan grandes cantidades de proteína animal. A continuación presentamos algunos ejemplos que ilustran el uso excesivo de proteínas vegetales necesario para proveer alimentos de origen animal para quienes piensan que los necesitan. Media hectárea de terreno producirá suficiente frijol de soya para darnos 250 kilos de proteína; no obstante, si ese mismo terreno se utiliza para cultivar alimento para ganado, se obtendrán sólo 25 kilos de proteína animal. Sólo el 15 por ciento de la proteína está finalmente disponible para los seres humanos en forma de carne, leche y huevos. Se requieren como 5 kilos de comida para producir medio kilo de bistec y unos 3 kilos de comida para producir medio kilo de proteína de pavo.

La proteína tiene muchos usos importantes, como los siguientes:

1. Es esencial para el crecimiento, reparación y mantenimiento de todos los tejidos del cuerpo.

2. Participa en la producción de enzimas y hormonas, las cuales ayudan a regular casi todas las funciones importantes en el organismo.

3. Las proteínas regulan el agua en el cuerpo y equilibran la base de ácido; también ayudan a mantener los fluidos (líquidos) en su estado normal, un estado algo alcalino.

4. La proteína es esencial en la formación de anticuerpos, los cuales son la primera línea de defensa contra las enfermedades.

5. Son una fuente de energía suplementaria pero muy costosa, particularmente cuando son obtenidas de la carne.

5

Los Minerales en el Cuerpo

*L*o siguiente es una lista de minerales esenciales que normalmente se encuentran en el cuerpo. Todos estos minerales son abundantemente suministrados en las comidas naturales, si es que no se pierden o son destruidos durante la preparación de la comida. Todas las funciones del cuerpo están operando continuamente y requieren la presencia de los minerales esenciales que se encuentran en las comidas. Los minerales naturales, especialmente, son necesarios para el proceso de purificación y limpieza.

MINERALES ESENCIALES

Macrominerales	Microminerales	
Calcio	Hierro	Molibdeno
Fósforo	Yodo	Cromo
Potasio	Cinc	Flúor
Azufre	Selenio	Silicio
Sodio	Manganeso	Vanadio
Cloro	Cobre	Níquel
Magnesio	Cobalto	Estaño

Los *macrominerales* son los qe se necesitan en la dieta en cantidades que exceden los 100 mg por día. Los *microminerales* son también llamados "elementos vestigiales," porque sólo se necesitan en cantidades minúsculas. Si todos los minerales en el cuerpo se pesaran juntos, no se pasarían del 4 por ciento del peso del cuerpo. El oxígeno, hidrógeno, carbón y nitrógeno, los elementos en los carbohidratos, grasa y proteína, constituyen el 96 por ciento del peso del cuerpo y contribuyen el 99 por ciento de todos los átomos que están presentes en el cuerpo. Si el cuerpo fuera completamente quemado, quedarían unos 2 kilos de minerales, la mitad de este peso sería calcio y otro 25 por ciento sería fósforo, dos minerales que se encuentran en los huesos.

Como 60 diferentes minerales han sido identificados en el cuerpo, pero hasta el momento sólo los de la lista anterior se han encontrada que son esenciales. Un mineral esencial, como un aminoácido esencial, es uno que debe ser suministrado a nuestro cuerpo en la comida. Desempeña una función necesaria para el mantenimiento de la vida, para el crecimiento, o para la reproducción. Los minerales son necesarios además para regular los procesos del cuerpo y para reconstruir los tejidos.

En comparación con los 1.130 gramos de calcio que hay en el cuerpo, todos los elementos vestigiales (microminerales) juntos pesan sólo unos 30 gramos. Pero son igualmente necesarios para el funcionamiento adecuado del cuerpo, que los elementos que están presente en cantidades mayores. El cobalto, por ejemplo, el mineral que está asociado con la vitamina B_{12}, está presente en sólo dos partes por billón del peso del cuerpo. Numerosas investigaciones están en progreso, y con la nueva técnica es posible aislar en los tejidos elementos que están presentes en cantidades ínfimas, como una parte en mil millones del peso del cuerpo; por lo tanto, otros elementos vestigiales probablemente serán descubiertos en el futuro cercano.

Los minerales están extensamente distribuidos en nuestros alimentos. Se encuentran en granos integrales, nueces y semillas, verduras de hojas verde oscuro, fruta, leche y productos lácteos. Existen sustancias en plantas que se combinan con algunos de los minerales para formar sales insolubles, que el intestino no absorbe fácilmente. Por ejemplo, algo del hierro, cinc, y magnesio que comemos se hace inaccesible en el cuerpo cuando se combina con fitatos en el grano entero. El calcio se queda insoluble por los oxalatos que se encuentran en algunas de las verduras verdes. Los minerales no son afectados fácilmente por el ácido o soluciones alcalinas, ni por el calor o el oxígeno. Pero, aunque los minerales no pueden ser destruidos sí pueden ser disueltos en el agua en que se cocinan que después se descarta. Además, casi todos los minerales se eliminan durante el proceso de refinamiento de la harina y el azúcar.

Existen tres minerales que tienden a ser bajos en el dieta típica: calcio, hierro y cinc.

Algunos minerales forman ácido cuando están en solución, mientras que otros son alcalinos. Aquellos que forman ácido son el cloro, azufre y fósforo. Estos minerales se encuentran principalmente en la carne, pescado, pollo, queso, cereales, ciruelas disecadas, ciruelas, arándano, ruibarbo, cacao, té y ciertas nueces (nueces brasileñas, cacahuates o maníes y nuez común). Los minerales que forman compuestos alcalinos son el calcio, sodio, potasio y magnesio. Estos minerales se encuentran en frutas, verduras, leche, aceitunas, almendras, coco y castaña.

El cuerpo funciona mejor en un estada neutral o levemente alcalino. Cuando hay mucho ácido presente, como en la mayoría de las dietas que son abundantes en carne y productos de origen animal, éste se expele por los pulmones como dióxido de carbono y se excreta en la orina. El cuerpo cuenta con otros recursos para mantener el equilibrio ácido-básico. Diversos minerales efectúan una importante contribución a esta función vital.

A. CALCIO

Cuando se ingiere una gran variedad de alimentos, se obtiene una provisión adecuada de la mayoría de los minerales. Pero debido a que los alimentos lácteos contienen la cantidad más alta de calcio, los que tienen una dieta vegetariana (que no comen carne ni productos de origen animal) deben estar seguros de obtener una cantidad adecuada de calcio de otros productos. El calcio es el mineral más abundante del cuerpo, constituye más o menos el dos por ciento del peso total del cuerpo. El noventa y nueve por ciento de calcio se encuentra en los huesos y dientes y la mayor parte del calcio restante se encuentra en la sangre. Una taza de leche (225 gramos) provee un tercio del calcio que el cuerpo requiere diariamente. Para obtener una cantidad equivalente comiendo pan de trigo integral, habrá que comer 10 rebanadas.

No es tanto la cantidad de calcio que ingerimos lo que es importante; lo que realmente importa es la cantidad absorbida por el intestino y utilizada por el cuerpo. Aunque la absorción de calcio varía bajo diferentes circunstancias y en distintas personas, como es verdad en el caso de otros elementos minerales, como promedio sólo del 20 al 40 porciento del calcio que comemos es absorbido por el intestino. La absorción de calcio aumenta por los factores que siguen:

1. Cantidad adecuada de vitamina D en la dieta.

2. Lactosa (azúcar de leche) en la dieta, que aumenta la absorción de calcio hasta en 20 por ciento.

3. Una provisión adecuada de flúor.

4. Ejercicio adecuado.

5. Un medio ácido en el sistema intestinal superior.

6. Tiempos de necesidad, como cuando hay rápido desarrollo del cuerpo o bajas reservas de calcio.

Mientras menos calcio haya en la dieta, se absorberá una mayor proporción.

La absorción de calcio es impedida o disminuida por lo siguiente:

1. El ácido oxálico de algunos alimentos se une con calcio e impide la absorción. Algunos alimentos con altos niveles de ácido oxálico son el ruibarbo, espinacas, habichuelas verdes, acelgas, maní, perejil, y cacao. Pero el ácido oxálico en estas comidas afecta sólo el calcio contenido en esa comida particular y no interfiere con el calcio de diferentes alimentos que se ingieren en la misma comida. Así que, el efecto de los oxalatos en la absorción de calcio es probablemente muy pequeño.

2. El ácido fítico, una especie de fibra que cubre el exterior del grano, también retiene el calcio; no obstante, en la mayor parte de los casos, esto tiene poco efecto en la absorción total de calcio.

3. Una dieta alta en proteína causa un aumento en la excreción de calcio en la orina, así que el cuerpo no lo puede usar. El comer demasiada proteína también impide la absorción de calcio de los intestinos.

4. La falta de ejercicio. Cualquier persona que está inmobilizada por largo tiempo, como los inválidos.

5. Inestabilidad emocional.

6. Los laxantes y otras medicinas que hacen que los contenidos del intestino pasen rápidamente por el cuerpo.

7. Algunos antiácidos y diuréticos causan la reducción de absorción de calcio.

8. La ingestión excesiva de fósforo. Algunos refrescos son altos en contenido de fósforo.

Recomendaciones diarias:

800 a 1200 mg – En general
1200mg – Adolescentes y durante el embarazo y lactancia
1500mg – Mujeres de más de 52 años

Usos:

1. Desarrollo y mantenimiento de huesos y dientes fuertes. Protege contra la osteoporosis.

2. Asegura la coagulación debida de la sangre.

3. Necesario para la contracción y relajación muscular, especialmente en el corazón.

4. Necesario para la utilización apropiada del hierro.

5. Actúa como un activador de las enzimas.

6. Ayuda en la absorción de la vitamina B_{12}.

7. Contribuye a regular la permeabilidad de las células.

8. Ayuda a mantener la neutralidad de fluidos en el cuerpo.

9. Posiblemente contribuye a bajar la presión de la sangre.

10. Puede ayudar a prevenir el cáncer del colon.

Fuentes:

1. Productos lácteos, incluyendo yogurt. Estos nos proveen con un 75 a 85 porciento de calcio en la dieta común. Hay más o menos 300 mg de calcio en una taza de leche de 225 gramos.

2. Legumbres; algunas verduras verdes oscuras como el brécol, col sin cabeza, col rizada, mostaza y hojas de nabos.

3. Cereales enriquecidos.

4. Frutas cítricas, higos.

OSTEOPOROSIS

La osteoporosis, que literalmente significa "huesos porosos", es una enfermedad dolorosa y posiblemente estropeante causada por la pérdida de calcio en los huesos. Esta pérdida resulta en huesos debilitados y frágiles con fracturas frecuentes de la espina dorsal, caderas y muñecas, pérdida de estatura en el cuerpo, y la formación de una "joroba de viuda". Miles de personas, la mayoría mujeres, sufren de fracturas de cadera cada año a causa de la osteoporosis y un gran número de ellas morirá dentro de un año después de la fractura. Una de cuatro mujeres sufrirá de osteoporosis, lo cual es evitable en la mayor parte de los casos. La incidencia mayor ocurre en mujeres que han pasado la edad de la menopausia o en mujeres que han perdido la producción normal de estrógeno de los ovarios, casi siempre como resultado de una operación quirúrgica. La pérdida de estrógeno lleva a una disminución de absorción de calcio en el intestino y a un aumento de pérdida de este mineral importante a través de los riñones. La edad regular para la menopausia son los 52 años y se calcula que la esperanza de vida para una mujer es ahora un poco más de 78 años. El cincuenta por ciento de las mujeres mayores de 75 sufre de síntomas de osteoporosis. Mientras que la osteoporosis es mucho más común en mujeres que en hombres, los hombres mayores también pueden sufrir de esta afección. También es más común en anglosajones y asiáticos que en la raza negra. Se ha demostrado que los vegetarianos tienen una incidencia más baja de osteoporosis, que las personas que comen carne, probablemente a causa de una menor ingestión de proteína y fósforo.

Un estilo de vida saludable y tratamiento apropiado nos puede llevar a un gran progreso en la prevención de la osteoporosis. Sin duda, la manera ideal de obtener todo el calcio necesario es de su comida; pero si llega a ser indispensable tomar calcio adicional, es preferible tomarlo en forma de carbonato de calcio, la forma en la cual el calcio es absorbido con más facilidad. Haciendo ejercicio adecuado por lo menos 3 veces a la semana, como caminar, correr despacio, jugar tenis, andar en bicicleta, saltar a la cuerda, etc., ayuda a mantener la estructura normal de los huesos. Los cigarrillos, el alcohol y la cafeína se deben eliminar. Estudios recientes han demostrado que tomando una dosificación baja de estrógeno, junto con 1.500 miligramos diarios de calcio, es mucho más efectivo en la prevención de la pérdida de hueso en mujeres en la postmenopausia, que cuando se toman grandes cantidades de calcio solamente. En realidad, el número de fracturas a causa de la osteoporosis después de la menopausia, es casi igual en las que toman sólo suplementos de calcio como en las que no los toman. Si tiene tendencia a formar cálculos renales, debería consultar con su médico familiar antes de tomar suplementos de calcio. Cualquier persona que toma suplementos de calcio debería tomar por lo menos 8 tazas de líquido al día.

Los suplementos de calcio normalmente se encuentran en las siguientes formas:

Porciento de calcio por peso

Carbonato de calcio 40

Citrato de calcio 22

Lactacto de calcio 18

Gluconato de calcio 9

La dolomita, el hueso molido o la concha de ostra también se utilizan a veces, pero no se recomiendan los primeros dos porque pueden contener plomo u otras sustancias tóxicas. Lea todas las etiquetas con cuidado para ver qué tipo de calcio está tomando. Por ejemplo, una tableta de 1.000 miligramos (un gramo) de carbonato de calcio contiene 400 miligramos de calcio, mientras que una tableta de 1.000 miligramos de gluconato de calcio tiene sólo 90 miligramos de calcio.

Para saber si usted necesita más calcio, sea en forma de alimentos o suplementos, primero necesita saber cuánto consume cada día en su dieta. La siguiente tabla ofrece varios alimentos comunes que son altos en calcio y la cantidad de calcio que cada uno contiene.

CONTENIDO DE CALCIO DE ALGUNOS ALIMENTOS COMUNES

Productos lácteos	mg	Frutas	mg
1 taza de yogurt	415	5 higos medianos	126
1 taza de leche, desnatada	303	1 naranja grande	96
1 taza de leche, 2% grasa	314	4 ciruelas pasas grandes	45
30 gramos de queso suizo	259	115 gramos de pasas	45
1 taza de requesón,		*Verduras*	
bajo en grasa	154	1 taza de col	
1 taza de leche de soya,		sin cabeza	152
fortificada	150	1 taza de hojas de	
1 taza de leche de soya,	55	nabo, cocidas	139
regular		1 taza de hojas de	
Panes y Cereales		mostaza, cocidas	138
1 taza Total, General Mills	200	1 taza de col rizada	125
1 taza de avena,		1 taza de ruibarbo,	
Instant Quaker	120	cocido	105
1 panqueque de trigo		1 taza de espinaca,	
sarraceno, 4"	99	cocido	83
1 taza All-Bran,		1 taza de brécol,	
Kellogg's (salvado)	70	cocido	66
1 Tortilla de maíz,		1 taza de nabo sueco,	
6 pulg.	60	cocido	59
1 taza de crema de trigo	40	1 taza de alcachofas,	
1 pedazo de pan de maíz,		cocidas	51
enriquecido	28	*Legumbres y nueces*	
1 taza de hojuelas de avena	21	1 taza de frijoles	
1 rebanada de pan de		al estilo Boston	85
trigo entero	17	1 taza de frijol de soya	73
1 taza de crema de trigo	13	1 taza de frijol blanco	
Misceláneo		regular	50
1 cda. de melaza negra	116	12-15 almendras	38

Carnes Vegetarianas

Cada uno, Stakelet		Cada uno, Grillers	
(Worthington)	80	(A la Plancha)	
Cada uno, Bistec de Plancha		Morning Star Farms	67
de carne congelada		2 croquetas de un sucedáneo	
picada Griddle Steaks,		del desayuno	
(Loma Linda Foods)	67	(Morning Star Farms)	45

*Nota: La cantidad de calcio en el yogurt varía de marca a marca y también depende si es natural o con sabor de fruta. Note la diferencia en el contenido de calcio entre la crema de trigo y avena instantánea o regular; a las variedades instantáneas se les agrega el calcio.

Aunque muchos otros alimentos contienen calcio, éstas son las mejores fuentes. Tenga cuidado de depender de un suplemento de vitamina/mineral para que le dé una cantidad adecuada de calcio. La mayoría contienen sólo cantidades muy pequeñas de calcio. Fíjese en la etiqueta para encontrar la cantidad exacta. La mayoría de los antiácidos contienen calcio. Por ejemplo, una tableta regular de Tums contiene 500 mg de carbonato de calcio, el cual proporciona 200 mg de calcio.

Es extremadamente importante incluir una cantidad adecuada de calcio en la dieta durante los años de crecimiento cuando los huesos se están desarrollando. Esto aumenta su densidad y les permite almacenar una gran cantidad de calcio que se podrá usar más tarde en la vida para ayudar a prevenir la osteoporosis. Después de aproximadamente los 35 años de edad, se produce una reducción gradual en el calcio de los huesos, que aparentemente no se puede prevenir con ninguna forma de tratamiento. Como ya se ha mencionado en los párrafos anteriores, esta pérdida se acelera considerablemente en las mujeres después de la menopausia. Si usted tiene una dieta balanceada que contenga una buena cantidad de calcio en la primera parte de su vida y también forma el hábito de hacer ejercicio, aumentará la densidad ósea y la pérdida de hueso se retrasará durante los años intermedios y más tarde en su vida.

A los adolescentes particularmente se les debe enseñar por qué es especialmente importante que coman una buena dieta, incluyendo comidas con mucho calcio, porque muchos en esta edad suelen usar refrescos como fuente de calcio en lugar de usar otras que serían más saludables. Los más grandes beneficios de un estilo de vida saludable se obtienen cuando se empiezan buenos hábitos de comer y hacer ejercicio muy temprano en la vida.

En un estudio reciente de miles de personas realizado por el Centro Nacional de Estadísticas de Salud de los Estados Unidos, se encontró que las niñas adolescentes de 12 a 17 estaban ingiriendo un total de sólo 692 miligramos de calcio al día, en lugar de los 1.200 miligramos recomendados. En las edades de 18 a 24 años, el consumo de calcio era aún más bajo. Las niñas y mujeres jóvenes en estos grupos que no ingerían una cantidad adecuada de calcio, no estaban almacenando una buena reserva de calcio en sus huesos y así se ponían en peligro de contraer la osteoporosis en el futuro. No se puede insistir demasiado en que son los años adolescentes los más críticos para construir huesos buenos y fuertes. Alrededor de la mitad de la estructura ósea de un adulto se forma durante el rápido crecimiento en la etapa de la adolescencia. En este caso no vale nada decir: "Lo que uno no sabe no lo va a perjudicar," porque lo que uno no sabe puede perjudicarlo bastante.

Otro período en el cual es especialmente importante obtener bastante calcio, es durante el embarazo y la lactancia, para promover una buena formación de minerales en la estructura de los huesos en la infancia y en los dientes del bebé. La etapa más crítica es durante los últimos tres meses del embarazo y los primeros meses de lactancia, cuando el desarrollo de los huesos y su crecimiento está en su punto máximo. Durante el tiempo del embarazo y lactancia, la madre debe tomar 400 miligramos adicionales de calcio diarios, o un total de 1.200 miligramos. Si la madre no está recibiendo suficiente calcio para las necesidades del infante, va a ser absorbido de los huesos de la madre, lo cual podría provocarle osteoporosis en el futuro.

Debe recordar que fumar, tomar bebidas alcohólicas, la cafeína del café y refrescos, todos contribuyen al desarrollo de la osteoporosis.

B. FÓSFORO

Después del calcio, el fósforo es el mineral más abundante en el cuerpo, y constituye el uno por ciento del peso total del cuerpo. El 90 por ciento del fósforo se encuentra en los huesos y dientes y lo demás se distribuye en las células por todo el cuerpo. Ninguna deficiencia de fósforo ha sido observada, porque no sólo abunda en los alimentos, sino también de 50 a 70 por ciento del fósforo que ingerimos se absorbe. El promedio de fósforo que se ingiere diariamente es 1.600 miligramos. Los antiácidos que contienen hidróxido de aluminio no son recomendables, porque si se toman con las comidas reaccionan con el fósforo e impiden que una parte de él sea absorbida.

Recomendación diaria:

800 a 1.200 miligramos.

Usos:

1. Desarrollo de huesos y dientes fuertes.
2. Componentes del sistema de enzimas en las células que gobiernan la liberación y almacenaje de energía.
3. Parte del RNA y DNA en las células que controlan la producción de proteína y el patrón de nuestros genes.
4. Transporte de ácidos grasos a varias partes del cuerpo.
5. Ayuda a mantener la neutralidad de los fluidos del cuerpo.
6. Formación de enzimas.

Fuentes:

1. Granos enteros.
2. Nueces.
3. Legumbres.
4. Aditivos de fosfatos en bebidas carbonatadas.

C. POTASIO

La palabra potasio viene de la palabra "potasa", y viene siendo lo que queda después de que se queman sustancias vegetales. La dieta común contiene de 2.000 a 6.000 miligramos de potasio diarios y es fácilmente absorbido en los intestinos. El exceso se excreta a través de los riñones. Una deficiencia de potasio ocurre en algunas enfermedades en donde hay mucho vómito y diarrea. Ciertas medicinas, como los diuréticos, pueden causar una deficiencia de potasio. La circulación pobre y el estreñimiento pueden indicar una falta de potasio. Los alimentos que son altos en potasio deben usarse en abundancia para los problemas femeninos. Una deficiencia de potasio ocurre muy raramente.

Recomendación diaria:

1.825 a 5.625 mg.

Usos:

1. La liberación de energía de las células.
2. La fabricación de glucógeno y proteína.
3. Regula el equilibrio de los fluidos.
4. Ayuda a regular el equilbrio ácido-básico.
5. La transmisión de impulsos de los nervios.
6. Importante para mantener el ritmo normal del corazón.
7. Interviene en las contracciones musculares.

Fuentes:

Ampliamente distribuido en grandes cantidades de alimentos. Las fuentes que son especialmente buenas son los plátanos, frutas disecadas, papas, aguacates, granos enteros, melaza negra, el brécol y legumbres.

D. AZUFRE

El azufre está presente en cada célula del cuerpo. Es una parte de varios aminoácidos, la vitamina B, insulina y otros compuestos esenciales del cuerpo. Se encuentra más abundantemente en nuestro cabello, uñas y piel.

Recomendación diaria:

No hay ninguna.

Usos:

1. Mantiene el pelo y uñas saludables.
2. Es necesario para eliminar enfermedades de la sangre.
3. Ayuda a eliminar algunas enfermedades de la piel como el acné.
4. Estimula el hígado y aumenta el fluido de la bilis.
5. Importante para mantener el metabolismo del cuerpo en un estado normal.
6. Desintoxica al cuerpo de algunos venenos.
7. Parte de algunos sistemas de enzimas.

Fuentes:

1. Alimentos con proteína.
2. Repollo y otros miembros de la familia del repollo, coliflor, brécol y coles de bruselas.

E. SODIO

El sodio es uno de los elementos que componen la sal (cloruro de sodio), la cual es uno de los más antiguos y mejor conocidos preservantes químicos. La sal regular de mesa contiene 40 porciento de sodio. Unos dos tercios del sodio están en los fluidos extracelulares del cuerpo. El otro tercio está en los huesos. Raramente se produce una deficiencia de sodio en la dieta. Puede ocurrir cuando la persona misma se ha impuesto una dieta muy limitada de sal. En realidad la dieta normal lleva dos o tres cucharaditas de sal cada día, más de dos veces la cantidad que se requiere. La cantidad de sodio en el cuerpo puede bajar cuando hay una diarrea severa o exceso de sudor.

Alrededor de 18 por ciento de la población tiene alta presión sanguínea. Como en la mitad de estos casos la presión de la sangre sube cuando se aumenta el consumo de sodio. En la otra mitad, el consumo de sodio parece ser que tiene muy poco efecto en la presión.

Recomendación diaria:

1.500 a 2.500 miligramos.

Usos:

1. Mantener el equilibrio normal de los fluidos.

2. Transmisión de impulsos de los nervios.

3. Contracciones musculares.

4. Aumenta la permeabilidad de las paredes de la célula.

5. Ayuda a regular y mantener la presión osmótica y el equilibrio ácido-básico.

6. Una buena provisión de sodio debe estar disponible en las personas que padecen de reumatismo, arterias endurecidas, cálculos renales, cálculos biliares, articulaciones endurecidas, acidosis y diabetes. Debe ser restringido en personas con alta presión y enfermedades del corazón.

Fuentes:

1. Sal de mesa.

2. Leche, queso, clara de huevo.

3. Alimentos procesados, polvos de hornear.

4. Fresas, manzanas, arándanos, grosellas y sandía, pepino,

zanahoria, betabel, okra, coliflor, espárrago y apio. Lechuga romanita y espinacas.

F. CLORO

El cloro se encuentra abundantemente en todo el cuerpo, tanto en las células como en los fluidos. Es especialmente abundante en el fluido que circula alrededor del cerebro y la espina dorsal y en el ácido clorhídrico que se produce en el estómago. Cuando el sodio se pierde por el sudor, diarrea o vómitos excesivos, hay una pérdida similar de cloro.

Recomendación diaria:

1.700 a 5.100 miligramos.

Usos:

1. Ayuda a mantener el equilibrio de agua, el equilibrio ácido-básico y la presión osmótica.

2. Aumenta la capacidad de la sangre para transportar el anhídrido de carbono a los pulmones y para producir la excreción.

3. Produce el medio ácido normal en el estómago. Esto ayuda en la absorción de hierro y vitamina B_{12}.

4. Ayuda a limpiar el intestino y el cuerpo de toxinas.

Fuentes:

1. Berro, repollo blanco crudo, espinaca y lechuga.

2. Tomates, rábanos, espárragos, apio, pepinos, chirivías, zanahoria, cebolla y nabos.

3. Piña.

G. MAGNESIO

Hay un total de unos 30 gramos de magnesio en el cuerpo. El 60 por ciento de éste está localizado en los huesos, y lo demás está en los músculos, sangre, tejidos blandos y células. Entre el 30 y 70 por ciento del magnesio ingerido se absorbe por el intestino delgado, dependiendo de la cantidad que se consuma. La cantidad que se absorbe disminuye por la presencia de calcio, fitatos y grasas en el intestino. Aumenta por la vitamina D y la lactosa.

Recomendación diaria:
300 miligramos.

Usos:
1. Ayuda a formar huesos y dientes fuertes.
2. Ayuda a regular el relajamiento de músculos y contracciones.
3. El funcionamiento debido de los nervios.
4. Activa las enzimas que controlan la energía del metabolismo.
5. Actúa como laxante.
6. Los alimentos que contienen magnesio ayudan a la gente que sufre de estreñimiento y autointoxicación y pueden contribuir a aliviar las coyunturas dolorosas.

Fuentes:
1. Las verduras de hojas verdes.
2. Nueces, semillas, cereales de granos enteros. Durante el refinamiento del grano se elimina aproximadamente un 80 por ciento del magnesio.
3. Frijol de soya, chícharo, maíz, arroz moreno, manzanas, cerezas, higos, pasas, ciruelas pasas, limones, alfalfa y apio.

H. HIERRO

Si fuera posible reunir todo el hierro en nuestro cuerpo en un lugar y pesarlo, pesaría más o menos lo que pesa una moneda de un centavo. Unos dos tercios de este hierro se encuentra en la hemoglobina de las células rojas de la sangre y lo demás está en el hígado, bazo, la médula ósea y músculos.

La deficiencia nutritiva infantil más extensa no es falta de vitaminas o proteína, sino la falta de hierro. La leche no es muy buena fuente de hierro, ni la leche materna, y un bebé nace sólo con hierro suficiente para seis meses. Las fórmulas fortificadas con hierro y alimentos infantiles son necesarias empezando cuando la leche materna se sustituye por la leche de vaca, más o menos a la edad de 4 meses para niños que han sido alimentados con leche materna. La leche de vaca tiene menos de 1 miligramo de hierro por litro y de esa cantidad sólo el 10 porciento o menos se absorbe. Otros grupos de personas que pueden enfermar de anemia por deficiencia de hierro son niños preescolares y adolescentes, mujeres durante los años de fertilidad, mujeres embarazadas, y después de dos o tres meses después del parto. Para estos grupos, un suplemento de hierro en la forma de sulfato ferroso o gluconato ferroso puede ser requerido. Para evitar el hecho de posibles efectos en el canal intestinal, como náuseas, estreñimiento y diarrea, el hierro se debe tomar una hora antes de las comidas o con los alimentos. Empiece con una píldora diaria y aumente a varias. No se las tome todas al mismo tiempo, sepárelas durante el día. Los suplementos de hierro cambiarán el color del excremento a un color negro que no debe confundirse con sangre en las deposiciones.

Otra precaución cuando se toma hierro es que puede ser peligroso y hasta fatal tomándolo en dosis muy grandes. En niños menores de cinco años es la cuarta causa más común de envenenamiento, por lo cual debe dejarse fuera de su alcance.

Normalmente sólo de 5 a 10 por ciento del hierro que consumimos se absorbe. Pero si por alguna razón el cuerpo necesita más hierro, tanto como un 30 a 35 por ciento, puede ser absorbido. El cuerpo continúa utilizando el hierro que tiene y se excreta muy poco, tal vez 1 miligramo al día en los hombres y 1 1/2 miligramos en las mujeres. Los hombres pueden almacenar unos 1.000 miligramos de hierro, pero las mujeres pueden retener sólo unos 300 mg.

El cocinar en utensilios antiguos hechos de hierro colado, nos daría un buen suplemento de hierro, especialmente cuando cocinemos alimentos ácidos. Cuanto más tiempo se deje hervir la comida a fuego lento en la olla de hierro, tanto más alto será el contenido de hierro obtenido.

La absorción del hierro de nuestros alimentos se aumenta por:

1. La presencia de vitamina C (ácido ascórbico) tomada con los mismos alimentos. La vitamina C no afecta la absorción de suplementos de hierro.

2. El ácido clorhídrico en el estómago.

3. La forma de hierro que consumimos.

4. Aumento de necesidad de hierro por el cuerpo.

La absorción de hierro es obstaculizada por:

1. La presencia de ácido tánico, el cual se encuentra en el té,

refrescos de cola y café. Tomando té, hasta té helado con una comida o dentro de una hora después de la comida puede reducir la absorción hasta en 87 por ciento.

2. El ácido fítico, encontrado en granos y fibra.

3. Exceso de fósforo y calcio en nuestra dieta.

4. Algunos antiácidos que contienen calcio y sales fosfatadas.

5. Hierro inorgánico. Esta forma de hierro está en todas las plantas. Sólo un 3 a 5 por ciento de este tipo de hierro es absorbido, pero esta cantidad puede ser aumentada dos o tres veces al consumir un buen suplemento de vitamina C al mismo tiempo que los otros alimentos.

Recomendación diaria:

10 miligramos para los hombres, 18 miligramos para las mujeres.

Usos:

1. El hierro es una parte vital de la hemoglobina que lleva el oxígeno a los tejidos.

2. El hierro es parte del sistema de enzimas presente en todas las células el cual es responsable de la producción y liberación de la energía.

3. Un importante constituyente de los músculos.

Fuentes:

1. Productos de cereales de grano entero.

2. Nueces, legumbres, pasas, melaza.

3. Verduras de hojas verdes, verduras amarillas, papas.

4. Frutas disecadas.

5. Lentejas hervidas, o habichuelas coloradas.

6. Treinta gramos de cualquier cereal de la compañía Kellogg, proporcionan 18 miligramos de hierro, 100 por ciento de lo recomendado diariamente para las mujeres: Product 19, Fruitful Bran, Raisin Bran. Bran Flakes.

I. YODO

Cerca de 15 a 30 miligramos de yodo están presentes en el cuerpo; esto es como el tamaño de la cabeza de un cerillo. El 60 por ciento de esto está en la glándula tiroides y lo demás se encuentra en la sangre. El yodo es fácilmente absorbido en los intestinos y también es absorbido por la piel, donde a veces se usa en heridas, etc., como antiséptico. Como un tercio del yodo que consumimos es usado por la glándula tiroides y lo demás se excreta en la orina.

Si no hay suficiente yodo en la dieta, la glándula tiroides aumenta de tamaño, causando hinchazón en el cuello. Este agrandamiento de la glándula se llama bocio. Un bocio tratado con algas marinas fue documentado tan temprano como el año 3.000 a.C. en la literatura china. Si la glándula es muy activa, se produce hipertiroidismo o hipertiroidia. Esto hace que el pulso se acelere, que haya pérdida de peso, nerviosidad, sudor excesivo y que los ojos se vean saltones.

Recomendación diaria:

150 microgramos.

Usos:

1. Una parte importante de la hormona de la tiroides, la tiroxina, la cual es responsable del metabolismo total del cuerpo.
2. Esencial para la función normal de la glándula tiroides.

Fuentes:

1. Sal yodada.
2. Alimentos que crecen cerca del mar.
3. Alga marina.

J. CINC

Del total de dos gramos de cinc que hay en el cuerpo, un 70 por ciento está en los huesos. Lo demás está distribuido en la sangre, cabello, piel y testículos. La mitad del cinc que se consume es absorbida. La cantidad que se absorbe aumenta cuando la fuente en el cuerpo necesita ser aumentada y también durante el embarazo y lactancia. La fibra y ácido fítico, que se encuentran en granos enteros, disminuyen la disponibilidad del cinc absorbible, así como también tomar contraceptivos orales. Hay grandes secciones de los Estados Unidos donde la tierra está baja o le falta el cinc y en estas regiones se han encontrado personas con deficiencia de cinc. Los vegetarianos también tienen una tendencia a ser deficientes en cinc, así que deben estar seguros de consumir alimentos con un alto contenido de cinc. Las dosificaciones altas de cinc pueden impedir la absorción apropiada de cobre y puede producir anemia. También reduce la cantidad de colesterol bueno en la sangre o lipoproteínas de elevada densidad. Además, puede disminuir la potencia del sistema de inmunidad.

Recomendación diaria:

15 mg.

Usos:

1. Para el desarrollo adecuado del cuerpo.
2. Ayuda en la curación de las heridas y mantiene la piel saludable.
3. Se necesita en las enzimas relacionadas con el metabolismo y la digestión.
4. Ayuda a mantener la función adecuada del gusto y el olfato.
5. Para utilización de la vitamina A.
6. Transportación del dióxido de carbono.
7. Interviene en el metabolismo de los carbohidratos.

Fuentes:

1. Granos enteros.
2. Legumbres, nueces.
3. Los vegetales y las frutas son, en general, fuentes pobres de cinc.

K. SELENIO

En 1957 se descubrió que el selenio era un mineral esencial y que ciertas enfermedades en animales, las cuales se pensaba que eran causadas por la falta de vitamina E, podían ser fácilmente curadas al dar selenio. La cantidad de selenio en la tierra y el agua varía considerablemente en el mundo entero, y esto causa una variación en la cantidad de selenio en nuestros alimentos. La sección del país de donde viene el alimento que consumimos es probablemente más importante para determinar la cantidad de selenio que obtenemos, que el tipo de alimentos que consumimos. Pero como los alimentos que compramos en el mercado vienen de varias partes del país, el americano típico no necesita preocuparse por obtener suficiente selenio. La dieta común contiene 1,3 miligramos de selenio por día

Varios estudios recientes parecen indicar que en áreas donde hay una abundancia de selenio en la tierra, la incidencia de cáncer es menor. En un artículo publicado en la prestigiosa revista médica, *Enfermedades del Colon y Recto*, en julio de 1984, el Dr. Richard Nelson cree que una disminución en el consumo de selenio puede ser la causa de un cambio notado recientemente en relación con cáncer del colon en los Estados Unidos y otros países occidentales. Este cambio ha sucedido gradualmente durante los últimos 30 años. Mientras que hace 30 años el cáncer era mucho más frecuente en los últimos 25 ó 30 centímetros del colon, hoy es mucho más común encontrarlo en la primera parte del colon, en el lado derecho del abdomen.

Una investigación de las posibles causas de este cambio nos sugiere que no sólo fue el reducido consumo de selenio, sino también un aumento al ingerir el cinc y flúor puede interferir con la acción del selenio.

Cuando el cáncer del colon fue producido en unas ratas en un experimento, una reducción de 90 porciento en el cáncer del lado derecho del colon se notó cuando a las ratas se les había dado suplementos de selenio. Esto no ocurría si el suplemento de selenio se suspendía.

Se ha notado desde hace un tiempo que personas que viven en áreas deficientes en selenio también tienen un aumento en la cantidad de cáncer en general, pero específicamente de cáncer del colon y del seno.

¿Por qué existe una deficiencia de selenio?

1. Durante los últimos 30 a 40 años ha habido un aumento en el consumo de carne y una disminución en el consumo de granos y verduras. La cantidad de selenio en la carne es muy baja comparada con la cantidad existente en cereales de grano integral. Hay evidencias definidas de que un aumento de cáncer del colon está asociado con altos consumos de carne y grasa de res y una disminución de fibra en la dieta.

2. La carne también es alta en su contenido de cinc, el cual previene la utilización del selenio. El cinc en alimentos vegetales está ligado con los fitatos y es excretado, pero todo el cinc en la

carne se puede absorber. Los aumentos de los niveles de cinc en la sangre han sido asociados con el cáncer del colon y del seno.

3. La fluorización artificial de fuentes de agua también puede estar relacionada con un aumento de cáncer en el lado derecho del colon. El fluor también es un antagonista potencial del selenio.

El cáncer es la segunda causa más común de muerte, después de las enfermedades del corazón, y el cáncer del colon es la segunda causa más frecuente de muertes por cáncer. El cáncer del colon sigue en frecuencia sólo al cáncer del pulmón en hombres y cáncer de pulmón y del seno en las mujeres. En 1988 ocurrieron como 62.000 muertes por cáncer del colon y cáncer rectal y aproximadamente 147.000 casos nuevos serán diagnosticados. El riesgo de contraer cáncer del colon durante la vida es de un 4 porciento, y 6 millones de americanos que viven hoy morirán de cáncer del colon si continúa la tendencia actual.

El BOLETIN DEL FDA de agosto de 1984 reportó 12 casos de intoxicación por selenio que ocurrieron cuando se descubrió que algunas tabletas de selenio contenían 182 veces más de la cantidad indicada en la etiqueta. La dosificación que se estima que fue tomada era de 27 a 2310 mg. Los síntomas de una dosificación tóxica normalmente consistían en nausea y vómito, cambios en las uñas, cansancio e irritabilidad. Menos común en la experiencia fueron la pérdida de pelo y uñas, diarrea, calambres abdominales, pelo reseco, cambios sensorios en la piel, y aliento a ajo.

Recomendación diaria:

.05 a 0.2 mg (sobre los siete años)

Usos:

1. El selenio, junto con la vitamina E, protege los tejidos del cuerpo de daños de oxidación. Esto es especialmente verdad en el caso de las células membranosas.

2. Ayuda a proteger las células normales contra el daño de radiación.

3. Ayuda en la prevención del cáncer.

4. Requerido por el cuerpo para un funcionamiento óptimo del sistema de inmunidad.

5. Retrasa la rancidez de ácidos grasos insaturados.

Fuentes:

1. Granos, nueces, cereales. Ochenta porciento del selenio se pierde en el refinamiento y procesamiento de la comida.

2. Los alimentos cultivados en terrenos con mucho contenido de selenio.

L. MANGANESO

La mayor parte de los 10 mg de manganeso que tenemos almacenados en nuestro cuerpo están en el hígado, páncreas, huesos y riñones. Como de 30 a 50 porciento del manganeso en nuestros alimentos se absorbe por el cuerpo, pero el calcio y hierro impiden la absorción de manganeso de los intestinos. Ninguna deficiencia de manganeso ha sido reportada en seres humanos.

Recomendación diaria:

2,5 a 5,0 mg.

Usos:

1. Necesario para el desarrollo normal de huesos y tejidos conectivos.

2. Parte del sistema enzimático envuelto con el ácido graso, colesterol, y síntesis de carbohidratos.

3. Mantenimiento de funciones normales del sistema reproductivo.

Fuentes:

1. Granos enteros de cereales, nueces y arroz.
2. Verduras verdes.
3. Algas marinas.

M. COBRE

Casi la mitad del cobre en el cuerpo se encuentra en los huesos y músculos, pero la forma más concentrada se halla en el hígado. La vitamina C y el ácido fítico ambos actúan para impedir la absorción de cobre.

Recomendación diaria:

2 ó 3 mg.

Usos:

1. Previene la anemia al controlar el almacenamiento y liberación de hierro para formar la hemoglobina.
2. Energía y metabolismo de tejidos conectivos.
3. Parte del tejido que actúa como cubierta para los nervios.

Fuentes:

1. Encontrado en casi todos los alimentos.
2. Nueces, chícharos secos y habichuelas, frutas disecadas, granos integrales, vegetales de hoja.

N. COBALTO

En 1948 fue descubierto que el cobalto es una parte esencial de la vitamina B_{12}, la vitamina necesaria para la prevención de anemia perniciosa.

Recomendación diaria:

Ninguna ha sido determinada.

Usos:

1. Necesario para la formación de la vitamina B_{12}.

Fuentes:

1. Se encuentra en todos los alimentos. La dieta típica contiene más cobalto que lo que se requiere para la formación de la vitamina B_{12}. Ninguna deficiencia ha sido reportada.
2. Granos, semillas, verduras de hojas verdes.

O. MOLIBDENO

Recomendación diaria:

0,15 a 0,50 mg.

Usos:

1. Componente de enzimas esenciales.

Fuentes:

1. Legumbres, cereales, levadura de cerveza.
2. Ninguna deficiencia en la dieta ha sido reconocida.

P. CROMO

Recomendación diaria:

0,05 a 0,20 mg.

Usos:

1. Esencial para la utilización máxima de glucosa.
2. Síntesis de colesterol y ácidos grasos.
3. Una parte esencial de otros sistemas de enzimas.
4. Puede prevenir la arteriosclerosis.

Fuentes:

1. Granos enteros. Gran parte del cromo se pierde durante el refinamiento de grano.
2. Levadura de cerveza.

Q. FLUOR

A principios de los años 1930 se notó que muchos niños que vivían en Colorado y algunos de los Estados contiguos tenían dientes muy oscuros y descoloridos con vetas. También se encontró que estos dientes tenían menos caries. Más estudios demostraron que esto era a causa del elevado contenido de flúor en el agua. Las vetas no ocurrían a menos que hubiera más que 2,5 partes por millón de flúor en el agua. Desde entonces, muchas comunidades añadieron pequeñas cantidades de flúor al agua potable. Esto redujo la incidencia de caries dentales de 50 a 60 porciento en los niños. Aunque ningún efecto dañoso había sido notado, había todavía mucha controversia sobre el asunto de que si este mineral debía ser agregado a la fuente de agua pública.

Recomendación diara:

1,5 a 4,0 mg.

Usos:

1. La función principal del flúor parece ser la prevención de caries y ayudar a fortalecer los dientes.
2. Estudios recientes han demostrado que el flúor puede ayudar a prevenir la osteoporosis.

Fuentes:

1. Agua con flúor.
2. No hay muchas fuentes buenas de alimentos con flúor.

R. SILICIO

Recomendación diaria:

No se sabe, porque abunda en todas partes y una deficiencia es rara.

Usos:

1. Promueve la formación de tejidos conectivos.
2. Fortalece los dientes y huesos.
3. Estimula el crecimiento del cuerpo.

Fuentes:

1. Cereales de grano entero.
2. Verduras verdes, tomates e higos.

S. VANADIO, NIQUEL, ESTAÑO

Estos minerales son esenciales para el crecimiento y desarrollo normal de animales. Su función exacta en los seres humanos no se ha determinada hasta el momento, pero no es probable que se presente una deficiencia, ya que se encuentran en todos los alimentos.

6

Las Vitaminas

A. INFORMACION GENERAL

$\mathcal{H}$ ace siglos que se encontró que algunas comidas podían prevenir o hasta curar ciertas enfermedades, como el escorbuto, beriberi, raquitismo, y pelagra. Hasta en la Grecia antigua, Hipócrates daba hígado como tratamiento para la ceguera nocturna, sin darse cuenta que estaba utilizando una buena fuente de la vitamina A. No fue hasta el siglo veinte, sin embargo, que las sustancias en los alimentos que tenían la capacidad de producir estas curas fueron descubiertas, aisladas, y producidas en el laboratorio. El Dr. Casimir Funk en 1912, les dio a estos compuestos el nombre de "Vitamine," o vital amine. Este escribió el primer libro sobre "Vitamines" en el 1914. Luego en 1920, después de que fue descubierto que no todos estos compuestos eran amines, la "e" fue abandonada de la palabra. Hoy el nombre vitamina, una palabra casera, se ha utilizado y se sigue usando.

La última vitamina que fue descubierta fue la vitamina B_{12} en el 1948. Quizá otras serán descubiertas algún día.

En términos generales, todas las vitaminas son reguladores del cuerpo. Son sustancias orgánicas complejas esenciales para el crecimiento, reproducción, mantenimiento de la salud, y regulación de casi todos los procesos metabólicos en el cuerpo por su asociación con enzimas y coenzimas.

El peso total de todas las vitaminas en el cuerpo es de unos siete gramos. Una persona típica consume de un kilo a un kilo y medio de alimentos diariamente y en esta cantidad de alimento las vitaminas constituyen un peso ínfimo. Las vitaminas no se pueden producir en el cuerpo así que tienen que ser suministradas a medida que se consumen. Cuando varias vitaminas se necesitan para la operación normal de ciertas funciones del cuerpo, esta función se altera aunque sólo falta una sola.

Las vitaminas se forman en los productos vegetales. Los seres humanos obtienen las vitaminas comiendo las plantas o comiendo carne de animales alimentados con vegetales que han incorporado las vitaminas dentro sus propios cuerpos. Los suplementos de vitaminas se venden en distintos lugares. En algunos países la gente gasta mucho dinero en vitaminas y minerales.

Hay personas que deberían de estar tomando suplementos de vitaminas y minerales, Como se indica a continuación:

1. Personas que no están comiendo una dieta abundante y bien balanceada; como los ancianos, especialmente los que viven solos, o adolescentes y otros que comen fuera con frecuencia y no toman el cuidado de consumir una variedad de alimentos.

2. Mujeres que están embarazadas o que amamantan a sus bebés.

3. Personas que se están recuperando de una enfermedad severa o cirugía.

4. Los Alcohólicos.

5. Personas que comen mucha comida refinada.

6. Personas con bajos recursos que no consiguen una variedad de alimentos de los diferentes grupos.

7. Personas que sufren de enfermedades debilitantes.

Diversos estudios recientes efectuados con miles de familias demostraron que había deficiencias en la dieta típica. Había deficiencia especialmente de las vitaminas A, B_6 (piridoxina) y C, mientras que los minerales que tendían a ser deficientes fueron el hierro, calcio y magnesio.

Las vitaminas se pueden separar entre dos grupos, dependiendo de si son solubles en grasa o en agua. Mientras algunas características son comunes a los miembros de cada grupo, no están relacionados químicamente ni tienen efectos similares en las funciones del cuerpo.

Vitaminas Solubles en Grasa A, D, E, y K:
1. Solubles en grasa pero no en agua.
2. Almacenadas en el cuerpo. Si se toman en cantidad por un largo período pueden producir síntomas tóxicos y hasta pueden ser fatales. Esto sucede especialmente con las vitaminas A, D y K, pero no con la vitamina E.
3. Son almacenadas principalmente en el hígado, donde la provisión es suficiente para durar por varios meses.
4. Se absorben por los intestinos igual que la grasa.
5. No se pierden fácilmente cuando se cocinan o se guardan pero sí se destruyen con la ranciedad.
6. Las síntomas que se deben a la deficiencia de estas vitaminas aparecen poco a poco.
7. El aceite mineral en los intestinos impide su absorción.

Vitaminas Solubles en Agua Complejo B y C:
1. Solubles en agua pero no en grasa.
2. No se guardan en el cuerpo así que se necesita una nueva provisión diariamente.
3. Fácilmente destruidas por calor, cocimiento y almacenamiento prolongado.
4. Cualquier exceso en la cantidad que se necesita por el cuerpo se excreta en la orina.
5. Los síntomas de deficiencia se desarrollan rápidamente.

B. VITAMINAS SOLUBLES EN GRASA

VITAMINA A: (Retinol)

La deficiencia de la vitamina A es común por todo el mundo en países subdesarrollados y sobrepoblados. Se estima que mundialmente unos 80.000 niños cada año quedan ciegos por la deficiencia de vitamina A y muere la mitad de estos niños.

La vitamina A está presente en nuestros alimentos en dos formas. En alimentos de origen animal se encuentra como la vitamina activa (retinol) mientras que en alimentos de origen vegetal se encuentra como provitamina A o caroteno, precursor de la vitamina A. El caroteno es un pigmento anaranjado amarillo que está presente en verduras verdes, pero está disfrazado por el color verde de la clorofila en las hojas. Un precursor, o provitamina es una sustancia que se convierte en el cuerpo a una vitamina. Sólo una porción del caroteno que comemos se convierte en la vitamina A. Ésto sucede en la pared del intestino delgado. La cantidad que se transforma varía entre 30 y 70 por ciento, dependiendo en el tipo de alimento y la forma en que se come. El caroteno solo no es activo en el cuerpo.

En la mayoría de los alimentos que comemos como la mitad de la vitamina A está en la forma de retinol y la otra mitad es la provitamina A. El hígado guarda como 90 a 95 por ciento de la vitamina A, lo suficiente para durar meses o quizás hasta años bajo circunstancias normales.

Funciones:
1. Nos da la habilidad de ver con poca luz.
2. Mantiene la piel normal.
3. Necesaria para el crecimiento y desarrollo de huesos y dientes fuertes.
4. Se necesita para la secreción de mucosa por las células que revisten las vías respiratorias, las vías urinarias y el intestino para mantenerlos húmedos y saludables.
5. Ayuda el proceso normal de reproducción.
6. Se requiere para el metabolismo de los carbohidratos en el hígado.
7. Incita a la formación de la cortisona por las glándulas adrenales.
8. Esencial para poder oler, oír y saborear.
9. Ayuda en la prevención de ciertos tipos de cáncer.

Deficiencia:
1. Visión deteriorada en poca luz (ceguera nocturna).
2. Piel reseca y escamosa.
3. Aumento en susceptibilidad a infecciones, especialmente en las vías respiratorias.
4. Cambios en los ojos que pueden llegar a la ceguera. Los ojos se ponen secos, hinchados e infectados. Esta condición se llama xeroftalmia.
5. Las heridas tardan en sanarse.
6. Deterioro del crecimiento de los huesos en los niños.

7. Deterioro del esmalte de los dientes y aumento en el número de caries.

8. Pérdida de sabor y olor.

9. Impedimento del crecimiento del cuerpo.

Toxicidad:

Porque la vitamina A no puede ser excretada del cuerpo en cantidad suficiente, la toxicidad resulta de dosificaciones diarias en exceso de 50.000 IU en adultos y menos en niños por un largo plazo. Los síntomas de una dosificación excesiva son náusea, diarrea, dolor de cabeza, mareos, pérdida de cabello, dolor de los huesos, piel reseca con comezones, somnolencia y cesación de menstruación. Estos síntomas se aclaran dentro de unos días si el exceso se detiene. La toxicidad sólo ocurre con el retinol y no con el caroteno. Un exceso de carotenos causará que la piel se vea amarilla. Esto se ve en personas que toman grandes cantidades de jugo de zanahoria.

Fuentes:

1. Verduras amarillas y anaranjadas como las zanahorias, calabaza, batatas, calabacitas de invierno o amarillas, maíz amarillo, tomates.

2. Vegetales verdes oscuros como el brécol, acelga, espinacas, hojas de betabel y col sin cabeza.

3. Frutas amarillas como los chabacanos, melones, duraznos, dióspiros, naranjas y mangos.

4. Sandías.

Dosificación:

5.000 IU (1000 RE): Niños sobre los 11 años.

4.000 IU (800 RE): Niñas sobre los 11 años.

5.000 IU (1000 RE): Durante el embarazo.

6.000 IU (1200 RE): Durante la lactancia.

Desde 1974 la designación RE (retinol equivalente) ha sido el método preferido para indicar la dosificación de la vitamina A. La mayoría de tablas de valores de alimentos hoy día nos dan las dos IU (Unidades Internacionales) y el equivalente del retinol.

Estabilidad:

Muy poco de la vitamina A se pierde durante la cocción o el procesamiento. Es estable al calor y el álcali, pero no cuando se expone a ácidos, luz u oxígeno.

VITAMINA D: (Calciferol)

La vitamina D, la "vitamina del sol", se produce por los rayos ultravioleta solares que reaccionan con elementos químicos de la piel. Pero mientras más viejo se hace uno, menos se produce la vitamina D de esta manera. La piel de las personas en sus ochenta años sólo puede producir aproximadamente la mitad de la vitamina D en comparación con alguien de 20 años. Estudios recientes sugieran que exponiendo sólo sus brazos, manos y cara al sol de medio día por 10 ó 15 minutos dos veces a la semana puede obtener suficiente producción de vitamina D para satisfacer las exigencias normales. La neblina, la contaminación, las nubes, la ropa y el pigmento de la piel filtran parte de los rayos ultravioleta y así reducen la cantidad de vitamina D que se produce. El vidrio de las ventanas y los agentes que bloquean el sol con un factor protector sobre 8 detienen totalmente la producción de la vitamina D. La vitamina D se almacena en el hígado, pero se encuentra también en los huesos, la piel, el cerebro y la grasa. El cuerpo no puede eliminar el exceso de esta vitamina.

Funciones:

1. Regula la absorción y el metabolismo del calcio y el fósforo para producir huesos y dientes fuertes.

2. Necesaria para la absorción adecuada de calcio y fósforo en el intestino.

3. Mantiene normal los niveles de sangre, de calcio y fósforo.

Deficiencia:

1. Raquitismo en niños. Los huesos se ponen blandos y se doblan fácilmente, causando piernas zambas y arqueadas. Los dientes hacen su apariencia tarde y se dañan fácilmente. El tórax se deforma y no crece en forma adecuada.

2. Osteomalacia en adultos. Los huesos pierden su resistencia y tienden a doler y se ponen quebradizos.

Toxicidad:

Debido a que el cuerpo no excreta el exceso de vitamina D, la toxicidad es más común. Los síntomas consisten de falta de crecimiento normal, cálculos renales, presión elevada, pérdida de peso, pérdida de apetito, irritabilidad, vómitos, mucha sed, diarrea y debilidad.

Los síntomas de toxicidad pueden ser causadas por cantidades de 2.000 Unidades internacionales en niños o 75.000 Unidades en adultos, tomado diariamente por largo plazo. La cantidad necesaria para producir estos síntomas de toxicidad varía considerablemente de persona a persona.

Fuentes:

1. La vitamina D es la vitamina menos accesible en los alimentos. Las frutas, vegetales y granos no son muy buenas fuentes de esta vitamina.

2. Se forma en la piel cuando se expone al sol.

Dosificación:

400 UI (unidades internacionales) hasta la edad de 18 (10 microgramos de colecalciferol o vitamina D_2).

200 UI en adultos (5 microgramos de colecalciferol).

200 UI agregadas a la dosificación normal durante el embarazo y lactancia.

Estabilidad:

La vitamina D es estable al calor, almacenamiento, oxidación, ácido y álcali, pero es sensible a la luz.

VITAMINA E: (Tocoferoles)

La vitamina E fue reconocida primero como esencial en la dieta en el 1922, cuando se encontró que era necesaria para que la reproducción normal ocurriera en animales de laboratorio. Por su conexión inicial con los procesos de reproducción, pronto fue reconocida como el "factor antiesterilidad". En realidad, la palabra "tocoferol" viene del griego y quiere decir "dar a luz a la progenie". Ocho formas naturales de la vitamina E se encuentran en nuestros alimentos y el alfatocoferol es la forma más activa.

Aproximadamente de 40 a 60 por ciento de la vitamina E en nuestra dieta se absorbe y se acumula en la grasa, músculos e hígado.

Funciones:

1. Actúa como antioxidante. La vitamina E neutraliza los radicales libres (de oxígeno) y así impide que dañen y destruyan las células de los órganos del cuerpo, produciendo enfermedades.

2. Protege las vitaminas A y C y ácidos grasos insaturados contra la oxidación.

3. Protege los glóbulos rojos de la sangre de ser destruidas.

4. Regula la liberación de energía de la glucosa y ácidos grasos.

5. Toma parte en el proceso de reproducción normal para ayudar a prevenir el aborto espontáneo y repetido.

6. Disminuye el proceso de envejecimiento.

7. Se considera útil en el tratamiento de personas expuestas a la contaminación, particularmente si hay alto contenido de ozono.

8. Útil para personas que padecen de dolor y calambres en las piernas cuando caminan.

9. Se considera beneficiosa en casos de esterilidad, impotencia, falta de deseo sexual, enfermedades del corazón, ciertos desórdenes siquiátricos, y para aumentar la habilidad atlética.

10. Puede ayudar a prevenir la formación de nitrosaminas, algunas de cuales causan cáncer.

Deficiencia:

1. Una deficiencia se ha encontrado algunas veces en bebés prematuros, que causa un tipo especial de anemia, y en personas con deficiencia en la absorción de grasa por largos períodos.

2. En general, la deficiencia no es problema ya que la vitamina E está ampliamente distribuida en los alimentos.

Toxicidad:

Ninguna ha sido identificada. Ha sido reportado que las dosificaciones grandes estorban la acción de la vitamina K, causando así un aumento en la tendencia a sangrar.

Fuentes:

1. Germen de trigo y aceite de germen de trigo son las fuentes más ricas.

2. Frijol de soya.

3. Cereal de grano entero, legumbres, maíz, nueces, semillas. Hasta el 90 porciento de la vitamina E en los cereales se pierde durante el proceso de refinamiento.

4. Verduras de hojas verdes, chile (ají), zanahorias.

Dosificación:

15 UI en hombres (equivalentes de 10mg alfa-tocoferol).

12 UI en mujeres (equivalentes de 8 mg alfa-tocoferol).

Estabilidad:

La vitamina E no se afecta por el cocimiento normal, ácido, álcali o el calor. La vitamina E se deteriora cuando se expone a la luz o el oxígeno, y también por la rancicedad. El freír en grasa destruye la vitamina E porque se expone a períodos largos de alta temperatura, lo cual resulta en que la grasa se vuelva rancia. Cuando las verduras se congelan se puede causar pérdida considerable de la vitamina E. Esto no es cierto de ninguna otra vitamina, las cuales no muestran pérdidas apreciables durante el proceso de congelación.

VITAMINA K: (Menadiona)

La vitamina K es la última de las cuatro vitaminas solubles en grasa. También ha sido llamada la vitamina "antihemorrágica". Como las otras vitaminas que son solubles en la grasa, no es una entidad singular sino un grupo de sustancias relacionadas químicamente, que en el caso de la vitamina K, se llaman quinones. Estos incluyen a la vitamina K que ocurre naturalmente en alimentos animales y vegetales, y también a la vitamina K sintética (menadiona).

Funciones:

1. Necesaria para la coagulación apropiada de la sangre.

Deficiencia:

1. Existe deficiencia de la vitamina K en niños recién naci-

dos, ya que la vitamina K no puede alcanzar al bebé en cantidades significantes mientras aún está en la matriz. Además, durante los primeros días después del nacimiento la vitamina K no puede ser producida en el intestino del bebé recién nacido, porque no hay bacterias presentes. Esto resulta en una condición llamada enfermedad hemorrágica del recién nacido. Por lo tanto, para prevenir esto, todos los infantes recién nacidos reciben la vitamina K habitualmente.

2. En los adultos una deficiencia de vitamina K siempre se debe a falta de absorción. Esto puede ser a causa de varias enfermedades, incluyendo cualquier condición que causa diarrea crónica u obstrucción de los conductos biliares. Ciertas drogas también pueden causar una deficiencia de la vitamina K, como los antibióticos, las sulfonamidas, los salicilatos y el dicumarol.

Toxicidad:

La toxicidad sólo resulta del exceso de la forma sintética de la vitamina K, y puede resultar en ictericia y anemia en infantes.

Fuentes:

1. Verduras de hojas verdes.
2. Coliflor, alfalfa, chícharo y repollo - especialmente las hojas del exterior.
3. Cereal.
4. Aceite de soya y otros aceites vegetales.
5. Síntesis por bacterias en los intestinos.
6. La leche de vaca y la leche materna son bajas en la vitamina K. La leche materna contiene sólo un cuarto de lo que tiene la leche de vaca.

Dosificación:

10 a 20 microgramos: recién nacido a un año.

15 a 100 microgramos: la dosificación aumenta de uno a once años.

70 a 140 microgramos: adultos.

Estabilidad:

La vitamina K se destruye por la luz, algo de oxidación, ácidos y álcali. Es estable al calor, el aire y a la cocción normal.

C. VITAMINAS SOLUBLES EN AGUA
COMPLEJO DE LA VITAMINA B

Varias vitaminas diferentes componen lo que comúnmente es conocido como el complejo de la vitamina B. Estas vitaminas son diferentes de todas las demás, en que contienen nitrógeno en adición al carbono, hidrógeno, y oxígeno. Dos de los complejos de la vitaminas B, la tiamina y la biotina también contienen azufre y la vitamina B_{12} contiene cobalto y fósforo.

Las vitaminas del complejo B están muy asociadas a las funciones orgánicas y se encuentran en los mismos grupos de alimentos. Si hay deficiencia en una de estas vitaminas, las otras en el grupo no funcionarán apropiadamente. Todas intervienen en el funcionamiento apropiado de algunos sistemas de coenzimas en el cuerpo. Las más importantes del grupo son la tiamina, riboflavina y niacina. Cuando estas tres están presentes en cantidades adecuadas en la dieta, no habrá deficiencia de vitamina B. Durante el proceso de molienda, los cereales pierden casi toda su vitamina B, así también como otros nutrientes importantes. Los cereales enriquecidos tienen tiamina, riboflavina, niacina y hierro agregado.

VITAMINA B_1: (Tiamina)

La primera descripción que tenemos de una enfermedad que se parece a la deficiencia de la vitamina B se encuentra en documentos de la China antigua, desde 2600 a.C. La carencia de esta vitamina produce en una enfermedad llamada beriberi, que significa "no puedo, no puedo". Aparentemente se llamaba así porque las personas que tenían una deficiencia severa de tiamina que les afectaba su sistema nervioso eventualmente no se podían mover.

Se había escrito poco sobre el beriberi hasta medianos del siglo diecinueve, cuando se empezaron a usar más los granos y cereales refinados. Ésto es especialmente verdad en algunos países donde el arroz era el alimento principal. Durante la década de 1880 muchos marineros Japoneses padecieron de beriberi y muchos murieron. Cuando el pescado, la carne y los vegetales se agregaron a su dieta, la enfermedad desapareció inmediatamente. En Java un médico en una prisión holandesa notó que las gallinas que comían arroz bruñido que sobraba de las comidas de los prisioneros padecían de una enfermedad con síntomas muy similares a los del beriberi. Encontró que esta enfermedad se curaba al alimentar las gallinas con arroz entero en lugar del arroz enriquecido que comían los prisioneros. Después se pensó que el beriberi era causado por un factor desconocido presente en la capa exterior de los granos y frijoles, pero que le falta después que pasaba por el molino. Esto por fin llevó al descubrimiento de la tiamina así también como de otros miembros de la familia del complejo B.

Aún con el conocimiento que hoy tenemos, el beriberi todavía es un problema en algunos países como en las Filipinas, donde una gran parte del arroz que se come es bruñido y no enriquecido. Aun más vitamina B_1 se pierde durante el proceso de lavado y cocinado del arroz.

El pescado crudo se consume frecuentemente en algunos países, y es interesante notar que hay una enzima presente en el pescado crudo que divide la molécula B_1, haciéndola inaccesible para el uso por el cuerpo. Esto, no obstante, usualmente no resulta en una deficiencia de esta vitamina, ya que esta enzima es destruida por el cocimiento del pescado.

El cuerpo almacena suficiente vitamina B_1 para que dure una o dos semanas, y cualquier exceso se excreta en la orina.

Funciones:

1. Necesaria para la producción de energía.
2. Estimula el apetito.
3. Esencial como parte del sistema de coenzimas para el metabolismo del carbohidrato.
4. Para el funcionamiento adecuado del sistema nervioso y sistema cardiovascular.
5. Prevención de beriberi.

Deficiencia:

La carencia de esta vitamina produce en beriberi. En infantes de dos a cinco meses de edad, ésta puede ser una enfermedad fatal a menos que se trate inmediatamente con la tiamina. Esto ocurre con más frecuencia en bebés que se alimentan con leche materna.

El beriberi fue notado primero cuando la gente comenzó a consumir arroz bruñido en lugar de arroz moreno. Ahora sabemos que puesto que la tiamina se localiza en la capa exterior del arroz (la capa del salvado), se estaba eliminando durante el proceso de la molienda.

El sistema nervioso es severamente afectado en casos de beriberi porque depende de la glucosa para el funcionamiento normal, y la tiamina está íntimamente envuelta en el metabolismo de la glucosa. Los síntomas que pueden ocurrir son el cansancio, depresión, irritabilidad, cambio de humor, inhabilidad de concentrarse, confusión, dolor de cabeza, calambres en las piernas, entumecimiento y picazón en los pies, problemas para caminar y finalmente parálisis de las piernas.

El sistema gastrointestinal también puede estar envuelto con la pérdida de apetito, estreñimiento, náusea y pérdida de peso.

Se puede producir una falla del corazón con la acumulación de fluido en los tejidos. Esto se conoce como "beriberi húmedo".

En Estado Unidos, el beriberi se ve principalmente en alcohólicos crónicos.

Toxicidad:

Ninguno se conoce.

Fuentes:

1. Germen de trigo, pan y cereales de granos enteros.
2. Chícharo y frijol seco, cacahuates y mantequilla de maní, legumbres.
3. Nueces.
4. Vegetales de hojas verdes.
5. Los alimentos ricos en proteína son generalmente buenas fuentes de Vitamina B1.

Dosificación:

0,5 mg por 1.000 calorías en la dieta. No debe permitirse que la cantidad total de tiamina sea menor de 1.0 mg por día en los adultos.

Estabilidad:

Ya que es una vitamina soluble en agua, el cocimiento debe ser cuidadoso. Use la menor cantidad de agua posible por el tiempo más corto posible. Trate de usar el agua otra vez, ya que la mayoría de la tiamina se disuelve en el agua. El álcali, como el bicarbonato de sodio y algunos antiácidos, destruyen la tiamina. La destrucción de tiamina empieza con temperaturas sobre los 100% centígrados. Mientras más pequeños sean los trozos de alimentos cocinados, más se pierde la vitamina. Aunque la vitamina B_1 es estable en su estado seco, en estado húmedo es la más inestable de todas las vitaminas, con excepción de la vitamina C.

RIBOFLAVINA: (Vitamina B₂, Vitamina G)

Estudios recientes han demostrado que entre 6 y 26 por ciento de las personas en América tienen deficiencia de esta vitamina. Los grupos en los que más se nota la falta de riboflavina, son los alcohólicos, los ancianos, las mujeres durante el embarazo y lactancia, y las mujeres que usan contraceptivos orales. Se necesita un aumento de esta vitamina durante los períodos de crecimiento y tensión física.

Un litro de leche diario proporciona toda la riboflavina necesaria. Lo más seguro si usa la leche, es esterilizarla hirviéndola lo suficientemente. (Vea la Nota Especial, al final de la Sección III).

Funciones:

1. Producción de energía.
2. Crecimiento de tejidos, mantenimiento y reparación.
3. Producción de células rojas de la sangre.

Deficiencia:

Aparecen rajaduras en las esquinas de la boca. Los labios se inflaman y también se parten y se rajan. La lengua se torna lisa y de color morado y la piel se reseca y se hace escamosa. Los ojos se ponen muy sensibles a la luz, se humedecen y se irritan. Hay deterioro de la visión, capacidades disminuidas de reproducción, y en general el crecimiento del cuerpo se atrasa.

Toxicidad:

Ninguna se reconoce.

Fuentes:

1. Germen de trigo.
2. Verduras de hojas, nueces, legumbres
3. Granos enteros

Dosificación:

1,2 mg - mujeres
1,4 mg - hombres
Una dosis mínima de 1,2 mg por día debe ser tomada por todos.

Estabilidad:

La riboflavina es poco soluble en agua. Es estable al calor, ácido y oxidación, y sólo una cantidad pequeña se pierde durante el cocimiento. Se destruye con el sol, luz ultravioleta, y soluciones alcalinas.

Se descubrió que cuando la leche se entregaba en botellas de vidrio claro en las casas y se dejaban al sol, de 50 a 70 por ciento de la riboflavina se perdía en dos horas.

NIACINA: (Acido nicotínico, vitamina B$_3$)

La niacina es la única vitamina que se manufactura en el cuerpo, a partir del triptófano, un aminoácido esencial, en la presencia de otros nutrientes. Sesenta mg de triptófano nos da un mg de niacina.

En el año 1937 se descubrió que la niacina curaba la pelagra. Esta deficiencia se propagó en los Estados Unidos en la primera parte del siglo veinte. Era especialmente común en algunas ciudades en el sur, donde mucha de la gente vivía principalmente de una dieta de maíz, melaza y cerdo salado. En 1918, unos 100.000 casos de pelagra ocurrieron en los Estados Unidos, y causaron 10.000 muertes.

La niacina se presenta como ácido nicotínico y nicotinamida. No deben confundirse con la nicotina, que ocurre en el tabaco.

Funciones:

1. Para el funcionamiento apropiado del sistema nervioso y la digestión.
2. Metabolismo de energía.
3. Mantiene una piel saludable.
4. Producción de ácidos grasos, esteroides y colesterol.

Deficiencia:

Los síntomas de la pelagra son: diarrea, dermatitis, depresión, locura o muerte. La pelagra afecta principalmente a la piel, el sistema nervioso y el canal digestivo.

La piel: El nombre "pelagra" viene de palabras italianas indican "piel áspera". Aparece una erupción cutánea roja en los pies, manos y cara. Esta roncha se altera cuando estas partes del cuerpo se exponen al sol. Después la piel se puede oscurecer, tornarse áspera y secarse.

Sistema nervioso: Dolor de cabeza, confusión, irritabilidad, mareos, delirio, depresión severa y algunas veces la muerte.

Canal digestivo: Boca y lengua doloridas, molestias leves intestinales, pérdida de apetito y peso, diarrea.

También puede haber síntomas generales, como de cansancio, debilidad, dolor de espalda y anemia.

Toxicidad:

Ninguna ha sido reportada para la nicotinamida.

El ácido nicotínico en dosificaciones muy grandes producen rubor en la piel, molestias estomacales, mareo y nerviosidad.

Fuentes:

1. Legumbres, mantequilla de maní.
2. Granos enteros o pan y cereales enriquecidos.
3. Semillas y nueces.
4. Brécol, tomate, papas y col sin cabeza.
5. Aguacates, higos, ciruelas pasas, bananos.

Dosificación:

13 a 19 mg. por día para los adultos.
20 mg. para madres que amamantan a sus bebés.

Estabilidad:

La niacina es estable al calor, ácidos, álcali, luz y oxidación. Se pierde algo en el agua durante el cocimiento.

PIRIDOXINA: Vitamina B$_6$

La piridoxina se ha utilizado en dosificaciones altas en el tratamiento de muchas enfermedades. Se ha logrado algunos éxitos en tratamiento de náuseas que ocurren comúnmente durante los primeros meses del embarazo y también en la reducción de caries dentales, si la piridoxina se chupa en forma de pastillas.

Funciones:

1. Activa en el metabolismo de la proteína, glucosa y grasa.
2. Producción de células rojas de la sangre. Síntesis de la hemoglobina.
3. Ayuda a la producción de la niacina a partir del triptófano.
4. Funcionamiento normal del sistema nervioso.
5. Producción de anticuerpos.
6. Producción de sustancias reguladoras.

Deficiencia:

Se ha descubierto que mucha gente tiene una dudosa o baja cantidad de piridoxina.

Aunque los síntomas de deficiencia de piridoxina no son comunes, ocurren ocasionalmente como anemia, náusea, boca dolorida, lengua lisa y roja, cálculos renales, dermatitis alrededor de los ojos y en las esquinas de la boca, crecimiento alterado, vómito, dolor abdominal, depresión y confusión. En infantes a veces hay convulsiones.

Toxicidad:

Normalmente ninguna. Recientemente varias personas que tomaron dosis muy elevadas de 500 a 5.000 mg por día, han tenido síntomas de dificultad para caminar, sensación de picazón en las manos, labios y lengua, adormecimiento de los pies, y torpeza en el manejo de objetos.

Fuentes:

1. Cereales de grano entero, levadura, nueces.
2. Legumbres, bananos, papas, verduras verdes, maíz amarillo.
3. Germen de trigo, semillas, aguacates.

Dosificación:

2,2 mg por día en hombres.
2,0 mg por día en mujeres.
Esta dosificación se debe aumentar durante el embarazo y lactancia, en los ancianos, en alcohólicos, y en mujeres que toman contraceptivos orales.

Estabilidad:

Alrededor de 75 a 90 porciento de la piridoxina se pierde en la molienda de los cereales y no se repone en la harina enriquecida. Hasta el 50 porciento se puede perder durante el cocimiento y procesamiento de los alimentos.

Es estable al calor y ácido, pero se destruye por la oxidación y la luz.

FOLACINA: (Acido fólico)

Funciones:

1. Formación de la hemoglobina y células rojas de la sangre.
2. Crecimiento normal y reproducción.
3. Metabolismo de la proteína.
4. Tratamiento de la anemia perniciosa.

Deficiencia:

La deficiencia de folacina es común en todo el mundo, pero ocurre principalmente en áreas tropicales. El requerimiento de folacina aumenta durante la infancia, el embarazo, y en condiciones en las que los alimentos no se absorben propiamente. Una deficiencia de folacina nos lleva a un tipo especial de anemia llamada "anemia perniciosa", cuyos síntomasson diarrea, debilidad y cansancio; la lengua y boca se hacen dolorosas y la lengua aparece liza y rojiza. Las necesidades diarias de un hombre adulto pueden ser provistas para 6 años con una cucharita de ácido fólico.

Fuentes:

1. Verduras de hojas verdes, brécol, espárrago, quimbombó, chirivía, coliflor, Col de Bruselas.
2. Nueces, legumbres, cereales de granos enteros, levadura.
3. Naranjas, zanahoria, melón.

Dosificación:

400 microgramos.
800 microgramos durante el embarazo.
500 microgramos durante la lactancia.
La dieta típica americana contiene 200 a 1.500 microgramos al día.

Estabilidad:

La folacina se destruye por el procesamiento, luz y cocinamiento incorrecto y almacenamiento de los alimentos.

COBALAMINA: (Vitamina B$_{12}$)

Esta vitamina se sintetizó en 1948, la última de las vitaminas del complejo B. Los cristales son de un color rojo fuerte, por lo cual suele llamársela "vitamina roja". Los alimentos vegetales no contienen esta vitamina. Para que la vitamina B$_{12}$ sea absorbida del intestino, tiene que unirse con una proteína especial encontrada en el jugo gástrico llamado el "factor intrínsico". La persona típica absorbe como 30 a 70 por ciento de esta vitamina en su dieta. Las personas deficientes en el "factor intrínsico" no pueden absorber esta vitamina apropiadamente, por lo que padecen de anemia perniciosa. Los vegetarianos estrictos, que no comen ningún producto de origen animal, también pueden padecer de la deficiencia de vitamina B$_{12}$. Parte de esta vitamina se constituye en el colon, donde no se puede absorber la vitamina.

Funciones:

1. Funcionamiento normal de todas las células del cuerpo.
2. Funcionamiento apropiado del sistema nervioso.

3. Crecimiento normal.

4. Metabolismo de la proteína, los carbohidratos y de la grasa.

5. Producción de células rojas de la sangre.

Deficiencia:

1. Anemia perniciosa con boca y lengua dolorida, pérdida de apetito y peso, debilidad, dificultad al caminar, trastornos mentales.

La vitamina B_{12} se encuentra sólo en alimentos animales: por lo tanto, las personas con una dieta totalmente vegetariana, que no comen nada de carne o productos animales, deben de tomar un suplemento o comer un tipo de alimento fortificado con la vitamina B_{12} como la leche de frijol de soya fortificada. En los adultos, una cantidad más bien grande de esta vitamina se guarda en el hígado. Esto es suficiente para varios años sin necesidad de tomar más. Pero los niños manifiestan una deficiencia de esta vitamina después de dos o tres años, ya su capacidad de almacenamiento es baja. La capacidad de almacenamiento de la vitamina en el hígado aumenta con la edad.

Toxicidad:

Ninguna.

Fuentes:

1. Productos animales solamente.

2. Suplementos dietéticos.

Dosificación:

3 microgramos por día a partir de la edad de siete años.

La dieta típica contiene de 5 a 15 microgramos por día. Los adultos pueden tomar una tableta de B_{12} (50 microgramos) una vez a la semana.

Estabilidad:

Destruida por el álcali. El 30 por ciento de la vitamina B_{12} se pierde en la cocción normal.

ACIDO PANTOTENICO:

Esta vitamina, está presente en cada célula del cuerpo y es componente de toda materia viviente.

Funciones:

1. Metabolismo de proteína, grasa y carbohidrato.
2. Síntesis de la hemoglobina, hormonas, y colesterol.
3. Metabolismo de la energía.
4. Producción de anticuerpos.
5. Esencial para numerosas reacciones químicas en el cuerpo.

Deficiencia:

Una deficiencia actual de ácido pantoténico es difícil de documentar, pero personas con valores bajos parecen tener menor resistencia a la infección y una inhabilidad para soportar situaciones de mucha tensión.

Las deficiencias causadas experimentalmente han producido síntomas de cansancio, dolor de cabeza, insomnio, náusea y vómitos, dolor abdominal, falta de sensibilidad, picazón en las manos y pies, y calambres musculares.

Toxicidad:

Ninguna.

Fuentes:

1. Levadura de cerveza, verduras de hojas verdes.
2. Brécol, cereales y pan de granos enteros, legumbres, batatas.

Dosificación:

4 a 7 mg por día.

Estabilidad:

Sólo una cantidad pequeña de esta vitamina se pierde durante el cocimiento normal.

VITAMINA C: (Acido Ascórbico)

Casi toda persona que terminó un curso de historia en la secundaria o universidad recuerda haber estudiado sobre los eventos perteneciendo a los soldados británicos, escorbuto y jugo de lima que sucedieron durante los siglos diecisiete y dieciocho. La historia va mucho más atrás que esto, por lo tanto, y las descripciones de una enfermedad que se parece al escorbuto se han encontrado en documentos de papiro en la ciudad de Tebas, desde el 1.500 a.C. Hipócrates, en el año 450 a.C. describió síntomas que se parecían al escorbuto en los soldados griegos. El escorbuto también fue notado durante el tiempo de las Cruzadas, particularmente en el invierno cuando las frutas y verduras no se encontraban. En 1497, cuando Vasco de Gama navegó alrededor del Cabo de Buena Esperanza, casi dos tercios de su tripulación murieron de escorbuto, y Magallanes perdió mucha de su tripulación cuando navegó alrededor del Cabo de Hornos en los años 1520. Esta enfermedad fue particularmente prevalente entre los marineros británicos durante este tiempo, y usualmente aparecía como tres meses después que el barco abandonaba el puerto de origen. En 1753, el Dr. James Lind publicó sus experimentos sobre los marineros británicos, demostrando que al darles naranjas o limones se prevenía el escorbuto. Hasta las personas en posiciones de responsabilidad en la marina británica en ese tiempo parecían ignorar oficialmente los resultados de estos experimentos. Cuando el capitán Cook efectuó su largo viaje en 1775, almacenó en su barco toda la fruta fresca y verduras que fue posible, y en cada puerto tomó nuevas provisiones. Ningún miembro de su tripulación padeció de escorbuto. Actualmente sólo se toma una décima de taza de jugo de naranja por día para prevenir el escorbuto. Para el año 1795, el jugo de lima se proveía en todos los barcos británicos. Por eso a los marineros británicos les decían "limeys", un nombre que todavía existe hoy en día. Aun durante la guerra civil norteamericana, algunos soldados murieron de escorbuto, y todavía hoy en día hay áreas en Estados Unidos donde la vitamina C es baja o inadecuada. Esto es especialmente verdad en grupos de bajos ingresos.

Hoy en día las frutas y verduras frescas contribuyen más del 90 por ciento de la vitamina C en la dieta típica.

Funciones:

1. Esencial para la formación de colágeno. El colágeno es el material de proteína que ciñe las células de tejidos juntos

y es necesario para los dientes saludables, huesos, piel y tendones.

2. Aumenta la absorción de hierro y calcio en los intestinos.
3. Promueve el alivio de las heridas.
4. Convierte la forma inactiva de ácido fólico, una vitamina del grupo del complejo B, a la forma activa.
5. Protege el cuerpo de infecciones.
6. Regula muchos procesos esenciales del cuerpo.
7. Esencial para la integridad de las paredes de los vasos sanguíneos.
8. Es una vitamina antioxidante.

Deficiencia:

Una deficiencia de vitamina C resulta en escorbuto, probablemente la enfermedad más antigua y reconocida de deficiencia de vitaminas. Cuando esta vitamina es totalmente eliminada de la dieta, los síntomas del escorbuto empiezan a aparecer como a los 90 días y consisten de piel reseca, sangramiento en la piel alrededor de los folículos del cabello, sangramiento en los ojos, pérdida de cabello, sangramiento e hinchazón en las encías, cansancio, dolor en los huesos y coyunturas, caries en los dientes, boca y encías doloridas.

Si la vitamina C no es eliminada completamente de la dieta, pero la cantidad es menos que lo adecuada, los síntomas del escorbuto toman más tiempo en desarrollarse y pueden ser un poco diferentes. Estos síntomas son irritabilidad, indiferencia, coyunturas hinchadas y ablandadas, pérdida de apetito, debilidad, cansancio, inquietud, sangramiento bajo la piel y en la boca alrededor de las encías, y en niños, la falta de crecimiento normal.

Las personas que requieren una cantidad más de lo normal de vitamina C son las personas que fuman, mujeres que toman contraceptivos y personas mayores de edad.

Toxicidad:

Ningún efecto tóxico ha sido notado con dosificaciones moderadamente mayores de lo que se recomienda. Con dosificaciones sostenidas y altas, hay un aumento de riesgo de desarrollar cálculos renales con la conversión del exceso de vitamina C a ácido oxálico. Puede haber alguna interferencia con el metabolismo normal de la vitamina B_{12}, y síntomas de anemia ronchas en la piel, diarrea, y azúcar baja en la sangre han sido reportadas ocasionalmente.

Fuentes:

1. Jugos y frutas cítricas, frescas, congeladas o en conserva.
2. Pimientos verdes, brécol, col de bruselas, tomate y jugo de tomate, repollo, verduras verdes, papas, batatas, coliflor, y espárrago.
3. Fresas, melón, guayaba, mango y papaya.
4. Escaramujo, acerola (una cereza de las Indias Occidentales).

Dosificación:

35 a 50 mg hasta la edad de 14.
60 mg sobre la edad de 14.
80 mg durante el embarazo.
100 mg durante la lactancia.

Estabilidad:

La vitamina C es la vitamina más inestable de todas las vitaminas. Cuando se expone al aire, la vitamina C se pierde rápidamente. La pérdida no es tan grande si las comidas se guardan en la nevera. Es fácilmente destruida por el álcali, así que el bicarbonato no se debe usar cuando se cocinan verduras. Otros métodos de preservar la vitamina C son los siguientes.

1. Evite picar y cortar la comida en exceso.
2. Cocine la verdura en una olla de presión o use lo menos agua posible.
3. Cocine las papas con la cáscara.
4. No use utensilios de cobre.
5. Agregue la comida que va a cocinar al agua que ya esté hirviendo.
6. Mantenga la olla tapada.

La vitamina C se preserva por congelación. Cocinar en el microondas preserva un poco más de la vitamina C que cocinando con olla de presión a vapor. Ambos métodos preservan como dos veces más de la vitamina que hirviendo las verduras en agua.

7

El Agua

Los mejores 6 doctores dondequiera,
Y nadie lo puede negar,
son el sol, agua, descanso y aire
y ejercicio y dieta.
Estos 6 con gusto lo atenderán,
si sólo tuviera el deseo.
Sus enfermedades las sanarán
Sus necesidades las atenderán,
Y la cuenta la tirarán.

El agua es el nutriente esencial más abundante en nuestro cuerpo, la cantidad total siendo como 45 litros. Entre 50 y 75 porciento de nuestro peso corporal total es agua; las personas más gordas tienen proporcionalmente menos agua que la gente delgada. El agua está presente en todos los tejidos del cuerpo así también como en todas las células. Hasta nuestros huesos contienen como un tercio de agua, mientras que nuestros músculos y las 10 a 12 mil millones de nuestras células cerebrales contienen 71 porciento de agua.

Es posible vivir por varias semanas sin comida, pero podemos sobre vivir sólo por unos cuantos días sin agua. Después del oxígeno, es la sustancia más esencial para la preservación de la vida. Ninguno de los nutrientes que consumimos serían de algún valor sin la presencia de agua. La sed ocurre cuando perdemos sólo un por ciento de nuestra agua total; si perdemos más del 20 porciento, se produce la muerte.

Como dos tercios del agua del cuerpo se localizan dentro de las células, y lo demás se encuentra fuera de las células en los tejidos. El agua, así también como los nutrientes y materiales tóxicos, pasan contínuamente por dentro y fuera de las paredes de las células por un proceso llamado osmosis.

Las dos funciones más importantes del agua son: (1) actuar como un solvente para los nutrientes esenciales, para que puedan ser utilizados por el cuerpo; y (2) la transportación de nutrientes y oxígeno de la sangre a las células y la extracción de material tóxico y otras sustancias de las células y que son transportadas por la sangre hacia los riñones y fueron removidas del cuerpo. Otras funciones importantes son:

1. Para darle figura y forma a las células.
2. Para regular la temperatura del cuerpo.
3. Como una lubricante en las coyunturas y otras áreas.
4. Para acolchonar ciertos órganos del cuerpo.
5. Como un fortalecedor del cuerpo, y para mantener la ejecución física máxima posible. Una pérdida de sólo 5 por ciento de nuestra agua corporal resulta en 30 por ciento de disminución de rendimiento en el trabajo.

La entrada y salida de agua tiene que equilibrarse mutuamente, y en la persona normal, el cuerpo tiene una manera fabulosa de mantener este balance importante. La mayoría de nuestra agua viene de lo que comemos y bebemos, aunque alguna parte se hace en el cuerpo. Eliminamos el agua normalmente por medio de los pulmones, piel, orina e intestinos.

El siguiente resumen nos da aproximadamente la cantidad de agua que se obtiene y se pierde de cada una de estas fuentes cada día.

PERDIDA DE AGUA	ENTRADA DE AGUA
Piel...................... 550 cc.	Líquidos .... 1500 cc.
Pulmones............ 400 cc.	Comidas Sólidas ..... 750 cc.
Orina .... 1550 cc.	Producidas en
Excremento .... 150 cc.	el cuerpo.............. 400 cc.
Total.................. 2650 cc.	Total .... 2650 cc.

1.000 cc. = 1 litro
500 cc. = 1\2 litro
240 cc. = 1 Taza

Algunos alimentos, especialmente las frutas, contienen grandes cantidades de agua mientras que otras tienen cantidades muy limitadas. La Tabla 1 nos da el contenido do agua de varios alimentos.

Debemos tomar de 6 a 8 vasos de agua pura diariamente, es decir, unos dos litros. Estos proveerán suficiente agua para todas las funciones esenciales del cuerpo y ayudarán a mantener la eliminacíon normal.

Aquí hacemos una sugerencia que quizá pueda ayudar a los millones de personas que constantemente padecen de estreñimiento; posiblemente causado por no incluir suficiente bulto y líquido en la dieta, o a veces porque el colon se hace flojo por un uso excesivo de laxantes. Un poco después de levantarse en la mañana, tome algo de agua tibia. Empiece tomando medio vaso por lo menos durante una semana o dos y aumente despacio la cantidad hasta que pueda tomar dos vasos sin que su estómago se rebele. Es preferible no usar agua con hielo a esta hora de la mañana, ya que se requiere energía para calentarla hasta la temperatura del cuerpo y también porque el agua fría tiende a detener el tiempo de vaciar del canal digestivo. Dos vasos adicionales de agua (no tibia) se pueden tomar entre el desayuno y almuerzo y dos más entre el almuerzo y la cena.

TABLA 1

CONTENIDO DE AGUA DE VARIOS ALIMENTOS

Alimento	Porcentaje de Agua
Azúcar blanca	0.5
Nueces y cereales secos	2-3
Galletas saladas	5
Gelatina	13
Mantequilla	15
Frutas secas	25
Pan	36
Queso	37
Carne de res	47

Alimento	Porcentaje de Agua
Pollo	63
Ternera	66
Bananos	75
Requesón	79
Papas	80
Naranjas, Manzanas	86
Leche	87
Jugo de fruta, vegetales	90
Lechuga	96

Adaptado de Adams, C.: *Nutritive Value of American Foods*, (Valor Nutritivo de Alimentos Americanos) USDA Handbook No. 456, Washington D.C. 1975.

8

Aire Fresco, Ejercicio y Descanso

El cuerpo recibe el aire vitalizador a través de los pulmones. Se puede vivir por muchos días sin alimento sólido, y varios días sin alimento líquido, pero la muerte sobreviene en pocos momentos sin aire. La capacidad de inspirar aire aumenta con el debido ejercicio de los pulmones, como a menudo se ha demostrado en el tratamiento de la tuberculosis. El aire es una mezcla simple de numerosos gases, pero está compuesto mayormente de oxígeno y nitrógeno. La vida depende más de la debida y adecuada provisión de oxígeno que de cualquier otro elemento. El nitrógeno del aire diluye el oxígeno, siendo que en una atmósfera de oxígeno puro seríamos superactivos, que nuestra vida se acortaría. Los experimentos han demostrado que una inhalación prolongada de aire en la cual la proporción de oxígeno sea mucho mayor de lo que naturalmente existe en la atmósfera, causa grandes perturbaciones al cuerpo y finalmente produce la muerte. Por eso sabemos que la mezcla llamada aire no es una cosa accidental, sino que está perfecta y admirablemente adaptada a las necesidades de los seres humanos así como de los animales y las plantas.

El vapor de agua que existe en el aire es necesario para permitir a los pulmones utilizar el oxígeno con rapidez, como se muestra en los experimentos que prueban que el oxígeno seco no se absorbe con la misma facilidad que cuando contiene la debida proporción de humedad. Ocurre un gran cambio en la sangre cuando ésta pasa por los capilares de los pulmones. Cuando la arteria pulmonar trae la sangre de la parte derecha del corazón a los pulmones, ésta es de un color púrpura oscuro debido al anhídrido carbónico o impurezas que contiene. En los pulmones las arterias pulmonares que llevan la sangre impura siguen extendiéndose y haciéndose más y más pequeñas hasta tener el calibre de un glóbulo rojo sanguíneo. Cuando llegan a este tamaño, estos pequeños vasos sanguíneos se rodean de bolsas de aire dentro de los pulmones para que los glóbulos puedan emitir el anhídrido carbónico y tomar una provisión fresca de oxígeno. Hay más o menos 300 millones de estas bolsas de aire (alvéolos) en los pulmones y si pudiéramos estirarlos cubrirían 65 metros cuadrados. Cuando la sangre deja los pulmones con una provisión de oxígeno fresco, lo que le da un color rojo vivo, se devuelve al lado izquierdo del corazón y se distribuye por todo el cuerpo. El oxígeno es absorbido por la hemoglobina en las células o glóbulos rojos y es llevado a todas partes del cuerpo.

Hay aproximadamente de 25 a 30 billones de células rojas en nuestros cuerpos, pero cada una vive sólo como 120 días. Esto significa que para proveer una cantidad adecuada de oxígeno a los miles de millones de células de los tejidos, hay que producir 2,5 millones de glóbulos rojos cada segundo. En los adultos, estas células nuevas se producen principalmente en la médula ósea.

Entonces, cuando la sangre sale de los pulmones, es de un color rojo brillante, porque ha cambiado los tóxicos por oxígeno. Este oxígeno es absorbido por los glóbulos rojos de la sangre y llevado a todas las partes del cuerpo, y es asimilado en los capilares de los tejidos. La sangre recoge entonces el anhídrido carbónico y vuelve a los pulmones para ser purificada de nuevo. Otras impurezas son también eliminadas en los pulmones. La sangre se enfría ligeramente y pierde algo del agua al pasar por los pulmones. La cantidad de anhídrido carbónico exhalado durante la digestión disminuye grandemente por el uso de alimentos estimulantes, azúcar, alimentos de origen animal, y especialmente por el vino, el ron, la cerveza, la cidra fermentada, el té y el café. El ejercicio activo aumenta la exhalación de anhídrido carbónico a seis veces la cantidad ordinaria.

Los pulmones pueden ser mejorados por el ejercicio sistemático. La gente de antiguo también reconocía este hecho, como se demuestra en la Fig. 1, una página de ejercicios de respiración de un libro antiguo Chino de hace miles de años. Cuando los pulmones no se expanden bien habitualmente, pierden un grado mayor o menor de su elasticidad. En muchos casos se pierde casi totalmente el poder de expandir realmente el pecho, lo cual es necesario para una salud perfecta.

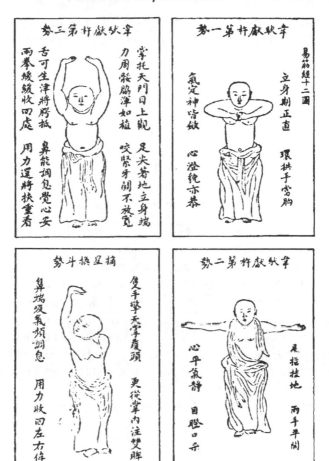

Fig. 1

El hábito de respiración profunda hará dormir mejor, pensar con más claridad, tener mejor circulación y hacerle sentir mejor por el aumento de la provisión de oxígeno que será provisto a cada órgano del cuerpo.

A. EJERCICIOS DE RESPIRACION PROFUNDA

Los siguientes ejercicios son muy beneficiosos cuando se hacen al aire libre.

1. Párese derecho, con las manos al lado de sus costillas falsas, con los dedos apuntando hacia abajo y hacia dentro.

2. Respire profundamente y despacio por la nariz, y asegú- rese que siente las costillas falsas moverse hacia afuera.

3. Cuando haya llenado los pulmones con todo el aire que le sea posible, haga el esfuerzo de inspirar un poco más de aire. Si sus costillas no se han movido hacia afuera, ayú- delas con sus dedos.

4. Ahora permita que el aire salga despacio por la boca, man- teniendo los labios casi cerrados para que haya un poco de resistencia. Cuando siente que todo el aire haya salido, empuje las costillas falsas hacia adentro con las manos para forzar la salida del aire residual.

Empiece a hacer este ejercicio una vez, tres veces al día y gradualmente siga hasta que pueda lograr de cuatro o cinco respiraciones profundas tres veces al día.

Puede variar esta rutina respirando rápidamente y exha- lando despacio o vice-versa. Los músicos y oradores se benefi- cian al hacer estos ejercicios profundos, porque les ayuda a desarrollar mejor control de la respiración. Cuando una perso- na se siente cansada y agotada por un trabajo sedentario, la práctica de hacer inspiraciones profundas y prolongadas, con la espina dorsal recta y el pecho bien expandido, resultará muy refrescante e inducirá a un sueño sano y reparador. La gran ventaja del ejercicio abundante de los pulmones se ve en el he- cho de que los cantores profesionales sufren menos afecciones pulmonares que otras personas. El tórax de los cantores profe- sionales siempre está mejor desarrollado que en la mayoría de los demás.

Los efectos perniciosos de respirar aire impuro, especialmente en una habitación donde hay varias personas, son el dolor de cabeza, nerviosidad, ofuscación y agravamiento de todas las afecciones pulmonares. Los estudios científicos más recientes demuestran que hay un aumento de cáncer del pulmón en per- sonas que no fuman pero que constantemente están expuestos a un ambiente donde hay humo de cigarrillos. Es interesante notar que las células más sensibles a la falta de oxígeno son las células del cerebro. Los dolores de cabeza que afectan a los ni- ños escolares a menudo son causados por el aire. La tuberculo- sis es más frecuente en las personas cuyos hábitos, trabajo u ocupación son sedentarios, pues normalmente se mantienen en una atmósfera de aire viciado.

Un viejo cirujano del ejército que obtuvo a cargo de grandes hospitales durante la Primera Guerra Mundial, relató la siguiente experiencia muy interesante para ilustrar la importancia de dar a las personas enfermas, especialmente con fiebre, una abundancia de aire puro. Dijo él que en un gran hospital tenía en cierta ocasión 320 casos de sarampión durante la estación del invierno. En el hospital se declaró un incendio, y la institución ardió totalmente hasta el suelo, de manera que los pacientes debieron alojarse en tiendas. Todos, salvo uno o dos, se recuperaron. Dijo que no tenía ninguna duda de que el número de muertes habría sido 30 ó 40 veces mayor por lo menos, si los pacientes hubieran permanecido en el ambiente interior.

Caminar aumenta la inhalación de oxígeno tres veces. El ejercicio regular al aire libre es uno de los factores más importantes para preservar la salud y prolongar la vida. El grado de actividad de la vida depende de la cantidad de oxígeno que se introduce en nuestro cuerpo. En la estación fría obtenemos una mayor provisión de oxígeno que en la estación cálida, y esto nos hace más activos mental y físicamente. La vida al aire libre que se lleva en las zonas templadas, donde se aspira más aire puro, proporciona una constitución fuerte y aumenta nuestra resistencia contra la enfermedad. Es un hecho bien conocido que los habitantes de zonas templadas tienen más energía que los que viven en los trópicos. Un cuerpo sano y vigoroso solamente puede producirse con sangre pura y nervios sanos.

El ejercicio apropiado al aire libre y sol está entre los dones más preciosos que Dios ha dado al hombre. Le da buena forma figura y fortaleza al cuerpo físico, y si todos los demás hábitos de salud son iguales, es uno de los mejores seguros contra la enfermedad y muerte prematura. Le da vivacidad y fuerza y mantiene un balance mental saludable, libre de los extremos que resultan de una vida artificial.

El oxígeno, elíxir de la vida, es uno de los mejores purificadores de la sangre. Y es uno de los tónicos más eficientes para los nervios. El trabajo útil al aire libre trae nueva fuerza y vitalidad, y le da a la mente una actitud feliz. Si los materiales de desecho se retienen, la sangre se hace impura, y no solamente los pulmones sino también el estómago, el hígado y el cerebro son afectados. La digestión se retarda, la piel se vuelve pálida, el cerebro se anubla y los pensamientos se hacen confusos, el corazón se deprime y todo el sistema se hace inactivo y muy susceptible a la enfermedad.

B. CASAS CON BUENA VENTILACION

Toda habitación, especialmente la que se usa como dormitorio de la casa, debe estar bien ventilada durante el año, tanto de día como de noche. Haya, pues, en nuestras casas suficiente luz, sol y aire, el cual fue bondadosamente preparado por Dios, para que seamos fuertes, sanos y felices.

OBSERVACION: Las declaraciones sobre los malos efectos que se sufren cuando se respira aire contaminado en cuartos encerrados son ciertamente correctas médica y científicamente. Considere el tema siguiente que recientemente apareció en una importante revista científica.

Los hombres que construyeron una casa color crema y de ladrillo de un piso en una zona rural de Mount Airy, Maryland, se jacatan de que pueden calentar todo el lugar con una secadora de pelo. Es una verdadera fortaleza contra la pérdida de energía. Hay ventanas impenetrables con vidriado triple, una puerta hermética sellada magnéticamente, y hojas de plástico entre las paredes, los pisos y los techos que mantienen la vivienda tan impersonales para el aire como el interior de una bolsa de plástico.

Pero algo raro sucedió cuando estos hombres de la fundación Nacional de Investigaciones y Constructores de Casas, tan conscientes de la conservación embotellaron todo tan herméticamente. Sin la corriente de aire de afuera típica en la mayoría de casas, el aire interior se estancó. Los investigadores encontraron altos niveles del gas formaldehído por toda la casa y detectaron radiactividad en el interior de más de 100 veces superior al nivel normal.

La casa de Mount Airy dramáticamente demuestra un problema ambiental que hasta sólo recientemente ha atraído atención científica y del gobierno. El problema es el de contaminación interior.

En la nueva clase de casas capaces de economizar energía, y también en las casas menos herméticas de los Estados Unidos, los estudios recientes del aire ambiental han establecido que los contaminantes están más concentrados adentro que afuera. En algunas residencias, tanto viejas como nuevas, estos contaminantes exceden los límites establecidos para la salud nacional. (Michael Gold, "Indoor air Pollution," *Science*, Vol. 80, marzo/abril, 1981, p. 30.)

C. OBTENIENDO UNA BUENA NOCHE DE DESCANSO

Las causas usuales de insomnio son el dolor, dolor de cabeza, pies fríos, dolor de estómago o colon, tensión nerviosa, preocupaciones, congestión de los pulmones, enfisema, enfermedades mentales, y la inhabilidad de poder relajarse.

Las siguientes 10 sugerencias le ayudarán a obtener una buena noche de descanso.

1. Participe en una forma de actividad física durante el día, pero no inmediatamente antes de acostarse. No tome una siesta durante la tarde.

2. El cuarto debe estar oscuro, pero no necesariamente negro como el carbón.

3. Una cama cómoda; si la cama es demasiado suave, puede producir diversos dolores musculares, y especialmente puede causar o aumentar el dolor de espalda.

4. Usualmente mientras más tranquilo, mejor. Algunas personas se acostumbran a dormir con ciertos ruidos como el ruido de tráfico, el tren, música, relojes, etc., y con trabajo se duermen si estos ruidos a los cuales están acostumbrados no están presentes.

5. El relajamiento es muy importante. Antes de acostarse, trate de leer o escuchar alguna música calmante por una hora. Una de las mejores posiciones para relajar los músculos tensos es acostándose de espaldas con almohadas bajo la cabeza, brazos, hombros y rodillas. Trate de pensar en cada grupo de músculos. Contraiga los músculos y luego reléjelos, empezando con los dedos de los pies y trabajando hasta la cabeza. Asegúrese que los músculos

faciales, incluyendo los párpados y la mandíbula, queden totalmente relajados.

6. Trate de tener el estómago vacío. Su cena debe ser muy ligera y debe servírsela de 3 a 5 horas antes de acostarse. Evite cualquier bebida con cafeína, especialmente café, té, colas, cacao o chocolate. Si verdaderamente necesita tomar algo, tome un té tibio de hierbas.

7. Tome un baño tibio de 10 a 20 minutos inmediatamente antes de acostarse. La temperatura del agua no debe ser superior los 35°C (95°F). Si el agua está muy caliente, tendrá un efecto estimulante y lo mantendrá despierto. Si sus pies todavía no están calientes, use una bolsa de agua caliente o un cojín eléctrico.

8. No fume cigarrillos antes de acostarse; la nicotina actúa como un estimulante.

9. La mejor temperatura para dormir en la recámara para la mayoría de las personas es de 15°C a 21°C (60°F a 70°F).

10. Vea las hierbas que se usan para el insomnio como se indica en el índice. "El sueño del hombre trabajador es dulce, aunque coma poco o mucho: pero la abundancia del rico no le permitirá dormir". (Eclesiastés 5:12). (Adaptado de J.D. Hendrickson, M.D., "Sleep Soundly," *Life and Health*, Noviembre 1971, p. 18.)

Sección V

Sus
Alimentos

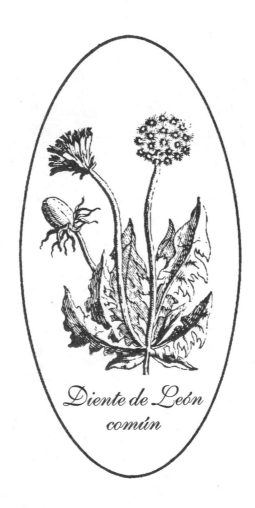

Diente de León
común

1

Las Frutas

ios resolvió al principio que las frutas constituyeran una gran parte de nuestro régimen dietético, y si hoy practicáramos este método, esto sería de gran beneficio para nuestra salud. Aunque es cierto que las frutas, como cualquiera otra cosa, se han deteriorado mucho desde la creación, con todo, si las consumiéramos de la debida manera, resultarían hoy una bendición enorme.

Al comienzo, el hombre recibió la instrucción de que debía cuidar los árboles. Esto se hacía con un propósito sabio. Todo árbol debe ser podado y cuidado de manera que el sol brille sobre el fruto por lo menos parte del día, si no todo el día. Si hay demasiadas ramas y demasiadas hojas, y la fruta crece completamente en la sombra, ésta tiene mucho menos valor, sabor y propiedades vitalizadoras. Por eso todos los árboles frutales deben podarse de manera que el aire y el sol tengan libre acceso a las frutas.

Otra cosa que debe recordarse es que la fruta, antes de madurarse, se halla en estado almidonoso o feculoso; en esta condición tiene todavía poco valor alimenticio, y es difícil de digerir. Pero cuando la fruta madura, el almidón se convierte en azúcar de uva, especialmente cuando ha sido madurada al aire y al sol, y entonces casi no requiere digestión. La fruta que crece a la sombra, o que se recoge antes de estar madura, es mejor comerla cocida que cruda. Una gran cantidad de fruta que se transporta, se recoge cuando todavía está verde. Si bien es cierto que madura hasta cierto punto después que es recogida, nunca es lo mismo que si hubiera madurado en el árbol.

A. SELECCIONANDO LA FRUTA

Si la fruta se recoge antes de estar totalmente desarrollada, es prácticamente inútil del punto de vista de sus verdaderos valores alimenticios, con excepción a la banana, que es una fruta muy peculiar. Esta puede cortarse verde y continuará madurando y desarrollando el azúcar. Nunca debe comerse hasta que toda partícula de cáscara verde desaparezca, y la piel exterior empiece a tornarse marrón, y la pulpa se haya hecho blanda y madura. La mayor parte de las bananas se comen demasiado verdes, mientras están en estado feculoso. Cuando la banana está completamente madura, desarrolla un 25 por ciento de azúcar de uva, que requiere poca o ninguna digestión. Un infante o un inválido puede comerla machacada.

Hace algún tiempo que me hallaba en un mercado de frutas buscando un racimo de bananas que me gustara. El dueño del negocio me dijo: "A mí me gustan las bananas, pero no puedo comerlas". Siguió diciendo: "Ayer a las once me sentía con mucha hambre y comí dos bananas, y me enfermé tanto que tuve que ir a la cama". El autor le pidió que le indicara qué clase de bananas había comido. Había comido bananas que estaban en el estado feculoso, y probablemente no las había masticado bien. Sin la debida masticación, las bananas forman gases, causan putrefacción y dan problemas. Permítaseme destacar de nuevo: nunca consuma una banana hasta que esté totalmente madura.

Al comprar ciruelas, compre las grandes, porque las grandes no tienen prácticamente una semilla mayor que las pequeñas. Cuanto más pequeña la ciruela, menos carne tiene, y más proporción de carozo. Una ciruela pasa grande, cuando se pone en agua durante toda la noche, puede comerse sin cocinar, y es muy deliciosa. Usted puede hacer lo mismo con los higos, los damascos, y los duraznos. Para cocinar estas frutas se necesita muy poca cocción. Recuerde que la fruta, antes de estar madura, se encuentra en estado almidonoso o feculoso y requiere cocción y digestión, pero después que está madura completamente, no requiere cocción, y sólo muy poca digestión. El jugo está listo para ser asimilado.

Los granos verdes, no maduros, son lo opuesto a las frutas verdes. El grano, antes de madurar, está en estado lechoso, y puede digerirse sin ninguna cocción. Esa es la forma en la cual se comían los granos en el principio, y sin duda era la manera en que los discípulos de Jesús y éste los comían. Pero cuando el grano de cereal madura, se produce almidón. No tenemos ningún fluído que digiera el almidón crudo adecuadamente, y por lo tanto los granos deben ser totalmente cocinados.

El jugo de naranja, de uva, de piña y de toronja pueden ser tomados puros sin ningún añadido de azúcar. Estos jugos pueden tomarse entre comidas con buenos resultados para calmar la sed.

Las frutas cítricas en particular, pero también las fresas, los melones, y cerezas, son altos en la vitamina C. Todas las frutas de color amarillo también son altas en la vitamina A. Las frutas secas, tales como los arbaricoques, ciruelas, y pasas, contienen poca, si alguna, vitamina C pero son extremadamente ricos en minerales, especialmente el hierro.

Existen varias razones por las cuales no debemos beber líquidos con las comidas ni comer mucha comida blanda. En primer lugar, oímos mucho acerca de alimentos alcalinos, y se nos dice que es muy bueno consumirlos, pero un hecho indiscutible es que la saliva es altamente alcalina y mucho más que cualquiera de estos alimentos alcalinos. Y el hecho es que, si comemos nuestros alimentos secos, haciendo que sean totalmente saturados de saliva, ésta alcaliniza al organismo más que todos los alimentos alcalinos combinados que conozcamos. En segundo lugar, cuando el alimento llega al estómago, entra en contacto con el jugo gástrico, que es el jugo digestivo. Para que el jugo gástrico haga debidamente su trabajo, necesita la saliva. Entonces, después que el alimento sale del estómago, se pone en contacto con el jugo pancreático y con la bilis. Estos jugos no pueden hacer debidamente su trabajo sin la saliva y el jugo gástrico.

Si muchos de estos puntos pequeños se observaran, se vería una maravillosa mejoría de la salud. Hay además otro punto importante: cuando usted toma mucho fluído con las comidas y también alimentos blandos, esto diluye los diversos jugos digestivos de manera que resultan demasiado débiles y no tienen el poder capaz de digerir el alimento que Dios ha dispuesto que digieran. Hay una ley perfecta, un orden en nuestro organismo, y cuando violamos esas leyes tenemos que sufrir las consecuencias.

Hace muchos años, cuando realizábamos experimentos con estas cosas, hallamos que la mitad de un limón de buen tamaño destruye los gérmenes de la tifoidea que hay en un vaso de agua, y el poderoso jugo digestivo que tenemos en el estómago es cuatro veces más fuerte que el jugo de limón. Aquí es donde se cumple el texto de las Escrituras que dice que, aun cuando comamos o bebamos alguna cosa mortal, no nos dañará. Por supuesto que yo no aconsejaría a nadie que tomara ningún veneno concentrado y pensara que este versículo significa que no sufrirá daño, es decir que estos jugos digestivos lo contrarrestarían. Sin embargo, lo que dice el texto es cierto en el sentido de que, si tratamos de que nuestro torrente circulatorio sea puro y comemos los alimentos que hacen que los fluídos digestivos sean puros o normales, nuestro organismo podrá resistir la tifoidea, la difteria, la viruela, la tuberculosis y los gérmenes mortíferos de la fiebre. Y Dios ha provisto aún más preventivos, remedios no venenosos, tales como la raíz de genciana, la raíz de cálamo, raíz de valeriana, el jugo y las hojas de la grosella negra, y muchos otros. Estos son los preventivos inocuos de Dios, y cualquiera puede tomar una abundante cantidad de los mismos. Dios nunca se propuso que el hombre tomara ninguno de los venenos, que son producción de Satanás. Dios no puede escuchar nuestras oraciones por recuperación de la enfermedad cuando usamos los remedios venenosos de Satanás, que siempre perjudican el organismo; pero los remedios de Dios nunca dejan un efecto pernicioso en el organismo.

La naturaleza es el médico de Dios para la humanidad que sufre, y ella sana sin dinero y sin precio. No hay ninguna ley que impida que una persona sea su propio médico, y que le impida ir a un jardín o a una huerta a comer la debida clase de frutas, y a juntar algunas de las hierbas para hacer un té con ellas y beberlo.

B. UVAS Y JUGO DE UVA

He hecho muchos experimentos con jugo de uva que resultaron muy gratificantes. El combinar la uva con leche de nueces, en partes iguales, suple al organismo humano rápidamente con nueva sangre de la mejor calidad. En la anemia es un remedio excelente.

Mucho del jugo de uva que se vende en el mercado no es bueno porque es adulterado. Pero hay jugos de uva buenos en el mercado que son puros y no están adulterados, los cuales son una buena medicina. Lo mejor sería que preparase su propio jugo de uva y lo bebiera inmediatamente después que haya sido preparado. Así sabrá que es puro y no perderá nada del sabor ni del valor alimenticio. Si queda por algún tiempo después de haber sido exprimido, pierde algo del sabor y del valor alimenticio. La misma regla se aplica a todos los jugos de frutas; bébalos en seguida después de extraerlos; si los deja o guarda, sufren un cambio. También puede envasar sus propios jugos de frutas.

La mejor forma es comer las uvas frescas de la viña cuando están maduras. Una dieta de uvas durante una semana, o algo así, es muy benéfica para el cuerpo. He conocido personas que han ganado mucho con comer la uva entera, el hollejo, las semillas y todo. Pero a los que tienen digestión débil, y a otros cuyo estómago es delicado, esto no les caería bien, y ellos no deben tragar el hollejo y la semilla. En los casos de cáncer el jugo de uva es particularmente recomendable.

Se puede preparar una bebida de jugo de uva de la siguiente forma: 2/3 de jugo de uva y 1/3 de agua, a lo que se añadirá una cucharadita llena de harina de soya. Esto es muy nutritivo.

C. LAS NARANJAS

La naranja es una de las mejores frutas que Dios le ha dado al hombre como don. Contiene alimento predigerido en una forma deliciosa y atractiva, listo para una absorción y utilización inmediatas. La cantidad de valor contenido en una sola naranja es casi equivalente a la que se encuentra en una rebanada de pan. Pero el jugo de naranja difiere del pan en que no necesita digestión, en tanto que el pan, antes que pueda ser asimilado para comunicar energía y fuerza al cuerpo, debe pasar por un proceso de digestión de varias horas. Un vaso de jugo de naranja es equivalente a un vaso de leche. Esta es la razón por la cual las naranjas son tan fortalecedoras y refrescantes para los inválidos y los débiles, así como para los que tienen salud.

El jugo de naranja es rico en sales, especialmente calcio y sales alcalinas, que contrarrestan la tendencia a la acidosis. En enfermedades tan violentas como el escorbuto, el beriberi, la neuritis, la anemia o en cualquier condición mórbida en al que los tejidos están bañados en secreciones ácidas, las sales minerales alcalinas de frutas frescas son de gran beneficio. La naranja, el limón y la toronja son muy valiosos.

El jugo de naranja tiene un efecto general estimulante sobre la actividad peristáltica del colon. El jugo de naranja debe tomarse una hora antes del desayuno.

En caso de fiebre, el jugo de naranja es perfectamente adecuado para todos los requerimientos. Deben tomarse diariamente de cuatro a seis cuartillos de líquidos para aliviar el ardor de la fiebre, y eliminar los venenos por medio de la piel y los riñones, siendo que la fiebre es el único recurso de la naturaleza para eliminar del cuerpo los venenos acumulados. El ácido de frutas satisface la sed, y el sabor agradable de la naranja, el jugo de limón y otros jugos de frutas le permiten al paciente tomar la cantidad de líquido necesario.

Durante una epidemia severa de influenza que este país sufrió después de la Primera Guerra Mundial, un médico publicó un estudio. Según el mismo, si la gente usara buena cantidad de jugo de naranja, la fiebre resultaría dominada y el paciente se recuperaría. Éste exaltó el valor del jugo de naranja. A base de experiencias descubrió que producía buenos resultados. Esto hizo que el precio de la naranja saltara de tres a cuatro dólares por caja, que era antes, a 18 o aún 25 dólares. Este aumento de precio hizo que los que cultivaban las naranjas y los que las distribuían se sintieran alarmados porque temían que serían perseguidos por elevar los precios, cuando en realidad ellos no podían ser culpados. Era simplemente el aumento de la demanda. Eso ocurría en un tiempo intermedio entre dos ocasiones en que el naranjo produce fruto, y la provisión era escasa en los Estados Unidos. Los productores ofrecieron todo lo que tenían disponible al gobierno y a los hospitales, pero la oferta no fue aceptada, pues los funcionarios del gobierno, miembros de la comisión de alimentos, juzgaron que, debido a la pequeña provisión disponible, no valdría la pena, y era mejor dejar que los individuos tuvieran libre acceso a lo que había, y los que podían pagarla la compraran, pues ellos no irían a lugares distantes y a grandes instituciones. Pero había una gran lección en esto para todos. Si es público usara los jugos de frutas para todo tipo de fiebres, ¡qué bendición resultaría esto para el género humano!

El jugo de naranja es indispensable en la alimentación de los infantes. El uso del jugo de naranja a menudo impide el escorbuto, la pelagra, el raquitismo, y la parálisis infantil.

El ácido de la naranja y el azúcar que contiene ayuda a la digestión, y también estimula y aumenta la actividad de las glándulas gástricas. La naranja puode ouplir más propósitos útiles en el cuerpo que cualquier otra fruta de jugo. Cuanto más dulce la naranja, mayor es su valor alimenticio. A medida que aumente la educación del pueblo en materia de alimentación, las naranjas serán usadas en mayor profusión y serán más apreciadas.

D. LIMONES

Algunos valores medicinales del limón son los siguientes: es antisépico, es decir, impide la infección o putrefacción. También es antiescorbútico, lo que significa que es un remedio para prevenir la enfermedad y ayudar a limpiar el organismo de impurezas. El limón es un maravilloso estimulante del hígado y un solvente del ácido úrico y otros venenos, licúa la bilis y es muy bueno en casos de paludismo. Los que sufren de reumatismo crónico y de gota se beneficiarán tomando jugo de limón, y los que tienen tendencia a sangrar, o hemorragias uterinas, etc.; asimismo los que sufren de raquitismo y tuberculosis. En el embarazo ayuda a edificar los huesos del niño. Hallamos que el limón contiene ciertos elementos que contribuyen a la constitución de un organismo saludable y que conservan ese organismo en buen estado. Como alimento, le debemos al jugo de limón su contenido de potasio, el cual nutre el cerebro y las células nerviosas. Su calcio contribuye a constituir la estructura de los huesos y hace diente saludables.

Los minerales encontrados en los limones juegan una parte importante en la formación de plasma —la parte fluída de la sangre. El limón de tamaño promedio contiene fósforo, 16 mg; sodio, 2 mg; calcio, 26 mg; potasio, 138 mg; vitamina C, 53 mg y hierro, 0.6 gm. El limón es útil para tratar el asma, la biliosidad (gases), los resfríos, la tos, la inflamación de la garganta, la difteria, la gripe, la acidez del estómago, los problemas del hígado, el escorbuto, las fiebres y el reumatismo.

Para la difteria, use jugo de limón puro que se tomará cada hora, o más a menudo si se necesita, en forma de gárgaras para limpiar la garganta, y también para beber, hasta que se elimine la falsa membrana de la garganta.

Para garganta dolorosa, diluya jugo de limón en agua y haga gárgaras con frecuencia. Diluya el jugo de medio limón con otro tanto de agua, pero es todavía mejor usar el limón en toda su fuerza.

Una rebanada de limón mantenida sobre un grano durante la noche alivia grandemente el dolor.

Una tajada de limón mantenida sobre un panadizo traerá sin falta el pus a la superficie, de donde puede ser rápidamente quitado.

Para aliviar el asma, beba una cucharada de jugo de limón antes de cada comida.

Para problemas del hígado, tome el jugo de un limón en un vaso con agua caliente una hora antes del desayuno todas las mañanas.

Para combatir la gripe, beba un vaso grande de agua caliente al cual se le haya añadido el jugo de un limón y al mismo tiempo tenga los pies en una fuente honda de agua caliente. El agua debe llegar hasta las rodillas. Es mejor añadir mostaza al agua. De veinte a treinta minutos, continúe agregando agua tan caliente como el paciente pueda aguantar, o hasta que el paciente esté transpirando profusamente. Esté seguro de que no hay ninguna corriente que pase por donde el paciente está mientras de este tratamiento. El enfermo debe estar cerca de la cama, de manera que pueda volver a ella sin moverse mucho, y así se evite cual quier peligro de enfriamiento. Si es conveniente, sería bueno darle un baño de bañera entero en lugar del baño de pies. El paciente debe tomar el agua de limón cada hora, hasta que él sienta que todos los síntomas del resfrío han desaparecido.

Una cucharadita de jugo de limón en medio vaso de agua alivia la acidez estomacal.

El jugo de limón es una bebida agradable y refrescante en la fiebre, siempre que los intestinos no estén ulcerados.

Para reumatismo, deben darse al paciente una o dos onzas de jugo de limón rebajado, tres veces al día, una hora antes de las comidas y al tiempo de ir a la cama. En caso de hemorragia, el jugo de limón diluído y tomado tan frío como sea posible la detendrá.

El escorbuto es tratado dando al enfermo una o dos onzas de

jugo de limón diluído en agua a intérvalos de dos a cuatro horas. En la menstruación excesiva, el jugo de tres o cuatro limones al día ayudará a detenerla. Es mejor tomar el jugo de un limón a la vez en un vaso de agua fría.

Se ha hecho la pregunta: "¿Cómo puede una persona con un estómago inflamado o ulcerado soportar este jugo? ¿Un ácido fuerte tal como éste no actuaría como irritante?"

Eso depende de cómo se lo tome. Si se bebe mucha cantidad a la vez —la respuesta es sí; pero si al principio se toma bien diluído con agua, eventualmente hará cesar la acidez estomacal. El que sufra de estómago ulcerado tendrá que ejercer gran perseverancia para efectuar una cura; pero su dolencia puede curarse si tiene cuidado y paciencia.

El jugo gástrico del estómago es cuatro veces más fuerte que el jugo de limón.

Yo quisiera que la humanidad entendiera el verdadero valor del limón y aprendiera a hacer de él una verdadera medicina.

Debe recordarse especialmente que es un maravilloso remedio para el resfrío, gripe y toda clase de fiebres. Tómelo siempre sin azúcar.

Hay muchos usos caseros para el limón. El jugo de limón agría la leche dulce, adecuada para cocinar. Añada unas pocas gotas, o una cucharadita, a una taza de leche. La adición de una cucharadita de jugo de limón a un cuartillo de leche de soya muy caliente, la cuajará. Esto se usa para hacer queso de soya. (Véase el índice.)

El jugo de limón es excelente para reemplazar al vinagre.

La adición de un poco de jugo de limón y algo de la cáscara de limón rallada, mejora mucho el sabor de las frutas conservadas, higos, ciruelas, duraznos, etc. Agregue mientras las cocina.

Para blanquear el lino o muselina, humedezca con jugo de limón y ponga al sol.

Para las manos, después de lavar los platos y para quitar las manchas vegetales, frótelas bien con jugo de limón. Ésto mantendrá las manos blancas y suaves, y quitará cualquier olor fuerte, tal como el de cebollas.

Para quitar las manchas de tinta, enmohecimiento del hierro, o manchas de frutas, frote bien la mancha con jugo de limón, cubra con sal, y ponga al sol. Repita si es necesario.

2

Vegetales

A. VALORES NUTRITIVOS

$\mathcal{L}$os vegetales, así también como las frutas, son una maravillosa fuente de vitaminas y minerales, y al mismo tiempo son bajas en calorías. Media taza de algun vegetal como el brécol, tomate, maíz o zanahoria, entre muchos otros, tienen sólo aproximadamente 25 calorías.

Según la información del U.S. News and World Report, (Reportero Mundial de Noticias de E.U.), del 8 de diciembre, 1980, la cantidad de vegetales frescos consumidos por persona en los E.U. disminuyó al 1.2 porciento entre 1960 y 1979 a 144.3 libras, mientras que el porcentaje de vegetales ya tratados aumentó un 29 porciento a 65.0 libras. La misma revista en su publicación del 4 de febrero del 1985 nos indica que el total de vegetales consumidos por persona son como 207 libras, aumentando de 187 libras en el 1963. Tales artículos, como la fruta, granos, carne, pescado, y pollo también demostraron un aumento en su consumo mientras que el café, leche, y huevos disminuyó.

Un estudio reportado en el verano del 1985 en la hoja informativa del Instituto Americano de Investigaciones de Cáncer nos demostró que el porcentaje de frutas y verduras consumidas por americanos durante los últimos 3 años aumentó un 25 porciento. Pero extrañamente, no obstante, un 21 porciento de hogares americanas reportaron no haber comido papas, 22 porciento que no comían frutas frescas, 23 porciento que no comían frutas o vegetales enlatados, y 72 porciento que no comían frutas secas ni vegetales.

Como regla general, mientras más oscuro sea el vegetal, más rico es en nutrientes. Los vegetales frondosos son excepcionalmente buenas fuentes de calcio, hierro, vitamina A, vitamina C y riboflavina. Las hojas son la parte más activa de la planta y mientras más verde sean las hojas, más alto será el contenido de vitaminas y minerales. La capa exterior de hojas oscuras del repollo y lechuga contienen mucho más valor nutritivo que la parte interior de hojas más claras. El brécol y coliflor también son muy buenas fuentes de minerales y vitaminas. El brécol, junto con otros vegetales crucíferos, coliflor, repollo y col de bruselas, también puede tomar parte en la prevención del cáncer. El brécol es miembro de la familia del repollo y fue traído a los Estados Unidos de Italia. Por un tiempo fue llamado "espárrago italiano". Una taza de brécol nos da hasta 300 porciento de la vitamina C que se requiere para un adulto diariamente, 4.5 gramos de proteína, sólo 50 calorías, y casi ninguna grasa. Un tallo de brécol, si se cocina apropiadamente, contiene 30 porciento más vitamina C que un vaso de 8 onzas de jugo de naranja. Además, el brécol contiene cantidades significantes de ácido pantoténico, ácido fólico, tiamina, ácido nicotínico, riboflavina, potasio, fósforo, hierro, y calcio.

Mientras que el calcio en algunos vegetales verde oscuro, como las espinacas y hojas de betabel, no permite que el cuerpo lo utilice porque tienen un nivel alto de ácido oxálico, mientras que el nivel de ácido oxálico en el brécol es bajo, haciéndolo una fuente mejor de calcio. Pero no es necesario preocuparse por el alto nivel del ácido oxálico en algunos vegetales y la interferencia con la absorción de calcio de otras fuentes así como otros alimentos altos en calcio, cuando se comen en la misma comida.

Los vegetales de color naranja oscuro, como la zanahoria, ñame amarillo y calabazas de invierno, son una fuente rica de la vitamina A y mientras más oscuro en color, más está presente la vitamina A. El maíz amarillo claro y la judía no son tan altos en la vitamina A.

El cultivar sus propios vegetales es la manera más segura de obtener el valor nutritivo, si es que se hayan preparado correctamente. Mientras más rápido se comen los vegetales después de la cosecha, más nutrientes estarán presentes. Si permite que el vegetal o fruta se quede en la casa a temperatura normal por varios días después de traerlos del mercado, habrá una pérdida muy grande de vitaminas A y C a causa de la acción de enzimas destructivas. En realidad un 50 porciento de la vitamina C se puede perder de algunos vegetales después de sólo un día. Es preferible no comprar más vegetales de lo que puede utilizar en unos cuantos días, pero lo que sí compra debe de mantenerse fresco y lejos de la luz y aire. El mejor lugar para ellos es en el refrigerador en una bolsa de plástico.

El comer una gran variedad de vegetales diariamente es preferible, incluyendo por lo menos una porción de un vegetal amarillo y uno de hojas verdes.

Los vegetales almidonados incluyen las papas, habas de lima, chícharo, maíz, chirivía, calabaza de invierno, calabaza naranja, y ñames amarillos. Aún estos vegetales almidonados tienen sólo 100 calorías por media taza.

Los vegetales sin almidón incluyen la zanahoria, betabel tierno, apio, pepinos, tomates, frijol de soya, calabasa amarilla, nabos, cebolla, quimbombó, col de bruselas, y alcachofas.

Las verduras sin almidón ni azúcar son la lechuga, espinacas, todos los de hojas verdes, tomates, apio, rábanos, habichuelas verdes, repollo, coliflor, berenjena, escarola, y espárragos.

Otra ventaja de comer una abundancia de vegetales y frutas es la presencia de fibra, el cual ayuda a mantener la digestión funcionando apropiadamente y es una excelente manera de prevenir el estreñimiento. Vea al Capítulo 3, Fibra, que sigue.

Muchas personas toman se han interesado en el efecto que el procesamiento tiene en el valor nutritivo de vegetales, y con buena razón. Los vegetales recién cosechados, seguramente, son más nutritivos, siguen los congelados y en último lugar los enlatados. Puede que no haya tanta diferencia, sin embargo, como uno pensaría entre estos métodos de preparación. La pérdida de la vitamina A durante el procesamiento es mínimo y un estudio demostró que el 44 porciento de la vitamina C se mantiene en chícharos recién cocidos, 39 porciento en congelados y 36 porciento en enlatados. La mejor manera de asegurar que se obtenga una buena provisión de nutrientes vegetales, si es que no siempre puede conseguirlos frescos y apropiadamente cocidos, es comer una amplia variedad de vegetales frescas, enlatados y congelados.

Durante el proceso de cocimiento, los minerales así también como esas vitaminas solubles en agua como el complejo B y C se pierden a grados variados en el agua de cocido. Esta agua se debe de guardar y usar en caldos y sopas. El calor, luz y exposición al aire son otras causas para la pérdida de vitaminas mientras uno prepara los vegetales. Estas pérdidas afectan a las vitaminas A, C, E, y K, y muchos miembros del complejo de la familia B de vitaminas. Para preservar el valor nutritivo lo más posible, las sugerencias dadas en la Sección VI, Capítulo 1 deben de ser seguidas lo más posible.

B. PAPAS

Oímos tanto que las papas majadas no son buenas para comer. Es cierto que las papas majadas ordinarias que se comen en todas partes son un producto muy poco saludable. Cuando las papas se pelan, se hierven y luego se majan con una gran cantidad de mantequilla, u otra grasa, llegan a ser un alimento insalubre. Al pelarse las papas, no queda otra cosa más que almidón. La parte alcalina de la papa es eliminada cuando se pela, y el almidón es un formador de ácidos.

No debo dejar de mencionar que los ojos y las cáscaras de la papa contienen sus propiedades vitalizadoras. Cuando no se come la cáscara de la papa, la mejor parte de ella se pierde. También, cuando la cáscara se cocina al horno y se cocina demasiado se destruyen las propiedades vitalizadoras.

La papa cocida al horno representa la forma ideal, pero debe ser cocinada en la debida forma. Cuando está cocinada debidamente, la cáscara debe estar tostada —pero no quemada— y ser de color café oscuro, o negra. Antes de poner las papas al horno para cocinarlas, después de haber sido cuidadosamente limpiadas, pínchelas con un tenedor por todas partes; esto hace que algo de la humedad se evapore y ayuda a que esté seca y harinosa.

Otra forma excelente de preparar la papa es cocinarla en olla de presión. Todos los vegetales pueden ser excelentemente preparados en ollas de presión a una temperatura baja, pues los sabores originales del alimento entonces son preservados en una forma económica. Y aún pueden ser mejorados colocándolos en el horno y permitiendo que se sequen por unos pocos minutos. Muchos que no podían comer papas preparadas de otras maneras, pueden muy bien consumirlas preparadas así.

3

Fibra

astante información se ha escrito durante los últimos años sobre la fibra en la dieta, ambos en diarios científicos y en publicaciones no necesariamente profesionales. Así que las personas quienes están interesadas en su salud, incluyendo a la mayoría de nosotros, quieren saber más sobre la fibra; lo que es, para qué sirve, y en dónde conseguirlo, etc. Hasta varios manufactores de cereales quienes son bien conocidos están promoviendo la gran cantidad de fibra contenida en algunos de sus productos. Los mostradores en las farmacias muestran muchos tipos de laxantes de bulto y fibra, y hasta hay galletitas y obleas de alto contenido de fibra para "ayudarle a mantenerlo regular."

Algunas veces usted puede oír los términos "bulto" o forraje utilizados, pero estos realmente significan lo mismo esencialmente, así que a todos les llamaremos fibra. La fibra es la parte tiesa y estructural de las plantas, como los tallos, hojas y cubiertas de semillas y frutas, etc., el cual casi ni pasa por la digestión cuando pasa por la via intestinal. Esto es porque los humanos, a diferencia de algunos animales, no tienen las encimas necesarias para descomponer la fibra hasta cierto grado.

Los efectos benéficos de la fibra no son nada nuevos. Hace como 2,400 años que Hipócrates dijo, "el pan entero limpia el intestino y pasa como excremento." El Dr. John Harvey Kellogg, un vegetariano quien empezó el famoso sanatorio en Battle Creek, Michigan a fines de los años 1800, fue uno de los defensores de una dieta alta en contenido de fibra. Su hermano, W.K. Kellogg, estableció la mundialmente famosa compañía de cereal basada en las hojuelas de maíz del Dr. Kellogg, los cuales había desarrollado para los pacientes del sanatorio.

La dieta típica americana contiene sólo la mitad de la fibra que debe tener. La razón es muy sencilla. La mayoría de los americanos comen grandes cantidades de alimentos refinados, especialmente cereales y pan refinado del cual el salvado ya se le ha quitado durante el proceso de molido. El salvado es la cáscara externa del trigo en donde está la fibra. También comemos muchos vegetales demasiados cocidos y bebemos muchos jugos de fruta en lugar de comer la fruta cruda.

Los beneficios de una dieta que contiene una cantidad adecuada de fibra ya no deja duda. Al principio de la lista estaría la ayuda recibida por los que sufren de estreñimiento crónico. Según algunas estadísticas, éstos incluirían un gran porcentaje de esas personas que viven en países occidentales. Camine por el pasillo de cualquier farmacia y vea usted mismo cuántas preparaciones existen para el tratamiento del estreñimiento —píldoras, aceites, polvos, líquidos, gránulos, supositorios, enemas, para nombrar sólo algunos. La mayoría de personas han encontrado necesario el tomar un laxante durante algún período de sus vidas y esto no hace daño. Pero sí es completamente posible el hacerse adicto a ciertos tipos de laxantes y después de usarlos diariamente por varios años, se hace imposible que el intestino se mobilize solo normalmente.

Cuando come uno la dieta típica occidental extremamente refinada, la comida se tarda como tres días para pasar completamente por el canal intestinal. Esto resulta en un excremento pequeño y duro que requiere mucho esfuerzo y luego causa una presión muy severa en el colon para que se mobilize el intestino. Esta presión aumentada es responsable por otras problemas del colon y en otras partes, los cuales mencionaremos en un momento.

¿Como ayuda la fibra? En primer lugar aumenta el bulto del excremento y esto hace que pase por las vías de digestión en más o menos la mitad del tiempo. El aumento de bulto resulta en una baja de presión acumulada en el colon. La fibra también atrae y detiene al agua como una esponja, haciendo al excremento más suave y más fácil de pasar, y esto también ayuda a que la presión baje. Si usted es una de las millones de personas quienes sufren de estreñimiento, aquí le siguen unas sugerencias que le pueden ayudar.

1. Aumente la cantidad de fibra en su dieta.
2. Tome uno o dos vasos de agua en la mañana como de 30 a 60 minutos antes del desayuno. Use el agua así como sale de la llave o trate de calentarla un poco. Tómese su tiempo. No la beba rápidamente. Su estómago, así como su cuerpo, requiere un baño diario en la mañana.
3. Coma muchas frutas y vegetales.
4. Tome de 6 a 8 vasos de agua diarios entre comidas.
5. Haga ejercicios diarios por lo menos 30 minutos. El caminar es bueno.
6. Use pan integral y cereales de grano.
7. No resista el deseo del movimiento natural de sus intestinos.

Además del estreñimiento, hay muchos otros problemas físicos que parecen estar relacionados a una dieta de poca fibra. El Dr. Dennis Burkitt de Londres, Inglaterra, es la persona quien ha hecho más que cualquier otra persona en años recientes por investigar y promover el uso de fibra en la dieta. Él tuvo ésto que decirnos en un artículo reciente: "Ahora existe una lista más o menos bien definida de enfermedades reconocidas como características de la cultura moderna occidental. Todas tienen sus prevalencias máximas en países más desarrollados económicamente y son raras en comunidades del Tercer Mundo. ... Estas enfermedades incluyen enfermedades isquémicas del corazón, cálculos en la vesícula biliar, diabetes (Tipo II), obesidad, venas varicosas, trombosis de las venas profundas, hernia hiatal, cáncer del colon, apendicitis, enfermedades diverticulosas, y hemorroides. ...Hay evidencia que sugiere que todas las enfermedades en esta lista están relacionadas a la dieta. La reducción en la entrada de fibra en la dieta, y en la fibra de cereal en particular, es el cambio en la dieta el cual ha sido predominantemente incriminante en el aumento prevaleciente de ciertas enfermedades gastrointestinales, en países occidentales, durante la última mitad del siglo. (Tomado de "Fibra como Protector Contra las Enfermedades Gastrointestinales," Dennis Burkitt, C.M.G., F.R.S., M.D., F.R.C.S., *The American Journal of Gastroenterology*, abril 1984, pp. 249-252.)

La diverticulosis es un desorden muy común del intestino

grueso encontrado en países occidentales. En realidad, está presente en casi más de la mitad de la población sobre la edad de 50 años. Las divertículas son bolsas que se forman en el exterior del colon cuando la alta presión en el colon separa con fuerza el forro del colon por un lugar débil en la pared. Todos tenemos estas áreas de debilidad. Se encuentran en los vasos sanguíneos pequeños que alimentan el intestino pasando por la pared. Estas bolsitas que parecen burbujas en el exterior del colon (Fig.I), pueden conectar con el colon por una abertura bastante angosta. Las bolsas pueden ser grandes o pequeñas, pocas o muchas, y son unas de las causas más comunes de sangramiento de los intestinos. Son más numerosas en la porción del colon que se localiza en la parte baja izquierda del abdomen, pero no ocurren en el recto. La diverticulosis es raramente vista en ciertas partes del mundo, como en Africa, donde una dieta alta en fibra y donde un excremento grande y voluminoso es típico.

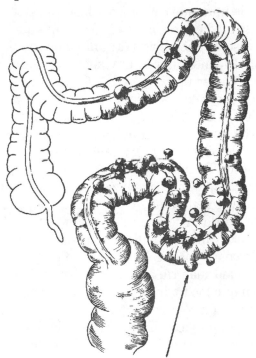

Fig. I - Colon con muchas Divertículas

La mayoría de las personas que tienen divertículas nunca desarrollan un problema serio, aunque algunos pueden tener un dolor contínuo bajo el abdomen, calambres, o sufren de estreñimiento. Algunos pueden tener un colon "espástico" o "irritable." En aproximadamente un 20 porciento de personas con diverticulosis, una infección con absceso o hasta una divertícula perforada puede ocurrir.

Si esto ocurriese, el término de diverticulosis se utiliza, y a veces puede desarrollarse en una situación de vida o muerte en donde la cirugía se necesita urgentemente. Usualmente hay fiebre y dolor severo en la región baja a la izquierda del abdomen. Aproximadamente unas 200,000 personas son hospitalizadas cada año en los Estados Unidos con diverticulosis. Se ha demostrado recientemente que una dieta alta en fibra no sólo previene la formación de las divertículas, sino también mejorará los síntomas de la diverticulosis que ya se han desarrollado.

Se ha encontrado que el apendicitis también tiene que ver con la cantidad de fibra que comemos. El Dr. Burkitt, quien pasó 20 años como un médico en Uganda, Africa, dice que fue rara la vez que vió un caso de apendicitis durante todo ese tiempo. Cuando unos niños africanos fueron enviados a estudiar a Europa, y empezaron a comer un tipo de dieta occidental cual es bajo en fibra, la incidencia de apendicitis empezó a aumentar dramáticamente. Esos niños que se quedaron en casa y comían su dieta acostumbrada no tuvieron problemas con el apendicitis.

El cáncer del colon hoy en día causa como 60,000 muertes cada año en los Estados Unidos. Es uno de los cánceres más comunes, con 145,000 casos nuevos siendo reportados en el 1988. Más evidencia es acumulada diariamente que no sólo está relacionada a la cantidad de grasa, sino también con la cantidad de fibra en la dieta. Una dieta alta en fibra ayuda a proteger contra el cáncer de colon porque la fibra ayuda a que el excremento pase por el colon más rápidamente, disminuyendo la cantidad de tiempo en que las toxinas que son potencialmente causantes del cáncer están en contacto con el forro membranoso del colon.

Una aflicción muy común e irritante de la sociedad occidental son las hemorroides. Estas venas dilatadas frecuentemente se hacen dolorosas e irritantes, y luego sangran. Frecuentemente se ven en esas personas con estreñimiento crónico y se piensa que son causadas por el estreñimiento excesivo. Las hemorroides se ven raramente en esas personas que consumen una dieta alta en bulto o fibra. Algo interesante, el Dr. Burkitt menciona que "el Emperador Napoleón estaba sufriendo de hemorroides durante la batalla de Waterloo, y es interesante reflexionar si acaso la batalla hubiera terminado diferente si es que le hubieran dado salvado antes de la batalla, ¡en tal caso su atención podría haber estado más sobre la batalla y menos en su trasero!"

La cantidad de fibra en el dieta típica americano es como de 15 a 20 gramos al día. Esto debería aumentarse a 30 ó 40 gramos. Esto puede ser logrado fácilmente observando unas cuantas reglas sencillas, como sigue.

1. Lea las etiquetas nutricionales en el pan y coma sólo pan que esté hecho de 100 porciento grano entero.
2. Coma cereales de desayuno altos en contenido de fibra, como All Bran, Fiber 1, Shredded Wheat, avena, Wheatena, o agregue unas cuantas cucharadas de salvado de trigo puro a su cereal favorito.
3. Use arroz moreno en lugar de blanco.
4. Coma las frutas frescas en lugar que cocidas, enlatadas o en jugo cuando sea posible. También coma la cáscara cuando sea posible.
5. Cueza los vegetales lo menos posible.
6. Coma legumbres como los frijoles, lentejas y garbanzos frecuentemente.
7. Las semillas de girasol y la mayoría de las nueces son altas en contenido de fibra. Use las nueces moderadamente, no constantemente, porque son altas en grasa.

Se deben observar ciertas precauciones cuando está empezando a aumentar la fibra en su dieta.

1. Tome bastantes líquidos; de 6 a 8 vasos al día es preferible.
2. Aumente la cantidad de fibra en su dieta gradualmente durante un período de varias semanas.
3. Puede ocurrir algo de hinchazón o gases mientras que se aumenta la cantidad de fibra, pero esto mejorará sobre un período de varios meses.

CONTENIDO DE FIBRA EN LOS ALIMENTOS

La siguiente lista de fuentes ricas y moderadamente ricas de fibra fue originalmente publicada por el Instituto Nacional de Cáncer. El INC nos advierte que aumente la cantidad de fibra, escoja varias porciones de alimentos de la lista. El contenido de fibra en la dieta en muchos alimentos todavía se desconoce, así que esta lista no es extensa. También, en lo que pertiene a los cereales, los productos más conocidos por sus nombres representan el contenido de fibra de otros tipos de productos de cereales parecidos. Se esperara que otros cereales tengan cantidades similares de fibra en la dieta.

FUENTES RICAS EN FIBRA ALIMENTICIA

4 gramos o más por porción. Los alimentos marcados con una* tienen 6 o más gramos de fibra por porción.

Panes y Cereales	*Porción*
All Bran*	1/3 taza-oz.
Bran Buds*	1/3 taza-1oz.
Bran Chex	2/3 taza-1oz.
Corn Bran	2/3 taza-1oz.
Cracklin' Bran	1/3 taza-1oz.
100% Bran*	1/2 taza-1oz.
Raisin Bran	3/4 taza-1oz.
Salvado, sin endulzar*	1/4 taza
Germen de trigo, tostado, sencillo	1/4 taza-1oz.
Legumbres (Porciones cocidas)	
Habichuelas coloradas	1/2 taza
Habas de lima	1/2 taza
Habicuelas blancas	1/2 taza
Habicuelas pintas	1/2 taza
Habicuelas blancas	1/2 taza
Frutas	
Zarzamorra	1/2 taza
Ciruela pasa	3

FUENTES MODERADAS EN FIBRA ALIMENTICIA

1 a 3 gramos por porción

Panes y Cereales	*Porción*
Panecillo de salvado	1 mediano
Palomitas de maíz (hechas al aire caliente)	1 taza
Pan integral	1 rebanada
Espaguetis (integrales)	1 taza
40% Bran Flakes	2/3 taza-1oz.
Grapenuts	1/4 taza-1oz.
Cereales de tipo Granola	1/4 taza-1oz.
Cereales de tipo Cheerio	1 1/4 taza-1oz.
Most	1/3 taza-1oz.
Avena cocida	3/4 taza
Shredded Wheat	2/3 taza-1oz.
Total	1 taza-1oz.
Wheaties	1 taza-1oz.
Wheat Chex	2/3 taza-1oz.

Legumbres (cocidas) y Nueces	
Garbanzos	1/2 taza
Lentejas	1/2 taza
Maníes	10
Almendras	10

Vegetales	
Alcachofa	1 pequeña
Espárrago	1/2 taza
Habicuelas, verdes	1/2 taza
Col de bruselas	1/2 taza
Repollo, rojo y blanco	1/2 taza
Zanahorias	1/2 taza
Coliflor	1/2 taza
Maíz	1/2 taza
Chícharo verde	1/2 taza
Col lizada	1/2 taza

Chirivia	1/2 taza
Papa	1 mediana
Espinacas, cocidas	1/2 taza
Espinacas, crudas	1/2 taza
Calabaza de verano	1/2 taza
Batata	1/2 mediana
Nabo	1/2 taza
Frijol germinado (soya)	1/2 taza
Apio	1/2 taza
Tomate	1 mediano

Frutas

Manzana	1 mediana
Chabacano, fresco	3 medianos
Chabacano, seco	5 mitades
Banano	1 mediana
Arándano	1/2 taza
Melón	1/4 melón
Cerezas	10
Dátiles, secos	3
Higos, secos	1 mediano
Toronja	1/2
Naranja	1 mediana
Durazno	1 mediano
Pera	1 mediana
Piña	1/2 taza
Pasas de uva	1/4 taza
Fresas	1 taza

Del *FDA Consumer*, junio 1985, pg. 32.

4

Avena

*L*a avena común, que se puede conseguir en cualquier tienda o mercado, es uno de los alimentos más maravillosos; pero no se prepara debidamente, y la mayor parte de la gente comete abusos. Es uno de los alimentos mejores de que disponemos para el crecimiento de los niños; pero la forma en que se come la avena muchas veces arruina la verdadera calidad del cereal. Cuando se le añade leche y azúcar, hace que fermente en el estómago y así se pierde el beneficio del cereal. Existe una lamentable falta de comprensión, de parte de muchas personas, del valor de la avena arrollada y de las hojuelas de avena. No hay absolutamente ninguna diferencia entre la avena cortada con instrumentos de acero y la avena finamente arrollada, en cuanto al valor alimenticio y a las propiedades vitalizadoras.

"El análisis químico de la avena arrollada y la de la avena cortada con instrumentos de acero es idéntico, porque la avena arrollada de cocción rápida no es otra cosa que la avena cortada que pasa luego por pesados rodillos que giran a gran velocidad. Garantizamos un mínimo del 15 porciento de proteína, un mínimo de 7 porciento de grasa, un máximo de 1.9 porciento de fibra, un extracto libre de nitrógeno de un 66 porciento, y 77 porciento de carbohidratos.

"La avena arrollada es uno de los pocos —si no el único— alimento cereal que contiene el germen del grano, y eso es importante".

Lo que antecede se cita de una carta de G.M. Hidding, gerente general de la casa Purity Oats Co., de Keokuk, Iowa, escrita el 27 de mayo de 1936.

El valor nutritivo de una taza de avena arrollada cocida es como sigue:

Calorías 148
Proteína.. 5.4 gramos
Grasa .... 2.8 gramos
Carbohidratos .... 26.0 gramos
Fibra (cruda)... 0.5 gramos

MINERALES	VITAMINAS
Sodio .... 1 mg	Tiamina (B1) .... 17 mg
Potasio .... 130 mg	Riboflavina (B2) ... 07 mg
Calcio .... 21 mg	Niacina .... 0.5 mg
Magnesio .... 156 mg	Acido Ascórbico ...... 0 mg
Fósforo .... 158 mg	Hierro .... 1.7 mg

A. LOS BENEFICIOS DE COMER AVENA

Las hojuelas de avena son mucho más fáciles de utilizar por la mayor parte de las personas, porque se digiere mucho más rápidamente y demora mucho menos tiempo en cocinar. La avena triturada debe cocinarse por lo menos cuatro horas, mientras que la avena arrollada demora solamente tres minutos: es un gran ahorro de combustible, y además un gran ahorro para nuestros viejos estómagos débiles. Muchos estómagos no pueden tolerar muy bien la avena triturada porque es demasiado áspera, y demora tanto tiempo para digerirse, y a menudo se agria en el estómago antes que se haga la digestión. Una buena manera de preparar avena es precisamente como se entrega en el paquete. Yo mismo la consumo de esa manera con un poco de pan retostado y un poco de mantequilla de frijol soya sobre el pan. Disfruto mucho de este alimento, mucho más que hace años cuando usaba leche y azúcar sobre ella. Debe comerse algo seco con ella, de manera que se segregue una cantidad de saliva para que se mezcle con ella. En este sentido el pan retostado o algunas galletas de trigo integral son buenas.

Una forma excelente para usar la avena triturada es la siguiente: combine en partes iguales la avena partida y salvado esterilizado. Cocine de seis a diez minutos, y entonces deje descansar por cinco minutos antes de servir. Una parte considerable de esto estará imperfectamente cocinado; por lo tanto la saliva no actúa tan fácilmente sobre ella, ni tampoco los jugos intestinales; pero esa parte pasa al colon, donde ayudará a destruir los venenos putrefactos causados por la descomposición de proteínas y otros tóxicos.

La avena puede usarse de muchas maneras. Cuando no se ha arruinado en la preparación ni es usada en combinaciones equivocadas, es uno de los alimentos mejores que tengamos para prevenir la enfermedad. Leí en un diario hace muchos años que la compañía Great Northern Railroad tenía una porción de camino muy urgente para construir. Emplearon a mucha gente, que trabajaron catorce horas al día. En vez de darles agua común para beber, les dieron agua de avena para beber, y el periódico decía que ningún hombre tuvo que abandonar el trabajo por causa de enfermedad. Además, se declaraba que nunca antes se tuvo una experiencia tan maravillosa en la historia de los ferrocarriles. Yo podría contar algunos incidentes admirables en este sentido, pero el espacio no lo permite.

El agua de avena debe usarse con más frecuencia de lo que se emplea. Es una muy buena medicina para la enfermedad. Tómese la avena finamente arrollada, y colóquense dos cucharadas bien llenas en un cuartillo de agua. Usted lo puede hacer más fuerte o más débil, a su gusto. Déjelo a fuego lento por media hora, y entonces revuélvalo con una cuchara o batidor de huevo y páselo luego por un cedazo fino. Esto hace una bebida excelente para cualquier persona, y especialmente para los enfermos. Si desea, se puede añadir un poco de sal y un poco de leche de soya.

Otra receta para hacer agua de avena es la siguiente: tome una cucharada bien llena de avena y colóquela en un cuartillo agua, y póngala a fuego lento por dos horas, o dos horas y media, en un recipiente perfectamente cerrado. Luego pásela por el cedazo. Con esto se hace una bebida refrescante, que se puede guardar en el refrigerador.

Cito lo siguiente del libro *Diet, The Way to Health* (La Dieta, El Camino Hacia la Salud), por el Dr. R. Swineburne Clymer, médico. "Avena triturada." Sílice 24.0; fósforo 18.2; potasio 13.6; magnesio 5.2. Uno de los más ricos productos con sílice conocidos si se combina debidamente con fruta o eliminantes vegetales, es también el alimento básico ideal para niños durante los meses de invierno, para prevenir la infección de todas las enfermedades cimóticas."

No es demasiado decir que la avena, si se combina con otros alimentos como para prevenir congestiones y la formación de toxinas y ácidos debidos a reacciones ácidas, hará más para prevenir las enfermedades contagiosas que todos los sueros inventados hasta aquí o que alguna vez puedan inventarse. La avena no es ni un producto artificial ni un sustituto. Es un agente natural que contiene elementos con propiedades anti-sépticas que hacen imposibles las infecciones contagiosas.

Además de esta cualidad antiséptica, la avena es rica en fós-foro, que el niño necesita para la formación del cerebro y los nervios, y para producir los elementos que mantienen la mente activa.

Siempre que se necesite una gran cantidad de sílice, prescri-ba la avena, o, si esto no resulta práctico, debido a problemas de digestión, use el extracto llamado "Avena Sativa".

Los siguientes son extractos de una carta escrita el 21 de abril de 1936, que recibí de F.L. Gunderson, bioquímico del Laboratorio de Nutrición de la Compañía Quaker Oats, de Chicago, Illinois:

"Nos place acompañar una descripción del proceso de manu-factura, tanto para el tipo normal como también el de cocción rápida, de la avena arrollada. Muchas personas tienen la idea errónea de que la corteza de la avena es comparable al salvado del trigo. Esto no es correcto. La corteza del trigo envuelve todo el grano, y por lo tanto en la trilla va a parar con la paja. En contraste, la cascarilla del grano de avena envuelve en forma más segura al grano, y permanece en el grano de avena como un individuo envuelto, hasta que es quitada por el molino que prepara la avena. Después de quitar la cascarilla de la avena, el grano del cual se hace la avena arrollada posee todas las cualidades del salvado, la acemita, el endosperma y el germen natural del grano. Los granos de avena enteros, la avena tritu-rada, sea la de tamaño grande o la del tipo normal de avena arrollada, de grano pequeño o de cocción rápida, son todos pro-ductos del grano integral o entero. En el sentido en que la pala-bra "refinada" se usa a veces como antónimo del grano entero, no existe alimento de avena refinada. La misma estructura botánica y física del grano de avena, junto con el proceso uni-versal para moler la avena son tales, que todos los alimentos de avena son productos del grano integral. La composición de la avena triturada, y la avena arrollada en hojuelas grandes o pequeñas, es idéntica si se hace de la misma clase de grano.

"Con respecto a las vitaminas de la avena, nuestras propias pruebas, así como la investigación de otras personas bien conocidas, indica que no hay destrucción en el proceso de manufactura".

B. PROCESOS DE MANUFACTURA PARA QUAKER OATS, MOTHER'S OATS, QUICK QUAKER OATS, O QUICK MOTHER'S OATS

DESCRIPCION: La avena arrollada hecha de la mejor clase de avena de grano grande con la cáscara quitada.

METODO DE PRODUCCION: Los granos de avena pasan por un extenso proceso de limpieza en el cual se eliminan granos de maíz, trigo, paja de cebada y otras semillas. La avena entonces se clasifica cuidadosamente por un diámetro uniforme, en máquinas especiales, y se apartan los granos livianos, los granos dobles y las espigas como alimento para el ganado. De nuevo se clasifica la avena por una longitud uniforme, y así se obtienen cinco diferentes grados. Unicamente los granos sanos y completos de buen tamaño van a cualquiera de estos cuatro productos. La avena limpia y clasificada es tostada y parcialmente secada, después de lo cual se enfría y se pasa por un gran cilindro de piedra donde se quitan las cáscaras de la avena mondada. Entonces se cuela la mezcla de avena para quitarle toda la harina, y la cáscara se separa en recipientes especiales. Todos los granos no descascarados se quitan con ciertas máquinas y el proceso de limpieza se continúa hasta que la avena mondada está libre de cáscara y de granos no descascarados. Para la producción de los dos tipos de cocción rápida, los granos son triturados en esta etapa. Los granos limpios pasan a la cámara de cocción, donde son parcialmente cocidos a vapor, y de allí a los rodillos, donde se transforman en hojuelas. Las hojuelas de avena arrollada son enfriadas en una corriente de aire de unos 110°F, a continuación del cual el producto es inmediatamente pesado y empacado por un equipo mecánico.

5

Nueces y Otros Frutos Oleaginosos

$\mathcal{L}$as nueces ocupan perfectamente el lugar de la carne. Con la excepción del maní y las castañas, el valor nutritivo promedio de las nueces es aproximadamente de 160 a 200 calorías por onza. Esto es el doble del valor de una cantidad igual de azúcar o almidón.

La gran cantidad de grasa en las nueces y semillas las hace muy altas en calorías. Tienen una cantidad relativamente grande de proteína y son buenas fuentes de hierro y de las vitaminas B. Todas las nueces con la excepción de nueces de nogal, maníes y avellanas producen una reacción alcalina en el cuerpo.

Las nueces se deben comprar en su cáscara cuando sea posible. En esta forma probablemente estén más frescas, ya que la cáscara protege la nuez, y es muy probable que sean más baratas, dependiendo de la cantidad que se compra. Por supuesto, se toma tiempo en descascararlas. Las nueces brasileñas son particularmente difíciles, pero la tarea se puede hacer más fácil poniendo a remojar estas nueces en agua por 30 minutos a 2 horas antes de descascararlas. Si usted decide comprar nueces ya descascaradas, cómprelas enteras y quiébrelas usted mismo. No se le olvide que nueces saladas se vuelven rancias mucho más rápido que las que no son saladas y que las nueces ya descascaradas se deben mantener en el congelador en una bolsita de plástico retirada de luz, calor y humedad.

Almendras: La quinta parte del peso de la almendra consiste en proteína, y es de una clase muy buena. Las almendras proporcionan un aceite delicioso, que es altamente digerible. La mantequilla de almendra puede convertirse en una leche riquísima o crema, la cual con la adición de un poco de dulce, se asemeja a la leche de vaca en apariencia y en propiedades nutritivas.

Nueces del nogal: Una libra de esta clase de nueces es igual en valor nutritivo a más de cuatro libras de carne común. Dos terceras partes del peso de estas nueces es de un aceite fácilmente digerible.

Pacanas: La pacana es una nuez valiosa, de alto valor nutritivo.

Nueces de Nogal: Una libra de nueces contiene casi cincuenta por ciento más proteína que la misma cantidad de carne de res.

Mantequilla de nueces: La mantequilla o pasta de nueces también contiene más grasa que las nueces, pero tiene la misma cantidad de proteína. La mantequilla de nueces contiene más o menos 3% de carbohidratos, y por lo tanto es muy valiosa para las personas que sufren de diabetes.

Maní: Cuando está perfectamente seco, el maní contiene 50% más proteína que el mejor bistec. Además, la mitad de su peso es de un excelente aceite. Debe destacarse el hecho de que el maní salado y tostado, como se vende en el mercado, está excesivamente tostado y es indigerible. El maní crudo, convertido en pasta, es fácilmente digerible y altamente nutritivo. La proteína del maní es igual a la proteína de la leche y de los huevos como elemento formador de tejidos. Puede hacerse una muy buena clase de leche con mantequilla de maní crudo. También el maní se usa extensamente para fabricar carnes vegetales.

Coco: Puede prepararse una excelente mantequilla para sustituir la mantequilla común de leche: corte el interior de la nuez en tiras, rállelo o muélalo en un molinito. Sumérjalo varias veces en una cantidad de agua similar a la cantidad de coco, usando agua tibia, y déjelo estar por dos o tres horas. Una rica crema aparecerá en la superficie. Desnátela y bátala para que se forme una mantequilla. Esto se hace con una cuchara común de batir mantequilla. El aceite de coco es alto en ácidos grasos saturados, así que se debe evitar.

Es mejor consumir las nueces en forma emulsionada, o sea en forma de mantequilla de nuez. Cuando se comen de otra manera, deben ser totalmente masticadas, de manera que no entren en el estómago pequeños trocitos duros.

Las partículas pequeñas de alimentos tan concentrados no pueden ser trabajadas por los jugos digestivos, y a menudo pasan sin digerir a través del canal alimenticio.

La crema o mantequilla de nuez, preparada sin tostar, es superior en valor nutririvo e higiénico a los mejores cortes de carne y a la mantequilla y el queso proveniente de la leche.

La mantequilla de las nueces es de mayor valor para la renovación de las células del cuerpo que la proteína derivada de los tejidos musculares de animales muertos, con toda su serie de desechos venenosos.

Las pacanas, las avellanas, las nueces inglesas de nogal, las almendras, y las castañas tienen en abundancia las vitaminas que promueven el crecimiento.

Las nueces no deben ser usadas como un lujo; deben ser un artículo principal del régimen. La idea popular de que las nueces son difíciles de digerir no tiene fundamento. Es perjudicial comer nueces al final de una comida, cuando probablemente se han tomado más alimentos de naturaleza altamente nutritiva, en mayor cantidad de la que se necesita. Es igualmente perjudicial el hábito de comer nueces entre comidas. La masticación indebida es una causa común de indigestión al usar las nueces.

El maní debe ser calentado ligeramente para quitarle la cáscara. Otras nueces pueden ser escaldadas y partidas sin tostar. El tostar en exceso hace que la nuez sea muy difícil de digerir.

Las nueces deben consumirse como parte de toda comida diaria, y deben llegar a formar una parte importante del menú. Y a medida que sus méritos sean apreciados serán empleadas de esta manera.

Las nueces contienen más hierro que cualquier otro alimento; también tienen un contenido alto de calcio, particularmente las almendras, nueces Brasileñas y avellanas. Las nueces son altas en contenido de grasa, pero no contienen colesterol. La mayoría de las nueces tienen una reacción alcalina en el sistema con la excepción de maníes, nueces de nogal, y avellanas, las cuales forman ácidos.

ANOTACIÓN: El dicho que "Una libra de nueces de nogal contiene casi 50 porciento más de proteína que la misma cantidad de carne de res" es incorrecto. Cuando esto fue dicho (en los años 1930), no había valores nutritivos específicamente de-

VALOR NUTRITIVO DE LAS NUECES

porción usual = 100 gramos (3 ½ onzas)

	VITAMINAS (MG)			MINERALES (MG)				CARBO-HIDRATOS GRAMOS	PROTEINAS GRAMOS	GRASAS GRAMOS	CALORIAS
	B1	B2	NIACINA	CALCIO	FOSFORO	HIERRO	POTASIO				
ALMENDRAS	.25	.67	4.6	254	475	4.4	—	597	18.6	19.6	54.1
NUEZ DEL BRASIL	.08	—	—	186	693	3.4	660	646	14.4	11.0	65.9
NOGAL BLANCO	—	—	—	—	—	6.8	—	629	23.7	8.4	61.2
ANACARDOS	.63	.19	2.1	46	428	5.0	—	578	18.5	27.0	48.2
CASTAÑAS	.22	.22	.6	27	373	3.8	—	377	2.9	—	4.1
COCO	.10	.10	.2	21	98	2.0	—	359	3.4	14.0	34.7
AVELLANAS	.46	—	.9	209	337	3.4	—	634	12.6	16.7	62.4
NOGAL AMER.	—	—	—	TR.	360	2.4	—	673	12.6	12.8	62.4
MACADAMIA	.34	.11	1.3	48	161	2.0	—	691	7.8	15.9	71.6
MANIES	.30	.13	16.2	74	393	1.9	337	559	26.9	23.6	44.2
PACANAS	.72	.11	.9	74	324	2.4	300	696	9.4	13.0	73.0
PISTACHOS	.22	.11	.7	74	—	—	—	594	19.3	19.0	53.7
GIRASOL	1.96	.23	5.4	120	6	7.1	—	560	24.0	19.9	47.3
NOGAL INGLES	.48	.13	1.2	83	380	2.1	225	654	15.0	15.0	64.4

signados para ciertos alimentos por el Departamento de Agricultura de Estados Unidos. Pero hoy en día tales valores se encuentran y nos demuestran que una libra de nueces de nogal negras (picada o quebrada) contiene como 86 gramos de proteína. La misma cantidad en peso (una libra) de carne de res cocida al horno relativamente grasosa contiene .85 gramos de proteína; una libra de carne de res con menos grasa cocida al horno contiene 112 gramos de proteína; una libra de bistec de solomillo relativamente magra con algo de grasa y asada contiene 100 gramos de proteína; y una libra de carne de solomillo asada y relativamente magra contiene 144 gramos de proteína.

Las nueces son muy altas en potasio y contenido de magnesio.

El porcentaje de contenido de proteína de algunas nueces, productos de leche, y carne es como sigue: cacahuates, 26.9; nueces de nogal, 15.0; pavo, 24.0; jamón curado, 16.9; jamón fresco, 15.2; carne de res (carnosa y grasosa), 18.6; carne de res (molida regular), 16.0; queso cheddar (amarillo) 23.2; leche de polvo desnatada, 35.6.

Los productos lácteos y de carne son tan altos en colesterol, que hoy en día es implicado como una de las causas principales de ataque al corazón (obstrucción de la coronaria). Las nueces no tienen contenido de colesterol.

Debe recordarse que el dicho, "Las nueces toman perfectamente el lugar de carne" fue escrito por mi padre en los años 1930. Hoy en día está establecido que a una dieta totalmente vegetariana le hace falta la vitamina B12. Esta vitamina no fue descubierta hasta 1948, como una década después de que este libro fue publicado. Por esto, las personas en una dieta totalmente vegetariana deben de tomar una tableta de 50 microgramos de B12 por semana.

La declaración que "las nueces contienen más hierro que cualquier otro alimento" es verdad para ciertas nueces, pero no todas. El perejil es extremamente alto en hierro; sin embargo, la misma cantidad en peso de nueces de nogales inglesas contienen más hierro que el perejil. La mayoría de otras nueces, no obstante, incluyendo nueces de nogal, contienen algo menos de hierro que lo que contiene el perejil del mismo peso. Estas estadísticas son del USDA Home and Garden Bulletin #2,1981. (El boletín de Casa y Jardín del USDA)

6

El Pan y la
Harina Refinada

A. LA IMPORTANCIA DEL PAN

El pan es un artículo alimenticio muy importante. "Hay más religión en una hogaza de buen pan de lo que muchos piensan." (E. G. de White, *El ministerio de Sanidad*, p. 302). El pan bien cocido que se ha hecho del debido material: harina de trigo integral, ha sido el elemento vital desde los tiempos más antiguos de la historia bíblica, y siempre ha sido uno de los principales alimentos que Dios le ha dado al hombre; pero desgraciadamente se ha hecho un elemento de muerte debido a las invenciones modernas de la molienda y la fabricación de pan.

El pan de harina blanca no puede impartir al organismo la nutrición que se halla en el grano de trigo integral. El uso de esta clase de harina agrava las dificultades con las cuales actúan y trabajan los que tienen el hígado inactivo.

La mayoría de los panes integrales comprado en el mercado y otros almacenes no es muy saludable, pues contiene diversos porcentajes de harina blanca, y muy pocas veces es cocinado suficientemente. El pan es más saludable cuando se lo come al menos al día siguiente de hornearlo. Debe cocerse en forma completa de manera que ninguna partícula de él sea suave o gomosa.

Dios nunca se propuso que el trigo y otros granos fueran separados en diferentes partes y divididos, como si esto fuera una maravillosa invención, y entonces vendidos los distintos elementos a gran precio. Esta es ciertamente una invención para destruir tanto el alma como el cuerpo. Mucho daño se ha hecho por el tipo de harina para hacer pan que se vende hoy en el mercado. Muchos de los productos cocidos al horno que se venden en el mercado son cocidos el tiempo suficiente como para que tengan cohesión o consistencia, pero no lo suficiente como para matar el germen de la levadura, ni para que el almidón se cambie de suerte que pueda ser fácilmente digerido.

El proceso de cocción fue instituído por Dios mismo para preparar los granos y alimentos amiláceos de manera que pudieran ser consumidos por el hombre, y así nutrirlo adecuadamente y producirle buena sangre.

En los primeros tiempos se usaba una cantidad mayor de pan no leudado, que de pan leudado. El pan que la esposa de Abrahán preparó para los visitantes, que eran ángeles, era pan sin levadura, pues le tomó un corto tiempo prepararlo. En las ofrendas y sacrificios se usaba siempre pan sin levadura. La levadura se consideraba como símbolo del pecado (Lucas 12:1). Si se usa alguna clase de levadura en el pan, éste necesita ser cocinado completamente de manera que el germen de la levadura resulte destruído completamente.

En los últimos tiempos se ha anunciado mucho la levadura, recomendando que se la consumiera cruda como remedio para el estómago; pero la levadura nunca debe consumirse a menos que primeramente sea cocida. La levadura es altamente nutritiva y un producto saludable cuando está cocida hasta el punto de que el germen de la levadura esté destruído. El análisis de la levadura es exactamente el mismo que el análisis del Vegex, que se vende a tan alto precio en el mercado.

En tiempos recientes se ha puesto de moda la idea de que nadie debe comer pan después de los 35 o 40 años de edad. El consejo es correcto para la mayor parte del pan que se compra en el mercado. De hecho, éste no debe ser comido por nadie en ningún tiempo. Sin embargo, uno puede vivir sólo a base de pan de trigo integral, pan de centeno integral, pan de cebada integral, y añadiendo verduras o frutas.

La avena también produce un pan excelente. Puede prepararse un pan delicioso tomando parte de avena integral, parte de harina de maíz integral, parte de cebada integral y parte de harina de soya. Agréguese un poco de miel de malta o jarabe de maíz Karo. Esto hará un pan a base del cual cualquier persona puede vivir y trabajar, simplemente añadiéndole un poco de fruta.

Todos los granos, antes de estar maduros, cuando se hallan

en el estado lechoso, pueden comerse crudos, pues están en el estado del azúcar de uva y son como el azúcar que se encuentra en la fruta bien madura. Después que el grano madura se convierte en almidón, y el organismo humano no tiene ningún fluído para digerir el almidón crudo de manera adecuada como para convertirlo en buena sangre. Los animales tienen fluidos diferentes que el hombre, y pueden digerir el almidón crudo.

El proceso de cocción es muy similar al de la maduración de la fruta en el árbol. Se halla en estado almidonoso y es inadecuada para comer, pero después que madura al sol, éste la transforma en azúcar de uva, y está lista para la asimilación, y requiere entonces poca digestión. Cuando el pan es puesto en el horno, pasa por el mismo proceso. La cocción prolongada va cambiando gradualmente, y en alto grado, el almidón en azúcar de uva, con lo que se hace adecuado para la digestión transformándolo de tal manera que los fluídos digestivos pueden actuar debidamente sobre él y renovar al cuerpo.

B. HARINA REFINADA Y MOLIDA

La harina refinada y molida es nada parecido al refinamiento de oro, cual destruye las impurezas y hace el producto mucho más valioso, el refinamiento de granos de cereales (trigo, arroz, maíz) destruye la mayoría de nutrientes de valor y hace el grano mucho menos valioso desde un punto de vista nutritivo. Quizás en lugar de llamarle harina refinada, que para muchas personas sugiere que el producto se ha mejorado, debería de ser llamada harina de molino o harina desvitalizada. Este tipo de harina tiene una ventaja para todas esas personas que están envueltas en la distribución, almacenamiento, y procesos de cocimiento desde que la harina refinada no se hecha a perder ni se hace rancia, pero también es mucho menos probable que se infeste con insectos. La persona quien más pierde es el consumidor. El refinamiento de cereal, sin embargo, también destruye fitatos y ácido fítico, el cual ciñe algo de hierro, calcio, y cinc, resultando en una pérdida de algunos de éstos minerales para el cuerpo.

Todos de los granos de cereales usados más comúnmente son las semillas de gramíneas y cada una tiene una estructura algo parecida al grano de trigo demostrado en la Fig. 1. Note que las vitaminas y minerales esenciales se localizan principalmente en las capas de salvado y germen; y que el endosperma, el cual es la porción que queda después del proceso del molino, contiene sólo almidón y poquita proteína.

El grano entero contiene la semilla entera con excepción de la capa exterior, la cual no se puede comer y desde luego hay que tirarla. Debe recordarse que los cereales y panes de grano entero se deben de mantener en el refrigerador ya que la grasa, la cual está presente en la porción del germen, se vuelve rancia rápidamente.

UN GRANO DE TRIGO

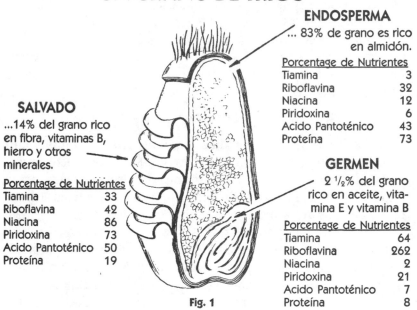

ENDOSPERMA
... 83% de grano es rico en almidón.

Porcentage de Nutrientes
Tiamina	3
Riboflavina	32
Niacina	12
Piridoxina	6
Acido Pantoténico	43
Proteína	73

SALVADO
...14% del grano rico en fibra, vitaminas B, hierro y otros minerales.

Porcentage de Nutrientes
Tiamina	33
Riboflavina	42
Niacina	86
Piridoxina	73
Acido Pantoténico	50
Proteína	19

GERMEN
2 ½% del grano rico en aceite, vitamina E y vitamina B

Porcentage de Nutrientes
Tiamina	64
Riboflavina	262
Niacina	2
Piridoxina	21
Acido Pantoténico	7
Proteína	8

Fig. 1

El refinamiento del grano empezó en los Estados Unidos alrededor del año 1910. El enriquecimiento de la harina blanca refinada se hizo obligatorio por el gobierno de E.U. durante la Segunda Guerra Mundial. Este programa de enriquecimiento consistía en agregar tiamina, riboflavina, niacina, y hierro en cantidades suficientes para llevar el grano casi hasta su estado original con el contenido de estos cuatro nutrientes. La adición de calcio y vitamina D fue facultativo. La Tabla I demuestra el efecto del enriquecimiento en tres tipos de harina de trigo.

TABLA 1

Nutriente Mg. por Libra	Sin Enriquecer	Harina Enriquecida	Grano Entero
Hierro	3.6	13.0	15.0
Niacina	4.1	16.0	19.7
Tiamina	0.28	2.0	2.49
Riboflavina	0.21	1.2	0.54
Calcio	73.0	73.0	186.0

Origen: *Nutritive Value of American Foods in Common Units*, (Valor Nutritivo de Alimentos Americanos en Unidades Comunes) Agriculture Handbook No. 456, Agricultural Research Service, U.S. Department of Agriculture, Washington, D.C., 1975, p. 274.

Siguiendo la Segunda Guerra Mundial, la decisión perteneciente al enriquecimiento de granos quedó en las manos de los estados, y aproximadamente 34 estados ahora requieren el enriquecimiento de pan y harina. Es muy importante, entonces, que los consumidores, especialmente esos que no viven en estados que requieren enriquecimiento, lean las etiquetas en el pan, cereales, pasta, arroz, etc., para estar seguros que están enriquecidos. Le cuesta al manufactor un total despreciable de menos de 1/10 de un centavo para las vitaminas y minerales que se necesitan para enriquecer una barra de pan. Aunque aproximadamente el 90 porciento del pan que se vende en los Estados Unidos está enriquecido, los alimentos refinados todavía constan de aproximadamente 50 porciento de la dieta americana, y mientras que el consumo de pan y harina enriquecida disminuye, el consumo de alimentos los cuales no están enriquecidos sigue aumentando.

Otro, y quizá más importante hecho para recordar es que 17 otros minerales y vitaminas, incluyendo la fibra que se destruyen durante el proceso del molinillo no son reemplazadas y por lo tanto están ausentes hasta en el pan y harina enriquecida. Una lista de éstos nutrientes con la cantidad aproximada que se pierde se demuestra en la Tabla II.

TABLA II

PERDIDAS DE NUTRIENTES RESULTANDO DEL REFINAMIENTO DEL TRIGO INTEGRAL

	Porcentage Perdido en el Molinillo	Lo Reemplazado por Enriquecimiento
Salvado (fibra)	100%	—
VITAMINAS		
Tiamina (Vitamina B1)	77	Sí
Riboflavina (Vitamina B2)	80	Sí
Niacina	81	Sí
Vitamina B6 (Piridoxina)	72	—
Acido Pantoténico	50	—
Folacina	67	—
Alfa-Tocoferol (Vitamina E)	86	—
Colina	30	—
MINERALES		
Calcio	60	—
Fósforo	71	—
Magnesio	85	—
Potasio	77	—
Sodio	78	—
Cromo	40	—
Manganeso	86	—
Hierro	76	Sí
Cobalto	89	—
Cobre	68	—
Cinc	78	—
Selenio	16	—
Molibdeno	48	—

Adaptado de Henry A. Schroeder, M.D. "Losses of Vitamins and Trace Minerals Resulting from Processing and Preservation of Food," (Pérdida de Vitaminas y Minerales Resultando del Procesamiento y Preservación de Alimentos), *The American Journal of Clinical Nutrition*, Volumen 24, pgs. 566-569, 1971.

¿Que pasa con todos los minerales y vitaminas tan valiosos y con el salvado que se destruye durante el proceso del molino?

Estos nutrientes se usan para alimento de animales, principalmente para ganado y cerdos.

Lo que sigue es la información nutritiva para el pan de ho gaza que se compra más seguido en el supermercado. Estas estadísticas son aproximadamente para una porción típica de dos onzas el cual es más o menos 2 rebanadas de pan.

Los ingredientes en una hogaza de pan blanco enriquecido son como lo siguiente: harina enriquecida (cebada, malta, hierro, niacina, tiamina, mono nitrito, riboflavina), agua, miel de maíz, levadura, manteca de animal o vegetal hidrogenada en parte, (puede contener manteca de cerdo y/o manteca de res y/o aceite de frijol de soya y/o aceite de semilla de algodón y/o aceite de palma), sal, gluten de trigo, acondicionadores de masa (contienen uno o más de lo siguiente: propiniato de calcio (preservativo), estearoil de lactilato, mono-y diglicéridos, lecitina, etoxilados mono- y diglicéridos, cebada, malta, sulfato de amonia, potasio de bromato, niacina, azodicarbonamida, hierro, ezimas de hongos, mononitrato de tiamina, riboflavina.

En comparación con estas hogazas de pan que se obtienen comercialmente, los ingredientes que aparecen en dos hogazas de pan hecho en la panadería del mercado de Loma Linda son como sigue:

Pan de Trigo Integral Germinado – ingredientes: trigo germinado, harina de trigo integral, agua, levadura, sal, miel, aceite de soya, malta y lecitina.

100% Pan de Trigo Integral – ingredientes: harina de trigo integral, levadura, azúcar, aceite de soya, malta, sal y lecitína.

Como se ha mencionado anteriormente, y hay que recordar que ya que las últimas dos hogazas de pan mencionados contienen el grano entero de trigo, incluyendo la grasa en la capa del germen, se harán rancios si se dejan al aire libre por largo plazo y mientras tanto deben mantenerse en la refrigerador.

El pan no es particularmente un alimento que engorda, como la mayoría de personas piensan. Una rebanada de casi cualquier tipo de pan contiene como 70 calorías, y un punto importante es que como el 75 porciento de estas calorías es suministrado por los carbohidratos. El pan es bajo en grasa. Si usted usa el pan de 100 porciento de grano integral, usted encontrará una buena fuente de fibra, minerales, vitaminas y los carbohidratos complejos.

7

La Carne y el Vegetarianismo

$\mathcal{L}$as carnes, cualquiera sea la clase, no son alimentos naturales. La carne de res, el pescado, las aves y los productos marinos son muy propensos a contener una cantidad de gérmenes.
La carne tiene bacterias. Estas bacterias infectan los intestinos y producen colitis y muchas otras enfermedades. Todas ellas
causan putrefacción.

La investigación ha demostrado más allá de toda duda que
un régimen alimenticio a base de carne produce cáncer en muchos casos. El exceso de ácido úrico es producido por el consumo
de carne y da lugar al reumatismo, a la enfermedad de Bright,
a piedras en los riñones, a la gota y a piedras en la vesícula
biliar. He tratado casos de dolor de cabeza severo del cual los
pacientes habían sufrido por muchos años. Dichos pacientes
habían recibido toda clase de remedios sin obtener alivio, pero
cuando la carne fue excluída del régimen, obtuvieron los más
agradables resultados.

El ácido úrico excretado en la orina procede de dos fuentes:
1. Acido úrico trasmitido a la sangre por la carne, los extractos de carne, el té, el café, etc. Esta es la razón por la cual
   se siente una reacción estimulante al comerse un bistec,
   ya que el ácido úrico es un pariente químico cercano de la
   cafeína.
2. Acido úrico formado en el cuerpo por los alimentos nitro-
   genados. Un régimen a base de papas es excelente para
   limpiar el cuerpo del exceso de ácido úrico.

Es un hecho establecido que la proteínas de la carne causa
putrefacción dos veces más rápidamente que las proteínas vegetales. No hay componente de la carne que no pueda reempla-
zarse por uno de mejor calidad en los productos del reino vege-

tal. La carne es un material de segunda mano, es costoso y no produce una sangre sana y pura, ni forma buenos tejidos. El valor nutritivo de los caldos de carne es prácticamente ninguno. Siempre contienen ácido úrico y otros venenos.

El argumento de que debe consumirse carne a fin de proveer al cuerpo de suficiente proteína es irrazonable. La proteína se encuentra en abundancia en los frijoles, las arvejas, las lentejas y en toda clase de nueces.

Mientras que, antes de la inundación cuando no se comía carne, el hombre vivía regularmente sobre los 900 años; después de la inundación, cuando la carne se agregó a la dieta del humano, la esperanza de vida se disminuyá rápidamente a un poco más de 100 años.

La carne que comemos se compone principalmente de parte de un músculo de un animal, junto con varias cantidades de grasa y otros tejidos como los nervios y vasos sanguíneos, así también como muchas sustancias tóxicas que no podemos ver. En el momento de matanza, todos los procesos vitales que estaban sucediendo en el animal llegaron a un alto abrupto y las toxinas que estaban en los tejidos en el momento de la muerte se quedaron allí. Algunos de estos productos son úrea, ácido úrico, creatinina, creatina, ácido fenólico, adrenalina, posiblemente varias bacterias y parásitos, vivos o muertos, varias hormonas, antibióticos, pesticidas, herbicidas, y otros elementos a lo cual ha estado expuesto el animal o el cual había comido mientras estaba vivo.

Las sustancias químicas que ocasionalmente se encuentran en el pescado en algunas áreas son plomo, mercurio, calcio, cadmio, cinc, antimonio y arsénico. Los pesticidas como el DDT se degeneran lentante en el cuerpo, así que se acumula en la grasa y músculos de los animales. La carne, pescado, y pollo contribuyen 13 veces más DDT a la dieta típica que las verduras.

El Dr. Wynder de la Federación de Salud Americana ha dicho: "Se estima hoy en día que más o menos el 50 porciento de todos los cánceres de las mujeres en nuestro mundo occidental, y como un tercio de todos los cánceres del hombre, están relacionados con factores nutritivos." Mientras aumenta el consumo de grasa de animal y proteína, la incidencia de cáncer del pecho aumenta en las mujeres y la incidencia del cáncer del colon aumenta en ambos sexos. Las mujeres quienes comen grandes cantidades de carne tienen diez veces más riesgo de desarrollar cáncer del pecho que esas que comen poca grasa animal.

Un bistec de una libra asada al carbón, bien cocida, contiene de 4 a 5 microgramos de benzopirina, una cantidad igual de lo que una persona obtendría fumando como 300 cigarrillos. Durante el proceso de asar la carne, grasa de la carne gotea al carbón, produciendo benzopirina que se destila otra vez así a la carne. La benzopirina es uno de los agentes principales que producen el cáncer se encuentra en el humo del tabaco. En Islandia, donde se comen grandes cantidades de pescado ahumado que contiene benzopirina, hay numerosos pacientes con cáncer del estómago y del canal intestinal.

Las sustancias añadidas en los alimentos también le agregan al riesgo del cáncer. Los nitritos, agregados a alguna carne para ayudarle a verse más saludable, fresca, y rosada, se puede cambiar a nitrosaminas que son muy carcinogénicas.

Las proteínas de animales de algún modo alteran la manera en que algunas bacterias actúan en nuestros intestinos. Estas bacterias cambian los ácidos bilis a un compuesto que potencialmente forman el cáncer, y una dieta (de carne) baja en fibra promueve el estreñimiento y prolonga el contacto de estos compuestos tóxicos con el forro membranoso del colon, en ésta manera promoviendo el desarrollo y crecimiento de tumores del colon.

El contenido de grasa de pollo se ha más que doblado en los últimos 20 años por las técnicas de producción modernas. En el 1960 el pollo crudo contenía 5 gramos (como una cucharita) de grasa por cada 100 gramos de carne comestible. Para el 1980 esto se triplicó a 15 gramos de grasa por cada 100 gramos de carne. Durante los mismos 20 años el consumo de pollo aumentó de 23 libras por persona a 56 libras por año. Sesenta y tres por ciento de las calorías en una comida rápida de pollo, con carne morena y super dorada, frita en aceite, y con papas majadas, salsa, y ensalada de repollo, se acumulan del alto contenido de grasa. Esto es suficiente para darnos la cantidad de grasa recomendada por un día entero. La carne roja contiene dos o tres veces más grasa que la carne blanca. La mayoría de la grasa está debajo del pellejo y se debe de quitar con el pellejo si es que se come esta carne.

La dieta típica americana con su alta cantidad de grasa y casi el doble de cantidad de proteína, tiene los siguientes efectos dañinos sobre el cuerpo.

1. Un aumento de riesgo de cáncer del colon, pecho y posiblemente de la próstata.
2. Aumenta la formación de arterioesclerosis en las arterias.
3. Causa el ablandamiento de huesos por el aumento de excreción de calcio.
4. Altera el mecanismo normal del sistema inmune.
5. Disminuye la resistencia y reduce las reservas de energía.
6. Una dieta baja en fibra resulta en constipación, diverticulosis, y hemorroides.
7. Aumenta el colesterol en la sangre y niveles de triglicéridos.
8. Las toxinas que se encuentran en los animales antes de la matanza se comen con la carne.
9. El riesgo de ingerir parásitos, como lombrices de res o cerdo, y bacteria.
10. La posibilidad de alergias y problemas de sustancias agregadas a los alimentos.

En los años de los 1940 la mayoría de los nutricionistas pensaban que no era posible obtener una dieta adecuada y nutritiva sin el uso de la carne. Ahora han tenido que revisar estas ideas, ya que numerosos estudios científicos han verificado el hecho de que una dieta vegetariana bien planeada puede ser adecuada y nutritiva, con un suplemento de vitamina B12 el cual se necesita por vegetarianos estrictos que no usan ni la leche ni huevos.

Ya que enfermedades de deficiencia se han encontrado en esas personas que comen carne así también como en los vegetarianos, es claro que una dieta adecuada nutritivamente se trata de mucho más que si una persona come carne o no. En la América de hoy, no es difícil obtener una dieta con todos los nutrimentos necesarios sin comer carne, ya que una amplia variedad de alimentos es consumida. Esto es muy importante ya que mientras más variedad de alimentos se use en la dieta, lo más probable sea que todos los nutrimentos necesarios sean suministrados.

Hay muchas razones por la cual algunas personas escogen no comer carne. Dentro de éstas están las religiosas, éticas, económicas, y razones ecológicas; pero la razón principal es para obtener mejor salud.

Una preocupación de los ecólogos es que mundialmente los alimentos no vayan a poder alcanzar el aumento en la población, el cual aumenta más o menos de 208,000 personas por día.

Recientemente nos hemos dado cuenta de cuán cerca millones de personas viven en la inanición diariamente, por la publicidad que se le dió mundialmente a la escasez en Etiopía y otros países del Norte de Africa, donde miles de personas han muerto por la falta de alimentos.

En el 1974 el comité de consejeros de ciencia del Presidente dijo: "El problema mundial de alimentos no es un amenaza del futuro. Ya está aquí y ahora." Al tiempo en que se dió este reporte, miles de personas morían diariamente en India, Africa y otros países subdesarrollados en el mundo. El impacto total de estas palabras no se sintió, por lo tanto, hasta el 1985, cuando la inanición severa en Etiopía y los países circundantes, durante el tiempo cuando miles de niños y adultos se murieron de la escasez, fue dramáticamente presentado al mundo entero.

Se estima que en el 1974 había como un acre de terreno agrícola por cada persona. Esto es mucho más que suficiente para proveer una provisión adecuada de alimentos para un vegetariano, quien requiere sólo como un cuarto de acre. Esas personas que dependen de la proteína para alimento, por lo tanto, requieren como 3 acres de terreno por persona. Esto es una diferencia muy significativa; más o menos como doce veces más terreno se necesita para mantener un carnívoro que un vegetariano. Así como la población de Estados Unidos aumenta, más y más terreno bueno agrícola desaparece, mientras las áreas urbanas continúan ampliándose más circundando los campos.

Otra forma de ver esto es; si un hombre escoge su acre de terreno para mantener ganado, éste podría producir suficiente carne para suministrar su requisito de proteína para 77 días; si utilizaba su acre para producir leche, su requisito de proteína se podría cumplir para 236 días; para 877 días si acaso cultivaba trigo; y 2.224 días si utilizaba su acre para cultivar frijol de soya.

Esta comparación es acentuada más cuando se realiza que 21 libras de proteína es necesario para alimentar ganado para lograr 1 libra de proteína. Esta diferencia entre la cantidad de proteína que se le da al ganado y la cantidad que se devuelve llega a 8 millones de toneladas, suficiente para alcanzarle al 90 porciento de la deficiencia de proteína del mundo si se le diera como cereal.

Hoy en día, casi la mitad de todo el terreno que se cosecha en Estados Unidos está cultivado con alimento que se le da a los animales. Estas cosechas incluyen maíz, avena, trigo, cebada, frijol de soya, centeno y sorgo. Agréguele a esto un millón de toneladas de productos de pescado, y usted tendrá una idea de la cantidad de nuestros alimentos que se utilizan para producir carne. Esto sucede a un tiempo en que millones de personas alrededor del mundo se están muriendo de hambre o están desnutridos, y aunque la mayoría de los americanos comen demasiada proteína en su dieta, la inanición en los Estados Unidos sigue siendo una amenaza diariamente para miles de personas.

Aunque en Rusia sólo el 28 porciento de su cosecha se utiliza para alimentar animales, comparado con el 78 porciento en los Estados Unidos, su entrada diaria de proteína es casi lo mismo que la de nosotros.

No es sorpresa, entonces, que el comité de consejeros de ciencia del Presidente nos dice más tarde en el mismo reporte que "la producción de alimentos de animales no se puede justificar en términos económicos con la excepción de casos especiales."

Mientras que las fotografías de niños muriéndose de inanición los cuales nos conmueven el corazón siguen siendo proyectadas en la televisión a millones de casas alrededor del mundo, otra sustancia que pocas personas le dan atención, pero el cual es igual de esencial para mantener la vida, y se está escaseando poco a poco. Esa sustancia es el agua. Mientras que nuestra población continúa su crecimiento, y parece ver una necesidad interminable para más agua para la industria, agricultura, para beber y otros usos, más y más de nuestra fuente de agua se está contaminando y no se podrá tomar.

¿Pero cómo es que todo esto está relacionado con comer carne? Simplemente en ésta manera: 2.500 galones de agua por día se utilizan para proveer alimento para un carnívoro, pero sólo 300 galones al día se necesitan para un vegetariano.

El nombre "vegetariano" se usó primero en el 1842 por vegetarianos ingleses, y no hace mucho tiempo que los vegetarianos todavía se consideraban algo raro, y hasta individuos fanáticos. Seguido los llamaban "comedores de hierba" y muchos otros nombres los cuales no eran muy complementarios. Se pensaba generalmente que lo que se necesitaba para poder hacer el "trabajo de un hombre" era mucha carne y papas.

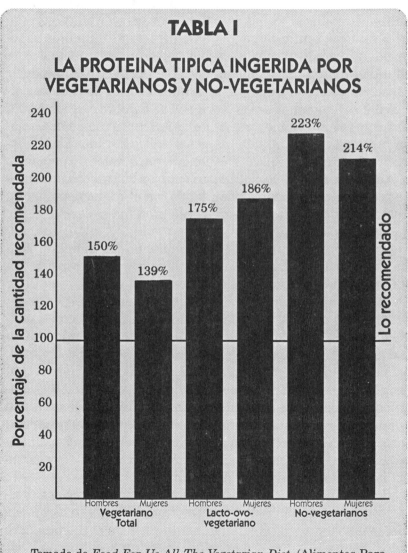

TABLA I

LA PROTEINA TIPICA INGERIDA POR VEGETARIANOS Y NO-VEGETARIANOS

Porcentaje de la cantidad recomendada

- Vegetariano Total: Hombres 150%, Mujeres 139%
- Lacto-ovo-vegetariano: Hombres 175%, Mujeres 186%
- No-vegetarianos: Hombres 223%, Mujeres 214%

Lo recomendado

Tomado de *Food For Us All-The Vegetarian Diet*, (Alimentos Para Todos Nosotros-La Dieta Vegetariana) American Dietetic Association, 1981 (Asociación Americana Dietética, 1981)

Hoy más y más personas, especialmente en las generaciones más jóvenos, ostán empezando una dieta vegetariana. Con casi tres cuartos de billones de vegetarianos en el mundo y como 7 millones de estos viven en los Estados Unidos (1 de cada 32 americanos), siendo un vegetariano ya no lleva el mismo estigma que a un tiempo llevaba. Hoy en día más y más restaurantes están preparando alimentos para esas personas que escogen no comer carne, pero aún así todavía puede ser difícil en algunas áreas para salir a comer y lograr una comida vegetariana.

Hay muchos tipos de vegetarianos, cada uno de ellos comiendo una dieta distinta sin carne. Los tres grupos más comunes son:

1. *Lacto-ovo-vegetarianos*, el grupo más grande, quienes incluyen huevos así también como leche y productos lácteos en su dieta.
2. *Lacto-vegetarianos*, quienes no comen huevos pero sí usan leche y productos lácteos aparte de alimentos vegetales.
3. *Vegetarianos totales (puros), o veganes*, quienes no comen ningún producto animal. Menos personas siguen este tipo de dieta vegetariana que cualquiera de los otros dos.

Los vegetarianos quienes comen huevos, leche, y productos de leche no tienen dificultad en obtener todos los componentes necesarios para una dieta adecuada y nutritiva. El vegan, por otra parte, tiene que ser mucho más cuidadoso en los alimentos que selecciona. (Vea la Nota Especial, final de la Sección III).

La manera más práctica en asegurar que nuestra entrada de proteína sea adecuada, no sólo en cantidad sino también en calidad, es por suplementación de proteínas de alimento; es decir, por la combinación de alimentos para que todos los aminoácidos esenciales estén presentes en cantidades suficientes. Se pensó durante un tiempo que para formar una proteína completa, todos los aminoácidos esenciales se tenían que comer durante la misma comida. Pero hoy en día se reconoce que nuestros sistemas pueden suplir esas deficiencias temporales de nuestros recursos de aminoácidos los cuales están presentes en el cuerpo. Combinando la proteína en huevos y leche con la proteína de fuentes de vegetales —granos, nueces, semillas, legumbres, vegetales— eleva la proteína en el alimento de la planta a un valor bueno biológico. Con el vegan, sin embargo, la suplementación de los alimentos se nos hace un problema más grande, pero es un problema, que se necesita tratar si es que va uno a poder obtener una dieta adecuada y nutritiva. Por ejemplo, algunos granos como el maíz, trigo, y arroz desnutrido son altos en el aminoácido esencial metionina pero limitados en lisina, y en esta manera las proteínas buenas de alta calidad pueden ser obtenidas.

Otras combinaciones de alimentos suplementarios para el vegan son como sigue:

1. Combinando granos con legumbres.
2. Combinando nueces y semillas con legumbres.
3. Combinando granos y verduras.
4. Combinando legumbres con vegetales.

Los granos combinados con nueces y semillas puede que no nos suplan con una alta calidad de proteína.

En los Estados Unidos hoy se ven pocos casos de deficiencia de proteína. Cuando se encuentran, normalmente ocurren en esas personas que no se están alimentando bien. Un problema con la mayoría de las dietas americanas es que hay demasiada proteína y no muy poca. El americano típico come como el doble de la cantidad de proteína requerida por el cuerpo. El exceso se quema como energía o se guarda en nuestro cuerpo como grasa. Esto nos pone a trabajar más los riñones y hígado. Una dieta persistentemente alta en proteína y baja en carbohidratos puede causar daño permanente a los riñones. También puede causar una pérdida de calcio en los huesos resultando en osteoporosis (ablandamiento de los huesos).

Desde la vuelta del siglo ha habido un aumento marcado en el consumo de grasa de animal y proteína, el cual ahora provee más de dos tercios del consumo total de proteína. En el 1975 cada persona en los Estados Unidos consumió 99 gramos de proteína al día, casi el doble de lo recomendado en la dieta diaria.

Mientras que es cierto que los alimentos de animal en general proveen una concentración de proteína más alta que la de alimentos vegetales, la Tabla I claramente muestra que hasta los vegetarianos totales obtienen más proteína de lo que se necesita diariamente.

Los veganes tienen que tener cuidado especial en obtener los nutrientes suficientes que siguen en su dieta.

1. *Calcio.* Los vegetarianos en general necesitan menos de este mineral que esas personas que comen carne, ya que menos calcio se requiere cuando hay una entrada reducida de proteína. El calcio está presente en vegetales de hojas verde oscuras; sin embargo, ambas espinacas y acelga suiza contienen ácido oxálico, el cual se une con calcio para hacerlo en su mayor parte inútil por el cuerpo. El frijol de soya, semillas de ajonjolí, fruta seca, frutas cítricas, melaza negra, y coliflor también son buenas fuentes de calcio. Los niños pueden necesitar el tomar leche de soya fortificada para asegurarse de desarrollar huesos y dientes fuertes.

2. *Riboflavina.* Se encuentra abundantemente en vegetales de hojas verdes. También en champiñones, calabasita, y almendras.

3. *Vitamina D.* Esta vitamina se obtiene al uno exponer la piel al sol por 15 ó 20 minutos o bebiendo la leche de soya fortificada cuando no es posible salir al sol diariamente. La vitamina D aumenta la absorción de calcio y fósforo del canal intestinal.

4. *Cinc.* Se encuentra en legumbres y granos enteros. El germen de trigo es alto en contenido de cinc.

5. *Hierro.* El hierro se encuentra en legumbres, frutas secas, y otros vegetales de hojas verdes. También está presente en granos enteros, especialmente si se come en pan de levadura. La levadura destruye los fitatos en el grano para que no puedan combinarse con el hierro y cinc y hacerlos indisponibles al cuerpo. Los 10mg de hierro requeridos por las mujeres son mucho más difíciles en obtener sin el uso de alimentos fortificados. Una deficiencia de hierro se encuentra frecuentemente en mujeres por todo el mundo. Esto puede que resulte de una entrada inadecuada de alimentos que contienen hierro, la absorción impropia de hierro de los intestinos o de un aumento en la pérdida de sangre. El aumento de fibra y fitatos en un dieta vegetariana puede también resultar en la disminución de absorción de ambos hierro y cinc de los intestinos:

tomando algo de vitamina C en la misma comida aumenta la absorción de estos dos minerales y tiende a impedir la acción de los fitatos. El cocinar en una olla de hierro también aumentará su entrada de hierro. Un estudio reciente nos ha demostrado que la condición nutricional de hierro de los vegetarianos y carnívoros es esencialmente igual. Los veganes deben de asegurarse de comer alimentos altos en contenido de hierro todos los días. Si esto no es posible, deben de tomar un suplemento de hierro. Otras personas que pueden necesitar un suplemento de hierro son los bebés, mujeres quienes tienen una menstruación demasiado excesiva, y mujeres embarazadas.

6. *Vitamina B12.* La cuestión de la vitamina B12 siempre aparece cuando se discute sobre el vegetarianismo. Esta es la vitamina de la cual necesitamos la menor cantidad - sólo el tres millonésimo de un gramo por día. La vitamina B12 no se encuentra en fuentes vegetales. Sólo el vegetariano total tiene dificultad en obtener suficiente vitamina B12, ya que grandes cantidades se encuentran en leche y huevos. Quizás la mejor manera para que un vegan obtenga la cantidad suficiente de esta vitamina es tomando un suplemento de B12 o usando leche de soya fortificada, cereal de desayuno, o análogos de carne. La consuelda también es fuente de vitamina B12; doce tabletas de consuelda al día, sin embargo, son necesarias para cumplir las necesidades del cuerpo de esta vitamina. El miso, un producto de frijol de soya fermentado y utilizado como agente de sabor, también se puede utilizar como una fuente de vitamina B12. Si los niños en un dieta vegetariana total tienen dificultad en comer suficiente de este tipo de alimento, la leche de soya fortificada con calcio, riboflavina, y vitaminas D y B12 se pueden usar. Algunas personas quienes han sido vegetarianos puros por 15 ó 20 años todavía se les encuentra que tienen niveles de sangre normales de vitamina B12, mientras que otros tienen niveles bajos de sangre después de estar en la misma dieta por sólo tres o cuatro años. La razón de esta diferencia no se conoce, pero sí se sabe que esta vitamina B12 se puede almacenar en el hígado por muchos años. También se reconoce

que la reabsorción de la vitamina B12 de los intestinos es muy eficiente.

Un estudio reciente reportado en el Diario de Medicina de Nueva Inglaterra (New England Journal of Medicine) demostró que una dieta de gran parte vegetariana y baja en proteína, podría detener el avance de varias enfermedades de los riñones en muchas personas. Estas enfermedades incluyen la diabetes, alta presión sanguínea, y glomerulonefritis crónica. Muchas personas con estas enfermedades se salvaron de una operación de transplante de riñones o de empezar tratamiento de diálisis renal utilizando una dieta casi libre de carne.

Las investigaciones sobre la relación de la dieta y las enfermedades de las arterias coronarias, reportaron en el Diario de la Asociación de Medicina (Journal of the American Medical Association), el día 3 de junio de 1961, por el Dr. W.A. Thomas, nos demostró que una dieta vegetariana puede prevenir el 90 porciento de coágulos formados en las arterias y venas y el 97 porciento de ataques del corazón.

La Asociación Americana del Corazón en el 1961 publicó un reporte sobre la grasa en la dieta y su relación a los ataques del corazón y apoplejías. Este reporte, el cual fue renovado en el 1965, recomienda lo siguiente:

1. Comer menos grasa animal y alimentos ricos en colesterol.
2. Si está sobrepeso, que rebaje la cantidad de calorías para que pueda obtener un peso ideal y trate de mantenerlo.
3. Empezar a aplicar todas estas recomendaciones dietéticas temprano en la vida.
4. Mantener los principios de la buena nutrición que son importantes con cualquier cambio en la dieta. Los consejos profesionales sobre la nutrición pueden ser necesarios para asegurar que al seguir la dieta no resulte cualquier tipo de desequilibrio o deficiencia.
5. Adherirse consistentemente a las recomendaciones dietéticas que acabamos de repasar, para lograr y mantener una disminución en la concentración de grasas de sangre.
6. Hacer los hábitos de escoger los alimentos sanos un "asunto familiar", para que los beneficios de practicar una dieta

apropiada nutritiva —incluyendo el evitar niveles altos de grasa en la sangre— pueda derivarse para todos los miembros de la familia.

En resumen, algunos de los beneficios de seguir una dieta vegetariana son como sigue:

1. Menos cáncer del colon, pecho y posiblemente cáncer de la próstata.

2. Más fuerza en los huesos.

3. Bajar la presión sanguínea.

4. Bajar el colesterol del suero y niveles de triglicéridos (grasa de sangre).

5. Menos obesidad.

6. Menos gasto.

7. Menos enfermedades del corazón.

8. Menos problemas con el estreñimiento, diverticulosis, y hemorroides.

9. Menos riesgo en desarrollar varices.

10. Menos riesgo en exponerse a las toxinas presentes en la carne.

11. Conservación de las provisiones alimenticias mundialmente.

12. Ningún riesgo de ingerir parásitos, bacteria, sustancias carcinogénicas, u otras sustancias tóxicas que se encuentran en la carne roja.

13. Ser vegetariano no requiere el tratamiento ni la matanza cruel de animales.

8

La Leche

$\mathcal{P}$ara muchas personas, el tomar leche de vaca es como to-marse un veneno. La mitad de las personas inválidas del mundo sufren de dispepsia, y no deben tomar leche. La leche causa estreñimiento, biliosidad, lengua cargada, dolor de cabeza, y éstos son síntomas de una autointoxicación intestinal. La leche de soya y las leches de nueces (oleaginosas) son sustitutos excelentes, y prácticamente tienen los mismos elementos, y con su uso el peligro de autointoxicación ha sido eliminado.

ANOTACION: Una gran cantidad de adultos, y algunos niños también, tienen una falta o deficiencia de la enzima lactasa la cual está presente normalmente en el canal intestinal. La lactasa derriba la lactosa (el azúcar en la leche) a azúcares sencillos para que puedan ser absorbidos. Si el azúcar de leche se mantiene sin cambio cuando pasa por el canal digestivo, causa gas, inflamación, calambres y diarrea. Si usted encuentra que tomando la leche de vaca o comiendo productos de leche le causa que le aparezcan estos síntomas, deben de ser eliminados de la dieta para ver si obtiene alivio, y se debe usar una leche especial que ya trae lactasa agregada.

Es probablemente cierto que más personas son alérgicas a la leche de vaca que a cualquier otro alimento. Los Infantes y niños parecen ser especialmente afectados y pueden desarrollar un sarpullido por el pañal u otro tipo de erupción cutánea, diarrea, problemas en la respiración, asma, o irritibilidad. Estos síntomas pueden empezar un poco tiempo después de que la leche de vaca se use por primer vez, o puede que no resulte hasta muchos años después.

La leche es una fuente excelente de calcio y también nos suministra buenas cantidades de fósforo, riboflavina, vitamina D, y una proteína de alto grado (refiera a la Tabla I). Una y media pintas de leche al día nos da 855mg de calcio, que es más de lo que se recomienda diariamente de 800mg. Una taza (8oz.) de leche nos proporciona 300 mg o como un tercio de lo que se requiere diariamente. También nos da 20 porciento de la proteína y 5 porciento de lo que se requiere de la vitamina D. Las mujeres quienes han pasado por la menopausia necesitan más calcio, por el ablandamiento de los huesos con la posible consecuencia de riesgo de fracturarse. Lo recomendado diario de calcio para esas mujeres es 1200 a 1500 mg.

La desventaja de la leche entera es el alto contenido de colesterol y grasas saturadas. La leche desnatada o baja en grasa se debe usar en su lugar (vea la Tabla II). Ya que esta forma de leche no tiene las vitaminas solubles en grasa, es normalmente fortificada con las vitaminas A y D. En una taza de leche entera hay más de 8 gramos de grasa, mientras que en la misma cantidad de leche desnatada hay menos de la mitad de un gramo de grasa.

La leche en polvo desnatada tiene aproximadamente 30 calorías por cucharada y adicionalmente normalmente contiene aceite de coco, el cual es muy alto en grasas saturadas.

Mientras que los métodos modernos del procesamiento de leche han eliminado la mayoría de enfermedades serias que a un tiempo se esparcían por la leche contaminada, es verdad todavía que hasta hoy en día la leche de vaca pasteurizada puede ser el origen de la bacteria que causa enfermedades serias. (Vea la Sección VII, Capítulo 3, El Riesgo de Enfermedades en Animales.)

TABLA I
EL VALOR NUTRITIVO DE VARIOS TIPOS DE LECHE COMPARADO CON EL JUGO DE NARANJA

taza (8 oz.)	GRAMOS					MINERALES —Mg.						VITAMINAS —Mg.					
	CALORÍAS	PROTEÍNA	CARBOHIDRATO	FIBRA	GRASA	SODIO	CALCIO	FÓSFORO	POTASIO	MAGNESIO	HIERRO	TIAMINA	NIACINA	A (I.U.)	RIBOFLAVINA	C	D
Jugo de naranja	111	1.7	25.8	0.3	0.6	3	27	42	496	—	0.5	.22	1.0	496	.07	124	—
leche entera (3.25% grasa)	150	8.1	11.5	—	8.1	120	291	228	370	33	0.1	.09	0.2	307	.39	2	100
leche baja en grasa (2% grasa)	122	8.1	11.7	—	4.7	122	298	232	374	34	0.1	.10	0.2	500	.40	2	100
leche desnatada	89	8.0	11.9	—	0.4	128	303	251	418	27	0.1	.10	0.2	502	.34	2	100
leche de soya	87	8.9	5.8	—	3.9	51	55	126	310	57	2.1	.21	0.5	105	.08	—	—

Adaptado de *Bowes and Church's Food Values of Portions Commonly Used*; la edición trece, 1980; J.B. (Valores de Alimentos de Porciones Más Comunes) Lippencott Co.

TABLA II

CONTENIDO DE GRASA Y CALORIAS EN LECHE Y PRODUCTOS LACTEOS

	Porciento de Grasa	Calorías por Taza
Leche entera	3.3	150
Leche-baja en grasa (2%)	2.0	120
Leche-baja en grasa (1%)	1.0	100
Leche desnatada	poco	85
Suero de la leche	poco	100
Leche de chocolate	3.3	210
Leche de chocolate (baja en grasa)	2.0	180
Yogurt sencillo (bajo en grasa)	2.0	145
Yogurt con sabor (bajo en grasa)	2.0	230

Origen: *Valor Nutritivo de Alimentos* (Nutritive Value of Foods) Departamento de Agricultura de Estados Unidos, Home and Garden Bulletin No. 72, Washington, D.C. 1977, p.5-7 (Boletín de Casa y Jardín)

9

La Sal

𝓛a sal se debe utilizar con moderación. Es cloruro de sodio, dos minerales inorgánico que no puede utilizarse por ninguna estructura celular en el cuerpo. La sal irrita el estómago y la sangre, es indigestible, e impide la digestión de otros alimentos. Es una de las causas de alta presión y debe de ser restringida en las dietas de pacientes con enfermedades del corazón, como así también en personas con ciertos tipos de enfermedades de riñones e hígado.

Las sales de sodio son abundantes en frutas y verduras como los tomates, espárragos, apio, espinacas, col rizada, rábanos, nabos, zanahoria, lechuga, fresas y muchos otros.

Cuando no se le agrega sal a los alimentos, pronto se aprende a gozar más del sabor. El sabor predominante de las personas que usan sal en abundancia es lo salado. Pero sin sal, es posible gozar de más sabores de los alimentos. La sal no debe de ser utilizada por personas con hidropesía, la cual es una inflamación de los tejidos blandos causadas por la acumulación anormal de fluido, que ocurre comúnmente en esas personas con fallas del corazón o enfermedades de los riñones. La hinchazón de los tobillos puede ser un primer aviso de problemas del corazón. La sal también debe de ser restringida en personas con hiperacidez, enfermedad de Bright, úlcera gástrica, obesidad, epilepsia, y alta presión sanguínea.

La palabra sal se deriva del vocablo latino "salus," que quiere decir salud. La sal se ha utilizado como un preservativo por siglos. Los soldados romanos en un tiempo recibían su pago en sal, no en monedas, y de esta costumbre se originó la palabra "salario".

Durante los últimos 10 ó 15 años, se ha publicado mundialmente que la sal es un riesgo para la salud hasta el punto de que el 40 por ciento de los adultos hoy tratan de no consumir tanta sal y otro 20 a 30 por ciento se preocupa si van a obtener demasiada sal en sus alimentos.

El sodio en nuestra dieta viene de tres fuentes aproximadamente iguales:

1. La sal que está naturalmente presente en nuestros alimentos.
2. La sal que se le agrega a los alimentos por procesamientos comerciales.
3. La sal que le agregamos a los alimentos, durante su preparación o en la mesa.

La sal de mesa está compuesta de sodio (40 por ciento) y cloruro (60 por ciento). El sodio es responsable de la retención de fluidos en los tejidos de personas con algunos tipos de enfermedades de corazón, hígado o riñones.

Pero el sodio es un mineral indispensable para nuestros cuerpos. Ayuda a mantener un equilibro de agua apropiado, ayuda en la contracción de los músculos, ayuda en el funcionamiento apropiado del sistema nervioso, mantiene el balance correcto de ácidos en la sangre y la orina, y ayuda en la absorción de nutrientes por las membranas celulares.

Lo que se recomienda diariamente de sal es de 3 a 8 gramos, ó 1.100 a 300 mg de sodio.

El consumo típico de sal diario es de 6 a 17 gramos, ó 2.300 a 6.900 mg de sodio.

Una cucharita de sal tiene unos 2.000 mg de sodio. Lo siguiente son algunas maneras de reducir la cantidad de sodio en su dieta.

1. Quite el salero de la mesa. Esto se puede hacer gradualmente por una temporada de dos ó tres semanas.
2. Rebaje a la mitad la cantidad de sal que se le agrega a sus alimentos durante la preparación.
3. Omita o limite los alimentos salados.
4. Coma fruta y verduras frescas cuando sea posible. Los vegetales enlatados pueden tener hasta 10 veces más sodio que las verduras frescas.

5. Coma verduras congeladas sin sal en lugar de enlatadas.
6. Rebaje el consumo do alimentos procesados.
7. Evite alimentos que traigan monosodio en la etiqueta. La comida oriental es alta en Glutamato monosódico, el cual puede causar confusión mental y/o dolor de cabeza en algunas personas. A esto se le ha dado el nombre de "síndrome del Restaurante Chino".

Quizás el efecto más dañino que se reconoce en la sal sea la tendencia a causar alta presión sanguínea, particularmente en individuos susceptibles.

Algunos alimentos procesados contienen bastante grandes cantidades de sodio. Si usted se preocupa por la cantidad de sodio que está consumiendo, fíjese en las etiquetas de los envases. Si tiene que reducir la ingestión de sal, busque los alimentos con "baja cantidad de sodio", "libres de sal", o "sin sal" en la etiqueta.

ALIMENTOS ALTOS EN SAL

Queso
"Alimentos procesados"

Carnes procesadas:
  Embutidos y fiambres
  Carne en conserva
  Salchichas
  Chorizo
  Salame
  Jamón y tocino salado
Sopas enlatadas

Pescado Enlatado:
  Arenque
  Sardinas
  Anchoas
Caldos en cubo
Vegetales enlatados

Alimentos congelados
Pan
Sal de apio
Sal de ajo
Sal de cebolla
Nueces y antojos
de nueces
Salsas:
  Salsa Worcestershire
  Salsa Ketchup
  Salsa de soya
Pepinos encurtidos y
Aceitunas
Alimentos congelados
Sauerkraut
Agua para beber
  especialmente si se le
  agrega ablandador

ADITIVOS ALIMENTARIOS MAS COMUNES CON SODIO

1. Sal de mesa (cloruro de sodio)
2. Glutamato monosódico
3. Polvo de hornear
4. Soda de hornear

CONTENIDO DE SODIO DE ALGUNOS ALIMENTOS SELECCIONADOS

Alimento	*Porción*	*Sodio (Mg)*
Café, instantáneo:		
regular	1 taza	1
con sabor	1 taza	124
Queso, natural:		
cheddar	30 gramos	176
Suizo	30 gramos	74
Roquefort	30 gramos	513
Leche, entera o		
baja en grasa	1 taza	122
Leche de suero	1 taza	257
Pescado:		
arenque, ahumado	90 gramos	5.234
mero	90 gramos	114
camarones, enlatados	90 gramos	1.955
Carne:		
carne de res picada	30 gramos	1.219
jamón salado	90 gramos	1.114
salchicha (hot dog)	1 salchicha	639
Alimentos procesados:		
macarrones y carne		
de res	1 taza	1.185
chile con carne	1 taza	1.194
Cenas congeladas:		
carne de res	1 cena	998
pastel de carne	1 cena	1304
lomo picado	1 cena	978

Alimento	Porción	Sodio (Mg)
Carne de res en conserva		
picada	1 taza	1.520
Albóndigas suecas	240 gramos	1.880
Ternera a la parmigiana	210 gramos	1.825
Alimentos ya preparados:		
hamburguesa		
con queso	cada una	709
cena de pollo	1 porción	2.243
tortas de pescado	1 torta	882
hamburguesa	cada una	461
taco	cada una	401
pizza, queso	1/4 de una entera	599
Granos:		
pan:		
blanco	1 rebanada	114
trigo integral	1 rebanada	132
Cereales:		
crema de trigo		
regular	3/4 taza	2
instantáneo	3/4 taza	126
All-Bran	1/3 taza	160
Raisin Bran	1/2 taza	209
Chcerios	1 1/4 de taza	304
Rice Krispies	1 taza	340
Corn Flakes	1 taza	256
Harina de panqueque	1 taza	2036
Legumbres y nueces:		
almendras, saladas	1 taza	311
frijoles, asados,		
enlatados		
Al estilo Boston	1 taza	606
habichuelas coloradas,		
enlatadas	1 taza	844
frijol pinto, cocido	1 taza	2
anacarados, salados	1 taza	1200
mantequilla de maní	1 cucharada	81

Alimento	Porción	Sodio (Mg)
Sopas:		
caldo de res (cubitos)	1 taza	1152
caldo de pollo con		
tallarines	1 taza	1107
minestrone	1 taza	911
chícharos	1 taza	987
tomate	1 taza	872
res con verduras	1 taza	957
Vegetales:		
espárrago-congelado	4 unidades	4
espárrago-enlatado	4 unidades	298
frijol de lima, cocido	1 taza	2
frijol de lima, enlatado	1 taza	456
maíz, cocido	1 mazorca	1
maíz, enlatado y en		
crema	1 taza	671
chícharo, verde, cocido	1 taza	2
chícharo, verde,		
enlatado	1 taza	493
papas:		
cocidas o hervidas	1 mediana	5
enlatadas	1 taza	753
au gratin	1 taza	1.095
sauerkraut, enlatado	1 taza	1.554
espinacas, cocidas	1 taza	49
espinacas, enlatadas	1 taza	910
tomates, crudos	1 tomate	14
jugo de tomate	1 taza	878
Condimentos, grasa,		
aceites:		
Polvo de hornear	1 cucharita	339
soda de hornear	1 cucharita	821
catsup	1 cucharada	156
sal de ajo	1 cucharita	1.850
sal de cebolla	1 cucharita	1.620
pepino encurtido	1	928

Alimento	Porción	Sodio (Mg)
sal	1 cucharita	1.938
salsa de soya	1 cucharada	1.029
aderezo francés	1 cucharada	214
Aderezo Thousand Islands:		
regular	1 cucharada	109
bajo en calorías	1 cucharada	153

10

El Ajo

E̶l cultivo del ajo se originó probablemente en Asia Central, pero ahora se cultiva en muchos países y crece silvestre en Italia y al sur de Europa. El bulbo del ajo se divide entre 10 ó 20 dientes, y el bulbo entero está cubierto con una membrana escamosa.

Durante el tiempo de los faraónes, cuando Egipto estaba en la cumbre del poder, el ajo se les daba a todos los trabajadores y esclavos quienes estaban construyendo las pirámides magníficas para aumentar su resistencia y su fuerza, y también para protegerlos de enfermedades. En el quinto siglo d.C. el historiador griego Herodoto escribió que en una pirámide egipcia había inscripciones en letras egipcias describiendo la cantidad de ajo, cebollas, y rábanos que consumían los trabajadores y esclavos quienes construían la gran pirámide del Rey Khufu (Cheops).

No fue hasta siglos después que ciertas sustancias fueron aisladas del ajo y la cebolla que se encontraron ser efectivas contra ciertas enfermedades egipcias las cuales siempre estaban presentes como la cólera, fiebre tifoidea, y disentería amebiana. El ajo también fue usado por los soldados egipcios como una manera de aumentar su fuerza durante una batalla. El papiro Ebers, un papiro médico egipcio de alrededor del año 1500 a.C., menciona el ajo 22 veces como un remedio para una variedad de enfermedades. Hipócrates, el padre de la medicina moderna usa el ajo como laxante, un diurético, para tumores del útero, la lepra, epilepsia, dolor en el pecho, dolor de muelas, y para las heridas incurridas durante las batallas. Aristóteles también menciona el valor del ajo y Aristófanes usaba el ajo para el tratamiento de la impotencia.

La Biblia claramente cita que por 400 años (probablemente

alrededor de 1730 a 1330 a.C.), mientras que los Israelitas eran esclavos en Egipto y sin duda fueron forzados a ayudar a construir algunas de las pirámides, el ajo, así también como otras hierbas de la misma familia, eran parte de su dieta. Poco tiempo después de que habían sido librados de la esclavitud por Moisés, y viajaron por el desierto desolado de la península del Sinaí, empezaron a quejarse de sus alimentos y a desear las mismas cosas que habían comido cuando eran esclavos: "Ah, que tuviéramos algo de ese pescado tan delicioso que tanto gozábamos en Egipto, y los pepinos y melones maravillosos, los poros, cebollas, y ajo" (Números 11:5, *La Biblia Viva*).

El ajo se menciona en la literatura de todos los grandes y antiguos reinos: Babilonia, los Medo-Persas, Grecia, y Roma. El gran naturalista romano Plineo el Anciano recomendó ajo para desórdenes intestinales, mordidas de perro y víbora, asma, tuberculosis, convulsiones, tumores, y piquetes de escorpión en su "Historia Naturalis". El ajo probablemente fue introducido a Japón desde Korea junto con el budismo, aproximadamente en el 30 a.C. Dioscórides, el jefe de medicina en la fuerza militar al servicio romano durante el primer siglo d.C. usó ajo para tratar las lombrices intestinales.

A través de los siglos, el ajo ha sido utilizado como tratamiento para todo tipo de enfermedades. Algunos de los más comunes de estos son: problemas del pulmón, incluyendo pulmonía, asma y bronquitis; varias enfermedades de la piel como la lepra, acné, pie de atleta, caspa, y tiña; enfermedades intestinales como úlcera gástrica, gastritis, estreñimiento, diarrea, lombrices, hemorroides, oxiuros y ascárides, cólera, disentería amebiana; artritis, reumatismo, alta presión sanguínea, tuberculosis, algunas formas de cáncer, diabetes, anemia, veneno de metal pesado, tos ferina, resfriado, tifus, conjuntivitis, herpes labial, hipoglicemia, meningitis cerebroespinal, difteria, y piquete de víbora.

Por su olor, fuerte y desagradable, el ajo es más comúnmente utilizado hoy en cantidades pequeñas, o mezclado con otros alimentos o como un condimento; por eso aunque contenga las vitaminas A, C y B$_1$, como también como los minerales cobre, hierro, zinc, estaño, calcio, potasio, aluminio, azufre, selenio, y germanio, la cantidad limitada en que se consume impide que estos nutrientes sean un factor significativo en nuestras dietas. La asimilación de la vitamina B1 (tiamina) se intensifica por la presencia del ajo.

El ajo, cuyo nombre científico es *allium sativum*, pertenece a la familia del lirio y está muy relacionado con la cebolla, puerros, cebollino, y cebolleta. Todos estos productos se conocen por su olor acre, irritante y desagradable.

El ajo es una de las mejores fuentes vegetales de azufre. Hay como 67 mg de azufre en cada 100 gramos de ajo. Son principalmente los compuestos que contienen azufre en el ajo los cuales son responsable por sus efectos medicinales.

El ajo se puede comer crudo, pero la mayoría de las personas pueden comer sólo cantidades pequeñas de ajo crudo, y aún así normalmente se mezcla con otros alimentos. En algunos países del sur de Europa, sin embargo, cantidades más grandes de ajo son un ingrediente muy común en los alimentos.

El ajo crudo, cuando se come en exceso, no es completamente inofensivo; puede causar anemia así también como varios problemas digestivos. También puede resultar en quemaduras en la boca, garganta, esófago y estómago. El ajo se puedo tomar en forma de tableta, con o sin perejil. El perejil se le agrega a las tabletas con la intención de neutralizar el olor ofensivo del ajo. Las cápsulas sin olor también se consiguen en la mayoría de tiendas naturales.

Durante la década de 1940, el Dr. Arthur Stoll, un químico que trabajaba en Suiza, pudo extraer un aceite del ajo el cual llamó alina. También descubrió una enzima en el ajo, la cual le dió el nombre de aminasa. Se encontró que la aminasa cambiaba la alina a alicina cuando el ajo se picaba o machacaba. La alicina es responsable por el olor del ajo también así como por las propiedades antibacteriales utilizadas durante las dos guerras mundiales. Es oxidante y un fuerte desinfectante. En realidad, hasta cuando se disuelve con 1/80.000 o aún con tanto como 1/120.000, todavía puede matar el microbio que causa el cólera y la fiebre tifoidea.

El ajo contiene más alicina que cualquiera de sus parientes más cercanos: cebollas, puerros, cebollina o cebolleta. La alicina se puede destruir calentando el ajo, pero desafortunadamente el calor destruye los demás nutrientes que están presente. La alicina también se destruye lentamente con el tiempo: se tarda casi dos años para que toda la alicina se inactive. Los otros nutrientes sobreviven con el tiempo.

El interés en las posibilidades de utilizar el ajo en la medicina ha aumentado notablemente en la ultima década, y durante este tiempo numerosos experimentos se han efectuado en animales así también como en personas. El efecto del ajo en el sistema cardiovascular (el corazón y vasos sanguíneos) ha sido el tema de muchas investigaciones recientes. Los estudios demuestran que a los animales que se les da extracto de ajo tienen aumento en su resistencia física, presión sanguínea disminuída, y menos incremento de depósitos de grasa en las paredes de los vasos sanguíneos. Ha habido también bastante estudio dedicado al ajo como un antibiótico y también como un agente anticáncer.

Como se discutió en la Sección IV, Capítulo 3, Las Grasas, el músculo del corazón es suplido con sangre y oxígeno por las arterias coronarias. Si estas arterias se estrechan por las plaquetas que se forman en el forro interior, el músculo del corazón no puede obtener el oxígeno que necesita para funcionar apropiadamente, particularmente durante tiempos de aumento en actividades o tensiones, y resulta en el dolor bien reconocido como la angina de pecho. Si una arteria se obstruyera por completo, un ataque de corazón fatal podría ocurrir. Las enfermedades de las arterias coronarias todavía son la primera causa de muertes en los Estados Unidos, y resultará en más de medio millón de muertes este año, con más del doble de ese numero que sobreviven un ataque de corazón. Más de 60 mil millones de dólares se gastan cada año en el tratamiento de esta enfermedad.

Nuestro nivel de colesterol en la sangre es un indicador importante del riesgo de tener un ataque de corazón. Un nivel total de colesterol bajo 150 mg es mejor, y la manera más sencilla de que la mayoría de personas mantengan su colesterol en la sangre a un nivel bajo es reduciendo la cantidad de colesterol y grasa en su dieta.

Para que el colesterol, una sustancia parecida a la grasa normalmente producida en el hígado y esencial para varias funciones importantes del cuerpo, sea transportado en la sangre, tiene que estar conectado a una proteína especial. Esta unión de colesterol, que en sí mismo es una grasa (lípido), con una proteína se conoce como lipoproteína. El colesterol total en la sangre está compuesto de varias de estas lipoproteínas. Las dos más importantes son las lipoproteínas de baja densidad (LBD) y las lipoproteínas de alta densidad (LAD).

Las LBD son malas. Promueven la formación de depósitos de colesterol, llamadas placas, en el interior de las arterias, causando que se adelgacen o que a veces estén completamente obstruídas. Cuando el colesterol de la sangre se eleva, las LBD casi siempre aumenta también.

La LAD son buenas. Se oponen a las LBD y tienden a prevenir la formación de placas de colesterol en las arterias. Ya que las mujeres en general tienen más altos niveles que los hombres, probablemente ésta sea la razón por la que tienen menos ataques de corazón.

La importancia de ambos en bajar el total de colesterol en la sangre y las LBD, y subir las LAD es clara. La manera más sencilla y menos costosa para que la mayoría de gente pueda hacer esto es de rebajar el total de grasa en la dieta, dejar de fumar, hacer ejercicio regular y mantener un peso del cuerpo normal.

Ahora, ¿cuál es la relación entre el ajo y todo lo que hemos estado diciendo? Sencillamente esto: estudios recientes nos han demostrado que el ajo previene o disminuye la formación de placas en los vasos sanguíneos. Ésto lo hace al bajar la cantidad total de colesterol en la sangre, así también como la cantidad dañina de lipoproteínas de baja densidad, mientras que al mismo tiempo aumenta la cantidad de lipoproteínas protectoras de alta densidad.

Un estudio bien controlado fue recientemente reportado en el Diario Americano de Nutrición Clínica (American Journal of Clinical Nutrition) escrito por el Dr. A. Bordia. Este les dio cápsulas de aceite de ajo cada día por seis meses a voluntarios sanos. La cantidad que se les dio fue equivalente a comer 10 dientes de ajo de un tamaño regular cada día. Al final de los 6 meses, encontró que el total del nivel de colesterol en la sangre había bajado el 14 por ciento, el colesterol LBD se rebajó un 17 por ciento, mientras que el colesterol beneficioso LAD subió un

41 por ciento. Los triglicéridos también fueron significante-
mente reducidos.

El ajo ha sido utilizado por siglos en China y Japón para
tratar la alta presión sanguínea. En el 1948, Piotrowsky publicó un estudio demostrando que pudo bajar la presión sanguínea en casi la mitad de 100 pacientes quienes trató con ajo. La
presión sanguínea disminuyó 20 mm Hg o más después de sólo
una semana de tratamiento. Éste pensó que el efecto beneficioso fue a causa de la dilatación de los vasos sanguíneos causadas por el ajo.

Algunos estudios nos demuestran que el ajo actúa en la prevención de la coagulación fácil de la sangre. El compuesto responsable por esta acción se ha llamado ajoena, y apenas recientemente se ha aislado del ajo por el Dr. Eric Block y sus
compañeros de trabajo en la Universidad del Estado de Nueva
York. En 1979 Sainani, en la Universidad de Poona, India, estudió tres grupos de personas que vivían en la comunidad de
Jaín, India. Todas estas personas eran vegetarianos y sus dietas eran esencialmente lo mismo con la excepción de la cantidad de ajo y cebolla que comían diariamente. Un grupo comió
ajo y cebollas liberalmente todos los días; el segundo grupo comió menos cantidad todos los días; el tercer grupo nunca comía
ni ajo ni cebollas. Se encontró que esas personas que comían
más ajo y cebollas (el primer grupo) tenía menos tendencia a la
coagulación sanguínea; eso es decir, tomaba más tiempo para
que se coagulara la sangre. Este estudio también reveló que el
nivel de colesterol en la sangre en ayunas para los tres grupos
era respectivamente: 159, 172, y 208 mg por ciento. El total de
los triglicéridos en la sangre era 52, 75, y 109 mg porciento.
Esto claramente demostró que esas personas que nunca comían
ajo ni cebollas tenían los niveles de sangre más altos de
triglicéridos y colesterol.

Un experimento utilizando dos perros de caza fue reportado
en Mundo de Corredores (*Runner's World*) de diciembre de 1979,
por D. Gasque. Se encontró inicialmente que los dos perros
corrían igual de bien detrás de la camioneta del entrenador.
Luego se agregó ajo fresco a la dieta de uno de los perros por
dos semanas, pero aparte de esto no hubo diferencia en las dietas. Después de dos semanas, a los perros otra vez se les per-

mitió correr detrás de la camioneta, y se encontró que el perro al cual le habían dado ajo demostró mucho menos cansancio después de correr por una distancia de 5 kilómetros, y corrió cientos de metros delante del otro perro.

Algunos consideran que el ajo tiene el efecto de un antibiótico de espectro extenso, el ingrediente activo es la alicina. Se informa que el ajo ha salvado muchas vidas en las plagas más grandes durante la Edad Media que cayó sobre Europa matando a millones. En 1858, Louis Pasteur notó la acción leve antibacterial de ajo. Al comienzo de este siglo, varios reportes indicaron que el ajo era maravillosamente efectivo en el tratamiento de la tuberculosis. Durante las dos guerras mundiales, el ajo fue utilizado como un antiséptico y desinfectante para prevenir infecciones y gangrena en las heridas. El Dr. Albert Schweitzer, mientras trabajaba como un misionero médico en Africa, usó ajo para tratar el cólera, tifus, y disentería amebiana con buenos resultados. En Rusia hoy día el ajo se usa extensamente en el tratamiento de varias infecciones; en realidad, se ha ganado el nombre de "Penicilina Rusa". El jugo de ajo ha resultado ser efectivo contra muchos hongos y levaduras dañinos, así también como otras bacterias; hasta previene el desarrollo de diversas bacterias que eran resistentes a algunos antibióticos.

El ajo también se ha estudiado como una posible cura para el cáncer. Durante los años 1950 y 1960, varios estudios animales fueron publicados que daban resultados animados. El germanio y selenio, ambos presentes en el ajo, también han sido investigados como posiblemente teniendo un efecto beneficioso sobre el cáncer.

Mientras que la mayoría de los estudios nos han animado con sus resultados, unos cuantos problemas se han señalado. Cuando el ajo crudo se le dió a las ratas en altas dosis, se encontró que les causaba anemia, pérdida de peso y falta de crecimiento normal. El acuerdo casi universal del olor inaceptable del ajo, el cual afecta no sólo el aliento, sino también el sudor, es otro problema. Además, ocasionalmente se encuentra una persona alérgica al ajo, por lo que desarrolla una dermatitis por contacto, con enrojecimiento y comezón de la piel.

11

Dietas Saludables

El principio fundamental de la verdadera cura es el regreso a los hábitos de vida naturales. La dieta apropiada es de mucho más valor que la medicina en la producción y mantenimiento de la buena salud. Actualmente existe una amenaza mucho más grande para la civilización que la de la guerra. Esta amenaza es la desnutrición.

Comemos demasiado y la mayoría de lo que comemos es tóxico para nuestro organismo. La mitad de lo que comemos nos mantiene vivos, y la otra mitad mantiene vivos a los médicos. Además de comer demasiado, no masticamos nuestros alimentos lo suficiente. Puesto que la mayoría de las enfermedades que padecemos son causadas por una dieta inadecuada la cura para estas enfermedades es una dieta apropiada y balanceada.

Un verdadero régimen alimentario no se basa en calorías sino en los elementos orgánicos que sostienen y dan vida. Nuestras enfermedades más comunes y más serias son causadas por la forma incorrecta de comer y beber. Esto ha sido probado por numerosos experimentos científicos en años recientes. El alimento es una sustancia que, cuando es absorbida por la corriente sanguínea, nutrirá, reparará y dará vida, fuerza y calor al cuerpo. Pero si en su preparación y refinamiento se le priva de los elementos vitalizadores, no puede proporcionar la fuerza vital, sino que atascará la actividad funcional del cuerpo y resultará en muchos desórdenes.

Numerosas enfermedades son el esfuerzo de la naturaleza en librar a nuestro cuerpo de los tóxicos que resultan de comer y beber erróneamente. Pero siempre que ayudamos a la naturaleza a eliminar las impurezas y restablecer las debidas condiciones en el cuerpo, podemos dominar las enfermedades.

La nación entera necesita más vitaminas, mejores cocineros, más cuidado en la preparación de nuestros alimentos y hospitales más pequeños.

La raza humana se ha ido haciendo más y más complaciente consigo misma, hasta que la salud resulta hoy sacrificada en el altar del apetito. Dios dio a nuestros primeros padres el alimento que él se propuso que la raza humana comiera. Sólo después de destruir al mundo por un diluvio dio permiso para comer alimentos de carne, siendo que toda la vegetación había sido destruida; pero en ese caso únicamente debía consumirse la carne de animales limpios, como se mencionan en la Biblia, en el Capítulo 11 de Levítico. Sin embargo, los alimentos animales no son los más sanos para el ser humano. Las investigaciones científicas recientes y experimentos realizados no hace mucho prueban esto más allá de toda duda. La alimentación dada al principio al hombre no incluía carne. Debemos aprender a evitar las enfermedades y a sobreponernos a ellas comiendo y viviendo correctamente.

A. UNA DIETA NORMAL
PARA LA PERSONA COMUN

Primero, respete y cumpla las reglas del buen comer.

Reglas Dietéticas

1. No coma frutas y verduras en la misma comida.
2. No coma frutas y leche juntas.
3. No beba ningún líquido con las comidas.
4. No beba nada de agua sino hasta una hora después de la comida.

Segundo, debe ejercerse más cuidado al cocinar los alimentos diarios, de manera que no se destruyan, en su preparación, las vitaminas, los minerales y las propiedades vitalizadoras.

Tercero, de un 75 a un 95 por ciento de los alimentos del menú diario deben ser alcalinos. Si tiene alguna enfermedad, su régimen debe ser alcalino por lo menos en un 90 porciento de los alimentos que come. El comer alimentos ácidos acarrea enfermedades, en tanto que el consumir alimentos alcalinos cura la enfermedad y la previene.

Frutas

toda baya	chabacanos	manzanas	peras
toronjas	cerezas	limones	ciruelas
piña	pasas	uvas	higos
membrillo	bananas	ciruelas pasas	dátiles
duraznos	naranjas	melones	limas

No añada azúcar de caña a las frutas. No coma bananas a menos que la cáscara tenga manchas oscuras; es decir, deben estar bien maduras, y las extremidades no deben ser verdes. Las frutas secas son buenas si no están sulfuradas. No mezcle más de dos clases de frutas en una comida. Es mejor comer las frutas crudas. Es muy buena la compota de manzana si se cocinan las manzanas enteras, con la cáscara y la parte de las semillas (a menos que tengan gusanos), y después se la pasa por un colador. Resulta un plato delicioso si se agregan pasas a la compota o puré de manzana.

Vegetales

espárragos	coles o berzas
remolachas	cebollas
hojas de remolacha	quimbombó
apio	perejil
repollo (crudo)	toda clase de vegetales verdes
coliflor	berro
zanahorias	chirivía
pepinos	calabazas dulces
nabos	rutabaga
tomates	batatas
diente de león	acelga
papas sin pelar	toda clase de frijoles brotados
lechuga	espinaca

Legumbres

soya	frijol de lima
frijoles tiernos	garbanzos
toda clase de frijoles secos	frijoles blancos
arvejas partidas	judías verdes
lentejas	arvejas

Las legumbres son muy altas en proteína y desde luego son utilizadas como sustitutos para la carne. Como ejemplo, la mantequilla de maní contiene cuatro gramos de proteína por cucharada. Las proteínas contenidas en las legumbres son un sustituto adecuado para las proteínas de la carne si están combinadas con las proteínas del trigo o productos de maíz.

B. DIETA CRUDA

Creo en la ventaja de comer, hasta donde sea posible, las cosas crudas, en su estado natural, por supuesto siempre que los alimentos puedan digerirse de esta manera. Leí un artículo escrito por un hombre que está convencido de que nunca debemos cocinar nada, sino comer todas las cosas crudas como hacía la gente al comienzo. Pero esto es un poco exagerado: los alimentos hoy no son lo que eran al principio.

Al comienzo, las frutas, los granos y las nueces crecían durante todo el año, y no había necesidad de envasar, cocinar ni ponerlos al horno como hoy. El trigo, el centeno, la cebada, la avena, los frijoles y todas las frutas secas oleosas (nueces) nunca eran duras y secas como lo son hoy. Todo el año había frutas frescas y granos que se consumían en su estado lechoso o azucarado, en el cual apenas necesitaban una digestión liviana, como ocurre con nuestro maíz tierno: nos gusta comerlo cuando la leche sale de los granos. Entonces se halla en su estado azucarado, y puede digerirse fácilmente. Después que se madura y seca, ha llegado al estado almidonoso, y nadie tiene el jugo digestivo necesario para digerir un almidón crudo. Por eso necesitamos molerlo y cocinarlo. Debidamente cocido al horno, en gran medida el almidón se convierte otra vez en glucosa.

Una cantidad excesiva de proteínas produce en el cuerpo muchas impurezas. Ahora sabemos cómo preparar nuestros alimentos, y qué alimentos comer para equilibrar la cantidad de proteínas con otros alimentos, y así evitar el recargo del cuerpo con proteína excesiva. El maíz, el trigo, las arvejas y los frijoles en su estado lechoso, antes que se desarrollen plenamente, contienen tres o cuatro por ciento de proteína, pero tienen un alto porcentaje de minerales y propiedades vitalizadoras. Cuando madura, el trigo tiene de ocho a catorce por ciento de proteína; el maíz seco un poco menos; mientras que los frijoles tienen de veinte a treinta porciento más. Toda clase de frijol, las lentejas y el maíz deben recogerse y envasarse en su estado lechoso. Hallándose en ese estado, con poca proteína, todos pueden comerlos en abundancia. Las arvejas, los frijoles, las lenteja y los granos pueden ser brotados, lo cual convierte la proteína en peptógeno en gran medida, y los almidones y azúcares en dextrosa y glucosa. Entonces son muy fáciles de digerir. Por otra parte, estos productos brotados tienen un gusto muy agradable y son muy ricos en propiedades vitalizadoras. Las verduras de hojas, como las espinacas, la lechuga, el apio y el repollo son mejores si se consumen en su estado natural.

Los jugos de vegetales frescos y crudos son excelentes para suplirle al cuerpo los minerales naturales, la sal y las vitaminas. Es necesario que se maceren debidamente de manera que los elementos vitales sean extraídos en el líquido.

Tiempo Aproximado Requerido
Para la Digestión (en horas)

Arroz, hervido 1	Pan de maíz 3 1/4
Cebada, hervida 2	Manzanas crudas 3
Leche, hervida 2	Manzanas crudas,
Leche, cruda 2 1/2	dulces y suaves 2
Huevos, (hervidos	Chirivía hervida 2 1/2
y blandos) 3	Zanahoria hervida ... 3 1/4
Huevos (hervidos	Remolacha 3 3/4
y duros) 3 1/2	hervida 3 3/4
Huevos fritos 3 1/2	Nabos hervidos......... 3 1/2
Huevos crudos 2	Papas al horno 2 1/2
Mantequilla.................... 3 1/2	Papas hervidas......... 3 1/2
Maíz tierno y frijoles	Repollo crudo 2 1/2
tiernos hervidos 3 3/4	Repollo hervido 4 1/2
Vegetales o verduras	Pan, integral, cocido
picadas, calentadas 2 1/2	al horno 3 1/2

C. REGIMEN DE FRUTAS

Todas las frutas contienen ácidos que son necesarios para la debida eliminación de diversas toxinas, ácidos ponzoñosos y otras impurezas. Los ácidos naturales son altamente alcalinos después de haber sido reducidos en el cuerpo.

El valor de un régimen a base de frutas no puede ser sobrestimado, especialmente en caso de enfermedad, en caso de salud pobre, o cuando quiera que el cuerpo esté lleno de toxinas. Los gérmenes no pueden crecer y vivir en jugo de frutas. Los gérmenes de la tifoidea y del cólera no pueden resistir la acción de jugos de frutas como el de limón, naranja, toronja, fresas, manzana y piñas.

Los ácidos cítrico, málico y tartárico son poderosos germicidas que se encuentran en las frutas.

El ácido málico se encuentra en la piña, en las manzanas, los membrillos, las peras, los albaricoques, las ciruelas, los duraznos, las cerezas, las grosellas, la grosella blanca, las fresas, la uva de saúco, en la uva y los tomates.

El ácido tartárico se obtiene de la uva y de la piña. El ácido tartárico es importante para tratar todas las enfermedades de hiperacidez, tales como enfermedades de los pulmones, garganta hinchada, indigestión, etc.

El ácido oxálico se halla en las ciruelas, en los tomates, el ruibarbo, la acedera, la espinaca, y es especialmente bueno para el estreñimiento y para el hígado inactivo.

El ácido láctico se halla en el suero de mantequilla y en la leche de soya. Es bueno para el tratamiento de la fermentación, para la putrefacción y además lo es particularmente para el tratamiento de arterias endurecidas. Es mejor usar frutas no cocidas. Nunca les añadamos azúcar de caña.

Un régimen a base de frutas es una cura excelente para el estreñimiento crónico y también para reducir el peso. La fruta le da al cuerpo fuerza y energía. Las frutas tienen propiedades disolventes, y deben darse en forma abundante como una dieta eliminatoria.

La fruta es un alimento ideal. Se desarrolla más lentamente que otros productos, y por lo tanto, recibe por más tiempo los efectos benéficos de los rayos del sol y del aire.

Los dátiles, las pasas y los higos y muchas otras frutas secas han llegado a ser alimentos principales en muchos países civilizados. Los dátiles y las pasas tienen un alto contenido de azúcar, de la clase que es fácilmente asimilable. Los higos, tanto los frescos como los secos, especialmente los higos negros, son ricos en elementos formadores de huesos.

D. DIETA LIMPIADORA DE NARANJAS

Tome de cinco a seis vasos de jugo de naranja al día. Tome el jugo inmediatamente después de exprimir las naranjas o de haber abierto el envase. Mantenga el envase herméticamente sellado mientras esté el el refrigerador. No lo deje al aire ya que pierde su contenido de vitamina C inmediatamente.

Mientras se siga esta dieta, aplíquese un enema alto cada noche, preferiblemente usando hierbas, especialmente si hay cualquier problema del colon o de los intestinos. Es también excelente tomar té de olmo resbaloso en relación con esto, siendo que es muy limpiador, nutritivo y sanador para todas las superficies mucosas del cuerpo.

Después de beber el jugo de 5 a 10 días, siga una dieta muy sencilla y nutritiva. Esto mejorará la salud de cualquiera. Si la persona que desea seguir una dieta limpiadora está desnutrida y débil, y siente que necesita un poco más, que coma manzanas, masticándolas totalmente. También pueden comerse unas pocas nueces.

Si hay cualquier clase de problemas de la piel, granos, furúnculos, etc., un tratamiento admirable sería comer de ocho a diez naranjas al día y beber de tres a cuatro vasos de té de sanícula al día. Tome el té después que el jugo de naranja ha salido del estómago, es decir, después de una hora más o menos. Dése un enema alto de hierbas cada noche durante ocho o diez días hecha con té de roble blanco. Esto traerá mayores resultados de los que uno esperaría.

Algunos encontrarán que el jugo de naranja en sí actúa como un catártico fuerte para que los intestinos se puedan mover varias veces al día. Si esto es cierto en su caso, puede omitir los enemas después del primer o segundo día.

E. LA DIETA ELIMINATORIA

Todos los buenos alimentos que puedan consumirse no le harán al cuerpo ningún bien hasta que hayamos eliminado y limpiado el organismo del exceso de ácidos y de mucosidad. Los intestinos retienen estos venenos, y esto constituye una de las principales causas de enfermedad y envejecimiento. Al comer en abundancia alimentos de residuo alcalino, uno puede deshacerse de los venenos y de los ácidos. Para eliminar estos elementos insalubres y contrarios a la naturaleza, y para hacer posible que los alimentos consumidos se asimilen y se absorban en el organismo, el cuerpo debe ser lavado y limpiado con líquidos. El consumo de estas frutas producirá un rejuvenecimiento natural, al suplirle constantemente a la corriente sanguínea los elementos naturales, comidos crudos, o cocinados de manera que no se destruyan sus minerales ni sus propiedades vitalizadoras. Entonces estará alimentando el cuerpo entero, y no estimulándolo. En Levítico 17:11 leemos: "La VIDA está en la sangre", y en el mismo capítulo, en el versículo 14: "Porque la VIDA de toda carne está en su sangre". La salud y la felicidad dependen de la corriente sanguínea y de que ésta contenga los 16 elementos necesarios; cuando falta uno de ellos, aparece la enfermedad en alguna de sus formas. Para hacer que la corriente sanguínea esté pura y saludable, en cuanto sea posible coma los alimentos en su estado natural, beba en abundancia el agua pura, báñese con frecuencia, haga ejercicio al aire libre y al sol y use las hierbas no tóxicas que nos fueron dadas "para el servicio del hombre" (Salmo 104:14).

En la mayor parte del mundo civilizado podemos hacer esto en casi cualquier época del año, pues tenemos, durante el año entero, tantas frutas cítricas como hortalizas frescas.

Todos reparamos nuestras casas y nuestros automóviles, comprando piezas o partes nuevas, y constantemente reparamos otras maquinarias. De la misma forma deberíamos reparar nuestros cuerpos, supliéndolos de los elementos naturales y minerales que forman los tejidos, y que reparan las partes que están siendo constantemente gastadas.

La corriente sanguínea que circula por toda célula del cuerpo, es pura y alcalina, y disolverá y quitará todos los venenos. No puede existir enfermedad en una corriente sanguínea pura.

Frutas:

Use todo tipo de fruta generosamente. Todas las frutas deben de estar maduras antes de que se cosechen o no van a tener las cualidades que se necesitan para eliminar.

Coma por lo menos 2 toronjas al día, 6 naranjas y 3 limones.

No use azúcar blanca con su fruta o limonada porque destruye el beneficio de la fruta.

La piña fresca, duraznos maduras, cerezas, ciruelas, peras manzanas, fresas maduras, arándanos, y zarzamorras son excelentes.

Si las frutas no le caen bien, tome un cuarto de cucharita de golden seal [*hydrastis canadensis*] en medio vaso de agua veinte minutos antes de la comida.

Las personas que desean eliminar, pero tienen el estómago ulcerado y no pueden comer frutas, deben de tomar dos litros de caldo de potasio al día. Este también es excelente para los inválidos.

Vegetales:

Las mejores verduras son las espinacas, apio, zanahoria, perejil, tomates, espárrago, cebollitas verdes, repollo rojo o verde (preferible crudo), lechuga, pepino, rábanos, quimbobó, berenjena, etc. Coma una ensalada grande y cruda de vegetales diariamente. Coma una comida de vegetales cocidos correctamente cada día.

Cocine todos los vegetales en el mínimo de agua que sea posible, y si la sal es necesaria, utilice sólo una pequeña cantidad para sazonar.

Reglas Generales para la Dieta Eliminatoria:

Todos los alimentos anteriores cuando se comen en abundancia, limpiarán el sistema sanguíneo. Por lo tanto, mientras más de estos alimentos coma, más pronto el cuerpo será limpiado.

La dieta eliminatoria no es un ayuno. Es un proceso de alimentación. Alimenta al cuerpo mediante la sangre con los minerales necesarios que dan vida y que todos necesitamos. Cuando se come frutas y verduras frescas en grandes cantidades se previene el encogimiento del estómago e intestinos, y también previene líneas y arrugas que se podrían formar en la cara y el cuerpo.

Beba bastante agua entre medio de las comidas.

Haga ejercicio moderado al aire libre.

Coma sólo frutas y verduras.

Al usar la dieta eliminadora, no use lo siguiente: leche, azúcar de caña o sus productos, salsas, mantequilla, grasa de clase alguna, macarrones, espaguetis, tapioca, fécula de maíz, carne, té, café, chocolate, helados, pasteles de ninguna clase, productos de harina blanca, ninguna clase de licor o tabaco, pan, aceites de ninguna clase, frutas o vegetales enlatados, papas, pastelitos, huevos, o alimentos que no se hayan mencionado en la dieta eliminatoria.

Es muy importante que los intestinos se muevan libremente. Si no se evacuan completamente por lo menos una vez diariamente, sería bueno limpiarlas una o dos veces a la semana con una enema de hierbas.

Tenemos 5 órganos de eliminación: la piel, los pulmones, los intestinos, los riñones y el hígado.

Los intestinos mejorarán con estos alimentos y la ayuda de hierbas no tóxicas.

Los pulmones eliminan venenos libremente cuando practicamos los ejercicios de respiración profunda.

La piel no podrá eliminar sustancias tóxicas cuando está seca e inactiva. Hay millones de poros los cuales respiran y eliminan tóxicos. Por lo tanto, conviene tomar un baño diario, y durante la eliminación, será excelente tomar un baño con sal de higuera cada dos días para estimular la piel y abrir los poros.

Use 1 1/2 kilo de sal de higuera para un baño lleno de agua. Beba bastante agua o caldo mientras está en el baño. Déle masaje al cuerpo mientras está en el baño. Frote el cuerpo completamente con la mitad de sal común y la mitad de sal de higuera. Esto aumenta la actividad de la piel y estimula la circulación. Termine con una ducha fresca o esponjamiento, frotando vigorosamente con una toalla.

Muchas personas no comprenden por qué no pueden comer otros alimentos saludables naturales mientras están en la dieta eliminatoria. Esto es porque se desequilibra la reacción de los alimentos limpiadores. No tome alimentos almidonados, azúcares, o proteínas porque estas cosas congestionan y obstruyen el organismo.

Antes de empezar a eliminar, limpie el organismo con un laxante de hierbas. Esto eliminará del cuerpo mucha materia de desgaste y mucosa y evitará un gran desequilibrio.

Inmediatamente después de tomar la dieta eliminatoria, coma una cantidad limitada de alimentos de facil digestión, como papas asadas, habas de lima, chícharo, maíz, tomates y zanahorias, etc.

Una abundancia de oxígeno ayuda bastante en la eliminación. Así que antes que nada respire profundamente. Use jugo de uva, jugo de naranja, jugo de toronja y jugo de manzana en abundancia. El oxígeno acelera la eliminación quema los tóxicos.

¿Por cuanto tiempo se debe seguir una dieta eliminatoria?

Esto depende completamente del individuo. Si ha estado enfermo o comiendo alimentos no naturales por muchos años, o por casi toda su vida, tendrá que eliminar durante más tiempo, como por una semana, o aún por un período mayor si es obeso y tiene exceso de peso. Puede perderse una libra al día comiendo fielmente sólo los artículos de la dieta eliminatoria, y el peso que se pierde mayormente representa desechos y los tóxicos. Muy poco de lo que el cuerpo realmente necesita o que produzca salud se perderá, pues estos alimentos suplen todos los elementos y minerales necesarios para edificar el cuerpo. También, si uno ha tomado medicinas patentadas, drogas, sueros, etc., se requerirá más tiempo para que estos venenos sean eliminados del organismo. Cuando se hayan ido todos los dolores y anormalidades del cuerpo, se habrán eliminado todos los venenos. Hasta entonces, necesitará continuar eliminándolos. Se perderán muy pocos tejidos sanos. La mayor parte de lo que se pierde son tejidos enfermos, y desechos orgánicos, y cuanto antes el cuerpo se deshaga de estas cosas, tanto mejor para la salud.

12

La Obesidad

 $\mathcal{L}$ as calorías no son un fundamento suficiente para determinar el valor nutritivo de los alimentos. Los alimentos con elevado valor calórico son deficientes en elementos nutritivos y sales orgánicas. Para determinar el verdadero valor nutritivo de alimentos, es importante estudiar su composición de acuerdo con la cantidad y tipo de elementos vitales que contienen. Para tener una salud perfecta debemos tener una digestión, asimilación y eliminación perfectas. La ignorancia de la persona típica en cuanto a las leyes de su bienestar es asombrosa.

Comiendo demasiado o muy frecuente produce un estado de fiebre en el sistema y exige demasiado de los órganos digestivos. La sangre se llena de impurezas y ocurren enfermedades de varios tipos. También se produce ácido excesivo y hace que la membrana mucosa del revestimiento del estómago se congestione. La hiperacidez es un resultado común. Una ingestión excesiva de alimentos es mucho más común que una deficiencia. Las personas de peso excesivo tienen más riesgo de tener una enfermedad seria las personas que mantienen un peso normal. El cáncer del seno y la matriz, enfermedades de los riñones, diabetes, cálculos biliares, osteoartritis, arteriosclerosis, alta presión, apoplejía, todo esto es consecuencia de comer demasiado. Las personas de peso excesivo frecuentemente tienen altos niveles de colesterol y triglicéridos en su sangre y están mucho más dispuestas a morir súbitamente de un ataque de corazón.

Siempre se debe recordar que lo que es suficiente para un hombre trabajador sería un gran exceso para una persona con hábitos sedentarios de vida.

El orden en que se sirven los alimentos actualmente a las horas de comer es muy destructivo. La comida se prepara en forma que los platos más tentadores se presentan al último, como los pasteles, helados, etc. Esto estimula el apetito en forma excesiva. Después de haber comido suficiente, los comensales agregan esta comida muy rica, la cual se convierte en una carga y tóxica para el organismo. Cuando los intestinos están llenos de alimentos, cualquier comida adicional que se ingiera está forzada a quedarse en el estómago más tiempo del necesario y se torna agria. Cuando estos alimentos se pudren, los venenos se absorben en la sangre y como consecuencia todo el organismo sufre. Comer demasiado hace que el trabajo del corazón, estómago, riñones e intestinos resulte más difícil.

Probablemente no hay otro país en el mundo que tenga tanta gente que sufra de obesidad como los Estados Unidos. Si la obesidad consiste en tener un sobrepeso de 20 porciento sobre el peso ideal (vea la Tabla I), se ha estimado que 80 millones de americanos están en esta categoría, y no sólo son los adultos los que se afectan. Más y más niños y adolescentes tienen sobrepeso, en gran parte causado por su dieta pobre, que tiene elevado contenido de alimentos muy refinados y con muchas calorías calorías, y también por tomar bocados entre comidas y durante las muchas horas que pasan viendo televisión.

El secreto para perder peso es sencillo. Utilice más calorías de las que come. Para casi todos esto es más fácil dicho que hecho. Menos del 10 por ciento de las personas que se ponen en dietas especiales o que siguen otro tipo de programas para reducir pueden mantenerse libres del peso perdido. Así que prueban otra dieta diferente, pierden peso otra vez, pero luego regresan a la manera que comían anteriormente y debido a eso recuperan todo el peso que habían perdido. El Dr. Mayer de la Universidad de Tufts ha llamado apropiadamente a este fenómeno "El Método Rítmico de Control de la Gordura". Para perder peso, primero necesita decidir si realmente quiere adelgazar; después tiene que atacar el problema con juicio, con precaución y despacio. Si usted quisiera dejar de tomar bebidas alcohólicas, no pararía en el bar de la esquina en su vecindad cuando regresara de su trabajo, para saludar a sus amistades; o si quisiera dejar de fumar, no se pondría en una posición donde todos alrededor estuviera fumando. El mismo principio se aplica cuando desea perder peso. Cuando va de compras, no se quede junto al mostrador de los dulces y golosinas, ni se pasee frente a la panadería, admirando los pasteles bellamente decorados y otros postres. ¿Para qué aumentar el grado de dificultad? Aprenda qué alimentos engordan y evítelos. Si hay una etiqueta nutricional en el alimento que usted va a comprar, léala y vea cuántas calorías va a obtener usted con una porción regular. Es asombroso cuán rápido se aumenta de peso en varios kilos comiendo sólo unas cuantas calorías adicionales al día. Comiendo sólo un exceso de 100 calorías al día causará un aumento de peso de aproximadamente 5 kilos al año.

TABLA 1

Peso Optimo para Hombres y Mujeres 25 Años en adelante

Estatura (con zapatos)*	Peso en libras (con ropa)		
	Estatura baja	Mediana	Grande
Hombres			
1,57 m	51-54 kg	53-58 kg	57-64 kg
(5'2"	112-120 lb	118-129 lb	(126-141 lb)
1,60 m	52-56 kg	55-60 kg	58-65 kg
(5'3"	115-123 lb	121-133 lb	129-144 lb)
1,62 m	53-57 kg	56-62 kg	60-67 kg
(5'4"	118-126 lb	124-136 lb	132-148 lb)
1,65 m	55-58 kg	57-63 kg	61-69 kg
(5'5"	121-129 lb	127-139 lb	135-152 lb)
1,67 m	56-60 kg	59-65 kg	62-71 kg
(5'6"	124-133 lb	130-143 lb	138-156 lb)
1,70 m	58-62 kg	61-67 kg	64-73 kg
(5'7"	128-137 lb	134-147 lb	142-161 lb)
1,73 m	60-64 kg	62-69 kg	67-75 kg
(5'8"	132-141 lb	138-152 lb	147-166 lb)
1,75m	62-66 kg	64-71 kg	68-72 kg
5'9"	136-14 lb	142-156 lb	151-170 lb)

1,78 m	63-68 kg	66-72 kg	70-79 kg
(5'10"	110 150 lb	146-160	155-174 lb)
1,80 m	65-70 kg	68-75 kg	72-78 kg
(5'11"	144-154 lb	150-165 lb	159-179 lb)
1,83 m	67-72 kg	70-77 kg	74-83 kg
(6'0"	148-158	154-170	164-184 lb)
1,85 m	69-73 kg	72-79 kg	76-86 kg
(6'1"	152-162 lb	158-175 lb	168-189 lb)
1,88 m	71-76 kg	73-82 kg	78-88 kg
(6'2"	156-167 lb	162-180 lb	173-194 lb)
1,90 m	72-77 kg	76-89 kg	81-90 kg
(6'3"	160-171 lb	167-185 lb	178-199 lb)
1,93 m	74-79 kg	78-86 kg	82-92 kg
(6'4"	164-175 lb	172-190 lb	182-204 lb)

Mujeres

1,47 m	42-44 kg	43-51 kg	47-74 kg
(4'10"	92-98 lb	96-107 lb	104-119 lb)
1,50 m	43-46 kg	44-50 kg	48-55 kg
4'11"	94-101 lb	98-110 lb	106-122 lb)
1,52 m	44-47 kg	46-51 kg	49-57 kg
(5'0"	196-104 lb	101-113 lb	109-125 lb)
1,55 m	45-48 kg	47-54 kg	51-58 kg
(5'1"	99-107 lb	104-116 lb	112-128 lb)
1,57 m	46-50 kg	48-54 kg	52-59 kg
(5'2"	102-110 lb	107-119 lb	115-131 lb)
1,60 m	48-51 kg	49-55 kg	53-61 kg
(5'3"	105-113 lb	110-122 lb	118-134 lb)
1,62 m	49-53 kg	51-57 kg	55-62 kg
5'4"	108-116 lb	113-126 lb	121-138 lb)
1.65 m	50-54 kg	53-59 kg	57-64 kg
(5'5"	111-119 lb	116-130 lb	125-142 lb)
1,67 m	52-56 kg	54-61 kg	58-66 kg
(5'6"	114-123 lb	120-135 lb	129-146 lb)
1,70 m	53-58 kg	56-63 kg	60-68 kg
(5'7"	118-127 lb	124-139 lb	133-150 lb)
1,73 m	55-59 kg	58-65 kg	62-70 kg
5' 8"	122-131 lb	128-143 lb	137-154 lb)

1,75 m	57-61 kg	60-67 kg	64-72 kg
(5'9"	126-135 lb	132-147 lb	141-158 lb)
1,78 m	59-62 kg	62-68 kg	66-74 kg
(5'10"	130-140 lb	136-151 lb	145-163 lb)
1,80 m	60-65 kg	63-70 kg	67-76 kg
(5'11"	134-144 lb	140-155 lb	149-168 lb)
1,83 kg	62-67 kg	65-72 kg	69-78 kg
6'0"	138-148 lb	144-159 lb	153-173 lb)

Impreso con el permiso de Metropolitan Life Insurance Company.

NOTA: Estos datos están basados en los pesos obtenidos de grupos de baja mortalidad.

* Tacones de 2,5 cm (1 pulgada) para hombres; tacones de 5,5 cm (2 pulgadas) para mujeres.

TABLA II

ALIMENTOS	CALORIAS	LO AGREGADO	CALORIAS	TOTAL DE CALORIAS
Pan, integral de trigo, 1 rebanada	56	mantequilla y mermelada	110	166
Leche descremada 1 taza	90	leche, entera 1 taza	150	
Ensalada, lechuga y tomate	40	mayonesa 1 cucharadita	100	140
Chícharo, 1 taza	95	mantequilla 1 cucharita	60	145
Papa asada mediana	95	mantequilla 1 cucharadita	108	203
Entrée (plato fuerte)	150	salsa	100	250
Manzana asada	90	pastel de manzana hecho en casa		410
Total de calorías	606		858	1464

Es necesario incluir el ejercicio apropiado en cualquier programa para reducir. Ni tiene que ser ejercicio vigoroso como un trote corto, aeróbicos o natación. Caminar de 20 a 30 minutos a buen paso aumentará la rapidez con que se quemará el exceso de calorías. La Tabla III presenta una lista de algunos ejercicios y actividades comunes y muestra en cuántos se queman 100 calorías. La Tabla IV nos muestra el número de calorías que se usan durante una hora de varios tipos de ejercicios vigorosos.

TABLA III

MINUTOS NECESARIOS PARA UTILIZAR 100 CALORIAS DURANTE CIERTAS ACTIVIDADES DEPORTIVAS

Actividad	*Peso de la persona*	
	70 kg (155 lb	59 kg 130 lb)
Esquiar	8	9
Natación 3 km por hora	10	11
Correr	11	13
Fútbol	11	13
Tenis	14	17
Montar a caballo	16	19
Jardinería	17	21
Patinar	19	23
Caminar rápido	19	23
Ir en bicicleta	24	29
Caminar a 5 km por hora	28	33
Golf	33	40

TABLA IV

EJERCICIO Y GASTO DE CALORIAS

Actividad (por una hora)	*Calorías*
Ir en bicicleta a 10 km por hora	240
Ir en bicicleta a 20 km por hora	410
Esquiar a campo traviesa	700
Trotar a 8 km por hora	740
Trotar a 11 km por hora	920
Saltar con la cuerda	750
Carrera estacionaria	650
Correr 16 km por hora	1.280
Nadar 25 metros por minuto	275
Nadar 45 metros por minuto	500
Jugar tenis	400
Caminar 3 km por hora	240
Caminar 5 km por hora	320
Caminar 6,5 km por hora	440

Tomado del *FDA Consumer*, julio-agosto, 1985 p. 27.

Presentamos a continuación sugerencias positivas para ayudarle a rebajar y mantener su peso dentro del nivel ideal.

1. No tenga prisa de perder peso. Debe de perder entre 1/4 de kilo y un kilo por semana; nunca más.
2. No coma entre las comidas regulares.
3. Aliméntese bien durante el desayuno y la el almuerzo pero para la cena coma algo ligero. No coma antes de acostarse.
4. Aprenda a reconocer los alimentos que sean altos en calorías y evítelas.
5. Olvídese de los postres; coma fruta fresca en su lugar.
6. No acepte más de una porción; deje la mesa mientras que todavía tenga hambre.
7. Use muchas frutas, verduras y granos integtrales. Esto le dará la sensación de estar satisfecho y mantendrá bajas las calorías.

8. Disminuya los alimentos con grasa como la carne gorda, otros productos a base de carne, mayonesa, aderezos, nueces, etc.
9. Compre un contador de calorías y aprenda a usarlo. Rebaje su ingestión de calorías hasta el punto que esté perdiendo aproximadamente medio kilo por semana, nunca más de un kilo. No olvide que es mejor perder peso comiendo menos calorías que las habituales.
10. Establezca un programa de ejercicios que sea apropiado para sus necesidades y manténgalo.

13

El Ayuno y la Alimentación Saludable

ucho se dice en la Biblia acerca del ayuno. Consideraremos aquí algunos de sus usos y beneficios. Dios instituyó el ayuno como una bendición tanto espiritual como física. Los sacerdotes en los días de Cristo ayunaban dos veces por semana. La Biblia relata que el pueblo ayunaba y oraba a fin de obtener victorias. El ayuno tiene dos propósitos: la edificación del cuerpo y la edificación espiritual del alma. Cristo ayunó cuarenta días para obtener la victoria sobre el apetito, en favor del hombre. En este punto del apetito nuestros primeros padres cayeron, y muchos han descendido en forma temprana a la tumba por su intemperancia.

Yo he hecho muchos experimentos con el ayuno. He ayunado durante un día una cantidad de veces, sencillamente para obtener la victoria sobre el apetito y para ganar fuerza espiritual, y también he ayunado una cantidad de veces por tres días consecutivos. Una vez ayuné 21 días, y mientras tanto trabajaba desde temprano hasta tarde y nunca descansaba durante el día. En otra ocasión ayuné durante 23 días, y trabajé todos los días. Podría haber ayunado cuarenta días, pero estaba trabajando muy duramente.

Hay personas que abogan por largos ayunos por razones de salud (y también por otras razones), pero QUIERO EXPRESAR UNA PALABRA DE ADVERTENCIA CONTRA LOS AYUNOS LARGOS, ya que ellos no benefician físicamente, y tampoco son ningún requisito espiritual. Los ayunos cortos por un día o dos son muy benéficos, tanto espiritual como físicamente, en forma especial cuando se bebe una abundante cantidad de agua y se hacen ejercicios profundos de inspiración. El abstenerse de alimentos concentrados, y el consumir solamente alimentos sencillos y en pequeña cantidad, aún durante días y semanas, también resulta muy benéfico. Esto le da al cuerpo la oportunidad de purificarse de las sustancias tóxicas. *Pero las personas débiles, delgadas, y desnutridas tienen que tomar mucho cuidado al ayunar.*

En cierta ocasión, en una salida que tuvimos, notamos que un hombre no comía. Fui a él y le pregunté: "Amigo, ¿tiene algo para comer? Nosotros tenemos abundancia de alimentos y podemos compartirlo con usted". El hombre replicó: "Estoy ayunando. No quiero nada para comer". Entonces le pregunté la razón que tenía para ayunar. El dijo: "Solía tener un reumatismo tan malo que me resultaba imposible hacer nada. Todos los médicos y las medicinas no me ayudaron, y un día un hombre me vio y me dijo que si yo ayunaba dos días por semana mi reumatismo se iría". Le pregunté quién era el hombre que le dijo semejante cosa. Contestó que no lo sabía, que no había visto al hombre antes, y que nunca lo vió después. El dijo: "Seguí sus instrucciones y después de sólo un corto tiempo mi reumatismo me había abandonado, y desde entonces nunca más lo he tenido. Hace de esto una cantidad de años".

En los tiempos bíblicos cuando una persona ayunaba un día entero, se consideraba que había ganado una victoria. He sabido que en diferentes ocasiones algunas personas ayunaron un día, y luego por la noche, después de la puesta del sol comieron en abundancia. Esto no puede contarse como ayunar un día. Ayunar significa no comer nada todo el día hasta el día próximo. A menudo se comete un serio error cuando se consume mucho alimento después del ayuno. De esta forma se pierde mucho del beneficio del ayuno.

Hay varios problemas médicos que pueden surgir cuando está uno ayunando, y por esta razón, aunque el ayunar puede ser muy beneficioso, si se sigue más de un día o dos se necesita estar alerta para detectar alguna de las siguientes posibles complicaciones.

1. Cálculos del riñón
2. Baja presión
3. Latido del corazón irregular
4. Artritis gotosa

5. Dolor de cabeza o mareo

6. Dolor abdominal o náusea

7. Disminución de la orina

8. Calambres severos

Si cualquiera de estas u otras complicaciones se desarrollan, el ayuno debe detenerse inmediatamente.

Fuera de razones espirituales y de salud, el ayuno también se utiliza para tratar la obesidad y ciertos desórdenes convulsivos. También se ha utilizado con varios niveles de éxito como una manera de protesta política. Gandhi en la India, bien conocido por su resistencia pasiva, ayunó como una protesta política muchas veces y por hasta tres semanas, por lo menos en tres ocasiones. En tiempos más recientes diez hombres de la fuerza de Irlanda Republicana murieron en la cárcel, siguiendo ayunos tan extensos como de 45 a 61 días. El ayuno más largo del cual tenemos datos fue uno de un señor de 27 años que sufría de obesidad. Mientras estaba bajo la supervisión constante de un médico, ayunó por 382 días y perdió 276 libras.

Estoy plenamente convencido de que un gran número de personas comen demasiado. Muchos comen un tipo de alimento que no les proporciona la debida nutrición. Es también cierto que mucha gente está mal nutrida porque consume alimentos desvitaminizados, indebidamente preparados, y también porque come mezclas inadecuadas de alimentos que fermentan y producen sangre pobre. El que es débil y está desnutrido debe ser muy cuidadoso con el ayuno.

Pero si comemos los alimentos como Dios los ha hecho, con todas las vitaminas y las sales minerales, no nos volvemos nerviosos, irritables, irrazonables. Cuando los minerales y las vitaminas son quitadas de los alimentos, perdemos la forma y la simetría, y esto nos vuelve susceptibles a toda clase de enfermedades. Si nos sentimos siempre muy cansados, falta en los alimentos lo que nos da vigor y nos hace valientes.

He visto muchas manadas de caballos, ganado vacuno, ovejas y otros animales, y todos ellos son muy semejantes unos a otros, porque comen el alimento en la forma en que Dios lo ha hecho para ellos. ¡Deténgase y piense! No existe nada en ninguna de las carnes que no esté en los granos, en las hierbas y en el pasto que comen los animales. ¿Por qué consumir alimento de segunda mano? Consumámoslo en su forma original pura. ¿Qué me dice?

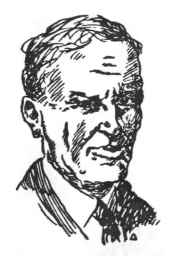 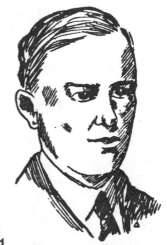

Fig. 1

Un régimen a base de alimentos que dejan residuo ácido produce materias de desecho en el organismo, y también hace aparecer arrugas en la cara y dándole un aspecto envejecido. He visto a veces cambios muy radicales en una persona, como se se puede apreciar en la figura que precede: un hombre con una piel arrugada, amarillosa, que tenía aspecto de viejo; pero después que cambió su régimen alimentario, y de recibir abundantes baños y tizanas de y hierbas para limpiar la sangure, el canal intestinal y el colon, quedó rejuvenecido. El cambio era tan grande que la gente que lo conocía decía que parecía ser veinte años más joven. He visto esto producirse muchas veces. Yo mismo, hoy soy un ejemplo vivo de lo que acabo de explicar.

Hay tanto que se ha escrito con respecto a los alimentos, que muchas cosas resultan confusas. Tanto se dice acerca de las calorías, alimentos formadores de ácidos, alimentos alcalinos, etc., y un escritor dice esto y otro dice aquello, por lo cual he oído decir a muchas personas que ya no saben qué comer. En la siguiente ilustración vemos una vaca y un ternero. Esta vaca crió a este ternero en el campo donde se encuentran. Nunca fue sacada del mismo, y no tenía otra cosa para comer que la hierba que crecía en la tierra y agua para beber, y el ternero no tenía otra cosa que la leche que recibía de su madre, hasta que llegó a tener edad suficiente para comer pasto lo mismo que la madre. Este ternero se desarrolló en forma hermosa, tuvo un cuerpo bien proporcionado, un lindo pelaje, huesos firmes, dientes sanos y fuertes, pezuñas duras y buenos ojos. Ahora bien, no había nada en la leche que no estuviera en el pasto, y esa leche produjo ese ternero, lo cual muestra claramente que todas las vitaminas venían del pasto, como también todos los minerales, las proteínas y los carbohidratos.

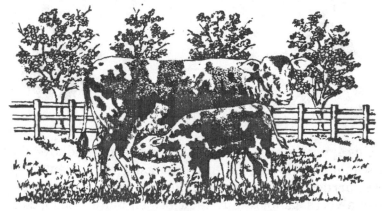

Fig. 2

Ocurre exactamente lo mismo con todos los alimentos que Dios nos ha dado. Las distintas clases de frutas, cereales, granos y hortalizas tienen diferentes propiedades, y yo no recomendaría que nadie tomara un solo alimento en particular y viviera a base de él con exclusión de todos los demás. Pero si las propiedades vitalizadoras naturales que están en los alimentos como Dios los hizo no son destruidas en la preparación de ellos, no tendríamos que afligirnos por las calorías, por los alimentos de residuo ácido o alcalino, etc. Todos los alimentos naturales tienen el debido grado de alcalinidad y de acidez en sí, el grado que el organismo requiere para mantenerse en perfecta salud. Yo nací y me crié en una granja en la parte norte de Wisconsin, Estados Unidos, y cultivábamos prácticamente todo lo que comíamos, y aunque en la familia habían muchos niños, nunca hubo entre ellos enfermos, y vivimos vidas longevas.

Sección VI

Preparación de Alimentos

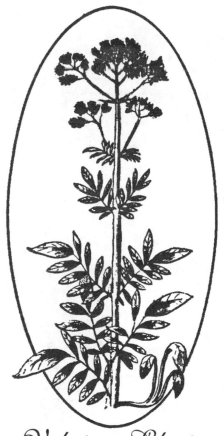

Valeriana Silvestre Pequeña

1

Recomendaciones Utiles Para Preservar Vitaminas

uchos nutrientes importantes se pierden poco a poco cuando los alimentos se cocinan por métodos ordinarios. En particular, las vitaminas que son solubles en agua, como las del complejo B y laC, se pueden perder en gran parte por el cocimiento y almacenamiento descuidados. La vitamina C es la vitamina más inestable de todas, y si se observan las reglas que siguen para cocinar, esta vitamina se puede retener en gran parte, como también otros nutrientes importantes, incluyendo el hierro, también se preservarán. Afortunadamente, algunos de nuestros alimentos los cuales con mayor contenido de vitamina C, como las frutas cítricas, se comen mejor crudos. Las frutas y verduras juntas nos dan más del 90 porciento de nuestra vitamina C. Vea también la Sección IV, Capítulo 6.

Siga las sugerencias prácticas anotadas más abajo para retener el máximo de nutrientes mientras que cocina sus alimentos, y recuerde que los cuatro ladron es de los nutrientes son el aire, el agua, el calor, y la luz.

1. Use la menor cantidad de agua posible durante el cocimiento.

2. Deje hervir el agua por lo menos un minuto antes de agregarle los alimentos.

3. Deje que el agua hierva a fuego lento y luego más fuerte.

4. Guarde el agua que sobre para utilizarla como caldo de vegetales para salsa o sopa.

5. Corte los vegetales en pedazos grandes y uniformes inmediatamente antes de cocinarlos. Deje la cáscara o exterior cuando se pueda. Mientras más pequeños sean los

pedazos que se cocinan, más se expone al agua y desde luego se perderá más vitamina.

6. Use el tiempo más corto posible para cocinar. Sirva los vegetales tiernos y crujientes, no empapados y blandos.

7. Sirva los alimentos inmediatamente después de la preparación. No los mantenga calientes por mucho tiempo después de servirlos. Planee comidas de tal moldo que no tenga que recalentarlas tan seguido. Tape y ponga inmediatamente en la nevera todo lo que sobre.

8. Mantenga todas su ollas de cocinar bien tapadas.

9. Cocinar al vapor o en una olla de presión preservará 30 por ciento más de vitaminas que el hervirlas.

10. No le agregue bicarbonato al agua para cocinar, porque esto destruye la vitamina C y ciertas vitaminas del complejo B.

11. Los alimentos con elevado contenido de vitamina C no se deben cocinar en ollas de cobre o hierro.

12. Guarde frutas y verduras frescas en la nevera y prepárelos inmediatamente antes de usarlos. No los deje en agua o expuestos al aire más de lo que sea necesario.

13. Ponga los alimentos congelados directamente en agua hirviendo después de sacarse del congelador. No permita que los alimentos se descongelen primero.

14. Mantenga el jugo de naranja tapado y en el refrigerador. Tome el jugo de naranja fresco. inmediatamente después de exprimir la fruta. No lo deje expuesto al aire.

A. TABLA DEL TIEMPO PARA COCINAR

Manzanas ácidas	horno medianamente caliente 30 min.
Manzanas dulces	horno medianamente caliente 45 min.
Espárragos	hervidos 20 min.
Remolachas	hasta que estén tiernas
Zanahorias	hervidas hasta que estén tiernas
Coliflor	hervida hasta que esté tierna
Galletitas	horno moderado de 8 a 15 min.
Maíz tierno	hervido de 5 a 8 min.

Cereales	1 hora cocinados en forma directa
	2-4 horas cocinados al baño maría
Frijoles secos	hervidos hasta que estén tiernos,
	y entonces cocinados al horno,
	en horno caliente, 30 min.
Berenjena, al horno	horno caliente 15 a 20 min.
Huevos blandos	ponga en agua de 7 a 8 min.
	hirviendo
Huevos duros	hervidos 30 min.
Panecillos	horno rápido, 25 min., 375º F (190ºC)
Cebollas	hervidas hasta que estén tiernas
Chirivía	hervida 45 - 60 min.
Arvejas	hervidas 35 - 50 min.
Papas	hervidas 35 - 45 min.
Papas al horno	horno caliente 45 - 60 min.
Arroz	hervido 20 - 30 min.
Avena arrollada	hervida en forma directa 45 min.
	(al baño maría, 1 hora)
Panecillos de trigo	horno caliente 20 - 25 min.
integral y bizcochos	
Salsifí	hervido 2 horas
Calabaza	hervido hasta que esté
	totalmente cocinado
Judías verdes	hervidas hasta que estén tiernas
Papa al horno	horno caliente 45 min.
Tomates	hervidos 10 - 15 min.
Nabos	hervidos hasta que estén tiernos

B. FORMA DE COCINAR LOS VEGETALES

La mejor manera de cocinar las verduras es al horno. Si se hierven, es bueno hacerlo en una cantidad de agua no mayor de la que se necesita para cocinarlos de modo que, al terminar, la comida esté seca sin agua. También son buenos la cocción sin agua y en cacerola e hirviendo a fuego lento.

Cuando cocine las verduras en agua, póngalas en el agua cuando ésta ya está hirviendo, y use solamente la cantidad suficiente para cocinarlas; si hay un poco de agua sobrante, guárdela y añádala a sus sopas o caldos. Los vegetales se deben hervir continuamente después que empiezan a hervir, o de otra manera soltarán mucha agua. No es necesario hervirlas a temperatura; hiérbalas en forma moderada.

Añada sal con moderación antes de que estén enteramente cocidas; si se salan cuando se ponen a cocinar, tienen la tendencia a endurecerse. No cocine excesivamente las verduras, sino cocínelas solamente hasta que se pongan tiernas; el hacerlo en exceso destruye las propiedades vitalizadoras. No añada grasas a las verduras cuando las cocine; agregue sus ingredientes para sazonar poco tiempo antes de que estén terminadas de cocinar, y sirva en el acto.

Nunca pele las papas ni les quite los ojos antes de cocinar; la vida de la papa está en los ojos y en la cáscara. No pele ninguna verdura que pueda usarse sin pelar. La zanahoria, las chirivías, el salsifí, la rutabaga y otras, pueden rasparse levemente, de manera que no pierdan los minerales que se hallan precisamente debajo de la piel.

Los vegetales verdes son deseables durante los meses de invierno. Si piensa que son costosos, recuerde que son más baratos que el costo de la enfermedad, y cuando se preparan debidamente son una verdadera medicina. Las verduras envasadas, aunque se consiga una buena marca, no son tan buenas como las frescas debidamente preparadas, pero de todos modos son buenas, y mejores que las verduras frescas preparadas pobremente.

Para obtener la proteína junto con los vegetales sirva algunos de los productos hechos con soya o nueces en forma de carne vegetal, o cualquier clase de nueces que le guste. Las nueces deben masticarse bien hasta que tengan una consistencia cremosa, a fin de obtener lo mejor de las mismas. Por eso, para la mayoría de las personas, los sustitutos de la carne que contienen nueces son mejores que las nueces mismas; puesto que las nueces usadas en ellos han sido molidas.

Los vegetales pueden sazonarse con mayonesa de soya, prescindiendo del limón. Dilúyala en agua fría para obtener la consistencia de la crema, o úsela tal como es. La leche de soya, rica como es, o alguna de las leches de nueces, son buenas cuando se agregan a vegetales calientes; caliéntelas poco minutos después que se haya agregado la lecha y sírvalas en el acto. (Véanse las Secciones C y D en el próximo capítulo para recetas de frijol soya). Hoy en día puede comprarse buena lecha de soya en los negocios de alimentos saludables; en los Estados Unidos y en divervos países latinoamericanos se la puede conseguir con facilidad.

Si le agrada, coma crudos todos los alimentos que no contengan almidón: zanahorias, repollo, lechugas, espinacas, pepinos, rábanos, perejil y otros.

2

Las Recetas Saludables Favoritas del Señor Kloss

A. RECETAS VEGETALES

Papas Majadas

Hierva las papas con la cáscara, o en olla de presión al vapor con poca agua, hasta que estén listas. Pélelas entonces, maje las papas, sazone con sal y leche de soya, póngalas en el horno a una temperatura de moderada a caliente, por media hora.

Repollo Hervido

Elija una cabeza de repollo que tenga externamente tantas hojas verdes como sea posible. Córtela en ocho trozos, póngala en la olla y cubra con cebolla cortada en tajadas, vuelque encima agua hirviente y cocine por unos veinte minutos, o hasta que esté tierno. Agregue un poco de sal cuando esté casi terminado.

Zanahorias y Arvejas

Pueden cocinarse juntas partes iguales de zanahorias y arvejas (guisantes) hasta que estén tiernas. Sazone con leche de soya rica o con mantequilla de soya. Use sal al gusto.

Judías (vainitas) Verdes

Lávelas y quíteles las puntas y córtelas en trocitos de media pulgada de largo, o córtelas en trozos a lo largo. Cubra el fondo de la olla con un poco de aceite vegetal y ponga entonces las judías en la misma. Agregue la sal y cubra la olla con una tapa bien ajustada hasta que las judías adquieran un color verde brillante, revolviendo a menudo para que no se peguen, y entonces agregue un poco de agua y cocínelas hasta que estén tiernas. Precisamente antes de servir revuélvalas en mantequilla de soya, que puede usar al gusto.

Verduras Verdes Mezcladas

Use tantas clases de verduras verdes como desee, tratando de que en lo posible tengan la misma consistencia. Lave y corte. Ponga un poco de ajo en el fondo de la olla donde han de cocinarse, añada suficiente aceite como para cubrir apenas el fondo, ponga entonces los vegetales en la olla, cubra con una tapa bien ajustada y cocine por diez minutos. Sálelas y sírvalas en el acto.

Berenjenas

3 tazas de berenjenas (cortadas en trozos de media pulgada)
    crudas, sin pelar
1/2 taza de cebolla picada
1/2 taza de pimientos verdes
2 1/2 tazas de tomate
3 cucharadas de aceite vegetal
Sal
Ajo al gusto

Ponga la cebolla y los pimientos en aceite caliente y dórelos levemente, añada la berenjena y el ajo y cocine por pocos minutos, añada 2 1/2 tazas de tomate y ponga la olla en el horno y cocine por unos treinta minutos a una temperatura moderada. Si lo prefiere, puede pelarlas en forma fina.

Remolachas

Use remolachas tiernas. Corte las hojas en forma fina y cocine en agua por quince minutos, añada las remolachas cortadas en cúbitos y cocine todo hasta que esté tierno; agréguele sal y justamente antes de servir añada un poco de mantequilla de soya.

Quimbombó

Seleccione quimbombós de más o menos el mismo tamaño, cocine solamente en la cantidad de agua necesaria para que no se quemen hasta que estén tiernas, agregue la sal y sazone con mantequilla de soya precisamente antes de servir.

Espinacas

Lávelas hasta que estén bien limpias, póngales en un recipiente con una tapa bien ajustada y cocínelas hasta que estén tiernas, de cinco a diez minutos. Agregue la sal cuando estén parcialmente listas.

Frijoles con Salsa de Tomate

Use cualquier clase de frijoles, póngalos en remojo durante la noche en agua fría, y a la mañana siguiente mézclelos con la salsa de tomate, u otro producto para sazonar si se prefiere, y cocine en una olla de barro cocido durante unas cuatro horas. Los que no pueden comer frijoles preparados de la manera ordinaria, los pueden comer cocinados de esta manera.

Estos frijoles, después de dejarlos en remojo durante la noche, también pueden ponerse en frascos llenos hasta tres cuartas partes, llenándolo con agua bien sazonada con sal. También se pueden usar en partes iguales salsa de tomate y agua. Séllelos y cocínelos al vapor en una olla de presión usando diez libras de presión durante más o menos una hora y media. Algunos frijoles requieren un poco menos y otros un poco más cocción. Pruébelos. Los frijoles viejos requieren mayor cocción que los nuevos, pero todos los frijoles deben estar completamente cocidos, y tiernos. Preparados en la forma debida, no producen gases y se digieren más fácilmente.

Otra forma de preparar los frijoles es cocinarlos hasta que estén casi secos, y luego colocarlos en una fuente o plato añadiendo leche de soya. Se pueden poner al horno y cocinarlos totalmente. Esto añade sabor y digestibilidad a los frijoles y los hace más alcalinos.

La clase de frijoles que en inglés se llama Great Northern es muy fina y se cocina fácilmente. Los frijoles de media luna son alcalinos, por lo que se pueden comer en mayor abundancia que los frijoles blancos ordinarios y algunos otros.

El frijol soya es, sin duda, el mejor de todos, pero el sabor no es tan agradable. Esto puede cambiarse usando varias formas de sazonarlos, como salsa de tomate, un poco de cebolla y apio.

Para Hacer Brotar los Frijoles Soya, Lentejas o Granos

Cubra bien con agua medio kilo, o la cantidad que desee, de frijol soya (u otros) y déjelos en remojo durante la noche. Por la mañana vuelque el agua. Manténgalos húmedos. Vuelva a lavarlos dos o tres veces por día, manteniéndolos húmedos, y en un lugar oscuro, durante unos tres días hasta que broten. Déjelos estar hasta que los brotes tengan más o menos casi dos centímetros de largo. Las lentejas se preparan de la misma manera, pero no requieren tanto tiempo como los frijoles soya. Se puede dejar que el frijol soya brote hasta que tenga tres o o cuatro centímetros de largo y entonces se comen solamente los brotes. Esos brotes necesitan solamente de diez a quince minutos de cocción.

Al hacer brotar cualquier frijol, arveja, grano o legumbre en extenso grado, se convierte la proteína en peptógeno y el almidón en dextrosa o maltosa. Los brotes tienen un alto contenido de vitaminas, más que la espinaca, la lechuga o el apio.

Cocine los frijoles brotados o las arvejas brotadas, como cualquier frijol o arveja, con la única diferencia de que no requieren tanta cocción. Sal al gusto.

Brotes de Soya y Arroz

Hierva los frijoles soya brotados hasta que estén tiernos. Hierva el arroz separadamente. Mezcle en cantidades aproximadamente iguales, añada salsa de tomate y algunos cubos de sabor o gluten (recetas ofrecidas más adelante en este capítulo). Mezcle todo junto y póngalo en el horno.

Si el gusto de los frijoles soya es muy fuerte, pueden ser sancochados primero en agua salada durante unos pocos minutos.

B. EL FRIJOL SOYA

El conocimiento del valor de la soya aquí en los Estados Unidos es una de las cosas más grandes que jamás haya revolucionado la historia de los productos alimenticios de la nación, y en tiempos de necesidad y gran pobreza, y en tiempos de enfermedad, es lo más importante que se puede dar a la gente para comer.

Cualquier persona que tenga un lotecito de terreno puede cultivar su propia soya. No sólo mejorarán de este modo en gran forma la tierra y convertirán en tierra virgen la tierra gastada, sino que al mismo tiempo suplirán a la familia con los alimentos más deliciosos y nutritivos que se conozcan. El frijol soya debe sembrarse a diferentes intérvalos durante el verano, a fin de disponer de granos a través de toda la estación. Los frijoles soya tiernos o verdes pueden pelarse como cualquier otro frijol o arveja. Algunas variedades no se pelan con facilidad, pero a éstas puede quitárseles fácilmente la cáscara tras un primer hervor de unos pocos minutos.

La leche de soya puede hacerse en casa con frijoles a un costo muy modesto. La soya de Yollow Mammoth, Dixie, Illinois y Tokío se encuentra entre las mejores variedades para la leche de soya, pero existen otras variedades que son mejores para ser peladas cuando están tiernas. W. J. Morse, agrónomo de experiencia de la Estación Experimental de Agricultura de los Estados Unidos, de Washington, D.C., puede dar la más valiosa información a este respecto, siendo que él ha hecho y todavía hace extensos experimentos con el frijol soya, y está plenamente familiarizado con este tema.

Para úlceras de estómago, úlceras de duodeno, cáncer y diabetes, así como para problemas del hígado, los riñones y la vejiga, la leche de soya no solamente es un buen alimento, sino una verdadera medicina. Se digiere fácilmente, no se corta con facilidad, es altamente alcalina y es rica en elementos minerales.

La soya es uno de los alimentos mejores y más completos que tengamos. En el Oriente se la ha usado por miles de años, pero en este país por algún tiempo se le ha destinado para alimentar al ganado, para mejorar la tierra, y sólo recientemente se ha hecho un verdadero esfuerzo para usarla para el consumo humano. Actualmente, hay muchas personas en diferentes sectores de los Estados Unidos que están experimentando con ella con éxito notable.

La objeción a la soya es que no tiene un sabor tan agradable como otros frijoles. Sin embargo el sabor puede mejorarse preparando los frijoles de una manera diferente para el consumo humano.

He hecho experimentos con frijol soya por quince años y he

producido una leche de soya buena, aceptable, así como otros diversos productos de soya.

Puedo hacer pan de soya, bolllllos, pasteles, tortas o paneci llos, asados, requesón y queso de soya. También café de soya, helados sin ninguna clase de azúcar de caña en ningún producto. Mi leche de soya es sencillamente deliciosa, muy agradable al paladar, y a los niños les gusta tanto como a los adultos.

Uso el frijol soya en más de quince diferentes platos; la leche de soya debidamente preparada es un alimento maravilloso para los enfermos.

La leche de soya no se corta en el estómago ni se pudre como la leche de vaca o de oveja, y puede usarse en la misma forma que las otras leches. Los frijoles y las arvejas se cocinan más rápidamente en leche de soya que cuando se hierven en agua. Se agria y se cuaja como la leche de vaca, pero después de agriarse, puede batirse para formar un delicioso suero de nata de leche. Lo bueno de ella es que es altamente alcalina, y se adapta perfectamente bien al organismo humano, tanto de adultos como de niños.

Muchos pagan un alto precio por la leche de cabra, y sin embargo la leche de soya es infinitamente mejor para el consumo humano. No tiene la contaminación del animal, ni el peligro de la enfermedad y la putrefacción.

El siguiente es un análisis de diferentes leches: la humana, la de vaca, la de cabra, la de soya y la de nuez, hecho por el Departamento de Agricultura de los Estados Unidos, Oficina de Química y Suelos, de Washington, D.C.

Leche	Agua	Cenizas	Proteina	Grasa	Carbohidratos
Humana	89.95%	0.25%	1.30%	2.50%	6.00%
Vaca	87.30	0.80	3.20	3.50	5.20
Cabra	87.00	0.50	4.00	4.50	4.00
Soya	87.03	0.52	2.40	3.15	6.90
Nuez	87.00	2.03	5.60	5.50	723

A la leche de soya usada para el análisis anterior, yo había agregado un poco de aceite de soya emulsificado, y un poco de malta.

Los frijoles soya son usados en la manufactura de petróleo artificial, volantes de automóviles, aisladores de cables, velas, caseína, celuloide, aceite crudo y refinado, emulsificante, partes para distribuidores eléctricos, partes de lámparas, jabón de hospital, jabones suaves y duros, botones, productos para pegar, aceite de freír, glicerina, esmaltes, linóleo, grasa, lubricantes, pinturas, negativos fotográficos, papel, material plástico, jabón de potasio, tinta de imprimir, sustituto de la goma, mezclas para champúes, vinagre de soya, jabón de baño, barnices, textiles para ropa, jabón transparente, cemento a prueba de agua, etc.

La siguiente cita se adaptó de un discurso entregado por el Dr. J. A. Le Clerc antes de una junta anual de la Asociación Americana de Frijol Soya, el día 15 de septiembre de 1936.

EL VALOR NUTRITIVO DE LA LECHE DE SOYA

La leche de soya va a revolucionar la alimentación de la humanidad más de lo que lo hizo la papa hace 200 años, cuando era todavía una curiosidad, pues hoy es un producto principal en la alimentación. La leche de soya difiere de la papa en el hecho de que ha sido usada por miles de años como uno de los principales alimentos de los chinos. La nación china existe hoy gracias al uso de la soya como alimento. China ha sobrevivido cinco mil años, y su pueblo ha soportado no solamente una, sino cientos de épocas de depresión económica severa, inundaciones, terremotos, hambres y guerras.

La recuperación de estas calamidades se debe mayormente al uso de la soya puesto que es un alimento que ocupa perfectamente el lugar de la carne (y ésta es productora de enfermedad), de la leche y de los huevos. Contiene todas las propiedades vitalizadoras de la carne, de la leche y de los huevos, y es mucho más económica y más fácil de producir que cualquiera de esos productos.

Si todos los norteamericanos se vieran de repente privados de la carne, la leche y los huevos y no se diera al planeamiento del menú cotidiano más atención que la mayor parte de nosotros le presta, el resultado sería una condición de desnutrición debida a la escasez de proteína en nuestra alimentación.

Los chinos, bajo condiciones similares, han continuado viviendo en forma normal sencillamente porque consumían soya.

A los sacerdotes budistas en el Oriente, por su religión les está prohibido consumir carne; en lugar de ésta ellos comen tofú, y otros productos de soya. Los culíes, o peones chinos cuya fuerza y resistencia es tradicional para llevar cargas pesadas y para tareas duras, viven mayormente a base de frijol soya y arroz. Los niños chinos dependen de la soya para su alimento, pues los productos lácteos son raros en el Oriente. Los niños que deben ser alimentados artificialmente reciben leche de soya. Es un hecho científico que el desarrollo físico a base de un régimen alimentario de soya es perfectamente normal. La historia muestra el valor de la soya como alimento.

Los químicos especializados en alimentación han demostrado en forma concluyente que la soya puede solamente ser sustituída por alimentos más costosos, y sin embargo la soya es más valiosa que esos artículos como alimento. Hoy la soya es una de las fuentes más económicas de nutrición.

El frijol soya es adecuado no solamente para toda clase de platos cocidos al horno, sino que la harina de soya o la soya misma pueden usarse también para el desayuno, y como alimento para diabéticos e infantes, en panqueques y en harinas que se leudan por sí mismas, en macarrones, rosquillas, pretzels, salsas o aderezos de soya, conserva la carne, albóndigas, relleno de emparedado, mayonesa, sopas, bebidas, sustitutos del café, cerveza sin alcohol, leche, queso, helados (nieve) y hasta alimentos para perros, además de numerosos productos industriales. Por supuesto, se entiende que los productos alimenticios que contienen harina de soya deben llevar el rótulo debido.

La harina de soya es considerablemente más rica en proteína que las harinas hechas de otras legumbres, como por ejemplo los frijoles lima, las arvejas, las lentejas, etc., y casi cuatro veces más rica en proteína que las harinas de cereales. La proteína de la harina de soya es de una calidad especialmente buena. La harina de soya contiene menos de 2% de almidón, mientras que el almidón es el elemento principal en otras harinas de cereales, las cuales contienen más o menos 30 veces más almidón.

La harina de soya es especialmente rica en vitaminas y en minerales. La cantidad de calcio es 20 veces mayor que en las papas, 12 veces mayor que la que se encuentra en la harina de trigo, cinco veces mayor que la de los huevos, más o menos dos veces mayor que la cantidad que existe en la leche líquida; tiene además un 25% más que la leche en polvo, y eso que la leche ha sido considerada siempre como el alimento rico en calcio por excelencia.

Medio kilo de harina de soya equivale a un kilo de carne en contenido proteínico. Si se consumiera un cuarto de kilo de harina de soya por día en lugar del pan ordinario, la cantidad extra de proteína que existe en el pan de soya sería suficiente para reemplazar una cantidad de proteína equivalente a la cuarta parte de la carne que se consume como promedio. La proteína de la carne cuesta cinco veces más que la proteína de la soya.

Las proteínas son formadoras de músculos y constituyen un elemento absolutamente indispensable. Hay un alto contenido de proteína en la soya, que hace de este cereal un sustituto muy adecuado de la carne, la lecha y los huevos. La soya contiene una doble cantidad de proteína de la que tiene un bistec de carne de res. Es el único alimento natural del reino vegetal que tiene más alta proporción de proteína que la carne, la lecha y los huevos.

Amplios experimentos han demostrado que se puede comer por lo menos tres veces más proteínas de soya que proteína de carne o de otros cereales ricos en proteína.

La soya tiene propiedades vitalizadoras que la carne y otras proteínas no contienen.

La soya es la reina de los frijoles. Es un alimento alcalino fino y existen muchas variedades de la soya. Para propósitos de cocina consiga la que se cocina fácilmente, ya que se cocina más rápidamente que las otras variedades. Es mejor cocinar la soya bajo presión, cinco libras de presión por por cada sesenta minutos para la mayoría de las variedades. Deben cocinarse hasta que estén tiernas. Siempre remoje las soyas la noche anterior antes de cocinarlas. Es mejor cocinar todo frijol al fuego lento de una olla de presión.

C. RECETAS DEL FRIJOL SOYA

Pastelitos de Soya

2 tazas de pulpa de frijol soya
2 tazas de arroz integral natural (cocido)

2 cucharadas de aceite vegetal
1 cebolla picada fina
1 cucharada de salsa de soya
1/2 cucharadita de sal
Déle sabor con ajo o salvia o migajas de pan íntegro

Mezcle los ingredientes completamente, forme los pastelitos, envuélvalos en migaja de pan integral y cocínelos en una fuente engrasada hasta que estén dorados, o caliéntelos en un sartén, pero no los fría.

Asado de Frijol Soya

2 tazas de frijoles soya cocinados y molidos	1 3/4 taza de pan retostado rallado
2 tazas de pulpa fina	1 cebolla cortada de arvejas
1 taza de jugo de tomate	2 cucharadas de salsa de soya
1 taza de nueces picadas finas	
Sal al gusto	

Mezcle bien los ingredientes, añada la salvia, las semillas de apio, el tomillo o algún otro condimento que le agrade, ponga en una fuente engrasada y cocine por una hora en horno moderado.

Asado De Requesón De Soya

3 tazas de requesón de soya
3/4 de mantequilla de maní
1 taza de pan rallado integral tostado
1/4 de taza de aceite de maní
6 cucharadas de jugo de limón
6 cucharadas de salsa de soya
1 cucharada de ajo picado
1 cucharadita llena de salvia
Un poco de pimientón
1/2 taza de apio
Perejil
1 taza de cebolla
1/2 taza de morrones verdes
Sal al gusto

Pique el apio, el perejil, la cebolla y el morrón fino; mezcle con el jugo de limón, la salsa de soya, la mantequilla de maní, el requesón, añada los demás ingredientes y mézclelos bien, y entonces cocine en horno moderado.

Leche de Soya No.1

Tome medio klilo de frijoles soya, ponga en remojo durante la noche, bien cubiertos con agua. Por la mañana lávelos en forma completa, cúbralos con agua fresca y caliéntelos hasta el punto de ebullición. Si se cambia el agua dos veces más y luego se la trae al punto de ebullición se ayuda a quitar de la leche que se hará el gusto fuerte de la soya. Entonces quite el agua y muela los frijoles. Ponga luego los frijoles en un paño de colar queso, u otra tela que deje pasar el agua con facilidad y que no sea áspera y ate en forma segura la boca de la bolsa. Ponga esta bolsa de frijoles molidos en un gran plato. Eche encima dos cuartillos de agua; el calentar el agua es preferible, siendo que la leche tiene grasa. Amase o apriete la bolsa de frijoles bien molidos, lavándola y estrujándola para que salga la leche. Eche esta leche en un recipiente grande. Vierta encima dos cuartillos más de agua, apretando o estrujando bien de nuevo. Añada los segundos dos cuartillos de leche a los dos primeros cuartillos en un recipiente grande de fondo plano, y hierva por 20 minutos o más. Al revolver constantemente con un removedor de panqueques sin dejar que se asiente en el fondo, hasta que hierva, cuando hierva no se pegará al fondo.

Endulce con miel de malta, miel o azúcar de malta. No lo haga demasiado dulce. Sal al gusto. No cocine en vasija de aluminio.

Anotación: El residuo de los frijoles que se quedan en el saco o la estopilla se llama puré o pulpa de soya. Hoy en día la leche de soya se puede comprar ya preparada, o polvo de soya se puede mezclar con agua en la licuadora. Haya lo suficiente sólo por un día a la vez.

Leche de Soya No. 2

Tome medio kilo de harina de soya (no necesita ser molida demasiado fina), y tres cuartillos de agua fría. Mezcle y hierva por 25 minutos, cuele, endulce y sale al gusto. Es mejor usar una fuente de fondo plano, y mezclar con un revolvedor de panqueques, pues puede quemarse con facilidad. Si la desea más concentrada, añada un poco de crema de soya. Estas leches de soya pueden usarse de la misma manera que la leche de vaca. Cuando se utiliza para cocinar no la endulce. Esta leche es altamente alcalina. Debe manejarse de la misma manera que la leche de vaca. Cuando se enfría, manténgala en una heladera o lugar frío, pues puede agriarse más o menos al mismo tiempo que se agria la leche de vaca. Pueden agregarse a la leche los elementos para endulzarla en el momento que se la beba, pues se mantiene por más tiempo en buen estado si no se la endulza antes de emplearla.

Esta leche de soya produce una leche con chocolate más nutritiva y saludable que la leche común.

Cómo Cuajar La Leche de Soya

Después de hacer la leche de soya, mientras la leche está hirviendo, añada suficiente ácido cítrico como sea necesario para que se cuaje en el acto. Se necesitan tres o cuatro cucharadas de ácido cítrico por cada cuartillo de leche hirviente. Bata bruscamente y déjela estar. Los cuajos se forman dentro de pocos segundos, y no se requiere mucho tiempo para que la leche se cuaje. Saque los cuajos del agua clara y póngalos en una gasa doble, estrujando para que salga toda el agua y haciendo que el queso sea lo más seco posible. Si se desea un queso suave, use menos ácido cítrico. Si se quiere obtener un queso granulado, use más ácido cítrico.

Jalea de Soya

4 tazas de leche de soya (sin endulzar)
2 cucharadas de agar-agar (en hojuelas)
4 cucharadas de azúcar de malta

Deje que se empape el agar-agar en la leche de soya por una hora. Póngalo en una cacerola, caliéntelo hasta que empiece a hervir y entonces déjelo a fuego lento hasta que el agar-agar esté completamente disuelto; añada el dulce y enfríe. Para darle sabor se puede usar fruta fresca, o jugo de fruta si se desea. Póngalo entonces en la heladera.

Mantequilla de Soya

1/4 litro de agua
2 cucharadas de harina de soya
1 pinta de aceite

Mezcle bien ponga en un sartén pesada de hierro, hierva por cinco minutos o hasta que empiece a solidificarse. Vuelque colando en un recipiente para mezclar. Vierta sobre esto muy lentamente, medio litro de aceite de soya, como si estuviera haciendo mayonesa, y bata en forma constante. (Puede usar cualquier aceite vegetal que no sea de palma o coco.) Use una batidora para mezclar con facilidad.

Crema de Soya

1/2 litro de leche de soya concentrada
1/4 litro de aceite de soya o cualquier aceite vegetal

Ponga estos ingredientes en un recipiente de mezclar, y vierta encima el aceite en un chorro muy pequeño, batiendo en forma constante, hasta que adquiera la solidez necesaria; si quiere una crema espesa use más aceite, si quiere una crema más fina, use menos.

Si no tiene ninguna leche de soya, use una cucharada de harina de soya bien llena y 1/4 litro de agua. Coloque en una sartén, y mientras revuelve con un revolvedor de panqueques, deje hervir hasta que se espese, más o menos cinco minutos o más. Entonces cuele y proceda como se indica más arriba, batiendo el aceite hasta que tenga la densidad deseada.

Helado de Soya

2 cuartillos de leche de soya concentrada
1 kilo de azúcar de malta
1/2 litro de mantequilla de soya, o mayonesa de soya
1 cucharada de agar-agar

Deje el agar-agar en agua fría hasta que se hinche, escurra el agua y ponga en leche de soya, añada azúcar de malta, y mantequilla o mayonesa. Póngalo sobre la estufa y déjelo hervir por cinco minutos. Cuele por medio de un paño de colar queso.

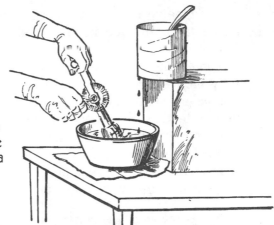

Un Arreglo Unico
para Verter Aceite
al Hacer Mayonesa
o Mantequilla y
Crema de Soya

Añada cualquier fruta machacada o jugo de fruta que desee, o vainilla. Póngalo en la congeladora y congélelo como cualquier otro helado. El helado hecho de esta manera puede ser derretido y dado como alimento a inválidos e infantes.

"Yema de Huevo"

Usted puede usar lo siguiente en una receta en que se requiera la yema de un huevo; algo que se parecerá mucho a la yema de huevo, con sabor similar y con casi las mismas propiedades.

Tome una cucharada llena de harina de soya, mezcle con media taza de agua, póngala en un sartén y hierva hasta que se espese, revolviendo constantemente para que no se pegue. Coloque en un recipiente para mezclar y bata con aceite de soya hasta que se espese lo suficiente como para que se pueda cortar con el cuchillo. Use esto dondequiera se desee emplear la yema de huevo. Déle sabor con un poco de sal y use color de mantequilla de diente de león para añadirle un poco de color.

Panqueques de Soya

1 taza de harina de maíz
1 taza de puré de soya
1 taza de leche de soya
1/2 taza de azúcar de malta
1/2 taza de mantequilla de soya
sal al gusto

A la harina de maíz y al puré de soya añada la leche de soya y bata como en un panqueque común. Añada el azúcar de malta y la sal, y bátalo en la mantequilla de soya.

Si se bate mientras está muy frío, los panqueques pueden hacerse muy bien sin levadura o polvo de hornear. Si los panqueques son para el desayuno, es bueno empapar la harina de maíz en la leche de soya la noche anterior.

A algunos les gusta hacerlo con levadura; con este objeto, tome una porción de levadura Fleishman disuelta en leche, y proceda como se indica más arriba, permitiendo que se levante durante más o menos una hora antes de hornear.

D. QUESOS, NUECES Y PLATOS DE PROTEINA VEGETAL

Requesón de Crema de Soya

Esto se hace de la misma manera que el queso crema.

Use leche de soya sin endulzar. Déjela estar hasta que se ponga densa o agria, póngala sobre la cocina y hiérvala por uno o dos minutos hasta que el agua se separe del suero. Colóquela en una bolsa de queso para colarla y cuélela hasta que esté seca. Pásela por el molino usado para hacer la leche de soya hasta que se convierta en una pasta suave. Añada un poco de leche concentrada de soya para suavizarla y darle una consistencia cremosa. Póngale sal al gusto. Puede añadirse mayonesa tipo Kloss con ventaja. Añada un poco de miel; esto lo hará muy delicioso para los niños, y un buen edificador de nervios.

Queso de Soya

2 1/2 kilos de mantequilla de cacahuete crudo
1 ó 2 litros de puré de tomate
5 litros de leche de soya

Tome los 2 1/2 kilos de mantequilla de cacahuete crudo, agregue un litro de puré de tomate, o si prefiere un sabor a tomate más fuerte, use 2 litros. Bátalo gradualmente en 5 litros de leche de soya, y póngalo en un lugar tibio para que se desarrolle ácido láctico, o hasta que se ponga tan ácido como el requesón. Después que se ha desarrollado el ácido láctico suficientemente y está tan ácido como lo desee, póngalo en latas. Luego ponga todas estas latas en un recipiente grande, y cubra con agua hirviendo. Deje que esto se cocine durante cuatro o cinco horas. Si tiene un recipiente a presión, cocínelo bajo 5 libras de presión durante dos o tres horas. Entonces el queso está listo para servir. Hoy se puede conseguir queso de soya o tofú en muchos supermercados de los Estados Unidos y otros países, y en algunos negocios de productos alimenticios sanos.

Queso de Soya

Use leche de soya sin endulzar. Déjela estar hasta que se ponga densa o agria, póngala sobre la cocina y hiérvala por uno o dos minutos hasta que el agua se separe del suero. Colóquela en una bolsa de queso para colarla y cuélela hasta que esté seca. Pásela por el molino usado para hacer la leche de soya hasta que se convierta en una pasta suave. Añada un poco de leche concentrada de soya para suavizarla y darle una consistencia cremosa. Póngale sal al gusto. Puede añadirse mayonesa tipo Kloss con ventaja.

Queso de Nueces No. 1

1/2 kilo de pasta de maní crudo
3/4 litro de agua, o de leche de soya
1/4 kilo de pasta de soya
Sal al gusto

Eche el agua en la pasta o mantequilla de maní muy lentamente, mientras la va revolviendo y añádale el agua gradualmente hasta que toda la cantidad se ha usado. Si se emplea leche de soya en lugar de agua, se obtiene un producto mejor. Déjela estar hasta que se agrie y así sea agradable al gusto, ya que de este modo se desarrolla ácido láctico semejante al ácido láctico que hay en el suero de nata de leche. Bata la pasta o mantequilla de soya. Póngala en latas, séllela y coloque en un recipiente para ser cocinada por 4 horas o más, como se indicó para cocinar el queso de soya.

Si tiene una olla a presión, las latas de queso deben ser cocinadas con cinco o seis libras de presión durante cuatro horas.

Queso de Nueces No. 2

1 libra de mantequilla de maní
4 cucharadas de harina de avena molida
3/4 litro de agua
Sal al gusto

Prepare en la misma forma como se indica para el queso de nueces No. 1.

Algunos de los quesos de nueces que yo hago son muy parecidos al queso amarillo americano, y otros son similares al queso de crema. Son muy agradables al gusto, tienen un alto valor alimenticio y aceites de nueces emulsificados. Son mucho más fáciles de digerir, y no contienen ninguna de las bacterias perjudiciales que comúnmente tienen los quesos del mercado. Estos quesos de nueces pueden colocarse en latas para mantenerlos sin contaminación y sanos. Se preparan de una forma que desarrolla el ácido láctico que se encuentra en el yogurt, el suero de nata de leche y el requesón.

Los que no pueden comer quesos comunes hechos de cuajo pueden comer sin inconvenientes el queso de nueces, y no hay ninguna exposición a la enfermedad como en el caso de los otros quesos.

Ningún queso es más económico, y puede usarse en todas las formas de los que se venden en el mercado. Con él obtiene más valor alimenticio con menos dinero.

Nueces Malteadas

1/2 kilo de pasta de maní crudo
100 gramos de miel de malta
Unos cuantos granos de sal

Mezcle bien. Ponga en un horno lento hasta que se sequen completamente, pero no permita que se doren. Entonces páselo por el molino, pero no lo gradúe muy finamente como para reducirlo a harina. Si se usan recipientes de hierro o acero, coloque en el fondo de ellos papel manila grueso, de manera que las nueces no se pongan en contacto con el hierro. Si el horno está demasiado caliente, las nueces se tostarán mucho. O, de acuerdo con otro procedimiento, las nueces pueden ser secadas al sol y puestas al horno por un tiempo, el tiempo suficiente para cocinarlas.

Leche de Nueces

1 taza de pasta de maní crudo
1/2 taza de endulzante de leche (azúcar de malta o miel)
1 taza de agua hirviendo
Un poco de sal

Mezcle la mantequilla de maní y la leche completamente. Use una cucharadita llena de esta mezcla por cada taza de agua hirviente. Mezcle en forma completa y agregue sal.
Esto puede usarse como cualquier otra leche.

Kokofat (Grasa de Coco)

Esta es la pura grasa extraída del coco y es una de las grasas más ricas del mercado. Se necesita un 25% menos de kokofat que de cualquier otra grasa para cocinar. Por ejemplo, si se necesita una libra de mantequilla o de Crisco para cocinar o preparar algo al horno, sólo se necesitarían 300 gramos de kokofat para tener el mismo resultado.

Usted puede derretirla, añadir un poco de colorante de mantequilla de diente de león, sal al gusto, endurecerla de nuevo y usarla en lugar de la mantequilla de leche de vaca. Puede usarse para cocinar o para el horno en cualquier manera en que usaría la mantequilla común. Hace una hermosa costra para pasteles. Es dulce, no tiene sabor extraño y se guarda por largo tiempo sin volverse rancia.

Aceite de Coco y Mantequilla de Nueces

1/2 litro de aceite de coco
1/4 litro de aceite de maní
Colorante de mantequilla
Sal al gusto

Se logra una linda mantequilla mezclando estos ingredientes con un batidor de huevo o un batidor eléctrico, batiendo hasta que esté frío. Es una mantequilla sana con sabor delicioso.

Anotación: Se sabe ahora que el aceite de coco y palma son altos en ácidos grasos saturados, y deben usarse poco, si se usa alguna vez.

Para Blanquear el Maní

Compre maní descascarado y caliéntelo suavemente por 2 a 5 minutos. Frótelo con sus manos, o colóquelo sobre la mesa y presiónelo suavemente con un rodillo para que pierda la cáscara lo suficiente como para permitirle a uno soplarla. Ponga al horno a 160°C hasta que estén levemente dorados.

Mantequilla de Maní

1/2 kilo de maní crudo pelado
Sal al gusto

Pase el maní por un moledor, agregue sal. Esta es una mantequilla excelente y muy sana. La mantequilla hecha de esta manera puede diluirse en agua y usarse como crema, o esparcirse sobre el pan.

Imitación de Mantequilla de Almendras

Tome una libra de maní pelado, cura con agua y hierva hasta que empiece a ponerse tierno, aunque no pulposo. Cuele el agua y seque el maní completamente. Esto puede hacerse al sol o en un horno muy bajo si el maní se revuelve constantemente, pero los granos no deben tostarse de ninguna forma. Muélalos finos. Esto produce una excelente mantequilla que puede usarse de muchas maneras. Añada agua hasta que tenga la consistencia de la leche o la crema para comer con verduras o frutas.

Esta misma mantequilla puede reducirse con agua, puede batirse en aceite de coco con un poco de colorante de mantequilla añadido, y puede salarse al gusto, haciendo una mantequilla agradable y nutritiva, fácil de digerir.

Carne Original o Proteína Vegetal

Tome 2 1/2 kilos de harina fuerte de gluten, que habitualmente se llama harina de pan. (Puede obtenerse en los molinos grandes, panaderías y almacenes.) Añada dos litros de agua y haga una masa bien sólida, que tenga más o menos la consistencia de la masa de pan. Déjela estar por una hora después de mezclar. Entonces ponga en una cacerola grande cubierta con agua. Lave el almidón amasando con ambas manos. Cuando el agua se vuelve blanca de almidón, tírela y añada agua limpia. Repita esto hasta que el agua esté clara; entonces todo el almidón habrá sido lavado. Si se desea tener una carne muy tierna, cubra este gluten con agua y déjelo estar por un día o dos de esta manera. Si hace frío, debe quedar dos días; pero en la estación cálida, un día es suficiente. No deje que esté mucho tiempo en esta condición, puesto que entonces el gluten se disuelve.

Corte luego la masa del gluten en trozos pequeños, echándolos, a medida que se corta, en una cacerola de agua hirviendo, que contenga suficiente agua como para que el gluten flote. Revuelva con una cuchara de madera u otro instrumento de cocina plano, desde el fondo, para que no se queme. Déjelo cocinar por media hora. Saque del agua lo que se desea usar en forma inmediata y añada un poco de salsa de soya. Esta le da un sabor a carne.

Siempre mantenga el gluten cubierto con agua, tanto antes como después de cocinado.

Puede calentarse en un sartén con un poco de aceite de maíz y sazonarse con cebollas cortadas finas, si se desea. El cocinarlo por largo tiempo lo vuelve duro, sin embargo.

Esta proteína vegetal puede usarse para estofados, pasteles, asados vegetales, o en cualquier forma en que se emplea la carne tierna. Es excelente para una sopa de vegetales.

Asado Vegetal

250 gramos de café de cereal cargado
1/2 kilo de gluten lavado
150 gramos de harina de maní crudo
Sal al gusto

Pase esta mezcla por un molinillo dos o tres veces, póngala en latas, séllela y cocinela en una olla de presión durante unas cuatro horas con cinco libras de presión; o si está en una vasija abierta, durante seis horas. Esto también puede colocarse en una olla o tiesto de barro, el cual se coloca en un recipiente con agua, para cocinar en horno moderado por cuatro horas. Se coloca la olla en una vasija de agua para impedir que el alimento se queme.

Hallará que éste es un excelente producto, cortado en cubos para combinar con cualquier clase de vegetales guisados que el ama de casa quiera preparar.

Asado Vegetariano No. 1

2 cucharadas de cebolla picada
2 tazas de mantequilla de maní crudo
1/2 taza de frijoles hervidos
3 tazas de agua
Semilla de apio molido al gusto

Mezcle los ingredientes, ponga en frascos, selle y cocine por cuatro horas a cinco libras de presión. Esto puede ponerse en un tiesto de barro y cocerse al horno como se indicó bajo asado vegetal.

El asado vegetal puede usarse en forma de tajadas al horno, en estofado o en sopas. Es bueno también para hacer tajadas al horno doradas para emparedados.

Asado Vegetariano No. 2

1/2 kilo de mantequilla de maní crudo
3/4 litro de agua
sal a gusto

Añada el agua lentamente a la mantequilla de maní, y batiendo en forma contínua para que se forme una pasta sin grumos. Añada sal al gusto. Hierva de una a cuatro horas. Puede hervirse al baño maria o al horno colocando el recipiente que tiene el asado en un plato de agua para impedir que se queme en el fondo y a los costados. También puede cocinarse en envases sellados.

Debe ser de tal consistencia que cuando está frío pueda cortarse en tajadas y comerse. Los niños y las personas con digestión delicada pueden comerlo fácilmente. Es bueno para preparar emparedados, también cortado en tajadas doradas o para estofados y sopas.

Pastelitos de Gluten

2 tazas de gluten molido
2 tazas de pan retostado rallado o de arroz integral cocido
1 cebolla picada fina
1 1/2 taza de salsa de soya
Déle sabor con ajo, Vegex o salvia

Mezcle bien los ingredientes, forme los pastelitos y dórelos en el horno o en el sartén.

Asado Vegetariano con Tomate

Proceda como en el asado vegetariano No. 2, con la diferencia de que hay que usar mitad agua y mitad jugo de tomate. Si se desea darle un sabor más fuerte de tomate, use exclusivamente jugo de tomate sin agua.

Salmón Vegetal

1/2 kilo de mantequilla de maní crudo
1 zanahoria de tamaño mediano triturada o molida muy fina
1 lata de tomates No. 2, pasada a través de un colador fino
1/2 litro de agua

Mezcle completamente los ingredientes, añada sal al gusto. Está listo entonces para poner en latas, si desea, y para cocinarlo bajo cinco libras de presión durante cuatro horas. Si se cocina en una olla ordinaria, bien cubierta con agua, requerirá un poco más tiempo de cocción, o sea una hora y media a dos horas más. La mezcla puede también cocinarse al horno. Primero hiérvala por unos pocos minutos en una cacerola abierta, revolviendo constantemente hasta que quede espesa, y luego cocine en un horno lento durante una hora. Está entonces listo para servir. Este es un plato muy saludable y apetitoso.

Cómo Cocinar el Arroz Integral

Una taza de arroz integral moreno hará 3 tazas de arroz cocido. Hierva 2 1/2 tazas de agua. Añada 3/4 de cucharadita de sal marina. Revuelva en esto una taza de arroz integral. Hierva nuevamente. Cubra herméticamente. Baje el fuego lo más que pueda. Cocine a vapor por 50 minutos. Quite la cubierta y deje sobre el fuego por unos cuantos minutos.

Hogaza de Nueces

2 tazas de arroz integral cocinado
1 taza de nueces cortadas
1/2 taza de pan integral rallado y tostado
Leche de soya para humedecer
2 cucharadas de salsa de soya
2 cucharadas de cebolla
2 cucharadas de apio
Sal al gusto

Corte las cebollas y el apio fino, mezcle completamente todos los ingredientes, añada más leche de soya si está muy seco y cocine en un horno moderado por tres cuartos de hora.

Asado de Gluten

2 tazas de lentejas germinadas
2 tazas de gluten lavado

Mezcle las lentejas y gluten juntos y pase por un molinillo dos o tres veces. Sazone con un poco de salsa de tomate, vegex o salvia. Prepare con sal al gusto. Cueza cuatro horas en ollas selladas bajo cinco libras de presión. Si se cocina en una olla abierta o baño maría, se requiere seis horas.

Para cocinar en el horno, prepare el material en una forma de barra, póngase en una bandeja aceitada y cubra la barra con agua. Ponga esta bandeja dentro de otra más grande que contenga agua y ponga en el horno por 1 hora a 170°C. Cuando se termine de cocinar, quítele el liquido de la bandeja y úselo para salsa. Se puede espesar agregándole harina de maíz y sazonar con vegex o cualquier extracto de vegetal.

E. SOPAS

El frijol soya es el rey de los frijoles. Es un alimento alcalino y muy bueno, y hay muchas variedades. Para propósitos de cocina consiga las variedades más fáciles de cocinar, pues éstas se cocinan mucho más rápido que las otras variedades. Conviene cocinar el frijol soya en ollas de presión, a cinco libras, durante 45 minutos. Esto es adecuado en la mayor parte de las variedades. Debe cocinarse hasta que esté tierno pero no pastoso. Siempre remojo los frijoles durante la noche antes de cocinarlos. Es mejor cocinar todos los frijoles a una presión baja. Una buena sopa de soya se hace de la misma manera que se hace una buena sopa de frijoles. Estos pueden conseguirse en latas, lo cual hace más fácil para el hogar común usarlos en más abundancia. Son un alimento maravilloso.

Se ha dicho mucho acerca de los jugos de verduras, y éstos son buenos, pro no todos pueden tomarlos. Prepare sus propios jugos de verduras usando cualquier verdura que desee. Las hojas oscuras de las verduras de hoja son muy buenas. Corte en forma fina las hojas, ponga en agua fría y caliente hasta que lleguen al punto de ebullición, y hierva en forma lenta hasta que se extraiga el jugo. Luego apriete para extraer todo el jugo colocando en una bolsa hecha de material fino. Así obtendrá un verdadero jugo vegetal; puede usarlo caliente o frío. Déle sabor con salsa de soya, jugo de cebolla o cualquier sabor vegetal que guste.

Puede usarse cualquiera de las leches de nueces en lugar de la leche de soya. Déle gusto con un poco de salsa de soya si lo desea. Pueden hacerse sopas con varias combinaciones de vegetales que a uno le gusten: apio, zanahorias, papas, perejil, cebollas, quimbombó, todas las cuales son muy buenas. Pueden emplearse frijoles secos, tales como frijol de media luna, frijol común, guisantes, arvejas partidas verdes. Estas legumbres pueden dejarse en remojo en agua que estén tiernas. Entonces se pasan por una gasa fina o colador para quitar el hollejo de la legumbre, que debe haberse cocinado hasta que esté tierna. Si la pulpa colada es espesa, trate de hacerla más aguado agregando leche de soya o de nueces. Déle gusto con cebolla, ajo o perejil, que deben cortarse muy finos y añadirse a la pulpa. Esta una vez pasada por el colador, se calienta por unos diez minutos antes de servir. La salsa de soya, la Savita o el Vegex son buenos para darle sabor. Use sal moderadamente. Nunca emplee pimienta negra o blanca, pero sí pimientón.

Sopa Vegetal No. 1

Tome más o menos una taza de cada uno de los siguientes vegetales: zanahorias, repollo, apio, media taza de cebollas, papas (no pele las papas, pero puede rasparlas con un raspador, de manera que los ojos permanezcan en la papa, porque son una parte vital de la misma). Añada 4 litros de agua. Después que empiecen a hervir, añada una taza de arroz integral, y cocine a fuego lento, de una a dos horas, o más. Sal al gusto.

Cuando la sopa está hecha, sáquela del fuego y añada un litro de leche de soya, más o menos de acuerdo con el gusto. Use las hojas verdes del apio y también las hojas verdes del repollo. Las hojas verdes de la coliflor son aún mejores, y generalmente se tiran.

Si la sopa es para alimentar a inválidos o a personas que tienen úlcera o cáncer del estómago, o a niños pequeños, déjela por lo menos en cocción durante dos horas y media o tres. Entonces maje los vegetales con el majador de papas y deje hervir por unos pocos minutos más. Luego cuele con una gasa fina. Cuando todo esto está hecho, añada la leche de soya. Este es un plato maravillosamente alcalino y altamente nutritivo.

Cuando la sopa se enfría, es una bebida muy nutritiva y de alto contenido vitamínico y con propiedades vitalizadoras, muy superior al jugo de chucrut o al jugo de tomate. En algunos casos puede preferirse el jugo de tomate. Este puede añadirse en lugar de la leche de soya, si se desea.

Pueden agregarse diferentes clases de vegetales verdes, de acuerdo con el gusto, y también puede usarse más de una clase y menos de la otra si se prefiere.

Sopa Vegetal No. 2

2 zanahorias grandes (no las pele)
4 nabos
4 cebollas
Perejil (úselo abundantemente)
Hojas verdes de repollo (cortadas)
Un puñado de apio que tenga hojas
1 taza de frijoles de manteca (lima)
1 taza de arvejas frescas (o se puede usar una taza de puré hecho de arvejas secas y frijoles de manteca)
Si no le gusta la cebolla, use salsa de soya para darle sabor.

Corte los vegetales en trozos pequeños, y no las deje hervir a gran temperatura, sino a fuego lento, hasta que estén suaves. Añada un poco de sal cuando todo esté listo.

Sopa de Papas y Cebolla

6 papas medianas con su cáscara cortadas finas
3 cebollas de buen tamaño cortadas finas
5 cucharadas de perejil picado
2 litros de agua

Deje cocinar a fuego lento por una hora, y luego añada una cucharada bien llena de harinas de soya y de avena, mezcladas bien con un poco de agua fría, y entonces añada a la sopa y deje hervir por cinco minutos antes de servir.

Puede usarse mantequilla de soya en vez de la harina de soya y la harina de avena, empleando una cucharada llena, que debe agregarse a la sopa inmediatamente antes de servir. Use sal en forma moderada.

Sopa de Fruta

Mis padres usaban una gran cantidad de sopa de fruta cuando era niño.

2 tazas de pasas de uva
2 tazas de ciruelas
2 limones
1 taza de jugo de uva sin endulzar
4 litros de agua fría

Use azúcar de malta o miel para endulzar al gusto. Añada las pasas y las ciruelas al agua y déjelas a fuego lento hasta que estén cocidas, añada el jugo de uva y el limón cortado fino y la miel para endulzar al gusto. Esto puede servirse caliente o frío, según se desee.

No sirva esta sopa con una comida vegetal; use pan integral retostado, galletitas de pan integral o cualquiera de los productos de harina integral, galletitas de soya y productos de nueces solas. Tomada de esta manera constituye una rica comida de fruta.

Sopa de Crema de Tomate

6 tazas de leche de soya bien concentrada
6 tazas de jugo de tomate concentrado
6 cucharadas llenas de harina de soya
    (convertidas en una pasta delgada con agua fría)

También puede usarse leche hecha de cualquier clase de nuez en lugar de la leche de soya; la leche hecha de mantequilla de maní crudo es excelente, y también lo es la leche de almendras.

Caliente el jugo de tomate, añada la pasta de harina de soya, batiendo constantemente; no deje hervir, sino mantenga a fuego bajo; al cabo de cinco minutos bátala en el jugo de tomate espesado en leche caliente, deje calentar por unos pocos minutos, añada un poco de sal y sirva.

Sopa de Tomate No. 1

3 tazas de jugo de tomate concentrado
3 tazas de agua fría
3 cucharadas de harina de soya

Mezcle el jugo de tomate con el agua, y ponga al fuego hasta que hierva. Haga una pasta aguada de harina de soya mezclada con agua fría, bátala dentro del jugo de tomate caliente y deje a fuego lento por cinco minutos. A esto puede agregarse una cucharada grande llena de mantequilla de soya (diluya la mantequilla en un poco de agua fría y pásela por una gasa fina antes de añadirla a la sopa). Deje que la sopa se caliente bien y añada un poquito de sal para servir.

Sopa de Tomate No. 2

1 cuartillo de agua
1 cucharada de avena de cocción rápida
1 cuartillo de tomates
1 cucharada de kokofat (grasa de coco)
Sal al gusto

Cocine la avena en agua hirviente por diez minutos; pase los tomates por un colador de harina, añádalos al agua y al kokofat y hierva por cinco minutos. Sálelo y añada un poco de mayonesa tipo Kloss antes de servir.

Sopa de Crema de Maíz

1/2 litro de maíz fresco o envasado
1 1/2 litros de leche de soya concentrada
Sal al gusto

Caliente la leche, pase el maíz por una gasa para colar y añada a la leche caliente, agregando sal al gusto antes de servir.

Sopa de Crema de Apio

1 taza de apio picado
1/2 litro de leche de soya
1/2 cucharadita de sal
1/4 litro de agua
2 cucharadas de mantequilla de soya

Cocine el apio en la leche y el agua hasta que esté casi listo y añada sal. Póngalo a fuego lento hasta que el apio esté tierno. Añada la mantequilla de soya justamente antes de servir.

Sopa de Crema de Lentejas

3 tazas de lentejas cocidas
1/2 litro leche de soya concentrada
1 litro de agua
perejil
sal
1 cebolla pequeña, finamente picada
   o 1/4 taza de cebollas deshidratadas
extracto vegetal co Savorex o Vegex
2 cucharadas de mantequilla de soya

Pase las lentejas por una gasa para colar, añada la leche de soya y un litro de agua; sal al gusto. Añada sabor con cebolla y un poco de extracto vegetal. Precisamente antes de servir añada el perejil finamente picado, y dos cucharadas de mantequilla de soya.

Sopa de Lentejas

2 tazas de lentejas cocidas
1/4 de taza de zanahorias picadas cocidas
1/4 de taza de cebollas verdes cortaditas
1 taza de jugo de tomate
2 tazas de jugo de lentejas
1/2 taza de perejil finamente picado

Mezcle todos los ingredientes, ponga a fuego hasta el punto de hervir, añada una cucharada de mantequilla de soya, sal al gusto, y sirva.

Sopa de Ostras Vegetales

3 tazas de ostras vegetales (cortadas en círculos pequeños)
2 tazas de agua
2 tazas de leche de soya concentrada
1 cucharada de mantequilla de soya

Cocine los aros de ostras vegetales hasta que estén tiernos, añada la leche de soya y la mantequilla, ponga sal al gusto y sirva.

Sopa de Crema de Espinacas

1 taza de pulpa de espinaca
2 tazas de leche de soya concentrada
1 taza de papas majadas (como se explica en este capítulo)
2 tazas de agua de papa
1 cucharada de mantequilla de soya

Mezcle la pulpa de espinaca y la leche de soya, añada las papas majadas y el agua de papa, ponga sal al gusto, ponga a fuego hasta el punto de hervir, añada una cucharada de mantequilla de soya y sirva.

Sopa de Papas

3 tazas de papas majadas
2 cucharadas de cebolla picada
1/2 litro de leche de soya concentrada
perejil o berro

Prepare las papas majadas de acuerdo con la receta que se da en la Sección B, anteriormente en este capítulo. Mezcle todos los ingredientes juntos, póngalos al fuego y déjelos hasta el punto de hervir, añada una cucharada de mantequilla de soya y sirva.

Sopa de Arveja Partida

Use arvejas partidas, verdes o amarillas. Pase las arvejas partidas por una zaranda. A este puré de arvejas añada leche de soya concentrada hasta que alcance la consistencia deseada. Un poco de carne de gluten picada pequeña añadirá mucho a esta sopa. Déle sabor con cebolla, ajo, perejil o salsa de soya. Puede agregarse un poco de extracto vegetal.

F. SALSAS

Salsa de Avena

1 litro de agua hirviendo
120 gramos de harina de avena de cocción rápida
1 cucharada de aceite
Vegex o extracto vegetal al gusto
Sal
Déle sabor con laurel, cebolla o cualquier otro gusto deseado.

En un cuartillo de agua hirviente bata gradualmente la harina de avena. Hierva hasta que se ponga espeso. Si se usa avena de tres minutos de cocción, se necesita hervir un poco más que cuando se usa harina de avena. Añada una cucharada de aceite de maíz o cualquier otro buen aceite. La salsa puede sazonarse con un poco de cebolla, laurel, u otro gusto deseado. Añada una cucharadita de Vegex o extracto vegetal, que le dará sabor a carne.

Esto la convierte en una salsa muy saludable y de sabor agradable.

Salsa Espesa de Soya

En un litro de leche de soya hirviendo añada harina de avena o avena de tres minutos de cocción hasta que se alcance la consistencia deseada. Con la harina se logra esto con mayor rapidez.

Déjelo a fuego lento hasta que se espese, batiendo con un batidor de panqueques para que no se queme en el fondo. Añada sabor de salsa de soya o extracto vegetal para darle un gusto a carne.

Esto puede hacerse con agua en lugar de leche, y puede enriquecerse con un poco de mantequilla tipo Kloss, y un poco de cebolla finamente picada para acentuarle el sabor.

G. ENSALADAS Y ADEREZOS

Las ensaladas son refrescantes y vitalizadoras, cualquiera sea la combinación de vegetales que se emplee.

No combine frutas y vegetales en la misma ensalada, porque no es una combinación saludable. Consuma sus ensaladas de verduras con las comidas de verduras, o haga una buena y nutritiva ensalada de verduras y cómala con nueces o algún buen sustituto de la carne para el almuerzo. O bien, prepare una ensalada de frutas con nueces o con algún buen sustituto de la carne, para otro almuerzo o como una comida de fruta.

No use mayonesa que tenga vinagre, mostaza ni pimienta blanca o negra, ni azúcar de caña. Haga su propia mayonesa si desea usarla. (Véase la receta para mayonesa de soya más adelante en esta sección.)

Ensalada de Verduras No.1

1 taza de zanahorias finamente cortadas o ralladas
1 taza de apio cortado fino
1 taza de repollo cortado fino
1 pimiento verde cortado en tajadas finas
1 taza de perejil picado fino

Mezcle las zanahorias, el apio y el repollo y ponga la cantidad que desee sobre hojas de lechuga, arreglando los aros o tajadas del pimiento verde alrededor de las verduras mezcladas, espolvoreando el perejil. Muela las nueces y añádalas sobre el plato para hacer la ensalada aún más nutritiva, o puede usar las nueces enteras; las nueces molidas son mejores debido a que muy pocas personas mastican toda la nuez lo suficiente como para emulsificarla en forma completa, y de esta manera no reciben el beneficio total de las nueces. La mayonesa de soya es muy buena para este tipo de ensalada, y también unas pocas aceitunas colocadas alrededor del plato.

Ensalada de Verduras No.2

pimientos verdes
cebollas de verano
pepinos
perejil
apio
rábanos
berros

Use partes iguales de estos vegetales, corte las cebollas verdes y el apio y los morrones, pique el perejil y el berro, mezcle y colóquelos sobre hojas de lechuga. Si los pepinos son lindos, con una piel fresca y delgada, no los pele, sino lávelos bien y córtelos en tajadas finas, o a la largo, y distribúyalos con los rábanos y sobre los otros vegetales.

Ensalada de Papas

papas	apio	pimentón
aceitunas maduras	nueces	perejil
cebolla	pepinos	rábanos

Prepare las papas hirviéndolas con su cáscara y dejando que se sequen luego. Deje que se enfríen las papas y sáqueles la cáscara, haciendo una ensalada para uso inmediato si quiere obtener el mejor sabor.

Pique las cebollas, el apio y las aceitunas maduras en forma fina, y lo mismo el perejil, y mezcle con los trozos de pepino y de papa. Deje el pepino con su cáscara si está buena y delgada. Use sal moderadamente, y añada nueces molidas o partidas por la mitad, y un poco de pimentón. Mezcle con mayonesa de soya, y adorne con rabanitos y perejil. Nunca use papas viejas para hacer ensalada de papas; es mucho mejor tenerlas recién cocinadas.

Ensaladas de Frutas

Al hacer ensaladas de frutas tenga cuidado con las combinaciones. Las frutas cítricas no combinan bien con otras frutas como dátiles e higos. Los aguacates pueden usarse con las frutas cítricas. Combínelos como desee, usando higos y dátiles para adornar. Cuando use aguacates, écheles encima un poco de jugo de limón. Cualquier clase de nueces puede usarse con una ensalada de frutas, o bien las nueces molidas pueden esparcirse sobre la ensalada, lo cual las hace más nutritivas.

Buenas Combinaciones para Ensaladas de Frutas

1. Bananas maduras, coco fresco o seco, cortado en tajadas o molido, cerezas y piña.
2. Manzanas, pasas de uva y nueces

3. Bananas, manzanas y piña
4. Fresas maduras y bananas maduras
5. Frambuesas rojas y bananas
6. Frambuesas negras y bananas
7. Peras maduras, fresas y bananas
8. Duraznos frescos, melón, y uvas sin semilla

El coco fresco se combina bien con la fruta fresca.

Todas las bayas y frutas deben madurar en la planta para que realmente tengan valor como alimento. Tenga cuidado de que las bananas estén bien maduras; no debe quedar en ellas ninguna parte verde en los extremos, y deben tener puntos negros en forma abundante en toda la cáscara, antes que estén realmente maduras y tengan valor como alimento.

La ensalada de frutas es más atractiva cuando se sirve sobre hojas de lechuga fresca; pero no coma la lechuga si la sirve de esta manera. La mayonesa de aceite de soya diluída hasta adquirir la consistencia de la crema, combinada con ensaladas de frutas, es deliciosa.

Ensalada de Fruta

1/2 taza de hojuelas de trigo
1/2 taza de manzanas frescas cortadas
1/2 taza de pasas de uva cortadas

Es mejor poner en remojo las pasas de uva durante la noche antes de usarlas. Puede utilizarse casi cualquier ingrediente para variar el gusto. Mezcle los ingredientes y sirva. Esto hace una ensalada que a todos gustará.

Mayonesa de Aceite de Soya

1 cucharada llena de harina de soya molida
1/4 litro de agua fría
1/4 litro de aceite de soya
1 cucharada de jugo de limón (al gusto)
Una pizca de sal
paprika y pimentón
color de mantequilla vegetal

Mezcle la harina de soya con el agua fría, hierva por cinco minutos. Cocine en un recipiente plano suave, usando una cuchara de madera u otro utensilio de cocina plano para batir a fin de que no se pegue en el fondo, pues se quema con facilidad. Pásela por una gasa fina a un tazón para mezclar. Mientras bate rápidamente y en forma continua, vaya agregando el aceite de soya en un chorro muy delgado. Si el aceite se agrega rápidamente, la mayonesa puede separarse después de un tiempo (si esto ocurre, sepárele el aceite, y bátalo de nuevo). Será sencillo después que lo ha hecho unas pocas veces. Entonces agregue la sal, el colorante, la paprika y el pimentón, y bátalo sólo lo suficiente para mezclarlo bien. Necesita solamente un poco de pimentón para mejorarte el sabor. Al agregar más o menos aceite de soya se cambia la consistencia, de acuerdo con su deseo. Puede usarse aceite de maní en lugar de aceite de soya. Y también puede emplearse harina de avena fina en lugar de harina de soya, pero yo personalmente prefiero el aceite y la harina de soya.

Un diente de ajo cortado y restregado en el recipiente en el cual se hace la mayonesa acentuará grandemente el sabor. Ahora agregue aceite de soya.

Mayonesa Estilo Kloss

1/2 taza de agua
1/4 taza de polvo de soya
1/4 cucharita de sal marina
1/4 cucharita de paprika
1/4 cucharita del condimenta de su gusto
1/2 taza de aceite
jugo de limón

Mezcle en una licuadora los primeros cinco ingredientes. Añada el aceite en forma muy lenta, batiendo contínuamente hasta que el aceite esté todo ligado con los ingredientes. Sal al gusto, poco antes de terminar el batido.

Esta mayonesa puede usarse en cualquier parte en que se emplea la crema de leche. Constituye un aderezo excelente para la ensalada de repollo o cualquier clase de verdura.

Puede añadirse jugo de limón y un poco de pimientón si se desea una mayonesa más sabrosa. Para añadir el pimentón, ponga un poco en una taza y échele encima agua hirviendo, y entonces añada esto a su mayonesa lentamente hasta que tenga el sabor deseado.

El pimentón es una medicina maravillosa, y no daña el producto. No debe clasificárselo con la pimienta negra o la pimienta blanca, ni con la mostaza y el vinagre que se encuentran en la mayonesa que se vende en los mercados, todos ellos, ingredientes muy perjudiciales para el tubo digestivo y el estómago. Busque en el índice alfabético bajo pimienta de Cayena.

"Mayonesa de Nuez"

Diluya media taza de mantequilla de maní crudo (o mantequilla de almendras que se describe anteriormente en este capítulo) en una taza de agua. Entonces bata con una taza de aceite, sea de maíz, oliva o algodón. Añada una cucharada de jugo de limón. Sal al gusto.

Esta mayonesa también puede hervirse por dos o tres minutos, y luego batirse en forma completa.

Endulzador de Leche

1 taza de miel de malta
1 taza de aceite de maíz o de oliva

Añada el aceite a la miel de malta en forma muy lenta batiendo constantemente, como cuando hace mayonesa.

H. ALIMENTOS DEL DESAYUNO

Tostadas Francesas

Corte tajadas de pan de soya de más o menos media pulgada de grueso y déjelas al sol para que se sequen o en un horno moderadamente caliente. Cuando están bien secas, aumente el calor del horno lo suficiente para dorarlas. Al hacer esto se convierte el almidón del pan en dextrosa o azúcar de uva, haciéndolo prácticamente semejante al jugo de la fruta fresca.

Ahora sumerja las tostadas en la leche de soya, teniendo cuidado de no dejarlas por mucho tiempo. Levante las tajadas con un removedor de panqueques, y recúbralas con una capa delgada de mayonesa tipo Kloss en cada tajada. Tenga el sartén caliente con un poco de aceite en ella, coloque las tostadas con el lado que tiene la mayonesa hacia abajo. Ahora póngale una capa de mayonesa al lado de arriba, dejándolas hasta que el lado inferior se tueste, y entonces déles vuelta y déjelas hasta que el otro lado esté dorado.

Sirva con miel de malta diluida, con miel o con jarabe de arce. Las tostadas francesas pueden servirse con cualquier clase de comida, pero son especialmente buenas para el desayuno. Con una taza de leche de soya caliente constituyen una buena cena liviana, un plato saludable y fácilmente digerible, que contiene todos los elementos alimenticios necesarios.

Pan Retostado

El pan tostado de la manera común no está nunca dextrinizado, o sea que el almidón no está totalmente convertido en azúcar de uva. Por eso el pan retostado, o sea dos veces pasado por el horno o por la tostadora, es muy sano y fácil de digerir.

Para preparar pan retostado, corte en tajadas de más o menos 2 centímetros de espesor y déjelas secar al sol, o en un horno bajo, hasta que estén totalmente secas. Aumente la temperatura del horno y dore el pan hasta que esté de un color castaño. Deben ser cuidadosamente atendidas, porque se pueden quemar fácilmente.

Desayuno de Trigo

1 taza de trigo integral
3 tazas de agua
Un poco de sal

Coloque en un recipiente al baño maría y cocínelo hasta que los granos revienten. Rueden añadirse pasas de uva, dátiles picados o pasas de higo picado al agua justamente antes de servir. Esto le da un dulzor natural y es mucho más sano que añadir azúcar a los cereales.

Lo anterior también puede hervirse en una olla a presión hasta que los granos estén cocidos (aproximadamente un hora), o también se pueden hacer al horno. Coloque la cazuela de barro en un recipiente de agua para que el calor no queme. Esto requerirá más o menos una hora.

Miel de Malta

Tome 1/2 kilo de harina de trigo o de maíz. Añada 8 litros de agua. Hágalo hervir hasta que el almidón esté cocido. Enfríelo hasta que llegue a 43°C más o menos. Entonces añada 60 gramos de malta de cebada, sea en polvo o en forma de jarabe. Bátalo. Deje estar hasta que el almidón se transforme en dextrosa o miel de malta. Cuando el agua esté clara, vuélquela, teniendo cuidado de no sacar nada de masa del fondo, pues de otra manera la miel de malta no será clara. Ahora hiérvalo hasta que tenga la consistencia de un jarabe.

Granola a la Antigua

Tome harina de trigo integral y suficiente agua para hacer una masa firme. Trabájela hasta formar una lámina de 1/2 centímetro de grosor. Ponga en el horno y cocine hasta que se dextrinice parcialmente y se dore. Rompa en pedazos la lámina con un martillo y luego muéla en el molinillo. Después de molido colóquelo en una fuente para horno y vuelva a calentarlo para que se dextrinice ligeramente.

Arroz Hervido

1 taza de arroz integral
4 tazas de agua
Sal al gusto

Después de lavar el arroz, póngalo en el agua hirviendo ya salada, revolviendo hasta que se mueva en el agua. Déjelo hervir de esta manera hasta que se hinche, y luego póngalo al baño maría para cocinarlo más lentamente. No revuelva después que se hincha. Necesitará una hora o más para que se cocine completamente el arroz. Los granos deben estar bien tiernos.

Arroz al Horno

1/2 a 3/4 taza de arroz integral
2 tazas de leche de soya
1/2 cucharadita de sal

Lave el arroz y escurra el agua. Vuelque la leche caliente en la olla y añada el arroz. Cúbralo y cuézalo en un horno lento de dos a tres horas sin revolver, o hasta que la leche se vuelva cremosa con el arroz. Si la leche hierve cuando la olla está tapada, el horno está demasiado caliente.

Esto produce un plato muy delicioso, y no requiere ninguna adición. Sin embargo, si se desea algún condimento, el dulce de leche cuya receta se da en este capítulo puede diluirse en un poco de agua o de leche de soya y verterse sobre el arroz. La mermelada de higo, cuya receta se da también en este libro, puede diluirse y servirse con él.

Puede prepararse un excelente budín de arroz añadiendo media taza de miel de malta y una taza de pasas de uva inmediatamente antes de colocar el arroz en el horno para cocerlo.

Cereal Dixie Kernel

1 taza de harina de maíz
1 taza de harina de avena
1 taza de harina de trigo integral
1 taza de salvado molido fino
1 cucharadita de sal

Mezcle estos ingredientes y añada suficiente agua para formar una masa firme. Extiéndalo en forma plana hasta que tenga más o menos 1 centímetro de espesor. Cocínelo en un horno moderado que se dore ligeramente. Un día después de cocinarlo, muélalo mientras todavía está un poco húmedo.

Añada una taza de agua a una taza de miel de malta, mezclándolas en forma completa. Esparza este líquido sobre el cereal molido. No permita que la mezcla se humedezca demasiado. Ahora espárzala para secarla en parte, y entonces colóquela en el horno para que se dextrinice, hasta que tenga un ligero color dorado.

Cereal Dixie Kernel a la Antigua

Tome varios tipos de galletitas rotas: de salvado, de trigo integral, de avena, galletitas graham, y muélalas juntas.

Tome partes iguales de miel de malta y agua, batiéndolas para mezclarlas bien, y rocíe este liquido sobre las galletitas molidas, mezclándolas en forma completa para humedecerlas ligeramente. Coloque en el horno, revolviendo con frecuencia para impedir que se quemen, y cuézalas hasta que adquieran un color dorado.

Esto produce un desayuno delicioso.

3

Cocinando en Ollas de Presión

Se nos insta mucho a cocinar en ollas de presión. Algunos condenan esa forma de cocinar, y otros la recomiendan. Daré algunas de mis experiencias personales para probar, creo, su valor. He tenido mucha experiencia con ollas de presión por muchos años, y tengo el honor de haber obtenido la primera patente de una olla de presión para el hogar, la primera que fuera concedida en Estados Unidos. Esta olla se usa hoy prácticamente en todo el mundo civilizado.

Hace algún tiempo leí una gran argumentación contra el cocinar en ollas de presión. El médico que escribió estos argumentos es bien conocido en los Estados Unidos, y por lo tanto no mencionaré su nombre. Su experimento prueba que él no es un juez competente en lo que se refiere a ollas de presión. Éste informó que había cocinado trigo, maíz, avena, cebada, centeno, trigo sarraceno y semillas de girasol por dos horas bajo treinta libras de presión a vapor, y que estos granos cocidos se los dieron a algunos animales: ratas, conejillos de India, etc., tras lo cual estos animalitos se enfermaron y se paralizaron en pocas semanas. De estos hechos el médico concluye que el cocinar con presión de vapor resulta perjudicial para los alimentos.

Yo he dirigido fábricas grandes y pequeñas de conservación de alimentos, y he visitado otras muchas fábricas similares, pero nunca vi que en alguna de ellas se cocinara alimentos bajo treinta libras de presión de vapor durantes dos horas, ni siquiera por una hora, bajo esa presión. La gente solía cocinar frijol blanco y maíz bajo diez o quince libras de presión durante una hora. La mayor parte de toda la presión de vapor que se usa para cocinar se emplea a cinco libras, que es lo ideal. No hace mucho, en California se dictó una ley que prohibía que ciertos alimentos fueran cocinados a una presión mayor de cinco libras de vapor.

No hay ninguna clase de cocción, ya se haga en ollas o en horno, que preserve las propiedades vitalizadoras mejor que encerrando en forma hermética los alimentos en una olla de presión hasta que estén totalmente cocidos. He tenido el privilegio de alimentar a grupos de personas con alimentos que estaban todos ellos cocinados en ollas de presión. Nosotros usamos la olla de presión en nuestro propio hogar con los más agradables resultados.

Las papas resultan muy deliciosas cocinadas de esta manera. Las papas medianas se cocinarán en veinte minutos en una olla de presión bajo cinco libras. Cuando se sacan están secas y harinosas, y tienen un excelente sabor, siempre que al empezar las papas hayan tenido buen sabor.

La espinaca se cocina maravillosamente en ollas de presión. Retiene todas sus cualidades vitalizadoras, cuando se cocina a baja presión, digamos a cinco libras, durante diez minutos, dependiendo de la condición de la espinaca. Un libro que tenga recetas para conservar alimentos se entrega con la venta de cada olla de presión, y en él se dan todos los detalles de cómo cocinar cada alimento, y cómo manejar la olla de presión.

La olla de presión es uno de los mejores utensilios de cocina que haya sido jamás inventado. Puede cocinar todas las cosas sin agregarles agua. Puede colocar diferentes platos en una olla de presión y cocinarlos todos al mismo tiempo. El alimento retendrá su sabor natural. Otra ventaja es que, ya sea el alimento preparado para el desayuno, o cualquier otra clase de alimento, puede ser cocido en una olla de presión sin necesidad de revolver, y no necesita ser vigilado porque nunca se quema.

No hay otra forma de cocinar alimentos que preserve las propiedades vitalizadoras de las vitaminas y los sabores más perfectamente que en olla de presión. Al mismo tiempo sirve para ahorrar combustible. Después que el alimento empieza a cocinarse, se necesita sólo un poco de fuego para mantener la temperatura. También se requiere menos atención que en cualquier otro tipo de cocción, porque los alimentos no se pegan a la olla, ni se queman. Después que haya graduado la presión donde la quiere, puede irse y dejar la olla para que cocine, por tanto tiempo como sea necesario.

4

Utensilios de Aluminio

El envenenamiento por aluminio prevalece tanto, que siento que es mi deber trasmitir mi experiencia y advertir a la gente en contra del uso del aluminio.

Hace algunos años compramos una buena provisión de utensilios de cocinar hechos de aluminio. Entre ellos había una tetera, que estaba constantemente sobre la estufa con un poco de agua adentro. Yo bebía dos o tres vasos de esta agua todas las mañanas, y luego algunas más una hora antes de comer. Se me produjo un terrible malestar de los intestinos. Traté de curarlo con toda clase de remedios, y ellos en general me curaban por el momento, pero tanto las hierbas como los demás procedimientos no tenían ningún efecto duradero. Traté de hallar la causa, pero parecía que todo fracasaba. Los médicos dieron toda clase de explicaciones acerca de mi condición, pero todas ellas estaban lejos de ser la verdadera causa.

Mi condición empeoró más y más, hasta que le dije a mi esposa: "A menos que algo me ayude, seguramente moriré". Un día al describirle mi condición a una persona, me dijo que esa descripción era similar a la condición causada por el veneno de aluminio. Inmediatamente empecé a investigar el problema del aluminio. Obtuve varios libros que trataban del envenenamiento por aluminio, y fui a Washington a buscar lo que el gobierno tenía sobre el tema en el Departamento de Alimentación. Encontré en esos libros experimentos hechos por diferentes médicos con animales. También supe que habían hecho autopsias en personas que habían muerto de una supuesta intoxicación por aluminio. Hallaron que varios órganos, como el hígado, el bazo, los riñones, contenían aluminio; y que todos los que tenían alguna experiencia práctica en el asunto condenaban el aluminio como material para ser usado en utensilios de cocina. En el

Colegio Jefferson, de Philadelphia, se habían hecho muchos experimentos con aluminio, y el resultado de los mismos puede consultarse en el Departamento de Estado de Washington. Herví agua en una vasija de aluminio, y también lo hice en utensilios de hierro esmaltado. Vertí un poco del agua de cada una de las vasijas en diferentes vasos. Las partículas de aluminio podían verse fácilmente en el agua hervida en vasija de aluminio. Muchos otros han hecho el mismo experimento.

Todos los que saben algo sobre el aluminio pueden decir que éste es un veneno que se desprende con facilidad cuando se cocinan alimentos en una vasija hecha del mismo. He visto recipientes pesados de aluminio picados en el fondo. Por supuesto, el aluminio que faltaba había ido a los alimentos que habían sido cocinados en estos utensilios.

Uno podría escribir extensamente sobre este tema, pero le he pedido al Dr. Charles T. Betts, de Toledo, que ha tenido larga experiencia práctica con el aluminio, que describa su experiencia, y este artículo lo transcribimos a continuación.

UTENSILIOS DE COCINA DE ALUMINIO
Por el Dr. Charles T. Betts
320 Superior Street
Toledo, Ohio

Antes de que me enfermara, nunca me interesó el asunto del envenenamiento por componentes de aluminio. Teníamos en casa un conjunto de utensilios de cocina hechos de aluminio, del cual nos enorgullecíamos al pensar que era lo más fino que podía conseguirse. Pero no mucho después de que empezáramos a usarlos, mi salud había sido tan seriamente afectada con algún tipo de envenenamiento, que hice un viaje a Colorado, en busca de aire puro, agua, luz de sol y cualquier otra cosa, con la esperanza de poder prolongar mi vida.

La primera vez que mi atención fue llamada con respecto a la posibilidad de que el aluminio fuera venenoso o probablemente no apto para propósitos de la cocina, ocurrió cuando noté que el agua de la fuente de soda, en Manitou, se tornaba efervescente al estar en contacto con una taza de aluminio que yo usaba para beber, y que esa misma agua no tenía la misma acción química en un vaso de vidrio.

La observación anterior me trajo recuerdos de la actividad del aluminio, o lo que se conoce mejor con el nombre de acción química del metal sobre alimentos preparados para el hogar. Recordé que las papas peladas, si se dejan estar en un recipiente de aluminio durante la noche, se vuelven amarillas, y cuando se cocinan, parecen fruncidas y tienen listas oscuras en la parte interior.

Los arándanos, cuando se cocinaban en una olla de aluminio, se volvían de color oscuro, y algunas bayas se volvían completamente negras.

El pan o los bollos de masa, cuando se preparaban sobre una bandeja de aluminio, adquirían un color grisáceo. La olla se ennegrecía cuando se hervía repollo en ella. Los tomates, la salsa de manzana, el ruibarbo, las cerezas, las uvas, etc., limpiaban el recipiente de aluminio en forma hermosa en cinco minutos, o tan pronto como estas cosas se ponían a hervir.

Por lo general, el agua bien hervida por dos horas, parece más bien lechosa y produce una cubierta oscura sobre la parte interna de un recipiente.

Otra observación que hice fue con el budín de azúcar con mantequilla hervido por pocos minutos en aluminio, el cual se transformaba, de un intenso color café a un color verde oscuro, y con la mayonesa, que cambiaba el color de un amarillo claro a un color café.

La limonada hecha en uno de estos recipientes de aluminio tiene muy mal gusto si se la deja estar en él por algún tiempo.

El café, cuando permanece en un recipiente de aluminio, tiene un gusto metálico.

En otro tiempo, cuando los automóviles tenían el regulador de aire manual de aluminio situado debajo del volante, los dedos del chofer se ennegrecían por el roce con el aluminio.

Se forma gas de hidrógeno al hervir bien el agua, o cuando hay calor en contacto con un recipiente de aluminio. Esto puede notarse en el aluminio frío por las burbujas que se forman en los costados de un balde. Se forman en todo el trayecto hasta el fondo del recipiente. Si un batidor de torta del tipo ángel es agitada por unos pocos minutos en un recipiente de alumnio, el producto final tendrá estrías negras. La clara de huevos se vuelve verde si se bate por diez minutos en un recipiente de aluminio.

Unos pocos experimentos adicionales llamaron vívidamente la atención del que escribe sobre la posibilidad de que estaba siendo envononado por el aluminio de estos utensilios. Se encontró que los alimentos comunes, fuera de las proteínas (frijoles, etc.), no se adhieren al metal. Las tortas, los panqueques, y los waffles, no se adhieren al aluminio, y el uso de mantequilla o aceite no se necesita. (El polvo de hornear de alumbre, esparcido sobre un utensilio de hierro, impedirá que la masa se pegue.)

A los cubiertos de plata manchados se los vuelve brillantes en unos pocos minutos colocándolos en un recipiente de aluminio parcialmente lleno de agua; añada un poco de bicarbonato de soda, y haga hervir el agua. Cuando vierte cerveza en un vaso de aluminio, las burbujas desaparecerán instantáneamente.

Cuando se hierve agua en una tetera de aluminio por media hora y se coloca esta agua en un vaso, a simple vista puede notarse una sustancia liviana, que se precipita al fondo del vaso después del enfriamiento. Puede hacerse un experimento sencillo limpiando un recipiente de aluminio con lejía o bicloruro de mercurio. Después que se hace esto, un polvo fino cubre la parte interna del utensilio después de diez minutos. El cloruro de aluminio se produce cuando el jamón salado se fríe en una sartén de aluminio después que la grasa se ha congelado. Los vegetales que se cocinan hasta que se secan, quedan cubiertos de un polvo blanco.

También se notó que es imposible hacer jabón duro en un recipiente de aluminio. Las personas se enfermaban después de consumir alimentos marinos que habían sido cocinados con leche en tal clase de utensilios. El mismo efecto se notó después de comer flan que se había dejado en un plato de aluminio por algunas horas después de servido. Los casos más frecuentes de envenenamientos de grupo se producen cuando se sirve guiso de pollo salado, cerdo o ternera, cocinados y dejados en una vasija de aluminio por doce horas.

Aparentemente, las organizaciones que manejan el aluminio han dado recetas en varios periódicos aconsejando al público cómo limpiar los utensilios que han adquirido una pátina oscura. La que sigue se publicó en el diario *Toledo Blade*, Toledo, Ohio.

Trabajadores Mágicos

"Cocine ruibarbo o tomate fresco en una olla descolorida de aluminio. Esto realizará más en cinco minutos de lo que lograría raspándola por una hora".

Se descubrió que algunos vendían "limpiadores mágicos de vajilla de plata". Al hacer la investigación, se demostró que ese aparato de limpiar no era otra cosa que una pequeña pieza de aluminio que había colocarse en agua hirviente junto con la vajilla, con un poco de soda añadida. Esto es lo que hacía el trabajo de limpieza en forma maravillosa.

Numerosas personas en todo el país notaron los efectos de los alimentos cocinados en aluminio o del aluminio sobre los alimentos. Estas observaciones se hicieron en diversas localidades, de manera que se suscitó una discusión nacional con respecto a la posibilidad de que tal tipo de vajilla fuera inadecuada para usarla como vasija de cocción de alimentos.

Muchos creen que el metal que se desprende de las vasijas de aluminio es suciedad. Pero no lo es. El metal no es una sustancia alimenticia, y por lo tanto no puede llegar a constituir una parte del cuerpo humano. Es evidente que contamina los alimentos y les hace poseer efectos tóxicos. Ha sido notado por los mejores hombres de ciencia accesibles en los Estados Unidos el hecho de que los valores alimenticios resultan dañados o destruidos por la cocción en recipientes de aluminio; que el color de los alimentos cocidos muestra cambios químicos adversos cuando se cocinan y se almacenan en aluminio; que se forman varios venenos químicos de acuerdo con la clase de alimentos cocidos, cuando sus sales se mezclan con el metal o cuando se emplean condimentos semejantes a la sal, la soda de cocinar, etc. Se observó que un gas tóxico, el hidrógeno, se forma en ellos, y que éste permea toda la pieza en la cual se usa.

La observación anterior indicada hizo que el autor investigara qué había sobre el tema en lo que se había escrito en Washington, particularmente los efectos fisiológicos para el ser humano cuando éste ingiere la droga llamada "alum" (una sal de aluminio). Este es el término genérico aplicado a todos estos venenos, que resultan al mezclar el metal ácido llamado aluminio. Este se halla en el hidróxido proveniente de las sales de alimentos cocinados en aluminio, o cuando el metal se combina con los jugos digestivos del cuerpo.

El gobierno ha hecho una investigación completa sobre el particular desde 1925 hasta 1930. La Comisión Federal de Comercio tomó más de cuatro mil páginas de testimonios escritos a máquina, de 158 testigos en un período de cinco años, después de lo cual se publicó un informe firmado por Edward M. Averill. Muchos de los testigos eran profesores, decanos, biólogos y toxicólogos de muchos colegios; algunos de estos últimos, de las escuelas más altas del saber en América.

El siguiente es el lenguaje usado en parte por Averill en sus hallazgos:

"La evidencia en este informe no prueba que ellos (los utensilios y platos de aluminio) sean inofensivos".

"La evidencia en este informe prueba que hay abundante terreno para fundar una honesta opinión de que el aluminio es pernicioso".

Tenemos evidencias de naturaleza real, que todo el mundo puede comprender, como una prueba adicional de que el aluminio, que se disuelve en los utensilios, tiene malos efectos sobre el cuerpo cuando se ingiere con los alimentos. Nuestro pueblo norteamericano está constituido por gente aficionada A los banquetes. Les gustan las salidas campestres y tienen grandes reuniones de iglesia a las cuales acuden para disfrutar de alimentos al mismo tiempo que para adorar y para pasar un rato agradable. A menudo estas reuniones se vuelven motivos de angustia, ansiedad y muerte. El siguiente es un informe de un grupo extenso de envenenamiento en una de estas comidas de iglesia realizada en Punxsutawney, Pennsylvania, informada en el *Sun-Telegraph*, de Pittsburgh, Pennsylvania.

200 Personas Envenenadas en una Comida de Iglesia

Punxsutawney, PA, 3 de diciembre– Doscientas personas que asistieron a una cena en que se servía pollo en la Primera Iglesia Bautista hoy se están recuperando de un envenenamiento por tomaínas. Doce o más personas están seriamente enfermas, pero hasta este momento no ha habido muertes.

Las mujeres de la iglesia prepararon la cena en sus hogares y la sirvieron en el salón de la iglesia, y todas las personas que tomaron parte en la misma se enfermaron.

Los médicos declaran que toda la provisión de salsa estaba envenenada como resultado de que una de las mujeres había dejado ese alimento en un recipiente de aluminio demasiado tiempo antes de llevarlo a la iglesia. Toda la salsa se recogió en un recipiente para ser calentada, y de esa manera la provisión entera se contaminó.

Se hace a menudo la pregunta, "¿Pueden los recipientes de aluminio causar gas en el estómago?" Se ha descubierto que algunos fabricantes americanos de polvos de hornear usan un total de muchas toneladas de aluminio anualmente, mezcladas con una sustancia alcalina, la soda. Esta combinación produce gas. Si el aluminio produce gas en un plato sobre la mesa, como lo produce cuando se usan los polvos de hornear, el aluminio de los utensilios de cocina seguramente producirá gas en el estómago o los intestinos cuando llega a estar en contacto con la misma clase de elementos químicos, los jugos alcalinos del cuerpo.

Después de haber dejado de ingerir los tóxicos de los utensilios de cocina de aluminio, pude volver a mi trabajo, y he gozado de buena salud durante muchos años desde entonces. Todo lo que se pide del enfermo es que no use utensilios de aluminio o soda de hornear de alumbre durante un período de ocho semanas o más, y entonces notará los resultados. Si no se observa ninguna mejoría, esto no resultará perjudicial para nadie, especialmente para uno que trata de recuperar su salud.

ANOTACION: En este capítulo hemos presentado un caso bien definido que revela que no se debe utilizar ninguna clase de utensilios de cocinar hechos de aluminio. Esta recomendación se apoya en investigaciones del material que estaba disponible y los datos científicos actualizados en el momento cuando se publicó esta obra en inglés por primera vez. Con el paso de los años, estas ideas pasaron de moda y fueron relegadas a la posición de curandería nutricional por la mayoría de los científicos de la nutrición y los médicos.

Pero hoy en día estas advertencias, que Jethro Kloss efectuó por primera vez hace más de medio siglo, ahora vuelven a aparecer con evidencias adicionales de la misma comunidad que las había ignorado y condenado al ostracismo al principio.

Numerosos artículos importantes han aparecido en diarios

médicos y científicos en años recientes anotando los riesgos de salud definitivamente asociados con el uso de trastos de aluminio. Dos artículos discutieron la asociación entre trastos de aluminio y la enfermedad de Alzheimer, afección que consiste en un deterioro mental paulatino, la cual ocurre antes de la edad habitual cuando suele suceder. (Ref. Crapper, D.R. et al, "Aluminio Cerebral en la Enfermedad de Alzheimer y Degeneración Neurofibrilar Experimental", *Science*, 180:511-513, 1973. Trapp, G.A. et al, "Niveles de Aluminio en el Cerebro en Enfermedad de Alzheimer," *Biological Psychiatry*, 13:709-718, 1978.) Otro artículo ha demostrado que el uso de trastos de aluminio puede causar affecciones en los riñones en personas mayores, y también disminución de la visión y la memoria. (Ref. Arieff, A.I, et al, "Demencia, Afecciones Renales, y Aluminio Cerebral", *Annals of Internal Medicine*, 90: 741-747, 1979.)

En una Carta al Editor publicada en el prestigioso *New England Journal of Medicine*, Vol. 303, pg 164, 17 de julio de 1980, Stephen E. Levick, M.D. de la Escuela de Medicina de la Universidad de Yale, cita sus propias experiencias cocinando en trastos de aluminio poco costosos cuando él era estudiante de medicina y también como médico residente. Este conmtinúa diciendo: "La literatura sigue aumentando e implicando el aluminio como el agente responsable en la demencia ocasionada por la diálisis y discutiendo la asociación entre el aluminio y la enfermedad de Alzheimer". Éste concluye: "Numerosas personas en nuestra sociedad utilizando trastos de aluminio pueden ser las víctimas de envenenamiento lento por el aluminio de varias fuentes. Los trastos de aluminio que se oxidan pueden ser una fuente no tan trivial... Mientras tanto, ¡fuera con mis trastos de aluminio oxidables!"

Esencialmente, entonces, lo que ha hecho un médico de Yale en el 1980 es afirmar la verdad en las palabras de Jethro Kloss, escritas los años de la década de 1930: "El envenenamiento por aluminio es tan prevalente que siento la necesidad y obligación de divulgar mis experiencias y advertir a las personas en contra del uso de aluminio". Después de casi 50 años, este trocito de juicio folklórico no oficial relativo a la salud, en la actualidad se ha establecido como un hecho aceptado en la medicina.

En 1939, año en que se publicó por primera vez *Regreso al*

Eden en inglés por Jethro Kloss en los Estados Unidos, un folleto titulado *Por qué son Peligrosas los Trastos de Aluminio*, por Edgar J. Saxson, se publicó en Londres, Inglaterra. El aluminio se utilizó primeramente en Inglaterra para hacer trastos en 1887 y, de acuerdo con el Sr. Saxon, fue sólo unos cuantos años después que se presentaron preguntas investigatorias tanto en Inglaterra como en los Estados Unidos sobre la conveniencia o compatibilidad de usar el aluminio para trastos de cocina. Muchas personas quienes tenían problemas crónicos intestinales encontraron que estos problemas rápidamente desaparecieron después que dejaron de cocinar en trastos de aluminio.

Se producen sales de aluminio cuando se le agrega sal o bicarbonato durante el cocimiento de vegetales en trastos de aluminio. Algunas de estas sales tienen un efecto perjudicial sobre las proteínas en el cuerpo, así que su uso en el polvo para hornear o como un preservativo fue prohibido por ley en Inglaterra. Ya que las verduras y frutas contienen sus propios ácidos y alcalis, es muy probable que las sales de aluminio se formen cuando estos alimentos se cocinan en trastos hechos de este metal.

El Sr. Saxson nos dice de un informe del Ministerio de Salud Británico en 1935 que, mientras aparentemente vindicaba la seguridad de cocinar en trastos de aluminio, actualmente contenía datos que eran contradictorios e indirectamente acusaban al aluminio de ser un peligro potencial para la salud.

En resumen, el Sr. Saxon nos dice: "Si el café preparado en una tetera de aluminio puede producir desórdenes gásticas obvios, si un depósito negro permanece dentro de un olla de aluminio después de cocinar repollo, frijoles etc., sin la presencia de soda, y si el sabor de un huevo escalfado en una sartén de aluminio se deja enmfriar se deteriora, parecería muy posible que ésta no sea la manera mejor de introducir sales en el maravillosa mundo de células humanas, las cuales, en los órganos digestivos, sangre y tejidos, están constantemente en contacto con material mineral en una forma muy atenuada.

"Si los datos y las consideraciones propuestos en este libro dejan a cualquier lector satisfecho de que no es riesgoso cocinar alimentos en trastos de aluminio, él o ella verdaderamente deben tener mucha fe en las declaraciones médicas y en los motivos desinteresados de la industria del aluminio".

La demencia presenil, enfermedad de Alzheimer, aflige a dos o tres porciento de la población de Estados Unidos y muchos investigadores ahora creen que el aluminio, el cual tiene una predisposición a afectar los tejidos del cerebro, es directamente o indirectamente responsable. Las autopsias que se les hacen a esas personas que mueren de ésta enfermedad demuestran un nivel excesivamente alto en algunas células del cerebro. El Dr. Armond Lione presentó una ponencia en el Simposio de Aluminio y Enfermedad de Alzheimer en Toronto en Noviembre 1981, que incluía una lista de alimentos y drogas que contienen aluminio. Dentro de estas están el queso tratado, duchas vaginales, polvo para hornear, pasta dental, desodorante, pepinos embotellados, crema artificial para el café, en algunas ciudades se agrega a las fuentes de agua para tomar, antiácidos. (Casi todos los antiácidos en el mercado de hoy tiene como uno de sus componentes el hidróxido de aluminio.) Éste dice también que "la enfermedad de Alzheimer es la forma más común de la senilidad y está causando de 60.000 a 90.000 muertes anualmente".

El Dr. Furman, cerca del final de su artículo, al analizar la relación del aluminio con la enfermedad de Alzheimer, hace esta observación: "Un repaso cuidadoso de la evidencia existente, revela claramente que existe una estrecha relación entre el aluminio y la enfermedad de Alzheimer.

"Aunque la última palabra no se ha escuchado aún, sí sabemos lo suficiente para hacer en esfuerzo concertado para evitar todas las fuentes de contaminación con aluminio. Debemos tratar de no agregar más contaminación con aluminio, que es casi inevitable, a nuestros cuerpos". (Ref. "Los Trastos y Ollas de Aluminio pueden Contribuir a la Enfermedad de Alzheimer". Dr. Arthur F. Furman, *The Nutritional Consultant*, feb. 1984, p. 12.)

5

Pan y Otros Productos Horneados

A. PRINCIPIOS GENERALES

$\mathcal{L}$os alimentos deben prepararse en forma adecuada para que puedan ser bien digeridos y asimilados completamente. Nuestro bienestar físico depende de esto. La cocción y preparación generalmente no se hacen con la debida atención a pesar de que tienen tanta importancia para la salud. Un conocimiento completo de la forma sana de cocinar es tan esencial como el buen alimento.

Cocinar y preparar productos horneados con éxito depende mayormente de la calidad del material usado, que debe ser la mejor. Las medidas deben ser exactas. Los mejores alimentos a menudo se echan a perder en la preparación. Cuando los alimentos no se preparan de una manera sana y apetitosa, no pueden formar buena sangre para constituir los tejidos que se van gastando. Estos, en beneficio de la salud, deben prepararse de una manera sencilla y sin ningún tipo de grasa.

El 90% de todos los males humanos se originan en el estómago, y son causados por comer en exceso, por las combinaciones equivocadas y por consumir alimentos no naturales.

Los alimentos debidamente cocinados son siempre bien digeridos.

El almidón se convierte en dextrina en un calor seco a una temperatura de 160%C (320%F).

Todos los alimentos deben prepararse en una de las siguientes formas: hervidos, al vapor, asados, al horno, estofados o guisados, hervidos a fuego lento. No use alimentos fritos, excepto cuando quiera a veces calentar un alimento en la sartén: pero en ese caso éste no necesita freírse. Los alimentos fritos son indigestibles, y tóxicos para el organismo.

B. HACIENDO EL PAN

Hay dos clases de pan: fermentados y no fermentados. El pan fermentado se hace liviano por un fermento, que habitualmente es la levadura. El pan no fermentado o no leudado se hace liviano por la introducción de aire en la masa. De este método hablaremos más adelante.

Pan Con Levadura o Fermentado. El pan fermentado se hace generalmente mezclando la harina con agua, sal y levadura para hacer una masa. Puede añadirse una pequeña cantidad de extracto de malta, miel de malta o miel de abejas, si se desea, pues ella aumenta el valor alimenticio y acelera la fermentación. Este es el método directo de hacer la masa. Esta es amasada hasta que se hace elástica al tacto y no se pega a la tabla, y el objeto de esto es incorporar aire y distribuir la levadura en forma uniforme. La masa entonces se cubre y se deja en reposo hasta que se levante al doble del bulto original y no responda al tacto cuando se la aprieta con rapidez, sino que lenta y gradualmente empiece a hundirse. En esta etapa, la masa está "madura" y lista para ser trabajada. Necesita de dos a tres horas y media para levantarse, según el grado y la consistencia de la harina usada, la temperatura de la habitación en la cual está y la cantidad de levadura usada. Este proceso se realiza mejor a una temperatura de 26%C (80%F) a 32%C (90%F).

La masa se trabaja de nuevo amasándola, dándola vuelta en el recipiente, y dejándola para que se levante hasta que tenga aproximadamente tres cuartos del bulto original.

A continuación se coloca sobre una mesa o un mesón, se amasa lo suficiente para extraerle el aire, y se corta en trozos del tamaño necesario para formar las hogazas o panes. Se necesita unos 600 gramos de masa para formar una hogaza de 1/2 kilo.

Modele los trozos y déjelos sobre la tabla algunos minutos para que se levanten un poco. Esto mejorará la textura del pan.

Luego vuelva a amasar levemente para scarle el aire. Con un poco de experiencia llegará a dominar el arte de hacer pan.

Encontrará las instrucciones para hornear el pan en la Sección C, "El Horno", que sigue.

Pan Esponjoso. El pan también se hace formando una "esponja" al comienzo, lo cual se logra amasando la mezcla de agua, levadura y parte de la harina, dejando que se levante hasta que esté liviana y entonces añadiendo el resto de los ingredientes y trabajando la masa. Este se llama el método de la esponja. La masa para hacer panecillos y galletas se logra usualmente por medio de la esponja, pues ellos requieren una textura muy fina y liviana, que se logra mejor de esta manera. El pan blanco ordinario y el pan integral a menudo se preparan con este proceso. Una masa tipo esponja es lo suficientemente liviana cuando se ve espumosa y está llena de burbujas. El tiempo requerido varía según la calidad y la cantidad de la levadura empleada, y la temperatura de la habitación en la cual se deja la masa para levantarse.

Levadura. La levadura más conveniente es la levadura seca, que siempre es de confianza y puede obtenerse en la mayor parte de los mercados.

En los tiempos bíblicos se acostumbraba guardar un poco de la masa en una vasija de barro para la siguiente vez. Mi madre usaba este tipo de levadura. Al principio solíamos ir a una cervecería y por unos centavos conseguíamos casi un litro de levadura. Esta levadura era precisamente igual que la levadura Fleischmann que se usa hoy en algunos lugares, con la única diferencia de que era líquida.

Levantamiento del Pan. Si al hacer su propio pan quiere hacerlo de buena calidad, es muy importante que tenga un lugar adecuado para que se levante la masa. En algunas ocasiones he tomado un mueble de madera que usaba para secar cosas y le he puesto estantes, con una puerta por la cual yo podía introducir el pan sin hornear. Entonces le he hecho un lugar en el estante de abajo donde he colocado una lámpara prendida con un pequeño plato de agua como para mantener el interior de este mueble a una temperatura uniforme. Se puede colocar un plato grande de agua caliente, o calentar algunos ladrillos envueltos en papel o paño con el propósito de mantener una temperatura estable. Debe haber considerable espacio entre estas cosas calentadoras y el primer estante en el cual se coloca la masa. En ese compartimento puede levantarse la esponja así como el pan después que se coloca en los moldes. De esta manera puede tener un pan bueno en todas las ocasiones.

Sin embargo, he hallado que un aparato común para hacer brotar avena, hecho de hierro galvanizado, es también un instrumento conveniente. Este aparato puede comprarse en diversos negocios. Tiene un tanque de agua caliente encima de la lámpara, y ésta puede regularse para obtener una temperatura uniforme a fin de levantar el pan. Este es un elemento muy valioso e indispensable por el éxito que da. Por supuesto, cualquier persona hábil, con un serrucho y un martillo puede hacer una caja de madera, como se describió más arriba, para usarse con el mismo propósito.

A veces se pone la masa para el pan sobre una mesa o en algún lugar donde se enfría mientras está leudando. Yo nunca aconsejo que se deje leudar la masa durante toda la noche, a menos que no se pueda obtener levadura de buena calidad, lo que alarga el proceso.

Ponga suficiente levadura en la masa para hacer que se levante en dos o tres horas. La primera vez la masa debe subir lo suficiente antes de empezar a bajar. Si ocurre que sube tanto que se derrama, es necesario amasarla de nuevo para que se levante otra vez antes de colocarla en los moldes. Después de haber puesto la masa en los moldes, debe subir la mitad de su espesor original, antes de que esté lista para ponerla en el horno. Si el pan se levanta demasiado mientras está en el molde, resultará áspero y lleno de huecos. Si accidentalmente se levanta demasiado, amáselo un poco de nuevo y déjelo subir nuevamente.

La masa para el pan de harina integral no debe subir mucho y llegar a ser tan liviano como el de harina blanca. Tener cuidado en este respecto conservará en el pan ese sabor dulce a nuez y a trigo, que es característicos en el pan hecho con harina integral, pero que desaparecerá si la masa se levanta demasiado en los moldes.

Trabaje hasta conseguir hacer un buen pan. No se desanime. Decida aprender, y haga lo mismo que muchos diciendo: "Yo puedo hacer cualquier cosa que otros hacen".

Hace algunos años hice una demostración culinaria en uno de los Estados del sur del país. Una mujer sureña que asistió a esta demostración nunca había hecho una hogaza de pan en su vida. Todo lo que había aprendido a hacer eran bizcochos preparados con soda y polvo de hornear. Aprendió a hacer un pan hermoso en solamente una lección. Yo le proporcioné la harina, de manera que sabía que era totalmente integral. El primer intento que hizo no resultó bueno, por la única razón de que el horno no estaba suficientemente caliente. La segunda vez el pan resultó excelente. Después que uno aprende, es muy fácil hacer muy buen pan.

Si solamente se resuelve a hacer buen pan, con un poco de experimentación logrará tener éxito. Conozco a una niña de doce años de edad que hace un pan delicioso.

C. EL HORNO

Es muy importante que quien quiera hacer un buen pan tenga un buen horno. A menudo he encontrado hornos en los cuales el costado del pan que estaba más cerca del fuego se quemaba, y a veces se quemaba la parte superior, y otras se quemaba la base. Esto puede remediarse hasta cierto punto en la mayor parte de los hornos. Si el pan no se cuece en forma pareja en la parte de arriba, al costado y en el fondo, hay algo que anda mal en el horno. Si se quema muy rápidamente al costado donde está el fuego, puede tomar la reja y recubrirla con un poco de tela de asbesto. Si se quema en el fondo, puede hacer lo mismo. Con frecuencia, si se coloca una reja de alambre en el fondo que deje pasar un poco de aire, así se evita que se queme el pan en la base.

Para horner el pan integral, el horno debe calentarse a 230%C (450%)F reduciéndolo gradualmente a 176%C (350%F) y 150%C (300%F). Es conveniente tener un termómetro para el horno, el que se puede comprar en el comercio. Si no tiene termómetro, el horno debe estar suficientemente caliente para que el pan comience a dorarse en 15 minutos.

Esté seguro de que su horno está suficientemente caliente. Si no lo está, su pan no será bueno. Después que el pan ya esté bien caliente, reduzca la temperatura del horno, para evitar que se queme la corteza. Por lo tanto, la temperatura debe reducirse gradualmente como ya se explicó en el párrafo anterior. Cocine el pan en forma completa, dejándolo una hora o más, hasta que esté bien cocido.

Horno de Barro de Tipo Antiguo. Antiguamente, y aún hoy, antes que hubiera estufas de hierro, la gente horneaba el pan de varias maneras. A veces lo cocinaba sobre el fogón de una estufa, otras veces entre dos piedras calientes, y en otras ocasiones hacían hornos de barro. A veces también lo cocían en ceniza caliente, y tostaban las mazorcas de maíz sobre el carbón. Hacían hornos de barro y paja, usando a veces la misma técnica que los egipcios empleaban para hacer ladrillos.

Mis padres tenían uno de estos hornos. Lo hicimos así: construimos una plataforma de unos 80 centímetros de alto usando madera de dos pulgadas y media de grosor. La plataforma de madera resultante tenía 1,50 metro de ancho por 2 metros de largo. Recubrimos las tablas completamente con barro mezclado con paja, y luego la cubrimos con ladrillos hasta dejar una superficie bien pareja y suave. Después construimos un arco de madera para hacer el domo del horno. El arco tenía 60 centímetros de altura en el centro. La parte de atrás estaba cerrada, pero tenía una corta chimenea, y ésta estaba cubierta con un trozo de lata para cerrarla y mantener el calor después que el fuego estaba bien encendido en el interior. El domo se cubrió con dos o tres capas de barro y paja, y se dejó una puerta en el frente para encender el horno, y también para poner y sacar el pan. Una vez construido el horno, encendimos fuego lento, para secar la arcilla. Después que la arcilla se secó, aumentamos el fuego para quemar la arcilla hasta convertirla en ladrillo, más o menos de la misma manera como se hacen los ladrillos actualmente.

Ahora el horno estaba listo para cocer el pan. Hacíamos fuego en el horno y cuando estaba bien caliente, sacábamos las brasas y la ceniza y colocábamos el pan. Habitualmente lo poníamos en moldes y lo cocíamos en la misma forma como la gente lo hace hoy en otra clase de hornos. Este horno cocía en forma lenta y producía una hermosa corteza. Generalmente arreglábamos el fuego de manera que podíamos dejar el pan en el horno de una hora a una hora y media.

Sería una gran bendición que cada hogar tuviera un horno de esta clase y la gente hiciera su propio pan.

En este tipo de horno puede hacerse la mejor clase de pan, porque cuece el pan de la debida manera. El horno debe estar suficientemente caliente para que en quince minutos el pan empiece a dorarse. Entonces el calor empieza a disminuir gradualmente, como naturalmente ocurre en un horno de barro, pues se le quitó completamente el fuego. Los hornos pueden hacerse de manera que haya un lugar en el frente donde se coloque la leña y el carbón, con una chimenea en el lado opuesto. En este caso puede seguir alimentando el fuego mientras el horno está cociendo.

El Uso de Vapor en el Horno. Es mucho más fácil conseguir una buena corteza en el pan sin quemarlo, si hay vapor en el horno. Esto puede lograrse colocando un pequeño recipiente con agua en su interior. Algunos de los grandes panaderos cocinan a una temperatura de 480%C (900%F) durante 20 ó 25 minutos con considerable cantidad de vapor en el horno para impedir que se queme el pan.

D. PAN RETOSTADO

Ningún pan está totalmente dextrinizado, o sea convertido en azúcar de uva; por eso el pan retostado, es decir, cocido dos veces, y en el cual este proceso se ha completado, es muy saludable y fácil de digerir. Una forma fácil de preparar pan retostado es cortar el pan en tajadas de más o menos 1 1/2 centímetro de grueso, y dejarlo secar al sol, o en un horno de baja temperatura, hasta que está totalmente seco.

Yo he guardado pan retostado un año entero y se ha conservado en perfecto estado en un barril común forrado con papel manila grueso. Durante ese tiempo hubo un largo período de humedad, y parecía como que el pan retostado había recogido un poco de humedad, pero no encontré ni siquiera trazas de moho; lo puse afuera sobre papel al sol, lo dejé secar completamente de nuevo, después de esto lo calenté al horno, y resultó tan bueno como si hubiera sido recién hecho. Hice esto con propósito experimental.

El pan retostado debe ser una parte importante de nuestra alimentación, y si se maneja en forma correcta, nos ahorrará una gran cantidad de tiempo y dinero. A veces cuando no he tenido el tiempo para cocinar mi propio pan, hice que una panadería preparase 25, 50 y aun 100 ó 400 panes de un buen trigo integral, según mi propia receta, para mí y para mis vecinos. El pan puede cortarse en tajadas parejas y secarse en el horno o aún mejor al aire libre y al sol, hasta que esté perfectamente seco. Después puede calentarse en el horno y dorarlo levemente de ambos lados. Uselo para el desayuno o el almuerzo. Si quiere un almuerzo excelente, sírvalo con frutas, o jugo de frutas, leche de soya o crema malteada de nueces. Uselo de cualquier forma que le guste, pero habitúese a tener a mano una gran reserva de pan retostado.

E. COMBINACION DE GRANOS Y LEGUMBRES EN EL PAN

En los tiempos bíblicos solía combinarse diferentes granos y legumbres para convertirlos en pan. "Y tú toma para ti trigo, cebada, habas, lentejas, mijo y avena y ponlos en una vasija, y hazte pan de ellos..." (Ezequiel 4:9).

Desde los tiempos de Abraham se han usado una cantidad de semillas en la confección del pan y todavía se las sigue usando en Alemania y otros países; entre ellas, la alcaravea, el gimel, el anís, la ruda, el hinojo y el eneldo. Todas ellas tienen propiedades medicinales, y previenen la indigestión y la fermentación. La ruda se usaba muy frecuentemente, para gases y cólicos, una por parte de los sacerdotes, en el tiempo de Cristo. Tiene un efecto maravillosamente sedante sobre el cerebro cansado y abrumado.

Se haría bien hoy si se usara más de estas cosas en vez de los lujos abundantes que destruyen tanto el alma como el cuerpo.

F. EL HORNEO DEL PAN EN LOS TIEMPOS BIBLICOS

En los primeros tiempos de la Biblia, cuando los hornos eran raros, a veces varias mujeres cocían su pan en un mismo horno, como se indica en Levítico 26:26, donde diez mujeres cocinaron el pan en un solo horno. Desde los días antiguos hasta los años recientes, el pan, las legumbres y las frutas han constituido siempre el menú principal. Antiguamente el pan, las pasas de uva y las pasas de higo se usaban en gran cantidad. Abigaíl llevó doscientos panes, cien canastos de pasas de uva y doscientas tortas de higos con algunas otras cosas a David (1 Samuel 25:18).

G. RECETAS DE PAN

Hay muchas recetas de pan muy buenas que pueden hallarse en casi cualquier libro de cocina. Deje las que tienen ingredientes perjudiciales y use únicamente aquellas que son saludables.

Donde estas recetas piden grasa o aceites de alguna clase, use un poco de mantequilla de cacahuete crudo, que es muy rica en aceite, y para el endulzamiento emplee azúcar de malta o jarabe de maíz, que enriquece el pan, le da un sabor excelente y mantiene su humedad.

Pan Integral (3 hogazas)

3 tazas de agua tibia
1 panecillo de levadura comprimida
2 cucharadas de jarabe de maíz
7 tazas de harina de trigo integral
1 cucharada de sal

Disuelva la levadura en un poco de agua tibia, añada el líquido y mezcle todos los ingredientes hasta que se forme una masa medianamente suave. Sáquela del recipiente, póngala sobre una mesa que tenga un poco de harina y amásela hasta que se vuelva elástica al tacto; devuélvala al tazón, cúbrala y llévela a una pieza tibia para que se levante, de modo que cuando se le dé una palmadita empiece a hundirse. Esto requiere unas dos horas. Trabájela bien, devuélvala al tazón, y déjela levantar de nuevo hasta la mitad de su tamaño; entonces forme las hogazas y póngalas en moldes para el horno.

Déjelos levantar de muevo a la mitad del volumen normal, y entonces cueza en un buen horno, al menos, por una hora o más. Este pan áspero debe vigilarse más que el de harina blanca durante el tiempo en que se leuda la masa, pues llega a hacerse liviano en mucho menos tiempo. Cuando saque el pan del horno, humedézcalo ligeramente con un paño mojado en agua fría. Póngalo en una corriente si es posible, déle vuelta con la base hacia arriba para que se enfríe rápidamente, y la corteza será quebradiza y tierna. Si se desea, puede pasarle un paño humedecido en aceite.

Puede usarse leche de soya o de nueces en lugar del agua, para mejorar el pan.

Pan de Centeno (2 hogazas)

1 panecillo de levadura comprimida
3 tazas de agua tibia
1 cucharada de semilla de alcaravea (carvi) (opcional)
5 tazas de harina de centeno
1 taza de harina blancea cernida
1 cucharada de sal

La harina blanca debe ser rica en gluten: la misma que se usa cuando se hace gluten lavado, para comidas de nueces.

Disuelva la levadura en agua tibia. Añada 2 1/2 tazas de harina de centeno, o lo suficiente como para hacer una mezcla esponjosa. Bata bien. Cubra y ponga aparte en un lugar tibio, lejos de la corriente, para que se levante en un par de horas.

Cuando la mezcla esponjosa esté liviana, añada la harina blanca, el resto de la harina de centeno, suficiente como para hacer una masa blanda y la sal. Vuélquela sobre la tabla y amásela por lo menos durante 10 minutos. Colóquela en una fuente, cúbrala y deje que se levante hasta que sea el doble del bulto original. Esto demora aproximadamente dos horas.

Colóquela de nuevo sobre la tabla y forme los panes. Póngalos en moldes planos, cúbralos y deje que se levanten de nuevo hasta ponerse livianos, más o menos por una hora. Encienda el horno a 190%C (375%F). Con un cuchillo afilado haga tres cortes diagonales encima de los panes y colóquelos en el horno. Cuézalos en un horno más bajo que cuando hace pan blanco a 190%C (375%F), por 30 a 35 minutos.

Nota: Si se añade media taza de una masa agria que haya sobrado de una preparación anterior de pan, se obtiene un sabor ácido que es considerado por muchos como una gran mejora. La masa agria debe agregarse a la mezcla esponjosa. Mi madre hacía casi todo el pan usando masa agria, guardada de una cocción anterior, tanto en el caso del pan de centeno como del pan de trigo. Recuerdo que ella guardaba más o menos medio litro de masa para usarla la próxima vez que hiciera pan. Para entonces se había puesto suficientemente ácida para activar la levadura. Entonces ella trabajaba el pan exactamente como se indica.

El pan de centeno puede prepararse aproximadamente de la misma manera que el pan de trigo integral. La harina de centeno no contiene tanto gluten como la del trigo; por eso la masa no se sube hasta ser tan liviana como la que resulta con la harina de trigo integral, a menos que se le agregue un poco de flor de harina de trigo rica en gluten. Yo he preparado un espléndido pan de centeno con 3 1/2 tazas de harina de centeno y 1/2 taza de harina blanca rica en gluten. También puede usar 3 tazas de harina integral de centeno y 1 taza de harina de trigo integral, rica en gluten, para acer un espléndido pan de centeno.

Pan de Trigo Integral con Pasas (2 hogazas)

1 panecillo de levadura comprimida
1 taza de agua tibia
1 cucharadita de sal
1 taza de mantequilla de maní crudo
4 cucharadas de aceite mineral
6 tazas de harina integral de trigo
3/4 taza de miel de malta, azúcar de malta o jarabe de maíz
1 taza de pasas de uva

Disuelva la levadura en una taza de agua tibia. Añada dos tazas de harina, y también de taza de miel de malta, y vaya batiendo hasta que quede suave. Cubra y ponga a un lado para que se levante en un lugar tibio, fuera de la corriente, hasta que se haga liviano, lo cual demorará más o menos 1 hora.

Cuando se ha levantado bien, añada las pasas de uva bien espolvoreadas con harina, el resto de la harina, o suficiente como para hacer una masa moderadamente blanda, y los demás ingredientes. La harina de maní cruda debe ser disuelta en una taza de agua tibia. Si la masa está demasiado blanda añada un poco más de harina, y la próxima vez use menos agua.

Amase suavemente. Coloque la masa en un recipiente bien engrasado, cúbrala y deje que se levante de nuevo hasta adquirir el doble del volumen, aproximadamente por una hora y media. Forme los panes, y llene los moldes bien engrasados hasta que estén medio llenos. Cúbralos y deje que se levanten hasta que estén suaves, aproximadamente por una hora.

Póngalos al horno a 204%C (400%F) por 10 minutos y luego a 190%C (375%F) por 40 a 50 minutos.

Pan de Graham Cocido al Vapor (2 hogazas)

3 1/2 tazas de harina de Graham
2 tazas de harina de maíz
3 tazas de leche de nueces
1 taza de miel de malta o de jarabe de maíz
1 cucharada de sal

Mezcle bien la leche de nueces, la sal y la miel de malta; luego mezcle la harina de maíz y la harina de trigo, y bátalas mientras las va echando en el líquido. Coloque la masa en vasijas o en latas vacías y cocine al vapor durante 2 ó 3 horas a 5 libras de presión. Entonces puede ponerla en el horno y dejar que se dore un poco, durante quince minutos, si desea.

Pan de Soya No. 1 (2 hogazas)

2 libras de harina integral de trigo
1/2 kilo de pasta de frijol soya machacado,
  o 1/4 kilo de harina de soya
1 panecillo de levadura comprimida
1/2 litro de agua tibia
1/2 taza de azúcar de malta o jarabe de maíz
Sal al gusto

Mezcle un kilo de harina de trigo integral fina y 1/2 kilo de frijol machacado después que se ha sacado la leche a la pasta; o en lugar de la pasta de soya puede usar 1/4 kilo de harina de soya. Si esto no espesa la masa, añada un poco más de harina.

Disuelva un panecillo de levadura comprimida en un poco de agua tibia, y añada 1/2 litro de agua. También debe añadir 1/2 taza de azúcar de malta, y sal al gusto. Mezcle esto con la harina y la pasta de frijol soya para hacer una masa medianamente firme más o menos de la consistencia de la masa de pan común.

Déjela subir hasta el doble de su tamaño natural, en un lugar tibio. Entonces amásela y dóblela contra el lado interno. Déla vuelta y déjela levantarse de nuevo hasta más o menos la mitad de su tamaño. Luego amase de nuevo, forme los panes, póngalos en los moldes y déjelos levantarse otra vez hasta el doble de su tamaño. Cueza en un horno caliente, de más o menos 232%C (450ºF). Deben empezar a dorarse después de 15 minutos de colocados en el horno. Cueza completamente; esto le da al pan un buen sabor y lo hace fácil de digerir.

Pan de Soya No. 2 (3 hogazas)

1 1/2 kilo de harina de trigo integral finamente molida
1/2 kilo de harina de soya de la cual se haya lavado la leche
1 panecillo de levadura comprimida
1/2 litro de agua tibia
1 taza de azúcar de malta o de jarabe de maíz
sal

Mezcle estos ingredientes y trabájelas como en el pan No. 1. Más o menos dos o tres cucharadas de miel de malta añadidas al agua realzarán el valor del pan y le darán un profundo sabor a nueces. El extracto de malta es rico en diastasa, lo cual ayuda a la digestión de los almidones, de manera que el usar extracto de malta hace el pan aún mejor.

Este pan, retostado, completamente seco hasta que esté ligeramente dorado, lo pueden comer los diabéticos, porque el almidón se ha transformado en azúcar de uva. El pan retostado es excelente para todos.

Molletes o Panecillos Saludables

Estos bizcochos, que pueden comerlos los que sufren del mal de Bright, de diabetes, del hígado o los riñones, pueden hacerse de la siguiente manera.

Tome harina de trigo integral y póngala en un recipiente sobre la estufa. Remuévala con frecuencia con una cuchara de madera hasta que adquiera un color suavemente dorado, o sea hasta que esté dextrinizada. Sáquela del calor.

A la harina integral de trigo añada, 1 taza de harina de soya, 1 taza de espinaca hervida, o media taza de espinaca en polvo, y agregue la leche de maní, hecha de la mantequilla de maní cruda. (Para hacer la leche de maní, mezcle la mantequilla de maní cruda con agua y bátala hasta que adquiera la consistencia de una crema delgada, o de la leche de vaca.) La consistencia de la masa debe ser tal que pueda gotear de una cuchara. Agregue sal al gusto. Ponga la masa en copas de papel para hornear y

colóquelas dentro en un molde especial para molletes o panecillos, o bien engrase los compartimentos de ese molde y vierta la
masa. Hornee a 218% (425%F) por 20 minutos o hasta que estén dorados.

Si quiere hacer galletitas, añada más harina, y haga el líquido más espeso hasta la consistencia que necesite, y luego córte-
lo al tamaño deseado. Esto hace un producto maravilloso, sea
como galletas o molletes. En lugar de la espinaca se puede usar
puré de zanahorias cocidas, y también dos o más cucharadas
de miel de malta o Karo (miel de maíz). Hornee en horno a
175%C (350%F) durante 5 minutos, hasta que estén levemente
dorados.

Bollos de Soya

4 tazas de harina integral
1 taza de harina de soya
1/2 taza de la mantequilla de soya
1 taza de agua o de leche de soya
2 panecillos de levadura comprimida

A la harina de trigo integral y a la harina de soya añada la
media taza de mantequilla de soya. Ponga suficiente levadura
para que la masa se levante en dos o tres horas. Mezcle, déla
vuelta y déjela levantarse hasta la mitad de su volumen. Ahora déle la forma de los panecitos que quiera y déjela levantarse
hasta la mitad de su tamaño. Cocine en horno a 176%C (350%F)
de 20 a 25 minutos, de acuerdo con el tamaño de los bollitos.

H. PAN SIN LEVADURA

El pan sin fermentar o sin leudar se hace liviano con la introducción de aire en la masa o pasta. Esto se logra batiendo la
mezcla del pan y amasando la masa del pan.

Gemas sin Leudar. Para hacer bizcochos sin leudar con cualquier clase de harina, el procedimiento entero, en resumen, es
como sigue. Tenga el agua y la leche de nuez tan fría como si
fuera para los bizcochos o panecillos, y sazone al gusto. Puede
añadir un poco de mantequilla de soya, un poco de miel de malta
o jarabe de maíz si lo desea. Tenga los moldeas muy calientes,
y haga que la masa esté apenas suficientemente espesa para

que se deslice de la cuchara y no se pegue. Ponga los moldes en el horno calentado a 205%C (400%F) y hornee durante 20 minutos. Esto hará un pan muy delicioso.

Gemas de Harina de Maíz

1 taza de harina de maíz
1 taza de harina de trigo integral
1 taza de leche de soya
2 cucharadas de aceite
1 cucharadita de sal

Tome la leche, el aceite y la sal y colóquelos en una taza. Empiece a batir la harina en esta mezcla. Los ingredientes deben estar fríos, como se describe más arriba. Y los moldes o vasijas de hierro deben estar muy calientes. Hornee en un horno precalentado a 205%C (400%F) durante 20 minutos.

Gemas de Avena o de Soya

1 taza de harina de maíz
1 taza de harina de trigo integral
1 taza de harina de avena o soya integral
1 1/2 taza de leche
3 cucharadas de aceite
1 cucharadita de sal

Siga las instrucciones para hacer los bizcochos de harina de maíz.

Gemas de Papa o de Zanahoria

2 tazas de harina de trigo integral
1 taza de papas majadas, o puré de batatas o zanahorias
1 taza de leche
3 cucharadas de aceite
Sal al gusto

Siga las instrucciones como para hacer los bizcochos de harina de maíz.

En lugar del aceite que se usa en las tres recetas anteriores, puede emplear mantequilla de soya; esto da un producto mejor, porque el aceite se emulsiona, lo cual lo hace más fácilmente digerible.

Gemas de Soya

1/2 libra de puré de soya (del cual se ha extraído la leche)
1/2 libra de harina de maíz dextrinizado.

1/2 taza de leche de soya o agua

Ponga la harina en una olla de cocina grande en el horno, y revuelva con frecuencia con una cuchara de madera, hasta que adquiera un color dorado. Esto convierte el almidón en dextrosa, lo cual lo hace agradable y fácil de digerir.
Mezcle el puré de soya y la harina de maíz dextrinizada con la leche de soya. Sal al gusto. Vuelque en pequeños recipientes de hierro muy calientes y cueza al horno a 205%C (400%F) por 20 minutos en horno caliente. Este es un pan muy saludable que los diabéticos pueden comer.
Esta mezcla, si se hace suficientemente delgada con el agregado de más leche, puede volcarse de a poco en una sartén, formando pequeñas galletitas que se cocerán en horno a 190%C (375%) por 10 minutos.

Arepa de Maíz

130 gramos de harina de maíz
130 gramos de harina de trigo integral
130 gramos de harina de avena
1 1/2 taza de leche de soya o agua
2 cucharadas de miel de malta o jarabe de maíz

Mezcle todos los ingredientes. Tenga la masa bien fría y los moldes bien calientes, y el horno también muy caliente 205%C (400%F). Hornee por 30 minutos.

Bizcochos Batidos

2 tazas de harina de trigo integral
1/2 taza de mantequilla de soya
2 cucharadas de jarabe de maíz
2/3 de taza de leche de soya
Sal

Ponga la harina en un tazón, añada la leche, y luego la mantequilla de soya y la sal. Mezcle hasta que se haga una

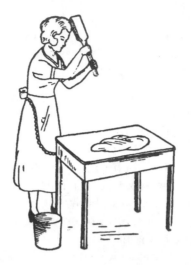

Esta Mujer
está Batiendo
la Masa para
los Bizcochos
Batidos

pasta de la misma consistencia que la de la masa del pan común. Golpee entonces la masa con un rollo de amasar o algún trozo de madera pesado. Esto se hace para que el bizcocho resulte tierno y liviano. Forme palitos o rollos de unos 2 centímetros de grueso y córtelos del tamaño deseado. Puede amasar más la masa para que sea aún más delgada a fin de convertirla en galletitas, si así lo prefiere. Píquelos con un tenedor para evitar que se formen burbujas y hornee en horno a 162%C (325%F) durante 30 minutos hasta que los bizcochos se doren ligeramente.

La dama es este dibujo está preparando los bizcochos batidos. Ha puesto la masa sobre una mesa bien resistente. La paleta que esta dama tiene en la mano es de madera de 2x4 pulgadas de espersor y unos 90 centímetros de largo. La masa está sobre la mesa y ella la está batiendo o golpeando, y mientras lo hace sigue doblándola y plegándola, y repitiendo el trabajo de plegar y batir. Después que ha sido bien batida durante diez o quince minutos, la convertirá en bizcochos pequeños y la cortará en forma de pequeñas galletitas o palitos, para luego cocerla al horno lo suficiente como para que sea completamente dextrinizada. Así será lo suficientemente suave para que se disuelva en el estómago. Esto constituye uno de los panes más finos y fáciles de digerir que puedan hacerse, y está preparado sin ninguna levadura, polvo de hornear o soda.

Pero puede usarse un poco de mantequilla de soya. En mi fábrica de productos alimenticios, yo producía estos bizcochos batidos a la antigua, pero antes de hornearlos los trabajaba unas veinte o treinta veces. Entonces las personas que eran entendidas en galletitas las consideraban un artículo de alimentación muy fino. Esto también hace una muy hermosa costra para pasteles. Siempre use harina de trigo integral para hacer estos bizcochos batidos a la antigua. Esto resulta en un pan excelente para la comunión.

Al batir la masa, golpéela hasta que se achate, entonces pliéguela sobre sí misma y golpéela un poco más, continuando de esta manera hasta que el proceso haya sido repetido por lo menos veinte veces o más, según el peso del palo de batir y el vigor con el que se golpea.

Tostadas de Trigo Integral

Tome 1/2 kilo de harina integral de trigo y 150 gramos de mantequilla de maní, y conviértalos en una pasta lechosa disolviéndolos en 1/4 litro de agua. Bata la harina en la mantequilla de maní, y agréguele sal al gusto. Haga la masa lo suficiente firme para que pueda enrollarse. Corte en cuadrados y hornee a 190%C (375%F) durante 10 ó 15 minutos. Esto produce excelentes galletas.

La masa puede mejorarse añadiendo a la leche unas dos cucharadas grandes de miel de malta o jarabe de maíz. Este es un alimento completo y muy delicioso.

Estas tostadas también pueden prepararse a partir de una masa leudada. Haga la masa como para pan. Tome 3/4 litro de agua, y 1/4 kilo de miel de malta o jarabe de maíz, y unos 120 gramos de mantequilla de maní crudo. Convierta la mantequilla de maní en leche, y prepare la mezcla esponjaosa como para pan. Use para esta cantidad más o menos un panecillo de levadura comprimida. Cuando la masa ha subido como para pan, amásela y forme rollos delgados. Píquelos con un tenedor para que no se formen ampollas de aire, corte en tajadas y hornee a 190%C (375%F) hasta que el producto esté dorado. Las galletitas producidas son deliciosas.

Estas recetas pueden ser divididas o multiplicadas, de según la cantidad que desee hacer.

I. PASTELES

Corteza de Masa Leudada para Pastel

1 panecillo de levadura
agua tibia, para diluir la levadura
1/2 taza de aceite de cocinar o de ensalada
pequeña cantidad de azúcar de malta
1 taza harina de trigo integral
1 taza harina de soya

Disuelva la levadura en el agua tibia y añada el aceite y azúcar de malta. Luego añada la harina de trigo integral y de soya. Mezcle de la misma manera que la masa de pan y déje leudar por una hora o más en un lugar tibio. Cuando la masa haya subido, amásela y déjela subir nuevamente por 10 ó 15 minutos antes de usar el rodillo. Aplane con el rodillo y póngalo en moldes de pasteles, dejándolo subir por 15 minutos. Hornee a 230%C (450%F) por 10 minutos.

Pastel de Calabaza con Soya

1 taza de calabaza (zapallo) seca hecha puré
2 tazas de leche de soya caliente
2 cucharadas de pan retostado rallado
1/3 de taza de azúcar de malta, miel de malta
    y miel de abeja
1/2 cucharadita o menos de esencia de almendras
Una pizca de sal
Corteza de pastel preparada

Caliente la leche. Mientras se está calentando, mezcle el pan rallado, el azúcar y la sal, y bátalos en el puré de calabaza. Mezcle completamente y añada la leche caliente y el aderezo. Eche todo esto dentro de una corteza para pastel y hornee a 175%C (350%F) hasta que esté cocido. La corteza para esta clase de pastel debe tener un borde alto.

En lugar de vainilla y sabor de almendras, puede usarse 1/2 cucharadita de nuez moscada y de canela.

Pastel de Mermelada de Higos

1 taza de higos
1 taza de dátiles sin carozo
1 taza de pasas de uva
3 tazas de leche de soya
Corteza ya preparada de pastel

Mezcle los ingredientes y páselos por una trituradora de alimentos. Los agujeros del plato del molino deben ser bien finos como para que la fruta sea cortada fina, siendo que esto la hace más fácil de digerir. Reduzca el espesor de la fruta con leche de soya hasta que adquiera la debida consistencia. Ponga este relleno en una corteza de pastel, para la cual se encontrarán las instrucciones en las recetas anteriores, y hornee 175%C (350%F) durante 15 a 20 minutos. No necesita colocarlo en ninguna corteza.

A la leche fría puede añadir dos cucharaditas de aga-agar remojado por un corto tiempo y hervidas, antes de añadirlo a la fruta. Esto ayudará a espesar el relleno.

Para darle gusto, puede agregarse vainilla o una cucharadita de cacao molido, lo cual da un sabor diferente.

Si la corteza es tan gruesa como el relleno, resulta un sabroso pastel, muy saludable, que también puede considerarse un buen almuerzo para que los niños lleven a la escuela. Es algo que a ellos les gustará y que además los nutrirá y los satisfará.

El relleno de este pastel puede prepararse sin las pasas de uva. También puede hacerse con dátiles solamente, lo cual lo convierte en un pastel muy dulce.

6

Cómo Preparar
Postres y Bebidas Saludables

A. POSTRES

ℒos pasteles de fruta pueden considerarse saludables cuando la corteza está hecha con harina de trigo integral y bien horneada. Así tiene un sabor rico a nueces, y necesita un poco menos de levadura que cuando se hace con harina blanca. Los rellenos concentrados y almidonosos de pasteles y flanes se hallan entre los postres más objetables.

Corteza Sin Levadura

1 taza de harina integral
1 taza de migajas de pan retostado
1 taza de harina o puré de soya
2 cucharadas de manteca vegetal o mayonesa de Kloss
Agua o leche de soya

Desmenunce las migajas con un rodillo o páselas por la batidora. A la harina, las migajas y la harina o puré de soya, agregue la manteca vegetal y mézcle con la harina. Agregue el agua o la leche de soya, y haga una masa consistente para que pueda estirarla con el rodillo y ponerla en los moldes de pastel. Después de puesta en el molde, coloque otro molde dentro de la masa y dórela al horno antes de volcarle el relleno. Después de volcar el relleno en la corteza hornee a temperatura moderada durante unos veinte minutos.

694

Brown Betty

1 cucharada de jugo de limón
1 taza de pan rallado de trigo integral y retostado
1 1/2 taza de pasas de uva sin semilla
1/4 de cucharadita de sal
1 cuartillo de manzanas cortadas
1 taza al ras de azúcar morena
1/2 taza agua

Esparza la mitad de las pasas sobre el fondo de una budinera, cubra las pasas con la mitad de las manzanas cortadas, esparza sobre las manzanas la mitad del azúcar y la mitad del pan rallado, y sobre esto, lo que resta de las pasas. Esparza sobre lo anterior el resto del azúcar y el pan rallado, y añada sal y jugo de limón a una media taza de agua, y vuelque esto encima del budín. Coloque el budín en un recipiente con agua, cúbralo y cocínelo al horno por una hora. Quítelo del recipiente de agua y cocínelo sin tapar durante el tiempo suficiente para que la parte superior se dore ligeramente. Sirva con salsa y vainilla.

Creama De Vainilla

A la cantidad necesaria de crema de soya puede añadir azúcar de malta y vainilla. Esto produce una crema deliciosa, que puede usarse en lugar de las salsas almidonosas, y de la crema para batir.

Gelatina Vegetal

Si quiere preparar agar-agar para postre, ponga en remojo una cucharada de agar-agar en 1/2 litro de agua caliente por media hora, quítele entonces el agua y déjelo a fuego lento por 20 minutos en otro 1/2 litro de agua caliente, y hierva hasta que se disuelva. A esta cantidad, después de ser colada (se reducirá con el hervor), añada 1/2 litro de cualquier jugo de fruta que se desee. Para dar variedad, pueden picarse en el fondo de cada molde, bananas, peras o cualquier fruta fresca. Antes de servir, decore con nueces machacadas. Como adorno y aderezo use salsa de vainilla, o crema de soya.

Jalea de Naranja

1 taza de azúcar de malta
1 cucharada de cáscara de naranja rallada
1 cucharada de gelatina vegetal (Vea Gelatina Vegetal)
3/4 de taza de jugo de naranja
3/4 de taza de agua
3 cucharadas de jugo de limón

Mezcle el jugo de naranja, cáscaras, jugo de limón, pizca de sal, y azúcar, añada el agua, cuando la gelatina hervida esté lista, añada los otros ingredientes. Ponga en un molde hasta que esté firme. Sirva con crema de soya.

Jalea de Fresa

1 cucharada de agar-agar
2 cucharadas de jugo de limón
1 taza de fresas picadas
1 taza de azúcar de malta
1 taza de agua hirviendo para el agar-agar
Un poco de sal

Prepare todo como para la jalea de naranja; cuando esté frío, decore con mitades de fresa, y sirva con nueces picadas o con crema de soya.

Manzanas Asadas

Lave las manzanas y ahuéquelas, quitando el centro sin partirlas, rellene el hueco con pasas de uva o dátiles, y cueza al horno (por unos 45 minutos) en un recipiente plano con un poco de agua en el fondo. Puede usarse un poco de nuez con pasas, lo cual le añade sabor. Sirva con crema de nuez.

Dátiles Rellenos

Quite el carozo con un cuchillo afilado, cortando el dátil a lo largo, y reemplácelo con pacanas u otras nueces si prefiere. Si quiere quitar la piel, páselos por agua caliente y déjelos secar bien. Como regla, siempre deben ser escaldados para quitar la suciedad.

Budín de Arroz

1 taza de crema de soya
un poco de sal
1 taza de arroz integral cocido
1 taza de piña

Mezcle todas las cosas juntas, enfríe y sirva. Pueden usarse otras frutas en lugar de piña.

Crema de Tapioca

1/3 de taza de azúcar de malta
1/2 taza de crema de soya
1/2 taza de tapioca
2 1/2 tazas de leche de soya

Deje en remojo la tapioca en la leche de soya por 15 minutos, añada el azúcar, la sal y ponga a calentar hasta el punto de hervir, revolviendo constantemente. Póngalo al baño maría y cocine hasta que la tapioca sea transparente. Añada vainilla, enfríe y sirva con crema de soya.

B. BEBIDAS Y CALDOS

Café de Soya

Coloque la cantidad de frijol soya que desea en una bandeja, y caliéntela en un horno caliente, revolviendo con frecuencia para impedir que se queme.

Vigile de cerca y vaya revolviendo, pues los frijoles tienen la tendencia a quemarse, y a volverse mucho más oscuros en la parte interna que en el exterior mientras se tuestan. La cáscara y el exterior parecen dorarse menos rápidamente que la porción interna, de manera que encontrará que es necesario tomar de vez en cuando unos pocos, romperlos con un martillo y observar cómo están adentro. Para obtener un café sabroso, es necesario tostarlos en forma pareja. Si parte de los frijoles no están completamente tostados, y algunos de ellos están un poco de más, esto echa a perder el gusto del café. Después que están tostados, muélalos en un molino para cosas bien ásperas. Saque un poco de café y compare con el color que quiere lograr.

También puede usarse mitad de salvado y mitad de frijol soya para un buen café.

Leche de Soya

La receta para la leche de soya se encuentra en el Capítulo 1 de esta sección.

Café de Cereal No.1

El café de cereales es un producto que se usa mucho hoy, y puede hacerse fácilmente en casa.

Tome la cantidad de centeno que desee y póngalo en una fuente. Revuélvalo con un utensilio de madera, hasta que se tueste del color del café. Muélalo no muy fino en cualquier molino de mano. Y ahora estará listo para su uso.

A veces cuando se está tostando el grano, es conveniente tomar un poco de la fuente cuando está casi hecho, colocarlo sobre un trozo de madera sólido y triturarlo con un martillo para determinar su grado de cocción.

Es conveniente tener un poco de café común, comprado del mercado, en un frasco de vidrio, para comparar su color con el café hecho en casa.

Café de Cereal No. 2

En esta receta se usa salvado de trigo. Mezcle partes iguales de agua y miel de malta. Humedezca el salvado, una libra o cualquier cantidad que desee, con la mezcla del agua y la miel de malta, y deje que se seque, antes de tostarlo. Podría también usarse jarabe de maíz en lugar de miel de malta.

Puede colocarse al sol o en un lugar aireado para que se seque, de manera que no se agríe antes que se seque.

Cuando está seco colóquelo en una fuente, en un horno caliente, revolviendo frecuentemente, hasta que se vuelva tan tostado como el café es decir del mismo color. El sabor de esta clase de café es muy agradable.

El centeno para este tipo de café puede comprarse en donde se vende alimento para animales, o mejor aún en un almacén de productos alimenticios saludables. Es mucho más barato que el centeno que se vende envasado en los mercados comunes. El salvado ordinario que producen los grandes molinos es tan limpio como la harina de la cual se toma, pues no lo tocan manos humanas. Sale del molino y se deposita en bolsas, y es perfectamente limpio y seguro para ser usado.

Anotación: Actualmente hay muchos cafés de cereal ya preaparados en los mercados.

Agua de Salvado

Agregue a dos tazas de salvado un litro de agua, y déjelo en remojo durante la noche. Por la mañana cuélelo en una gasa fina o en un paño para colar queso.

Puede usarse en cualquier clase de sopa, estofado o aún en panes en lugar del agua ordinaria.

Caldo de Salvado

Cocine una taza y media de agua de salvado (en la forma como se indica más arriba) durante cinco minutos. Añada media taza de leche de soya. Puede usarse más o menos agua de salvado y leche de soya según la cantidad que se requiera para adaptarse a la necesidad, pero esta es una buena proporción para su empleo. Sazónela con extracto vegetal o Vegex y perejil.

Agua de Avena

A un litro de agua agregue una taza de harina de avena, y déjela en remojo durante la noche. Por la mañana cuélela a través de una gasa fina o un paño para colar queso.

Esta agua puede usarse en sopas, estofados o pan en lugar del agua. Aumenta las vitaminas y hace que la sopa resulte cremosa.

Caldo de Soya

Ponga en remojo dos tazas de salvado en un litro de leche sin endulzar. También ponga a remojar una taza de harina de avena en un litro de leche de soya, y ponga ambos en la nevera durante la noche. Revuelva varias veces por la mañana y cuele.

Eche 1/2 litro de leche de soya hirviendo sin azúcar sobre cuatro cucharadas grandes llenas de alsine (pamplina, picagallina), deje estar por media hora y cuele.

Mezcle los tres ingredientes líquidos y añádales un litro de leche de soya sin endulzar. Agregue trocitos de apio cortados y de cebolla para dar gusto. Ponga a fuego lento por treinta minutos, añadiendo tres cucharadas de mayonesa tipo Kloss. Pocos minutos antes de que termine, añada una taza de apio finamente picado. Este caldo contiene todos los ingredientes que el cuerpo necesita.

Caldo de Avena

Prepare agua de avena como se indica en una receta anterior, y cocine por cinco minutos. A cada tres cuartos de taza de agua de avena, añada un cuarto de taza de leche de soya. Sazone con extracto vegetal o Vegex.

Puede obtenerse una bebida excelente con sólo usar una parte de agua de salvado y una parte igual de agua de avena, calentándolas juntas, añadiendo leche de soya y sazonando para el gusto. Un poco de apio o cebolla o perejil le da un sabor agradable.

Caldo de Verduras

2 tazas de salvado de trigo
1 taza de harina de avena
4 cucharadas de agua de alsine (pamplina, picagallina)

Ponga en remojo dos tazas de salvado de trigo en un litro de agua, y también una taza de harina de avena en un litro de agua, y deje durante la noche. En la mañana revuelva varias veces y cuele.

Por otra parte vuelque un litro de agua hirviendo sobre la alsine y deje en remojo por media hora y cuele. Mezcle los tres ingredientes juntos y añada un litro de leche de soya. Puede agregar perejil finamente picado para dar sabor, o bien, si lo prefire, sazonar con cebolla o apio. Caliente durante algunos minutos y sirva. Puede añadir mayonesa tipo Kloss.

Este caldo contiene todos los nutrrientes requeridos por el cuerpo.

Suero de Mantequilla de Soya

El suero de mantequilllla es un artículo excelente como alimento para toda clase de uso, pero especialmente es benéfico en casos de desnutrición, tuberculosis, condiciones tóxicas e infecciones intestinales. El suero de soya agrega la ventaja de tener un efecto alcalino, y es más nutritivo que el suero de leche ordinario. Es rico en minerales y muy agradable. Es más nutritivo que el suero de leche o leche de mantoquilla. Use leche de soya sin azúcar. Puede hacerse de la leche entera o de leche descremada. Deje en reposo hasta que se agríe, o hasta que se cuaje antes de agriarse, bata con un batidor de huevo y agregue sal al gusto.

Caldo de Potasio

2 tazas de salvado
1 taza de harina de avena
4 litros de agua
2 cebollas grandes
2 tallos de apio
1/2 ramo de perejil picado
4 papas medianas
2 ostras vegetales (salsificadas)
2 zanahorias grandes

Deje en remojo durante la noche, bata con un batidor de huevos y cuele con un paño o gasa fina.

Lave cuidadosamente cuatro papas de tamaño mediano y córtelas en tajadas finas, y también dos zanahorias grandes y dos cabollas de tamaño mediano (si no le gustan las cebollas, no las incluya). Dos tallos grandes de apio con hojas verdes, córtelos finos, medio puñado de perejil picado, dos ostras vegetales. Cocine estos ingredientes en el agua de salvado o de avena.

Déjelo a fuego lento en una olla cubierta hasta que los vegetales estén cocinados, y entonces redúzcalos a puré y vuelva a colarlos con una gasa fina.

C. BEBIDAS O TES DE HIERBAS

El café, el té, el chocolate y la cocoa son dañinos para el organismo, pero todos los tés mencionados más abajo son muy beneficiosos y pueden ocupar el lugar de las bebidas perjudiciales. Los tés de hierbas son ricos en propiedades médicas y químicas. Algunos son muy medicinales para el estómago y buenos tónicos, otros previenen la fermentación y los gases en el estómago y los intestinos, y también los cólicos. Otros son excelentes para combatir las náuseas y el vómito, y todos tienen un benéfico efecto sobre el organismo humano. Hay algunos que son buenos para tomar por la noche antes de acostarse, para inducir al sueño. Todos son calmantes y sedantes del organismo.

A fin de seleccionar el té más adecuado para su necesidad, vea en el índice las descripciones de las hierbas que se mencionan. Algunas son maravillosas medicinas para niños, y otras son muy buenas para mujeres embarazadas porque les ayudan a prevenir las náuseas y el vómito. Otras son buenas para los que tienen diarrea, o problemas de los intestinos y del colon. Por lo demás, no son caras.

menta piperita	hisopo
brotes de trébol rojo	hierbabuena
ruda	bayas de enebro
alfalfa	picagallina
o junípero	hojas de apio verde
pirola	hojas de frambuesa roja
hinojo	hojas de fresa
raíz de	corteza de cerezo
zarzaparrilla	de Virginia
brotes de lúpulo	achicoria
manzanilla	sasafrás
raíz de cálamo	romeza
diente de león	corteza de abedul
ulmaria	salvia

Té de Hierbas

Use una cucharadita bien llena de hierbas trituradas, o si están en polvo use media cucharadita, para una taza de agua hirviendo. Coloque las hierbas en un recipiente, y vuelque el agua hirviendo encima, dejando en remojo por media hora. Cubra. Este tiempo de remojo extrae los elementos minerales de las hierbas, elementos que son muy benéficos para el cuerpo.

Estos tés son menos costosos que el café, el té, etc., y son saludables y benéficos en todo sentido.

Efectos Sobre el Cuerpo de los Alimentos Contaminados y Adulterados

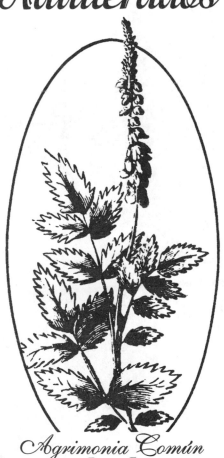

Agrimonia Común

1

Adulteración de los Alimentos

uestra salud depende de cuán en armonía vivamos con las leyes de la naturaleza. Un Dios omnisapiente puso en el cuerpo todos los elementos que son necesarios para mantener en buen esado nuestro organismo. Los hábitos incorrectos de comer y el uso de alimentos refinados y adulterados son los mayores responsables de la intemperancia y el crimen, y de la enfermedad que maldice a nuestro mundo.

Cuando el hombre trata de mejorar lo que la naturaleza le da, resulta en deterioro para la raza humana, especialmente en América, donde la gente está habituada a los así llamados lujos. Aunque los alimentos pueden ser abundantes en cantidad, los métodos modernos de refinarlos quitan de ellos los elementos más importantes, y en muchos casos resultan adulterados, y se les agregan preservativos para ocultar su calidad inferior.

Al alimento no se la ha dado el lugar que se merece en el mundo médico. Somos lo que comemos, nada más; y debemos comer lo que aumente nuestra fuerza y preserve nuestra salud y vida. Todos los alimentos no les caen bien a todos, pero todos deberían comer los alimentos naturales que sí les caigan bien. Las enfermedades serían una rareza si nuestra sangre fuera pura y nuestro cuerpo no estuviera lleno de materias de desecho y toxinas. Las materias de desecho tóxicas son el resultado de comer más alimento que el que el cuerpo puede asimilar o eliminar. Los alimentos con abundante proteína, como las carnes de todas clases, los huevos, etc., son los causantes principales de este problema. Es posible comer impropiamente por un tiempo sin sentir efectos negativos marcados, pero es inevitable que con el tiempo aparezcan serios problemas de salud. Además, el uso de alimentos almidonosos y el té contribuyen grandemente a la ocurrencia de males intestinales, estreñimiento, leucorrea, etc. La acidificación de la sangre es uno de los resultados del exceso de azúcar y almidón en la dieta. No siempre es la cantidad de alimento lo que ocasiona problemas; podría ser la combinación incorrecta o alimentos de difícil digestión de cualquier clase, especialmente los alimentos grasos o fritos.

Anotación: Si usted es uno de los 10 millones de americanos que sufren de asma, corre un 10 por ciento de riesgo de ser alérgico o demasiado sensible a los sulfitos, un preservativo y antioxidante que comúnmente se le agrega a los alimentos. Aunque los asmáticos como grupo corren mayor riesgo, casi la cuarta parte de todas las reacciones ocurren en personas sin una historia previa de asma.

Cuando ocurre una reacción, el primer síntoma es normalmente dificultad en la respiración, seguido poco tiempo después por náusea, vómitos, diarrea, calambres abdominales, urticaria, hinchazón de los tejidos suaves, pulso rápido, descenso repentino de la presión, y ocasionalmente pérdida del conocimiento y hasta la muerte.

El sulfito se utiliza en los alimentos principalmente para prevenir cambio de color o putrefacción. Vea la Tabla I. Debido a que impide que la lechuga se marchite o se vuelva café con rápidez, el sulfito se usan en los restaurantes que tienen las ensaladas afuera y listas para servir. También se encuentran en muchos productos de papas empaquetados, así también como en otros productos, ciertos tipos de mariscos, y hasta en la cerveza y vino. También se utilizan en más de 1.100 productos farmacéuticos que se vende con o sin receta, para mantener la potencia y estabilidad de la droga. Los componentes con sulfito aparecen en las etiquetas de los alimentos bajo nombres químicos como dióxido de azufre, bisulfito de potasio, metabisulfito de potasio, bisulfito de sodio, metabisulfito de sodio o sulfito de sodio.

PRESERVATIVOS USUALES

El dióxido de sulfuro y varias formas de sulfitos inorgánicos que liberan dióxido de azufre cuando se usan como ingredientes en los alimentos, se conocen colectivamente como componentes con sulfitos. En las etiquetas de los alimentos, su presencia puede ser identificada como dióxido de azufre, bisulfito

de potasio, metabisulfito de potasio, bisulfito de sodio, metabisulfito de sodio, o sulfito de sodio. Algunas de las categorías
principales de alimentos en las cuales se usan incluyen las siguientes:

TABLA I

Salsa de aguacate y guacamole
Cerveza
Sidra
Bacalao (seco)
Fruta (fresca pelada, seca, o tipo maraschino)
Jugos de fruta, purés y rellenos
Gelatina
Papas (frescas peladas, congeladas, secas o enlatadas)
Aderezo (en polvo) y condimento con vinagre
Ensaladas (particularmente en restaurantes donde están
    al aire libre)
Salsas (enlatadas o secas)
Chucrut y ensalada de col
Mariscos o crustáceos (frescos, congelados, enlatados,
    o secos) incluyendo almejas, cangrejo, langosta, moluscos
    bivalvos, y camarones
Caldos o sopas (enlatados o secos)
Verduras (frescas peladas, congeladas, enlatadas o secas)
    incluyendo champiñones
Vinagre de vino
Vino y refrescos de vino

Adaptado de *FDA Consumer*", diciembre, 1985–Enero 1986, p. 20.

Por los efectos negativos de los sulfitos en la vitamina B1, la
Administración de Alimentos y Drogas de los Estados Unidos,
siempre ha prohibido su uso en los alimentos que son fuentes
importantes de esta vitamina, por ejemplo como la harina y el
pan enriquecidos. Ya que pueden devolver un color rojo natural
a la apariencia de la carne y así dar una impresión falsa de
frescura, su uso con este fin también está prohibido.
Los alimentos que se sirven en restaurantes normalmente

no están empaquetados ni llevan etiquetas, así que las personas que son sensibles a los sulfitos deben tener mucho cuidado cuando comen fuera de casa. Los alimentos con los que deben tener más cuidado son ensaladas, papas, mariscos, platillos de verduras cocidas, vino, cerveza y productos de panadería.

El título de un articulo en *U.S. News and World Report*, julio 15, 1985, pregunta, "¿Son Peligrosos los Alimentos que Come?" La respuesta es positiva; la mayoría de los alimentos que comemos pueden ser un riesgo para nuestra salud. Cuando se agrega a esto el agua contaminada que bebemos y el aire malsano que respiramos, no nos admiramos de que los que estudian el medio ambiente, así como los médicos, investigadores y personas interesadas, se estén preocupando mucho más del problema.

Las frases con que empieza este informe son bastan para hacer que la mayoría de la gente se preocupe y preste atención. "Cuando un americano se sienta a un desayuno típico, lo más probable es que el menú incluya un insecticida, un herbicida, un compuesto preservativo y arsénico. Los alimentos favoritos como bananas, cereal, leche y pan tostado, todos contienen una pizca de componentes letales".

Muchos de estos tóxicos se están acumulando en los tejidos humanos y algunos mádicos piensan que ciertas enfermedades degenerativas del corazón y los riñones, así también como muchos síntomas comunes, como la indigestión, dolor de cabeza muy frecuente, mareos, e insomnio, pueden ser el resultado de comer alimentos contaminados con químicos. Mientras que algunas de las peores de estas sustancias tóxicas, como el DDT, fueron prohibidas hace más de una década porque el organismo las eliminaba con mcha lentitud, es posible que todavía el organismo de mucha gente contenga pequeñas cantidades de estos tóxicos.

Algunos insecticidas que se utilizan en granjas y en millones de jardines se deslavan con la lluvia y eventualmente pueden llegar a lagos y ríos que están a muchos kilómetros de distancia y finalmente hasta el mar. En algunos sectores, muchas especies de peces han dejado de ser aptas para el consumo humano. Y En algunas localidades, numerosas especies especies de peces corren el riesgo de extinguirse.

La enormidad de este problema se puede comprender cuando se reconoce que "los agricultores americanos utilizan 500 millones de kiloa de insecticida cada año, unos dos kilos de insecticida por cada hombre, mujer y niño en los E.U. Como consecuencia, 52 porciento de los alimentos americanos contienen residuos químicos".

En el lado positivo, hay un aumento de interés de parte de las agencias del gobierno en la contaminación del medio ambiente que se ha extendido. Los niveles permitidos de muchos compuestos químicos tóxicos hoy se están examinando con más cuidado, mientras que otros se han prohibido completamente. Hay también un movimiento que está creciendo basado más en el control de insectos por sus enemigos naturales. El cultivo de productos vegetales que los insectos encuentran repulsivos y el desarrollo de insecticidas más naturales que se descomponen con más facilidad, también son pasos en una dirección positiva para ayudar a limpiar el desorden que el hombre ha introducido en su ambiente.

A. LOS ALIMENTOS DESVITALIZADOS CAUSAN ENFERMEDAD

Muchas personas sufren casi continuamente de dolencias misteriosas cuya causa les resulta imposible descubrir. Se sienten miserables y están sujetas a frecuentes dolores de cabeza, indigestión, apetito pobre y muchos otros problemas.

Existe una causa para todas estas perturbaciones. La deficiencia de los alimentos necesarios para el cuerpo suele ser la causa de muchos de estos problemas. El cuerpo humano está compuesto por lo menos de de 16 elementos básicos, y la deficiencia de cualquiera de ellos impide el funcionamiento normal del cuerpo. En tales casos, generalmente no existe un quebrantamiento orgánico verdadero y definido, pero el cuerpo no funciona debidamente. Una provisión insuficiente de cualquiera de estos elementos importantes es la causa principal de una gran cantidad de dolencias. Estos elementos vitales son proporcionados por alimentos bien preparados; pero el régimen de alimentación en cualquier parte es muy deficiente en muchos de estos elementos sustentadores de la vida.

Los alimentos refinados, desprovistos de germen, sin fibra, desmineralizados y desvitalizados son una maldición para la humanidad. Cuando el molinero, al preparar harina blanca, quita la porción vital del trigo, o sea la parte que es capaz de producir una nueva planta, el germen, y también quita el salvado, de hecho descarta de la parte que contiene los minerales y las vitaminas que proporcionan a nuestro cuerpo el material productor de sangre. Muchos de los demás alimentos diarios de los cuales vivimos desde la juventud en adelante, han sido tratados de la misma manera.

Los alimentos que se preparan en forma indebida pierden mucho de su valor alimenticio. Hasta donde sea posible, es esencial consumir los alimentos en su estado natural. La excesiva cocción perjudica los alimentos. Hay ciertos alimentos cuyos elementos nutriciosos resultan destruídos sólo por una pequeña cantidad de calor, y por esa razón tales alimentos, siempre que puedan ser consumidos crudos, deben ser servidos de esa manera. Las hojas de las verduras verdes, como el repollo, la espinaca, la lechuga, el diente de león, las zanahorias, la endivia, el apio, y muchas otras, contienen las sustancias que el cuerpo humano debe tener para funcionar debidamente. Una carencia de tales elementos en el menú diario es una especie de hambre impuesta al cuerpo, que terminará desastrosamente.

Las hortalizas como las zanahorias, las remolachas, las chirivías, los pepinos, las papas, los nabos jóvenes y otras semejantes, no deben pelarse. Un cepillo áspero es excelente para limpiarlas, de manera que no necesiten ser peladas. El más alto contenido de sales minerales de tales alimentos yace debajo de la piel; y por lo tanto esto se pierde si se pelan.

Tampoco debe tirarse el agua de ningun vegetal. Contiene sales minerales valiosas y debe usarse. Al cocinar hortalizas de hojas, debe usarse la cantidad mínima indispensable de agua para que no se quemen, y no deben cocinarse por más tiempo que el absolutamente necesario. La espinaca o las hojas de remolacha nunca deben cocinarse más de ocho a diez minutos. Si se cocinan las remolachas con las hojas, se requiere mucho más tiempo para cocinar la parte de la raíz, de manera que las remolachas mismas deben ser picadas finas y debe ponerse solamente el agua necesaria para que no se quemen. Use los tallos, pero córtelos en cubitos de un cnetímetro o poco más, y añádalos a las remolachas después que éstas han sido medio cocinadas (luego de unos treinta minutos). Corte finamente las hojas, y cuando las remolachas estén casi cocidas, agregue las hojas, porque se necesitan solamente pocos minutos (más o menos diez) para cocinarlas. La sal debe agregarse después que los tallos han sido hervidos, y puede agregarse un poco de mantequilla o pasta de soya, diluida en agua hasta que adquiera la consistencia de una crema, en el momento en que se apaga el fuego, o puede agregarse cuando se sirven. Se necesitan más o menos 45 minutos para cocinar las remolachas de esta manera.

Nunca ponga soda en sus verduras para hacerlas más tiernas. Tampoco debe usarse para cocinar arvejas secas, frijoles, maíz, etc., aunque de ese modo se acorte el tiempo de la cocción. El uso común de bizcochos de soda y pan de maíz hecho con soda o con polvo de hornear es mayormente la causa de enfermedades por deficiencia vitamínica, porque la soda destruye gran parte de la vitamina C durante la cocción de los alimentos. Recuerde que la enfermedad no puede asentarse en el cuerpo cuando éste se halla en su condición física óptima.

B. LISTA DE ALIMENTOS REFINADOS

La siguiente lista de alimentos desvitaminizados, obtenida de un boletín publicado por el Departamento de Agricultura de los Estados Unidos, fue copiada del Cereal Chemistry, Tomo 12, No. 5, de septiembre de 1935, y compilada por el Dr. J. A. LeClerc, químico jefe, y por sus asociados. El consumo de alimentos desvitaminizados es asombroso, y todos deben evitar el empleo de estos alimentos comunes desprovistos de sus propiedades.

Muchos alimentos básicos en el mercado son, de acuerdo a las normas prevalecientes de hoy, alimentos legítimos y son anunciados ampliamente. Son muy insalubres, sin embargo, y no pueden ser recomendados del punto de vista de salud. Tales alimentos son los dulces, arroz blanco, varios alimentos preservados y enlatados, frutas tratadas con azufre, alimentos muy condimentados, etc. La mayoría de estos alimentos son deficientes en su valor nutritivo, y las sustancias que son perjudiciales para la salud se han incluido para preservarlos o añadirles color.

CONSUMO ANUAL PER CAPITA EN LOS EE.UU.
(1931)

	1931 TOTAL EN LIBRAS	LIBRAS PER CAPITA
Azúcar refinada	12.017.000.000	98,5
Almidón de maíz	158.000.000	1,3
Arroz pulido	719.000.000	5,9
Harina blanca	20.825.000.000	170,7
Jarabe de maíz	707.000.000	5,7
Azúcar de maíz	780.000.000	6,4
Caramelos y golosinas	1.439.000.000	11,8
Maíz y trigo machacado	341.000.000	2,8
Harina de centeno	292.000.000	2,4
Harina de maíz	2.598.000.000	21,3
Hojuelas de maíz	378.000.000	3,1
Macarrones y tallarines	451.000.000	3,7
Aceite de maíz y de algodón	1.403.000.000	11,5
Pollo	2.940.000.000	24,1
Res, ternera	6.873.000.000	56,5
Carnero y oveja	866.000.000	7,1
Manteca de cerdo y sustitutos	2.720.000.000	22,3

2

Alimentos que Destruyen la Salud

$\mathcal{L}$os alimentos que destruyen la salud son aquellos como las especias, la mostaza, la pimienta, el vinagre, la sal, los condimentos, las carnes saladas, las carnes conservadas, el pescado salado, la salsa picante, la salsa de tabasco, otros tipos de salsas preparadas con jugo de carne, los alimentos fritos y grasientos, las pastas, los alimentos muy calientes o helados, todas las bebidas gaseosas, la goma de mascar, el café, el té, la cocoa, la harina blanca y los productos de harina blanca, el azúcar de caña y sus productos. Los órganos que producen nuestra sangre no pueden convertir especias y encurtidos en sangre pura. Los nervios son nutridos por la sangre; así que, la sangre debe ser pura y contener todos los elementos necesarios para nutrir los nervios así también como cada parte del cuerpo.

TABLA I

CONTENIDO DE CAFEÍNA EN BEBIDAS Y ALIMENTOS

ARTICULO	Miligramos Promedio	Gama de la Cafeína
Café (taza de 5 onzas)		
infusión, método de gotas	115	60-180
Hervido, por filtro	80	40-170
Instantáneo	65	30-120
Descafeinado, hervido	3	2-5
Descafeinado, instantáneo	2	1-5

ARTICULO	Miligramos Promedio	Gama de la Cafeína
Té (taza de 5 onzas)		
Hervido, marcas principales (E.U.)	40	20-90
Hervido, marcas importadas	60	25-110
Helado con hielo (vaso de 12 onzas)	70	67-76
Bebidas de Cacao (taza 5 onzas)	4	2-20
Leche de chocolate (240 gr.)	5	1-7
Chocolate de leche en barra (30 gr.)	6	1-15
Chocolate oscuro, medio dulce (30 gr.)	20	5-35
Chocolate para cocina (30 gramos)	26	26
Almíbar de chocolate (30 gr.)	4	4
Refrescos (12 onzas)		
Sugar Free Mr. PIBB		58,8
Mountain Dew		54,0
Mellow Yello		52,8
Coca-Cola, Diet Coke		45,6
Shasta Cola, Cherry, Diet		44,4
Mr. PIBB		40,8
Dr. Pepper, Sugar Free Dr. Pepper		39,6
Big Red, Sugar Free Big Red		38,4
Pepsi-Cola		38,4
Diet Pepsi		36,0
RC Cola		36,0
Diet Rite		36,0
Kick		31,2
Canada Dry Jamaica Cola		30,0
Canada Dry Diet Cola		1,2

Origen: FDA, Food Additive Chemistry Evaluation Branch (Rama de Aditivos en Alimentos y Evaluación Química) basado en evaluación de publicciones referentes a niveles de cafeína.-

Origen: Institute of Food Technologists (IFT) (Instituto de Tecnólogos Alimenticios), abril 1983, basado en datos de la Asociación Nacional de Refrescos, Washington, D.C. IFT también informa que hay por lo menos 68 sabores y variedades de refrescos producidos por 12 de los rincipales embotelladores que no contienen cafeína. Adaptado de *FDA Consumer,* marzo 1984, pp. 14- 15.

A. POLVO PARA HORNEAR

El polvo de hornear contiene dos agentes químicos: el bicarbonato de sodio y el ácido tartárico. Estas dos sustancias químicas no se neutralizan mutuamente como para destruirse o volverse inofensivas, debido a lo cual aparece en el pan una sustancia idéntica a las sales de Rochelle que se venden en la farmacia. Para ilustrar: dos cucharaditas de polvo de hornear usadas para un kilo de harina, dejan en el pan 8,25 gramos de sales de Rochelle, esto es 2,25 gramos más que la cantidad que contiene el polvo de Seidlitz. Esto no tiene valor nutritivo, sino que retarda la digestión, y les da a los órganos digestivos un trabajo adicional para eliminar el tóxico.

En 1908 hubo una gran conmoción acerca de los efectos ponzoñosos del polvo de hornear. Se hizo un llamado directo al presidente norteamericano Teodoro Roosevelt, y él nombró una comisión para investigar los efectos fisiológicos de los polvos de hornear.

Después que se hizo la investigación, se publicó el boletín número 103 del Departamento de Agricultura, que contenía la decisión final con respecto a los polvos de hornear por parte de este comité. "En suma, la comisión llega a la conclusión de que los polvos de hornear a base de alumbre no son más perjudiciales que cualquier otro polvo de hornear, pero que es sabio actuar con moderación en el uso de alimentos que han sido leudados con polvo de hornear". No hay nada en esa declaración que pruebe que los polvos de hornear son inofensivos: simplemente dice que un tipo de polvo de hornear no es más perjudicial que el otro; pero implícitamente que la acción fisiológica de estos polvos es de tal naturaleza, "que es sabio actuar con moderación en el uso de alimentos que han sido leudados con polvos de hornear".

El fosfato se sigue empleando para fabricar la harina de los panqueques y para la preparación de polvos de hornear. Se usan componentes de aluminio con fosfatos extensamente en la manufactura de la mitad de todos los polvos de hornear preparados en los Estados Unidos. En el manual de la Compañía Parke-Davis, una de las mayores compañías farmacéuticas de los Estados Unidos, se lee con respecto al aluminio: "Poderoso astringente (hace que se contraigan los tejidos animales), raramente

usado en forma interna, excepto en los casos de cólico de pintor".
La mayor parte de los polvos de hornear del mercado que se
usan hoy son verdaderos tóxicos. Ellos dañan la membrana del
estómago, a tal punto de que se produce una congestión e inflamación de la misma. La soda disminuye los jugos pancreáticos,
que sirven para digerir la proteína, las grasas y los carbohidratos.

Más de 50 millones de kilos de polvos de hornear se usan en
los Estados Unidos todos los años, y menos de 500.000 kilos
puede decirse que están libres de tóxicos peligrosos.

UNA CUCHARADITA DE POLVO PARA HORNEAR

	mg de sodio	mg de potasio
Tipo Alumbre	500	8
Tipo fosfato	450	9
Tipo Tartrato	360	250
Tipo bajo en sodio	2	500

Anotación: En los E.U. las dos marcas principales de polvo
para hornear son Calumet y Clabber Girl. Calumet contiene sulfato de sodio de aluminio, maicena, sulfato de calcio, ácido fosfato
de calcio, y silicato de calcio. La marca Clabber Girl contiene
tres de los mencionados y aparte bicarbonato de soda, pero le
falta el sulfato de calcio. El sulfato de sodio de aluminio se ha
utilizado en hacer jabón, imprimir en materiales, y como agente
para suavizar el agua. El sulfato de calcio se usa en la manufactura del cemento, fertilizantes químicos, yeso blanco, mármol
artificial, y como un barniz en las pinturas, para esmalte, papel,
polvos de insecticida, y para manufacturar ácido sulfúrico. El
ácido de fosfato de calcio se utiliza en fertilizantes químicos y en
esmaltes. El silicato de calcio se usa en la producción de cemento
Portland, vidrio de cal, plásticos, y en construcción de caminos.

B. CONDIMENTOS

Los condimentos se añaden sencillamente para hacer que el
alimento tenga mejor sabor. El gusto por los condimentos es un
gusto puramente adquirido. Los condimentos de todas clases
son repulsivos para los infantes y para todos aquellos cuyo ape-

tito no ha sido pervertido. No proporcionan ninguna nutrición y son muy irritantes para la delicada membrana del estómago y los órganos digestivos. Favorecen una condición febril en el cuerpo, que resulta muy perjudicial para la salud, y causa dispepsia e irritabilidad nerviosa.

La mostaza y la pimienta negra causan inflamación del estómago y de la piel, y normalmente producen catarro intestinal y arruinan los jugos digestivos.

La idea de que las especias y sustancias similares ayudan a la digestión es errónea. Los condimentos perjudican la digestión más de lo que la ayudan. Los aceites que se encuentran en los condimentos son todos irritantes, y cuando se aplican externamente en forma concentrada producen llagas, inflamaciones e irritaciones, y si el contacto es prolongado, destruyen el tejido. El efecto sobre el estómago es similar. Cuando estos venenos son absorbidos por la sangre se ponen en contacto con todas las células y fibras del cuerpo. Por el uso de condimentos, a menudo las delicadas células de los riñones pasan por un proceso degenerativo, su eficiencia es perturbada y como resultado aparece la enfermedad de Bright y otras enfermedades.

C. ENCURTIDOS

Los encurtidos son indigeribles, resisten la acción de los jugos gástricos como lo harían las piedrecitas, y causan gran irritación y enfermedades crónicas. Se endurecen por la acción de la saliva y hacen que se produzca catarro gástrico. El ácido acético es un veneno activo. Las aceitunas rellenas, las aceitunas verdes, las frutas conservadas, etc., están en la misma clase. Las ensaladas en las cuales se usa vinagre están lejos de ser saludables, y siempre deben ser excluidas del régimen de una persona enferma o inválida. El limón debe ocupar el lugar del vinagre siempre. El limón es un tónico excelente y un purificador del cuerpo. Muchas clases de gérmenes no puede vivir en jugo de limón.

3

Enfermedades Peligrosas en los Animales

El consumo de carne ha llegado a ser cada vez más peligroso debido al creciente aumento de las enfermedades en los animales. Hace algún tiempo tenía yo un buen hato de vacas Jersey registradas, y una mañana leímos en el diario que en el condado vecino había miles de cabezas de ganado cuyos dueños se vieron obligados a sacrificarlas debido a que estaban enfermas. Yo decidí vender mi ganado, conservando tres de las mejores vacas. Unos seis o siete meses más tarde, una mañana un vecino me dijo: "¿Escuchó que a Anderson se le murieron ayer 16 vacas y que no pudo hacer nada para salvarlas?" De manera que decidí vender dos de mis tres vacas y conservar solamente a la vieja "Lizzie", que era una Jersey registrada. Su leche tenía de seis y medio a siete por ciento de mantequilla, según se había probado. Ella sólo había tenido los mejores alimentos y el mejor cuidado posible. Pocas semanas más tarde se enfermó y rehusó continuar comiendo. Le dije a mi esposa que no usara su leche por dos o tres días, esperando que hubiera una mejoría, pero ésta no se produjo. La vieja Lizzie caminaba como si tuviera miedo de dar un paso, y hacía movimientos extraños con la mandíbula inferior, y de repente cayó al suelo muerta. Entonces decidimos no usar más leche.

Algún tiempo después de esto leímos en el periódico que habían cuatro o cinco Estados en los cuales los pollos, así como las vacas, estaban tan enfermos que no se permitía a sus dueños vender ni huevos ni la leche de esas aves y vacas. Aunque antes de esto no habíamos tomado ningún tipo de leche por largo tiempo, dejamos definitivamente de usar leche, carne y huevos, y no los hemos usado desde entonces. Hallamos una abundancia de buenos productos que los reemplazan con ventaja. Unos pocos años antes yo estaba en los Estados del norte de Estados Unidos, cerca de los grandes lagos, y encontré millones de peces muertos en el lago. Al examinarlos, encontré que tenían lombrices a lo largo de la espina dorsal, que los habían matado.

Hace poco, en San Diego, California, personas de confianza me dijeron que, no lejos de San Diego, los peces muertos eran tan abundantes, cerca de la playa, que los bañistas tenín dificultad para nadar entre ellos.

Durante muchos años he dedicado mucho dinero para producir artículos alimenticios que ocuparan el lugar de la carne, la leche, los huevos y la mantequilla en forma perfecta. Estos artículos reemplazantes tienen buen sabor, son fácilmente digeribles, proporcionan perfecta nutrición y son muy económicos, pues cuestan una fracción de lo que se paga por productos animales. Todos ellos están descritos en este libro.

Anotación: Después de la publicación de la novela de Upton Sinclair *The Jungle,* (La Selva) en 1906, en la que describía tan gráficamente las terribles condiciones en las empacadoras de carne en la nación, la ley Federal de Inspección de Carne fue firmada y puesta en vigencia en 1907. La falla principal de este ley fue que no se aplicaba a los empacadores de carne que vendían sus productos dentro de los límites del Estado donde se localizaban sus plantas. Para mediados de los años 1960 casi 4.000 millones de kilos de carne se faenaban, procesban y vendían dentro de los Estados cada año, con lo cual evitaban las inspecciones del gobierno. Esta cantidad de carne es suficiente para suplir las necesidades de casi 50 millones de personas. En los primeros años de la década de 1960, el Departamento de Agricultura de Estados Unidos condujo una investigación nacional de esas plantas empacadoras que vendían su carne dentro de los límites estatales. Los resultados de este estudio no se dieron a conocer 1967, y expusieron condiciones que estaban tan mal o peor que las que tan gráficamente se habían descrito en *La Selva.* "Los inspectores profesionales describieron escenas en las cuales ratas e insectos infestaban la carne, y la carne de animales muertos y enfermos se trataba y se preparaba como chorizos, en los cuales pelos de animales, pus, materia fecal, y las manos sin lavar de los trabajadores contaminabar la carne". Tomado de *Citizen Nader*, Charles McCary, Saturday Review Press, Nueva York, 1972.

Los resultados de este estudio contribuyeron a que el presidente Lyndon Johnson promulgara la Ley de la Carne Saludable (the Wholesome Meat Act) en 1967. Esta ley requería que los Estados mejoraran sus sistemas de inspección y los pusieran a la altura de las normas federales dentro de 2 años.

Como se ha dicho en diversos artículos publicados en los periódicos, esta ley no quiere decir que el público puede tornarse complaciente y suponer que la calidad de carne que compran es buena. Como resultado de un informe presentado en la televisión en septiembre de 1983, la compañía The Cattle King Packing Co., la cual era una de las proveedoras principales de carne molida a los programas de alimentación de las escuelas, fue obligada a cerrar sus puertas. Un gran jurado federal presentó en 1984 una acusación que contenía 21 violaciones, contra el dueño, varios ejecutivos y trabajadores, y dos empleados federales que hacían inspecciones fraudulentas de la carne con la intención de defraudar al gobierno y a compañías privadas permitiendo la venta de carne adulterada y de mala calidad. El gerente de la empacadora se declaró culpable de esconder de los inspectores carne dañada o inferior. Las personas entrevistadas para este reportaje de NBC-TV dijeron que la carne que fue tratada venía de ganado que estaba muerto al llegar a la compañía de Cattle King Packing o que se murieron en los corrales antes de llegar al matadero. Estas personas también describieron condiciones de trabajo repulsivas y sucias en la empacadora.

En una editorial publicado en el periódico *Los Angeles Times* del domingo 16 de junio de 1985, Tom Devine informó que los inspectores de carnes de los alrededores de Los Angeles habían encontrado recientemente prácticas similares a las descritos en *La Selva*, con la excepción de que no había informes de trabajadores empacadores en la planta que caían a las ollas de manteca hirviente donde desaparecían para siempre. Este artículo también dice que mientras la contaminación de alimentos y el número de casos de envenenamiento prodcidos por las carnes siguen aumentando, el Departamento de Agricultura de los E.U. tiene la intención de hacer más fácil aún la inspección de carnes.

De hecho, toda inspección federal de plantas empacadoras podría terminar pronto, y las empacadoras en sí podrían poner sus propios programas de inspección. Esto no es una perspectiva muy placentera para los comedores de carne. Aún bajo el presente sistema de inspección se ha comprobado la existencia de mucha falta de honradez. Se calcula que durante la década de 1970, en algunas regiones de los Estados Unidos más del 70 por ciento de los inspectores de carne permitieron ser sobornados.

Los criaderos de ganado modernos, automatizados y productores de cuantiosas ganancias, se pueden comparar con una línea de montaje en una fábrica moderna de alta producción. La manera cruel e insensible como se trata a los terneros destinados al matadero bastaría para horrorizar a una persona normal y hacer que se dirija a la sociedad protectora de animales más cercana para ofrcer su colaboración. Desde el momento en que los terneritos se pueden parar, se los obliga a permanecer parados en corralitos de sólo 60 centímetros de ancho y un poco más largos, en los que apenas caben. No se pueden voltear y a veces hasta los encadenan. Para poder darle el color rosado a la carne y su textura blanda, se los mantiene intencionalmente anémicos con una dieta baja en hierro. No se les da alimento que contenga bulto, sino líquidos y productos de leche desnatados. Se les da dosificaciones pequeñas de antibióticos y vitaminas para mantenerlos saludables y estimular un crecimiento rápido.

En el 1960, un embarque de trucha arco iris procedente de un criadero de peces en Idaho, fue detenido en la frontera de California para una inspección rutinaria. Se encontró que una gran cantidad de los peces tenía cáncer del hígado. Este descubrimiento llevó a la inspección de otros criaderos de peces en los Estados Unidos occidentales. El número de truchas al que se le encontró cáncer del hígado variaba de un 25 a un 100 por ciento en diversos criaderos. Estos eran peces que se usaban para reabastecer los riachuelos y lagos en los estados occidentales. Las truchas que tienen este tipo de cáncer tienen aspecto saludable y normal, crecen rápidamente y viven de la mitad a tres-cuartas partes de sus vidas normales. Se desconoce la razón por la cual el cáncer del hígado se desarrolla en una cantidad tan grande de estas truchas, pero se cree que es por algún agente químico en el alimento que se da a estos peces. Estos alimentos en forma de cápsulas secas reemplazó a la carne fresca unos diez años antes del descubrimiento del cóncer del hígado. Ese alimento en cápsulas contenía aditivos y estimulantes del crecimiento para reemplazar los que la carne fresca proveía. Entonces parecería que uno o más factores o aditivos eran los causantes de esta enfermedad.

Peces con cantidades inesperadamente elevadas del veneno potencialmente letal llamado dioxina en sus partes comestibles, fueron pescadas en lagos y riachuelos en el sur de Michigan. Aunque las cantidades de tóxico eran muy pequeñas, en algunos casos era más de lo recomendado para el consumo humano por el Departamento Federal de Agricultura. Un punto importante de este hallazgo fue que estos peces fueron pescados en un lugar donde no existía una fuente de contaminación por dioxina en el agua.

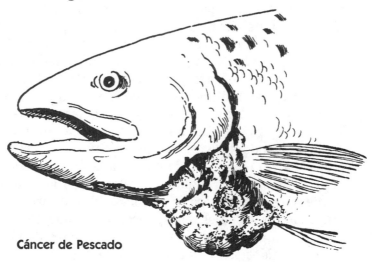

Cáncer de Pescado

En la primavera del 1985, el Departamento de Servicios de Salud del Estado de California publicó una advertencia anunciando que los peces en varios locales cerca de la costa de Los Angeles, en Santa Mónica y la bahía de San Pedro podrían estar muy contaminados con DDT o PCB. Estas dos substancias pueden causar cáncer u otras enfermedades serias. A causa de este problema local, se publicaron instruciones referentes a las precauciones que los pescadores debían tener cuando pescaban en los sectores contaminados. En esta directiva se aclaró que ciertos tipos de pescado no se debían comer de manera alguna, y otros tipos fueron limitados en la cantidad en que se podrían comer cada semana, especialmente por mujeres embarazadas y niños pequeños.

También recomendaron que la piel y la grasa del pescado se debían quitar para evitar ingerir tóxicos; además nadie debía consumir el hígado de los pescados.

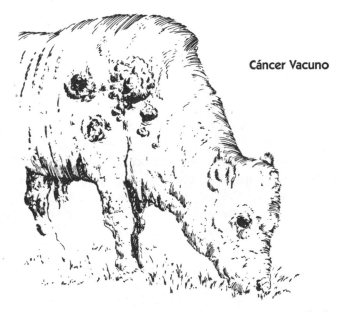

Cáncer Vacuno

Los criaderos industriales de cerdos están usando los mismos métodos empleados por los criadores de ganado vacuno. Como resulado, la vida de los cerdos, desde que nacen hasta que los faenan, está cuidadosamente controlada. Para asegurar que los lechones recién nacidos sobrevivan, y que ninguno sea accidentalmente aplastado por la madre como suele suceder, las cerdas viven en corrales pequeños con aberturas para que los cerditos se alimenten sin peligro. La leche de la madre es tan baja en contenido de hierro, que los cerditos recién nacidos reciben una inyección de hierro. También les cortan los dientes para que no dañen a la madre cuando le maman. Tan pronto los lechoncitos se se destetan de la madre, aproximadamente 28 días después del nacimiento, les administran una dosificación muy baja de antibióticos para prevenir las enfermedades que frecuentemente son fatales para el cerdo, como diarrea y fallas respiratorias. Aunque parezca difícil creerlo, durante el proceso de transporte y preparación para la matanza, muchos cerdos se mueren de terror antes de que los puedan matar. Debido a que la carne de esos animales se vuelve aguada, y hay peligro de enfermedades, lo que representa una pérdida económica para la industria, actualmente se procura criar los cerdos de tal manera que esto no suceda.

La triquinosis, una enfermedad causada por el parásito de la triquina que comúnmente se encuentra en los cerdos, todavía es un riesgo serio para la salud, particularmente en el sur de los Estados Unidos.

En el 1953 se estimó que 350.000 norteamericanos llevaban este parásito en sus cuerpos, y mientras que la mayoría de las personas infectadas no sospechan que llevan este parásito, en el caso de 16.000 de estos individuos la enfermedad fue lo suficientemente seria para causar síntomas. Se estimó en 1972 que 80.000 cerdos contamindos con el parásito de la triquina se mataban cada año para el consumo. Estos parásitos no se pueden ver en el cadáver de un cerdo sacrificado antes de recibir el sello de aprobación de los inspectores de crnes. Debido a que todavía se producen tantos casos de triquinosis, es evidente que algunos cerdos están siendo alimentados con desperdicios crudos y que las amas de casa u otras personas están sirviendo carne de cerdo que no está bien cocida. Cuando alguien come carne de cerdo mal cocida con parásitos vivos de triquina, estos parásitos quedan en libertad en el intestino y luego pasan a la sangre y de allí a los músculos, al corazón y hasta al cerebro. Por fortuna la incidencia de triquinosis ha estado disminuyendo en años recientes por dos razones principales; primero, el esfuerzo nacional educativo referente a la necesidad de cocer bien la carne de cerdo antes de comerla; la carne de cerdo no tratada se necesita cocer por lo menos media hora por cada 1/2 kilo de carne. La segunda razón es la ley federal que prohíbe que se alimenten los cerdos con desperdicios crudos.

A pesar de los métodos de producción masiva que se usan en la industria de la carne, la industria avícola es la más mecanizada de todas. Los pollitos se mantienen en incubadoras gigantes con capacidad hasta de 15.000 huevos y se hacen salir del cascarón artificialmente. Si los pollitos se van a usar como alimento, se mantienen en galpones enormes, con capacidad para 50.000 a 70.000 mil aves cada uno. Cada ave tiene apenas lugar suficiente para moverse. Debido al apretujamiento se produce mucho roce, lo que les hace perder plumas. También se les corta el extremo del pico para que no se piquen unos con otros. Después de que se han engordado por 2 meses, se llevan a una línea de procesamiento donde se matan hasta 570 gallinas por minuto.

Gracias a estos métodos de producción masiva rápida, actualmente un pollo cuesta sólo 20 por ciento de lo que costaba en 1940.

Las gallinas que se mantienen para la producción de huevos no tienen mejor suerte. Se ponen 4 en una jaula de tamaño reducido. Debido a la falta de espacio en las jaulas, también se les corta el pico para impedir que se dañen mutuamente. Se les da una dieta enriquecida en vitaminas junto con antibióticos y otras medicinas para prevenir enfermedades. Las mantienen despiertas por 18 a 20 horas al día con luces brillantes y producen un huevo cada 32 horas, más que el doble de la producción usual de huevos. A causa de este programa tan acelerado y debilitante, la gallina enflaquece y pierde las fuerzas al cabo de uno o dos años, y como ya no se puede destinar al asador, termina convertida en cubitos de caldo de pollo.

En 1971 la oficina de contabilidad del gobierno norteamericano examinó 68 plantas avícolas en diversos lugares del país por cuenta del Departamento de Agricultura de Estados Unidos, que se encarga del programa de inspección avícola. En la mayoría de las plantas avícolas que fueron inspeccionadas se encontraron condiciones exageradamente sucias con equipo, pisos y paredes que no eran higiénicos y donde no había control de insectos. En la mitad de las fábricas, los productos avícolas se encontraron contaminados con materia fecal, contenidos de las tripas, bilis o plumas. Las 68 granjas avícolas que fueron inspeccionadas eran responsables del 20 por ciento de la producción total en el país.

No es que la mayoría de las fábricas que procesan aves hayan sido encontradas sólo con fallas higiénicas, sino además, durante los años de la década de 1960, algunos informes que nos perturbaron bastante originados en la misma industria avícola nos indicaron que la infección con salmonella llegaba hasta el nivel de 95 por ciento. Esta no sólo es una proporción que nos molesta bastante, sino también la preocupación adicional de que muchas de las fábricas con un nivel de contaminación de 50 por ciento habían sido inspeccionadas por el gobierno.

Hay dos especies de bacterias que frecuentemente causan envenenamiento por la comida y que se encuentran en la carne: salmonella, que es la causa más común de intoxicación por los alimentos, y clostridia, la bacteria que causa la enfermedad que suele ser fatal y se llama botulismo.

Los síntomas de intoxicación por la salmonella son muy variados y pueden incluir dolor abdominal poco severo hasta dolor severo, calambres, náuseas, vómitos y diarrea. La última puede llegar hasta el punto de deshidratación tan severo que hasta puede ser fatal para bebés o personas mayores porque la resistencia a la enfermedad ya es baja en esas personas. Se ha estimado que aproximadamente dos millones de americanos sufren de envenenamiento por salmonella cada año, normalmente a causa de comer alimentos contaminados, especialmente aves, res, cerdo, pescado, y huevos. Las bacterias y parásitos encuentran que la carne es un lugar excelente para crecer y multiplicarse; entonces, la carne se pudre rápidamente, especialmente si no está bien refrigerada. Algunas otras enfermedades serias que se pueden trasmitir por carne contaminada son la tuberculosis, tularemia, hepatitis, y brucelosis.

Recientemente numerosas personas en el área de Seattle contrajeron una enfermedad severa que consistía principalmente de diarrea y sangrado del colon. Quince por ciento de estas personas eventualmente desarrollaron daños serios y permanentes de los riñones. La bacteria que causó esta afección era la *Escherichia coli*, un tipo común de bacteria que está presente en el intestino grueso de todos los humanos. Pero este tipo en particular de *Escherichi coli* que fue responsable por esta serie de enfermedades era un tipo que nunca antes se había encontrado en los Estados Unidos.

La controversia que ha existido ya desde los años 1800 sobre las ventajas y desventajas de la leche pura sin pasteurizar comparada con la leche pasteurizada, todavía le falta mucho para ser resuelta, y probablemente nunca lo será, de una manera que satisfaga a todo el mundo. Las personas que defienden la leche esterilizada pura sin pasteurizar alegan que no sólo tiene mejor sabor, sino que es más natural; y que contiene más vitaminas y minerales que la leche pasteurizada, pero también se ha dicho que contiene algo de ingredientes especiales y un poco nebuloso como un factor de antirigidez, que se afirma que es bueno para el tratamiento de la artritis.

Pero por otro lado, las personas que defienden la leche pasteurizada dicen que hasta la leche esterilizada pura sin pasteurizar es peligrosa porque hay posibilidades de contaminación bacterial, y se ha probado sin duda que contiene ciertas bacterias que han causado epidemias de gran amplitud de enfermedades que surgen a causa de la leche.

En Inglaterra, por ejemplo, la leche natural sin pasteurizar se encontró que fue la fuente principal para varias epidemias de enteritis (inflamación de los intestinos) causada por la bacteria *Campylobacter jejuni*. Este mismo organismo ha sido una causa importante de erupciones de diarrea en los Estados Unidos. En 1981 tres erupciones de enteritis fueron infofrmadas por consumidores de leche sin pasteurizar en Oregón, Kansas, y Arizona. Los pacientes tenían diferentes niveles de diarrea, dolor abdominal, fiebre, dolor de cabeza, náuseas, diarrea con sangre, y vómitos. Los perros, gatos, aves, ganado, borregos y cerdos, todos pueden lser portadores de esta bacteria. Esta enfermedad se transmite por contaminación fecal de alimentos o por comer pollo, hamburguesas, almejas o pavo que no están bien cocidos. La leche en su estado natural en estos casos probablemente fue contaminada por excrementos de vaca al momento que la ordeñaban. Desafortunadamente, la contaminación de excrementos con estas bacterias no puede ser completamente eliminada, y a pesar de la higiene meticulosa en las lecherías modernas, las bacterias pueden sobrevivir por semanas en leche mantenida en las refrigeradoras a 4 grados C. Pero aparentemente se eliminan por completo con la pasteurización. En los 1800, antes de la pasteurización de la leche, epidemias repetidas de fiebre tifoidea, fiebre escarlata, difteria, diarrea, y dolor de garganta fueron causadas por leche contaminada que fue producida y vendida bajo condiciones antihigiénicas.

La leche cruda se puede vender como certificada (esterilizada) o no certificada (sin esterilizar). La leche cruda certificada se produce de acuerdo con las reglas establecidas por la Asociación Norteamericana de Comisiones Médicas Lácteas, Inc. y se manufactura en lecherías grandes y se vende en algunas tiendas. La leche no certificada, por otro lado, es vendida normalmente por dueños de pequeñas lecherías.

La pasteurización simplemente se refiere a la leche que se calienta hasta cierta temperatura y se mantiene allí por un tiempo específico para poder matar las bacterias transmisoras de enfermedades. Este proceso no esteriliza la leche, pero sí la hace sana para tomar. Tanto la leche pasteurizada y no pasteurizada se pueden vender enriquecidas con vitaminas A y D y cada una puede que sea o no sea homogeneizada (emulsificación de la grasa de la leche).

No hay duda que la pasteurización afecta el valor nutritivo de la leche hasta cierto punto, como los defensores de la leche (sin pasteurizar) sostienen. Tres vitaminas se reducen poco en cantidad; estas son la tiamina, la vitamina B12 y vitamina C. En cada caso, la pérdida es menos de 10 por ciento. Aparte de las vitaminas, aproximadamente el 6 por ciento del calcio se hace insoluble y no puede ser absorbido por el cuerpo, y como uno por ciento de la proteína se coagula.

El daño peor para quienes escogen tomar leche sin pasteurizar, es la contaminación de la lecha con salmonella o la bacteria campylobacter. Ambos organismos han causado epidemias serias de enfermedades en los Estados Unidos en años recientes. No sólo ha habido erupciones de infección de salmonella a causa de tomar leche sin pasteurizar o leche que no estaba propiamente pasteurizada, sino también por usar leche desnatada en polvo o queso. La leche es un medio ideal para el crecimiento de salmonella y algunas formas de esta bacteria pueden sobrevivir en productos de leche como el yogurt hasta por dos semanas. Hay también otras enfermedades bacteriales asociadas con el hecho de tomar leche que no está pasteurizada; algunas de estas son la brucelosis, colibacilosis, listeriosis, tuberculosis, corinebacterosis, estafilococosis, estreptococicosis, estreptobacilosis y yersiniosis.

Una epidemia reciente de gran amplitud a causa de envenenamiento de alimentos con salmonella que envolvió a 5 estados del medio oeste, donde miles se afectaron y ocurrieron 6 fatalidades, se pensó que fue a causa de la contaminación de leche pasteurizada en una lechería moderna con leche que no estaba pasteurizada y que accidentalmente se mezcló con la leche pasteurizada a causa de una tubería defectuosa. Esto fue informado como la epidemia más extensa de infección por salmonella en la historia, con más de 16.000 casos confirmados.

En California una epidemia reciente que afectó a unas 250 personas y produjo 85 muertos, fue localizada en la bacteria *Listeria monocitogenes*, que había contaminado cierto tipo de queso. El método de contaminación nunca fue absolutamente determinado, pero se creyó que lo más probable fue el resultado de alguna leche sin pasteurizar o impropiamente pasteurizada que causó la contaminación durante el proceso de elaboración del queso. Muchas de las personas que murieron fueron mujeres embarazadas y niños.

El virus de la leucemia no se destruye por medio de pasteurización y se ha encontrado que ha inducido leucemia en por lo menos 2 tipos de animales, ganado y chimpancé. Este virus se conoce como el virus de leucemia bovina. Abunda en vacas lecheras. Cuando el animal ha sido infectado, sigue siendo portador del virus de por vida. Casi la mitad de 7.768 vacas lecheras en Florida se encontraron que tenían anticuerpos del virus de leucemia bovina. Esto indica una infección con el virus en el pasado o en el presente. En los Estados Unidos, 20 por ciento o más de vacas lecheras adultas están infectadas con este virus, y aunque la incidencia varía considerablemente entre diferentes hatos, el porcentaje de infecciones de más de 80 por ciento es común.

Aunque no se ha probado que los humanos contraen leucemia como resultado de beber leche cruda, la alta incidencia de leucemia que afecta a personas que viven en sectores donde el virus de leucemia bovina es endémico, hace surgir una seria preocupación. Puesto que en este momento no hay ningún requerimiento oficial que ordene que la leche de vacas que tienen linfosarcoma o virus de leucemia bovina sea excluida del consumo humano, lo más seguro es esterilizarla hirviéndola lo suficiente. La mayoría de las vacas infectadas con este transmiten el virus infeccioso o linfocitos infectados a su leche. Adaptado de "Raw Milk In Cancer", (La leche Cruda en el Cáncer), Dr. Virgil H. Hulse, *The Journal of Health and Healing*, verano de 1983, p. 3.

Millones de kilos de antibióticos se producen en los Estados Unidos cada año, pero menos de la mitad de la cantidad total se utilizan para tratar enfermedades humanas. El resto se mezcla con alimento para animales, cerdos y aves. Los antibióticos primero se dieron hace más de treinta años para prevenir la extensión de enfermedades entre los animales que se amontonan mientras los preparan para el mercado; sin embargo, se notó un sorprendente pero benéfico efecto secundario. Por alguna razón sin explicación, una dosis baja de antibióticos hacía que los animales crecieran y aumentaran de peso mucho más rápido que cuando no se les daba antibióticos. Debido a esto los antibióticos fueron una doble bendición para los ganaderos. Pero al mismo tiempo se notaron algunos desafortunados y peligrosos resultados de dar a los animales bajas dosificaciones de antibióticos. Cieretas bacterias resistentes a los antibióticos se desarrollaron rápidamente en algunos animales. Recientemente se ha demostrado claramente que estas bacterias resistentes se puede transmitir a los seres humanos que consumen carne contaminada con la bacteria, y de esa manera causan enfermedades en los humanos que son resistentes a estos mismos antibióticos. Los antibióticos más comunes que se les da a los animales son la penicilina, la tetraciclina y la clorotetraciclina. Desafortunadamente, éstas son las mismas que se utilizan más comúnmente para tratar enfermedades humanas. Hoy en día más o menos como el 80 por ciento de los cerdos y becerros, 60 por ciento del ganado vacuno, y 30 por ciento de las gallinas y los pavos que se consumen en Estados Unidos se alimentan con comidas que contienen cantidades pequeñas de antibióticos.

El grupo más común de bacterias que causan envenenamiento por los alimentos es la salmonella. En un tiempo la infección con esta bacteria era fácilmente controlada con antibióticos; pero ahora por lo menos un 25 por ciento de salmonella, y algunos han inforfmado que hasta el 75 por ciento, ha desarrollado una resistencia a los mismos antibióticos que se han dado a los animales. Aparentemente dar antibióticos a los animales promueve resistencia bacterial al matar las bacterias que son sensibles a los antibióticos administrados, y dejar vivas las que son resistentea, las cuales se multiplican sin inconvenientes. Aunque muchos científicos pensaban que estas bacterias resistentes podrían producir enfermedades en los humanos, sólo en 1983 esto quedó demostrado positivamente. En ese tiempo, una epidemia de enfermedad gastrointestinal resistente a los antibióticos usuales fue producida por carne molida procedente de los animales de un hato al cual se había dado clorotetraciclina. Por primera vez los científicos pudieron identificar la manera en que las bacterias resistentes a un antibiótico llegaron desde el lugar donde se alimentan los animales hasta el mercado, y luego se transmitieron a la gente por medio de la comida.

Se ignora exactamente de qué manera las bacterias se tornan resistentes a un antibiótico, pero que esto puede ocurrir se comprobó hace años en Inglaterra. La ampicilina, un antibiótico muy común y eficaz, en un tiempo era casi 100 porciento efectivo para tratar casos de infección con salmonella. Hoy en día sólo uno de cada cuatro pacientes con infección de salmonella responde al tratamiento con ampicilina. Cuando se encontró hace más de diez años que se estaban dearrollando nuevas modalidades de resistencia de estas bacterias en el ganado por todas las Islas Británicas, causando miles de casos de diarrea severa y varias muertes, el Parlamento Británico intervino para prohibir que se usara en alimentos para animales los antibióticos necesarios para tratar enfermedades humanas. Otros países europeos y escandinavos han seguido el ejemplo de Inglaterra.

Hasta el tiempo presente, en los Estados Unidos, algunos grupos de presión han tenido éxito en impedir que el Congreso eliminara el uso de antibióticos en los alimentos para el ganado. Sin embargo, se informó en *American Medical News* (Noticias Médicas Norteamericanas) del 8 de febrero de 1985, que la Administración de Alimentos y Drogas está considerando la posibilidad de urgir al gobierno a que rohiba el uso de penicilina y tetraciclina en alimentos para el ganado, no sólo por su uso frecuente del tratamiento de enfermedades humanas sino también por la gran cantidad de bacterias resistentes a estos antibióticos que aparecen en los alimentos para los seres humanos. "La información que más apoyo presta a la prohibición ha sido reunida por los Centros de Control de Enfermedades de Atlanta, que investigaron 52 brotes de salmonella en los Estados Unidos entre 1971 y 1983. 'La salmonella fue transmitida de alimentos o productos de origen animal (como la leche) en 69 por ciento de los brotes provocados por cepas resistentes y en 46 por ciento de los brotes provocados por cepas susceptibles a la acción de agentes antimicrobianos', declaró el Dr. Scott Holmbery, del Centro de Control de Enfermedades ante un panel de 3 oficiales de la Administración de Alimentos y Drogas".

Se estima ahora que de 116 a 264 muertes ocurren anualmente en los Estados Unidos provocadas por los organismos de salmonella resistentes a los antibióticos y que tienen su origen en reses y otros animales para el consumo que han recibido dosificaciones pequeñas de antibióticos.

Sección VIII

El Agua y la Buena Salud

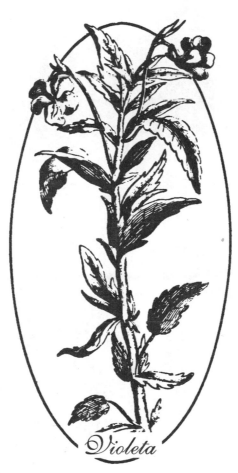

Violeta

1

Historia de la Cura por Agua

𝓔l agua ha sido usada desde tiempos inmemoriales con propósitos curativos. No es un descubrimiento moderno. Los más antiguos libros de autores médicos hacen numerosas referencias al empleo de los baños para combatir la enfermedad, y a sus buenos efectos. El sabio griego Hipócrates, que vivió 500 a.C., fue el primer hombre que escribió mucho con respecto a la cura de las enfermedades por medio del agua. Se le considera como el "padre de la literatura médica". Usó en forma extensa el agua, tanto interna como externamente, para combatir la enfermedad. "Cuando el dolor se posesiona de un costado, ya sea en el comienzo o en una etapa tardía, no sería impropio tratar de disolver el dolor con aplicaciones de fomentos calientes... Una esponja grande y suave, exprimiéndole el agua caliente y aplicándola, produce un efecto beneficioso... Un buen fomento suave como éste alivia el dolor, aún el dolor intenso en la clavícula". Hipócrates sigue diciendo: "...porque el baño alivia el dolor en el costado, pecho, y espalda; prepara la saliva, promueve la expectoración, mejora la respiración y alivia el decaimiento; porque alivia las coyunturas y la piel externa, y es diurética, quita la pesadez de la cabeza, y humedece la nariz. Tales son los beneficios que se obtienen con el baño."

Antes de que Hipócrates anotara sus experiencias con el agua, los egipcios practicaron el baño en forma considerable, como encontrará en la historia antigua. Si la hija de Faraón no hubiera ido al río a tomar su baño, Moisés jamás habría sido encontrado entre los juncos. Grabados egipcios de vieja data descubiertos en tumbas muestran personas que se preparan para un baño. Los baños ocupaban un lugar de preferencia en las leyes preparadas por Moisés, por instrucción divina, para el gobierno de la nación hebrea. La relación del baño con el tratamiento de la lepra, naturalmente nos induciría a creer que fue empleado por sus efectos curativos. Y sería imposible creer que un agente tenido en tan alta estima como un preventivo de la enfermedad, no se estimara como un remedio habitual.

Los antiguos persas y griegos levantaron augustos y magníficos edificios públicos dedicados a los baños. Se habla de los baños de Darío I (como 558-486 a.C.) como especialmente notables. Los griegos fueron tal vez los primeros en tener baños para uso personal de higiene, así también como por razones de salud. Los registros muestran que ellos usaban agua caliente mil años antes del nacimiento de Cristo. En las ruinas del palacio de Néstor en Grecia se encontró un baño con sistema de drenaje de más de 3000 años. Roma, sin embargo, sobrepasó a todas las naciones en el costo y la magnificencia de sus facilidades de baño. Algunas de sus obras mayores de arquitectura eran sus baños públicos. Los baños estaban provistos de todas las conveniencias para el uso del agua. Reyes y emperadores lucharon por superarse unos a otros en perfeccionar y agrandar estas instituciones sanitarias. Los baños dioclecianos, completados en el 302 de nuestra era eran suficientemente grandes como para que 18 mil bañistas los usaran al mismo tiempo. Unos 10.000 esclavos cristianos demoraron 7 años para completar su construcción. Cuando fueron terminados los baños, los esclavos tuvieron la opción de renunciar a su religión o sufrir martirio. En una ocasión el número de baños públicos de Roma casi alcanzó la marca de mil.

Dos notables médicos latinos, Celso y Galeno, alabaron y glorificaron el baño como de un valor impagable: y eso ocurría hace casi dos mil años. Galeno dijo que el ejercicio y la fricción deben usarse con el baño para tener una cura perfecta. Si solamente los médicos de hace un siglo hubieran seguido la práctica de Galeno como se describe en sus obras, ¡qué cantidad de sufrimiento se habría evitado! Los médicos podrían haber refrescado y revivido a sus pacientes aquejados por la fiebre, con el agua provista por Dios, en lugar de darles drogas, quinina, arsénico, etc., y dejar que se consumieran por la fiebre que les secaba los labios, desorganizaba su sangre y, muchas veces, producía su muerte. El emperador Augusto fue curado con remedios de agua, de una enfermedad que había sido rebelde a todos los otros remedios.

Los árabes fueron considerados en años pasados como hordas de beduinos salvajes, pero hace aproximadamente mil años tuvieron médicos entre ellos que fueron algunos de los más sabios de su tiempo. Ellos eran muy entusiastas con respecto a la eficiencia del baño. Uno de los más prominentes describió un método que difícilmente puede ser sobrepasado por cualquier tratamiento de agua conocido. Los baños se usaban en épocas de pestilencias. En Constantinopla, los baños turcos se usaban extensamente en el siglo XV.

En el año 1600 los baños de vapor eran populares en París. Estaban relacionados con las peluquerías, como los hay muchos en este país en la época actual. El Dr. Bell, de París, declaró que en relación con los hospitales de la ciudad, 130 mil baños fueron administrados en un solo año a pacientes externos. Sin duda, los que estaban en los hospitales eran también sometidos a los baños de vapor y con agua. ¡Qué señalado contraste con los hospitales actuales de este país, donde el uso del agua se descuida tristemente! Tal descuido es inexcusable.

Los alemanes en los viejos tiempos eran muy amantes del baño, de acuerdo con los registros de la historia. Durante la Edad Media, cuando se declaraba la plaga de la lepra, era un "deber religioso" tomar baños debido a la fe nacional que había en el baño. La historia nos dice que Carlomagno, quien era un hombre gigante que medía más de 2,10 metros de altura y de larga cabellera rubias, dirigió una sesión de corte mientras estaba relajándose en un gran baño caliente.

Desde la primera parte del siglo XVIII empezó a usarse el agua de nuevo. Floyer publicó una historia del baño donde explicaba que se hacían curas notables por este medio, y recomendaba los baños para numerosas enfermedades. Un tal Sr. Hancock, que era ministro religioso, publicó en 1723 un libro llamado *El Agua como la Mejor Cura para Fiebres*. Otro libro titulado *Curiosidades del Agua Común*, publicado en 1723, el autor, cuyo nombre es desconocido, decía que el baño era un "excelente remedio con el cual realizar curas para todos los pequeños problemas, y sin costo alguno", y que "el baño puede usarse como un remedio universal". Para esa misma época, los escritores franceses y alemanes también propiciaban el uso del agua como remedio.

En la primera parte del siglo XIX, Víctor Priesnitz populari-
zó el uso del agua fría como medida curativa. Era un campesino que vivía en la parte austriaca de Silesia de 1799 a 1851. En
el pequeño pueblo austriaco en donde creció, el agua se usaba
para sanar diversas enfermedades. Cuando era sólo un joven,
Priesnitz sufrió un accidente severo en el cual se le quebraron
tres costillas y una carretilla llena le aplastó parte del pecho.
También se le cayeron varios dientes. Los doctores no sabían
cómo curarlo. Pero éste recordó que unos años antes se había
tratado a sí mismo exitosamente al meter un dedo que había
sido aplastado en agua fría hasta que dejó de sangrar y el dolor
se le alivió, y entonces decidió tratar sus costillas de la misma
manera. Así que haciendo inspiraciones profundas con el cuerpo inclinado sobre una silla mientras le hacían aplicaciones de
agua fría, se curó gradualmente.

Después de poco tiempo trató a otros con efectos similares.
Su tratamiento de rutina consistía de compresas y baños de
agua fría. Usó esta manera de tratamiento para todas las enfermedades, ya que esto fue lo que lo curó. Combinó la terapia de
agua fría con ejercicios, respiración profunda, y una dieta de
pan oscuro, carne y verduras. Encontró una oposición considerable de parte de los médicos cuando tomó algunos de sus pacientes y los curó después que éstos habían sido desahuciados.

Su éxito lo animó, y aunque era un campesino ignorante, descubrió varios métodos para aplicar el agua al cuerpo a fin de
hacer frente a diferentes enfermedades. Su éxito aumentó, y en
pocos años se hizo mundialmente famoso y es reconocido como el
padre de la hidroterapia moderna. Tuvo éxito en restaurar a centenares de personas que habían sido declaradas incurables. Sus
amigos sostenían que había sido un gran descubridor, pero en
realidad él no descubrió nada que no hubiera sido conocido, no
un siglo antes, sino mil años antes o más atrás aún. Debido a
que era un campesino ignorante, como se dijo antes, y no tenía
conocimientos de anatomía, cometió muchos errores.

Un neurólogo famoso de Viena, el Dr. Wilhelm Winternitz,
fue a observar el centro de cura de agua de Priessnitz en Grae-
fenberg, Austria. Quedó tan impresionado con lo que podía hacerse con dichos medios que pasó el resto de su vida tratando
de desarrollar nuevos métodos de tratamiento con agua. La in-

fluencia del Dr. Winternitz se sintió por tales americanos como el Dr. Simon Baruch y el Dr. John Harvey Kellogg. Fue el Dr. Baruch quien fue principalmente responsable por que pasaran las leyes en Nueva York requiriendo el establecimientos de baños municipales en ese Estado. El Dr. Kellogg fue el director del Sanatorio de Battle Creek, Michigan, el centro de tratamientos hidroterapéuticos en los Estados Unidos hasta que fue destruido por um omcendio el 18 de febrero de 1902. Desarrolló muchos nuevos tratamientos, incluyendo el baño de luz eléctrica que usaba métodos naturales.

La "cura de agua" se hizo popular en los Estados Unidos entre los años 1850 y 1854, cuando gozó de gran prosperidad. Pero los médicos no la propiciaban, y no querían que el pueblo se valiera de ningún remedio que fuera práctico y barato, y que pudiera ser usado por cualquiera. En torno al 1870, por medio de una ley médica sancionada en Nueva York, habían tenido éxito en impedir que los que practicaban la cura de agua siguieran usándola. La ciudad de Nueva York era la sede, y tan pronto como este método se prohibió allí, su uso fue abandonado casi en todas partes por un tiempo.

Sebastián Kneipp, un cura católico de Baviera que curó al Archiduque José de Austria, de la enfermedad de Bright hacia fines del siglo XIX, se hizo de gran reputación a causa de su cura por agua. También hizo que sus pacientes volvieran a la naturaleza, hasta donde fuera posible, Usó hierbas medicinales con gran éxito, porque combinó su uso con los de otros remedios naturales.

Los indios norteamericanos usaban los baños para muchas enfermedades. Ellos tienen formas originales de dar baños de agua y baños de vapor, aunque los baños de vapor eran los más comúnmente empleados, seguidos de la sumersión en una corriente de agua fría. Esto es similar a las prácticas usadas comúnmente en Finlandia, de saltar en la nieve o al agua helada después de tomar un baño de sauna caliente.

Los nativos mexicanos usan un baño de aire caliente. Se encierran en una casita de ladrillos, calentada por medio de un horno situado en el exterior. Parecen tener confianza implícita en la eficacia del baño para detener la enfermedad, y lo usan siempre con éxito para sus dolencias.

El agua es uno de los mejores, más poderosos y, sin embargo, más sencillos remedios que puede aplicar una madre inteligente que conozca los efectos de las aplicaciones de agua fría y caliente. Si limpia y nutre el cuerpo debidamente y deja que la naturaleza obre por su cuenta, renovará y sanará el cuerpo.

Ultimamente, la gente ha llegado a creer que existen notables virtudes en ciertas fuentes de agua. La pretensión de que estas aguas tienen maravillosas virtudes de sanidad no es cierta. La virtud curativa está en el calor húmedo que se obtiene de ellas.

EL HECHO ES QUE EL USO DE AGUA, COMBINADO CON ABUNDANCIA DE AIRE FRESCO, LUZ DE SOL, EJERCICIO, DESCANSO, RECREACION Y ALREDEDORES AGRADABLES, EJERCE UN EFECTO CURATIVO.

Desgraciadamente, en los primeros días la reputación del agua como remedio resultó perjudicada porque algunas personas, tales como Vincent Priesnitz, la usaron en forma extrema, no conociendo el cuerpo, ni tampoco entendiendo el uso del agua caliente y fría. Tampoco conocían las útiles y poderosas reacciones que pueden producirse cuando se usa debidamente de esta manera. La gente fue inducida a creer que era una cura para todo, y que el agua fría era el único remedio, cualquiera fuera la condición de la persona o la enfermedad. En todos los casos, el descanso, el aire puro, el alimento sencillo y nutritivo, la luz del sol y el ejercicio son de igual importancia. El agua no es un remedio específico, sino que es uno de los más valiosos y excelentes remedios que existen. Esto es cierto no solamente acerca del agua, sino de otros remedios naturales. Puede haber un remedio específico para una enfermedad específica, pero no un solo remedio, y solamente uno, para todas las enfermedades. Los diversos agentes medicamentosos deben combinarse para hacer frente a las enfermedades y no debe usarse uno solo con la exclusión de todos los demás. Pero, como se mostrará más tarde, el agua es un agente importante en el tratamiento de toda enfermedad, cuando es correctamente aplicada, aparte de otros remedios.

2

Usando el Agua para Preservar la Salud

$\mathcal{E}$l agua es uno de los elementos más abundantemente provistos por la naturaleza para ser utilizado como remedio medicinal. La sangre y el cerebro del cuerpo humano se componen de agua en sus cuatro quintas partes. Las secreciones y excreciones fluidas en su composición tienen más de los nueve décimos de su peso en agua. La transpiración y saliva son casi un 100 por ciento agua, mientras que la sangre es 90 y los músculos entre el 80 y 90 por ciento agua.

A. LAS CARACTERISTICAS DEL AGUA

La composición química del agua se representa con la fórmula química H2O, la cual significa que está compuesta de dos gases, hidrógeno y oxígeno, en la proporción de dos volúmenes del primero y uno del segundo. Ambos son incoloros, inodoros e insípidos y transparentes. El oxígeno es el mayor sostenedor de la combustión en la vida. El hidrógeno es uno de los gases más livianos que se conozcan.

El agua existe en forma de hielo cuando la temperatura está bajo los 0°C (32°F). Cuando está a 100°C (212°F) o más, se transforma en vapor. Entre los 0°C y 100°C (32°F y 212°F) se halla en estado líquido. El agua posee mayor cantidad de calor que cualquier otra sustancia para elevar la temperatura a una determinada cantidad de grados. A igual temperatura, el agua puede absorber más calor que cualquier otra sustancia. Cuando pasa del estado sólido (hielo) al estado líquido, absorbe una gran cantidad de calor de los objetos con los cuales está en contacto, sin ninguna elevación de temperatura. El agua trasmite calor mucho más rápidamente que el aire, y comunica su calor a los cuerpos con los cuales se pone en contacto; pero también absorbe calor cuando está a una temperatura menor.

Agua de Lluvia

Entre todas las clases de agua, el agua de lluvia es la más pura que pueda obtenerse; sin embargo, no es sana porque reúne impurezas al caer. El agua de lluvia filtrada y el agua destilada son las formas más puras.

Agua Dura

El agua dura no produce espuma de jabón. La dureza se debe a las sales de calcio, yeso y creta y a otras que la hacen inadecuada para el uso externo, y especialmente para el uso interno.

Agua Mineral Caliente

Estas aguas contienen soluciones de sales de magnesio, hierro y otras, así como yodo, arsénico y azufre, las cuales le dan un sabor medicinal, y ellas han sido muy usadas para curas de males crónicos. Estas aguas son absolutamente inadecuadas para beber y para cocinar. No contienen ningún valor particular para limpiar. Uno naturalmente sabe que el agua que es inadecuada para limpiar el exterior del cuerpo, no puede ser de mucho beneficio en la aplicación interna.

B. EL AGUA Y EL CUERPO HUMANO

Con la excepción del aire puro, no existe otro elemento de la naturaleza que sea tan importante para sostener la vida como el agua pura, o que tenga una relación tan vital con el organismo humano. Una persona puede vivir más tiempo solamente a base de agua que si se la privara de ella. Una gran proporción de nuestros alimentos, cualquiera sea el tipo, contienen de 15 a 90 por ciento de agua.

El agua no sufre ningún cambio en el cuerpo, pero es absolutamente esencial para la realización de las funciones vitales, pues habilita a todos los órganos para que realicen su trabajo a fin de conservar la vida. El aparato circulatorio depende muy especialmente del agua. El agua es el solvente en el cual flotan los glóbulos rojos, los elementos nutritivos y también los materiales de desecho que lleva la sangre. Con la ayuda del agua, la nutrición entra en la sangre y es trasportada hasta las fibras del intrincado mecanismo humano, donde se necesita para la reparación y el crecimiento de los tejidos.

No hay otro elemento que se adapte tanto a este propósito particular como el agua. Circula por los más delicados capilares, sin fricción, y aún pasa por las membranas a otras partes que no son accesibles mediante aberturas.

El agua está contínuamente saliendo del cuerpo por medio de los órganos de eliminación: la piel, los riñones y los pulmones. Si los riñones se obstruyen, se produce una condición muy seria. El aire seco que entra en los pulmones todo el tiempo absorbe humedad de las membranas pulmonares. Por eso es necesario suplir al cuerpo con abundancia de agua pura en todo tiempo. La persona normal elimina más o menos 2 1/2 litros de agua en las 24 horas, y una provisión igual debe entrar a fin de preservar la fluidez de la sangre. Las personas que hacen trabajo muy duro y que necesitan traspirar con profsión, naturalmente requieren más agua que los demás.

También se notará que el régimen alimenticio tiene mucho que ver con la cantidad de agua que exige la naturaleza. Las personas que consumen mayormente productos animales, y usan sal, pimienta, especias y condimentos, requieren considerablemente más agua para disolver y limpiar el sistema de estas cosas insalubres. La gente que usa mayormente frutas, verduras y granos, y evita el uso de alimentos y bebidas estimulantes, necesita menos agua, ya que una gran cantidad de verduras y frutas se componen en más de la mitad de su volumen de agua.

El agua es la única sustancia que realmente apaga la sed. Otras bebidas apagan la sed en la proporción en que contienen agua, y son insalubres en el grado en que contienen elementos perniciosos que se les agrega.

La piel realiza varias funciones importantes para el cuerpo, y la más importante de todas es la excreción. Ese hecho se demostraría claramente si se aplicara una capa de pintura o barniz a todo el cuerpo de una persona, porque moriría casi tan rápidamente como si se le hubiera dado una dosis de veneno. Los millones de diminutas glándulas sudoríparas están constante y activamente empeñadas en separar de la sangre las impurezas que, si se retienen, causarían enfermedad y producirían la muerte.

La piel es también un órgano respiratorio. Absorbe oxígeno, y exhala gases tóxicos, aun cuando la mayor parte de su obra la hacen los pulmones. En ciertos animales inferiores, toda la obra de respiración es hecha por la piel. La piel no solamente absorbe oxígeno sino también líquidos, en alto grado. Si una persona permanece en un baño tibio durante algún tiempo, el peso del cuerpo puede aumentar considerablemente. Cuando a los marinos se los priva de agua fresca, se mojan la ropa con el agua del mar y la piel absorbe agua. La piel ayuda grandemente en la regulación de la temperatura. Es mala conductora y es densa, lo cual previene en grado considerable el escape del calor necesario del cuerpo. Cuando el cuerpo se calienta en exceso por actividades vitales intensas, por fiebre, o por calor externo, la piel alivia los tejidos favoreciendo el escape de calor. Esto es exactamente lo que ocurre en la fiebre cuando el enfermo bebe abundante cantidad de agua, y administra un baño a la parte exterior de la piel, o estimula la transpiración, etc. La humedad se evapora por medio de las glándulas sudoríparas que están en la superficie. Es un proceso poderoso de enfriamiento.

La piel es el órgano del tacto. Es el órgano más extenso de la sensibilidad del cuerpo, y está muy directamene relacionado con todos los grandes nervios centrales. Esa es la razón por la cual los tratamientos por agua son tan eficientes y tienen tan buenos efectos en las enfermedades nerviosas.

Los pequeños terminales nerviosos que van a los vasos sanguíneos en la piel también tienen una conexión directa con los vasos sanguíneos dentro del cuerpo. Y, si se aplica algo frío o caliente a la piel habrá una reacción en los órganos más profundos también. Por ejemplo, el colocar una bolsa de hielo sobre el abdomen inferior derecho de un un paciente con apendicitis aguda le causará una constricción de los vasos sanguíneos en el apéndice y de esta manera ayudará a aliviar la congestión e inflamación.

Toda abertura del cuerpo en la superficie está relacionada con la membrana mucosa. La membrana mucosa forra los pasajes de aire de los pulmones, y también los órganos urinarios y genitales, y todo el canal alimenticio. La membrana mucosa se asemeja en su estructura a la piel, y está hecha de varias capas, así como la piel. También ella secreta y excreta sustancias. Excreta material de desecho (como la exudación en la difteria), y secreta sustancias útiles cuando están en estado fluído. La importancia de la piel como órgano de eliminación es evidente por el olor desagradable de la transpiración, que se parece al olor particular del tabaco, si la persona usa el tabaco en alguna forma. Esto prueba que la piel no solamente elimina, sino que también elimina venenos del cuerpo. Todo movimiento que hacemos destruye una porción de los tejidos vivos. Cuando éstos están muertos, se convierten en sustancias venenosas y deben ser eliminados. Algunos de los venenos del cuerpo son muy mortíferos, tales como los venenos de la orina, de los conductos biliares y de la vejiga. Deben ser eliminados rápidamente, y aquí viene la maravilla del uso del agua. El agua pura disuelve estos venenos en donde se pone en contacto con ellos, y es traída por la corriente circulatoria a los debidos órganos el hígado, la piel, los riñones y los pulmones y así los venenos son eliminados.

La piel tiene millones de poros de los cuales emana constantemente una corriente de venenos provenientes de la desintegración del cuerpo. Cuando transpiramos, estos venenos se depositan sobre la piel. A medida que pasa el tiempo, se acumula allí más y más cantidad. Si la piel es normalmente activa, se necesitan tres o cuatro días para que estos venenos formen una capa, que puede ser comparada a una fina cubierta de barniz. A menos que la persona se bañe debidamente y a menudo, continuarán acumulándose y aumentando hasta que entran en un proceso de descomposición.

Todos sabemos que una persona que no se baña a menudo tiene un olor desagradable e insufrible, pero esta ofensa no se iguala al mal que la persona se hace a sí misma. Esta acumulación obstruye la obra de millones de poros, y algunos de los venenos son reabsorbidos, con lo que se envenena el cuerpo. Los baños frecuentes mantienen la piel totalmente libre de venenos. Se entiende fácilmente por qué tantas personas tienen una piel entorpecida y aletargada cuando uno se entera que nunca han tomado un verdadero baño general de higiene, y que la mayoría de ellos no lo hacen suficientemente a menudo. Un baño de limpieza por día es lo mejor, pero por lo menos hay que tomarlo tres veces por semana. Usted se lava la cara y las manos todos los días. ¿Por qué no todo el cuerpo? Un baño de limpieza tres veces por semana mantendrá la piel lisa y limpia. El baño debe ser tan indispensable para una mujer como el espejo. A menudo personas muy refinadas, que gastan muchas horas para vestirse y arreglarse, y mujeres que usan cremas, lociones y afeites para hermosear las porciones de la piel expuestas a la vista, se sorprenderían tremendamente si conocieran la verdadera condición de la piel que no ha sido lavada. No decimos que esto pase con muchísima gente, pero sí con cierto número de personas.

La inactividad de la piel es una de las principales causas de las enfermedades de la piel. A ella se une una condición grave que es producida por los hábitos dietéticos incorrectos. La relación entre la piel y los riñones es muy íntima, y la inactividad de la piel a menudo es causada por desórdenes en los riñones, por desórdenes nerviosos, reumatismo, gota y dispepsia. Y es también una causa común de la afección pulmonar.

El valor del agua como preventivo de la enfermedad fue reconocido por los pueblos antiguos, y los baños se usaban en un grado mucho más extenso que en los tiempos modernos. Moisés, que fue el gran legislador hebreo, ordenó a su pueblo que fuera escrupulosamente limpio, e hizo del baño una parte de los deberes religiosos. Su ejemplo fue seguido por Mahoma, que requería que su pueblo se bañara antes de cada una de las cinco oraciones diarias. "La limpieza es muy afín a la santidad".

Los griegos consideraban el baño como un medio muy esencial de asegurar la salud física. Se practicaban baños diarios entre el pueblo griego, y lo hacían todos, desde el más joven hasta el más anciano. Los romanos hicieron del baño un lujo necesario.

Los más renombrados médicos desde Hipócrates hasta Galeno, Celso, Boerhaave, continuando con otros como Sebastián Knieppe, Melville C. Keith y muchos más, están de acuerdo en que el baño es un medio inapreciable para preservar la salud. Sin embargo, a medida que la gente ha llegado a tener más instrucción y más civilización, el baño se ha ido descuidando cada vez más.

Durante la Edad Media en Europa, el baño era desconocido, lo cual hace decir a Michelet, el notable historiador, que, en su opinión, esto era la causa de las terribles plagas y las pestilencias de ese período.

La gente empezó a sentir la necesidad de algo, y comenzó a usar drogas ponzoñosas. El baño responde a un instinto natural, y toda la naturaleza muestra la importancia del mismo. La lluvia es la ducha del baño natural. Su influencia se muestra en el aspecto más fresco, más brillante y más erguido de todas las plantas vivas. Los pájaros y los animales no descuidan sus baños matutinos. Si los instintos del hombre no hubieran sido pervertidos por los hábitos de la civilización, éste valoraría el baño altamente y se bañaría con mucha frecuencia, como lo hacen las criaturas más humildes cuyos instintos todavía siguen fieles a la naturaleza.

La inteligencia del hombre ha hecho posible que él se pervirtiera grandemene en casi todas las cosas: el alimento, el vestido, el baño, etc. El hombre se aparta de la naturaleza, no porque carezca de inteligencia o de instinto, sino porque quiere gratificar sus deseos.

Muchos tienen temor de usar una de las bendiciones mayores de Dios, el agua pura, porque nunca han experimentado sus efectos benéficos.

C. LA CANTIDAD DE AGUA NECESARIA DIARIAMENTE

La persona promedio no bebe suficiente agua pura. Cada persona necesita por lo menos seis vasos de agua por día. Si son más, es mejor, dependiendo de la calidad de los alimentos consumidos. El agua fría es buena, pero no debe tomarse agua helada. Los bebés y los pacientes delicados deben recibir agua con el mismo cuidado con que reciben los alimentos.

Cuando se bebe en abundancia agua fresca, la sangre y los tejidos son bañados y purificados, y por lo tanto son limpiados de todos los venenos y materiales de desecho. El agua es también un constituyente esencial de las células de los tejidos y de todos los fluídos del cuerpo, como los jugos digestivos, etc.

El agua disuelve el material nutritivo en el curso de la digestión, de manera que puede absorberse en la sangre, la cual lo lleva a las diferentes partes del cuerpo para reparar los tejidos y quitar los desechos.

El agua mantiene suaves todas las membranas mucosas del

cuerpo y previene la fricción en su superficie.

El agua ayuda a regular la temperatura del cuerpo y también los procesos corporales. Hágase un esfuerzo especial para disponer de agua pura y natural. Si es blanda es preferible.

La evidencia más reciente nos sugiere que las personas mayores puede que no se sientan con sed ni aun cuando sus cuerpos realmente necesiten agua. También se encontró que, aunque el cuerpo necesite más líquidos, los riñones de personas mayores no tienden a conservar fluidos como se esperaría bajo estas circunstancias. Estos factores tienden a producir cálculos renales y contribuyen al estreñimiento, un problema demasiado común en personas mayores. Por lo tanto, mientras uno va envejeciendo, es hasta más importante que diariamente se obtenga una cantidad adecuada de líquidos.

3

Efectos y Usos del Agua en Tratamientos

*E*l agua beneficia al cuerpo de tres diferentes maneras. Cuando se toma y entra en el estómago y en el canal intestinal, es recibida en la sangre y aumenta su volumen, lo cual hace que el calibre de los vasos sanguíneos se expanda. De paso, éstos nunca se expanden hasta su máxima capacidad. El aumento de la amplitud de los vasos sanguíneos permite un cambio en el volumen de su contenido. La sangre es más fluida y la circulación se acelera por la dilución de la sangre.

Con excepción del aire, el agua es el elemento más pasajero que entra en el cuerpo. Se elimina de cuatro maneras, por los pulmones, por la piel, por los riñones y por el intestino. Por su acción disolvente, diluye los tóxicos producidos por las células de los tejidos para que puedan ser excretados. Además, el volumen de la sangre aumenta con el agua que se bebe. Ello hace que más agua se ponga en contacto con el material de desecho en todas partes del cuerpo, y por lo mismo, se eliminen los desechos indeseables, como puede comprobarse por el aumento de la secreción urinaria y por la mayor actividad de la piel que se aprecia en la transpiración.

Beber agua en abundancia aumenta la eliminación que se afectúa a través de las membranas mucosas del tracto intestinal, el cual es un importante órgano de secreción. El resultado de esta mayor actividad es que el contenido de los intestinos se hace más fluido, y así ayuda a resolver el problema universal del estreñimiento. Además, el agua elimina una parte de los materiales de desecho más tóxicos, dejando el torrente sanguíneo más limpio para constituir los tejidos, y de esta manera contribuye tanto a eliminar los desechos como a reparar los tejidos.

El uso de agua interviene en todos los procesos vitales acelerando la renovación de los tejidos. Es falsa la idea de que los baños hacen que la persona sea más susceptible a los resfríos o catarros. Estos son causados por una perturbación en la circulación. El baño frecuente activa la piel y, por lo tanto, aumenta la circulación. La persona que toma todos los días un baño frío por la mañana tiene una inmunidad casi perfecta a los resfríos, y no es tan susceptible a los cambios de temperatura. Los resfríos que se contraen después del baño son el resultado de falta de precaución.

La enfermedad no existe sin alguna perturbación en la circulación. En el estado de salud, cada órgano, músculo, nervio y otros constituyentes del cuerpo reciben la parte que les corresponde de sangre. Por eso, en cualquier enfermedad, una de las primeras cosas que es necesario hacer es equilibrar la circulación. Las aplicaciones de agua fría contraen los minúsculos vasos, y así disminuye la cantidad de sangre. Lo mismo puede a veces conseguirse aplicando agua caliente a alguna otra parte distante del cuerpo, de manera que el excedente de sangre sea derivado a esa parte, y así se alivie el órgano que sufre por congestión.

Las aplicaciones calientes deben hacerse sobre la parte del cuerpo donde no hay suficiente sangre, mientras que al mismo tiempo se puede hacer aplicaciones frías a alguna otra parte para enviar más sangre a aquélla. Muy a menudo las dos cosas pueden combinarse así en forma ventajosa, porque una parte del cuerpo no puede contener exceso de sangre sin que alguna otra parte sea privada de su debida proporción. De esa manera, mientras una aplicación fría se necesita en una parte del cuerpo, una aplicación caliente se requiere en un lugar diferente.

La regulación de la temperatura del cuerpo está estrechamente asociada con la circulación, y ambas cosas son controladas por los mismos remedios dados de la misma manera. Una parte que contiene mucha sangre normalmente causa elevación de la temperatura u otros síntomas extremadamente desagradables. Una aplicación fría aliviará ambas cosas.

Cuando se desea reducir la temperatura de cualquier parte del cuerpo o de todo el organismo, el agua no debe estar extremadamente fría, pues la reacción traería más sangre a esa parte. Use agua tibia, que esté sólo a unos grados por debajo de la temperatura del cuerpo. Esto puede continuarse en todos los casos por algún tiempo sin daño, o hasta que el cuerpo reduce su temperatura a lo normal. Muchas veces un órgano se vuelve torpe o inactivo, en particular la piel y el hígado. Cuando los vasos sanguíneos se hacen inactivos resulta una congestión. Aplicaciones alternadas calientes y frías, continuadas por 30 minutos o más, aliviarán la congestión más rápidamente que cualquier otro remedio. Los fomentos dados tan calientes como puedan aguantarse, con esponjamientos fríos y secando la parte afectada entre fomento y fomento, es el mejor método.

Todos los dolores son causados por perturbaciones en la circulación, porque los vasos demasiado llenos o cargados de sangre ponen presión sobre los nervios. Se obtiene alivio con aplicaciones calientes, porque relajan los tejidos y alivian la presión sobre los nervios, y al mismo tiempo el aumento de la circulación aliviará la congestión.

Una gran cantidad de enfermedades son causadas por obstrucción en los diversos órganos. Habitualmente la obstrucción es la acumulación de materiales de desecho que se produce naturalmente en los tejidos, o por la ingestión de materiales extraños que resultan de beber agua dura y comer alimentos de difícil digestión. El baño tibio elimina las obstrucciones externas, y el agua que se bebe quita las obstrucciones internas, porque es el mejor solvente que conozcamos. Las obstrucciones del estómago desaparecen rápidamente con un purgante. Las obstrucciones de los intestinos deben atenderse con enemas.

En las fiebres, el cólera, etc., la sangre está anormalmente densa, lo cual dificulta la circulación e impide que los tejidos obtengan la nutrición necesaria. No existe nada que pueda remediar positivamente esta condición, fuera del agua. Si el agua que se bebe no puede quedar en el estómago, la piel absorberá cierta cantidad si la persona permanece en la bañera llena de agua, a la temperatura debida, dependiendo ésta de la dificultad que se desea resolver. Fomentos calientes y fríos aplicados al abdomen a menudo alivian el dolor de cabeza. Este tratamiento afecta todo el organismo. Los fomentos aplicados al abdomen y a la espina dorsal alivian la nerviosidad general y numerosos otros males. Un baño tibio puede ser dado con igual éxito.

El agua es uno de los medios más poderosos para provocar

una reacción en todo el cuerpo, sea en estado de salud o de enfermedad. Los vasos sanguíneos de cada órgano del cuerpo pueden controlarse por medio de un arco reflejo que se produce mediante la estimulación de cierta región de la piel. Por ejemplo, los vasos sanguíneos que irrigan el cerebro poueden contraerse si se toma un baño caliente de pies, o bien pueden dilatarse con la aplicación de una compresa fría en la parte inferior de la columna vertebral.

A. LOS EFECTOS DEL AGUA FRIA

Los baños fríos, o aplicaciones dadas a una temperatura inferior a 30°C (85°F) causa una contracción instantánea de las arterias menores debido a su influencia sobre los nervios del sistema simpático. Si las aplicaciones frías son continuadas, esa parte del cuerpo se pondráa pálida. Mientras más fría sea la aplicación, más rápidamente y completa será la contracción. Dentro de unos minutos después de haber quitado la aplicación fría, habrá una reacción y los vasos se dilatarán, trayendo más sangre a esa parte y produciendo una sensación de calor y un rubor saludable. Frotar la piel mientras se aplica el frío, por ejemplo una fricción con guantes fríos, aumentará los efectos del agua fría. Si el frío se aplica a una temperatura más moderada 21 a 26°C (70 a 80°F) por un período más largo (más de 5 a 8 minutos). Los vasos en la sangre se dilataron, mientras que aquellos en los órganos interiores se contraerán.

Cuando los vasos sanguíneos de la piel se contraen por efecto del frío, la sangre es forzada hacia los órganos internos. El efecto opuesto ocurre cuando los vasos superficiales se relajan y dilatan; la sangre en este caso es atraída desde los órganos internos hasta la piel. Si cualquiera de los órganos está congestionado o inflamado, sale más sangre de ellos que de los órganos sanos, lo cual alivia la congestión. En cualquier aplicación de frío, el órgano situado más cerca del punto de aplicación será afectado en mayor grado.

Las aplicaciones moderadamente frescas o frías, continuadas por algún tiempo, disminuirán más prolongadamente la provisión de sangre, hasta que la parte se caliente de nuevo. Los procesos digestivos, de eliminación, producción de orina, respiración, tono muscular, pulso, y hasta algunas glándulas endocrinas como la tiroides, todos son muy estimulados. También hay un aumento de los corpúsculos sanguíneos blancos y los glóbulos rojos, y de hemoglobina. Una aplicación muy fría, si es muy breve, causa solamente una contracción momentánea, la cual será seguida de una relajación de las arterias; entonces aumentará la provisión de sangre en esa parte. El efecto de las aplicaciones frías prolongadas es exactamente el opuesto al de las aplicaciones frías cortas. Cuando se aplica primeramente frío, hay un leve aumento en el ritmo del pulso, pero éste pronto decrece y se produce un marcado descenso. Es mejor hacer la aplicación caliente al principio y disminuir la temperatura gradualmente, de manera que no se produzca un choque o escalofrío, y se obtendrá el mismo resultado. Esto se aplica especialmente a las personas nerviosas, pues las aplicaciones frías repentinas resultan siempre en un choque. Cuando se reduce la temperatura del cuerpo, la acción del corazón se reduce proporcionalmente. Muchísimas veces la verdadera temperatura es reducida, pero la piel se siente más caliente. La única manera exacta de determinar la temperatura es mediante el termómetro.

Puede ser mejor no usar aplicaciones frías en personas muy enfermas o cansadas, en las que no sienten agrado por los tratamientos fríos o en las que tienen problemas severas de los riñones o del corazón. Antes de empezar cualquier tratamiento frío, la persona se debe de sentir caliente y no fría o resfriada.

Es importante recordar que algunas personas pueden tener una reacción negativa al frío, especialmente si se utiliza un frío extremo. En estos casos es preferible parar el tratamiento o usar el agua a una temperatura moderada.

B. LOS EFECTOS DEL AGUA CALIENTE

Los baños calientes, o aplicaciones calientes, deben ser dados a una temperatura superior a 32°C (98°F). Una corta aplicación local produce aumento de la circulación. Así como con el agua fría, los efectos difieren de acuerdo con la duración de la aplicación. Un baño caliente entero aumenta el pulso. Un baño de 41 a 42°C (106° a 108°F) aumenta el pulso desde lo normal hasta llevarlo a 100 ó 120 pulsaciones durante un corto tiempo. Un baño dado a unos pocos grados más que esto, hasta 44°C (112°F) aumentará el pulso a más de 150 pulsaciones por minuto. Cuando se da un baño extremadamente caliente, siempre debe mantenerse una toalla fría en la cabeza, y cada quince o veinte minutos debe hacerse un esponjamiento de todo el cuerpo con agua fría. Esto impedirá los desmayos o desvanecimientos. Rara vez se necesitan baños extremadamente calientes. Es mejor tener, como norma, una temperatura que esté en torno a los 39°C (102°F).

Existen pocos agentes que en forma tan rápida y poderosa exciten y estimulen el cuerpo como un baño caliente. Los resultados indeseables de los baños calientes se deben a la falta de cuidado al darlos. Pero estos mismos resultados son una prueba de su poder.

C. LOS EFECTOS DEL AGUA TIBIA

Un baño tibio o templado se da a una temperatura entre 29° y 33°C (85° y 92°F). El baño tibio nunca debe exceder la temperatura del cuerpo. Los baños tibios bajan la temperatura, el pulso y la respiración, al igual que los baños fríos, pero difieren en otro sentido, pues no producen un choque en el paciente. Por eso un baño tibio no provoca ninguna reacción. La presión sanguínea también disminuye.

Los baños tibios aumentan grandemente la acción de la piel, es decir la sudación y la absorción. Cuando un baño tibio es continuado durante dos o tres horas, aumentará el peso de la persona, porque la piel absorbe una gran cantidad de agua. El baño tibio es suave y calmante, indudablemente porque la temperatura es muy próxima a la temperatura del cuerpo, y proporciona condiciones favorables para la realización de las funciones naturales y habituales.

Por eso cuando se aplica agua a la debida temperatura, ésta constituye el remedio natural más poderoso para deprimir o aumentar las actividades normales del cuerpo. Las aplicaciones de agua son totalmente de carácter simpático, y todas las partes del cuerpo están estrechamente relacionadas entre sí por los nervios simpáticos. La piel y las membranas mucosas se hallan extrechamente conectadas, como ya se ha dicho.

Hay muchas maneras de administrar tratamientos de agua a toda clase de temperaturas, y cada una de ellas produce modificaciones o efectos generales que le son propios.

4

Los Efectos del Agua Sobre la Enfermedad

$\mathscr{E}$xisten pocas sustancias que posean tantas propiedades medicinales como el agua. Cualquiera que trate a un enfermo debe esforzarse por proporcionarle la mayor cantidad de beneficio con el menor desgaste posible de su vitalidad.

Sedativo

Los medicamentos calmantes disminuyen la acción del corazón. Afectan todos los centros nerviosos que controlan el corazón, y su acción es muy a menudo incierta y perjudicial. El agua es mucho más eficiente, y su empleo nunca tiene efectos perniciosos ulteriores. Un baño tibio aliviará y calmará a una persona extremadamente nerviosa y le producirá un sueño relajante.

Antipirético

No hay medicamento que baje la temperatura del cuerpo de modo tan rápido, eficiente y sin daños, como el agua. El pulso se puede reducir rápidamente de veinte a 40 latidos por minuto por el uso de baños frescos o fríos. Para reducir la temperatura, use agua a menos de 32°C (98°F).

Anodino (Analgésico)

Se llama anodino a lo que disminuye la sensibilidad nerviosa y, por lo tanto, alivia el dolor. Los fomentos de agua caliente aplicados, siempre proporcionan alivio, y a menudo han sido usados cuando los medicamentos han fallado.

Anticonvulsivo

El agua no tiene rival como agente productor de relajación en caso de convulsiones y espasmos musculares

Astringente

El uso del agua fría para detener hemorragias es bien conocido por todos los médicos.

Laxante

El uso del agua es por muchas razones más efectivo que un purgante para corregir el estreñimiento, con el agregado de que nunca causa síntomas violentos desagradables como los que suelen acompañar al uso de purgantes.

Eliminativo

El agua es un eliminador perfecto. Disuelve todos los materiales de desecho tóxicos y los elementos extraños del cuerpo, y contribuye a su eliminación por medio de la orina, las deposiciones, la transpiración y los pulmones.

Diaforético (Sudorífico)

Se puede usar el agua para producir abundante transpiración.

Alterativo

Por muchos años el mercurio había sido considerado como la sustancia alterativa más notable. Sin embargo, debió ceder su lugar al agua. La única cosa que el mercurio hacía era destruir los elementos de la sangre. Pero el agua no solamente destruye y elimina los desechos, sino que aumenta la circulación.

Tónico

El agua usada debidamente aumenta la circulación, y también la temperatura, en forma muy rápida y poderosa. El efecto tónico del baño frío es bien apreciado por todos.

Estimulante

Los baños calientes son los estimulantes más eficaces. Un baño corto, durando unos 5 minutos más o menos, es un estimulante eficaz. Estimulan la circulación de manera que aumentan el pulso de 70 hasta 150 pulsaciones por minuto en 15 minutos. Los baños calientes de mayor duración causan relajamiento y aún debilidad. Los baños fríos cortos también son estimulantes y tónicos.

Derivativo

Una de las propiedades más importantes del agua es su poderoso efecto limpiador. Ninguna aplicación puede igualarse al agua en eficiente y segura acción. El agua obra maravillas. Su uso ha sido lamentablemente descuidado, para gran perjuicio de la raza humana. Sus méritos han sido bien demostrados y generalmente reconocidos por años.

Emético

Beber varios vasos de agua tibia uno tras otro puede causar vómitos.

Diurético

Mientras más agua beba, más grande será la cantidad de orina que producirá.

Expectorante

El calor aplicado al pecho afloja las secreciones para que con más facilidad se expulsen por la tos.

Anestésico

El uso prolongado del frío producirá insensibilidad, por ejemplo cuando se usa una bolsa de hielo sobre un tobillo torcido.

5

Baños y Tratamientos con Agua

La hidroterapia (tratamiento co agua) no es una cura para todo. Pero no hay ningún medicamento en el mercado que pueda competir con el agua en la gran variedad de efectos fisiológicos que es capaz de producir. Se consigue con facilidad, no tiene efectos perjudiciales y es relativamente económica.

Debido a que para tener éxito con los tratamientos con agua se requiere tiempo, esfuerzo y trabajo, este método de tratamiento ha perdido su popularidad en nuestra sociedad moderna donde el "tiempo es dinero" es más que un aforismo; es también frecuentemente una necesidad económica. Es mucho más conveniente y sencillo tomar una píldora, y desentendesr de los posibles efectos negativos que se pueden producir en los diversos sistemas del cuerpo. Los maravillosos resultados que es posible obtener con los tratamientos con agua aplicados correctamente, especialmente cuando se combinan con los remedios auténticos para las enfermedades: ejercicio, dieta apropiada, aire puro, luz del sol, descanso y confianza en el poder divino, no se pueden obtener de ninguna otra manera. La hidroterapia rara vez causa efectos negativos o complicaciones debilitantes, como lo hacen muchas drogas. Los tratamientos con agua, aunque requieren más tiempo para producir resultados, cuando el cuerpo reacciona, lo hace de una manera mucho más natural. Para dar tratamientos de agua con éxito se necesita tiempo y esfuerzo, pero esto es el precio que hay que pagar para restaurar y mantener la buena salud. Algunos de estos tratamientos son tan efectivos, y a la vez sencillos de usar, que deben de hacerse parte del programa de salud diario para todos y no sólo reservarse para usarlos en momentos de emergencia o enfermedades.

A. REGLAS GENERALES PARA LOS TRATAMIENTOS CON AGUA

Para obtener los mejoras resultados, presentamos a continuación algunas reglas generales que se deben seguir cuando se da cualquier tipo de tratamiento con agua.

1. El cuarto en cual e da el tratamiento tiene que estar caliente 21° a 24°C (70° a 75° F), limpio y libre de corrientes de aire.
2. Debe haber un ambiente tranquilo y apropiado para descanso sin distracciones o luces brillantes.
3. Todos los artículos que se van usar durante el tratamiento tienen que estar a la mano antes de empezarlo.
4. Hay que saber bien, anticipdamente, exactamente cómo se debe de dar el tratamiento.
5. Quédese con el paciente todo el tiempo que sea posible y fíjese en los efectos del tratamicnto. Nunca esté demasiado retirado del paciente.
6. Nunca discuta con el paciente ni lo irrite al hablarle. Sea alegre, demuestre confianza y platique sobre temas placenteros. Mantenga el paciente relajado.
7. Mantenga el paciente cubierto y caliente siempre y evite resfríos.
8. El paciente debe estar caliente antes de empezar el tratamiento. Utilice previamente un baño de pies caliente cuando sea necesario.
9. Asegúrese que tiene las manos calientes antes de tocar al paciente durante el tratamiento.
10. Durante los tratamientos de calor, aplique una compresa fría a la cabeza del paciente cuando la transpiración empiece o la temperatura alcance 37° (100°F).
11. Un procedimiento refrescante debe de seguir a cualquier tratamiento de calor.
12. Asegúrese de que el paciente esté completamente seco después del tratamiento.
13. Después del tratamiento, el paciente debede relajarse y tomar un breve descanso.

14. Durante el transcurso del tratamiento, díga al paciente lo que está haciendo; especialmente antes de usar cualquier aplicación fría que pudiera sentirse como un choque.

15. Los tratamientos fríos no son tolerados bien por infantes y niños pequeños, personas mayores o pacientes extremamente débiles o cansadas, por lo tanto no se debe administrárselos.

B. TEMPERATURAS

Los baños se dividen en clases, de acuerdo con la temperatura, como sigue:

1. Muy frío .... 0°C-13° (32°-55°F).
2. Frío .... 13°-18°C (55°-65°F).
3. Fresco .... 18°-32°C (65°-80°F).
4. Tibio .... 32°-33°C (80°-92°F).
5. Caliente .... 33°-37°C (92°-98°F).
6. Más caliente .... 33°-40°C (98° a 104°F).
7. Muy caliente .... Sobre 40°C (104°F).

C. REGLAS PARA LOS BAÑOS

1. Nunca tome un baño de cuerpo entero sino hasta después de dos horas de comer. Las aplicaciones locales de agua pueden hacerse dentro de un tiempo más breve; por ejemplo, los baños de pie, fomentos, compresas, y aun los baños de asiento.

2. Siempre que sea posible use el termómetro de baño para preparar baños para los enfermos. El método usado de probar el agua para los bebés colocando el codo en el agua a veces reslta útil si no se consigue un termómetro.

3. La temperatura de la habitación debe estar entre (21- 29°C) (70° y 85°F). Las personas enfermas o inválidas necesitan una temperatura mayor. Siempre debe haber buena ventilación, pero no corriente de aire.

4. No use baños ni muy fríos ni calientes para personas muy ancianas, muy débiles o muy nerviosas. Aunque es permisible cuando se tiene calor suficiente como para empezar a transpirar, nunca debe tomarse un baño frío cuando se está muy fatigado o exhausto. Es mejor empezar con un baño tibio y disminuir la temperatura hasta llegar al baño frío.

5. Nunca se permita estar más de tres o cuatro días, como máximo, sin tomar un baño caliente higiénico. Un baño frío por la mañana oo un medio excelente de estimular todo el sistema nervioso así como de preservar la higiene del cuerpo.

6. Los que administran baños deben evitar cuidadosamente que se produzcan choques por agua fría en personas nerviosas, o que tienen alguna afección cardíaca o apoplejía.

7. La mejor hora para los tratamientos de hidroterapia es más o menos tres horas después del desayuno.

8. No deben tomarse baños fríos durante las menstruaciones. Es mejor efectuar un esponjamiento tibio.

9. Siempre use el agua más pura y la más suave que pueda obtener.

10. Los baños deben darse siempre en una temperatura agradable para las personas enfermas, a menos que se esté dando un tratamiento con algún efecto particular.

11. Cuando aparecen síntomas de pérdida del conocimiento, aplique en seguida frío a la cara y la cabeza y déle de beber agua fría al enfermo, o disminuya la temperatura del agua del baño añadiendo agua fría.

12. Como precaución contra el frío, siempre disminuya la temperatura del agua del baño antes de terminar, si es que la persona no es suficientemente fuerte para soportar una ducha fría o un esponjamiento frío.

13. Los baños fríos siempre deben ser breves, a menos que se den con algún propósito específico a determinada parte del cuerpo.

14. Es muy importante que el paciente sea secado cuidadosamente. Nunca deje al paciente con frío. Frótelo hasta que entre en calor.

15. Es buena idea hacer que los pacientes hagan un poco de ejercicio antes y después del baño.

16. El descanso después del baño aumentará los resultados benéficos del mismo. Es mejor mantenerse acostado y cubierto.

Los baños figuran entre los medios más poderosos para afectar al organismo humano, tanto en la salud como en la enfermedad. Los pacientes débiles pueden tener baños de esponja, o si es necesario, éstos pueden darse en la cama. Si el enfermo es susceptible al enfriamiento, debe esponjarse una porción del cuerpo a la vez, secarse, cubrirse, y luego proceder con las demás.

D. TIPOS DE BAÑOS

Baños Relajantes

Este baño es excelente para personas nerviosas o agitadas y para ayudar a promover el sueño y relajamiento. Hace esto por medio del equilibrio de la circulación y del alivio de la congestión en el cerebro. La temperatura del agua debe ser de 34°-36°C (94° a 97°F). A veces es preferible tener el agua un poco más caliente para empezar y luego dejarla enfriarse despacio a la temperatura que se mencionó, pero el paciente nunca debe sentirse enfriado.

1. Mientras que está en el agua el paciente debe de tratar de relajarse. No debe haber ruido, plática, radio ni televisión.
2. Llene el baño como a dos tercios.
3. Ponga una toalla doblada en la orilla del baño para descansar la cabeza.
4. Las luces en el cuarto no deben de deslumbrar en los ojos del paciente.
5. Una toalla de baño se debe utilizar para cubrir cualquier parte del paciente que no esté bajo el agua.
6. Ponga una toallita fresca encima de la frente y los ojos.
7. Se debe agregar agua caliente para mantener la temperatura apropiada.
8. La duración del baño usualmente es como de 30 minutos y nunca más de una hora.
9. Cuando se termina, el agua se debe refrescar unos cuantos grados agregándole agua fría.
10. Séquese con golpecitos con la toalla; no la restriegue contra la piel.

BAÑOS Y TRATAMIENTOS CON AGUA 763

Precauciones:

Caliente el cuarto primero hasta 21°-24°C (70-75°F) para prevenir el resfrío.

Compruebe la temperatura del agua con un termómetro.

Si el paciente no tiene calor, se debe dar un baño de pies caliente primero.

El paciente se debe acostar en un cuarto oscuro inmediatamente después y mantenerse abrigado.

Baños de Bañera para la Higiene

El baño más benéfico, a la vez agradable, que pueda tomarse es el baño de cuerpo entero en bañera. Debe tomarse un baño completo por lo menos dos o tres veces por semana, frotándose bien todo el cuerpo con un buen jabón. Esto abrirá los poros y hará las glándulas de la piel más activas, con lo que los tóxicos del organismo podrán eliminarse. Cuando se da para una enfermedad este tipo de baño, si se frota al paciente completamente mientras está en el agua, pueden obtenerse mejores resultados.

Un baño de agua bien caliente es una ayuda específica contra los resfríos, si se toma tan pronto como se contrae el resfrío; hay que asegurarse de que el enfermo no se exponga al frío ni tenga escalofríos después del baño. Para reumatismo, neuralgia, gota, cólico, ciática, piedras en la vesícula biliar, etc., el baño debe tomarse muy caliente, pero aumente la temperatura poco a poco. Para mayor comodidad y mayores resultados, cuando la persona siente mucho calor, haga que se ponga de pie y tome una ducha fría, o frótele el cuerpo con una toalla empapada en agua fría. Si el paciente tiene algún problema cardíaco, mantenga una bolsa con hielo sobre su corazón. Mantener una compresa fría sobre la cabeza o alrededor de la nuca contribuirá a evitar desmayos.

En caso de enfermedad, es mejor tomar este baño antes de ir a la cama. Los baños tienen un efecto tónico. La temperatura debe ser determinada por el individuo, y debe ajustarse según el caso. He tomado a mi cargo pacientes que estaban enfermos del corazón, a quienes se les había advertido que era peligroso darles un baño caliente, pero al darles un baño en bañera, de tibio a caliente, ha obtenido resultados excelentes. Por supuesto, cuando hay problemas del corazón, o palpitación del corazón, debe ejercerse mucho cuidado cuando se empieza el baño, y hay que tratar de no dejar al paciente en la bañera demasiado tiempo.

Baños de Asiento

El baño de asiento es uno de los más útiles. Puede usarse una tina común, colocando debajo de un extremo algo que la levante unas tres o cuatro pulgadas. Una bañera regular hecha para este propósito tiene el respaldo levantado, es decir más alto que el frente, para sostener la espalda, y los costados son más bajos, como para sostener los brazos. El agua debe cubrir el abdomen. La temperatura debe adaptarse al paciente.

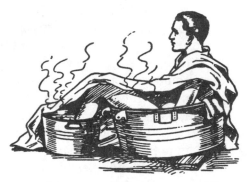

Baño de Asiento

El que administra el baño debe frotar bien las caderas y el abdomen. El paciente debe estar cubierto con una sábana o una frazada durante el baño, y deben usarse varias frazadas si se desea que éste transpire. Los pies deben ser colocados en un baño para pies de 105° a 110°F. Aplique compresas a la cabeza cuando éste comience a sudar y cámbielas cada 3 a 5 minutos. La temperatura de la bañera para los pies siempre debe ser más alta que la del baño de asiento. Se puede colocar una bolsa de hielo sobre el corazón si el pulso está sobre 80. Comiéncese el baño a una temperatura de 32°-35°C (90° a 95°F) y auménte hasta 37°-43°C (100°-110°F). Cuando se alcance esta temperatura, deje al paciente en el baño por unos 5 a 10 minutos más para un efecto tinificante o de 30 a 40 minutos para un tratamiento regular. Termine enfriando el agua a 32°C y luego a 26°C (90°F y 80°F). Después derrame sobre el paciente un poco de agua más fría, como de unos 18°-21°C (65°- 70°F). Seque bien al paciente, manténgalo caliente y pídale que descanse unos 30 minutos. El baño de asiento es útil en la enfermedad de la próstata, en caso de hemorroides, enfermedades y desórdenes genitales y urinarios, disentería, diarrea, congestión en la región abdominal o pélvica. Es indispensable para los tratamientos del útero y muchas enfermedades de las mujeres, como menstruación dolorosa e inflamación de la pelvis.

A veces un baño de asiento frío es bueno para el estreñimiento.

Baño de Pies

Este es un tratamiento sencillo y antiguo que tiene muchos beneficios.

1. Hace que el paciente se sienta caliente. Mientras más caliente el agua, más suda el paciente. Un paciente caliente va a reaccionar mejor a cualquier otro tipo de tratamiento de calor que se pueda dar al mismo tiempo que el baño de pies o después de él.

2. Un buen relajador. Nunca se acueste con los pies fríos. El sueño es más rápido y es más fácil relajarse cuando los pies están calientes.

3. Aumenta la circulación en los pies. La sangre se atrae así a los pies, dando alivio a otros órganos congestionados, como el cerebro y los órganos pélvicos. Ayuda en el tratamiento para dolor de cabeza si se usa al comienzo del mal y con una toalla fría en la frente.

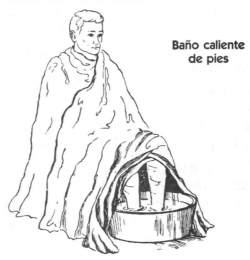

Baño caliente
de pies

4. Hace que los pies doloridos se sientan mejor.

5. Ayuda en aliviar los síntomas de la gripe común.

6. Bueno para el alivio de calambres pélvicos, dolor abdominal, problemas del prostático y calambres de menstruación.

Cómo se da el baño caliente de pies:

1. El cuarto debe de estar caliente y no debe de haber ninguna corriente de aire. El paciente se debe desvestir y mantener completamente cubierto con una sábana para mantenerse caliente.

2. Ponga los dos pies en el agua. La temperatura del agua debe estar como 37°C (100°F) para empezar. La vasija usada debe ser suficientemente grande para que los dos pies se puedan introducir lado a lado. El agua debe de subir bastante más arriba de los tobillos.

3. Si el paciente está muy débil para sentarse, el baño se puede dar en la cama.

4. Agrégue agua caliente despacio hasta que la temperatura llegue a 46°C (115°F), pero nunca más caliente.

5. Siempre agrégue el agua caliente por un lado de la vasija, asegurándose que los pies están bien protegidos y fuera del chorro de agua. Mueva el agua en la vasija con su mano mientras se le agrega más agua caliente.

6. Siga con el tratamiento hasta que los pies se pongan rosados. Esto normalmente se tarde de 15 a 30 minutos, pero a veces menos. Agregando una cucharadita de mostaza molida por cada 4 litros de agua intensificará los efectos del baño.

7. Mantenga una compresa fría en la cabeza y el cuello.

8. Después del tratamiento, los pies deben refrescarse con agua fría y luego secarse muy bien. Tenga cuidado de secar bien entre los dedos de los pies.

9. Si el paciente transpira después del tratamiento, se debe dar un tratamiento refrescante, como un baño de regadera a temperatura neutral o un masaje con alcohol.

10. Vea las precauciones bajo el baño de pies caliente y frío, que sigue.

Baño de Piernas

Esto puede hacerse sentado en una bañera. Es útil para úlceras crónicas de las piernas, rodillas hinchadas y tobillos hinchados, venas varicosas, y también para aligerar el dolor de cabeza y las palpitaciones del corazón.

Baño de Pies de Caliente a Frío Alternado
(Baño de Contraste)

Esto es un remedio muy útil para los sabañones (congelación leve de dedos de las manos, dedos de pies u orejas) y pies fríos. La temperatura de agua caliente debe ser de 37º-40ºC (100º-115ºF). El agua fría debe ser agua fría corriente o agua con hielo. Mantenga los pies y las piernas en el agua caliente por tres minutos y en el agua fría por no más de un minuto. Alternando entre caliente y fría producirá una reacción fuerte. Los pies siempre se deben restregar mientras están en el baño. El baño de agua caliente es más útil en la neuralgia, dolor de cabeza, dolor de muelas, resfríos, pies fríos, y congestión de los órganos abdominales y pélvicos (vea también más abajo Baños de Contrastes, calientes y fríos).

Precauciones:
1. La temperatura del agua debe medirse precisamente con un termómetro.
2. No utilice agua más caliente que 46ºC (115ºF).
3. No deje al paciente sin atender.
4. No utilice el agua caliente en los pies de diabéticos u otras personas con circulación pobre, como el endurecimiento de las arterias, congelación, etc.
5. No termine con agua fría si el paciente está en su menstruación.

Baños de Contraste Caliente y Frío.

Este es uno de los tratamientos más fáciles y más efectivos de agua que puede usar en su casa. Alternando el caliente y el frío se dilata y contrae los vasos sanguíneos trayendo una nueva provisión de sangre al área en tratamiento. Las células sanguíneas que combaten las infecciones, los glóbulos blancos aumentan de número y en actividad y los productos de desecho que se han acumulado en los tejidos se eliminan. Los procesos de alivio son estimulados y el cuerpo es más rápidamente restaurado a su condición normal.

Las infecciones, torceduras, dislocaciones, contusiones, y la artritis son algunas de las condiciones más comunes que se benefician muchísimo con este tipo de baño. Los baños de contraste se utilizan para tratar las manos, muñecas, pies y tobillos y también se pueden usar para los codos y rodillas si la vasija es suficientemente grande.

Las reglas generales para un baño de contraste son como sigue.

1. Siempre use un termómetro para medir la temperatura del agua.

2. Siempre trate un área más grande que la que está herida. Por ejemplo si se trata de un tobillo torcido el agua debe llegar poco más abajo de la rodilla.

3. Siempre empiece con agua caliente y termine con agua fría, con la excepción del tratamiento de la artritis o si la paciente está menstruando, o si después del tratamiento se debe masajear la parte afectada. En cualquiera de estas tres situaciones, el agua caliente debe usarse al final.

Cómo se da el baño de contraste.

1. Ponga el área que se va a tratar en agua caliente aproximadamente a 40°C (105°F) y déjelo por 3 minutos.

2. Introduzca la extremidad en el agua helada por 30 segundos, agregue agua caliente al primer baño para aumentar la temperatura a más o menos 43°C (110°F).

3. Haga ocho cambios completos, dejando la extremidad en el agua caliente por 3 minutos y 30 segundos en el agua helada. Este tratamiento dura en total unos 30 minutos.

4. Siga agregando agua helada y agua caliente como sea necesario para mantener las temperaturas apropiadas en ambos baños.

5. Después del último tratamiento con agua fría o caliente, seque el miembro tratado completamente.

6. Este tratamiento se puede dar una o dos veces diariamente.

Precauciones:

1. En torceduras agudas, es preferible usar sólo tratamientos fríos por las primeras 24 horas y hasta 48 horas. Después de este tiempo, el baño de contraste se puede utilizar con beneficios.

2. Aquellas personas que tengan pobre circulación debido al diabetes o endurecimiento de las arterias deben usar este baño con cuidado y el agua no debe sobrepasar los 40°C (105°F).

3. En casos de artritis la temperatura del agua se puede aumentar a 46° y 49°C (115° y 120°F) si el paciente lo puede tolerar y la circulación es buena.

4. Mantenga las compresas frías en la frente y cuello. Estas deben de cambiarse cada 3 ó 4 minutos.

5. Revise el pulso antes de empezar el tratamiento y cada 5 a 10 minutos después. Si el pulso aumenta o es de más de 80 latidos por minuto, ponga una bolsa de hielo sobre el corazón.

6. Refresque al paciente con un masaje de alcohol si hay sudor general.

7. Limpie y desinfecte las vasijas completamente después de cada tratamiento, especialmente si hay infección.

Baños Emolientes y Otros Baños Medicados

Estos baños son muy buenos para tratar erupciones generales de la piel, especialmente aquellas que causan comezón o ardor, por ejemplo, el zumaque venenoso (hierba de las pulgas), la hiedra venenosa, las reacciones alérgicas, y la eccema o reacciones a picaduras de insectos. Los medicamentos que son usados comúnmente son la avena, la maicena y bicarbonato, en la forma como se indica a continuación.

Algunos principios generales para tomar un baño medicado:

1. Mantenga la temperatura del agua entre los límites de 34° y 36°C (93° a 98°F) y nunca más caliente que 38°C (100°F), porque eso podría aumentar el prurito o comezón.

2. Llene el baño para que el agua cubra el cuerpo lo más posible.

3. Quédese en el baño de 10 a 30 minutos.

4. Cuando el baño termine, dése golpecitos con una toalla para secarse, pero no la restriegue sobre la piel. Esto tiende a dejar sobre la piel una capa delgada del agente curativo que se ha utilizado en el agua. Además, se protege la piel delicada de una mayor irritación provocada por la acción de restregar la piel.

Baño de Avena

Coloque tres tazas de harina de avena en una bolsa de trama poco apretada, como la tela para colar queso. Póngala en el baño lleno de agua. Una manera mejor sería dejar que el agua caliente corriera sobre la bolsa de avena colocada dentro del baño. Luego exprima la bolsa dentro del agua. La bolsa también se puede usar como una esponja para lavar el cuello y los hombros. También puede poner tres tazas de harina de avena en la bolsa y dejarla remojar en agua caliente durante algunos minutos; luego agréguela al baño. Esto evitará que se formen grumos, lo que podría ocurrir si se agrega directamente al agua del baño.

Baño de Almidón

Ponga 1/2 kilo de maicena en un baño lleno de agua, o primero puede mezclar la maicena con suficiente agua fría para hacer una pasta uniforme y luego agregue agua caliente y hierva hasta que esté espesa. Agregue la mezcla al agua del baño. El baño de avena es menos resecante que el baño de maicena.

Baño de Bicarbonato

Disuelva 1/2 kilo de bicarbonato de sodio (soda) en un baño lleno agua. Se puede utilizar una mezcla 1/4 kilo de bicarbonato y 1/4 kilo de maicena.

Baño de Parafina

Este es un tratamiento excelente para el alivio de dolor en las manos y muñecas. También se puede usar para los codos, pies, tobillos, si dispone de una vasija de tamaño adecuado. La parafina forma una capa sobre la piel que previene la pérdida de calor; por lo tanto, la temperatura de la piel se puede aumentar mucho más que con el uso de agua sola. El calor penetrante que se produce por la parafina promueve el alivio y deja la piel suave y flexible.

Es especialmente útil en el artritis y también se puede usar en la bursitis, heridas que resultan de torceduras y en coyunturas dolorosas por otras causas, como la gota.

Para dar este tratamiento necesitará un baño maría para derretir la parafina, un termómetro de baño, aproximadamente 2 1/2 kilos de parafina sólida, y 1/2 litro de aceite mineral.

Ponga la parafina y el aceite mineral en el baño maría y caliente hasta que derrita la parafina. Luego deje que se enfríe hasta que una capa delgada se forme encima o hasta que alcance más o menos 51ºC (125ºF). Las manos deben estar limpias y secas. Meta las manos y las muñecas y luego retírelas rápidamente manteniendo los dedos separados. Haga esto varias veces más hasta que se forme una buena capa de parafina sobre las manos. Luego ponga las manos en la parafina y déjelas allí unos 15 a 30 minutos. Después que el tratamiento esté completo, pele toda la parafina de las manos y guárdela en un frasco o vasija bien sellado. Este tratamiento se puede hacer con buenos resultados diariamente.

Es preferible terminar con un baño tibio o de regadera y un período de descanso de unos 30 minutos.

Este tratamiento no se debe administrar a personas sensibles o alérgicas a la parafina. Tampoco debe sarse a personas con infecciones de la piel, o condiciones que producen una escasa provisión de sangre o con falta de sensación en las manos u otra parte que debe ser tratada.

Lavado Ocular

Las aplicaciones a los ojos y soluciones para lavar el ojo pueden aplicarse de muchas formas diferentes. Puede administrarse una aplicación conveniente vertiendo la solución en el hueco de la mano y colocando el ojo en el líquido mientras se parpadea. Esto pone el ojo en contacto directo con la solución. También se fabrican pequeños vasos de vidrio o plástico con este propósito. La solución debe cambiarse frecuentemente.

Al hacer aplicaciones de cualquier tipo a los ojos es esencial primero saber cuál es la dificultad, y cual es la causa, y entonces aplicar lo que sea mejor para quitar la causa.

Cuando la membrana que forra el párpado y cubre el globo ocular se inflama, o hay inflamación en las estructuras externas, se requieren aplicaciones frías o frescas. La inflamación de la córnea o iris (la membrana pigmentada que está detrás de la córnea interrumpida por la pupila) requieren aplicaciones calientes. Deben usarse compresas con dos o tres dobleces de paño de lino, las cuales deben cambiarse cada cinco minutos. Hechas de esta manera, las aplicaciones frías son excelentes. Los fomentos son la mejor forma de aplicar calor. Deben ser tan calientes como pueda soportarse. Si producen alivio, continúe por media hora o más. SI EL DOLOR AUMENTA, DETENGA INMEDIATAMENTE LA APLICACION.

Las aplicaciones alternadas, calientes y frías aliviarán la mayor parte de los casos. Deje por más tiempo las aplicaciones calientes, poniendo frío sólo por unos pocos minutos.

Un lavado de ojo con agua fría y caliente es muy superior a las soluciones patentadas para los ojos que se venden en el mercado.

Los lavados diarios de ojo con agua tibia beneficiarán a los que deben usar los ojos intensamente en su trabajo, o leen mucho. Muchas personas arruinan sus ojos porque no les dan el descanso y cuidado debidos. Un excelente lavado de ojos se hace con una cucharadita llena de golden seal. Use dos cucharaditas llenas de polvo de ácido bórico, y media cucharadita de mirra en 1/2 litro de agua hirviendo.

Lavado de Oído

Se hacen aplicaciones a los oídos usando fomentos, compresas, lavados, rociamientos o pulverizaciones. Las cataplasmas y compresas son útiles en la inflamación de las estructuras del oído en caso de absceso. En muchos casos restaurarán el uso de este órgano.

No debe usarse una jeringa en el oído, ya que casi siempre resulta en daño irreparable por perforación del tímpano.

El lavado de oído es un medio valioso para quitar sustancias extrañas e insectos. Los lavados tibios son buenos para quitar cera endurecida, y así restaurar el oído. Cuando se hace un lavado, inclínese la cabeza hacia la vasija, de manera que el agua pueda correr libremente y salir del oído.

Lavado de Nariz

Cierre la boca cuando introduce cualquier sustancia líquida en la nariz, o cuando inyecta un líquido con una jeringa. Las aplicaciones deben ser suaves, pues las aplicaciones violentas a menudo causan gran dolor e irritación. Nunca inyecte líquidos con una jeringa de pistón, pues produce presión excesiva y resulta peligroso para la estructura interna de la nariz. Como regla general, la temperatura del líquido para los lavados de nariz debe ser templada o tibia.

Baños Turcos

Los baños turcos se dan para producir transpiración profusa. Debe tomarse abundante agua antes, durante y después del baño para reponer la que se pierde por la transpiración. El agente principal es el aire caliente. La temperatura varía de 40°-60°C (105°-140°F). Habitualmente hay sensaciones desagradables que desaparecen en cuanto el paciente comienza a transpirar.

Después que el enfermo ha transpirado bastaante, hay que llevarlo a una habitación con temperatura entre 32°-37°C (90° y 100°F), donde la persona que lo atiende lo frota y masajea en forma completa para eliminar la piel muerta; después de eso todo el cuerpo es bien enjabonado y frotado, ya sea con la mano o con un cepillo. Después se la de un baño de regadera y después el paciente es sumergido en una bañera de agua fría. Finalmente es secado y envuelto en una sábana (a veces se necesita una frazada), y acostado en una habitación con una temperatura entre 21°-26°C (70°-80°F).

Además de ser muy eficaz para producir la transpiración, el baño turco estimula maravillosamente la eliminación. Es el rey de los remedios en el reumatismo agudo o crónico, la ictericia, la malaria o paludismo, las enfermedades sifilíticas, la obesidad, la hidropesía, la gota reumática, las enfermedades de la piel, la eccema y la hidrofobia; y hará abortar las fiebres, la tifoidea, etc.

El baño romano es muy similar al baño turco, con la diferencia de que, después que el paciente ha sido secado, recibe una fricción completa con una clase de aceite dulce. Esto es excelente para personas que son susceptibles a los resfríos.

Cómo dar un Baño Turco Sin gabinete

Use una tina. Inclínela levantándola en un extremo como un taco de madera de 5 por 10 centímetros y llénela de agua caliente; también llene un recipiente grande para introducir los pies. Coloque una frazada sobre el borde de la tina y ponga al paciente en la tina de modo que recueste la espalda contra la frazada, mientras mantiene los pies en el recipiente con agua caliente. Cubra al enfermo con una sábana, que debe estar firmemente sujeta alrededor de la nuca. Saque agua de la tina y añada más agua caliente, hasta que el paciente empiece a sudar profusamente. Haga que beba bastante agua.

Baños de Luz Eléctrica

Este baño es sencillamente una luz artificial. Su ventaja es que el paciente no está sujeto a una atmósfera muy caliente, y sin embargo produce abundante transpiración. Es un buen tónico, y es apropiado para usar cuando se desea aumentar la actividad de la piel.

El paciente se sienta en un gabinete de luz a una temperature de 51°-54°C (125°-130°F) por 10 a 20 minutos, con la cabeza fuera del gabinete. Esto induce abundante transpiración, un leve aumento en la temperatura corporal, de 38°-38,5°C (101°-102°F), dilatación de los vasos sanguíneos, y una baja en la presión sanguínea. Tan pronto se comience a sudar, se debe aplicar un paño frío a la cara. Es bueno para el tratamiento de la obesidad, algunos tipos de enfermedades renales, neurosis, artritis, neuritis, hipertensión, y síntomas de retiro de drogas, tabaco, o de alcohol. No se debe usar en pacientes diabéticos, tuberculosos, con hipertiroidismo, en pacientes demasiado débiles, o personas con problemas del corazón o endurecimiento de las arterias.

E. TRATAMIENTO PERSONAL CON AGUA

Uno de mis tratamientos personales con agua más favoritos de los cuales disfruto yo mismo muchísimo, es el baño de chorro. Hago que el operador esté de tres a cinco metros de distancia, si es que hay lugar para ello, para que el chorro de agua llegue hasta el cuerpo con fuerza suficiente como para que duela un poco.

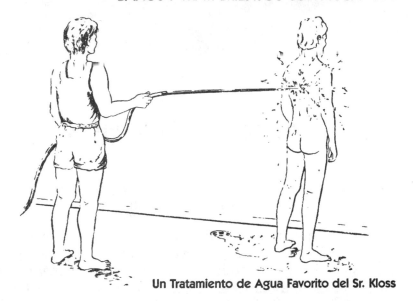

Un Tratamiento de Agua Favorito del Sr. Kloss

Para empezar, el agua debe tener una temperatura un poco mayor que la del cuerpo, o sea tan caliente como pueda soportarla cómodamente. Comienzo haciendo que el operador empiece aplicándome el chorro en la parte posterior de la cabeza, y que luego lo vaya desplazando hacia arriba y abajo a lo largo de la espina dorsal, hasta los pies. A continuación me doy vuelta de manera que el chorro me dé en el costado del cuello, y por la cara, hacia arriba y hacia abajo, y así continúo dando vueltas y dejando que el chorro me moje la cara. Luego inclino hacia abajo la cabeza para que el chorro me dé en la parte superior de la cabeza, y continúo dándome vuelta hasta que el cuerpo esté bastante caliente. Entonces le pido que baje un poco la temperatura del agua, hasta estar por debajo de la temperatura del cuerpo, empezando de nuevo en la parte posterior de la cabeza, otra vez hacia arriba y hacia abajo, por toda la columna hasta los pies; y continúo así dándome vuelta de manera que el chorro abarque todas las partes del cuerpo. Levanto también los pies para que el chorro me dé en la planta del pie, y sigo dándome vuelta hasta que se abarque el cuerpo entero. Continúo este tratamiento por unos diez a quince minutos, cubriendo todas las partes del cuerpo, desde la parte superior de la cabeza hasta la planta del pie. Disfruto muchísimo con este tratamiento.

6

Compresas y Fomentos

A. TECNICAS DE LA APLICACION DE FOMENTOS

Siempre que se utilice el agua en cualquier forma para tratamiento, se debe observar de cerca al paciente para estar seguro que la reacción que se produce es benéfica. Se puede causar una reacción incorrecta por no seguir las técnicas apropiadas durante el tratamiento. La culpa luego puede caer sobre la terapia misma, en vez de sobre la manera como se dio. Por lo tanto, siempre escuche cuidadosamente lo que dice el paciente durante el tratamiento y vigile la reacción de la piel.

Una compresa se compone de varios dobleces de paño mojados en agua. Cuando se desea una compresa fría, móje la compresa a la temperatura exacta deseada, y exprímala para que no gotee, y colóquela sobre la parte a tratar. Cambie cada cinco minutos.

La compresa fría se prepara colocando hielo machacado entre los dobleces. Ésta, por supuesto, no necesita ser cambiada tan a menudo.

Al aplicar compresas a las partes delicadas, debe tenerse mucho cuidado para no perjudicarlas, y una compresa delgada es mucho mejor en tales casos.

Para aplicar compresas tibias, cubra la compresa caliente con un paño seco, preferiblemente con franela.

Los efectos de una compresa son muy similares a los de una cataplasma.

Las aplicaciones mojadas en forma de cinturón a la pierna, con sábana mojada, aplicaciones mojadas al pecho, etc., no son sino compresas grandes.

Compresas de Calor

Una compresa de calor actualmente se siente fría cuando primero se aplica, pero después de sólo un poco de tiempo empieza a calentarse mientras que el cuerpo reacciona contra el frío. Tal compresa, cuando se aplica a la garganta, es muy buena para el tratamiento de la garganta dolorida, la amigdalitis, laringitis, tos ferina, gripe y resfriados.

1. Utilice una tira de trapo de algodón delgado suficientemente larga para envolver alrededor del cuello cuatro veces, o puede utilizar el trapo doble y envolverlo alrededor del cuello dos veces. Deben de ser lo suficientemene anchos para cubrir todo el cuello y también se debe estirar sobre los oídos; normalmente de 7 a 10 centímetros de ancho es suficiente.
2. También necesitará una tira de franela o tela de lana para utilizar como cubierta y que sea lo suficientemente larga para envolver alrededor del cuello dos veces. Debe ser aproximadamente 3 a 5 centímetros más ancha que el algodón.
3. Corte un trozo de plástico, de una bolsa de basura desechable, suficientemente largo para envolver alrededor del cuello una vez y como dos centímetros más ancho que el algodón.

Los siguientes pasos deben seguirse para aplicar una compresa de calor a la garganta:

1. Ponga la tela de algodón en agua fría y exprímala hasta que ya no gotee.
2. Envuélvala alrededor del cuello haciendo que quede lo más cerca de la piel que sea posible.
3. Cubra con franela o una franja de lana. Asegúrese que toda la tela de algodón humedecida esté cubierta. Ajuste bien la cubierta alrededor del cuello, pero no demasiado para no incomodar al paciente. Préndala con un alfiler de seguridad para asegurarla.
4. Deje la compresa en su lugar toda la noche. Debe estar seca cuando se quite en la mañana. La compresa llevará la sangre hasta la superficie de la piel, lo que calentará y secará el algodón; y como resultado, se aliviará la congestión de las estructuras más profundas del cuello.

5. Después de quitar la compresa, frote el cuello con un paño seco y seque completamente para prevenir el resfrío.
6. Si la circulación del paciente no es muy buena, y la tela fría no se calienta, entonces mójela en agua caliente y exprímala, y úsela de la manera explicada.

El mismo tipo de compresas se puede aplicar al abdomen. Es útil en el estreñimiento, indigestión, y ayuda a promover el sueño. Necesitará los mismos artículos que usó para la compresa de la garganta, pero la tira de algodón debe ser el doble de ancha, de 20 a 25 centímetros, y de largo suficiente para envolver el abdomen una y media veces. La cubierta de franela o lana neceita ser como 30 centímetros de ancho y del mismo largo, o algo más larga, que la tela de algodón. Entre la tela mojada y la cubierta de franela puede colocarse una tela de plástico de 30 centímetros de ancho y de largo suficiente para envolver el cuerpo una vez, para hacer que el efecto de la compresa dure más.

Como aplicar una compresa de calor al abdomen:
1. Extienda la tela de franela sobre la cama para que cuando el paciente se acueste, se pueda doblar sobre el abdomen.
2. Si se va a usar el plástico, se debe extender sobre la franela.
3. Exprima la tela de algodón empapada en agua fría (o caliente, como se indicó cuando se habló de las compresas para la garganta) y colóquela sobre la franela (o plástico). Asegúrese que no haya arrugas en la superficie.
4. Haga que el paciente se acueste de espalda sobre la compresa sobre y luego doble cada capa sobre el abdomen; la tela de algodón húmeda primero, para que se cruce adelante sobre el abdomen. Alise cada capa y quite bolsitas de aire.
5. Cubra completamente y apriételo con el plástico y/o la franela y prende y asegure en su lugar.
6. Quite la compresa en la mañana, frote la piel con un trapo frío, y luego seque completamente.
7. Si la tela de algodón no se calienta como debe, coloque una bolsa de agua caliente sobre la compresa por un rato. Compruebe que la franela esté apretada y que esté tapando el algodón completamente. Si ninguna de estas sugerencias parece surte el efecto deseado, puede que sea necesario aplicar la compresa de algodón sólo encima del abdomen

sin envolverla completamente alrededor del cuerpo. Si el paciente siente frío durante el tratamiento de las compresas húmedas, normalmente es porque el hay aire llega al algodón húmedo.

B. FOMENTOS

Los fomentos son aplicaciones locales de calor húmedo y se utilizan para aliviar el dolor y los espasmos musculares, y también para aumentar la circulación. Se pueden usar con beneficio en condiciones como el artritis, resfríos, influenza, bursitis, torceduras, dolor muscular dolor de coyunturas y nervios, la gota, e infecciones, para nombrar sólo unos cuantos.

Los paños para fomentos se pueden hacer de una tela que sea mitad algodón y mitad lana, o bien tela sintética, o franela gruesa. Cada paño para fomento debe tener unos 90 centímetros por lado; hay que doblarlo tres veces para que el fomento final tenga tres capas de espesor y un tamaño de 30 por noventa centímetros.

Tenga los siguientes materiales listos antes de empezar el tratamiento:

1. Tres paños para fomento dobladas y listas para usar.
2. Tres cubiertas para cubrir el fomento, hechas del mismo material y más o menos del mismo tamaño.
3. Una vasija de agua helada y dos toallitas de baño.
4. Por lo menos cuatro toallas grandes de felpa.
5. Una sábana o cobija para cubrir al paciente.
6. Una vasija grande para el agua hervida.
7. Una tela de plástico grande o sábana de hule para proteger la cama.

Cómo se administra el tratamiento de fomentos:
1. Extienda sobre la cama el paño para fomento empapado en agua caliente y exprimido, encima de una tela plástica o de hule, y cúbralo con dos toallas la primera vez para que evitar quemaduras de la piel. Cuando el paciente se acueste, el fomento debe quedar a lo largo de la columna vertebral. El paciente debe mantenerse caliente y cómodo, acostado sobre el fomento a la columna y cubierto con una sábana o colcha. Debe manener los pies en una vasija con

agua caliente a una temperatura de 40°-43°C (105°-110°F).
Asegúrese de que el agua para el baño de pies se mantenga caliente durante el tratamiento.

2. Cubra el la parte del cuerpo a tratar con dos de las toallas para el primer fomento y con una toalla de ahí en adelante.

3. Tuerza un paño para fomento doblado un poco y métalo en el agua caliene (Fig. 1) hasta que esté completamente empapado dejando unos 10 centímetros en cada extremo fuera del agua. Exprima el fomento (Fig. 2) hasta que esté lo más seco posible. Si estira el fomento de cada extremo y lo extiende mientras lo retuerce, eliminará más agua. Mientras más húmedo el fomento, más caliente lo sentirá el paciente.

4. Ahora destuérzalo, envuélvalo rápidamente en una cubierta para fomento, (Fig. 3 y Fig. 4) colóquelo sobre las dos toallas (primer fomento) que ya había puesto sobre el paciente y cúbralo con otra toalla. (Vea también las Figuras 5 y 6).

5. Asegúrese de que no queme ninguna parte en el lugar de aplicación. Si el fomento está demasiado caliente y se necesita protección adicional, coloque otra toalla entre el fomento y la piel.

6. Si el fomento empieza a quemar al paciente, levántelo un momento, frote la piel con la mano para quitar la humedad y vuelva a aplicarlo. Cuando el fomento se enfríe un poco, normalmente en tres a cinco minutos, quítelo, seque bien la piel con una toalla seca, y coloque otro fomento caliente. Tenga el nuevo fomento listo para aplicarlo en cuanto retire el que se había enfriado. Nunca deje la parte que se está tratando expuesta al aire.

7. Ponga una toallita de baño fría sobre la cabeza cuando empiece a transpirar y cámbiela cada tres o cuatro minutos. Estas toallitas se deben exprimir en agua helada.

8. Para provocar una reacción, la piel se puede frotar con un paño frío o un trozo de hielo entre cada fomento. No se debe usar hielo si el paciente tiene dolor severo. Asegúrese que la piel esté seca antes de aplicar el siguiente fomento.

9. Asegúrese que la toalla colocada entre la piel del paciente y el fomento se mantenga seca. Si se humedece, cámbiela por una seca para evitar quemaduras.

COMO SE PREPARAN LOS FOMENTOS

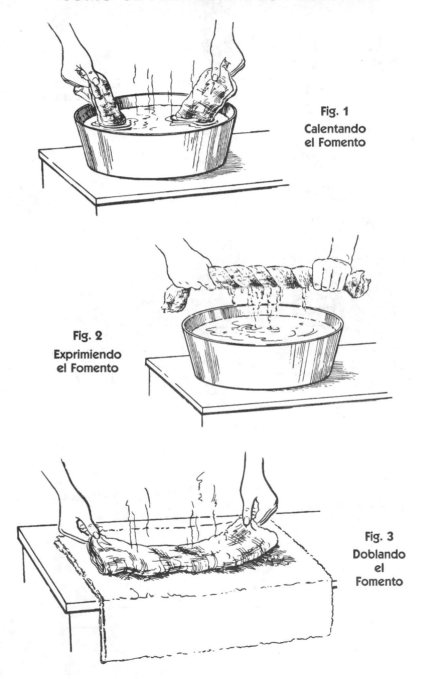

Fig. 1
Calentando
el Fomento

Fig. 2
Exprimiendo
el Fomento

Fig. 3
Doblando
el
Fomento

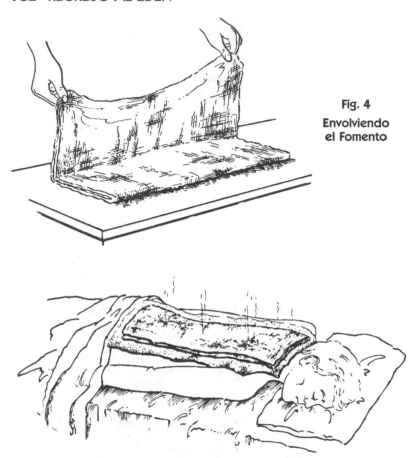

**Fig. 4
Envolviendo
el Fomento**

Fig. 5 – Fomento a la Espina Dorsal

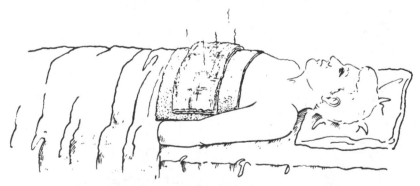

Fig. 6 – Fomento a la Parte Superior del Abdomen

10. Normalmente un total de tres fomentos es suficiente. Es imporante que seque la piel rápida y completamente entre cada uno. Después que de quitar el último fomento, limpie la piel con un paño frío y seque bien.
11. Siguiendo el tratamiento, levante los pies del paciente del baño caliente, eche agua fría sobre ellos y seque bien. El paciente debe refrescarse con un baño neutral o un baño de regadera, o con un frotamiento con alcohol; luego debe secarse con cuidado y totalmente; cuando se acueste, cúbralo con una sábana o cobija y déjelo descansar por 30 a 60 minutos.
12. Los fomentos se pueden repetir dos o tres veces al día si es necesario.
13. Se puede conseguir almohaditas de termoterapia que también dan un tratamiento húmedo de calor. Su aplicación debe limitarse a 30 minutos.

Los fomentos alivian a la congestión interna al llevar la sangre a la superficie de la piel. Las aplicaciones muy calientes se deben usar para aliviar el dolor; se deben efectuar aplicaciones calientes y breves (tres a cinco minutos) con aplicaciones frías, si se desea un efecto tónico o estimulante; Para producir relajamiento hay que usar tratamientos de cinco a diez minutos con menos calor.

Además de esas condiciones ya encionadas en esta sección, los fomentos también se pueden emplear en inflamaciones agudas, dolores locales, congestión del pecho, neuralgia, dolor de muela, pleuresía, espasmos musculares, para producir sueño, aumentar la circulación y eliminar las toxinas por medio de la transpiración provocada.

Las siguientes precauciones se deben observar cuando se dan los fomentos.

No utilice fomentos en pacientes inconscientes, en las piernas y pies de diabéticos, ni en cualquier parte del cuerpo donde no haya sensación o donde no haya suficiente sangre. Use con precaución en pacientes débiles o mayores, en niños y en pacientes que estén soñolientos o semiconscientes. No se debe dar fomentos al abdomen en una persona de la que se sospeche que tenga apendicitis aguda. Los fomentos atraen sangre a la parte que se está tratando, así que no se deben usar si hay sangramiento externo o si se sospecha que lo haya interiormente. Ponga una bolsa de hielo sobre el corazón para los pacientes con el corazón débil. Mantenga al paciente bien cubierto siempre y protéjalo de corrientes de aire. No deje al paciente sin atender. Procure que el paciente tome agua a la temperatura del cuerpo durante el tratamiento.

C. COMO HACER UNA ENVOLTURA CON FRAZADA

Si es posible tenga dos frazadas o cobijas dobles con dos partes de lana cada una. Necesitará, además, un baño de tina o bien una tetera con agua hirviendo y una fuente con agua helada que usará para aplicar compresas frías a la cabeza del paciente.

Déle al paciente un baño de pies caliente mientras prepara la frazada para la envoltura. Si el paciente puede sentarse, haga que se siente al borde de la cama para tomar el baño de pies, y si no, hágalo recostar en un lado de la cama para que ponga los pies en agua caliente. Es buena idea, en esta ocasión, darle tomar un té caliente de hierbas para estimular la transpiración. Puede usar las siguientes hierbas: milenrama, salvia o nébeda. Mantenga al paciente cubierto con una sábana.

Coloque una frazada o cobija doble sobre la cama y ponga encima de ella una frazada sencilla para que ésta se envuelva sobre la frazada mojada. Luego tome la otra frazada doble, y dóblela a lo larego llevando las dos mitades hasta el centro, de manera que casi se toquen en el centro; finalmente doble una mitad sobre la otra. Esto formará una franja del largo de la frazada. Meta la frazada doblada en el agua hirviendo. (Haga esto con cuidado, de manera que no se deshagan los dobleces.) Deje fuera del agua unos 25 centímetros en cada extremo para que dos personas puedan sacarla y retorcerla en direcciones opuestas para escurrirle el agua. La frazada debe estar totalmente saturada de agua caliente. Después que la frazada ha sido estrujada para sacarle toda el agua posible, extiéndala rápidamente sobre las otras frazadas y acueste sobre ella al paciente sin pérdida de tiempo, pues se enfría con rapidez una vez que se abre. Envuelva al enfermo primero con la frazada caliente mojada, y luego con la frazada seca simple, y finalmente con la frazada seca doble. Esté seguro de que los pies del enfermo están bien envueltos, y que la frazada seca envuelva y cubra bien a la mojada. Envuelva la frazada de tal manera que los brazos toquen la frazada y no el cuerpo.

D. FROTAMIENTO CON ALCOHOL

Un frotamiento con alcohol normalmente se da como un procedimiento refrescante, después de algún tratamiento con calor o para reducir la temperatura en pacientes con fiebre. Algunas veces se usa como tónico.

Se debe usar alcohol para frotar si se consigue, pero se puede usar también alcohol puro (95 por ciento) si se diluye con agua, dos partes de alcohol y una parte de agua.

El paciente se debe tapar con una sábana, exponiendo nada más la parte que se debe frotar.

No eche el alcohol directamente sobre el paciente. Eche algo de alcohol en sus manos encopadas, frote las dos manos y luego frote el brazo del paciente, empezando con la mano y aplicando el alcohol hasta el hombro en una frotada. Luego lleve las manos hacia abajo a lo largo del brazo, alternándolas para humedecer todo el brazo. Frote rápidamente pero con suavidad utilizando ambas manos y asegúrese que todo el alcohol se haya evaporado y que la piel esté seca antes de proceder a la siguiente parte.

Después que haya terminado con el primer brazo, cúbralo con la sábana y proceda a frotar el brazo opuesto del mismo modo. Luego frote el pecho, las piernas, el abdomen y la espalda, siempre frotando de modo rápido y enérgico para precipitar la evaporación.

Deje al paciente completamente seco y confortable.

No aplique alcohol sobre llagas abiertas ni en la piel irritada y no utilice el frotamiento con alcohol en bebés o niños muy pequeños.

E. COMPRESA DE HIELO

La compresa de hielo es muy útil para tratar torceduras agudas, bursitis aguda, inflamación aguda de articulaciones y contusiones. Debe ser aplicado lo antes posible después del accidente. Contrae los vasos sanguíneos, mantiene la inflamación en un mínimo, y alivia el dolor. El frío húmedo de una compresa de hielo es de más beneficioso que el frío seco de una bolsa de hielo, y se mantiene más seguro alrededor de la articulación afectada.

Cómo utilizar un empaque de hielo:

1. Cubra el área de la piel a tratarse con una franela. Nunca ponga el hielo directamente sobre la piel.

2. Ponga una capa de hielo picado de unos 3 centímetros de espesor sobre una toalla o tela de franela lo suficiente grande para cubrir el área completamente. Cubra esto con otra toalla y asegúrelo con un alfiler de seguridad.

3. Ahora ponga el empaque de hielo sobre el área dolorida.

4. Prenda un pedazo de plástico o hule sobre la compresa. Asegúrese que la cama esté protegida cuando la use para dar el tratamiento.

5. Deje la compresa por 30 minutos y mantenga la extremidad elevada. Después de quitar la compresa seque la piel y mantenga el lugar tapado con una toalla seca o una franela.

6. Repita este tratamiento cada dos horas hasta un total de 8 a 12 horas o más si es necesario.

7. Asegúrese que la piel no se congele.

8. En torceduras agudas, este tratamiento se puede continuar por uno o dos días y luego se puede alternar caliente y frío, como se ha explicado previamente.

9. Si no se consigue hielo, la parte afectada se puede poner en agua helada o agua fresca de la llave por 30 minutos. Esto se puede repetir cada dos horas por ocho a doce horas o más si es necesario.

F. LA BOLSA DE HIELO

La bolsa de hielo es muy útil en cualquier momento que se indique un tratamiento frío. No se debe dejar por más que 15 ó 20 minutos a un tiempo. Algunos de sus usos más comunes son para torceduras agudas, detrás del cuello, para dolor de cabeza o hemorragia nasal, sobre el corazón para la palpitación cuando toma tratamiento de calor, sobre picadas de insecto, para las hemorroides y muchas otras condiciones.

1. Llene la bolsa de hielo aproximadamente a la mitad con trocitos de hielo.
2. Aplane la bolsa sobre una superficie plana para eliminar todo el aire que sea posible, y luego ponga la tapa.
3. Envuelva una toalla delgada alrededor de la bolsa.
4. Ponga un pedazo de plástico o hule (tipo sábana) sobre la cama para protección.
5. Déjela por 20 ó 30 minutos.
6. Quítela por el mismo tiempo, manteniendo el área cubierta, y luego reponga la bolsa de hielo. Esto se puede continuar por 8 ó 12 horas como se ha indicado.

G. FRICCION CON GUANTE FRIO

Esto es un tónico excelente para el cuerpo en la mañana y también mejorará bastante la circulación general. Las personas con circulación pobre son más propensas a las enfermedades más serias y los resfríos, que esas personas que tienen buena circulación a todas partes del cuerpo. Cuando las personas se hacen mayores, la circulación tiende a hacerse más lenta y los vasos sanguíneos se hacen menos flexibles. Este baño tónico de fricción puede ser usado por casi cualquier persona. Es fácil de aprender, no requiere ningún equipo costoso y seguramente mejorará su salud y su bienestar también así como su resistencia general a enfermedades.

Las aplicaciones frías y breves o tratamientos de calor seguidos por frío tienden a hacer que la reacción química de la sangre sea más alcalina, por la oxidación de productos de desecho. La sangre normalmente tiene una reacción alcalina, pero durante infecciones, fiebres, etc., esta alcalinidad es reducida y la sangre se cambia más a una reacción ácida, aunque la sangre nunca en realidad se hace ácida en su reacción. Hay también un aumento moderado en el número de células rojas en la circulación así también como un aumento en la hemoglobina y un aumento marcado en el número de células blancas que luchan contra la infección. No sólo hay un aumento en el número de corpúsculos blancos, sino también se hacen mucho más activos en la lucha contra la enfermedad. El efecto de un tratamiento frío dura aproximadamente de una a tres horas y mientras que un tratamiento no se puede esperar que produzca un efecto duradero o marcado, tratamientos fríos frecuentes, especialmente con fricción añadida, producirá un mejoramiento permanente y definitivo en la circulación y un aumento en los corpúsculos de sangre y hemoglobina. "La mayoría de la gente recibirían mucho beneficio con un baño fresco o tibio diario en la mañana o en la noche. En lugar de ser susceptible al frío, un baño, tomado apropiadamente, fortifica contra el frío, porque mejora la circulación; la sangre sube a la superficie, y se obtiene un ritmo de flujo mucha más regular y fácil. La mente y el cuerpo ambos se vigorizan." (*Ministerio de Sanidad*, p. 276)

Cómo tomar una fricción de guante frío:

1. Como siempre, mantenga el cuarto caliente y libre de corrientes de aire.
2. Llene el lavabo o vasija con agua tibia aproximadamente de 29°-35°C (85°-95°F).
3. Si no tiene un guante de fricción regular y no desea comprar uno, escoja una toallita áspera, métala al agua, y exprímala hasta que esté casi seca.
4. Para aumentar la tolerancia, debe empezar gradualmente. En la primer mañana frote sólo un brazo desde la muñeca hasta el hombro. Siga frotando rápidamente y con vigor hasta que la piel se vuelva rosa y tenga sensación de picazón.
5. Deténgase y seque el brazo completamente con una toalla caliente.
6. La segunda mañana, frote los dos brazos hasta que se vuelvan color rosado, primero uno y luego otro, secando a cada uno cuando termine.
7. En los días siguientes añada el pecho, abdomen, las piernas, la derecha e izquierda. Ayuda si alguien más le frota la espalda, porque frotando esta área con vigor puede ser difícil y causar cansancio.
8. Cada día debe hacer el agua más fresca hasta que finalmente pueda usar agua de hielo sin sentirse resfriado. El paño puede estar un poco mojado, pero nunca empapado si se desea una reacción más vigorosa.
9. Eventualmente debe poder terminar el baño entero de fricción en menos de 10 minutos.

10. Cuando le da el tratamiento a otra persona, empiece con un brazo hasta que haya producido una buena reacción, seque bien y empiece con el otro brazo, luego el pecho, abdomen, piernas, y espalda. Mantenga bien cubiertas todas las partes del cuerpo que no haya tratado.

Precauciones:

1. Si al principio se cansa sin razón de tanto frotar, siga en la misma parte por varios días y añada otras partes del cuerpo a un paso más lento. Descanse si necesita, pero no se desanime hasta que termine todo el cuerpo.

2. Las personas mayores o muy débiles o personas enfermas pueden encontrar este tratamiento muy agotador o quizás no puedan obtener una buena reacción en la piel. Si ese es el caso, la fricción con guante frío no se debe utilizar.

3. Esté seguro de continuar frotando cada parte hasta que la piel adquiera un color rosado.

H. TRATAMIENTO SEDANTE

Este tratamiento se da para dar alivio a la fatiga nerviosa y tensión:

1. Caliente los pies con un baño caliente de pies. Si el paciente es diabético o tiene circulación pobre, envuelva los pies en una cobija caliente.

2. Use fomentos. (Vea parte B, Fomentos, anteriormente en este capítulo para instrucciones completas de cómo hacer un fomento.) Los fomentos que se usan en el tratamiento sedante se deben dejar refrescar un poco antes de aplicarlos al paciente. No se deben usar mientras están muy calientes.

3. El paciente se debe acostar sobre un fomento que se extienda a lo largo de la espina dorsal y aplique otro sobre el abdomen.

4. Aplique compresas frías a la cabeza y cuello, y cámbielas cada dos o tres minutos.

5. Tan pronto como el fomento se empieza a refrescar, quítelo, seque la piel y aplique un nuevo fomento caliente. Cam-

bie el fomento largo sobre la espina dorsal primero. No frote la piel con hielo entre los fomentos.

6. Cambie los fomentos tres veces.

7. Luego refresque al paciente con un masaje de alcohol o un baño de inmersión o de regadera tibio.

8. Seque al paciente completamente, póngalo cómodo y caliente, y pídale que descanse y duerma.

I. TRATAMIENTO PARA LA ARTRITIS

Los tratamientos con calor y frío alternados contribuyen a mitigar el dolor causado por la artirtis. Este tratamiento es principalmente para el artritis en las manos, muñecas o pies. El tratamiento es sencillo de dar y sólo se necesita el mínimo de equipo. Debe preparar dos vasijas lo suficientemente grandes para dar cabida a las manos o pies. Una de las vasijas debe llenarse con agua caliente de 40°-48°C (105°-110°F y la otra debe contener agua fría de 15°-21°C (60°-70°F). Esta es más o menos la temperatura del agua que sale de la llave de agua fría.

1. Debe haber suficiente agua en la vasija para cubrir casi hasta los codos o las rodillas.

2. Use un termómetro de baño para determinar la temperatura del agua.

3. La extremidad se debe poner primero en el agua caliente por tres minutos y luego en agua fría por 30 segundos.

4. Se deben hacer siete cambios, terminando con agua caliente.

5. Esto se puede hacer dos o tres veces al día.

6. Si el agua caliente aumenta la inflamación, la temperatura se puede disminuir a 40°C (105°F) o el tiempo en el agua caliente se puede reducir a dos minutos y el tiempo en el agua fría se puede aumentar a un minuto.

7. Si hay circulación pobre, el agua caliente nunca debe ser más de 40°C (105°F).

8. Para las articulaciones con dolor intenso, se puede utilizar una compresa de hielo hasta que se baje la inflamación y luego se pueden usar los tratamientos que alternan agua caliente con agua fría.

Muchas personas con artritis obtendrán más alivio con el baño de parafina que se describe en el Capítulo 5, parte D, Tipos de Baños.

J. TRATAMIENTO PARA DOLOR DE CABEZA

La mayoría de los dolores de cabeza son causados por fatiga nerviosa, tensiones musculares, vasos sanguíneos dilatados en la cabeza, o una combinación de éstos. En sólo una persona de varios cientos podría ocurrir que un dolor de cabeaa se deba a alguna enfermedad grave como tumor en el cerebro. La próxima vez que tenga dolor de cabeza mientras esté en su casa, siga el tratamiento que se explica a continuación. Es preferible que lo haga en cuanto sienta que le quiere dar un dolor de cabeza.

1. Caliente el baño entre 21°-27°C (70° y 80°F).

2. Desvístase y tome un baño de pies caliente, como ya se explicó en el Capítulo 5. Para este tratamiento es mejor sentarse en el borde del baño y echar agua caliente suficiente para cubrir un poco más arriba de los tobillos. Empiece con agua a 40°C (105°) y aumente poco a poco hasta no más de 46°C (115°F).

3. Manténgase caliente envolviéndose en una cobija.

4. Tenga un baño de agua helada listo. Meta una toallita de baño al agua de hielo, exprímala bien y póngala sobre la frente y ojos. Cambie la toallita cada dos o tres minutos.

5. Frótese o dése masaje detrás del cuello para relajar los músculos; gire la cabeza lentamente hacia uno y otro lado una o dos veces, para relajar los músculos lo más posible, y luego aplique un paño frío detrás del cuello.

6. Cuando sus pies estén de color rosado, llene el baño con agua de 26°-35°C (80°-95°F). Luego métase al baño, coloque una toalla doblada detrás de su cabeza, acuéstese hacia atrás, y remójese de 15 a 20 minutos. Mantenga el paño fresco sobre ;a frente y los ojos.

7. Séquese bien dándose golpcitos con la toalla. No debe secarse frotándose con la toalla.

8. Tan pronto como se seque, métase inmediatamente a una cama tibia. Tenga el cuarto oscuro, sin ningún ruido que

lo moleste. Hasta podría desconectar el teléfono. Cierre los ojos, relájese y trate de eliminar los pensamientos estresantes, irritantes y desagradables.

K. FRICCION CON SAL

La fricción con sal es un estimulante circulatorio vigoroso y un tónico general. Aumenta la resistencia a la enfermedad de todo tipo, quita la piel muerta, y abre y limpia los poros. Los pacientes obtienen una reacción más fácil a la fricción con sal que a la fricción fría con guantes.

Moje con agua un kilo de sal de cocina. Haga que el paciente esté parfado con los pies en agua tibia hasta los tobillos. El cuerpo debe estar mojado. Comience a friccionar un brazo con la sal mojada. Las manos del operador deben estar a ambos lados del brazo, aplicando la sal mojada. Frote vigorosamente con movimientos de ida y vuelta hasta que la piel esté reluciente y roja. Frote el resto del cuerpo usando el mismo procedimiento, frotando brazos, piernas, pecho, espalda y nalgas. Omita el abdomen si se desea. Use menos presión en los lugares donde hay huesos superficiales o en partes delicadas. Después de terminada la fricción, quite toda la sal con un baño de regadera con agua tibia, o bien con un cubo de agua. Seque totalmente y haga que el paciente se acueste, cubierto con una sábana o frazada, y aliéntelo a que descanse por un rato.

La fricción con sal no debe administrarse si existe alguna enfermedad de la piel.

Sección IX

Destrezas en el Cuidado del Enfermo

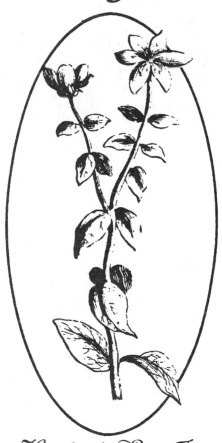

Hierba de San Juan

1

Enfermería

A. CARACTERISTICAS DE UNA VERDADERA ENFERMERA

1. El cuidado fiel, inteligente y eficiente del enfermo a menudo es la causa principal de una recuperación.
2. La enfermera debe ser considerada y bondadosa. La irritabilidad, la dureza y la falta de consideración son actos inexcusables. Las enfermeras deben ser bondadosas en pensamiento, en palabra y en acción.
3. Disposición alegre— una disposición alegre trae vida, esperanza y alegría al cuarto del enfermo. El cuarto del paciente no debe ser un lugar para estar triste o mórbido.
4. Abnegación y una devoción incansable a los intereses del paciente es lo que se requiere de parte de una enfermera. Ella debe estar dispuesta a sacrificarse en favor del paciente, sin considerar la comodidad ni la conveniencia personal.
5. Nadie que se pone de mal humor por circunstancias triviales o que es excitable cuando hay problemas debe ser enfermero. El buen juicio y la calma tienden a inspirar confianza en su competencia.
6. Una enfermera debe siempre ser paciente. Aun las personas que normalmente son consideradas, con frecuencia resultan irrazonables en tiempos de enfermedad, y necesitan atención. La enfermera debe ser siempre firme para lograr el cumplimiento de las instrucciones que recibió.
7. Una enfermera debe ser capaz de desviar la mente del enfermo de los pensamientos indeseables y depresores, sin que parezca hacerlo. Debe ser discreta e impersonal en su

conversación. El leerle al paciente es excelente y debe ser hecho cada vez que sea posible. Evítense los temas excitantes, cansadores y objetables, sea en la lectura o en la conversación. Regúlese el asunto de las visitas sin ofender. Se necesita sentido común en todo tiempo.

8. La enfermera debe observar los cambios en la condición del paciente. Debe observar cualquier cosa que le esté produciendo molestias, y, si es posible, debe cambiar la situación, aunque el paciente no diga nada por temor a molestar a la enfermera muy a menudo.

9. La buena salud es algo muy esencial en una enfermera; y debe tener buen oído, buena visión y buen sentido del olfato.

10. La enfermera debe usar zapatos que no hagan ruido. Los uniformes no deben ser tan tiesos o almidonados que hagan ruido con cada movimiento.

11. La enfermera debe hablar en forma clara y suave, nunca en tonos elevados; pero susurrar es muy objetable y siempre es molesto para el paciente. Las preguntas del enfermo deben ser contestadas en forma discreta, nunca de manera que cause la impresión de que se está escondiendo alguna cosa que él quiere saber o conocer.

12. Las manos de la enfermera deben estar tibias y limpias, y las uñas bien cortadas. La bondad y la firmeza deben caracterizar su manipulación del enfermo.

13. Debe cuidar estrictamente la limpieza general y la apariencia personal.

14. Debe realizar silenciosamente todas las tareas, sin confusión ni ruido. Esto no significa que deba caminar en puntas de pie, lo cual casi siempre molesta al paciente.

B. COSAS QUE LA ENFERMERA NO DEBE HACER

Nunca se siente y golpee con el pie o los dedos. Haga los preparativos para la cama o para la noche después que el paciente esté listo para dormir.

Trate de arreglar la hora para el alimento, el tratamiento, la bebida, etc., de manera que no perturbe al paciente cuando está dormido.

No pregunte constantemente a los pacientes cómo se sienten o si les gustaría que se hiciera algo por ellos.

No permita que los la luz directa caiga en los ojos del paciente.

Evite ruidos innecesarios con platos y papeles.

No los apure con la comida, sino anímelos a masticar completamente.

Evite sacudir la cama.

Cuando se siente en una silla mecedora o de hamaca, no se mueva constantemente. Podría ser muy molesto para el paciente.

C. COMO LLEVAR UNA HOJA CLINICA

La temperatura. Debe tomarse a una hora definidas durante el día, habitualmente por la mañana y por la tarde. Use un termómetro bien desinfectado. Asegúrese que la columna de mercurio esté por debajo de 35°C (96°F). Si no lo está, sacúdalo hacia abajo, teniendo cuidado de no golpear la punta del termómetro contra algún objeto. Cuando tome la temperatura, el paciente debe sostener el termómetro en la boca debajo de la lengua por tres minutos, con los labios bien cerrados; o debajo del brazo, en la axila, por cinco minutos. Si la toma en la axila, el brazo debe estar tocando perfectamente el cuerpo para impedir que el aire llegue al termómetro. Cuando la toma en la boca no debe dar ninguna bebida fría desde unos veinte minutos antes.

Debe tenerse cuidado cuando se toma la temperatura a los niños para que no muerdan el termómetro. En el caso de los niños es mejor tomar la temperatura en el recto. La temperatura debe estar normalmente a 37°C (98,5°F) aunque ésta sube un poco en las primeras horas de la tarde. La fiebre raramente sube a más de 41,5°C (105°F), y entonces el paciente se halla en una condición peligrosa. En algunas enfermedades la temperatura puede elevarse hasta 41,67°C (107°F), y sin embargo puede producirse la recuperación. Tales son el reumatismo inflamatorio, el histerismo, etc., mientras que en otras como las inflamaciones de los intestinos, puede subir también hasta 41,5°C (105°F), lo cual indica una condición de peligro.

El pulso. Normalmente el pulso se siente en las muñecas, sobre la arteria radial, y coincide con los movimientos del corazón. Cuando no se le puede distinguir claramente en la muñeca, coloque la mano sobre el corazón. El pulso promedio de los adultos es alrededor de 72 pulsaciones por minuto, y en los niños entre 72 y 120. El pulso es habitualmente más rápido en el estado de enfermedad, aunque a veces también es más lento. En ocasiones puede alcanzar 140, y entonces debe hacerse de inmediato algo para bajarlo. El carácter del pulso es tan importante como su frecuencia, y varía considerablemente. A veces será débil, irregular, rápido, lento o intermitente.

La respiración. Normalmente el número de inspiraciones es la cuarta parte del de las pulsaciones. Es importante observar no solamente la frecuencia de las inspiraciones, sino también si son ruidosas, irregulares, difíciles o anormales en algún otro sentido.

La Tos. Cuando hay tos, debe notarse a qué hora es peor, cuán frecuente es, su duración y su carácter. Cuando hay expectoración, debe anotarse el color, si es profusa o escasa, espumosa, sanguinolenta, espesa, etc.

Evacuación. Note las evacuaciones del paciente y anote el tamaño, la frecuencia, el color, la consistencia. Además anote el olor, el color y la cantidad de la orina, la naturaleza de los sedimentos, la frecuencia, etc. Cuando guarde orina para el análisis, guarde la primera de la mañana. En caso de retención de orina en la vejiga, lo cual produce una dilatación de la vejiga, debe usarse una sonda para evacuarla.

Síntomas misceláneos. También deben anotarse la forma en que habla el enfermo, si está nervioso, intranquilo, irritable.

La fuerza de la voz.

Las horas de sueño.

El lugar y el carácter del dolor o dolores, y si éstos disminuyen o aumentan con la presión, si son constantes o intermitentes, estacionarios o cambiantes.

Además debe observarse la condición de la lengua: si está limpia, sarrosa o cubierta con una capa, etc.

Los ojos, si los párpados están inflamados, si hay indebida sensibilidad a la luz, si hay alteración en el tamaño de las pupilas, el color, etc.

La piel, si está caliente, el color, la humedad y la apariencia general.

La expresión del rostro, si está ansioso, si la cara está pálida, si el paciente tiene una expresión pacífica o lo contrario.

La actitud general y el comportamiento del enfermo.

Estas hojas pueden conseguirse en la mayor parte de las farmacias.

D. CUIDADO GENERAL DEL PACIENTE

Cómo hacer la cama

El colchón debe ser firme, y las sábanas, suficientemente grandes como para que los bordes puedan colocarse debajo al hacer la cama. Normalmente es deseable proteger la cama con una sábana de goma colocada debajo de la sábana que va sobre el colchón.

Coloque una sábana doblada a lo largo sobre la sábana inferior en el medio de la cama. Esta es una sábana de repuesto. Doble los extremos bien debajo del colchón de cada lado. Para cambiar la sábana inferior aflójela en ambos extremos y los lados. Haga que el paciente gire hacia un lado de la cama, si es posible. Doble la sábana sucia hacia arriba, hacia el paciente, y continúe este procesdimiento colocando la sábana limpia doblada de un lado, doblando el borde firmemente debajo de un lado de la cama y en los extremos. El paciente puede ahora girar hacia el otro lado de la cama sobre la sábana limpia. Entonces quite la sábana sucia y doble la limpia del otro lado debajo del colchón y también en los extremos. La sábana de repuesto puede colocarse al mismo tiempo que la limpia.

Cambie la sábana de arriba doblándola a lo ancho. Doble la sábana limpia debajo del colchón a los pies de la cama y colóquela en posición, mientras se retira la sábana sucia hacia los pies. Debe ponerse estricta atención para tener la sábana inferior perfectamente estirada, no sólo para la comodidad del paciente, sino para prevenir úlceras de decúbito. Trate de que nunca haya migas en la cama.

El cambio de la ropa

Al cambiar las ropas del paciente, saque las mangas primero. Coloque la prenda limpia sobre la cara del paciente hacia abajo, con la parte superior hacia los pies. Entonces coloque las mangas primero, y al levantar levemente la cabeza, puede sacar la prenda sucia por la cabeza, y colocar la limpia a continuación. Si el paciente está en casa y no puede levantarse de ninguna manera, la prenda debe cortarse por la espalda. Entonces, mientras se saca una manga, la manga de la prenda limpia la reemplaza, y la prenda de vestir puede ser gradualmente puesta debajo de los hombros y el cuerpo, y luego la otra manga es cambiada. Siendo que algunos pacientes son muy susceptibles a los cambios de temperatura, mientras se cambia la ropa es necesario tener a mano algo liviano para cubrir los hombros del paciente.

El baño

El cuerpo del paciente debe lavarse por secciones y secarse bien cada parte una vez lavada para que no se enfríe. Use un buen jabón.

Temperatura y ventilación

La temperatura de la habitación debe mantenerse alrededor de 21ºC (70ºF). En algunas enfermedades puede ser necesario mantener la temperatura más alta, y en otras menos. El aire debe estar siempre húmedo. Si hay un aparato que produce aire caliente o una estufa, mantenga una vasija con agua sobre el radiador o la estufa. Si la enfermera duerme en la habitación con el enfermo, ésta debe ser grande y bien ventilada.

Desinfección

Puede usarse Lisol u otro buen desinfectante. La ayuda de un desinfectante contribuye materialmente a mantener el aire puro. Debe ser diluído en agua y mantenido en vasijas donde se coloquen las descargas del paciente.

Desinfección de la ropa

En las enfermedades contagiosas, toda la ropa lavable, las sábanas, etc., deben ser hervidas en un recipiente cubierto por lo menos durante media hora. Estas ropas deben colocarse en una solución desinfectante inmediatamente después de quitadas. No deben usarse pañuelos. Pueden usarse trozos de paño suave, o toallitas de papel que después de usadas se queman.

Todo lo que se barra de la habitación debe ser quemado. Deben hervirse los utensilios para comer, usando un jabón fuerte de lavar ropa

Instrucciones generales

1. Cuando pueda hacerse la elección, una habitación bien iluminada, soleada, ventilada es mejor para cuidar al enfermo; si es posible, la habitación más alejada de la casa, de manera que el ruido no moleste al paciente.

2. La habitación debe mantenerse bien limpia. El barrido debe hacerse con escobas o escobillones húmedos o con un trapo mojado. Quítese el polvo con un paño húmedo para evitar levantar polvo.

3. En enfermedades graves mantenga al paciente tan tranquilo y en silencio como sea posible. Es mejor impedir que haya escenas desagradables en la familia.

4. Prepare y sirva la comida en forma atractiva. Alimente despacio al paciente. Administre los líquidos usando un vaso con una paja para beber.

5. Las visitas deben ser breves y no debe permitirse que éstas cansen al enfermo. Es mejor que haya una sola persona de visita que tener dos a la vez.

6. Nunca sacuda la cama ni tropiece con ella.

7. Cuando se abanique al enfermo, debe hacerse suavemente.

8. La enfermera nunca debe vestirse o desvestirse en la misma habitación del paciente.

9. La enfermera debe tener la oportunidad de pasar una hora diaria al aire fresco y a la luz del sol, y de ninguna manera debe estar de turno de día y de noche.

10. En caso de fiebre, administre agua en abundancia, un trago cada pocos minutos, pero no demasiado al mismo tiempo.

11. Cuando hay náuseas, tomar sorbos de agua bastante caliente o tragar pequeños trozos de hielo machacado, a veces alivia el malestar.

12. A un paciente gravemente herido prepárele una cama bien calentada con bolsas de agua caliente. En caso de choque

severo, deje baja la cabeza del enfermo, estimúlelo y frótele las extremidades con rapidez.

13. En caso de desmayo o desvanecimiento, mantenga la cabeza baja, afloje la ropa alrededor del cuello y en la cintura, déle abundante aire fresco, lave la cara con agua fría, y haga que la persona inhale brevemente sales de amoníaco con cuidado, o en su defecto, un poco de alcohol.

14. Cuando falla el corazón, debe tratarse como un choque. Déle al enfermo una pequeña dosificación de pimienta roja. Un poco de té de menta, té de tercianaria o de lirio de los valles es muy bueno. Puede dar esto tanto como quiera. Después de lavar una parte del cuerpo, resulta excelente una fricción con toalla fría, dada a una parte del cuerpo a la vez, y secando completamente.

15. Para torceduras, meta la parte afectada inmediatamente en agua bien caliente. Esto aliviará en alto grado el dolor y la inflamación; luego aplique un linimento (véase el índice) en abundancia.

16. Cuando hay hemorragia por la nariz oprímanse las dos fosas nasales durante unos seis u ocho minutos. También puede aplicarse presión sobre la parte trasera del cuello o sea la nuca, junto con agua fría o hielo. Si esto no da resultado, a menudo puede detenerse la hemorragia lavando las fosas nasales con una jeringa llena de agua fría con sal. Levante las manos por encima de la cabeza. Aplique agua fría sobre la nuca y sobre la nariz.

17. Durante las primeras horas de la mañana, debe utilizarse una frazada adicional, cuando la vitalidad del paciente está en su grado mínino.

18. Las palanganas para evacuación de pacientes en la cama, deben ser calentadas antes de usarse.

Cómo dar un enema en la cama

La cama debe estar bien protegida por una cubierta de goma. Quite todo el aire del tubo de la enema, dejando salir un poco de agua antes de insertar la cánula. La cánula debe estar bien lubricada con jabón, vaselina o jalea lubricante. El paciente puede estar de espalda o de costado con las rodillas dobladas.

Inserte la cánula y deje que el agua corra libremente. Cuando hay dolor, corte el agua y deje que el paciente gire de un lado a otro, y empiece de nuevo después de un momento de descanso. Si se lo hace con cuidado, pueden inyectarse uno o dos litros de agua, y este líquido puede retenerse de diez a quince minutos. Después de retirar la cánula, doble una toalla y presione firmemente sobre el ano por unos pocos minutos para ayudar a la retención.

Lavados vaginales

Coloque a la paciente de espaldas o sentada en un baño o en un orinal de cama aproximadamente a un ángulo de 45° con las caderas bien levantadas. En casos de infección, es preferible usar de dos a cuatro litros de agua de 40°C a 43°C (105° a 110°F) dos o tres veces al día por una semana, luego una vez al día por tres semanas. Un lavado con dos cucharadas de vinagre en un litro de agua caliente ayuda en casos de secreciones vaginales comunes, pero no se debe usar en casos de afta (monilia). En casos de afta, utilice una cucharadita de bicarbonato en un cuarto de agua caliente. (Vea el índice para lavados herbarios.)

No se debe de dar un lavado si la paciente está embarazada.

2

Masaje

$\mathcal{E}$l masaje, cuando se da correctamente, es el sistemático y bien ejecutado, con manipulación y golpeteo de los tejidos; y no sólo una manera casual de frotar y golpear la superficie del cuerpo.

Este breve capítulo se debe considerar solamente una introducción al tema; no está escrito para hacer a cualquier persona un experto en este campo. La técnica del masaje se aprende con años de entrenamiento especial. Debemos decir que si el masaje no se da correctamente puede afectar a los pacientes en forma negativa, haciéndoles sentir peor en vez de mejor. Por lo tanto, hay que dar cuidado apropiado y usar "restricciones inteligentemente" cuando se aplica el masaje, y asegurarse de que se administre correctamente y sólo en casos cuando se puede esperar un mejoramiento o beneficio definitivo.

Las estructuras afectadas directamente por el masaje son la piel con su contenido de grasa y tejidos conjuntivos, músculos, vasos sanguíneos, vías linfáticas, nervios, huesos, articulaciones y ligamentos. Los afectados indirectamente son el corazón, pulmones, y órganos grandes dentro del abdomen.

El masaje es una frotación y manipulación sistemática del cuerpo. Previene el endurecimiento de los músculos y articulaciones, promueve la circulación y proporciona salud y tono. Mediante el masaje, los músculos son ejercitados tanto como es posible sin agotamiento y la sangre es inducida a una mayor actividad.

El masaje es uno de los más valiosos remedios naturales. Cuando se usa en combinación con los tratamientos de agua, logra resultados admirables. Ayuda a producir hemoglobina y el número total de glóbulos rojos, y a reconstituir los tejidos en general. El masaje abdominal aumenta la salida de orina juntamente con muchos de sus productos de desecho. Otros efectos beneficiosos del masaje son: un aumento local y general del flujo sanguíneo y fluido linfático a través del sistema; relaja los tejidos tensos ayudando así en el tratamiento del cansancio nervioso y el insomnio; previene el entumecimiento muscular, mantiene su flexibilidad y nutrición, y ayuda a eliminar productos de desecho colectados en ellos; rompe las bandas fibrosas y adhesiones en los músculos; tiene un efecto saludable sobre los sistemas respiratorio y nervioso; el contacto personal ejerce un efecto sicológico positivo; puede ser dado de tal manera que promueva relajamiento general; restaura la salud y el tono al cuerpo en general.

Debe ejercerse siempre sentido común y consideración por la condición del paciente. Para los que son débiles o que están en estado delicado, el masaje debe ser liviano, hasta que los músculos se acostumbren al tratamiento, y entonces puede aplicarse más presión y fuerza. La tensión no debe ser tan grande que produzca dolor o daño a los tejidos inferiores.

A. PRINCIPIOS GENERALES Y PRECAUCIONES

Existen ciertos principios importantes y generales que hay que recordar cuando se da un masaje.

1. La persona que da el tratamiento tiene que tener una higiene personal inmaculada. Tiene que estar limpio y las manos deben de estar suaves y calientes, sin callos o heridas. Las uñas deben estar limpias y bien cortados.

2. Una mesa de masaje de aproximadamente 70 cm de altura y con un colchón firme es preferible, para que el masajista no tenga que inclinarse; sin embargo, taambién puede usarse el piso o la cama del paciente.

3. El paciente se debe acostar sobre la espalda con todos los músculos relajados, debe haber un almohada pequeña debajo de la cabeza y una toalla de baño enrollada debajo de las rodillas.

4. Después de dar el masaje en la cara, brazos, piernas y pecho, el paciente se debe acostar con la cara hacia abajo para el tratamiento de la espalda. No debe haber una almohada

debajo de la cabeza, pero una almohadita se debe poner debajo del abdomen, y una toalla de baño enrollada bajo los tobillos para mantener los pies relajados y cómodos.

5. Para un masaje general, se debe quitar toda la ropa. Mantenga el paciente caliente y cubierto con la excepción de la parte que se está tratando.

6. Algún tipo de lubricante se usa normalmente, como el aceite de oliva, aceite mineral, o alguno de los productos hecho específicamente para este fin. Esto ayuda a hacer la piel suave, previene el doloroso arranque de cabello, y puede ayudar a prevenir el acné. Después de dar masaje a una parte, cualquier lubricante en exceso se debe de quitar con una toalla suave, frotando en dirección en contra del corazón.

7. Empiece y termine el tratamiento a cada área con un golpecito suave.

8. Haga todos los movimientos despacio y con un ritmo constante. Durante el masaje con golpeteo, no avance a más de 15 cm por segundo, y muchas veces si avanza con más lentitud, el paciente se sentirá mejor.

9. Mantenga sus manos en contacto con el paciente lo más posible. Por ejemplo, cuando masajea con golpeteo profundos desde la muñeca hasta el hombro, vuelva sus manos hacia la muñeca con un golpeteo suave a lo largo de todo el brazo.

10. La dirección del masaje es importante. Al contrario de las creencias populares durante su tiempo, Hipócrates, al observar sus pacientes, encontró que los efectos del masaje eran mucho mejor si los golpecitos se daban hacia el corazón.

11. El masaje normalmente no se da más que una vez al día.

12. La cantidad de presión que se usa en el masaje ha sido objeto de discusión por bastante tiempo. En general, es preferible no usar presión excesiva que podría dañar los tejidos del paciente. Mientras más suave el masaje, más relajante serán los resultados.

13. El número de veces que cualquier movimiento se repite varía, pero normalmente es entre tres y seis.

Se deben observar varias precauciones cuando se está considerando el masaje.

1. El masaje no se debe dar si hay erupción o salpullido de la piel, o sobre una herida abierta, una contusión venas varicosas o coyunturas de músculos inflamados.
2. No se debe usar si el paciente tiene fiebre.
3. El masaje del abdomen se debe dar con cuidado para no dañar ningún órgano interno.

B. MOVIMIENTOS DEL MASAJE

Durante los años se han usado muchos términos para describir los movimientos usados durante el masaje. En algunos casos diferentes interpretaciones se han aplicado al mismo término por diferentes autores. Esto ha resultado en mucha confusión. Lo siguiente es un resumen sencillo que incluye términos actuales para los movimientos usados con mayor frecuencia, con unos de los términos más antiguos puestos entre paréntesis, y seguidos por una breve descripción de diversos movimientos.

1. Frotamiento
   a. frotamiento superficial o suave
   b. frotamiento profundo
2. Compresión
   a. Amasado o sobada
      (1) sobada superficial o pellizcada
      (2) sobada profunda (petrissage)
   b. Fricción (effleurage)
3. Percusión
   a. palmoteo con la mano encogida
   b. "picado"
   c. golpecitos con la mano empuñada
   d. percusión
   e. golpeteo con las puntas de los dedos rígidos
4. Sacudida y vibración

Frotamiento superficial. Este movimiento se administra usando una presión muy ligera, hasta más ligera que el peso de la mano. Toda la mano debe estar en contacto con el paciente, con los dedos juntos y el dedo gordo en la posición debida para acomodarse al área que se trata. Se puede usar una mano o las dos. La dirección normalmente va en sentido opuesto al corazón manteniendo un ritmo regular. El punto de contacto de las manos con la piel del paciente debe ser casi imperceptible para él. Las manos deben mantenerse flexibles para que se conformen al área que se está tratando y produzcan una presión balanceada en todos los puntos. El frotamiento superficial debe aplicarse sólo con los dedos cuando se usa en la región de la cara.

Frotamiento profundo. Los músculos necesitan estar completamente relajados, así que es preferible apliar el frotamiento superficial primero. Debido a que el propósito principal de este masaje es acelerar la circulación venosa y linfática, su aplicación debe hacerse hacia el corazón. El ritmo, la rapidez de movimiento, y la posición de la mano son iguales que en el caso del frotamiento superficial. La cantidad de presión no necesita ser exagerada, pero las áreas más gruesas requieren más presión. Después de que el frotamiento profundo se completa, a veces es más placentero para el paciente si la mano se regresa a la posición de donde empezó utilizando un frotamiento superficial; así se mantiene el contacto constante con la piel. se mantiene.

Sobada superficial. Esto se hace principalmente para estimular la piel. Una porción de la piel se toma entre el dedo gordo y los dos primeros dedos, levantándola y luego soltándola en el punto de mayor tensión. La piel no debe resbalarse de los dedos, sino mantenerse firme con los dedos o la palma de la mano.

Sobada profunda. En contraste con la frotada, la presión durante la sobada se aplica con intermitencia. Un músculo se agarra con toda la mano, la palma o los dedos, y se comprime y eleva. Luego se suelta y el proceso se repite en un área adyacente. Debe tenerse cuidado de no pellizcar los tejidos. Los músculos se deben relajar y se debe establecer un ritmo constante. La cantidad de presión que se necesita para los músculos pequeños es menos de lo que se necesita para los grandes. La dirección de cada movimiento de la sobada debe ser hacia el corazón.

Fricción. En algunos casos los términos de fricción y sobada profunda se les da la misma definición; sin embargo se usará el término de fricción para indicar el movimiento de los tejidos superficiales sobre los más profundos al mantener la mano o dedos en contacto con la piel y haciendo un movimiento circular sobre un área pequeña. Esto ayuda a disminuir cicatrices y adhesiones y absorber los excesos de fluídos on los tejidos. Utilice la palma de la mano o los dedos. No use las puntas de los dedos, sino preferiblemente las yemas de los dedos. Haga varias mociones circulares, luego resbale la mano o dedos al área adyacente y repita, sin levantar la mano de la superficie de la piel.

Percusión. Este grupo de movimientos consiste de una serie de golpes fuertecitos, administrados de varias maneras y con diversos grados de fuerza, usando ambas manos alternadamente. La percusión se usa más frecuentemente en las personas sanas, aunque el palmoteo con la mano encogida es de mucho beneficio para las personas con problemas de respiración cuando se usan correctamente. La muñeca debe dejarse suelta y flexible para mantener la elasticidad del golpe. Si mantiene la muñeca dura puede producir daño para el paciente causando contusiones a los tejidos. Como regla, la mano debe golpear el cuerpo en sentido perpendicular a la dirección del músculo y a lo largo del mismo.

Palmoteo con la mano encogida. En esta forma de percusión se usa toda la mano, se juntan los dedos y se encogen sobre la palma de la mano ahuecándola, lo cual producirá un sonido explosivo al entrar la mano en contacto con la piel.

Picado. Los dedos se mantienen sueltos y separados, y se "pica" la piel sólo con la superficie del dedo meñique. Cuando la mano se pone en contacto con la piel, los dedos se juntan y producen un efecto vibratorio peculiar. Asegúrese que la muñeca esté relajada y flexible.

Golpecitos con la mano empuñada. El cuerpo es golpeado con el frente de la mano empuñada. Este tipo de percusión se reserva para la espalda y el muslo.

Golpecitos con las puntas de los dedos. Se usan solamente las puntas de los dedos. Asegúrese de que las uñas estén cortas. Se puede usar uno solo o todos los dedos de una o las dos manos. Estos golpecitos ligeros se usan normalmente en la cabeza o en el pecho.

Palmaditas con los dedos rígidos. Esto se hace por medio de palmaditas aplicadas a la piel con los dedos que se mantienen rígidos y bien unidos. Se puede usar en casi cualquier parte del cuerpo y frecuentemente se emplea después de tratamientos con agua para promover una reacción.

Estimulación y vibración. El masajista mantiene las manos en contacto con la parte que debe trartar, e inicia un movimiento vibratorio o un sacudimiento más fuerte según sea el caso. Esta técnica requiere una habilidad considerable, y capacidad para efectuar un efuerzo muscular sostenido. No se usa con frecuencia.

C. COMO DAR UN MASAJE GENERAL

El termino "masaje general" indica un masaje de todo el cuerpo. Esto se debe tardar aproximadamente de 45 a 60 minutos.

Después del masaje, el paciente debe descansar más o menos una hora. Esto es un buen signo que el tratamiento tuvo éxito.

Durante el masaje el paciente no se debe de voltear o mover mucho. Si sigue el orden de masaje que sigue le ayudará.

Empiece con el paciente en su espalda y una almohada bajo de su cabeza y rodillas y luego continúe en el siguiente orden:

1. Pierna derecha, del tobillo a la cadera.
2. Pie derecho.
3. Pierna izquierda, del tobillo a la cadera.
4. Pie izquierdo.
5. Brazo izquierdo de la mano al hombro.
6. Brazo derecho de la mano al hombro.
7. Pecho y cuello.
8. Cara. Opcional, pero bueno para el insomnio y dolor de cabeza.

El paciente se pone boca abajo para el masaje a la espalda, incluyendo la parte posterior del cuello y los glúteos. El cuero cabelludo se puede incluir con el cuello y cara si se desea. El masaje al abdomen se debe dar con cuidado o se puede omitir.

Los principios generales para dar un masajes explicados anteriormente en este capítulo se deben repasar y seguir. Cada movimiento es usualmente aplicado de dos a cuatro veces. Recuerde empezar con el frotamiento superficial. Esto relajará al paciente y se puede aplicar el lubricante en este momento. Luego continúe con el frotamiento profundo y varios tipos de sobadas y termine con un frotamiento ligero. El frotamiento profundo siempre debe hacerce en dirección al corazón.

Si se desea, se puede dar una fricción enérgica al cuero cabelludo con las yemas de los dedos. Hágase masaje a la cara con un movimiento rotativo, empezando con el mentón y trabajando hacia arriba, hacia los oídos.

Brazos. Comience con la yema de los dedos y haga los movimientos hacia arriba en dirección al hombro. Empiece por la yema de los dedos y frote cada articulación de los dedos separadamente con un movimiento circular. Tome el brazo con sus dos manos, con los pulgares en sentido opuesto, y manipúlelo como si tratara de dividir los músculos y separarlos del hueso. Haga esto en toda la longitud del brazo.

A continuación, tuerza los músculos de la misma forma como retorcería un paño mojado para exprimirlo. Esto expulsa la sangre de los músculos y estimula los centros nerviosos.

A continuación, amase los músculos colocando una mano en el lado de abajo y la otra en el lado de arriba, agarrando firmemente y usando la yema de los pulgares para manipular los músculos con un lento movimiento rotatorio de izquierda a derecha.

Ahora comience nuevamente en la punta de los dedos, haciendo una serie de compresiones y trabajando en cada músculo mientras lo aprieta firmemente. Esto tiende a acelerar el flujo de la sangre hacia el corazón. Golpee con el canto de la mano abierta con los dedos extendidos y separados.

Finalmente golpee los brazos con las puntas de los dedos, con un golpe leve y corto. Lo conseguirá sacudiendo la mano desde la muñeca.

Piernas. Trátelas de la misma manera que los brazos, usando más fuerza sobre los músculos más profundos. Los músculos profundos pueden aguantar golpes dados con el puño, un picado, con el borde de las manos abiertas, y un palmoteo mayor que los brazos.

Pecho. Coloque las palmas de las manos sobre el peho. Haga movimientos rotatorios de izquierda a derecha. Tome las carnes cerca de las costillas cortas y trabaje los músculos hacia arriba con un movimiento rotatorio.

Abdomen. Levante las rodillas del paciente para que relaje bien los músculos. Ponga sus manos extendidas sobre el abdomen, cerca de las caderas. Haciendo fuerza con las muñecas deslice firmemente sus manos con un suave movimiento rotatorio de izquierda a derecha. Este masaje puede producir grandes beneficios en un hígado torpe, en estreñimiento, etc.

Espalda. Comience con el lado posterior de la cabeza y la nuca. Masajee la base de la cabeza y vaya hacia la espina dorsal y recórrala en forma completa. Los principales movimientos empleados son el golpeteo, el amasamiento y la percusión.

Al dar el masaje, debe haber una libre acción de la muñeca y de la punta de los y las yema de los pulgares, excepto en la percusión y en las palmadas. Los movimientos siempre deben ser firmes. Un masaje dado a medias es peor que ninguno.

Masaje especial del colon para el estreñimiento. Cuando lleve a cabo este masaje especial del abdomen, rcuerde que el colon comienza en el extremo inferior del lado derecho del abdomen, de donde asciende hasta las costillas inferiores, cruza el abdomen hacia el lado izquierdo y luego desciende por ese costado hasta la región pélvica, donde se dirige hacia la porción abdominal medial.

La parte más baja e interna del colon no puede alcanzarse puesto que se encuentra demasiado atrás en la zona pelviana, frente al sacro.

La musculatura abdominal tiene que relajarse. No emplee demasiado fuerza porque podría causar una contracción refleja de estos músculos. Comience con frotamiento superficial y aumente gradualmente la presión hasta producir un frotamiento profundo. Trabaje lentamente. Lubrique el abdomen y haga que el paciente rerspire profundamente. Haga que flexione las rodillas hacia arriba para ayudar a relajar los músculos abdominales.

Coloque las puntas de los dedos de la mano derecha sobre la porción inferior derecha del abdomen, y coloque la mano izquierda encima de la derecha para reforzarla. Presione con firmeza, sin causar dolor al paciente, y siga el trayecto del colon el cual ya se describió. Repita de cinco a diez veces.

D. METODO SUECO DE MASAJE

Brazos

Lubrique desde la muñeca hasta el hombro.

Frote con movimiento de fricción desde la mano hasta el hombro.

Haga un masaje completo una vez desde el hombro hasta la mano.

Aplique dos veces una fricción espiral desde la mano hasta el hombro, en cada lado del brazo, comenzando en la parte interior.

Sobe desde la mano hasta el codo tres veces utilizando la fricción.

Repita.

Sobe con movimiento rotatorio hasta el codo seguido de frotamiento hasta regresar a la mano. Hágalo tres veces.

Friccione desde la mano hasta el hombro.

Aplique percusión desde el hombro hasta la mano.

Masajee con el método de picado y de golpeteo con las puntas de los dedos rígidos de abajo hacia arriba una vez por cada lado.

Movimientos coordinados; flexione y luego estire el brazo y luego muévalo con movimiento circular.

Vibración y frotamiento.

Pecho

Lubrique.

Friccione.

Masajee hacia abajo por un lado y luego hacia arriba por el otro.

Friccione.

Comenzando en la base del cuello, sobe con las palmas de las manos dos veces.

Friccione.

Aplique percusión, picado, golpeteo con las puntas de los dedos rígidos.

Frotamiento.

Abdomen

Lubricar

Hacer respirar profundamente.

Frotamiento reflejo.

Vibración profunda.

Sacudimiento lateral y circular.

Percusión, golpeteo con la yema de los dedos, picado, palmear.

Amasamiento del colon dos veces.

Fricción.

Amasar entre ambas manos hcia arriba y hacia abajo cada lado, y también los músculos rectos de la región central del abdomen.

Amasamiento rotatorio dos veces de cada lado alternando con fricción.

Frotamiento

Pierna

Lubricar.

Fricción hacia arriba.

Masaje de sobamiento de la pierna poniéndola entre ambas manos y frotándola hacia atrás y adelante.

Haga fricción circular.

Amasamiento rotatorio del pie, la pierna y la rodilla, tres veces, alternando con fricción y repitiendo.

Espalda

Lubrique.

Fricción.

Masaje de sobamiento entre ambas manos hacia arriba y hacia abajo.

Haga fricción.

Amasamiento de la columna con el pulgar.

Dé un amasamiento rotatorio en ambos lados dos veces, alternando con fricción.

Fricción profuna hacia abajo de la columna, dos veces.

Amasamiento profundo circular hacia abajo a cada lado de la columna dos veces.

Amase los hombros con la palma. Amase hacia abajo a cada lado de la columna con la palma.

Tome los músculos estirándolos hacia arriba y hacia abajo sobre la columna

Refuerza los músculos hacia abajo y hacia arriba y en forma cruzada.

Percusión, picado, golpear con las puntas de los dedos rígidos, y batir o golpear.

Frote toda la espalda. Termine por lo menos con diez fricciones suaves.

3

Enemas Altos

$\mathcal{H}$ay diferentes clases de enemas: los enemas ordinarios aplicados para aliviar el recto y la parte inferior del colon; los enemas astringentes, tomados en caso de diarrea, disentería, etc., y además los enemas nutritivos, dados en enfermedades que producen agotamiento, inconsciencia y otras condiciones en que se hace necesario administrar alimento por el recto. Pero los enemas altos, tal como se recomiendan en este libro, se toman para limpiar en forma completa toda la longitud del colon. Todo lo que necesita para un enema alto que limpie completamente el colon es un enema de cuatro litros con una cánula rectal ordinaria. (*Nota:* Los enemas ya no se utilizan para proveer nutrición ya que métodos más satisfactorios y prácticos se han desarrollado.) Pero los enemas altos, como se recomiendan en este libro, se toman para hacer una limpieza completa del colon. Todo el equipo que usted necesita para tomar un enema alto es un receptor que mantenga cuatro litros de líquido, un tubo de goma de largo suficiente, una grapa de algún tipo para parar el flujo del líquido cuando sea necesario, un buen lubricante, un filtro rectal, y un orinal de cama o baño accesible.

Es mejor tomarlo estando acostado. Colóquese sobre el suelo, o en una bañera. Use cuatro litros de agua, o de tés de hierbas. Normalmente no es posible que una persona reciba los cuatro litros de líqido de una vez al principio. Al comienzo use una pequeña cantidad de agua y elimínela. Luego use más, y así sucesivamente hasta completar los cuatro litros reteniendo tanto tiempo como sea posible cada vez. Tan pronto como el colon esté limpio, podrá retener los cuatro litros. Debe tratar de repetirlo mientras sea posible. Cuando se dé un enema alto, esté en diferentes posiciones, y también gire de un costado al otro, de manera que el agua pueda pasar, pues a veces existe un retorcimiento en el colon, y muchas veces un cambio en la posición permite que una gran cantidad pase a través de éste.

Hay algunos casos en que existe alguna condición de enfermedad del colon por algún tiempo, o bien alguna otra dificultad que haga imposible que una persona peda retener esta cantidad de agua. En esos casos dése tanta agua como sea posible.

Si no puede retener cuatro litros de agua, aunque ya haya limpiado el colon completamente, no se preocupe. Lo más importante es limpiar totalmente el colon. El intestino grueso (colon) varía considerablemente en tamaño en personas diferentes y esto no tiene que ver con el tamaño del individuo. Una persona grande puede que tenga el colon angosto y corto, el cual pueda retener sólo uno o dos litros; mientras que una persona de baja estatura puede que tenga un colon largo y grande capaz de detener de tres a cuatro litros.

El material usado para el enema, sea agua, té de hierbas, etc., debe tener aproximadamente la temperatura del cuerpo. De otra manera el colon se puede irritar y contraer causando cólicos y haciéndole difícil o imposible el retener la solución.

Un filtro, flexible, suave y bien lubricado se debe usar e insertar varias pulgadas dentro del recto. Deje que la solución en la bolsa del enema o bote llene la manguera antes de insertar la punta dentro del recto.

Una gran ayuda para llenar todo el colon con líquido es ponerse en posiciones apropiadas para que la solución pueda fluir por medio de la gravedad por el colon de manera que siga las curvas naturales. (Vea la Figura 1). No se le olvide, no hay dos cólones exactamente iguales en posición o tamaño, y por lo tanto puede descubrir que no puede retener más que uno o dos litros de líquido a un tiempo.

Si sigue las instrucciones que se dan aquí, tendrá los mejores resultados para limpiar el colon completamente de la manera más fácil. Manteniéndose en una dieta de líquidos claros por 24 horas antes de tomar el enema no sólo lo hará más fácil para retener el agua, sino que ayudará bastante en la limpieza limpiar del colon.

1. Empiece la solución mientras se acuesta de espaldas. Déjelo fluir despacio y cuando se empiece a sentir lleno, corte el flujo.

2. Inmediatamente voltéese a medias sobre su lado izquierdo y cuando la presión disminuye empiece el flujo otra vez y deje que se llene lo más posible. Cuando, se sienta lleno otra vez, corte el flujo y voltéese completamente sobre su lado izquierdo por varios minutos.

3. Empiece el flujo otra vez y voltéese despacio sobre su espalda y luego voltéese a su derecha hasta estar completamente sobre su lado derecho. Deje que fluya la mayor cantidad de solución posible mientras se encuentra en esta posición.

4. Cuando se sienta lleno, corte el flujo y voltéese más a su derecha hasta que esté casi sobre su estómago. Quédese en esta posición por varios minutos, luego voltéese sobre su espalda otra vez.

5. Deje la cánula del enema adentro hasta que esté listo para expulsar el líquido.

6. Si hay una tendencia natural al estreñimiento, quizás esto se tenga que repetir varias veces antes de que todo el colon se limpie.

Puede que haya cólicos mientras que el colon se está llenando. Si sucede esto, detenga el fluido inmediatamente y haga una profunda respiración por la nariz, despacio. Detenga sólo por dos o tres segundos y luego espire por la boca despacio. Repita esto varias veces si es necesario hasta que se calmen los cólicos. Esto normalmente relaja el colon para que el enema se pueda continuar.

En un pequeño número de pacientes el colon puede que sea espástico y irritable y se puede contraer con fuerza y dolor hasta expulsar el fluido y posiblemente la cánula con que se aplica el enema. Si esto sigue ocurriendo después de varios intentos en diferentes días de introducir la solución del enema, o si se llega a notar sangre en la materia que se evacua del colon en cualquier momento, se debe obtener la ayuda de un médico competente.

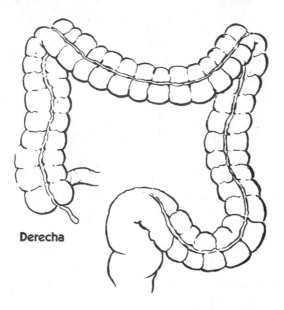

Derecha

Fig. 1

4

El Valor del Carbón

Para usos medicinales, el carbón recién hecho de las mejores maderas es muy indicado. El mejor carbón es el que se obtiene de madera de boj, cáscara de coco, sauce, pino y otras maderas blandas.

El carbón es un absorbente y absorbe y condensa muchas veces su propio volumen de diversos gases. Es muy útil como antiséptico, debido a sus cualidades absorbentes y oxidantes. Es muy bueno tomado internamente en la dispepsia ácida (digestión difícil y laboriosa con exceso de ácido), y también para los gases, la fermentación y la acidez.

Dosificación. Una cucharadita colmada después de cada comida. Ponga el polvo de carbón en un vaso y agregue suficiente agua para hacer una pasta, diluya y beba en el acto. Puede tomarse mayor cantidad con beneficio.

El carbón es un remedio valioso en casos de cólico debido a descomposición de los alimentos en el estómago y los intestinos, y puede usarse como preventivo o curativo. Tómese una cucharada en medio vaso de agua caliente. Como preventivo, tome una cucharadita después de cada comida con un poco de agua caliente. Para inflamación de los intestinos o disentería, tome una cucharada en medio vaso de agua caliente, y repita tan a menudo como sea necesario. Aplique cataplasmas de carbón sobre los intestinos y el estómago.

El carbón mezclado con un té cargado de pimienta de agua constituye una excelente cataplasma para contusiones, así como para inflamaciones internas o externas.

La cataplasma de carbón es buena para aliviar las inflamaciones de los ojos. Es también la cataplasma más excelente para gangrenas, úlceras y llagas viejas.

He usado carbón mezclado con aceite de oliva hasta formar

la consistencia de una pasta, para facilitar su ingestión. Es muy bueno para ciertas clases de indigestión. El carbón se mezcla fácilmente con la leche de soya, y puede tomarse de esta manera para la indigestión. El carbón viejo resulta más efectivo si se calienta antes de usar.

NOTA: El carbón verdaderamente es un antídoto universal. Sus usos empezaron desde el tiempo de Hipócrates, quien vivió de 460 a 370 a.c. El carbón activado es negro, brilloso, sin olor y sin sabor, la sustancia se hace al quemar ciertos tipos de madera bajo condiciones controladas para que se produzca una superficie grande y absorbente. Se eliminan todas las impurezas así que es materia vegetal pura total. Cuando se examina bajo un microscopio, se ve extremadamente poroso, teniendo la apariencia de esponja con paredes rígidas. El carbón es absorbente en sus acciones, pero en lugar de ser absorbente como una esponja, actúa como un imán, atrayendo sustancias y reteniéndolas con fuerza en la superficie. Exactamente cómo se logra esto nadie sabe con seguridad.

El carbón puede absorber de 250 hasta 350 veces más que su propio peso. Un litro de carbón puede absorber casi 90 litros de gas amoníaco. El área de la superficie de todas las partículas en un pedazo pequeño de carbón de sólo 2/5 de una pulgada cuadrada cabría en un área de unos 33 metros cuadrados. Tiene una fuerte afinidad para absorber gases tóxicos e impuros, lo cual lo hace un magnífico remedio para usar cuando se produce fermentación en el intestino con producción de gases excesivos, mal aliento, acidez, náusea, trastornos del estómago y dolor de cabeza. También absorbe muchos químicos venenosos, drogas y toxinas, como opio, cocaína, morfina, nicotina, salicilatos, estricnina, queroseno, barbitúricos y pastillas contra la depresión, para nombrar sólo unos cuantos. Es de poco o ningún valor con lejía, álcali cáustico, alcohol, ácidos minerales, hierro, y cianuro; en realidad, el cianuro actualmente interfiere con las propiedades normales absorbentes de carbón.

Una demostración dramática, conducida en el 1813 por el químico francés Bertrand, demostró muy vivamente las casi milagrosas propiedades absorbentes de carbón cuando tomó cinco gramos de trióxido de arsénico mezclados con carbón y sobrevivió. Unos cuantos años después, más o menos como en el 1830, el farmacéutico P. F. Touery, intentando probar que el carbón era un excelente antídoto, tomó una dosificación masiva de estricnina (10 veces más que la dosificación considerada fatal) con 15 gramos (media onza) de carbón activado frente a la Academia Francesa de Medicina en París y aparentemente no sufrió ningunos efectos negativos. ¡Pero actualmente sería una muy peligrosa insensatez que alguien intentara tal experimento!

Durante la Primera Guerra Mundial, el carbón se utilizó como un absorbente en máscaras protectoras de gas para proteger a los soldados de gases venenosos. Después de la guerra, el uso del carbón en los Estados Unidos fue insignificante. Dos factores que pueden haber contribuido a la falta de interés fueron: (1) el uso de pan quemado como un remedio casero para el envenenamiento en lugar del carbón dio resultados decepcionantes; y (2) el uso del llamado "antídoto universal" que consistía de dos partes de carbón, una parte de óxido de magnesio y una parte de ácido tánico. Por las sustancias que se le agregaron, no era tan efectivo como usar carbón sólo.

En ninguna casa debe faltar el carbón y el conocimiento de cómo usarlo efectivamente. Es un antídoto maravilloso para muchos tipos de venenos y es excelente para las infecciones. El carbón también es un desodorante excelente para el aire cuando se pone en un trasto en el refrigerador o en cualquier lugar donde esté presente el mal olor. Se puede utilizar internamente o externamente. El carbón se ha encontrado que es inocuo cuando se ingiere o cuando se usa sobre la piel y se puede aplicar en forma de polvo directamente a úlceras o heridas en la piel, especialmente si están infectadas.

Se puede obtener como polvo, como cápsulas o como tabletas, la forma en polvo es la más efectiva. Las cápsulas activadas de carbón son doblemente fuertes que las tabletas, aunque masticando las tabletas antes de tragárselas aumenta su efecto. Las tabletas y cápsulas se usan principalmente para gas e indigestión. La dosificación adulta típica es una cucharada de polvo de carbón mezclado con suficiente agua para formar un caldo espeso, o de 6 a 8 tabletas o 4 cápsulas dos veces al día. El carbón se debe mantener asegurado y bien sellado en un recipiente de vidrio o metal. Es preferible no tomar carbón cuando hay alimento en el estómago si se puede evitar, porque la comida interfiere con su acción. En caso de envenenamiento, tome cinco veces más carbón que el peso estimado del veneno ingerido. Si hay alimento en el estómago, se debe administrar de 8 a 10 veces más carbón en forma de polvo de carbón pulverizado que el peso del veneno absorbido. Una cucharada de carbón equivale aproximadamente a 10 gramos. Mientras más pronto (después de que se haya ingerido el veneno) se tome el carbón, más efectivo será. Por eso es que se necesita tenerlo listo en la casa, para un día de campo, o dondequiera que se necesite imprevistamente. Para obtener el efecto máximo, tiene que ser ingerido antes de que el veneno sea absorbido por el canal intestinal. Como el doctor John Holt, aclara en el *Diario Pediátrico*: "Se ha demostrado que este agente (el carbón), al tiempo presente estimado como insignificante, tiene un amplio espectro de actividad y cuando se utiliza apropiadamente es probablemente uno de los agentes más valiosos que tenemos... como antídoto para el tratamiento de venenos ingeridos... Una botella de carbón en cada botiquín de medicina ayudaría bastante para combatir envenenamientos graves en la casa." Un frasco de 120 gramos de carbón activado en forma de polvo se puede comprar en casi cualquier farmacia. Una manera todavía más conveniente de tener a la mano cuando se necesite una mezcla de carbón es de comprar una suspensión de 30 gramos de carbón activado disuelto en agua, mezclado y sellado en un envase plástico.

Lo único que hay que hacer cuando se necesite es agitar el envase unas cuantas veces, quitar la tapa y tomar el contenido. Se debe guardar en el botiquín de la casa en un lugar conspicuo.

Durante mucho tiempo ha habido algo de diferencia de opiniones sobre si el carbón absorbe o no los nutrientes aparte del veneno. El Dr. Holt nos dice: "Ahora es muy claro que el carbón activado absorberá no sólo los venenos sino también las vitaminas, enzimas digestivas, aminoácidos, y otros nutrientes valiosos. Tal pérdida, si continúa, afectará seriamente la salud, pero carece de importancia en situaciones de envenenamiento agudo".

Las cataplasmas hechas de carbón son excelentes para picadas de insectos, picaduras, hiedra venenosa, inflamación alrededor de los oídos y ojos, para vestir y desinfectar heridas, celulitis, furúnculos, carbúnculos y dolor abdominal. También actúan como desodorante y antiséptico.

Cómo preparar una cataplasma de carbón:

1. Coloque partes iguales de carbón pulverizado y linaza en una olla. Si se pulveriza bien la linaza primero hará que la mezcla forme una pasta más rápido. Esto se puede hacer en una licuadora o batidora.
2. Agregue suficiente agua para formar una pasta espesa y empiece a hervirla lentamente mientras la revuelve.
3. Unte la pasta lo más rápido posible sobre un pedazo de tela de algodón o muselina de tamaño suficiente para cubrir completamente el área que se va a tratar.
4. La pasta se debe de untar con un espesor de medio centímetro y se debe de mantener a unos dos centímetros de las orillas de la tela de algodón o la muselina.
5. Cubra ésta con otra tela del mismo tamaño y luego ponga la cataplasma sobre el área de la piel que debe ser tratada.
6. Cubra ésta con un trozo de plástico de por lo menos dos centímetros más grande por todos los lados que la tela de la cataplasma.
7. Ponga una toalla sobre toda la cataplasma y manténgala en su lugar con una venda, tiras de una sábana o toalla vieja, etc. Prenda y asegure con alfileres de seguridad.
8. Déjelo toda la noche o por 8 a 10 horas durante el día.
9. Después de quitar la cataplasma, frote la piel con un trapo frío.

La cantidad de material que se necesita para la cataplasma va a depender del tamaño del área que se va a cubrir. Una área extensa va a requerir aproximadamente 3 cucharadas de carbón y linaza. Para áreas pequeñas, como un piquete de avispa o araña, use sólo carbón para hecer la cataplasma.

El carbón puede ensuciar mucho, así que tenga cuidado cuando haga la cataplasma.

ORACION

¿Aún sin contestar? La fe no queda sin contestar.
Sus pies estaban plantados firmes sobre la Roca;
Durante las más terribles tormentas, se mantiene impávida,
Ni tiembla bajo los más poderosos truenos.
Ella sabe que la Omnipotencia ha escuchado su oración,
Y clama, "Será hecho", algún día, en algún lugar.

¿Aún sin contestar? No, no diga sin conceder;
Quizás vuestra parte aún queda sin completar.
La obra comenzó cuando su primera oración fue dicha,
Y Dios terminará lo que ha comenzado.
Si mantiene el incienso ardiendo,
Su gloria verá, algún día, en algún lugar.

Robert Browning

Apéndice

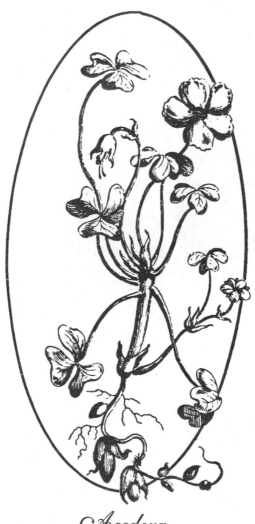

Acedera

Glosario de Propiedades Medicinales Herbarias

ABORTIVO: Provoca la expulsión prematura del feto. Igual que **ECBOLICO**. Por ejemplo: poleo.

ACERBO O AMARGO: Una solución amarga, a veces aromática, productos de la planta utilizados como tónico ligero.

AFRODISIACO: Devuelve o reestablece el deseo o poder sexual.

ALTERATIVO: Hierbas que gradualmente convierten una condición insalubre de un órgano a un estado de salud. Gradualmente facilita un cambio benéfico en el cuerpo. Por ejemplo: Ginseng.

ANAFRODISIACO: Hierbas que disminuyen el deseo sexual.

ANALGESICO: Cualquier sustancia que da alivio al dolor.

ANODINO: Sedante da alivio al dolor y reduce la sensibilidad de los nervios.

ANTIACIDO: Neutraliza el ácido que se produce por el estómago.

ANTIBILIOSO: Una hierba que combate la biliosidad. El término biliosidad se refiere a un grupo de síntomas consistiendo de náusea, dolores abdominales, dolor de cabeza, estreñimiento y gas causado por una secreción excesiva de bilis.

ANTIBIOTICO: Reprime el crecimiento de gérmenes, bacteria y microbios dañinos.

ANTICIMOTICO: Hierbas que pueden destruir organismos que producen enfermedades.

829

ANTIEMETICO: Previene o da alivio a la náusea y vómitos.

ANTIEPILEPTICO: Un agente que combate las convulsiones o ataque de epilepsia.

ANTIESCORBUTICO: Efectivo en la prevención del tratamiento del escorbuto.

ANTIESPASMODICO: Un agente que da alivio o previene espasmos musculares involuntarios o calambres. Por ejemplo: La manzanilla.

ANTIFLOGISTICO: Un agente que neutraliza o se opone a la inflamación.

ANTIHELMINTICO: Un agente que destruye y expulsa lombrices de los intestinos. Igual que el vermífugo.

ANTIPERIODICO: Previene los ataques recurrentes de enfermedades; como en la malaria.

ANTIPIRETICO: Reduce la fiebre. Igual que febrífico o refrigerante.

ANTIREUMATICO: Un agente que da alivio al reumatismo.

ANTISEPTICO: Previene la putrificación. Una sustancia que prohibe el crecimiento y desarrollo de microorganismos sin necesidad de destruirlas.

ANTISIFILITICO: Hierbas que mejoran o curan el sífilis. También se llaman antiluético.

ANTITILICO: Ayuda en la prevención de la formación de cálculos renales o de la vejiga.

ANTITUSIVO: Previene o da alivio a la tos.

ANTIVENENO: Actúa contra materia venenosa de animales.

APERITIVO: Estimulante o laxante.

AROMATICO: Una hierba con un olor fragante y placentero y un sabor acre o fuerte.

ASTRINGENTE: Causa una contracción local de la piel, vasos sanguíneos, y otros tejidos, y de esta manera detiene la descarga de sangre, mucosa, etc. Normalmente se utiliza localmente como una aplicación tópico. La palabra tópico pertenece a cierta área de la piel o a una sustancia que afecta sólo el área al cual se aplica.

BALSAMICO: Un agente curativo y sedante.

BALSAMO: La resina de un árbol que es curativa y calmante. Por ejemplo: la mirra.

CARMINATIVO: Una hierba que ayuda a prevenir la formación de gas en los intestinos, y también ayuda a expulsarlo.

CATAPLASMA: Material de plantas que se prepara de una manera especial y se aplica a la superficie del cuerpo como remedio para ciertos desórdenes.

CATARTICO: Causa evacuación de los intestinos. Un catártico puede ser suave (laxante) o vigoroso (purgante).

CEFALICO: Se refiere a enfermedades que aflijen a la cabeza o parte superior del cuerpo.

COLAGOGO: Una hierba que estimula la circulación de la bilis del hígado hasta los intestinos.

CONDIMENTO: Intensifica el sabor de los alimentos.

CORDIAL: Una bebida o medicina estimulante.

EMOLIENTE: Calma, protege y da alivio a la irritación de membranas mucosas inflamadas y otras superficies.

DEOBSTRUYENTE: Elimina obstrucciones de manera que abre los pasajes o poros naturales del cuerpo.

DEPURATIVO: Un agente que limpia furúnculos, úlceras, heridas, etc.

DIAFORETICO: Promueve la transpiración, especialmente la transpiración profusa. Igual que sudorífico.

DISCUTIENTE: Un agente que disuelve o causa algo, como un tumor, que desaparezca.

DIURETICO: Promueve la producción y secreción del orín. Por ejemplo: perejil.

DRASTICO: Un purgativo violento.

EBOLICO: Vea abortivo.

EMENAGOGO: Estimula el flujo menstrual. Por ejemplo: la manzanilla.

EMETICO: Causa vómitos. Por ejemplo: ipeca, lobelia.

EMOLIENTE: Una sustancia que usualmente se usa externamente para suavizar y dar alivio a la piel.

ESCULENTE: Comestible.

ESTIMULANTE: Una hierba que aumenta la actividad o eficiencia de un sistema u órgano; actúa más rápidamente que un tónico.

ESTIPTICO: Astringente, detiene la hemorragia y sangramiento.

ESTOMACAL: Hierbas que dan fuerza y tono al estómago, estimulan la digestión, y aumentan el apetito.

EXANTEMATICO: Se refiere a cualquier enfermedad eruptiva o fiebre. Un remedio de hierbas para las erupciones de la piel como el sarampión, fiebre escarlata, etc.

EXPECTORANTE: Promueve y dispersa la mucosa o exudado de los pulmones, bronquios, y tráquea; a veces la definición se extiende a todos los remedios que calman una tos.

FARINACEO: Harinoso.

FEBRIFUGO: Reduce la temperatura del cuerpo y fiebre. Igual que antipirético y refrigerante.

HEPATICO: Una hierba que promueve el bien estar del hígado y aumenta la secreción de bilis. Por ejemplo: Golden Seal—Yerba de la golondrina o botón de oro.

HIPNOTICO. Tiende a producir sueño.

LAXANTE: Una hierba que actúa para promover la evacuación de los intestinos; un catártico ligero.

LITOTRIPTICA: Causa la disolución o destrucción de cálculos en la vejiga o riñones.

MADURECIENTE: Un agente que promueve la madurez o lleva a término los furúnculos, carbúnculos, etc.

MUCILAGINOSO: Hierbas que tienen un efecto calmante sobre membranas mucosas inflamadas.

NARCOTICO: Una sustancia adictiva que reduce el dolor y produce sueño.

NAUSEABUNDO: Una hierba que causa nausea y vómitos. Algo similar a un emético.

NERVINA: Calmante. Una sustancia que calma y tranquiliza los nervios y reduce la tensión y ansiedad.

OFTALMICO: Un remedio para las enfermedades del ojo.

PARTURIENTE: Una sustancia que provoca y promueve el parto.

PECTORAL: Da alivio a desórdenes del pecho y pulmones, como un expectorante.

PICANTE: Irritante o agudamente doloroso. Produciendo una sensación aguda de sabor u olor.

PURGANTE: Una sustancia que promueve la evacuación vigorosa de los intestinos. Usualmente usado para dar alivio a un estreñimiento severo.

REFRIGERANTE: Da alivio a fiebre y sed. Un remedio refrescante. Baja la temperatura del cuerpo.

RELAJANTE: Tiende a relajar y dar alivio a la tensión, especialmente tensión muscular.

RESOLVENTE: Promueve el resolutivo y elimina crecimientos anormales, como el tumor.

RUBEFACIENTE: Un agente que enrojece la piel aumentando la circulación cuando se frota la superficie.

SEDATIVO: Calma la excitación, ocasiona el relajamiento, y conduce al sueño.

SIALALOGO: Promueve el flujo de saliva.

SOPORIFICO: Hierbas que ayudan a producir sueño.

SUDORIFICO: Hierbas que causan transpiración pesada.

TINTURA: Una solución de un principio activo de una hierba en alcohol.

TONICO: Hierbas que restablecen y fortalecen todo el sistema. Producen y restablecen el tono normal. Un tónico general sería uno que fortalece todo el sistema, como un baño frío.

VERMIFUGO: Un agente que expulsa lombrices o parásitos intestinales. Igual que antihelmíntico.

VESICANTE: Un agente que causa ampollas, como la hiedra.

VULNERARIO: Una hierba utilizada para tratar cortadas y heridas frescas. Usualmente usada como cataplasma. Una sustancia curativa.

TABLAS GENERALES

DOSIFICACIONES PARA NIÑOS EQUIVALENTES A DOSIFICACIONES DE ADULTOS DE 1 CUCHARADA (60 GOTAS)

Edad del Niño	Dosificación
18 o más	1 cucharita
15 a 18 años	3/4 cucharita o 45 gotas
9 a 12 años	1/2 cucharita o 30 gotas
4 a 6 años	1/4 cucharita o 15 gotas
2 a 3 años	10 gotas
1 a 1 1/2 años	7 gotas
6 a 9 meses	4 gotas
0 a 3 meses	2 gotas

TABLA DE EQUIVALENCIA DE MEDIDAS FLUIDAS

Galón	Cuartillo	Pinta	Vaso o taza	Onza	Chda (dracma)	Chta	cc (ml)
1	4	8	16	128	256	1024	4000
	1	2	4	32	64	256	1000
	1/2	1	2	16	32	128	500
	1/4	1/2	1	8	16	64	240
				1	2	8	30
				1/2	1	4	15
						1	4

PESOS

Cantidad de gramos*   *Equivalente aproximado*

1000 (1 kg.) .... 2,2 libras
454 .... 1,0 libras
100 .... 3,5 oz.
28 .... 1.0 oz.
16 .... 1.0 cucharitas
4 .... 1,0 cucharitas

* Un sujetapapeles pesa aproximadamente 1 gramo.

MEDIDAS UTILES PARA EL HOGAR (APROXIMADAS)

Medida	Onzas Fluídas	Cucharadas	Dracmas Fluidos	cc (ml)
1 vaso o taza	8	16	60	240
1 tazita de té	4	8	30	120
1 vaso de vino	2	4	15	60
1 cucharada	1/2	1	4	15
1 cuchara de postre	-	-	2	8
1 cucharita	-	-	1	4 (60 gotas)

Arboles Medicinales

Hierbas para Tratar las Enfermedades

Tratamiento de las Enfermedades con Hierbas

Usos Médicos Generales de las Hierbas

Enfermedades y Dolencias Específicas

Enfermedades que Afectan Organos Específicos